정형 테이핑, 랩핑, 브레이싱, 패딩

Orthopedic Taping, Wrapping, Bracing & Padding

정형 테이핑, 랩핑, 브레이싱, 패딩

Orthopedic Taping, Wrapping, Bracing & Padding

Joel W. Beam, EdD, ATC, LAT

Assistant Professor
Athletic Training Education Program
Brooks College of Health
University of North Florida
Jacksonville, Florida

영 문 출 판 사

■ **옮긴이** (가나다순)

고재옥 대구한의대학교 한방스포츠의학과 교수
김경애 경인여자대학 레저스포츠과 외래교수
김성문 한국선수트레이너협회 교육이사
김용권 한국국제대학교 물리치료학과 교수
김정원 한국선수트레이너협회 교육이사
김재구 동원대학교 휘트니스건강관리과 겸임교수
김효철 원광디지털대학교 한방미용예술학과 교수
성기석 한국선수트레이너협회 사무총장
송성일 서울아산병원 스포츠의학센터 임상운동사
송운하 양산대학교 재활스포츠의학과 겸임교수
엄기매 여주대학 물리치료과 교수
이상민 한국선수트레이너협회 이사
이재갑 한림대학교 성심병원 재활치료 실장
정아람 한림성심대학 레저스포츠과 외래교수
정연옥 동원대학교 휘트니스건강관리과 교수
조현래 마산대학 물리치료과 교수
최건식 서울사회복지 대학원대학교 교수
홍윤숙 한림성심대학 레저스포츠과 교수

Orthopedic Taping, Wrapping, Bracing & Padding

by Joel W. Beam, EdD, ATC, LAT

The Original English language work has been published by:
The F.A. Davis Company, Philadelphia, Pennsylvania

정형 테이핑, 랩핑, 브레이싱, 패딩

2010년 3월 25일 초판인쇄
2010년 3월 31일 초판발행

지은이 : Joel W. Beam, EdD, ATC, LAT
옮긴이 : 고 재 옥 외
발행인 : 박 병 조
발행처 : 도서출판 영문출판사
등　록 : 1987년 12월 21일 제2-419호
주　소 : 서울시 강남구 삼성동 69-1
전　화 : (02) 514-5590, 776-5590
팩　스 : (02) 756-8943
E-mail : yeongmunsa@empal.com
정　가 : 35,000원
ISBN 978-89-7224-198-0 93510

헌정사

이 책을 관련된 사람들에게 헌정하고 싶습니다. 저희 가족들의 사랑과 도움이 없었더라면 저는 저의 목표를 성취할 수가 없었을 것입니다. 수 년 간에 걸쳐 자신들의 지식과 경험을 나눠 주신 선수트레이너 분야의 선구자인 많은 선수트레이너들. 영광스럽게 수년 동안 함께 일을 할 수 있었던 선수분들. 마지막으로 나의 지식과 경험을 나눌 수 있게 허락한 학생들 모두에게 감사드립니다.

"바로 그것입니다. 때때로 당신이 특정한 무엇인가에 희생할 때, 당신이 진실로 잃은 것이 아닙니다. 당신은 바로 그것을 다른 사람에게 전달하고 있는 것입니다."

Mitch 앨범 중 캡틴이 설명하는 Eddie에 대한 두 번째 가르침
천당에서 만난 다섯 사람(Hyperion Books, 뉴욕, NY. 2003).

감사의 글

이 책을 출판하기까지 노력해 주신 많은 분들에게 감사드리고 싶습니다. 우선 제 계획에 귀를 기울여 주고, 출판 준비과정 절차에 도움을 주신 F.A.의 액퀴지션 에디터인 데이비스 크리스타 프라탄토로에게 감사드립니다. 제 아이디어를 책의 앞과 뒤표지의 내용에 잘 담아주신 제니퍼 핀에게도 감사드립니다. 각 장을 완성하는데 필요한 도구, 지혜, 그리고 자신감을 불어넣어 주신 카린 아브라모위츠에게도 감사를 드립니다.

그 밖에 다른 여러 사람들에게도 감사의 말씀을 전하고 싶습니다. 사진을 만들어 주신 조에라 데이비스와 킨덜 캐논에게 감사드립니다. 모델이 되어 주신 존 키디, 메이건 마씨즌, 줄리에 트리베트, 크리스 마우브리, 타드 구찌스버그, 스테판 멜, 아이미 라가사, 사네 밀러, 그리고 데이비드 리벌트 학생들에게 감사드립니다. 전문적 해부학적 설명과 지도보조에 도움을 주신 리네-마리 영, MED, ATC와 벌나데트 버클리, PhD, ATC에게 감사 드립니다. 각 장에 대한 초본에 도움을 주신 메리사 앤덜슨, ATC에게 감사드립니다. 선행연구에 대한 고찰에 힘써주신 헤더 프리스트 리크리스트, ATC와 러첼 다우벤미레, ATC에게 감사드립니다.

이 책을 쓰는 동안 많은 전문의료인들이 각 장의 리뷰어로서 참여해 주셨습니다. 리뷰를 위해 많은 시간과 노력을 아끼지 않으신 한분 한분께 감사드립니다. 이들의 제안으로 책이 훌륭히 보강 되었습니다.

이 책이 출판되기까지 여러 업체 및 이와 관계된 테이핑, 렙핑, 브레이싱, 그리고 패딩 생산품 도움이 없이는 불가능했습니다. 다음에 열거된 분들에게 감사드립니다.

Johnson & Johnson
Ken Young Inc
Jack Weakley

3M
Dave Egemo

BSN-Jobst
Barbara Himmelein, Ernie Hahn,
Russ Kibler, Cindy Massey

Active Ankle
Scott Morton

Swede-O
Tom Traver

Silipos
Andrei Lombardi

Sports Health
John Miller, Tom Rokovitz, Amy Bauer

Breg
Jeff Regan, Jay Bassett

Dj Ortho
Brian Moore, Bob Rojahn

Med Spec
Scott Gaylord

Ultra Ankle
Rick Peters

Aircast
Dennis Mattessich, Bill Bartlett

Kinetic Innovations
Les Lundberg

Douglas Protective Equipment
Doug Douglass

Williams Sports Group
Fred Williams

Riddell
Kay Johnson

Sports Authority
Dan Davis

Medco
Don Laux

Hartmann Conco
Ernest Nelson

Sammons Preston Rolyan

Andover Coated Products
Julie Gatto, Ron O'Neil,
Christina Costanza

Impact Innovative Products
John Matechen

University of North Florida
Jim Scholler
Mark Power
Mike Munch
Bob Shepard
Mike Weglicki
Deborah Miller
David Wilson

Jacksonville University
Doug Frye
Tom Leonard

Florida Atlantic University
Mike Short

First Coast Orthotics and Prosthetics
Travis Richards
Carol Richards

Bailey Manufacturing Company
Brian Kolenich

Jacksonville Orthopaedic Institute
Matt Paulus

Episcopal High School
Mark Waybright
John Silkey

Dick's Sporting Goods
Ed Kish

Dr. Richard Salko
Terri Russ
Melissa Acevedo

Western Michigan University
Michael G. Miller

Stone Ridge School of the Sacred Heart
Jill Marks

공헌자들

David Berry, PhD, ATC
Assistant Professor of Athletic Training
Department of Health Promotion and Human Performance
Weber State University
Ogden, Utah

W. David Carr, PhD, ATC/L
Clinical Assistant Professor of Athletic Training
College of Business Administration
The University of Tulsa
Tulsa, Oklahoma

Tina Davlin, PhD, ATC
Assistant Professor and Director, Athletic Training Education Program
College of Social Sciences
Xavier University
Cincinnati, Ohio

Jean Fruh, MS, (ABD) ATC
Former Assistant Professor and Director of Athletic Training
Department of Exercise Science
West Virginia Wesleyan College
Buckhannon, West Virginia

Pete Koehneke, MS, ATC
Professor and Director, Athletic Training Education Program
Chair, Department of Sports Medicine, Health, and Human Performance
Canisius College
Buffalo, New York

Cynthia McKnight, PhD, ATC
Associate Professor of Physical Education
Chair, Department of Undergraduate Physical
Education & Athletic Training
Azusa Pacific University
Azusa, California

Matthew Rothbard, MS, ATC
Clinical Assistant Professor of Athletic Training
Department of Kinesiology
Towson University
Towson, Maryland

Shannon Singletary, PT, ATC, CSCS
Supervisor of Sports Medicine
Department of Orthopedics/Sports Medicine
University of Mississippi Medical Center
Jackson, Mississippi

Chad Starkey, PhD, ATC
Visiting Professor, Athletic Training Program
School of Recreation and Sport Sciences
Ohio University
Athens, Ohio

Stacy Walker, PhD, ATC, LAT
Assistant Professor of Physical Education
School of Physical Education, Sport, & Exercise
Science
Ball State University
Muncie, Indiana

Katie Walsh, EdD, ATC
Associate Professor and Director, Athletic Training Program
The Department of Health Education and Promotion
East Carolina University
Greenville, North Carolina

서 론

스포츠 테이핑 기술의 모든 것(Complete Book of Athletic Taping Techniques, 파커 퍼블리싱, 뉴욕주 웨스트 나이액, 1972)에서 J. V. Carney는 테이핑을 '접착 테이프를 생산적이고 기능적인 도구로 활용하는 과학이며 예술'이라고 설명하고 있다. 오늘날, 예술이며 과학인 테이핑은 또한 랩핑, 브레이싱, 패딩까지 아우르고 있다. 이 기술은 간격이 생기거나 주름지지 않게, 잘못 놓여지거나 압력이 가해지지 않게 하면서 적절한 신체 윤곽과 배치, 알맞은 긴장을 가하여 적용하는 능력은 예술이다. 건강한 개인의 필요에 대한 판단, 특정 부상이나 증상에 맞게 사용하는 기술, 관련 의료 전문 분야에 대한 지식은 과학이다. 일정 기간에 걸친 치료적 운동 프로그램내에서 적절히 사용한다면, 테이핑, 랩핑, 브레이싱, 패딩 기술은 생산적이고 기능적인 도구로서 기능을 발휘할 수 있다. 이러한 기술들은 동작, 유연성, 근력 및 지구력과 더불어, 부상의 예방, 치료 및 재활, 신체 상태 조절에 있어서 신경근적, 심폐적, 치료적 양상의 목표를 보완하기 위해 고안된 것이다.

테이핑, 랩핑, 브레이싱, 패딩 기술은 다양한 디자인으로 쓸 수 있으며, 다양한 방법을 활용하여 적용된다. 관련 의료 전문가들이 이러한 기술을 사용, 구축하거나 적용하는데 대해서 "나름대로의" 방식을 지니고 있는 것이 보통이다. 이러한 방법들은 대개 과거 경험이나 사례적인 증거에 근거하고 있다. 또한, 동일한 기술을 유사한 부상을 입은 서로 다른 두 개인에게 적용해도 결과는 다르게 나오는 경우도 많다. "한 가지로 모두 통하는" 기술은 현재는 존재하지 않는다. 따라서, 테이핑, 랩핑, 브레이싱, 패딩 기술의 사용은 그 기술을 사용하는 의도, 해당 개인, 부상, 활동 및 적용할 수 있는 증거에 기반한 데이터에 근거를 두어야 한다. 이 책은 관련 의료 전문가들에게 다양한 테이핑, 랩핑, 브레이싱, 패딩 기술과 가능한 대안에 대해 알려 주기 위해 쓰여진 책이다. 개인의 건강 상태나 부상, 신체 증상, 전문가 자신의 기술 및 경험 수준, 사용할 수 있는 자재 및 설비의 예산과 규모에 차이가 있기 때문에 건강한 개인의 예방과 치료, 재활 회복에 관해서는 다양한 전략 조합이 요구된다.

이 책, 정형의학적 테이핑, 랩핑, 브레이싱, 패딩의 전체 목표는 건강한 개인을 효과적으로 테이핑, 랩핑, 브레이싱, 패딩하기 위해 요구되는 인식적, 정신 운동적, 감정적 기술의 습득을 용이하게 하는 것이다. 이 책은 스포츠 트레이닝 분야 입문 단계의 학부생과 대학원생, 현업의 스포츠 트레이너, 기술의 적용에 책임을 지는 기타 관련 의료 전문가를 대상으로 하였다. 학생이라면 우선 강의실 환경에서 사용하고, 그 다음에 임상 환경에서 연습하고 기술을 닦아나가는 데 활용하도록 하라는 것이 이 책의 의도이다. 본 책에서 다루고 있는 교재는 NATA(National Athletic Trainers' Association, 미국 스포츠 트레이너 연합) 역할 교본(Role Delineation Study) 및 테이핑, 랩핑, 브레이싱, 패딩에 관한 NATA 교육위원회 교육능력(Educational Competencies and Proficiencies) 교재이다. 현업의 스포츠 트레이너 및 기타 의료 전문가들에게는 실질적인 참고서로서의 역할을 할 수 있을 것이다.

이 책은 스포츠 트레이닝 교육 프로그램 커리큘럼에서 통상적으로 초기에 배우게 되는 한 학기 분량 또는 코스의 한 부분으로 저술되었다. 포괄적이고, 단계별 기술에 초점을 맞추고 있는 책이므로 학생들은 해부학, 생체역학, 부상 평가 및 치료, 재활에 관한 일반적인 지식을 가지고 있을 것이 요구된다. 이러한 일반 지식은 교육 프로그램 예비 코스나 동시 진행 코스를 통해 습득할 수 있을 것이다. 몇 가지 기술은 강의 첫 날에 실행해 볼 수 있겠지만, 또 다른 것들은 임상 경험을 몇 년 쌓고 나서야 얻을 수 있는 더 깊은 지식과 기술을 요하기도 한다.

1장은 테이프, 랩, 브레이싱, 패드에 대하여 그 유형, 용도, 적용을 위한 조언 등을 소개한다. 2장에서는 실제 적용 분야에서 당면한 그리고 멀리 내다 본 필요에 관한 정보와 구조적인 고려 사항들에 관한 정보를 제공한다. 3장에는 발과 발가락, 4장에서는 발목, 5장에서는 무릎 아래, 6장에서는 무릎, 7장에서는 허벅지와 엉덩이, 골반, 8장에서는 어깨와 상완, 9장에서는 팔꿈치와 팔뚝, 10장에서는 손목, 11장에서는 손과 손가락, 12장에서는 흉부, 복부, 척추를 다룬다. 이러한 장들은 해당 신체 부위에 흔한 부상 및 증상을 일반적으로 살펴보는 것으로 시작하였다. 그 다음에는 이러한 부상 및 증상의 예방, 치료, 재활에 쓰이는 테이핑, 랩핑, 브레이싱, 패딩 기술을 단계별로 설명하였다. 13장에서는 책임 문제와 NCAA 기준 및 테스트, 구조, 적용, NFHS 법정 및 표준 장비와 패딩에 대해 다루었다.

교재 기능을 강화하고 독자의 비판적 사고 기술을 개발하는 데 도움을 주기 위해, 그리고 해당 기술의 활용과 적용에 대해 더 잘 설명하기 위해 책 전반에 걸쳐 몇 가지 교습법적 속성을 사용하였다.

부상 및 증상 (Injuries and conditions)

3장에서 12장까지는 특정 신체 부위에 흔히 나타나는 부상 및 증상에 대해 간략히 다루었다. 이러한 체제는 독자가 각 부상 및 증상에 맞는 기술의 사용 용도에 대해 더 깊이 이해할 수 있도록 도와 줄 것이다.

사진과 그림 (Photographs and line drawings)

각 장에 실려 있는 사진은 해당 기술을 설명하고 배우는 데 필수적인 역할을 하게 될 것이다. 독자에게 각 기술 단계의 구체적인 지시 사항을 시각적으로 제시할 수 있도록 사진을 배치하였다. 그림은 각각의 신체 부위에 대한 기본적인 해부학을 설명하여 독자가 각 기술이 뼈와 연조직에 미치는 효과와 의도를 잘 이해할 수 있도록 돕는다.

핵심 어휘 (Key words)

해부학적 구조와 위치, 부상, 증상, 중요 용어를 굵은 글씨체로 표시하여 독자가 핵심 어휘를 알아보기 쉽게 도와준다.

도움말 (Helpful hints)

기호 "♣"로 표시한 유용한 힌트는 기술을 적용하는데 도움이 될 간편한 팁과 기타 "비법"을 전해준다.

연구 요약 (Research brief boxes)

연구 결과를 기초로 하여 해당 기술에 대한 정보를 제공한다.

만약/그렇다면 (If/then boxes)

만약/그렇다면에서는 학생들에게 주어진 상황에서 가장 적절한 기술을 택하도록 이끄는 안내 사항을 실었다.

세부사항 (Details boxes)

해당 기술의 발생, 수립, 적용에 관한 추가적인 정보를 제공한다.

비판적으로 사고하기 (Critical thinking boxes)

비판적으로 사고하기는 각 장의 여기저기에 실어 독자가 기술의 활용과 적용을 비판적으로 합성해 볼 기회를 가질 수 있게 하였다. 문제의 답은 해답편에 실려 있다.

사례 연구 (Case study)

사례 연구는 비판적 사고를 증진시키고 독자가 실제 부상의 예방, 치료, 재활 처치 순서 내에서 적절한 기술을 선택해 볼 기회를 갖게 해 준다. 문제에 대한 답은 해답편에 실려 있다.

정리 (Wrap-up)

각 장의 가장 중요한 내용을 요약한다.

웹사이트 참고 (Web references)

웹 참고문헌에는 부상 및 증상의 예방, 치료, 재활에 대한 보충 정보, 온라인 저널, 외과적 절차, 사진, 기타 교육 자료를 찾아볼 수 있는 웹 주소가 실려 있다.

참고문헌 (References)

각 장에는 독자나 강사 모두가 추가적인 정보를 어디에서 얻을 수 있는지 알 수 있도록 인용된 참고 문헌의 목록을 실었다.

용어 정리 (Glossary)

각 장의 핵심 어휘를 책 말미에 실었다.

찾아보기 (Index)

장마다 특정 기술과 정보를 교차 조회할 수 있도록 찾아보기를 실었다.

교사를 위한 CD-ROM (Instructor's CD-ROM)

이 CD-ROM에는 장 별로 객관식 문제, 임상 활동, 현장에서의 상황을 실었다. 연습 문제와 활동은 NATA 역할 교본과 테이핑, 랩핑, 브레이싱, 패딩 기술 관련 NATA 교육위원회 교육능력 교재를 포괄하고 있다.

이 책은 관련 의료 전문가가 현재 사용하는 테이핑, 랩핑, 브레이싱, 패딩 기술을 모두 포함하고자 의도하고 있지는 않다. 이 책의 의도는 스포츠 트레이닝을 공부하는 학생들에게 테이핑, 랩핑, 브레이싱, 패딩의 "예술과 과학"을 바라보는 포괄적인 시각을 제공하고 현업에 종사하는 의료 연관분야 전문가들에게는 참고 자료를 제공하려는 것이다. 이 두 독자 그룹이 각자 책을 읽고 나면, 건강한 개인에 대하여 부상 및 증상의 예방, 치료, 재활에 있어 이런 기술들을 효과적으로 사용하는 데 필요한 기능을 익히게 되길 바란다. 이 책의 개정본에 개선할 것이 있는지, 어떤 의견이나 제안을 준다면 감사하게 받아들일 것이다. 출판사인 F. A. Davis사를 통하거나 아니면 직접 여러분의 의견을 전해주시기 바란다.

Joel W. Beam, EdD, ATC,LAT

역자 서론

우리는 스포츠 경기를 보며 선수들의 화려한 몸짓 하나 하나에 환호하고 열광을 하게 됩니다. 과거, 열정과 투지만을 앞세웠던 것과는 달리 과학의 발달과 함께 스포츠 경기에서도 운동 트레이닝과 선수들의 경기력향상, 그리고 선수부상 예방에 대한 개혁의 바람이 불기 시작했습니다.

좀 더 체계적이고 과학적인 방법으로 운동수행능력의 향상을 추구하고 있으며, 그 결과 많은 종목에서 기록과 경기력의 향상은 물론 보다 더 효율적인 트레이닝 프로그램의 발전과 함께 부상예방에 대한 여러 가지 방안들을 가져왔습니다. 그리고 지금도 한걸음 더 나아가기 위하여 여러 가지 방법들이 제시되고 있습니다.

그 중에서도 본 역서는 테이핑을 통한 경기력 향상과 부상예방에 대한 내용을 말하고 있습니다.

우선적으로, 테이핑의 기초를 이루는 기술적 요소와 해부학적 구조에 대해 설명하고 운동능력 향상과 테이핑과의 관계를 언급함으로써 테이핑에 대한 기본적인 이해를 돕고자 하였습니다. 그리고 개별적인 스포츠 특성에 따른 테이핑 방법을 제시함으로써 운동수행능력의 향상에 보다 효율적인 접근을 시도하였습니다.

본 역서가 일상 스포츠 활동이나 직업 스포츠 선수들에게도 적극적으로 활용되기를 바라며, 기록과 경기력 향상에 많은 도움이 되기를 바랍니다.

역자들은 원서의 내용을 최대한 그 의미대로 전달하려고 노력하였으나, 간혹 용어상의 불일치와 불충분하게 번역된 부분이 있으리라 생각되며, 미흡한 점이 있더라도 독자 여러분의 많은 이해가 있으시길 바랍니다.

끝으로 이 책의 출판에 아낌없는 지원과 도움을 주신 영문 출판사 박병조 사장님과 임직원 여러분들께 깊은 감사를 드립니다.

2010년 4월 20일

역자 일동

요약 차례

차 례

7장 대퇴, 힙 그리고 골반 (Thigh, Hip, and Pelvis)

8장 어깨와 팔(위팔) (Shoulder and Upper Arm)

9장 팔꿈치와 팔뚝 (Elbow and Forearm)

10장 손목 (Wrist)

13장 보호 장비 및 패딩 (Protective Equipment and Padding)

테이프, 랩, 브레이스, 그리고 패드 (Tapes, Wraps, Braces and Pads)

제 1 장

학습목표

1. 부상의 방지와 치료, 회복을 목적으로 사용하는 테이핑, 랩핑, 패딩기법 및 브레이싱에 대하여 그 종류와 목적, 사용법을 설명하고 논의해 보자.
2. 다양한 종류의 부상을 방지, 치료, 회복시킬 목적으로 사용하는 테이프, 랩, 패드 및 브레이스의 종류와 이를 용도에 맞게 선택하는 방법을 설명하고 논의해 보자.

테이핑, 랩핑, 패딩기법 및 브레이싱은 부상의 방지 및 치료, 회복을 목적으로 건강관리 전문가들에 의해 오랜 기간 동안 사용되어 왔다. 건강관리 전문가와 유사한 업무에 종사하는 운동 트레이너 또한 오랜 훈련과 연습을 통해 해당 기법활용에 능숙해질 수 있다. 예로, 스포츠 트레이너는 보통 하루에 20회의 발목부 테이핑과 2회의 내전근 염좌 랩핑, 3회의 무릎 브레이스 적용과 2회의 보호패드 구성을 실시한다. 이와 함께 생역학, 손상평가, 치료, 재활, 해부학 등에 대한 적절한 이론교육을 실시한다면, 학생들은 해당 기법 적용에 있어 능숙해질 것이다. 그리고 꾸준한 연습만이 숙달을 위한 유일한 방법이라는 것 또한 잊지 말아야 할 것이다.

최근 보고된 연구결과에 따르면 테이핑, 랩핑, 브레이싱 그리고 패딩기법의 효용성에 대한 연구는 많은 사람들 사이에서 다른 결과를 보이고 있다. 많은 연구자들이 테이핑 및 브레이싱을 통한 부상감소와 기능의 수행, 고유감각 및 균형, 그리고 관절위치에 따른 감각에 대한 효과를 실험하고 있다. 하지만 이런 연구들은 유용한 경험적 자료들을 제공하고 있으나, 아직 많은 것들이 풀리지 않고 있다. 관련된 연구의 요약들은 이후에 소개할 장의 "연구요약(research brief)"에서 특수 테이핑, 랩핑, 브레이싱 및 패딩기법과 함께 설명할 것이다.

테이프 (Tapes)

테이프는 건강관리 전문가들에 의해 부상 방지 및 치료, 회복의 용도로 널리 이용되어 왔으며 앞으로도 지속적으로 사용될 것이다. 많은 대학 스포츠 의학 전문가들은 테이프와 이의 활용을 위한 소도구 마련에 예산의 많은 부분을 할애한다. 다양한 종류의 테이프가 존재하지만, 기법과 용도에 맞는 것을 선택하여야 한다.

종류 (Types)

테이프는 크게 세 종류로 나눌 수 있다. 비탄력 테이프, 탄력 테이프, 그리고 캐스트가 있다(그림 1-1). 탄력 테이프와 비탄력 테이프는 점착성이 있으며, 이것은 직접 피부와 다른 물체에 점착시킬 수 있다.

비탄력 (Non-elastic)

글자 그대로 비탄력 테이프는 탄력이 없다. 따라서 신체표면을 따라 형태를 형성하기가 어렵다. 비탄력 테이프는 다양한 크기와 색깔로 제작되는데 대부분 흰색이며 $^1/_2$, 1, $1^1/_2$, 2, 그리고 3인치 폭에 10에서 15야드 정도의 길이로 생산된다(그림 1-1A 참조).

비탄력 테이프는 면이나 폴리에스테르로 만들어지며 점착면은 산화아연(zinc oxide)으로 되어 있다. 몇몇 종류는 피부에 직접 부착할 수 있도록 점착성이 강하다. 점착면 1인치당 가로, 세로 섬유의 수는 테이프의 질을 결정한다. 질이 좋은 테이프는 1평방 인치당 85개 이상의 가로 섬유와 65 이상의 세로섬유를 갖는데 비해 질이 낮은 테이프는 65개 이하의 가로 섬유와 45개 이하의 세로섬유를 갖는다. 테이프의 질은 점착면의 양과 팽팽함이 유지되는 기간에 좌우한다. 또한 점착면은 수분, 땀, 그리고 몸과 관절의 움직임을 견뎌낼 수 있어야 하며 쉽게 제거할 수 있어야 한다. 좋은 질의 테이프는 점착면의 양이 많다. 압박감은 얼마나 테이프가 말리는 가로 언급될 수 있다. 팽팽한 힘은 고루 나누어져야 하며 롤에서부터 테이프를 제거할 때 부드러워야 한다.

탄력 (Elastic)

탄력 테이프는 흔히 스트레치 테이프라고 불리며 무거운 것과 가벼운 것으로 제작된다. 테이프는 1, 2, 3 ,4 인치 폭에 5야드 길이로 흰색과 살색 두 종류가 주로 이용된다(그림 1-1B 참조). 탄력 테이프는 면사를 꼬아 만들어진 면에 점착면을 갖는다. 탄력 테이프의 질을 결정하는 것은 비탄력 테이프와 비슷하다. 무거운 테이프는 가벼운 테이프보다 두꺼우며, 몸에 적용할 때 좀 더 탄력 있게 잘 지지한다. 몇몇의 무거운 테이프들은 기법을 적용할 때, 롤에서부터 테이프를 잘라내기 위해 테이핑가위가 필요하다. 탄력 테이프는 지지기능을 수행하면서도 신체표면 형태에 따라 자유로이 변형할 수 있다.

캐스트 (Cast)

비탄력, 탄력 테이프와 달리 캐스트 테이프의 주원료는 유리섬유로 물, 공기와 반응하여 화학적 변화를 일으키는 폴리우레탄 수지를 포함하고 있다. 이 반응을 통하여 유리섬유를 고정시키고 단단하게 만든다. 테이프는 반강체(semirigid)와 강체(rigid) 두 종류가 있고, 1, 2, 3, 4, 5인치 폭에 4야드 길이를 사용한다(그림 1-1C 참조). 반강체 타입의 테이프는 몸의 움직임이 있는 부분을 지지할 수 있고, 경화 타입의 테이프는 완전히 고정시킬 수 있다. 두 타입 모두 신체표면의 형태에 따라 변형이 가능하다. 캐스트 테이프를 자르기 위해서는 테이핑 가위가 필요하다.

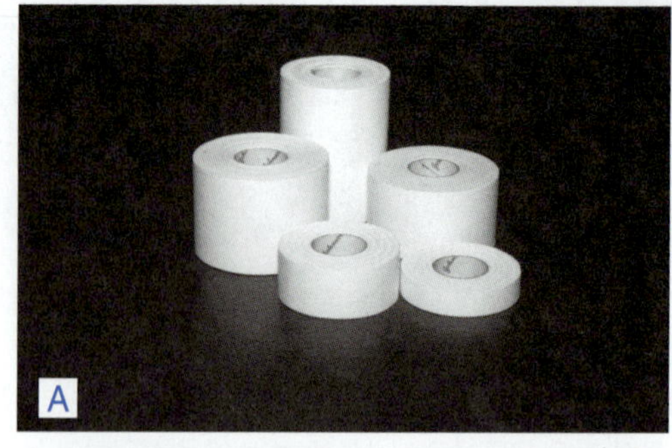

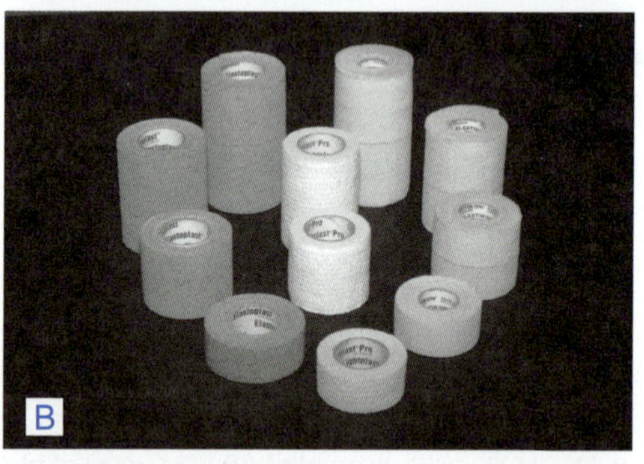

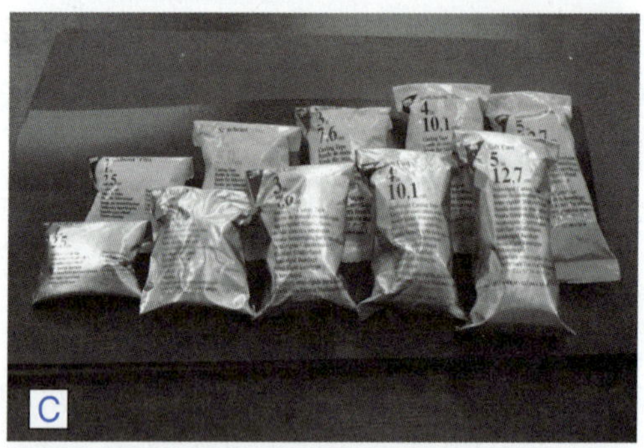

그림 1-1 **A.** 다양한 비탄력 테이프. **B.** 다양한 무게의 탄력 테이프. **C.** 반강체(semirigid)와 강체(rigid)의 다양한 캐스트 테이프.

테이핑의 목적 (Objectives of Taping)

테이핑 기법의 사용:

- 부상 방지 측면에서 움직임의 범위를 줄이고 지지를 하기 위하여

(1단계:) 비탄력 테이프 롤을 한 손으로 잡는다. 롤 고정을 위해 세 번째 손가락을 롤 구멍에 넣는다(그림 1-2A 참조). 롤은 손가락의 **안쪽**(proximal)과 손바닥 위에 가볍게 위치하여야 한다.

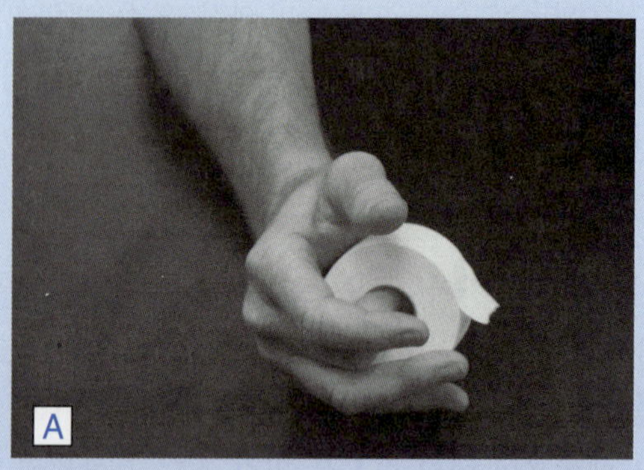

그림 1-2

2단계: 엄지손가락 끝과 두 번째 손가락 사이에 롤을 놓고 끝을 편다(그림 1-2B).

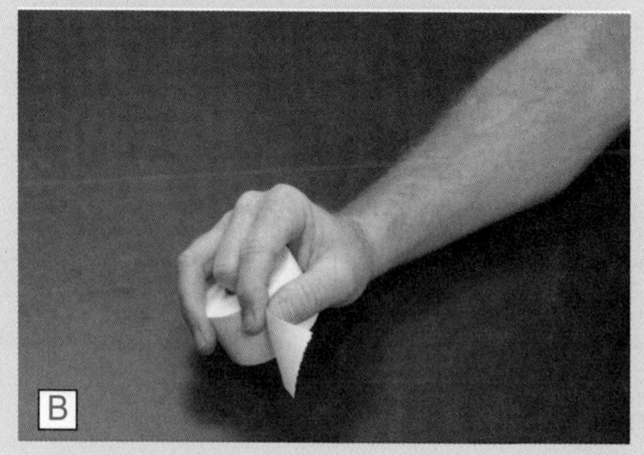

3단계: 다른 손의 엄지손가락과 두 번째 손가락과, 첫 번째 손의 인접해 있는 손가락 끝 사이로 테이프의 펼쳐진 부분을 잡는다(그림 1-2C).

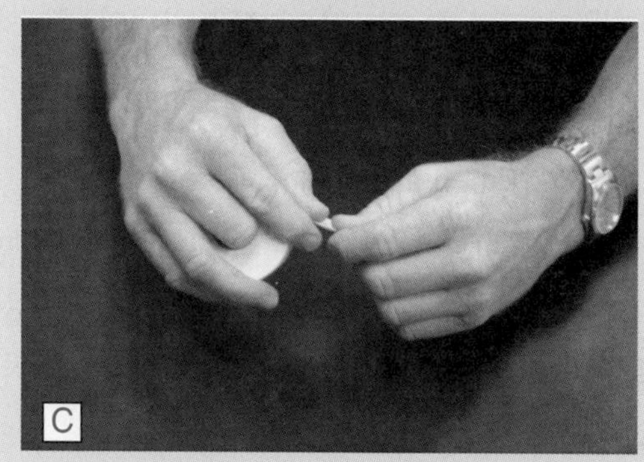

4단계: 위치를 잡고 양쪽 손을 평행을 위치하고, 아래방향으로 잡아라(그림 1-2D). 손가락에 힘을 주고 수직방향으로 자른다.

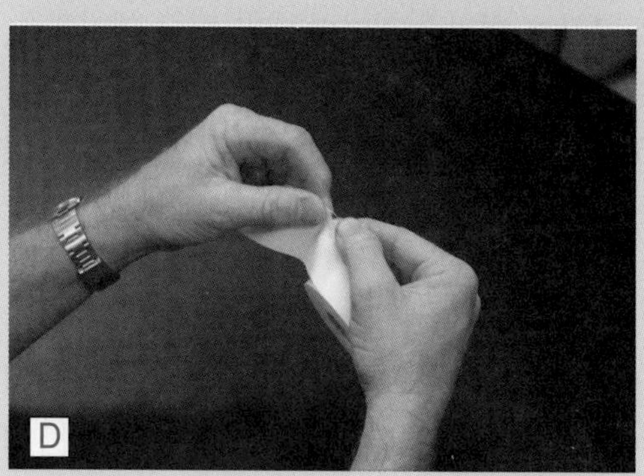

5단계: 테이프가 잘라지기 시작하면 빠르게 롤을 잡은 손을 위로 향하게 하고, 찢고 있는 다른 손을 돌려라(그림 1-2E 참조). 손들은 다른 방향으로 돌아 갈 것이다. 테이프를 잡고 꼬지 않는다. 이렇게 연습을 한다면 한 번의 움직임으로 동시에 움직일 수 있을 것이다.

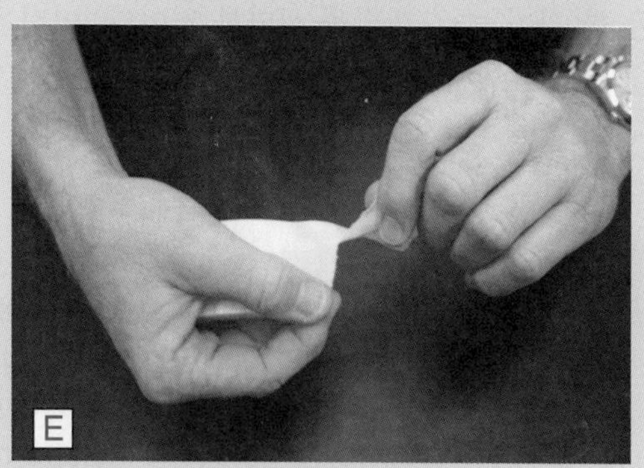

그림 1-2 *(계속)*

- 부상 치료 및 회복시 움직임의 범위를 줄이고 지지를 하기 위하여
- 부상 방지, 치료, 회복시 사용하는 탄력 랩의 보호를 위하여
- 부상 방지, 치료시 사용하는 패드의 보호를 위하여
- 치료를 위해 실시한 드레싱을 보호하기 위하여

테이프 적용을 위한 요구사항들 (Recommendations for Tape Application)

테이핑은 단순히 '점착성 물체를 붙이는 행위'가 아니다. 다음의 절차를 따르면 테이핑 기법의 효과적인 적용에 도움이 될 것이다.

환자준비물 (Preparation of Individual)

부상 부위의 피부를 깨끗이 닦아내고 말린다. 땀과 로션, 먼지로 인한 몸의 기름은 테이프의 점착성을 떨어뜨린다. 경우에 따라서는, 효과적인 테이프 점착 및 제거를 위해 환부를 면도해야 할 필요도 있다. 테이핑을 할 때 대상자의 자세 또한 중요하다. 일반적으로 비탄력 테이프나 캐스트 테이프를 적용할 경우는 관절이 고정될 부분의 범위를 잡아야한다. 탄력 테이프를 적용할 때는 테이프가 늘어나는 성질로 인해 관절의 위치를 다양하게 둘 수 있다. 하지만 예외적인 경우도 있는데 다음 장에서 사진을 통해 소개하겠다.

테이프 자르기 (Tearing Tape)

비탄력과 탄력 테이프를 어떻게 자르는 가를 배우는 것은 기법적용에 숙달하기 위한 첫 발걸음이다. 테이프를 자르는 데는 많은 방법이 있지만, 방법에 익숙해질 것과 숙달될 때 까지 연습할 것이라는 공통점이 있다. 다음은 한 가지 좋은 방법을 설명한 것이다. 이것은 개인적 취향에 의해 다양하게 수용될 수 있을 것이다(그림 1-2).

다양한 사이즈의 비탄력 테이프를 찢는데 숙달하려면 이 방법을 연습해야 한다. 이런 기법이 없이 부드럽고 효율적인 비탄력 테이프의 사용을 기대할 수는 없다. 테이프의 롤을 실수로 떨어뜨려 반복적으로 다시 줍는 일이 없도록 테이핑을 하는 동안 롤을 한손에 쥐고 있어야 한다. 대부분 모든 크기의 경량 탄력 테이프를 자르는 능력은 비탄력 테이프를 자르는 능력과 상통한다는 것을 명심하자. 중량 탄력 테이프를 찢는 능력은 많은 경험과 롤에 손과 손가락을 다양한 위치에 놓는 능력을 필요로 한다 (그림 1-3). 무거운 탄력 테이프를 찢는 것이 어렵다고 너무 걱정하지는 말자. 대부분의 건강관리 전문가들 역시 무거운 탄력 테이프를 찢는데 가위를 사용한다. 또한 환자의 자세가 가능하다면, 테이핑을 하는 동안 환자로 하여금 커팅을 돕도록 할 수도 있다. 그것이 가능하다면 테이핑 시간을 줄일 수도 있을뿐더러 기법 적용에 환자를 활용할 수도 있을 것이다.

테이프의 이용 (Application of Tape)

다음은 비탄력 테이프와 탄력 테이프의 테이핑 기법에 대한 가이드를 제시한다(그림 1-4). 캐스트 테이프에 대한 이용 가이드는 2장의 끝에서 설명하도록 하겠다. 또한 테이핑 기법의 개인차에 따른 다양한 적용은 각 장에 소개할 것이다.

비탄력 테이프와 탄력 테이프 (Non-Elastic and Elastic)

일단, 테이핑 테이블이나 벤치에 환자를 위치하고 피부를 깨끗하고 마른 상태가 되도록 조치한 후 테이핑 기법을 적용하도록 한다. 탄력 테이프나 비탄력 테이프를 피부에 직접 사용할 것인가 아니면, 테이핑 전에 예비도구를 사용할 것인가에 대하여도 결정하여야 한다. 피부에 직접 테이핑 하게 되면 효과적인 지지력을 확보

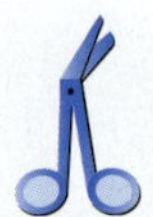

도움말: 탄력 테이프의 위치에 상관없이 한 손가락은 테이프 위에 놓고 한손 안에 테이프를 잡는다(그림 1-3A 참조). 반대손 엄지손가락 끝과 두번째 손가락 사이에 위치한 테이프를 늘여서 엄지손가락 끝부분과 손가락 사이에 테이프를 움켜쥔다(그림 1-3B 참조). 손바닥 안에 있는 테이프를 손가락들이 밀어낼 것이다. 테이프의 탄력과 손의 반대방향으로 회전시켜 테이프를 팽팽하게 당겨 잘라낸다(그림 1-3C 참조). 손을 회전시킨다. 팔아래쪽과 팔위쪽을 회전시 이용한다.

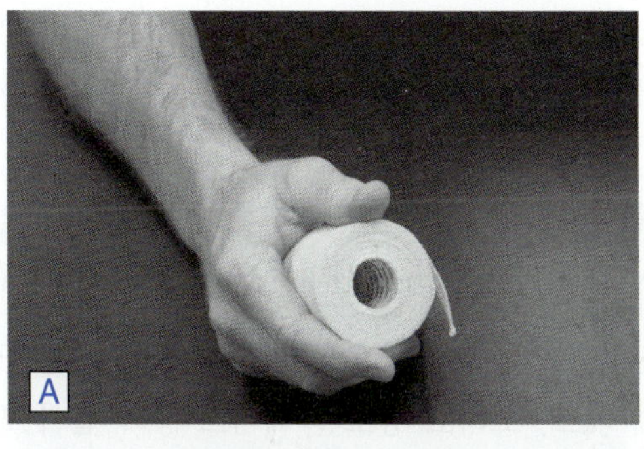

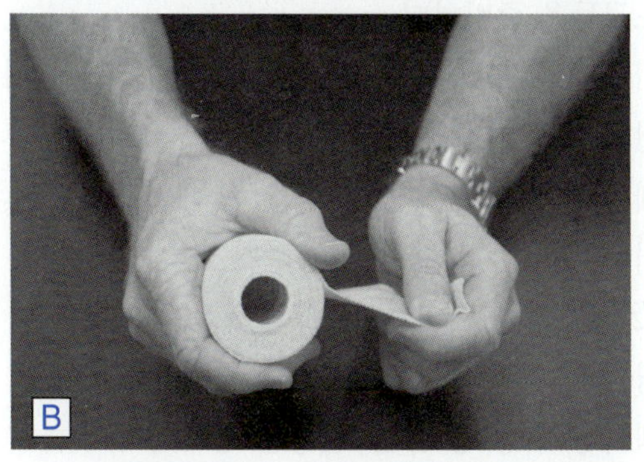

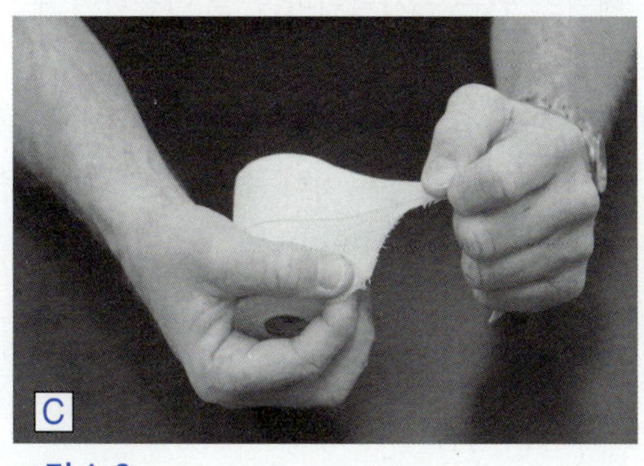

그림 1-3

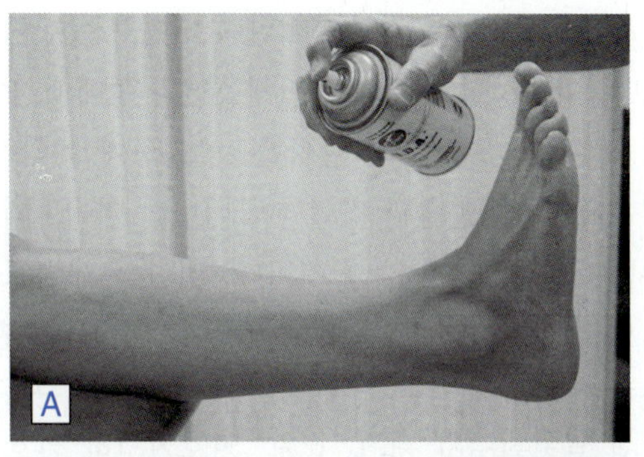

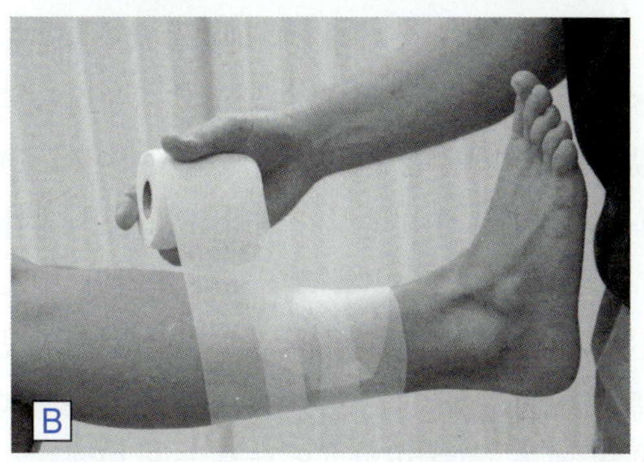

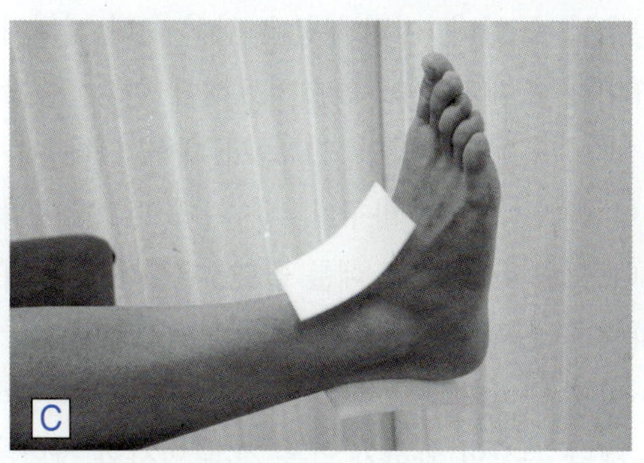

그림 1-4

할 수 있으나, 매일 사용한다면 피부에 염증을 유발할 수도 있다.

- 어떠한 방법을 사용하든 테이핑 전에 테이핑용 점착 스프레이를 사용하면, 테이프를 효과적으로 고정할 수도 있다(그림 1-4A 참조).
- 언더 랩 또는 프리 랩이라고 불리는 pre-tape 재료는 얇은 통기성의 폼 재질로 되어있는 3인치 크기의 롤(그림 1-4B 참조)로서 테이핑 전 환부에 한 겹 정도 부착한다.

골격으로 인해 돌출된 부분이나 마찰이 심한 곳을 테이핑 할 경우 테이핑에 각별히 주의하여야 한다. 환부가 발목이나 발의 뒤꿈치, 신발 끈을 매는 부분일 경우 얇은 폼 재질의 패드를 덧대어 환부를 보호해 준다. 또, 환부에 매일같이 테이핑을 해야 할 경우에는 윤활제나 폼패드 등을 사용하여 테이핑 부위에 추가적인 보호를 실시한다.

- 골격으로 인해 돌출된 부분이나 마찰이 심한 곳은 물집이나 상처가 생기기 쉬우므로 이로 인한 염증을 방지하기 위하여 얇은 폼 재질의 패드를 사용한다(그림 1-4C 참조).

테이핑의 목적과 개인의 체형, 신장 차이에 따라 어떤 종류의 테이프를 사용할 것인지 결정하여야 한다. 이미 언급했듯, 비탄력 테이프는 탄력이 없으므로 사용 시 테이핑 할 부위의 특성에 맞게 점착 방향 및 각도를 고려하여 부착하여야 한다. 비탄력 테이프는 탄력 테이프 보다 안정성이 뛰어나나 신체표면의 형태에 맞게 테이핑 하는데 있어서 특히, 작은 관절 등에 부착하는데 어려움이 많다. 연습과 경험만이 비탄력 테이프의 정확한 사용을 가능하게 해줄 것이다. 비탄력 테이프를 강제적으로 신체표면에 부착하려 해서는 안된다. 환부에 지나친 압박감을 주는 것을 피하기 위해서는 근육의 중앙부에 부착하여야 한다. 또한, 걸음걸이와 같은 일반적인 몸의 움직임과 그 범위에 제한을 주지 않도록 부착하여야 하며, 부득이한 경우 평상시 몸동작을 허용할 수 있도록 지지해주는 탄력 테이프를 사용여야 한다.

피부의 알레르기 반응이나 외상적 증상이 테이핑 과정에서 발생할 수도 있다. 점착제나 점착면 재료로 사용되는 아연 산화물과 같은 물질에 대한 피부의 반응은 그 즉시 또는 점착 후 수일 내에 일어날 수도 있다. 붉은 반점, 부종, 피부가 따가운 증상 등은 알레르기 반응의 징후일 수 있다. 이런 부분은 상처가 더 심해지지 전에 테이프를 제거하고 즉시 치료해야 한다. 증상의 원인이 테이핑 물질이라면, 그 즉시 테이프 사용을 중지하여야 한다. 그리고 바구니모양 기법으로 테이핑을 대체한다(그림 4-1참조). 예를 들면, 피부에 증상이 없어질 때까지 끈이 있는 발목 브레이스(그림 4-14 참조) 등을 이용 테이핑을 대체하여 환부를 보호한다. 개인에 따라 해당 증상의 완화가 없을 경우 의사와 상담하도록 한다.

테이핑 과정에서 발생한 피부와 테이프 사이의 간극이나 주름, 또는 부적절한 압박 등은 피부에 수포를 발생시키거나 상처를 유발할 수도 있다. 적절한 상처의 관리를 위해 환부를 청결히 한 후 죽은 세포를 제거하고 드레싱을 실시한다. 상처가 개방되었다면, 살균 환경을 유지하여야 한다. 또한 테이핑 과정에서 발생할 수 있는 오염으로부터 상처를 보호하기 위하여 거품, 펠트, 윤활제나 하이드로젤 드레싱을 이용해 수포나 염증이 발생한 부위가 감염되지 않도록 한다. 펠트나 거품 도넛 패드 등을 사용하여 상처를 스트레스나 충격으로부터 보호할 수도 있다(그림 3-27 참조). 도넛 패드 양면에 피부 윤활제를 도포하여 추가적으로 마찰을 줄여줄 수도 있다. 하이드로젤 드레싱은 환부에 수분을 공급해줄 뿐만 아니라, 마찰 또한 줄여준다. 효과적인 드레싱을 위해 점착성이 있는 거즈 등을 사용한다(그림 3-13 참조).

비탄력 테이프와 탄력 테이프를 사용할 시 다음 사항을 주의하여 실시하도록 한다.

- 테이핑 시작 전 점착 스프레이, 테이핑 예비도구, 가위, 패드, 그리고 용도별 테이프 등과 같이 필요한 도구들을 준비한다.
- 기본적으로 테이핑은 테이프의 시작점과 끝점의 점착면을 이용 고정함으로써 마감한다.
- 테이핑 과정 중 발생할 수 있는 테이프면 간의 간극이나 지나친 겹침을 방지하기 위하여 너비의 최소 ½ 정도가 각각의 테이프 면에 겹치도록 하여 테이핑 한다.
- 테이핑 과정 중 주름 발생을 방지하기 위하여 각각의 테이프 면은 손가락이나 손을 이용하여 부드럽게 편 상태에서 테이핑 한다.
- 테이핑 과정 중 피부에 물집이나 상처를 유발할 수 있는 테이프 면의 간극이나 주름, 부적절한 압박 등이 발생하지 않도록 주의한다.
- 각각의 기법에 맞게 테이프 이용법을 준수하고 여러 번 겹쳐 테이핑을 하거나 근육과 관절에 무리가 갈 수 있는 테이핑은 삼가한다.
- 상처로 인해 손상되거나 발진 등의 트러블이 발생한 피부 또는 알레르기 증상이 있는 환자에게 테이핑을 해야 할 경우의 주의사항에 대하여 훈련을 실시한다.

세부사항

발, 발가락, 손, 손가락에는 길이 5에서 15야드, 너비 ½ 그리고 1인치의 비탄력과 탄력 테이프를 사용한다: 발목, 하지, 무릎, 넓적다리, 엉덩이/골반, 윗팔, 팔꿈치, 아래팔, 손목, 손, 그리고 손가락에는 너비 1½, 2, 그리고 3인치 그리고 길이는 5에서 15야드 길이의 테이프를 사용한다: 그리고 무릎, 넓적다리, 엉덩이/골반, 어깨, 위팔, 팔꿈치, 가슴/배, 그리고 척추에는 3, 4, 6인치 너비와 5~15야드 길이의 테이프를 사용한다.

캐스트(Cast)

캐스트 테이프를 사용하기 위해서는 장갑, 가위, 물,

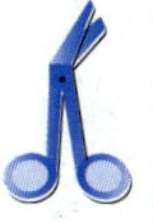

도움말: 1/2인치나 1인치의 비탄력, 탄력 테이프가 없을 경우 1 1/2인치나 2인치의 비탄력, 탄력 테이프를 이용하여 해당 규격만큼 잘라 사용한다. 우선 필요한 만큼 원하는 폭에 맞춰 세로로 잘라낸다. 이때 롤을 1회 돌려가며 원하는 길이만큼 잘라낸다. 원하는 폭만큼 찢어내고 남은 부분은 테이프롤에 점착된 상태로 둔다. 원하는 만큼 잘라내고 남은 부분의 테이프는 다시 3/4, 1/2, 1인치 폭의 테이프로 재사용이 가능하다.

자가 점착성 랩, 내의, 패딩도구 등이 필요하다. 우선 환자를 테이블이나 벤치에 위치시킨다. 기법의 목적과 환부의 크기에 따라 사용할 테이프의 종류와 너비를 결정한다.

경화 테이프는 일반적으로 정형외과 등에서 골절에 대한 단기치료 목적으로 사용된다. 단단한 캐스팅의 사용 가이드는 이 문장 아래에 나와 있으며, 어디서나 찾을 수 있다. 많은 건강관리 전문가에 의해 조금 단단한 테이프는 반면에 완전한 고정이 필요하지 않을 때 사용된다. 운동 측면에서 이 테이프는 다양한 상처를 치료할 때, 보호를 하거나 지지를 해줄 때, 사용된다.

일반적으로 캐스트 테이프는 내의 밖에 하며 고어텍스 패딩이나, 자가 점착 랩과 같은 부드러운 패딩 위에 한다. 피부 위에 직접 위치한 내의 위에나 부드러운 캐스트 패딩 두 세 겹 위에 캐스트 테이프를 적용하라. 이 기법은 일반적으로 추가적으로 씌우고 있을 때 필요한 딱딱한 테이프와 같이 사용된다. 캐스트 테이프 밑에 패딩에 과도한 수분으로 인하여 피부가 **약해지거나**(maceration) 따가움의 유발을 방지하자. 단단한 테이프 사용의 대책은 고어텍스 캐스트 패딩으로 수분은 흘려보내고, 목욕을 포함한 수중 활동이 가능하다. 캐스트 테이프 아래의 수분은 증발하고, 피부는 완벽히 마른다. 운동 측면에서 조금 단단한 테이프 아래에 자가 점착(랩을 3,4층 사용하면 제거한 캐스트를 재사용할 수 있다.

조금 단단한 캐스트 테이프를 사용하는 것은 경험과 기법이 필요하다(그림 11-12 참조). 다음은 캐스트 테이프를 사용할 예이다.

- 석유 젤리나 실리콘이 덮인 실험, 수술 장갑을 끼도록 하자 그리하여 손이 테이프의 끈적끈적한 곳에 붙이지 않게 하고 적용하는 동안 테이프가 장갑에 붙지 않도록 한다.
- 밀봉된 은박 파우치를 열고, 테이프의 롤을 제고하라. 대부분의 단단한 테이프나 조금 단단한 테이프는 화학반응을 위하여 70~75°의 물이 필요로 한다. 세팅 전에 약 3분에서 5분 정도 적용하고 주조를 하여, 모양을 만들도록 해야 한다.
- 나선 모양이나 원형 패턴으로 적은 압박을 가하여 테이프를 적용해야 한다.
- 테이프 너비의 각층에 1/3~1/2 정도 겹쳐야 한다. 적용할 층의 수는 지지할 양에 의해 결정된다.
- 갈라지거나 주름, 피부에 부작용을 일으킬 수 있는 일정하지 못한 압박이나 피부에 직접 사용 등을 피해야 한다.
- 신체의 형체에 맞추기 위해 부분적인 자름이 필요한 경우를 위하여 테이핑 가위를 사용한다. 염증의 발생을 줄일 수 있게 뼈 근처에는 패드를 넣어라.
- 8~10인치 정도는 몸에 압박 없이 놓아라.
- 파우치로부터 테이프를 제거한 약 10~15분 정도 후에 치료가 가능하다.

세부사항

석고 테이프 1인치 너비와 4야드 길이를 사용하여 발가락과 손가락 위에 놓는다; 2인치 너비에 4야드 길이는 발, 발목, 전완, 손목, 그리고 손; 3인치 너비에 4야드 길이는 발목, 하퇴, 사완, 팔꿈치, 그리고 전완; 4인치 너비의 4야드 길이는 발목, 하퇴, 무릎, 대퇴, 힙/골반, 어깨, 상완, 팔꿈치, 가슴/복부, 그리고 척추; 그리고 5인치 너비의 4야드 길이는 발목, 무릎, 대퇴, 힙/골반, 어깨, 가슴/복부, 그리고 척추.

테이프 제거 (Removing Tape)

테이핑을 제거하는 것은 환자에게 상처를 유발할 수 있으므로 통제된 방법으로 수행해야 한다.

비탄력 테이프와 탄력 테이프 (Non-Elastic and Elastic)

탄력 테이프와 비탄력 테이프를 제거하는 몇 가지 방

법이 있다(그림 1-5). 신체의 직선 방향으로 제거하는 방법이다.[5]

- 한손으로 테이프를 쥐고 피부를 가로질러 당긴다. 그러는 동안에 다른 한손은 피부를 반대 방향으로 민다(그림 1-5 참조). 피부에서 테이프를 찢지 않도록 한다.
- 스프레이나 용액 테이프 제거제를 사용하는 것이 좋다. 피부와 테이프 사이에 점착성을 제거하도록 적용한다(그림 1-5B 참조).

테이프 제거제를 이용한다면, 피부를 잘보고, 피부에 화학 반응이 일어나는지 지켜봐야 한다. 제거를 위한 테이프 가위와 자르는 도구들은 환자 스스로 사용할 수도 있다.

- 테이프 가위는 테이프 끝에 다다를 수 있도록 끝이 뭉툭하고, 피부에 손상을 적게 한다(그림 1-5C 참조).[5]
- 테이프 커터는 플라스틱으로 만들어져있으며 끝에 하나의 금속 칼로 만들어져 있다(그림 1-5D 참조). 이들 도구는 한손에 딱 맞고, 뭉툭한 끝을 가지고 있

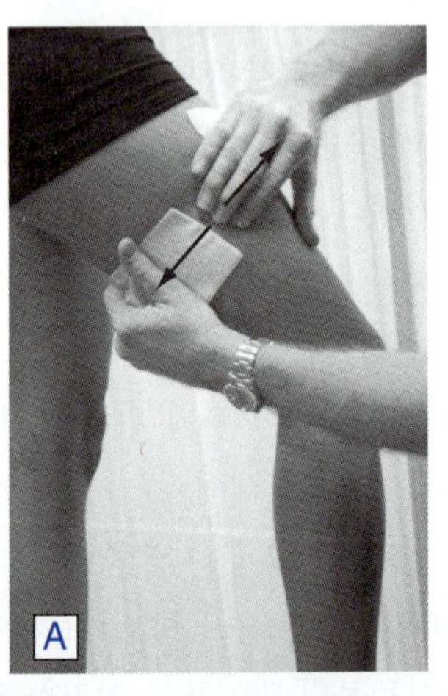

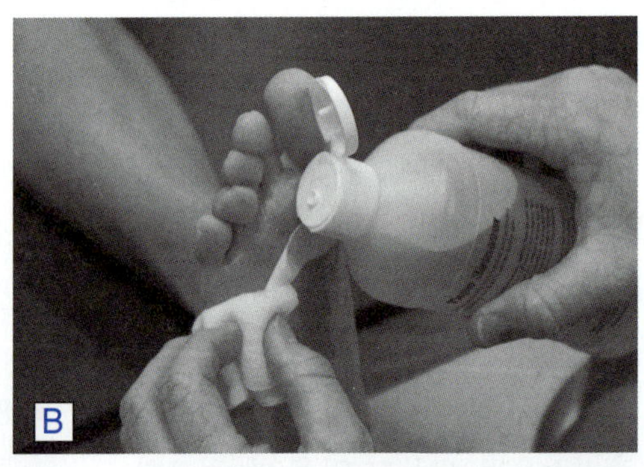

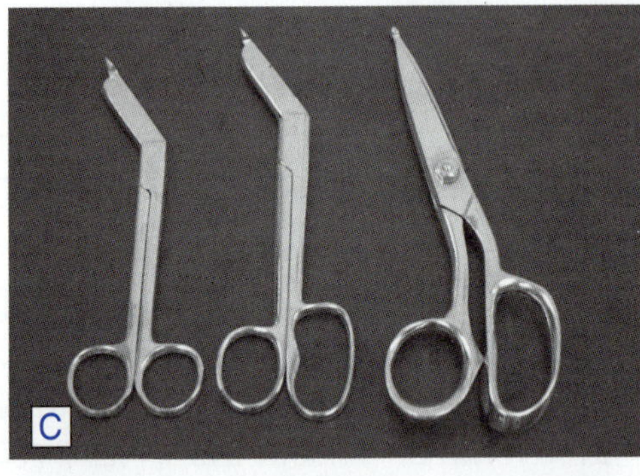

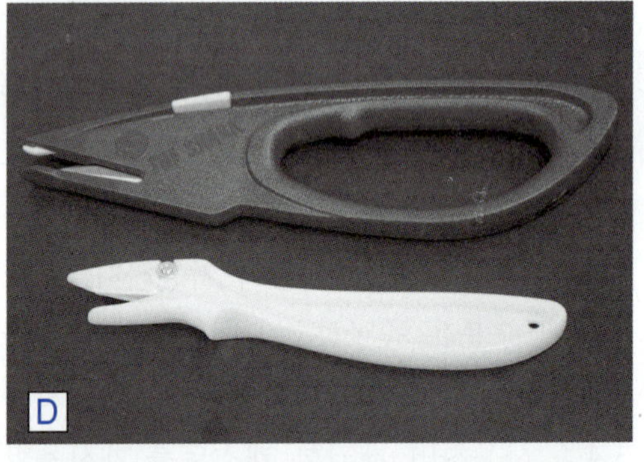

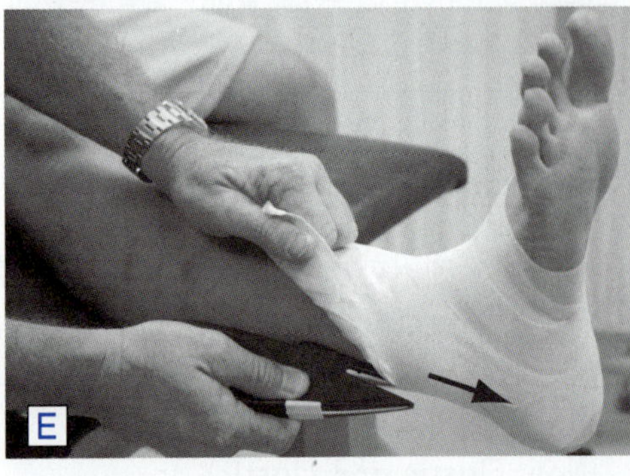

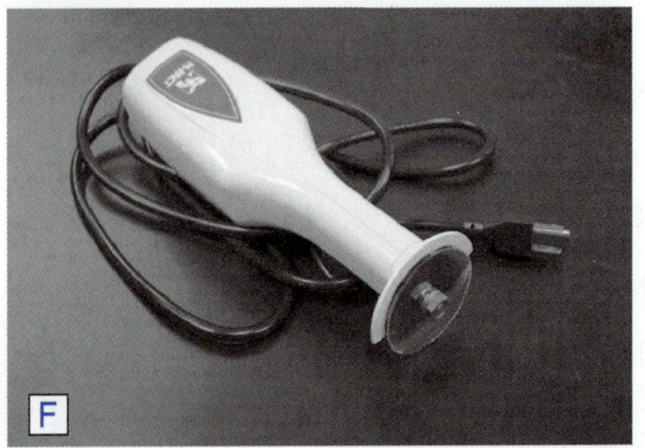

그림 1-5 A 피부에서 테이프 제거하기. B 테이프 제거를 위한 액체 솔벤트. C 테이핑 가위들(왼쪽 싱글 링. (중앙) 더블 링. (오른쪽) 무거운 duty. D 테이트 커터들. E 테이프 커터에 의한 테이프 제거. F 캐스트 제거기.

창의성이 있는 질문 1

풋볼 연습기간에 몇몇 선수들이 **발뒤꿈치 후면**에 타는 듯한 감각으로 불평하기 시작했다. 연습에 앞서 당신은 그들의 발목에 예방 테이핑 기법을 적용해라. 당신은 테이프를 제거하고, 선수 개개인의 발뒤꿈치 뒤에 피부의 부작용을 발견한다.

 **질문 : 어떻게 하면 피부 부작용을 예방할 수 있으며 치료할 수 있는가?**

다. 필요하다면 대체 날을 구매할 수 있다.

- 테이프를 제거하기 위하여 테이프 아래, 몸의 말단 부분에 뭉툭한 가위나 커터의 끝을 넣어라. 가위나 커터를 피부와 평행이 되도록 유지하고, 뼈 근처를 피하여 몸의 형태를 유지해라(그림 1-5E 참조).

캐스트(Cast)

조금 딱딱한 캐스트 테이프는 가위나 캐스트 톱과 침윤제를 사용할 수 있다. 딱딱한 테이프는 캐스트 톱과 캐스트 침윤제, 그리고 가위를 사용한다(그림 1-5F). 캐스트 톱의 사용법은 어디서나 구할 수 있다. 캐스트 톱을 이용을 연습하라.

만약/그렇다면...

만약 가위나 커터가 피부와 테이프 사이에 쉽게 놓여질 수 **없다면,** 꽉 쪼인 테이프의 커팅을 위해 가위 끝 블런트(blunt)에 피부 윤활제(lubricant)를 적용해라.

랩 (Wraps)

테이프는 다양한 목적으로 사용되며 다양한 적용을 위해 재사용이 가능하다. 테이프와 비슷하게 많은 테이프들이 나와 있다. 그것들은 기법의 목적에 기초되어 사용되어야 한다.

종류 (Types)

랩은 테이프와 비슷하게 세 개의 종류로 나뉜다. 탄력 랩, 점착성이 있는 직물, 랩으로 구분한다(그림 1-6).

탄력 랩 (Elastic)

탄력 랩은 압력 조절이 가능하다. 이 랩은 몸의 형태에 잘 맞고, 다양한 방향으로 압력을 줄 수 있다. 나일론 고착제나, 금속 클립, 또는 랩을 고정시킬 수 있는 테이프를 사용하라. 사용 후에 씻은 다음 잘 말리면 다시 사용이 가능하다. 탄력 랩과 비슷하게, 탄력 sleeve는 말단 부분에 압박을 줄 수 있다. 추가적인 지지대는 필요하지 않다. 탄력 랩은 흰색이나 검은 색으로 면이나, 고무 라텍스, 나일론으로 만들며, 2, 3, 4, 5인치의 너비와 5야드의 길이 그리고 4~6인치의 너비와 10야드의 길이이다. Sleeve는 면과 고무 라텍스로 만들어지며 3~5인치 너비와 11야드의 길이이다(그림 1-6B 참조).

자가 점착 랩 (Self-Adherent)

자가 점착 랩은 탄력이 있는 성질을 가지고 있으며 피부나 모발에 부작용 없이 점착이 가능하다. 이들 랩은 다양한 색을 가지고 있으며 손으로 찢을 수가 있다. 자가 점착 랩은 쉽게 몸의 형체를 형성할 수 있으며 적절한 압박을 가한다. 이 랩은 한번만 사용을 할 수 있다. 탄력 실(yarn)로 만들어졌으며 1, 1½, 2, 2¾, 3, 4, 6인치의 너비와 6야드의 길이의 종류가 있다(그림 1-6C참조)

직물 랩 (Cloth)

직물랩은 발목 랩이라고도 불리며 강한 면 조직으로 만들어졌고, 2인치의 너비에 36~72야드의 길이로 되어있다. 72에서 96인치 길이 정도 잘라보자(그림 1-6D 참조). 정중(medial)과 바깥쪽 발목 접질림을 방지하기 위하여 **예방학적**(prophylactic manner) 측면으로 직물 랩을 이용해 보자. 이 랩은 적당한(mild) 지지를 제공한다. 사용 후에 씻어서 말리면 다시 사용가능하다.

랩핑의 목적 (Objectives of Wrapping)

랩핑 기법의 사용:

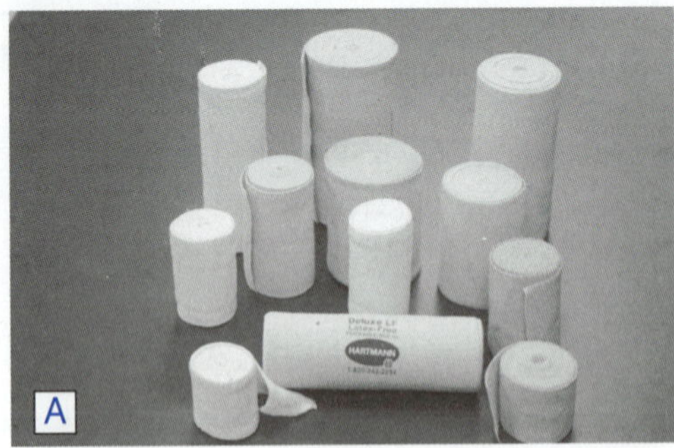

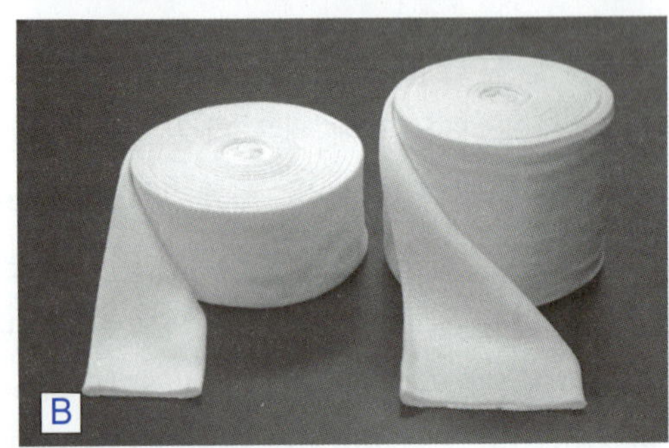

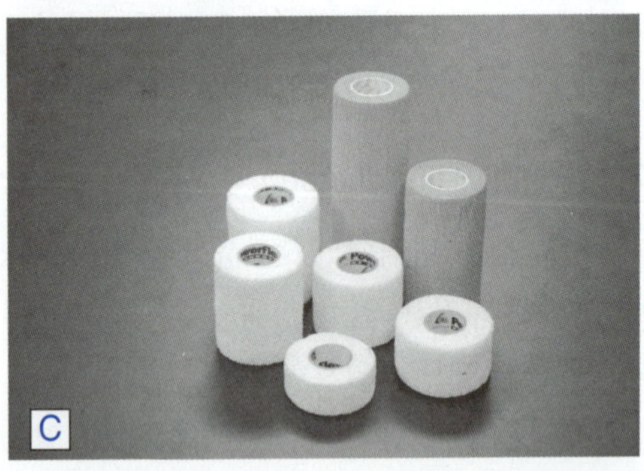

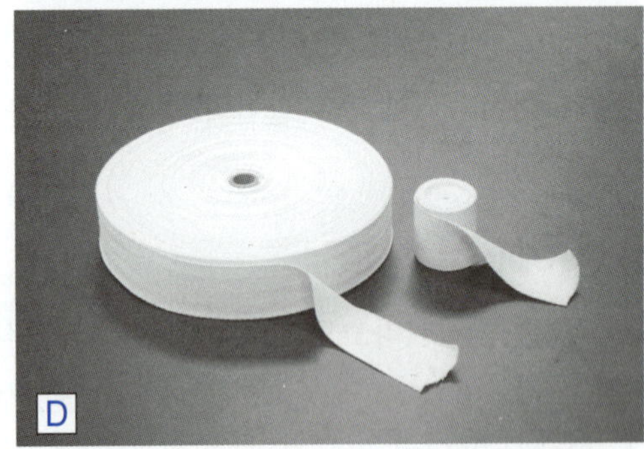

그림 1-6 A 다양한 탄력 랩, B 다양한 탄력 슬리브, C 다양한 자가 점착 랩, D 직물 랩(왼쪽) 롤(오른쪽) 개인적 랩.

- 손상을 치료하고 회복할 때 삼출(effusion)과 부종을 줄일 수 있도록 압력을 제공한다.
- 손상을 예방하고, 치료, 회복할 때 움직임을 줄이고 지지를 제공한다.
- 손상을 치료하고 예방할 때 패드를 보호한다.
- 손상을 치료할 때 드레싱을 보호한다.

랩 적용의 예 (Recommendations for Wrap Application)

일반적으로 적용하는 모든 랩핑 기법은 다음의 요구조건을 따른다.

환자의 준비 (Preparation of Individual)

랩 기법의 목적은 환자의 위치에 따라 다르다. 예를 들면, 근육 부분에 적용할시, 압력을 줄일 수 있는 기법을 조치하는 동안에 근육 압박을 계속적으로 시행해야 한다. 움직임의 범위를 줄이고 지탱해주기 위해서는 관절이 고정되어야 할 위치의 움직임의 범위를 잡아야 한다. 랩은 점착성이 없기 때문에 랩은 피부 혹은, 직물 랩, 양말위에 직접 적용하여야 한다.

랩의 적용 (Application of Wraps)

기법의 목적과 환자의 손상부위를 알아냈다면, 적절한 랩의 위치를 선택하라.

탄력(Elastic)

탄력이 있는 랩은 상처를 유발시킬 수 있는 위험이 있기 때문에 보호와 함께 사용되어야 한다. 부적절한 적용은 순환에서 손상을 일으킬 수 있으며, 부종이나 염증, 또는 피부의 부작용을 일으킬 수 있다. 탄력 랩을 사용할 때 도움을 주기 위한 아래 요구사항을 적용하라.

- 탄력 랩은 팽팽하고 지속적인 압박을 가하도록 한다.
- 너비의 1/2 정도를 겹치게 하고, 벌어짐이나, 주름, 불완전한 압박을 주지 않게 하라. 피부 염증을 일으킬 수 있다.
- 압력 랩 기법을 정맥 환류를 돕기 위하여 **말단 부분에서 몸쪽**(distal-to-proximal)의 순서로 적용하라(그림 3-15 참조). 절대로 **말단 부분**(distal)을 감싸지 마라. 손가락과 발가락 끝이 보이게 하고, 환류의 문제가 생기는지 보아라.
- 나일론 점착직물 fasteners, 금속 클립 혹은 비탄력 혹은 탄력 테이프로 탄력 랩을 고정시켜라.
- 랩의 끝을 놓고, 몸의 등쪽 혹은, 몸의 **앞부분**(anterior)에 고정시켜라, 그래야 쉽게 제거할 수 있다.

세부적인 탄력 랩 적용은 각각의 장에서 보여지게 된다.

세부사항

발, 발가락, 손목, 손, 그리고 손가락위에는 5야드 길이에 2인치 너비를; 발, 발목, 손목, 그리고 손에는 5야드 길이에 3인치 너비를; 발, 발목, 하지, 상지, 팔꿈치, 전완, 그리고 손목에는 5야드 길이에 4인치 너비를, 하지, 무릎, 대퇴부, 어깨, 상지, 팔꿈치, 그리고 가슴/복부위에는 5야드 길이에 6인치 너비를, 무릎, 대퇴부, 엉덩이/골반, 어깨, 가슴/복부, 그리고 척추는 10야드 길이에 4인치 너비를; 그리고 척추, 그리고, 엉덩이/골반, 어깨, 가슴/복부, 그리고 척추는 10야드 길이에 6인치 너비의 탄력 랩을 사용하라.

탄력 랩의 이동이나, 미끄러짐이나 늘어짐은 기법의 효과를 줄일 수 있다(그림 1-7). 이런 현상을 막기 위해서는 몇 가지 방법 중에 이 방법을 사용해보아라. 랩을 적용하기 전에 점착 테이프 스프레이를 사용하라. 피부에 바로 비탄력이나 탄력 테이프 줄을 사용하는 방법도 가능하다.

- 테이프의 6~8인치 정도를 자르고, 줄은 그 두 배를 자르고 점착 부분은 남겨 주어라(그림 1-7A 참조).
- 스트립(strip)을 피부 **세로 방향**(longitudinal)으로 놓고 랩을 적용하라(그림 1-7B 참조).

고정 물을 조정하는 것은 이동, 미끄러짐, 늘어짐을 줄일 수 있다. 피부에 랩의 풀린 끝을 조정함으로써 랩핑을 시작하라.

- 처음 랩을 시작하거나 몸을 둘러쌀 때, 랩 너비의 $1/3$~$1/2$ 정도 끝을 접어라(그림 1-7C 참조)
- 다음 랩을 시작할 때, 접인 끝을 접고, 기법을 계속하라(그림 1-7D 참조)
- 다음 방법은 탄력 테이프의 고정점을 바로 피부에 직접 놓는 것을 필요로 한다.
- 랩 기법이 끝났을 때, 한 부분은 랩에서 그리고 한 부분은 겹친 부분에서 피부에 부분적으로 고정을 적용해라(그림 1-7E 참조).

신체의 다른 부분에 맞추기 위해서는 롤(roll)로부터 탄력 슬리브(sleeve)의 길이를 다르게 잘라라. 탄력 슬리브를 신체 말단 부분(수족)에 간단하게 밀어 넣음으로써 직접 피부에 적용할 수 있다(그림 4-11 참조). 운동, 작업, 간단한 활동 시에 슬리브를 사용하라.

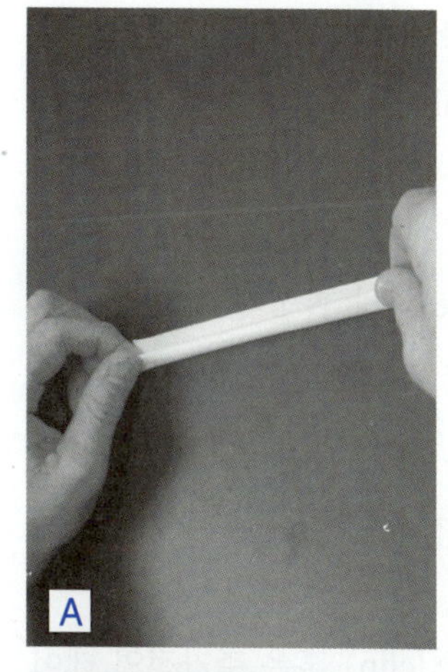

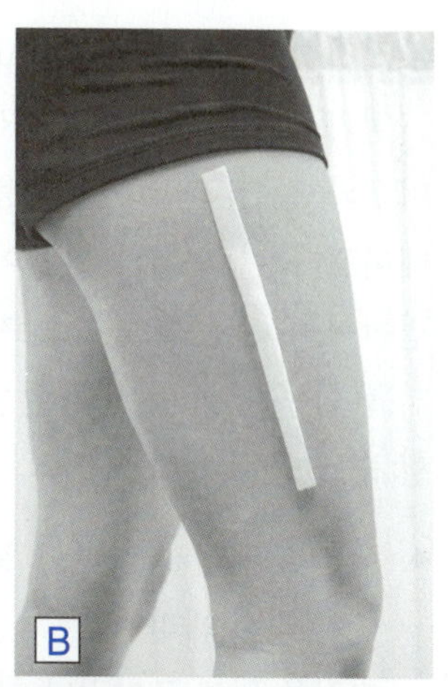

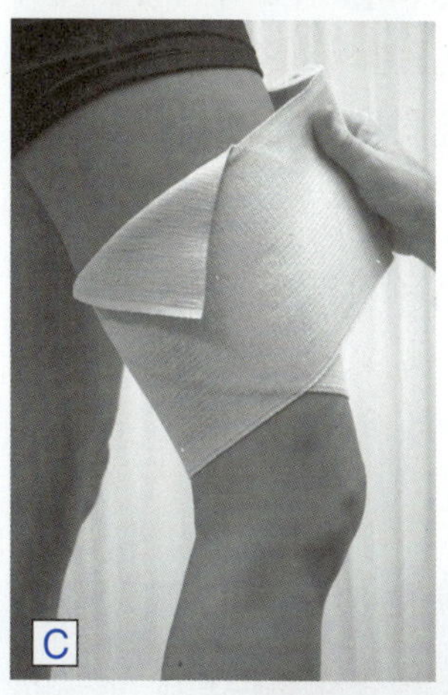

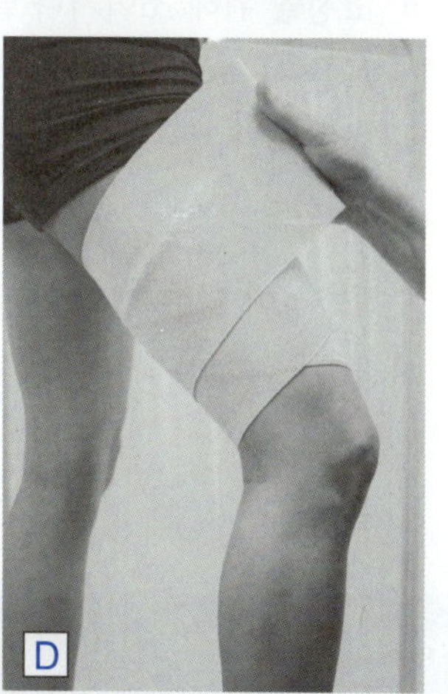

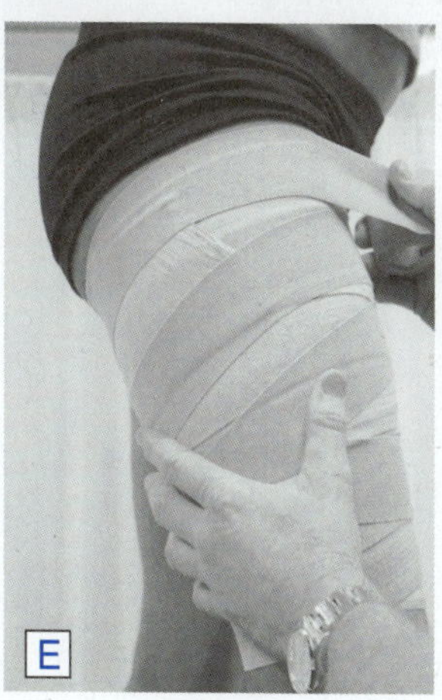

그림 1-7

만약/그렇다면...

만약 탄력 랩이 자체의 탄력의 특성을 잃어버리거나, 신체의 외형에 적용하는데 실패하여 재사용하거나 **제거된다면,** 오직 신체 일부분에 얼음 팩을 고정하기 위해 치료기간에 탄력 랩을 사용한다.

점착성이 있는랩 (Self-Adherent)

점착성이 있는 랩은 롤(Roll)로 제작이 되며, 탄력 테이프와 같이 간단하게 적용이 가능하다. 이 랩은 탄력 테이프나 탄력 랩과 사용이 유사하다. 많은 테이핑 기법에서 이 랩은 염증을 방지하거나 관절에 추가적인 지지를 할 수 있도록 도와줄 수 있으며, 테이핑 전에 사용할 수 있을 것이다.

- 랩을 팽팽하게 압력이 일정하도록 하고 신체의 외형을 따라서 하라.
- 고정을 위해 조이거나 클립(clip) 혹은 추가적인 테이프를 사용하지 마라. 이것은 랩의 장점이다.
- 벌어짐, 주름, 그리고 일정하지 못한 압력은 피하도록 한다.

점착성이 있는 랩의 사용은 각각의 장에서 더 논의되어진다.

> **세부사항**
>
> 발가락과 손가락에는 6야드 길이에 1인치 너비를; 발, 발목, 손목, 그리고 손에는 6야드 길이에 1과 1/2인치 너비를; 발, 발목, 손목, 그리고 손에는 6인치 길이에 2와 3/4 인치를 발, 발목, 하지, 상지, 팔꿈치, 그리고 손목에는 6야드 길이에 2와 3/4 인치 혹은 3인치 너비를; 하지, 무릎, 대퇴부, 상지, 팔꿈치, 그리고 전완에는 6야드 길이에 4인치 너비를; 무릎, 대퇴부, 엉덩이/골반, 어깨, 가슴/복부, 그리고 척추에는 6야드 길이에 6인치 너비의 자가 점착 랩을 사용하라.

직물 (Cloth)

직물(cloth) 랩은 발목 관절을 지지하는데 사용된다. 양말 위에 직물 랩을 사용하라(그림 4-13 참조). 염증을 줄이기 위하여 얇은 폼 패드를 골절이 심한 부위 위에, 랩 아래에 놓아라. 이 랩은 팽팽하고 일정한 압력을 주어야 한다.

기법이 적용되는 동안, 탄력 랩이나 직물 랩을 신체 부위 위에 감아라 (그림 1-8).

1단계: 한손에 랩을 잡고, 다른 손에 한 부분을 이동시키고, 신체부위에 자리를 잡아라(그림 1-8A 참조).

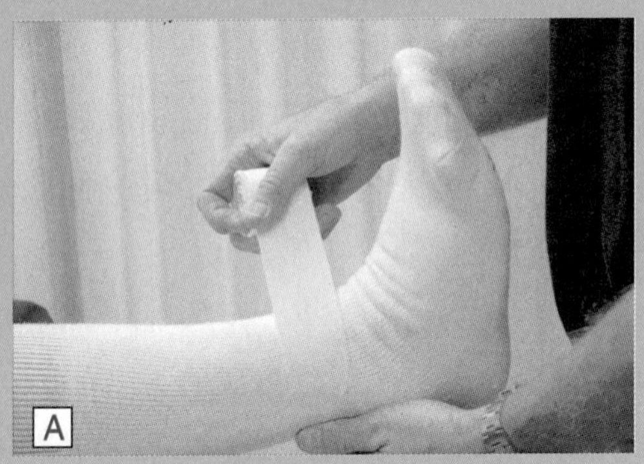

2단계: 테이프의 한쪽 끝부분을 잡고, 랩으로 신체 부분을 감아라(그림 1-8B).

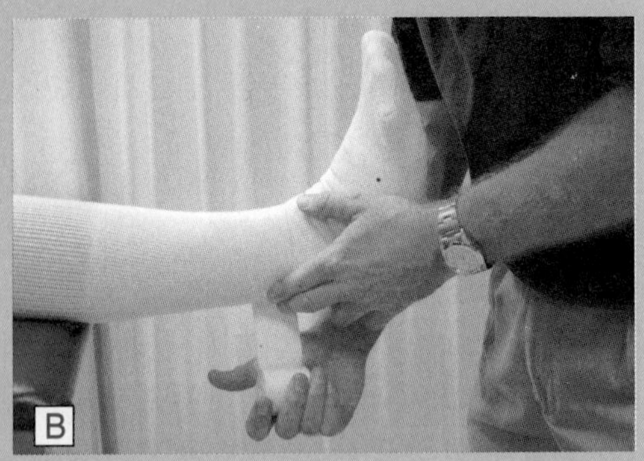

그림 1-8

3단계: 랩이 신체의 부분을 감싼 후에, 테이프의 끝 부분으로 랩을 고정시켜라(그림 1-8C 참조).

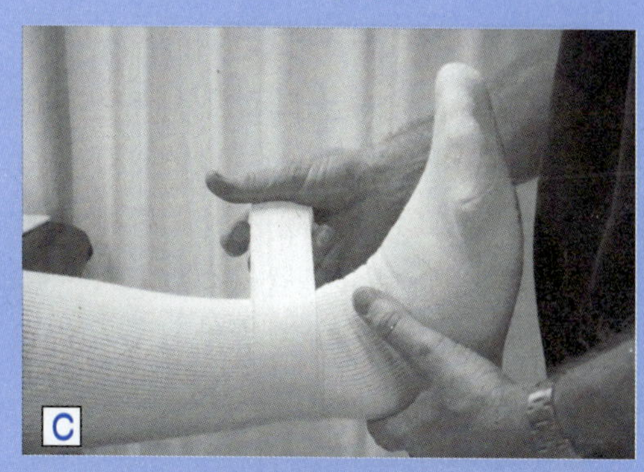

그림 1-8 *(계속)*

기법을 적용하는 동안에 손 사이를 지나가면서 일정한 압력을 유지하여라.

랩의 제거 (Removal of Wraps)

탄력 랩이나 직물 랩은 사용 후에 풀어서 제거할 수 있다. 고정 테이프를 자르기 위하여 테이핑 가위를 사용하라. 탄력 슬리브는 원위부(distal direction)로 말단 부분에서 뜯어서 제거할 수 있다. 점착 랩를 제거하기 위해서는 테이핑 가위나 테이프 커터가 필요하다. 사용 후에 탄력 랩이나 직물 랩을 잘 씻어 말리면 다시 사용 가능하다.

창의성이 있는 질문 2

대학의 한 교수가 캠퍼스 교내 대항 농구리그에 참여하면서 왼쪽 발목에 1° 정도의 **내번 염좌**(inversion sprain)의 상해를 입었다. 그는 치료를 위해 선수트레이닝 룸으로 옮겨졌다. 얼음팩을 적용한 후에 당신은 삼출물과 부종을 줄이고, 압박을 위해 랩의 사용을 결정한다.

질문 : 어떠한 테이프의 형태를 사용할 수 있는가?

만약/그렇다면...

만약 비탄력과 혹은 탄력 테이프, 테이프 pre-tape 재료, 그리고 자가 점착 랩의 작은 양이 롤 위에 **남겨졌다면,** 박스에서 사용되지 않은 롤을 수집해라; 축구선수들은 정강이 보호대의 고정을 위해, 다른 사람들은 그들의 머리를 묶기 위해 테이프 pre-tape 재료나 랩을 사용한다. 그리고 어떤 사람들은 힐 리프트의 수축을 위해(그림 6-2 참조), 그리고 엄지손가락만한 눈물모양의 나선형의 지지를 위해 core의 테이프나 랩을 사용한다.

브레이스 (Braces)

지지, 기법의 발전과 연구는 다양한 종류의 지지대의 선택 기회를 제공해 주었다. 지지대는 특별한 상해나 상태에 사용되기 위해 만들어졌으며, 신체 주요 부위나 관절에 사용이 가능하다.

종류 (Types)

지지대는 적합성, 목적, 그리고 신체 부위에 따라 분류할 수 있다(그림 1-9).

적합성 (Fit)

지지대의 적합성은 기성제품과 제조품에 따른 크기와 제조라 말할 수 있다. 기성제품 지지대는 미리 결정된 사이즈로 소 · 중 · 대 · 특대(small, medium, large, extra large)로 나눌 수 있다(그림 1-9A 참조). 기성제품 지지대는 사용에 따라 미리 구입한 것으로 제조품보다는 싸다. 비록 지지대가 미리 결정된 크기로 제작되었지만, 많은 회사에서는 패키지로 적절한 피팅을 지원하기 위하여 신체 부위의 주변 치수를 제공한다. 대부분의 기성제품 지지대는 입는 동안에 작게 사이즈 조정을 할 수 있다.

기성제품, 브레이스(보조기)는 개인을 위하여 제작이 되었다. 제조 대표들이나 정형물리치료사들은 브레이스를 만들기 전에 피팅절차를 수행한다(그림 1-9B 참조). 개인의 수족 치수, 키, 몸무게, 직업 등뿐만 아니라, 상해, 수술의 절차, 그리고 회복의 형태가 어느 모델의 브레이스를 구매할 것인가를 결정한다. 개인적인 피팅 때문에 뼈의 힘이나 길이가 커져 근육의 치수가 늘어난다면 고려해 볼 필요가 있다.

목적 (Purpose)

지지대는 다양한 목적으로 사용되며, 질병 예방적, 기능적, 치료적인 방법으로 나누어질 수 있다.[1] 예방적 지지대는 다치지 않은 관절과 부드러운 세포조직 주위를 보호하기 위하여 만들어졌다. 발목 지지대를 발목 테이핑 대신에 사용하여 비정상적인 움직임의 범위를

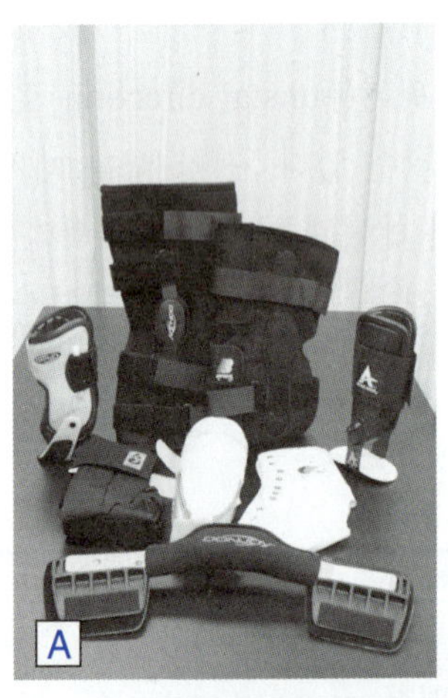

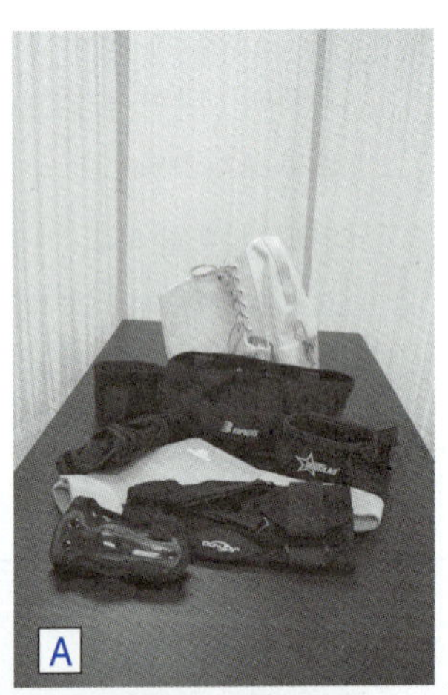

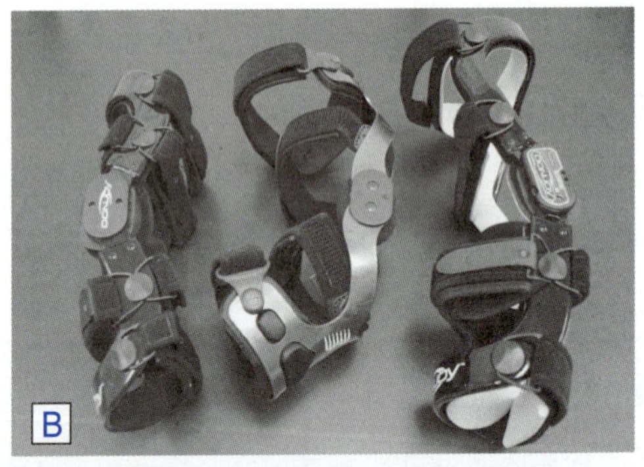

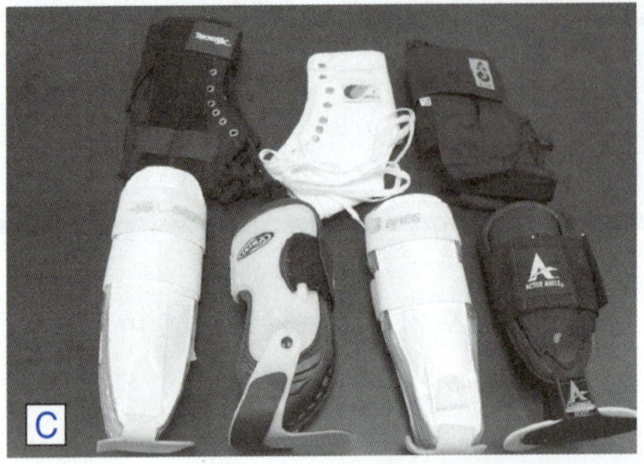

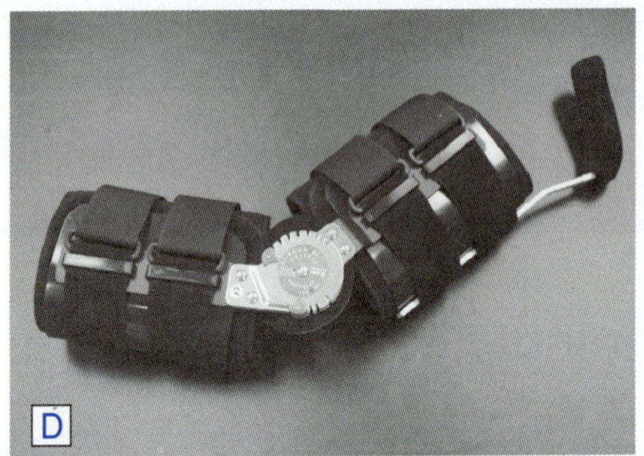

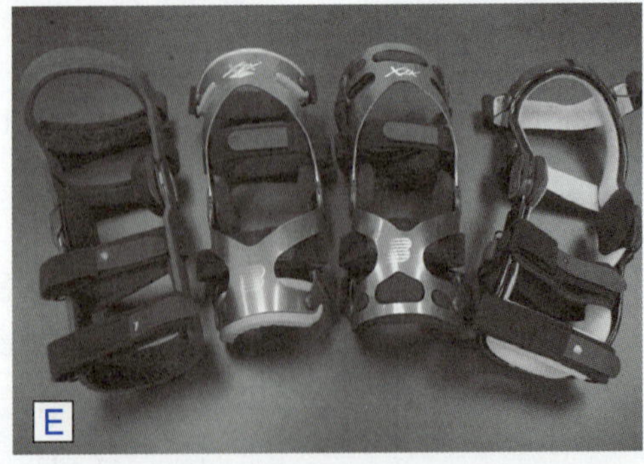

그림 1-9 A (왼쪽) 하지에 적용하는 다양한 브레이스. (오른쪽) 상지에 적용하는 다양한 브레이스. B 제작한 브레이스 (왼쪽) 팔꿈치 (가운데와 오른쪽) 무릎. C 다양한 프로폴라틱 발목 브레이스. D 재활치료용 팔꿈치 브레이스. E 전방십자인대의 기능을 하는 다양한 무릎브레이스.

막을 수 있다(그림 1-9C 참조).[6]

재활치료용 브레이스는 고정하기 위하여 수술 직후 사용한다. 대부분은 조절 가능한 본체를 사용함으로써 개인의 범위를 조절할 수 있도록 디자인되어있다. **가쪽 곁인대**(척측측부인대, ulnar collateral ligament)에 수동적이며 능동적인 수축과 이완의 진행을 위하여 팔목 지지대를 사용하라(그림 1-9D 참조).

기능적 지지대는 추가 상해를 막고 수술 후 회복이나 재건을 위하여 사용된다.[1] 예를 들면, **전방십자인대**(anterior cruciate ligament)를 보호하거나 전방십자인대를 재건하여 대퇴골과 경골의 앞쪽 변형을 줄이기 위하여 기성제품과 제작품을 사용하라(그림 1-9E 참조).[2]

신체부위 (Body Area)

지지대는 압력을 가하고, 신체를 보호하고, 지지하며 신체의 많은 부분의 움직임을 제한한다. 예를 들면:

- 교정은 많은 발 부위 상해나 상태에 따라 사용된다.
- 워킹 부츠라고 불리는 지지대는 일반적으로 발과 발목의 골절이나 염좌시에 움직임의 범위를 제어하고 고정화를 하게 한다.
- 야간(night) 부목은 발의 굴절을 막음으로써 발목 근막염 치료를 도와 야간 부목으로 사용된다.
- 끈으로 매는 형태, 반강체 형태, 에어나젤 형태, 그리고 랩 형태의 발목에 대한 치료 예방적, 기능적, 그리고 치료적 부목은 지지를 제공하며 움직임의 범위를 제한한다.
- 일반적으로 탄력 나일론으로 덮인 고무 형태의 네오프렌슬리브는 압력을 제공하고, 하지에 접질림에 대한 지지를 제공한다.
- 무릎 지지대는 예방적 기능과 치료적 기능으로 사용될 수 있다.
- 네오플렌슬리브와 short는 허벅지와 엉덩이에 대한 염좌를 보호한다.
- 신체나 축구 선수 어깨의 패드에 붙어있는 기능적 부목은 움직임의 범위를 줄인다.
- 기능적 부목은 중앙 부분과 측면의 자극을 줄이고, 상처 부위의 움직임을 줄인다. 치료적인 팔목 브레이스는 수술 후에 사용된다.
- 합성고무나 반강체플라스틱 재질의 허리 브레이스는 치료 예방, 기능적, 치료적인 목적으로 사용이 가능하다.
- 손이나 손가락을 위한 브레이스는 움직임을 제한하거나, 지지 또는 압력을 제공한다.
- 가슴이나, 복부 그리고 척추를 위한 기능적, 치료적 브레이스는 다양한 상처나 상태에 움직임을 제한하거나 지지를 제공한다.

더 많은 설명은 다음 장에서 설명을 하겠다.

브레이스는 다양한 물질로 만들어진다. 브레이스의 종류만큼 다양하게 존재한다. 많은 브레이스들은 탄력재료와 비행기 알루미늄, 탄력 물질로 만들어진다. 다른 브레이스들은 반강체 플라스틱, 겹층의 나일론, 폴리에스테르, 라이크라(Lycra) 그리고 공기나 젤 형태로 만들어진다. 합성고무, 다공 나일론, 폴리에스테르 물질은 많은 지지대 디자인으로 사용된다.

브레이싱의 목적 (Objectives of Bracing)

브레이싱 기법을 사용하기 위해서는:

- 상처를 방지할 때 지지와 보호를 제공한다.
- 잔존하는 상처를 치료하거나 회복할 때 지지와 보호를 제공한다.
- 상처를 치료하고, 회복할 때, 종기와 고름을 줄이기 위하여 압력을 제공한다.
- 상처를 치료하고 회복할 때, 움직임의 범위를 조절할 수 있다.

브레이스 적용의 추직물 예 (Recommendations for Brace Application)

브레이스는 개인이 운동, 일, 일상적으로 생활하는 동안에 압력, 지지, 그리고 보호를 제공한다. 다음 예들은 이들 목적들을 달성하기 위해 도와줄 수 있다. 브레이스는 며칠간 적응 기간이 필요하다는 점에서 신발과 같다는 점을 명심해라.

개인적인 준비 (Preparation of individual)

브레이스 적용을 위하여 피부를 깨끗하게 하라. 개인의 자세는 사용될 브레이스의 종류에 의해 결정된다.

예를 들면, 발목 브레이스를 하기 위해서는 앉은 자세로, 어깨 브레이스를 하기 위해서는 서 있는 자세로 놓아라.

브레이스의 적용 (Application of Braces)

브레이스를 구입을 했다면, 각각 브레이스에는 특정한 사용 지도법에 대해 나와 있을 것이다. 적당하고 바른 적용을 위해서는 단계적인 절차를 따라야 한다. 절차의 변형은 개인에게 상처를 유발할 수 있다. 브레이싱 기법의 장점중 하나는 적용 절차를 개인에게 가르치는 것이 가능한 점이다. 이것은 건강관리 전문가가 필요한 시간을 줄일 수 있다. 몇몇 브레이스는 개인에게 맞게 하기 위하여 바깥쪽 뼈대나, 스트랩(strap), 안쪽 패드, 그리고 이음새를 조절할 수 있게 디자인되어 있다. 브레이스를 조절할 시, 제조자의 설명서를 참조하라.

브레이스의 이동하는 것은 몸에 맞는가 안 맞는가에 따라 문제를 유발할 수 있다. 정확하게 이동하는 가장 쉬운 방법은 활동을 멈추고, 단계적 절차에 따라 다시 브레이스를 적용하는 것이다. 브레이스 밑에 합성고무 슬리브(sleeve)를 사용하는 것은 이동을 줄이는데 도움을 줄 수 있다. 하지만 슬리브의 선을 추가하는 것은 원래 브레이스의 치수에 영향을 미칠 수도 있다. 신체와 브레이스를 연결하기 위하여 점착 테이프 스프레이를 신체부위에 적용하는 것은 이동을 줄일 수 있다. 점착 테이프 스프레이가 사용되었다면, 스프레이에 점착 요소와 화학 요소가 상처를 유발하는지 브레이스 끈을 확인해 보아야 한다. 브레이싱 이동의 단점은 또한 장점이 될 수 있다. 브레이싱은 조정성이 있고, 재사용이 가능하다.

대학 연합, 고등학교 운동 연합은 연습과 시합 때 브레이스 사용을 허용한다. 국립대학 운동 연합(NCAA)[3]과 국립 주립고등학교 연합(NFHS)[4]는 금속과 **단단한**(nonpliable) 물질이 존재하지 않는다면, 사용이 가능하도록 했다. 금속이나 단단한 물질이 있다면, ½인치가 덮혀 있어야 한다. 많은 브레이스들의 패드된 커버는 제조자를 통해 구매해야 한다. NCAA와 NFHS의 규칙의 자세한 설명은 13장을 참조한다.

브레이스의 제거 (Removal of Braces)

브레이스의 대부분은 개인이 사용 후에 제거할 수 있다. 끈을 풀고, 신체부위로부터 브레이스를 들어 올려라. 어깨의 움직임을 제한하거나, 테이프가 살에 직접 붙여진 디자인의 몇몇 브레이스는 도움이 필요하다.

브레이스의 관리 (Care of Braces)

브레이스를 깨끗이 하여 잘 말리고 사용 중간 중간 환기를 시켜주고 말려라. 정기적으로 브레이스를 청소하고 관리해라. 단단한 브레이스의 형태(frame)와 이음새를 깨끗한 물로 헹구고 잘 말려라. 관절 윤활제는 필요하지 않지만 대신, 테프론(teflon) 스프레이 같은 강체 윤활제를 사용하라. 손으로 끈과 Frame liner를 찬물에 중성세제로 씻어서 말려라. 합성고무와 다른 부드러운 브레이스 물질은 찬물로 중성세제로 씻고, 헹구어 잘 말린다. 끈이나 liner 또는 고무 물질에 열을 가하지 마라. 헐거워지거나 과도하게 크게 쓰인 부분의 이음새의 나사나 움직일 수 있는 부분에 대해 관찰을 해라. 끈이나 Frame liner의 교체는 흔한 일이다.

창의성이 있는 질문 3

금속 가공업자가 오른쪽 무릎의 수술과 재활에 따르는 작업을 위해 돌아왔다. 외과의가 그녀의 모든 활동을 위해 주문 제작형 무릎 브레이스를 착용시켰다. 일주일이 지난 오후 그 브레이스가 원위부에서 점차 느슨해졌다.

질문 : 느슨해지는 것을 예방하기 위해 무엇을 할 수 있는가?

만약/그렇다면...

만약 개인적으로 보조기가 보호, 지지, 및 고정을 위해 더 이상 **필요하지 않는다면,** 그렇다면 다시 사용할 수 있도록

브레이스를 정비하고 세척하거나, 제작자에게 맡겨서 보조 부품으로서 사용하도록 해라.

패드 (Pads)

패드는 상처를 보호하고 더 심한 상처를 방지하기 위하여 사용된다. 많은 운동들은 시합 동안에 패딩을 필요로 한다. 패딩 기법은 미식축구 헬멧과 같이 보호 장비에 사용하는 것처럼 폼이나 펠트 조각을 배치한다.

종류 (Types)

패드는 크게 두 기본 타입으로 분류할 수 있다. 부드럽고 낮은 밀도의 재질, 단단하고 높은 밀도의 재질이다(그림 1-10).[1]

부드럽고 낮은 밀도의 재질은 공기가 통하기 때문에 가볍고 편안하다. 이 재질은 단지 낮은 정도의 충격을 보호할 수 있다. 반대로 단단하고 높은 밀도의 재질은 덜 편안하지만 강한 힘을 보호할 수 있다. 이 재질은 변형을 통하여 힘을 흡수하고 충격 부위에 적은 힘을 전달한다.

부드럽고 낮은 밀도 (Soft, Low Density)

부드럽고 낮은 밀도의 물질은 면, 거즈, 무명, 펠트, 폼(foam), 그리고 점탄성 폴리머를 포함한다. 이 물질들은 다양한 길이, 너비, 두께를 가지고 있다(그림 1-10A 참조). 면은 대부분의 시설에서 찾을 수 있으며, 부드러운 패딩 효과를 주기 위하여 사용한다.[5] 거즈는 다양한 두께로 나와 있으며 골절이나 강한 충격을 줄이기 위하여 사용한다. 2, 4, 6인치와 2, 10야드의 길이의 점착 거즈는 골절을 줄이고, 환부를 감싸서, 몸에 패드를 붙이기 위하여 사용한다. 무명(moleskin)은 1 ½, 2, 3, 7, 9, 12인치 너비와 1, 4, 5, 25야드의 길이로 디자인된 무겁고 가벼운 탄력, 비탄력 테이프에 사용할 수 있다. 골절이 심한 부위에 피부 부작용을 줄일 수 있다. 무명은 추가적인 지지를 할 때 사용할 수 있다. 양모를 꼬거나 견사 조직으로 만든 펠트는 ⅛, ¼, ½, 1인치의 두께와 36~108인치의 롤이 있다.

많은 종류가 사용 가능하며 점착면이 있든지, 없든지 간에 지지와 보호 압력을 제공한다. 펠트는 물질이 활동 중에 남아 있도록 하는 흡수 성질이 있다.

폼은 ⅛, ¼, ⅜, ½, ⅝, ¾ 그리고 1인치의 두께와 36~108인치의 롤이 사용가능하다. 점착면이 있는 것과 없는 것이 있다. 폼은 아마도 가장 넓게 패딩의 물질로 사용된다. 폼의 재질은 조직과 조직으로 공기가 옮겨 다닐 수 있게 하여 일명, **Open-cell foam**이라고 불린다. 이 폼은 충격이 가해지면 빨리 모양이 변한다. 그리하여 최소한의 충격 흡수 성질을 가지고 있다.[1] Open-cell foam은 일반적으로 주문 제작 패드의 제조에서 liner로 사용된다. **Closed-cell foam**은 조직과 조직으로 공기가 움직이지 못하게 한다. 이 폼은 몸에 있어 편하지 않지만, 충격이 가해진 후에 모양이 변하지 않는다. Close-cell foam은 적인 쿠션을 제공하지만 강한 충격 흡수를 한다.[1]

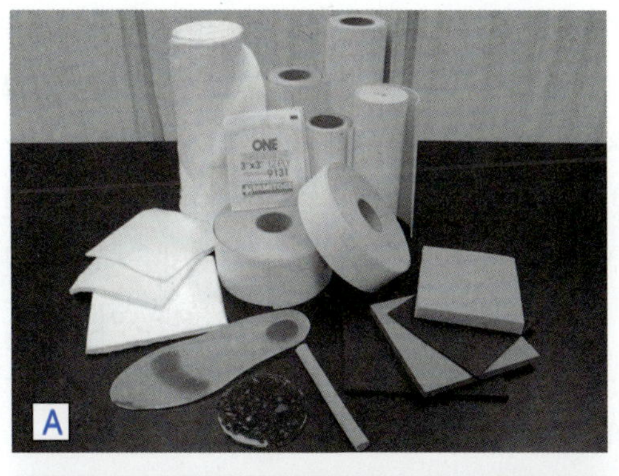

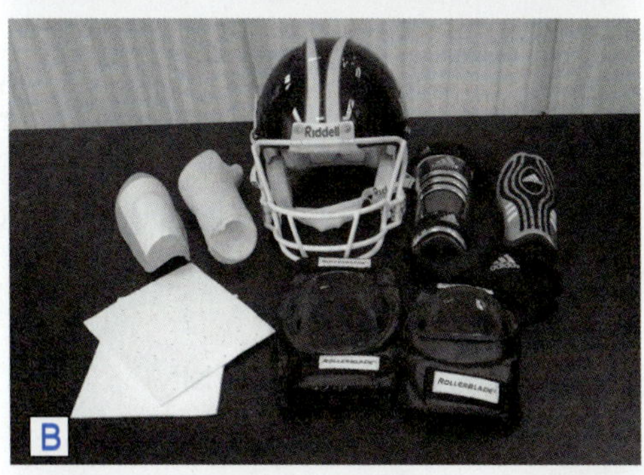

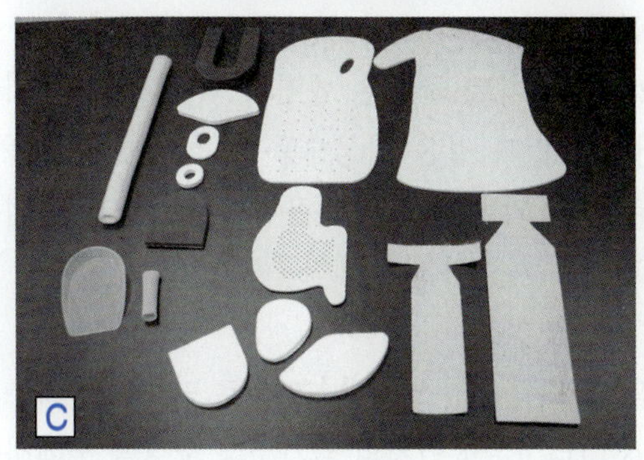

그림 1-10 **A** 연성, 저밀도 패드의 종류. **B** 강성, 고밀도 패드의 종류. **C** 사전 제작되거나 만들어진 패드 종류

제조업자들은 다양한 패드에 Open-cell foam과 Closed-cell foam 모두를 사용한다. 이 패딩 기법은 13장에서 논의하겠다.

열가학 주조 가능 폼은 개인에 맞추어 보호할 수 있도록 하는 물질이다. 이 물질은 3/16, 1/4, 3/8, 1/2 그리고 5/8인치의 두께에서 사용할 수 있다. 물질에 열을 가하고, 보통 오븐에 물체를 넣고 열을 가한 다음에 신체부위에 맞추어라. 식은 후에 물체는 모양을 갖고, 필요하다면 재가열한다면 재주조가 가능하다. 이 폼은 신체 어느 부위에나 사용가능하며 특히 딱딱한 cast 패딩 바깥쪽에 사용가능하다.

점탄성 폴리머는 찢김, 압력, 골절을 보호한다. 많은 이 물질들은 활동 중에 움직임을 줄이기 위하여 점착면을 가지고 있거나, 탄력 슬리브나 튜빙(tubing)과 같이 쓰인다. 발, 손, 손가락과 같은 신체 어느 부위에나 점탄성 폴리머를 사용할 수 있다.

단단하고 고밀도 (Hard, High-Density)

단단하고 고밀도의 패드는 탄소섬유, 플라스틱, 열가소성 플라스틱, 그리고 캐스팅 물질로 구성된다.

폴리카보네이트 물질은 헬멧의 외부에 많이 이용된다. 어깨 패딩과 같은 기성제품 패딩은 고밀도 플라스틱으로 바깥 외관 부분에 사용된다. 이 물질은 기성제품으로 이용 가능하거나 제작품으로도 사용할 수 있다(그림 1-10B 참조).

제작 패드는, 플라스틱이나 고무로 만들어진 1/16, 1/32, 3/32, 1/8 그리고 3/16 인치의 열가소성 물질을 구매하여야 한다. 이물질을 150~170°F 정도로 35초~1분 정도 열을 가하면, 이것은 신체부위에 주조하기 위한 휘기 쉬운 유연한 물질이 된다. 물이나 일반 오븐이나 전자레인지나 가열총(heat gun)과 같은 열을 줄 수 있는 것을 사용하라. 가장 일반적으로 사용되는 열은 hydrocollator이다. 전문가들은 열가소성 플라스틱이 식고 굳기 전에 1분에서 4분 정도 주조하여 모형을 잡는다. 제조 과정에서 사용되는 물질이나 물체의 두께는 열과 주조 시간에 영향을 미친다. 열가소성 플라스틱은 신체의 다양한 부분을 보호하고 지지하며 브레이스 하는데 사용된다.

섬유 유리나 석고로 만들어진 Casting 물질은 역시 신체의 다양한 부분을 보호, 지지, 브레이싱 하는데 사용된다. 섬유 유리물질은 사용이 쉽고 시간이 적게 들어 전문가들에 의해 석고보다 선호된다.

저밀도의 부드럽고 그리고 고밀도의 딱딱한 종류의 패드가 기성제품으로 많이 나와 있다. 무명, 펠트, 폼 점탄성 폴리머와 열가소성 플라스틱은 미리 잘라서 혹은 미리 형태를 잡은 것들 즉, 바로 구매해서 사용이 가능하다(그림 1-10C 참조). 예를 들면, 두더지 모피 발바닥 근막과 잘라낸 발가락 끝, 발뒤꿈치의 들어 올릴 때와 발등의 느낌, 하얀 물집과 티눈 패드, 빠른 변형에서는 어긋나는 탄력을 가지고 있고 느린 변형에서는 점성 유동을 나타내는 역학적인 손가락 봉우리와 손목이 휘었을 때 splints가 만들어질 때 사이즈와 굵기 변화의 가능성. 이러한 것들이 미리 잘리고 미리 형성되어지는 요소들은 적용되고 조립되는 시간과 아마도 쓸모없는 요소들이 제거되는 것을 완화할 수 있다.

탄성 (Resilience)

부드럽고 딱딱한 물질의 탄성은 충격을 견딜 수 있는 능력을 결정한다.[1] 힘을 가한 후에, 고탄성 물질은 그들의 모양을 되찾는다. 이런 물체는 충격을 빈번히 받을 수 있는 신체부위에 사용이 가능하다. 직물 모양을 찾는 물질들은 최적의 보호를 제공하며 때때로 충격을 받는 신체부위에 사용이 가능하다.

패딩의 목적 (Objectives of pading)

패딩기법을 사용하기 위해서는:

- 상처를 보호할 때 지지와 보호를 제공한다.
- 다 낫지 않은 상처를 치료하거나 회복할 때, 지지와 보호를 제공한다.
- 상처를 치료하거나 회복할 시, 부종과 염증 같은 것을 줄이기 위하여 압력 제공을 제공한다.

패드 적용의 추천사례 (Recommendations for Pad Application)

다음과 같은 때 패딩 기법을 적용하라.

개인적인 준비 (Preparation of Individual)

대부분의 패딩 기법이 패드를 신체에서 보호하기 위하여 테이프와 랩을 필요로 하기 때문에 개인의 준비는 테이프와 랩핑 적용에 대한 지침서를 따라야 한다.

패드의 적용 (Application of Pads)

바로 살 수 있는 기성제품이나 주문 제작품은 다양한 방법으로 신체에 붙일 수 있다(그림 1-11). 여기서 간

1단계: 테이프를 사용할 때, 한 층으로 테이핑 전에 감싸거나, 피부에 직접 점착성이 있는 랩을 적용한다(그림 1-11A 참조). 필요하다면 점착스프레이를 사용한다.

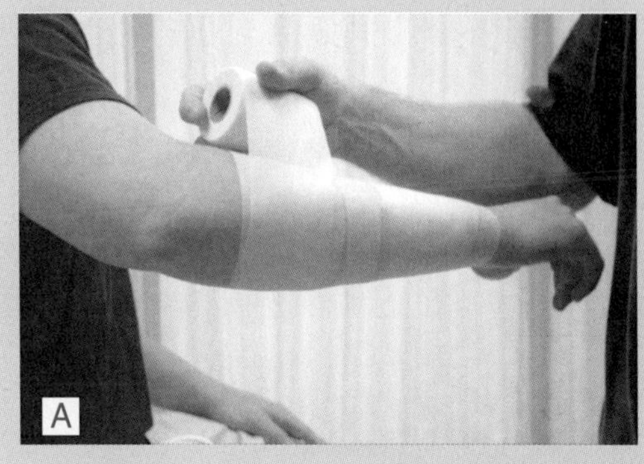

2단계: 랩이나 다른 물질 위에 패드를 올려놓아라(그림 1-11B 참조).

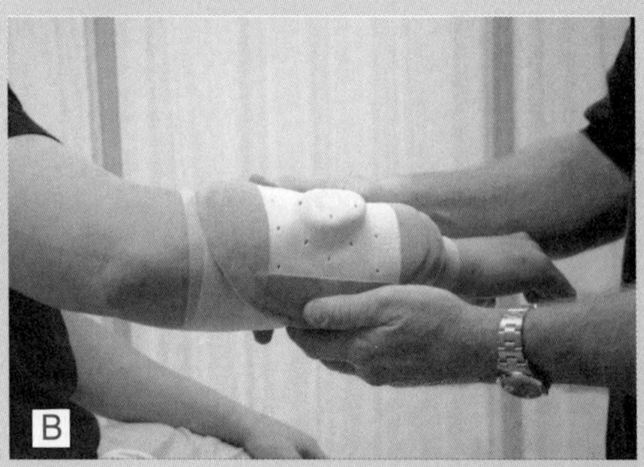

3단계: 패드 위에 직접 2~3인치의 탄력 테이프 이용하여 고정하고, 너비의 $^1/_2$ 정도를 겹치면서 원방향이나 회전방향으로 감싸기 시작한다(그림 1-11C 참조). 벌어짐, 주름, 일정하지 못한 롤 압력은 피하도록 한다.

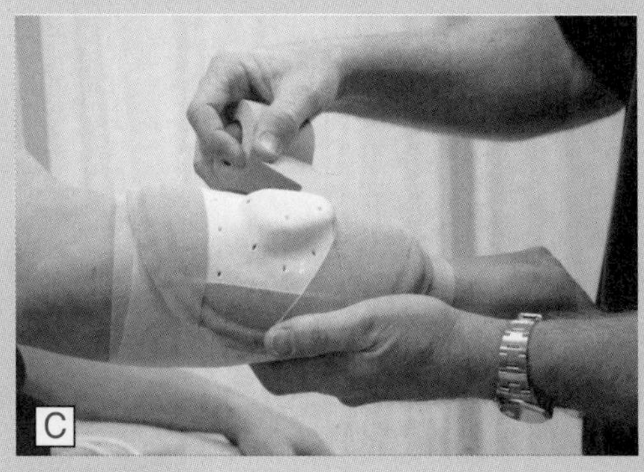

4단계: 패드 전체를 덮고 활동하는 동안에 염증을 방지하기 위하여 패드 위를 테이프로 고정한다(그림 1-11D 참조).

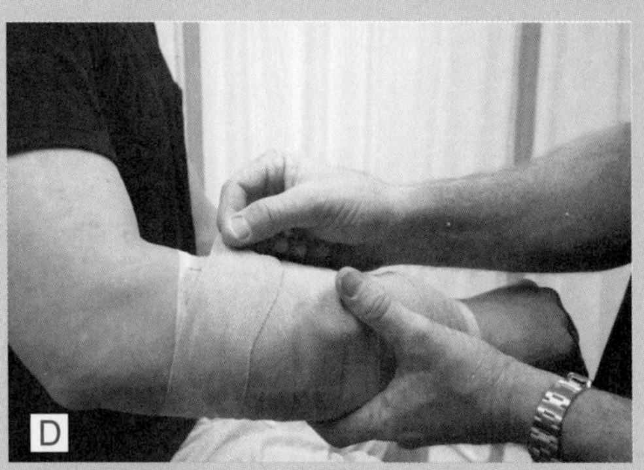

5단계: 1인치나 $1^1/_2$인치의 비탄력 테이프의 마지막 고정점을 패드 주위에 느슨하게 적용한다. 하지만 이것은 필수적이지는 않다 (그림 1-11E 참조).

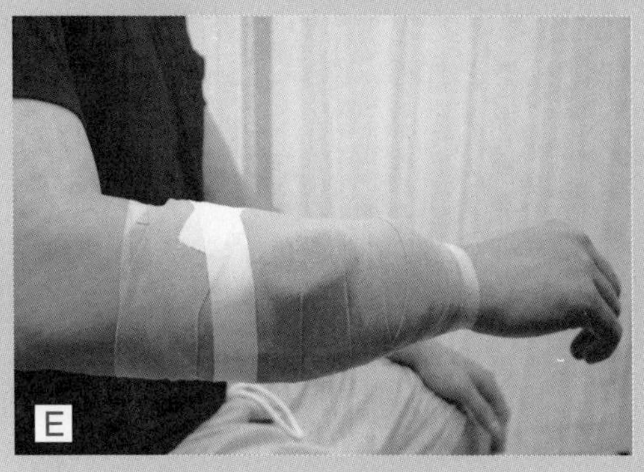

그림 1-11

략히 논의된 세 가지의 기법들은 다음 장에서 자세하게 설명한다.

탄력 랩 또한 패드를 적용할 때 사용된다(그림 1-12). 사용될 패드와 신체부위의 크기는 결정될 것이다. 필요하다면 점착 테이프 스프레이를 사용한다.

(1단계:) 패드를 직접 신체부위 위에 놓아라(그림 1-12A 참조).

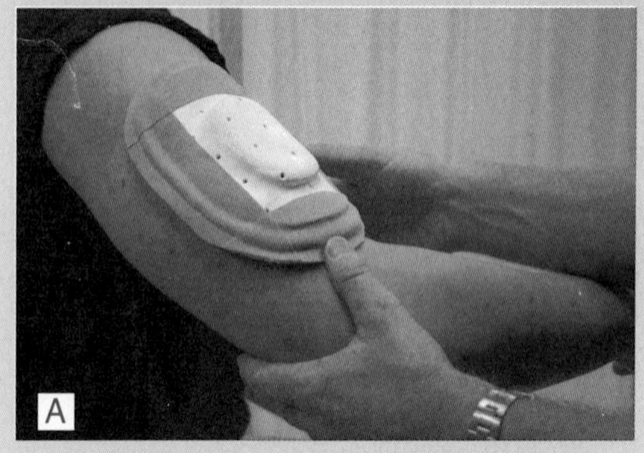

(2단계:) 동그란 패드 아래에 랩으로 고정하라. 그리고 랩 너비의 $1/2$ ~ $3/4$ 정도를 겹치면서 순회하며 회전방향으로 감아 나간다(그림 1-12B 참조).

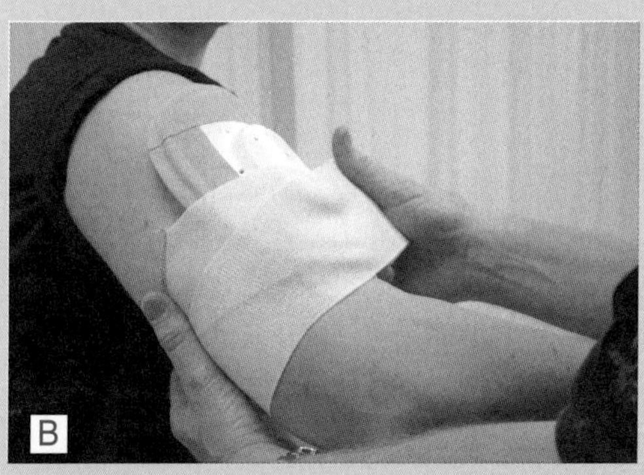

(3단계:) 랩의 전체를 이어라(그림 1-12C 참조). 벌어짐이나, 주름, 일정하지 않은 롤 압박은 피하라.

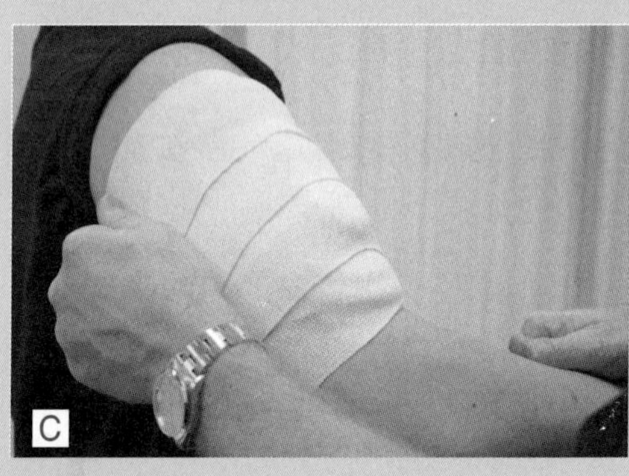

(4단계:) 랩을 고정하기 위하여 랩핑에 2~3인치의 탄력 테이프를 원방향이나 회전방향으로 적용하라. 만약에 필요하다면 점착 테이프 스프레이를 사용하라(그림 1-12D 참조).

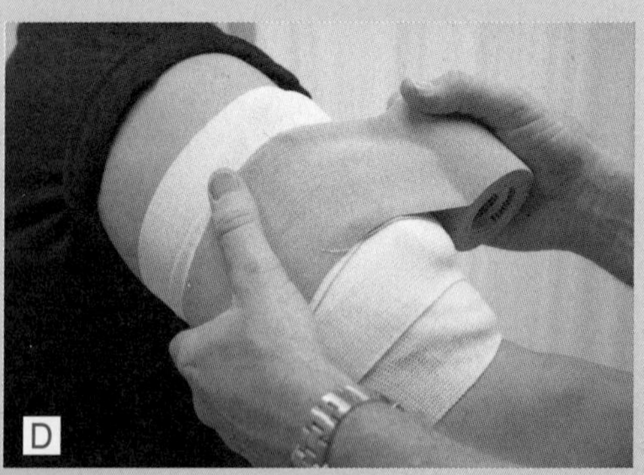

그림 1-12

5단계: 패드의 끝을 테이프로 시작하고 마감하라. 점착을 확실히 하기 위하여 3~4인치 테이프의 끝을 겹쳐라(그림 1-12E 참조). 패드는 느슨하게 비탄력 테이프를 사용하여 고정하라.

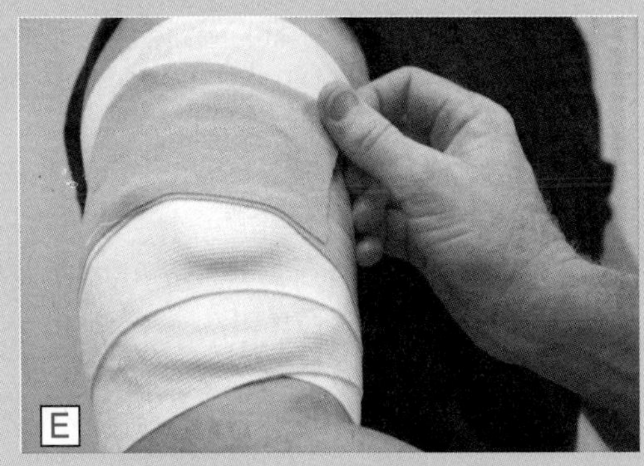

그림 1-12 *(계속)*

몇몇 기법을 가지고, 패드를 직접 피부에 적용할 수 있다(그림 1-13).

1단계: 패드 부위 위에 그리고 4~6인치 아래에 점착 테이프 스프레이를 사용하라(그림 1-13 A 참조). 스프레이가 마르도록 둔다.

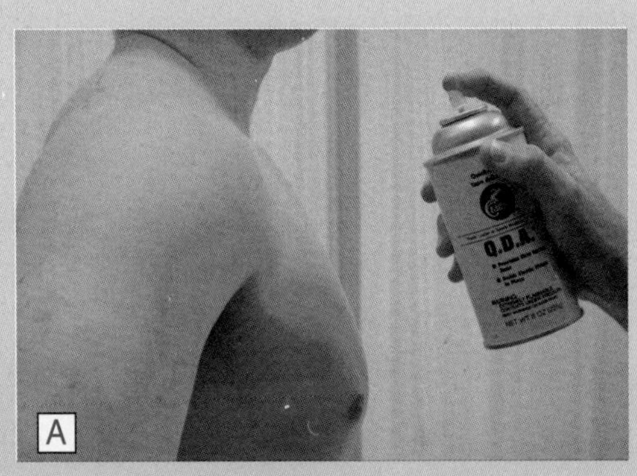

2단계: 신체부위 위에 직접 패드를 붙여라(그림 1-13B 참조).

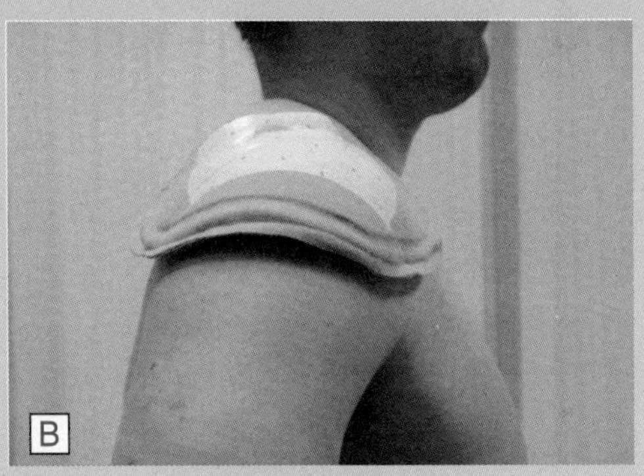

3단계: 2~3인치의 무서운 탄력 테이프의 줄을 잘라라. 이것은 패드를 덮고, 두 방향으로 패드를 4~6인치 정도 확장할 수 있다. 테이프 스트립(strip, 길고 가느다란 조각)으로 패드 위아래 끝 부분으로부터 4~6인치 정도 고정시켜라(그림 1-13C 참조). 고정점을 적용할 때처럼 테이프를 당기지 않는다.

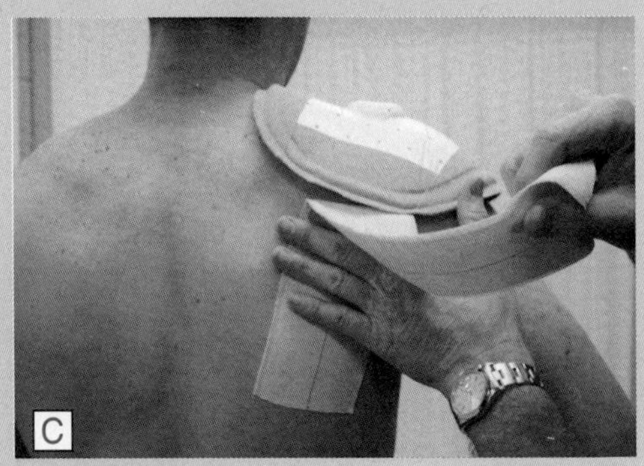

그림 1-13

4단계: 패드에 고정점을 적용해라. 끝에서 한손으로 피부에 고정점을 잡고, 테이프의 압력을 가지고 패드 위에 끈을 당겨라(그림 1-13D 참조).

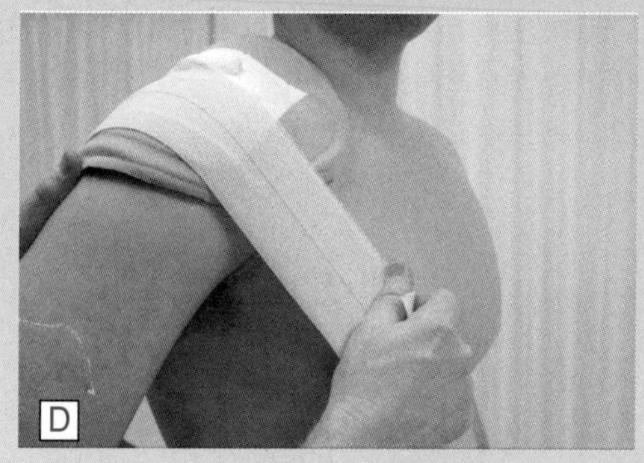

5단계: 길고 가느다란 조각(strip)이 완벽하게 패드를 덮었다면, 테이프에 압력을 줄이고, 전처럼 피부에 테이프의 고정점을 잡아라(그림 1-13E 참조). 피부에 직접적으로 놓아둔 스트립의 고정점 부분을 당기지 않는 것은 테이프의 점착성을 증가시킨다. 패드 위에 놓아둔 스트립의 부분을 당기고 압박을 주는 것은 신체부위의 패드를 보호한다. 이 기법은 풀어서 다시 당겼다가 다시 풀어주는(release-stretch-release) 과정으로 생각하면 된다.

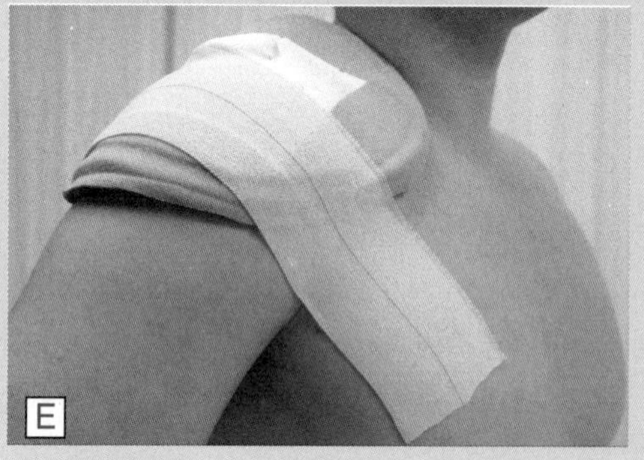

6단계: 똑같은 방법으로 각각 테이프의 $^{1}/_{2}$을 겹치면서 스트립(strip)을 추가하라(그림 1-13F 참조).

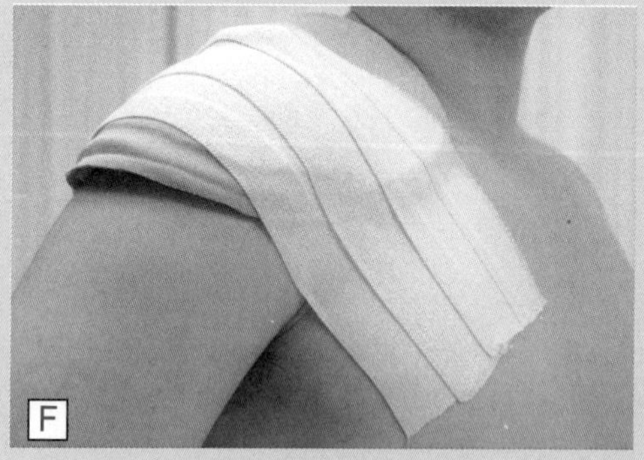

7단계: 패드의 대부분을 덮을 수 있도록 스트립(strip)을 적용하라(그림 1-13G 참조).

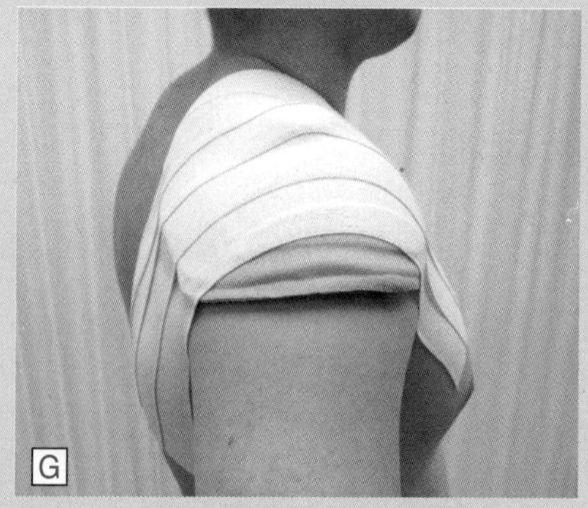

그림 1-13 *(계속)*

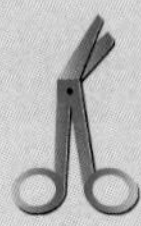

도움말: 신체 부위 전체에 빠르게 건조되는 점착성 테이프 스프레이를 사용할 수 있다. 패딩 적용 시 스프레이가 마르는 동안 신체 부위는 테이프의 적용을 준비한다.

주문 제작한 패드(Custom-Mode Pads)

주문 제작한 패드는 다양한 신체 부위에 부착이 가능하다. 제품을 버리는 것을 피하기 위하여 종이 도안을 가지고 디자인을 시작하라(그림 1-14).

1단계: 신체부위에 종이를 붙여 덮어라(그림 1-14A 참조).

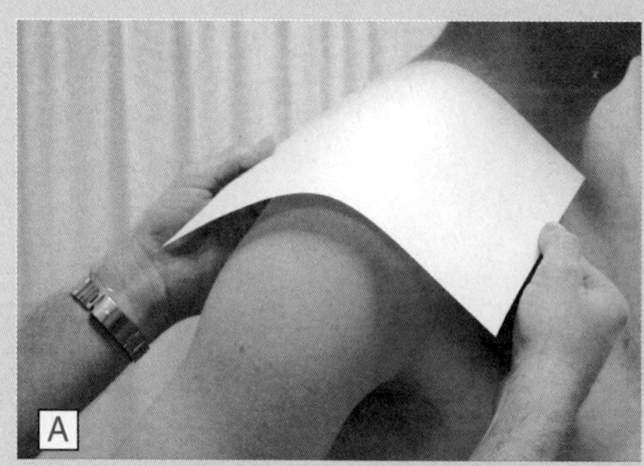

2단계: 기법의 목적을 바탕으로 패턴대로 그리고 모양대로 자른다(그림 1-14B 참조).

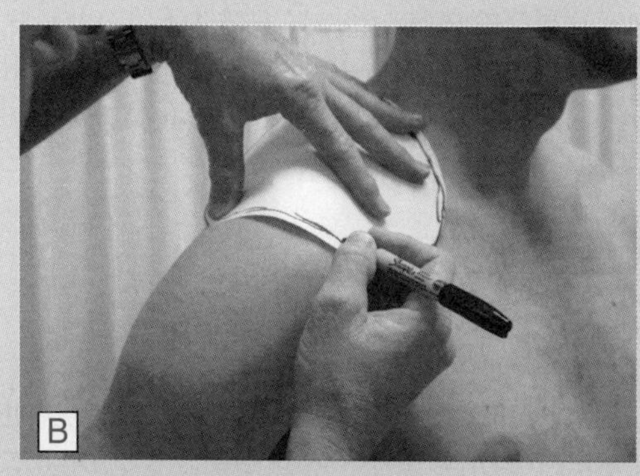

3단계: 패딩 물체를 종이 위에 겹쳐서, 뾰족한 펜을 가지고 패턴을 그려라(그림 1-14C 참조).

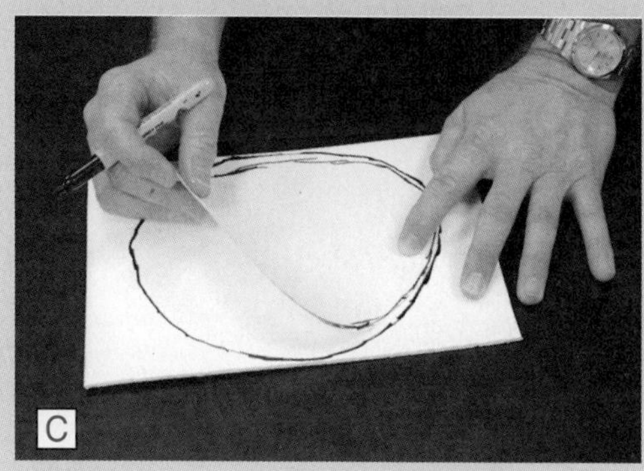

그림 1-14

몇몇 제작자들은 종이 도안과 함께 도움을 줄 수 있는 물질을 같이 제공하고 있다. 물체 위에 직접 신체부위를 그림으로써 패드를 디자인 할 수 있고, 그러면 테이핑 가위로 물체를 자르면 된다. 예를 들면, 펠트나 폼 조각에 개인의 위치를 잡고, 발의 아웃 라인을 그려라.

기성제품 열가소성 플라스틱 패드의 부착은 몇몇 종류의 물질과 기구가 필요하다(그림 1-15 참조). 편안함, 지지성, 두께를 고려한 적당한 열가소성 플라스틱 물체를 골라라. 패드의 안쪽을 그리기 위하여 부드럽고 낮은 밀도의 폼을 사용하라.

추가적인 기구는 테이핑 가위, 열 소스, 1인치나 $1\frac{1}{2}$인치의 비탄력 테이프, 2, 3인치 탄력 테이프, 탄력 랩, $\frac{1}{4}$인치나 $\frac{1}{2}$인치 펠트, 그리고 고무(rubber) 시멘트가 필요하다.

1단계: 상처 부위보다 더 크게 펠트를 $\frac{1}{4}$~$\frac{1}{2}$인치 만큼 잘라라(그림 1-15 A 참조).

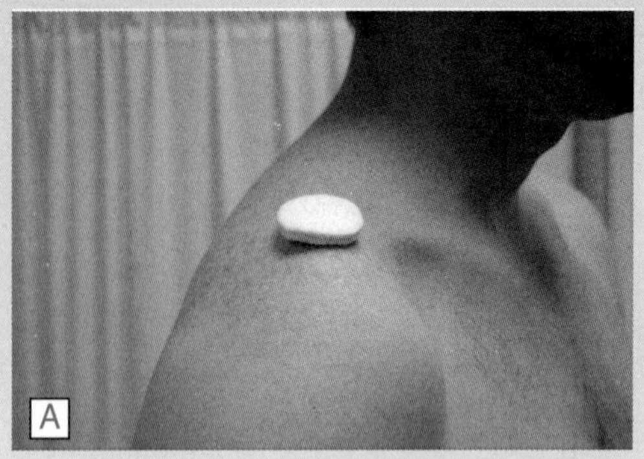

2단계: 비탄력 테이프 한 스트립(strip)과 함께 펠트를 직접 상처 부위 위에 붙여라(그림 1-15B 참조).

종이로 패턴 사용이 불가능하다면, 패드 모양을 만들어라. 종이 패턴을 사용하려면, 열가소성 플라스틱 한 조각을 잘라라. 물체에 부분적인 열을 가한다면 쉽게 자를 수 있다. 제작자의 사용 설명에 따라 물체에 열을 가하라. 물로 열을 가한다면, 열을 가할 때 물체를 제거하고, 지나치게 남아있는 물을 제거하기 위하여 타월 위에 올려놓는다.

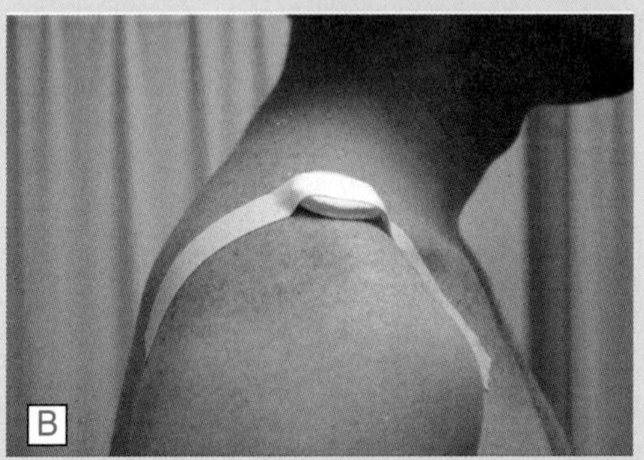

3단계: 휘어지는 열가소성 플라스틱 물질을 펠트 패드 위에 신체 부분에 붙이고, 손으로 조형 부분과 펠트 패드 주위에 물체를 얇게 모형을 잡아라(그림 1-15C 참조).

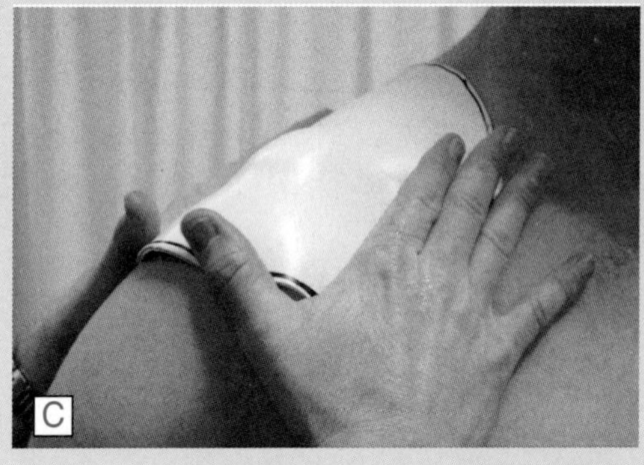

4단계: 신체부위 위에 타원형이나 회전방향으로 탄력 랩을 사용하고, 몰딩을 도와줄 수 있는 열가소성 플라스틱 물질을 사용하라(그림 1-15D 참조).

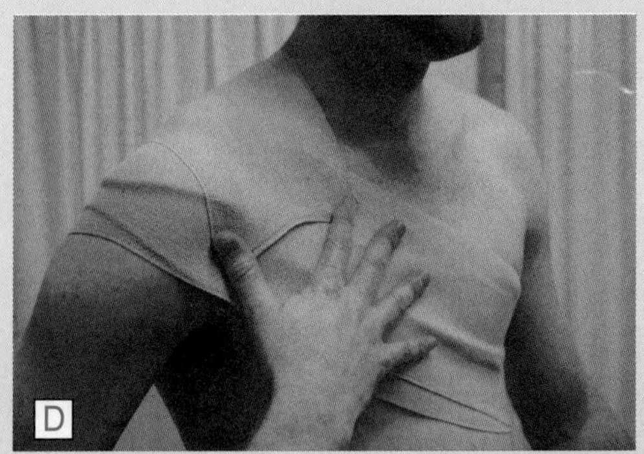

그림 1-15

5단계: 손으로 신체부위 물체를 몰딩을 계속하라(그림 1-15E 참조). 물체가 식기 전에 추천된 제한 시간에 집중하라. 식는 시간을 줄이기 위하여 물체 주위에 얼음 가방을 사용하라.

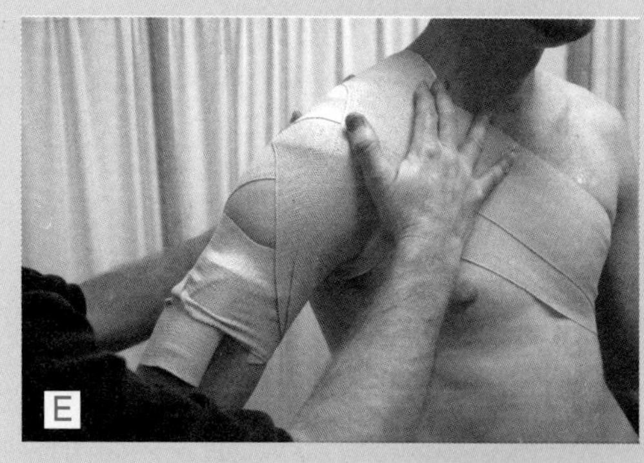

6단계: 물질이 식은 후에 조심스럽게 탄력 랩을 제거하라. 제거하기 전에 모양과 형태를 확실히 하기 위하여 열가소성 플라스틱 물질을 확인하라. 끝을 다듬기 위하여 필요한 부분 위에 펠트펜을 사용하라(그림 1-15F 참조).

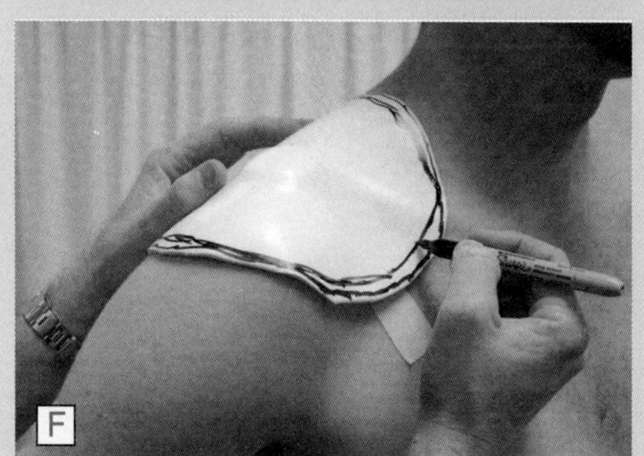

7단계: 열가소성 플라스틱 물체와 펠트를 신체부위에서 제거하라. 뾰족한 부분을 제거하기 위하여 테이핑 가위를 가지고 물체를 다듬어라(그림 1-15G 참조). 확실하게 맞는지 확인하기 위하여 신체부위에 다시 한 번 놓아본다. 추가적인 다듬기가 필요할 수도 있다.

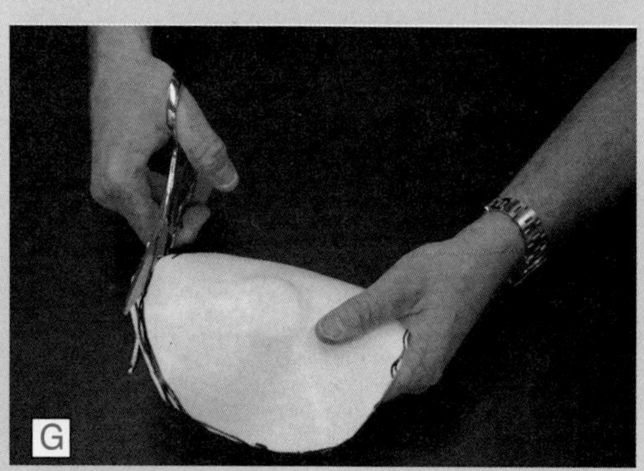

8단계: 열가소성 플라스틱 물질의 안쪽 표면을 완벽하게 건조시켜라. 낮은 밀도의 폼 위에 열가소성 플라스틱 물질을 놓아라. 그리고 물질보다 $^1/_2$인치 정도 크게 아웃 라인을 잡아라(그림 1-15F 참조). 폼을 자른다.

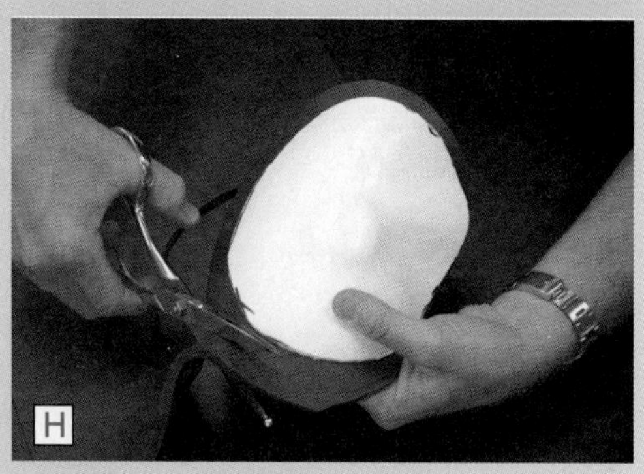

9단계: 점착 폼(foam)을 사용한다면, 뒷부분을 제거하고, 열가소성 플라스틱 물질의 안쪽 표면에 폼을 붙여라. 그렇지 않다면, 고무 시멘트나 다른 무독성의 시멘트를 열가소성 물질 안쪽 표면이나 물질과 접촉할 부위의 폼 쪽에 사용하라(그림 1-15I 참조). 폼은 열가소성 플라스틱 물질의 각각 끝에서부터 $^1/_2$인치 더 커야 한다. 이 여분의 패딩은 염증이나 덜 굳은 열가소성 플라스틱 물체로부터 얻어지는 상처를 막을 수 있다.

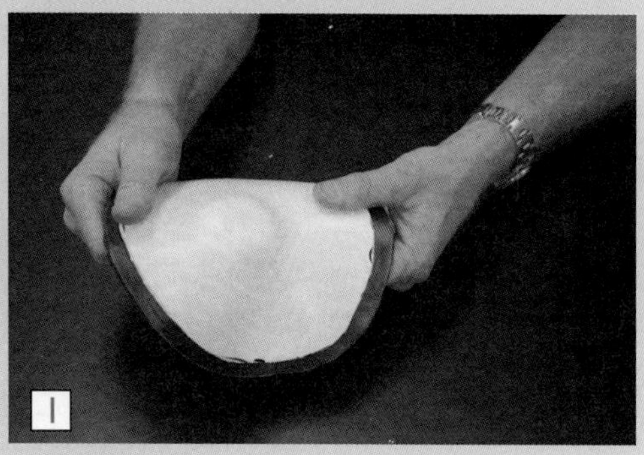

그림 1-15 *(계속)*

(10단계:) 펠트 패드로 모양이 잡혀 올라온 부분으로부터 폼을 제거하기 위하여 테이핑 가위를 사용하라(그림 1-15J 참조). 이 올라온 부분은 상처 부위에 충격을 분산시킬 수 있고 충격을 방지할 수 있다.

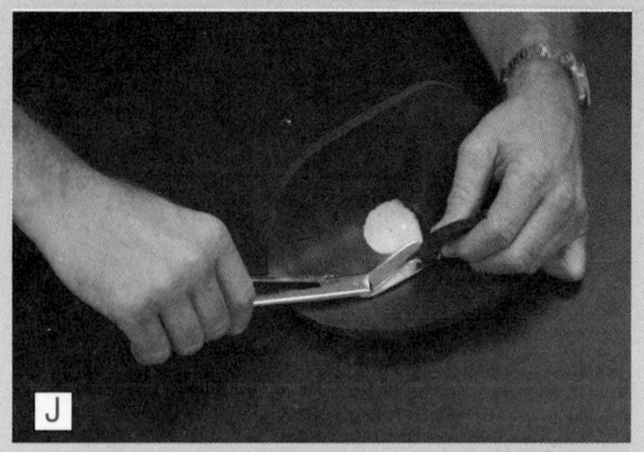

(11단계:) 패드의 끝을 선을 잡기 위하여 탄력 테이프 줄을 사용하라. 패드 위에 정사각형 방향으로 위에 스트립(strip)을 놓고 아래에 놓는다(그림 1-15K 참조).

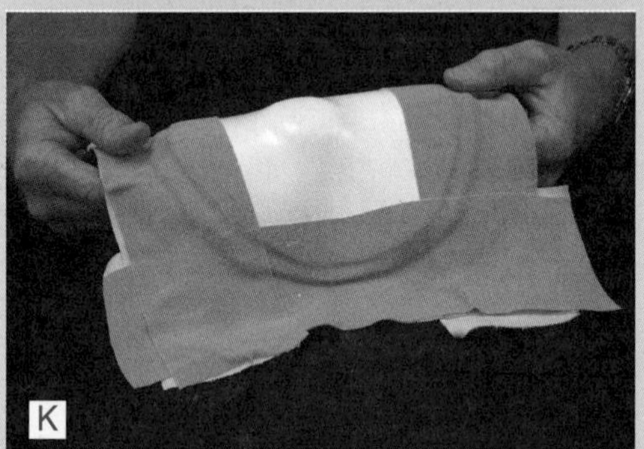

(12단계:) 테이프 스트립(strip)을 열가소성 플라스틱 물체 위에 적용하고, 최소한 $^{1}/_{4}$인치 폼 아래에 적용 한다(그림 1-15L 참조). 손가락을 이용하여 테이프 스트립 위아래 부분을 같이 붙인다.

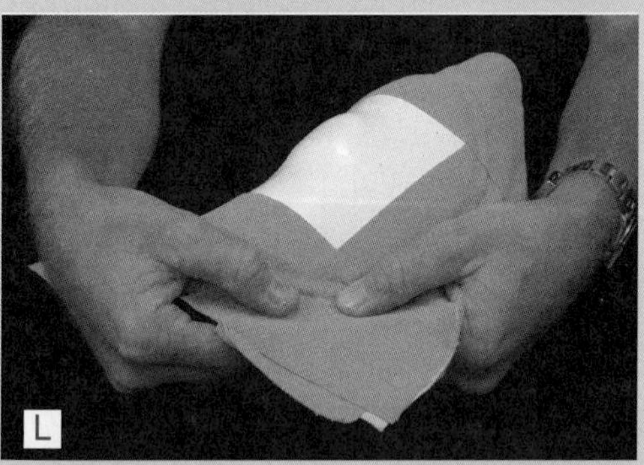

(13단계:) 끝을 정리하여 패드 주위에 테이프를 정리하라. 점착성을 유지하기 위하여 충분한 테이프를 남겨 두어라(그림 1-15M 참조). 탄력 테이프는 폼을 재사용을 위하여 열가소성 물질로부터 분리를 막아 준다.

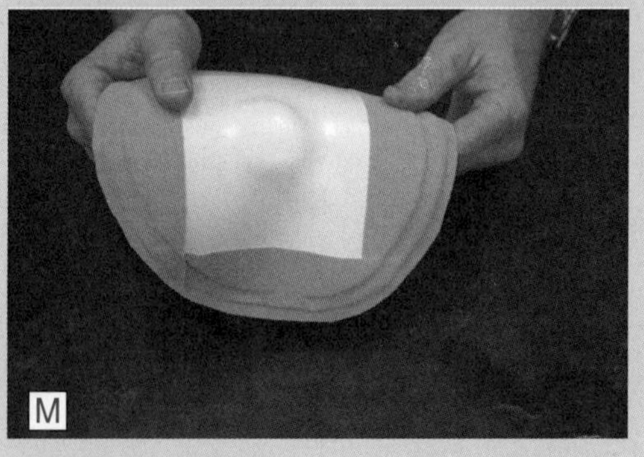

그림 1-15 *(계속)*

> ***만약/그렇다면...***
>
> **만약** 주문 제작 브레이스가 디자인이나, 조임부분, 열가소성 금속패드, 부정확한 고정부분에서 잘못된 부분이 **있다면,** 그 브레이스를 다시 사용하기 위해 다른 패드의 디자인에서 기능적인 재료들을 구하라.

필수적인 패딩 (Mandatory Padding)

NCAA[3]와 NFHS[4]에서는 상처를 막기 위하여 강제적으로 패딩의 사용을 연습이나 경기에 사용하라는 규칙이 있다. 13장에서 보호 장비에 대한 더 깊이 있는 실험을 할 것이다. 고밀도, closed-cell 폼이나 최소 $^{1}/_{2}$인치 두께의 비슷한 물질이 커버하지 않는다면 보호패드 법칙 3, 4는 섬유유리, 플라스터, 금속, 다른 휘지 않는 물질의 사용을 제공한다. 게다가, 생산적이지 못하는 요소들은 아마도 직접적인 상처를 보호하는 곳에만 사용될 것이다.

의사로부터 쓰인 증명이 필요하다. 보호패드는 운동 중에 위험을 만들지는 않는다. 현장의 심판은 경기 중에 패드의 사용이 가능한지를 판단할 권리를 가지고 있다. 경기 전에 심판에게 패드의 사용권을 얻을 수 있는지 확인하라. 패드의 사용이 불가능하다면, 경기 전에 변화시킬 시간이 필요하다.

패드의 제거 (Removal of Pads)

신체부위에 붙인 테이프나 탄력 랩으로 보호받은 주문 제작된 패드는 제거하는데 도움이 필요하겠지만 보호 장비의 제거는 보통 사용 후에 운동선수에 의해 행하여진다. 테이핑 가위나 커터를 사용하여 패드를 보호하고 있는 테이프를 제거한다. 탄력 랩을 벗기고 다시 사용하라. 테일과 함께 피부에 직접적으로 사용된 패드는 쉽게 제거가 가능하다. 무명은 다른 물질보다 보다 살에 타이트하게 점착한다. 특히 신체 표면에 무게가 가해지는 경우에 쓰일 때. 무명을 발주위의 피부에서 제거할 때 주의를 해야 한다. 무명을 테이프와 같은 방법으로 제거하라. 테이프 제거제를 사용하는 것 또한 도움이 된다.

창의성이 있는 질문 4

당신의 풋볼 팀에게 정당한 방어로 인한 태클이 왼쪽 엄지손가락의 2° 정도의 척측 양 인대 염좌 손상을 입었다. 당신의 팀 의사는 반강체 엄지 spica(나선모양으로 감는) 캐스트를 한다면 경기에 임하도록 할 것이다.

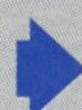

질문 : NCAA나 NFHS의 규칙을 알기 위해서 당신은 무엇을 해야 하는가?

붙이는 부분 (Sticking Points)

이번에는 테이핑, 랩핑, 브레이싱, 패딩 기법을 할 때 하지 말아야 할 것, 조심해야 할 것에 초점을 두고 있다(그림 1-16). 일반적인 실수를 막기 위하여 이 포인터들을 사용하라.

테이프 (Tapes)

- 항상 벌어짐과 층이 일정하지 못한 것을 막기 위하여 너비의 ½ 정도를 겹쳐라.
  - ▶ 테이프 줄 사이에 벌어짐은 피부를 집을 수가 있고 염증을 유발한다(그림 1-16A 참조).
  - ▶ 일정하지 못한 층은 피부가 부풀어 오를 수 있고 염증을 유발한다(그림 1-16B 참조). 일반적으로 최소 두 층의 테이프면 충분하다.
- 테이프 층의 주름을 방지하라.
  - ▶ 테이프의 주름은 압력의 양을 증가 시킬 수 있고, 염증을 유발한다(그림 1-16C 참조).
- 테이핑을 할 때, 테이핑이 정확한 각에 적용하라.
  - ▶ 각의 적용은 신체 형상을 고려하여야 하며, 이것은 움직임의 범위를 줄인다(그림 1-16D 참조).
- 테이핑 중에 지속적으로 압박력을 고려하라. 학생들은 종종 테이핑을 한때 얼마나 타이트하게 해야 하나요? 라고 묻는다. 이 마지막 기법은 신체부위에 편안하게 맞아야 한다. 예를 들면, 팔목 고도 연장 테이핑 기법을 적용이 팔목의 움직임을 제한할 때, 중심에서 가까운 상완 주위의 탄력 테이프 고정은 위팔두갈래근 생성의 가벼운 원인으로 적용될 수 있다.

랩 (Wrap)

- 테이프와 비슷하게, 랩을 겹쳐 벌어짐과 층의 불일치를 막아라.
  - ▶ 벌어짐이나 층의 불일치는 상처 부위에 유기적인 압력에 영향을 미칠 수 있다(그림 1-16E 참조). 결과적으로 부종이나 부풀어 오름이 형성될 수 있다. 그리하여 기법의 효과성을 줄인다.

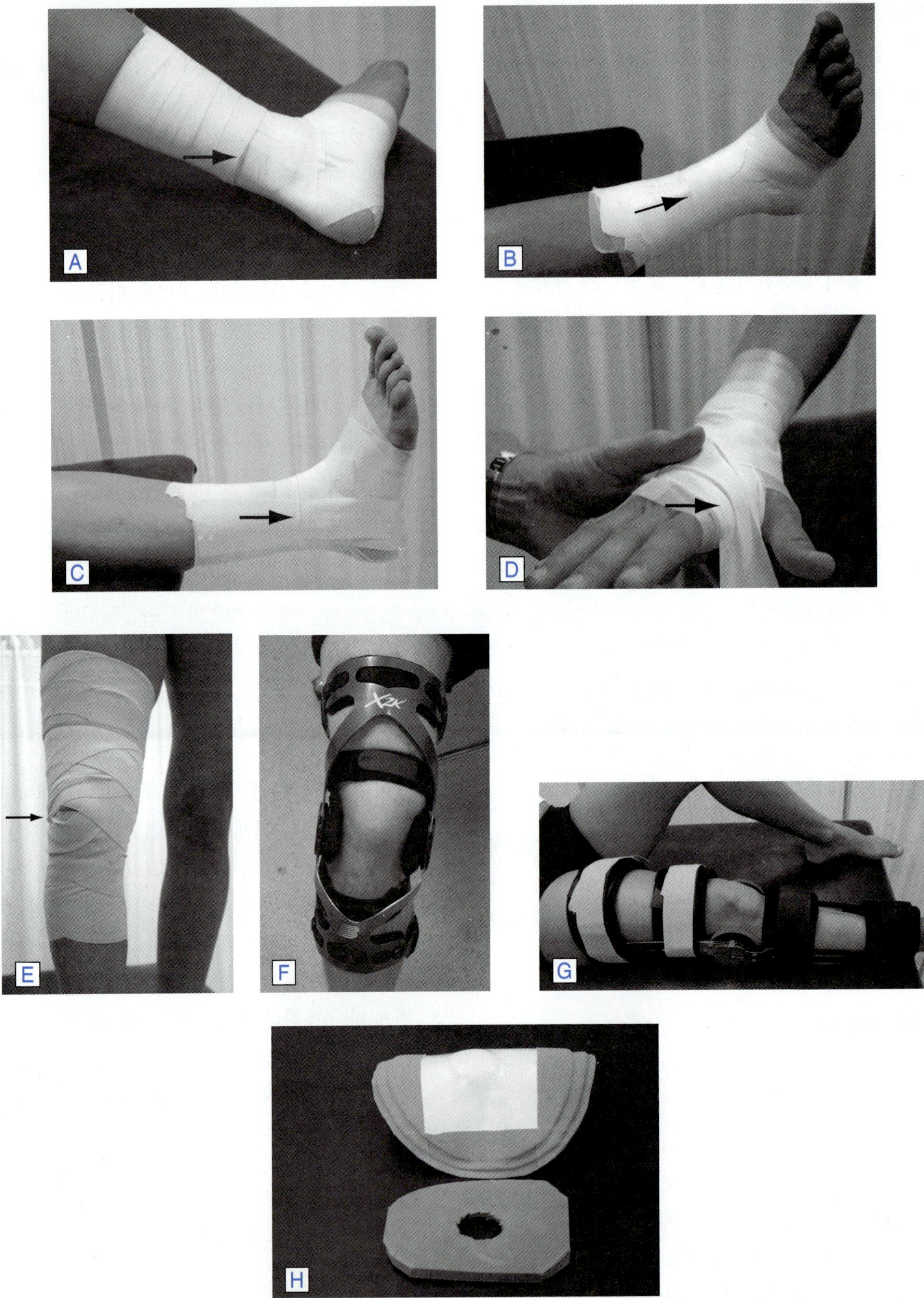

그림 1-16 A 아킬레스 건 위에 열린 바구니 모양의 발목 테이핑을 한 안쪽의 사이 기법. B 하지 전면위에 닫힌 바구니 모양의 발목 테이핑을 한 겹 감은 상태. C 닫힌 바구니 모양의 발목 테이핑의 세 번째 말발굽 형태에서의 주름. D 무지구 주위의 손목테이핑 중 휘귀어에잇(figure-of-eight)의 부적절한 놓임(incorrect angle). E 무릎뼈 주위에 행한 랩핑 기법의 사용엣 발생한 부적절한 사이. F 대퇴외측과위의 전방십자인대기능을 하는 기성제품의 아래 위치. G 재활무릎브레이스의 고정을 위한 테이프 고정. H AC 관절 패드(위쪽) 단단하고 강성인 주문 제작된 제품 (아래) 연성의 제품.

브레이스 (Braces)

- 브레이스를 적용할 때, 사용자의 지시를 따른다.
  - ▶ 사용시에 한 스텝을 빼먹는 것은 의도된 목적을 전도시킬 수 있다. 예를 들면, 부적절하게 기능적 발목 브레이스를 적용할 시에 움직임의 범위가 늘어나 치료 과정을 제한할 수 있고, 이차적 상처를 유발할 수 있다(그림 1-16F 참조).
- 브레이스를 변경하거나 조절할 때 주의하라.
  - ▶ 줄을 자르거나 조정하는 것, 테이프 고정을 할 때나 브레이스 Shell을 손질하는 것은 브레이스의 구조적인 디자인에 영향을 미칠 수 있다(그림 1-16G 참조). 사용상 의문점이 생긴다면, 브레이스 제조자에게 조언을 구해라.

패드 (Pads)

- 보호패드의 디자인과 주조 상에서의 적절한 물체를 사용하라. 밀도, 탄력성, 두께에 기초를 두어 적절한 재료를 선정하라.
  - ▶ 염좌나 타박이 따르는 견봉쇄골관절〔Acromioclavicular Joint(AC)〕의 패딩은 몇몇 종류의 재료가 필요하다. 바깥쪽 부분은 단단하고 고밀도의 열가소성 플라스틱 재료로 구성하고, 패드의 안쪽은 낮은 밀도의 폼으로 하라(그림 1-16H 참조). 낮은 밀도의 폼만으로 사용하는 것은 강한 충격으로부터 효과적인 보호를 하지 못한다.

임상사례

Amands Womack은 Snaville Package 택배회사의 운전기사이다. 2주 전에 아만다는 그녀의 배달 운반차가 출차할 때 주차장의 큰 구멍에 의해 그만 오른발이 뒤집혀졌다. 그녀는 즉시 발목의 바깥쪽에 통증을 느꼈고, 통증으로 인해 평소와 같이 걸어 다닐 수가 없었다. 그녀가 창고로 돌아오는 길에 그녀의 감독관은 검사를 위해 의사와 진료 약속을 했다. 방사선 사진은 부정적이었다; 의사는 그녀가 발목에 1° 정도의 내전염좌를 가진 것으로 진단했다. 그녀는 Scholler 정형외과에서 재활을 했고, 직장으로 돌아오는데 문제가 없게 되었다. 어떤 형태의 테이프, 랩, 브레이스, 그리고 패드가 지지를 제공하거나, 보호하기 위해, 혹은 아만다의 오른쪽 발목의 2차 손상을 예방하기 위해 적용할 수 있겠는가?

Mark Cook는 East Miflorclem 고등학교의 풋볼 연습을 하는 2학년 러닝백이다. 스크리미즈(scrimmage)를 하는 동안 마크는 패스를 잡았고 수비자에 의해 뒤에서 태클을 당했다. 수비자의 헬멧이 그의 오른쪽 허벅지 전면에 부딪쳤다. 동부 Miflorclem 고등학교의 ATC인 제시카 로스가 경기장에서 검사했다. 마크는 양쪽 근력과 관절가동을 모두 보여주었고 성공적으로 모든 기능적인 테스트를 완료했다. 제시카는 마크가 왼쪽 허벅지 전면에 여전히 약간의 타박상이 있다고 생각했다. 제시카는 마크가 스크리미즈를 했을 때 2차 손상을 예방하기 위해 어떤 테이프, 랩, 브레이스, 혹은 패드를 사용해야 하는가? 제시카는 마크의 왼쪽 허벅지의 압박이나 지지하기 위해 스크리미즈를 하는 동안 어떤 테이프, 랩, 브레이스 혹은 패드를 사용할 수 있을까?

랩 업 (Wrap Up)

- 비탄력, 탄력, 그리고 캐스트 테이프는 움직임의 범위를 지지하고, 줄이고, 랩, 패드, 그리고 드레싱을 보호하는데 적용하라.
- 테이프는 손으로 찢거나, 테이핑 가위로 자를 수 있다.
- 테이프는 일반적으로 직접 피부에 적용할 수 있고, 테이핑 전 재료, 점착성이 있는 랩이나 캐스팅 패딩 위에 사용이 가능하다.
- 손으로 신체부위에서 테이프를 제거하거나, 테이핑 가위나, 도구로 제거하라.
- 압력과 지지를 하기 위하여 랩을 사용하라. 움직임을 줄일 수 있고, 패드와 드레싱을 보호할 수 있다.
- 움직임이나, 미끄러짐, 랩의 한 곳에 모이는 것을 막기 위한 몇 가지 방법이 있다.
- 랩은 신체부위에 감싸야 하고, 자르거나 풀어서 제거할 수 있다.

- 기성제품 또는 주문 제작된 브레이스는 지지, 보호, 압력을 제공하고, 움직임의 범위를 조절할 수 있다.
- 브레이스를 적용할 시에 제작자의 절차적 과정을 따라야 한다.
- 부드럽고 낮은 밀도와 단단하고 높은 밀도의 패딩 재료는 지지, 보호, 그리고 압력을 제공한다.
- 패드는 다양한 방법으로 신체에 사용할 수 있다.
- NCAA와 NFHS 규칙에서는 연습이나 시합에서 강제적으로 모든 노출된 휘어지지 않는 재료의 패딩을 사용하게 하고 있다.
- 테이프, 랩, 브레이스 그리고 패드를 적용하기 전에, 환자의 피부를 깨끗하고 강체하게 한 다음에 기법의 목적에 따라 신체부위에 적용하라.
- 테이프와 랩을 교차시키고, 적용하기 전에 간격이나 주름, 그리고 일정하지 않는 압박감을 피하게 한다.

■ 웹사이트 참고

Active Ankle Systems
http://www.activeankle.com
- This Web site is an online catalog for the brace manufacturer and provides injury care, fitting, and ordering information.

Andover
http://www.andovercoated.com
- This site provides information about a variety of tapes and self-adherent wraps as well as resources for college professors and students.

Aircast
http://www.aircast.com
- This site is an online catalog for the brace manufacturer and provides sizing and ordering information and educational materials.

Breg
http://www.breg.com
- This Web site is an online catalog for the manufacturer and provides sizing information and research on prophylactic, rehabilitation, and functional braces.

BSN-Jobst
http://www.bsnmedical.com/BSNmedical/Corporate/home.htm
- This site allows you access to information on tapes, wraps, braces, pads, and wound care products.

dj Orthopedics
http://www.djortho.com
- This site is an online catalog for the manufacturer and provides research and development and fitting information about prophylactic, rehabilitation, and functional braces, and pads.

Hartmann-Conco
http://us.hartmann.info
- This Web site is an online catalog for the manufacturer and provides information about a variety of tapes, wraps, braces, pads, and wound care products.

Impact Innovative Products
http://www.zoombang.com
- This Web site allows access to information about viscoelastic polymer padding techniques used in athletic, work, and casual activities.

Johnson & Johnson
http://www.jnj.com/home.htm
- This site provides access to information on tapes, wraps, pads, and wound care products and educational resources for patients and students.

Kinetic Innovations
http://www.kineticinnovations.com
- This Web site is an online catalog for the brace manufacturer and provides sizing and ordering information.

Medco
http://www.medcosupply.com/
- This Web site is an online catalog for sports medicine products, including tapes, wraps, braces, and pads.

MedSpec
http://www.medspec.com
- This site is an online catalog for the brace manufacturer and provides fitting and ordering information.

Silipos
http://www.silipos.com
- This site is an online catalog for gel bracing and padding techniques and provides injury care, fitting, and ordering information.

Sports Health
http://www.esportshealth.com/shop/default.asp
- This Web site is an online catalog for sports medicine products and provides fitting and ordering information and educational materials and resources.

Swede-O
http://www.swedeo.com
- This site is an online catalog for the brace manufacturer and provides injury care, sizing, and ordering information.

3M
http://www.mmm.com
- This site provides access to information on tapes, wraps, pads, and wound care products and educational materials and resources.

Ultra Ankle
http://www.ultraankle.com
- This Web site is an online catalog for the brace manufacturer and provides fitting and ordering information.

■ 참고문헌

1. Anderson, MK, Hall, SJ, and Martin, M: Sports Injury Management, ed 2. Lippincott Williams & Wilkins, Philadelphia, 2000.
2. Fleming, BC, Renstrom, PA, Beynnon, BD, Engstrom, B, and Peura, G: The influence of functional knee bracing on the anterior cruciate ligament strain biomechanics in weightbearing and nonweightbearing knees. Am J Sports Med 28:815–824, 2000.
3. http://www.ncaa.org/library/sports_sciences/sports_med_handbook/2003-04/2003-04_sports_med_handbook.pdf, Sports medicine handbook, 2003–2004.
4. National Federation of State High School Associations. 2004 Football Rules Book. Indianapolis, IN: National Federation of State High School Associations, 2004.
5. Prentice, WE: Arnheim's Principles of Athletic Training, ed 11. McGraw-Hill, Boston, 2003.
6. Wilkerson, GB: Biomechanical and neuromuscular effects of ankle taping and bracing. J Athl Train 37:436–445, 2002.

테이핑, 랩핑, 브레이싱, 패딩을 위한 시설 설계

제 2 장

(Facility Design for Taping, Wrapping, Bracing, and Padding)

학습목표

1. 테이핑, 랩핑, 브레이싱, 패딩의 적용 방면에 인간 공학적 원리를 기술하라.
2. 테이핑, 랩핑, 브레이싱, 패딩의 적용 방면 분야에 일반적인 프로그램과 구조적 고려 사항을 기술하라.
3. 테이핑, 랩핑, 브레이싱, 패딩의 적용 분야를 설정할 능력을 설명하라.

건강관리 시설에서, 테이핑, 랩핑, 브레이싱, 패딩 기법을 고려한 장소를 주의하여 고려를 해야 한다. 장소가 새롭거나 또는 기존의 구조 안에서 개발되었던지 간에 몇몇 분야를 말할 필요가 있다. 학문적으로, 대학과 전문 스포츠 시설에서는 이 장소를 일반적으로 **테이핑 적용지역**(taping area)이라고 한다. 클리닉과 같은 다른 건강관리 시설에서는 환자의 요구 빈도가 낮아 테이핑 장소를 따로 마련하지는 않는다. 이번 장에서는 테이핑 **적용장소**(application area)는 테이핑, 랩핑, 브레이싱, 패딩 기법을 위한 시설 장소라고 불릴 것이다.

적용장소는 인간공학적 원리를 기초로 하여야 한다. 인간공학은 인간의 해부학, 생리학, 심리학적 특성을 고려하여 인간의 능력과 웰빙을 향상시킬 수 있는 과학으로서 *Taber's*라고 불린다.[4] 테이핑, 랩핑, 브레이싱, 패딩기법을 담당하고 있는 건강관리 전문가는 많은 다른 크기와 모양을 고려해야한다. 따라서 공간과 테이블은 이 모든 차이를 수용하여야 한다. 인간공학의 목적은 효율성, 건강성, 그리고 안정적인 작업 환경을 제공하여야 한다. 이 목적은 새로운 시설 구조나 현존하는 시설 혁신의 계획을 세울 때 고려해야 한다.

새로운 구조나 시설의 재 보수의 계획은 현재와 미래 프로그램의 욕구를 충족해야 하며, 또한 구조적으로 고려해야 한다. 하루 개인의 수요 숫자, 가능 시간과 직원, 그리고 장기 계획과 같은 프로그램 요구는 가구와 장소를 결정하는데 도움을 주어야 한다. 학문적, 대학간, 그리고 전문 스포츠 시설에서의 적용장소는 대부분 붐비고, 특히 경기나 시합 전 피크타임(peak time)에는 더하다. 이런 시설에서는 이용 장소에서 쉽게 접근하고 나가는 곳이 편리해야 한다. 테이핑, 랩핑, 브레이싱, 패딩기법을 완성할 시간은 연습, 시합, 그리고 약속된 스케줄에 의해 영향을 미친다. 기법의 적용이 능숙한 건강관리 전문가의 적당한 직원의 수를 고려하는 것은 중요하다. 현재 요구를 결정한 후에 기존 시설의 미래 재구조나 추가적 스텝이나 스포츠 팀과 같은 기관의 전략 기획에 기반을 둔 장기 계획을 만드는 것을 시도하라. 건강관리에 대한 관심이 늘어남에 따라, 테이핑, 랩핑, 브레이싱, 패딩을 위한 장소 또한 증가될 것이다.

프로그램 욕구에 접근한 후에, 적용장소에 대한 구조적 욕구를 고려하라. 구조적 요소는 테이블의 디자인, 보관 장소, 벤치, 시트, 바닥, 벽, 배관, 통풍, 채광 시스템을 포함한다.

테이블/벤치 (Tables/Benches)

테이핑 처치 장소에서 사용되는 테이블과 벤치는 개인의 차이점과 장소적 제한을 수용할 수 있는 다양한 크기와 모양으로 구매할 수 있다(그림 2-1).

- 공간 제약이 없는 복식 구조의 테이블과 벤치를 사용하라(그림 2-1A 참조).
- 벽 사이의 코너를 막거나, 복층 구조의 시설에서 지지 빔 주위에 섬과 같은 제한된 공간이나 독특한 공간을 맞추기 위하여 제작품 테이블이나 벤치를 사용하라(그림 2-1B 참조).

인간공학적 원리를 적용할 때, 건강관리사들의 신장 차이와 환자의 자세를 수용하기 위하여 30~40인치 사이로 테이블과 벤치의 높이를 다양하게 하라. 몇몇 테

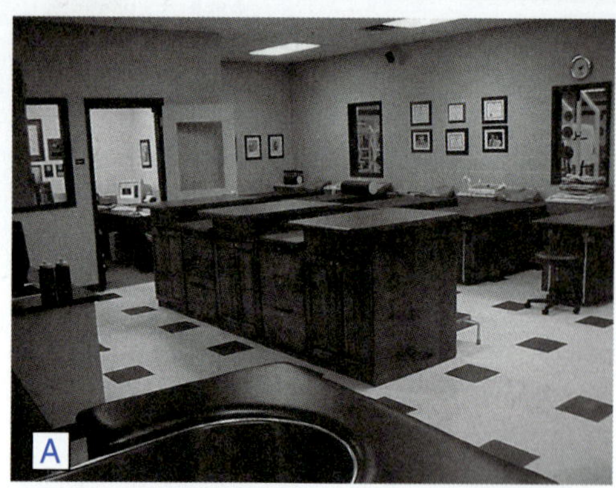

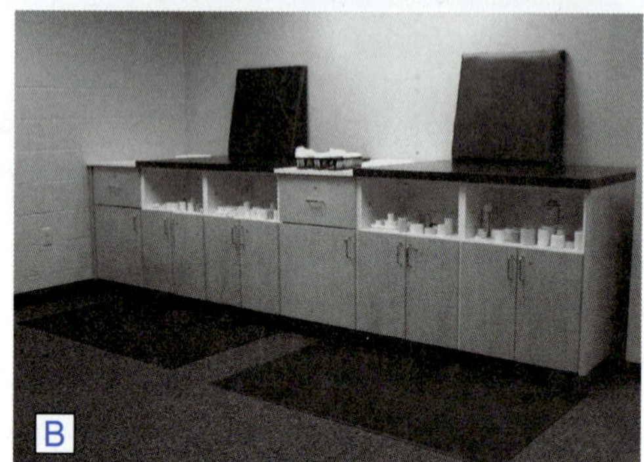

그림 2-1 A 선수트레이닝 실의 다양한 테이핑 테이블(Courtesy of Bailey 수공업 회사, Loio, Ohio). B 양쪽 벽 사이에 위치한 맞춤 테이핑 의자.

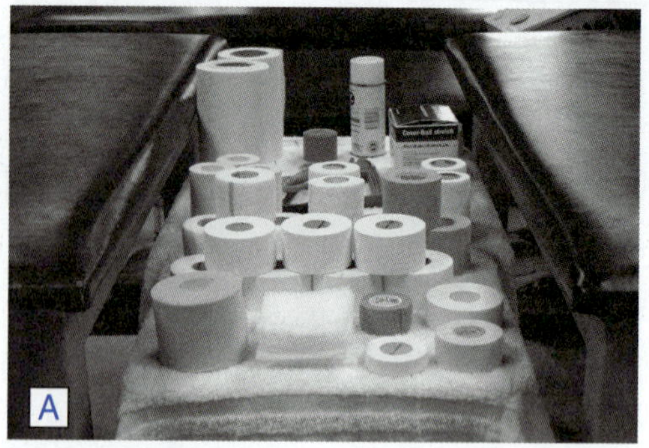

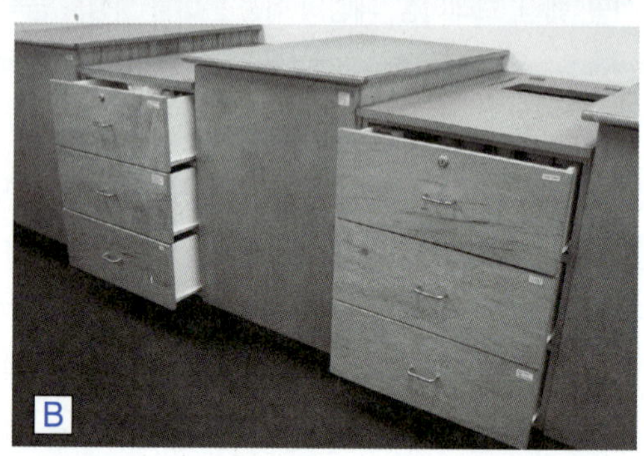

그림 2-2 A 두 개의 개인 테이핑 테이블 사이에 위치한 카트(cart). B 테이핑 벤치에 열고 닫을 수 있는 서랍.

이핑, 랩핑, 브레이싱와 패딩기법은 환자가 앉은 자세로 놓여져야 하며, 반면에 다른 기법은 테이블이나 벤치에 서있는 자세로 있어야 한다. 기성품과 주문 제작품 구조를 2~3피트 사이로 다양한 넓이의 테이블과 벤치를 놓아라. 테이블과 벤치는 포미카와 같은 것처럼 단단해야 하며, 치우기 쉬워야 한다. 많은 시설들은 추가적인 편안함을 제공하기 위하여 패딩과 같은 비닐을 사용한다.

테이블과 벤치를 포함한 중요한 시설들은 테이핑, 랩핑, 브레이싱와 패딩 시설을 위해 충분한 공간이 있어야 한다(그림 2-2).

- 개인 테이블과 벤치를 사용할 때, 테이블 사이에 놓여진 카트는 접근이 쉽다(그림 2-2A).
- 개인 테이블이나 벤치 사이에 위치한 서랍장은 추가 기능이 있다(그림 2-2B 참조).

적당한 수납장(countertop)공간은 장비를 정리할 수 있게 하고, 매일 기법 적용 전에 장비를 준비시킬 수 있다. 주문 제작 테이블과 벤치는 일반적으로 넓은 공간에 놓아진다. 특정한 크기나 타입의 테이프, 랩, 브레이스, 패드의 비축을 허용하는 디자인의 특징은 시간적으로 효과적인 기법적용을 돕는다. 테이블과 벤치의 모든 보관 공간은 쉽게 접근이 가능하도록 디자인하라.

테이블과 벤치는 테이핑, 랩핑, 그리고 패딩 적용 후에 즉시 청소하고 소독하라. 테이블, 벤치, 수납장을 청소하기 위하여 **소독제**를 사용하라. 대부분의 시설이 개방된 상처를 치료하는데 적용장소를 사용하지는 않지만, **혈액발생병원체**(bloodborne pathogen)에 노출은 신중을 기해야 한다. The Occupational Safety and Health

세부사항

OSHA[5] 의 가이드라인은 "고용자들은 작업장이 깨끗하고 위생적인 상태가 유지되게 책임져야 한다. 고용주는 깨끗해야 될 표면의 형태, 현재 토양의 형태 및 지역에서 행하는 절차 혹은 과제를 시설 안에서 위치한 정화의 방법과 깨끗하게 하기 위한 적합한 서면 스케줄을 결정할 것이고 실행할 것이다... 오염된 작업장의 표면이 명백히 오염되었거나, 혈액의 흘림이 있거나, 다른 잠재적으로 감염이 의심되는 장비나 마지막 청소 이후 오염됐을지 모를 표면이 있다면 즉시, 최대한 빨리 작업의 완성 후에 적합한 살균제를 가지고 세척해야 될 것이다."

창의성이 있는 질문 1

당신은 당신의 시설 안에서 적용지역의 혁신을 위한 계획을 개발하고 있다. 당신에게 다양한 개인적 테이핑을 할 수 있는 효과적인 공간이 테이블 사용을 고려하는데 허용된다.

질문 : 테이블의 설계를 위해 어떠한 인체공학 원리가 적용되어야 하는가?

Administration(OSHA)는 bloodborne 병원균에 대한 기준을 세웠고, 시설은 건강관리 전문가와 환자를 보호하기 위하여 공통적인 예방 계획을 세우고 따라야 한다.

만약/그렇다면...

만약 개인적으로 테이블의 높이가 스태프의 신장차이로 적절하게 조절해야 할 필요가 **있다면,** 안정한 기초를 형성하고 설계된 높이를 위해 다리나 혹은 테이블 아래에 나무 블록이나 판을 놓는 것을 고려해라.

보관 (Storage)

다음은 테이프, 랩, 브레이스, 그리고 패드의 적절한 보관을 도와줄 것이다.

테이프 (Tape)

대학이나 전문 스포츠 팀에서는 100~500케이스의 테이프를 매년 구매할 것이다. 그러므로 많은 보관 장소 또한 필요하다. 보관 장소의 형태가 핵심이다. 비탄력 테이프와 탄력 테이프의 보관과 관리는 그것들을 사용할 때 효율성을 결정할 수 있다(그림 2-3). 테이프는 서늘하고, 수분이 없는 공간에 보관하라. 보관을 위한 공간이나 방은 환기가 잘되어야 한다. 테이프는 일반적으로 박스나, 케이스로 구매를 하며, 한 박스나 케이스에 16~24개의 롤이 있다. 테이프를 원래 박스나, 케이스대로 보관을 하며 박스의 위와 아래와 맞물리도록 쌓아 두어야 한다. 박스나 케이스를 옆이나 아래 방향으로 쌓는 것은 롤이 쭈그러들 수가 있다. 이런 쭈그러짐은 상처로 생각되며, 적용 동안 압박감에 영향을 미칠 수 있다(그림 2-3A 참조). 테이프를 박스나 케이스에서 제거할 때, 꺼낼 때 기법 적용 전에 만지는 것은 상처의 손상을 유발할 수 있다. 쥐어짜거나 그냥 대는 대로 보관을 하는 것은 과도한 압력을 롤의 옆면에 주어 상처(움푹 들어감)를 유발할 수 있다.

- 많은 제작자들이 보관 동안에 손상을 막기 위하여 박스나 케이스에 테이프 분할기나 롤 홀더를 놓는다(그림 2-3B 참조).
- 테이핑 테이블이나 벤치에 개인적으로 지정한 테이프를 쌓거나 주문 제작된 나무 못 위에 놓는다(그림 2-3C 참조).

테이프를 가지고 여행을 할 때, 원래 박스나 케이스에 넣고 보관을 하라, 또는 과도한 압력이나 열로부터 보호를 하기 위한 장소에 넣어라. 많은 대학 팀들이나 전문 슬로프 팀들은 트렁크박스를 사용하고 있는데 이것은 테이프를 칸막이로 나누어 보관을 하도록 설계되어 있다. 개인 의료 키트에 보관된 테이프는 직사광선으로 부터 보호하라. 열과 습도는 또한 테이프에 손상을 줄 수 있다. 비탄력 테이프와 탄력 테이프의 보관 기한은 일 년으로 제한하라. 테이프의 사용 기간은 없지만, 시간은 접착력과 압박감에 영향을 미칠 수 있다. 그리하여 기법 적용이 어려워질 수 있다. 정기적으로 재고 목록을 확인하라.

캐스트 테이프의 롤은 원래 밀폐된 파우치에 넣어 시원하고, 건조한 장소에서 보관하라. 비탄력 테이프와 탄력 테이프는 다르게, 캐스트 테이프는 유효 기간을 가지고 있다. 유효 기간이 지난 캐스트 테이프를 사용하는 것은 세팅 타임을 줄게 하고, 보호가 불완전하며, 감을 때 섬유유리 재료가 불완전하게 굳어진다.

랩 (Wraps)

탄력 랩과 면 랩은 일반적으로 적용장소에 테이핑 테이블과 벤치에 보관된다. 테이블이나 벤치의 서랍은 쉽게 통과가 가능하게 하기 위하여 다양한 사이즈와 길이

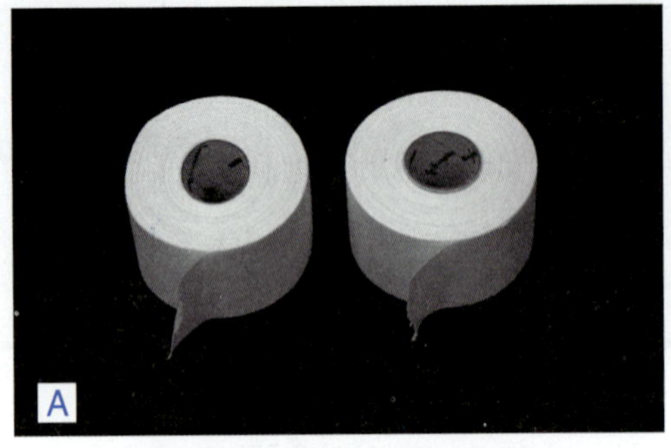

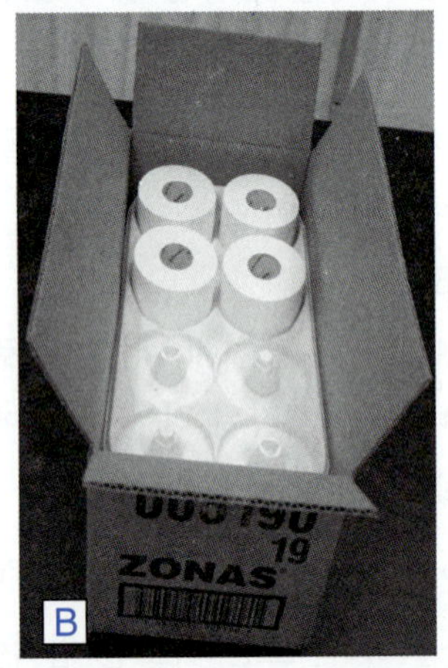

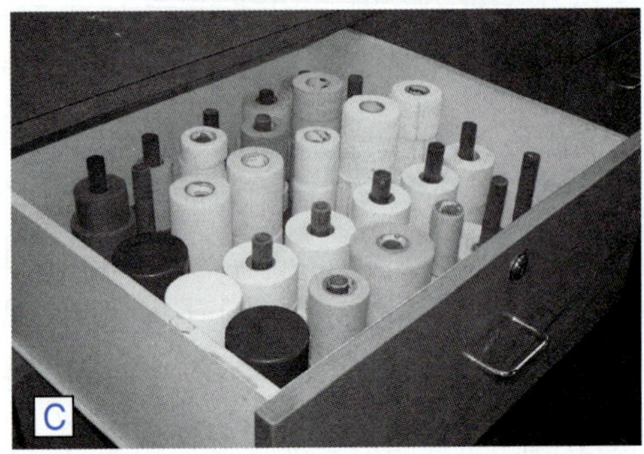

그림 2-3 A (왼쪽) 롤. B 내부의 구분을 위한 비탄력 테이프 박스. C 테이프 정렬이 용이하게 만든 서랍.

의 랩을 보관할 수 있도록 나누어져 있다. 탄력, 비탄력 테이프와 마찬가지의 방법으로 점착성이 있는 랩을 보관하고 다뤄라.

혈액발생 병원체(bloodborne pathogen)를 위한

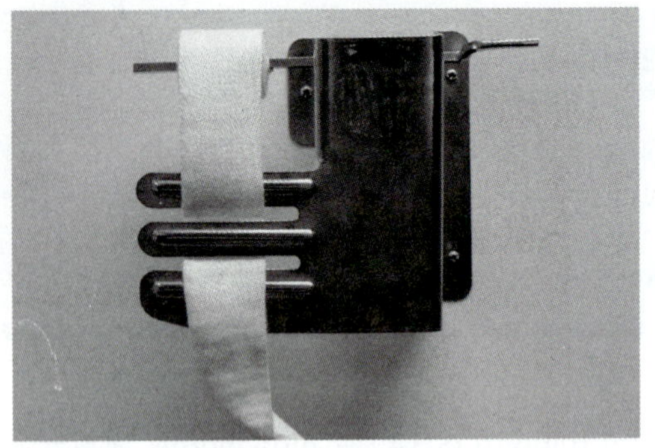

그림 2-4 직물랩이 있는 HAND-DRIVEN 롤러

OSHA[5] 기준에 의하여 탄력 랩과 면 랩을 깨끗이 하라. 씻고 말린 후에 랩을 다음 적용을 위하여 말아두어라(그림 2-4A). 손으로 감는 도구는 랩을 감기 위하여 구매하여야 하며, 면 랩은 주름 방지를 위하여 추천된다(그림 2-4A 참조). 손으로 탄력 랩을 말고 감기 전에 완벽하게 말려라. 몇 개의 랩이 씻겨졌다면, 랩의 엉키는 것을 방지하기 위하여 다함께 묶어 둔다.

브레이스 (Braces)

브레이스는 일반적으로 적용장소에 가져 놓거나 보관 장소나 캐비닛에 놓아둔다. 보관 장소는 통풍이 잘 되어야 하며 브레이스의 손상을 막기 위하여 수분이 없어야 한다. 많은 크기의 디자인이 테이핑 테이블이나 벤치에 보관하는 것을 방해한다.

패드 (Pads)

부드럽고 낮은 밀도의 패드는 테이핑 테이블과 벤치에 보관할 수 있다. 패드는 두께와 길이별로 정리한다. 열가소성 플라스틱이나 캐스트 테이프와 같은 단단하고, 고밀도의 재료는 서늘하고 건조한 장소에 보관하여야 한다. 기법적용 과정동안 쉽게 접근하기 위하여 테이블이나 벤치에 열가소성 재료 몇 부분을 보관해 두는 것은 좋은 생각일 것이다.

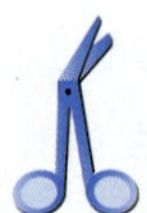

도움말: 사용한 랩은 수거 후 테이블이나 벤치 위에 세로로 눕혀둔다. 1인치 비탄력 테이프를 사용하여 랩을 단단하게 둘러싸고 묶음의 한쪽 끝은 모은다. 24인치에서 36인치 분량씩 테이프로 랩을 단단하게 계속 둘러싼다. 왜냐하면 랩은 다른 길이로 변화할 가능성이 높기 때문에 가능한 대부분의 랩은 테이핑한다. 세척과 건조, 묶음을 같이 한다. 건조가 다 되어갈 때쯤 건조된 부분부터 테이프를 자른다.

창의성이 있는 질문 2

시설 안에서 제한된 보관 공간을 가지고 있으며, 이 보관 공간의 일부분만이 환기가 잘 된다고 가정해 보자.

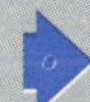

질문 : 이 보관 공간에 어떤 테이핑, 랩핑, 브레이싱, 그리고 패딩 재료를 보관할 것인가?

만약/그렇다면...

만약 충분한 보관 공간이 **허용된다면,** 마루 위에 직접적으로 나무 깔판을 놓거나, 박스/케이스 주변에 신선한 공기가 자유롭게 환기되도록 깔판(pallets) 위에 테이프를 겹겹(stack)이 쌓아두는 것도 좋은 방법일 것이다.

좌석 (Seating)

테이핑을 하는 장소(application area)로 적절한 공간이 있다면, 환자가 기다릴 벤치나 의자를 사용하는 것이 좋다. 이것은 움직임의 흐름을 좋게 한다. 낮은 흐름은 테이핑을 실시하는 동안 움직일 수 있는 추가적인 공간을 허용한다. 끝에 벤치를 설치하고, 시설을 아래에 보관한다. 벤치나 의자를 만들 때 청소하기 쉽고, 단단한 물체나 포미카(FOMICA)를 사용한다.

바닥 (Floors)

적용장소(application area)의 바닥은 심미적이며 위생적인 관심을 둘 다 가지고 있어야 한다(그림 2-5). 높은 흐름과 접착스프레이의 사용, 캐스팅 테이프의 섬유유리, 그리고 물은 쉽게 얼룩이 지며, 바닥에 손상을 줄 수 있다. 똑같이 한 시간에서 두 시간 정도 지속적인 기법 적용은 척추와 하지에 피로를 유발할 수 있다. 시설이 카펫을 가지고 있다면, 미끄럽지 않은 플라스틱, 고무, 또는 카펫이나 매트를 이용하여 손상을 막을 수 있고, 쿠션 효과를 제공한다(그림 2-5B 참조). 미끄럽지 않은 매트에 비닐이나 타일을 사용하는 것 또한 가능하다. 융단이나 매트가 더러워지거나 손상이 되면, 새로운 것으로 교체하거나 청소를 해라. 융단이나 매트를 카펫, 타일, 비닐 바닥을 청소하기 위하여 제거하라. 플라스틱이나 고무 융단이나 매트는 부드러운 세제를 사용하고 따뜻한 물에 씻어준다. 세제가 남기 전에 완벽하게 헹궈주고, 칫솔을 가지고 먼지가 있는 부분은 닦아준다. 카펫은 강체과정을 전자 샴푸 기계를 가지고 강체와 습기 과정으로 청소할 수 있다.

바닥 닦는 기계나 물 1갤런에 비누거품 세제 $\frac{1}{4}$컵을 가지고 광택 기계로 타일을 청소한다. 비닐은 부드러운 세제로 닦고, 타월로 헹군다. 테이프와 남아있는 접착성분을 융단, 매트, 바닥에서 제거하는 것은 세제 상품이나 용매제가 있어야 한다. 이런 찌꺼기들은 먼지와 때를 모아서 쉽게 다시 때가 생긴다. 몇몇 상품들은 강한 화학성분이 있어서 표면에 손상을 일으킬 수 있다. 이러한 화학제품들은 사용하기 전에, 항상 테스트를 하는 것도 방법일 것이다.

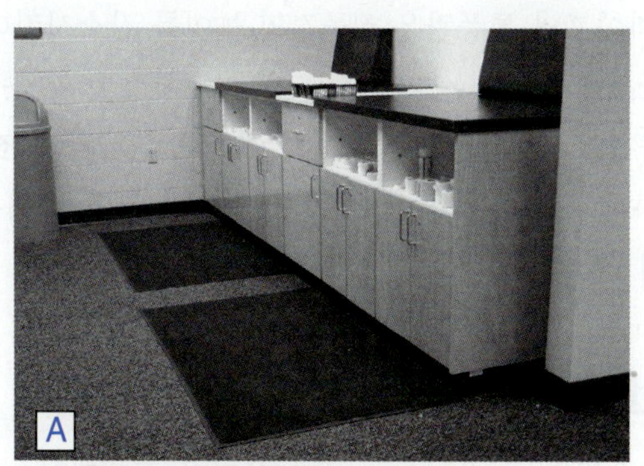

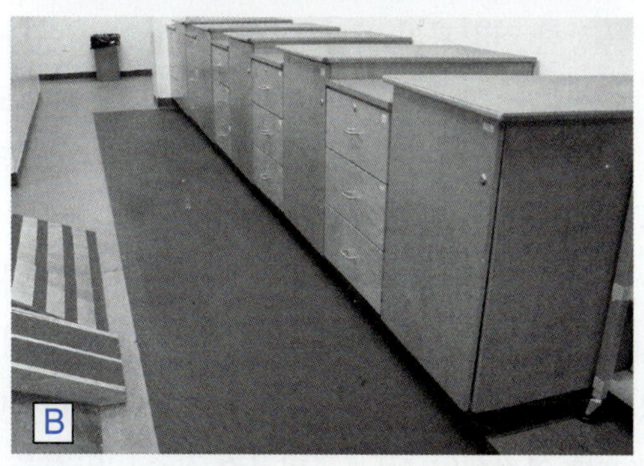

그림 2-5 **A** 미끄럽지 않은 큰 사이즈의 카펫매트를 깔아준다. **B** 미끄럽지 않은 긴 고무 런너(runner)를 깔아준다.

만약/그렇다면...

만약 뒤에 있고 더 낮은 몸 피로가 카펫이나 매트/런너의 사용에도 불구하고 기법 응용기간에 **일어난다면,** 기존의 것보다 더 두꺼운 매트/런너를 구입하는 것이 좋다.

벽 (Walls)

벽은 다양한 재료로 구성할 수 있는데 화산재 블록, 건조벽(drywall), 또는 타일이다. 페인트를 사용하여 습기를 막고 청소를 용이하게 한다. 많은 짐을 옮기는 시설에서는 플랙시 유리를 붙이거나 비슷한 재료를 테이핑 테이블이나 벤치 뒤에 바로 붙인다. 환자가 테이블이나 벤치에 앉았을 때, 환자의 등은 벽의 기대게 된다. 이런 물질은 먼지를 막고, 표면에 손상이 없이 깨끗하고 소독될 것이다.

직물장 (Ceiling)

테이핑 처치 장소의 직물장은 청소하기 쉽고 수분에 강해야 한다. 직물장은 테이블이나 벤치에서 또는 서있는 자세에서 개인이 청소하기 쉬워야 한다. 노출된 배관 파이프나 통풍관은 직물장의 높이를 감소시킨다. 적용장소에서 서있는 자세에서 개인이 청소를 할 수 있는 직물장의 높이를 찾기 위하여 테이블의 위치를 조정하라. 테이블과 벤치의 높이에 따른 직물장의 높이는 개인에 달려있다.

전기 (Electrical)

적용장소(application area)의 전기 콘센트의 요구는 다른 특정한 건강관리 시설보다 적어야 할 것이다(그림 2-6) 콘센트는 캐스트 커터, 열총, 라이트, 청소도구를 사용할 때, 필요하다. 콘센트는 일반적으로 바닥에서 3~4피트 떨어진 곳에 위치하여 사고에 안전해야 한다. 만약 시설을 재배치 할 때, 테이블과 벤치 사이에 추가적으로 콘센트를 위치하게 하여야 한다. 건강관리 시설에 있는 모든 콘센트는 **ground fault interrupter(GFI)** breaker를 설치해야 한다(그림 2-6 참조). 이것은 환자, 건강관리 전문가와 모든 시설을 전기적 손상으로부터 막아준다.

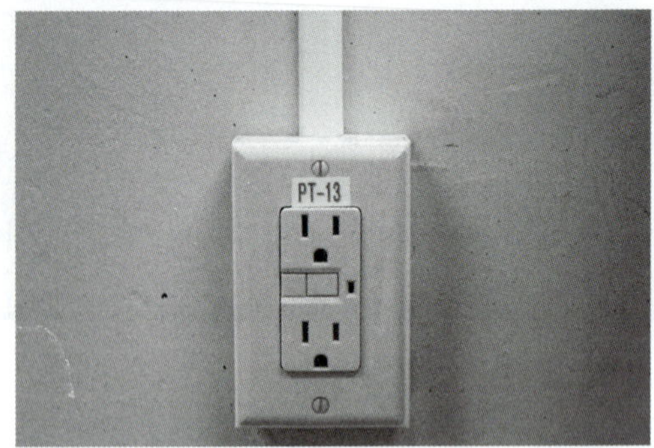

그림 2-6 벽에 설치된 GFL 차단기.

배관 (Plumbing)

배관 시스템은 아마도 건강관리 시설에서 가장 비싼 요소 중의 하나일 것이다. 현재와 미래의 물 수요는 설계 과정에서 중요한 것이다. 뜨겁고 차가운 물의 요구는 편리 하긴 하지만 필요하지는 않다. 물은 열가소성 플라스틱 재료를 만들어 내거나, 캐스팅 테이프를 적용하거나, 접착 스프레이나 테이프를 사용한 후에 손을 닦는데 사용한다. 손을 닦는데 뜨거운 물과 찬물이 나오면 좋다. 페달로 물의 조절을 하는 장치와 비누, 종이 타월 디스펜서는 적용장소(application area)에서 요구된다.

환기 (Ventilation)

적용장소(application area)는 많은 사람들의 움직임이 있기 때문에, 그리고 필요한 물품의 보관 장소로서 사용되기 때문에 적절한 통풍이 필요하다. 온도와 습도는 통풍에서 주된 관심사이다. 부분적 온도 조절 장치는 많은 사람이 움직이는 동안, 환경이 계절적으로 변하는 동안 통풍을 조절해 준다. 각각의 방에 온도조절 장치를 설치하거나 특정한 장소에 설치하는 것은 온도와 습도를 최선의 상태로 만든다. Penman은 습도를 40~50% 사이를 유지하는 것을 가능하게 한다. 높은 습도는 불편한 작업 환경을 만들뿐만 아니라, 박테리아나 곰팡이가 생기게 한다. 그리고 물품에 손상을 가져올 수도 있다. 테이핑, 랩핑, 브레이싱, 패딩 용품은 서늘하고 강체한 장소에 유지해야 한다. 추가적이거나 움직일 수 있는 에어컨이나 히터, 선풍기는 온도와 습도를 조절해준다.

만약/그렇다면...

만약 신발장비(footwear), 교과서, 가방, 선수 장비들이 끊임없이 응용지역에서 흐트러져 **있다면,** 선수들은 기법 응용동안 혼잡한 것을 줄이기 위해 선수 훈련 방의 문 밖이나 락커룸 안으로 이것들을 옮겨 놓아야 한다.

조명 (Lighting)

적용장소(application area)에서는 건강관리시설 안에서 과도하게 집중적으로 조명이 필요하지는 않다. 보관 장소보다 조금 밝으면 되고, 실험이나 치료 장소에서는 조명이 더 필요하다. 건강관리 시설에서 찾을 수 있는 간접조명 적용에서는 충분하다. 추가적인 조명이 필요하다면, 다양하게 바닥 램프나 위에 올리는 램프를 사용하라. 창문이나 하늘로부터의 자연 조명은 적용장소의 조명을 향상시킬 수 있다. 그러나 많은 건강관리 시설에서는 빌딩 안에 위치되어 있어 자연 조명이 잘 안된다. 이렇게 안에 위치한 것은 개인적 사생활이나 기구 보호로 인해 선정된 것이다.

창의성이 있는 질문 3

매일 당신의 응용지역이 몇 개의 스포츠 팀들이 같은 시간에 연습하기 때문에 좁아지게 된다. 코치는 좁아지는 지역을 줄이기 위해 연습시간을 마지못해 변경해야 한다.

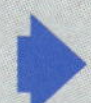 **질문 : 이 상황을 어떻게 처리할 수 있겠는가?**

임상사례

Boone 정형외과 클리닉에서 일하고 있는 물리치료사이자 운동 트레이너인 Heather Jones는 Mogol 고등학교 함께 outreach(빈곤자 지원)프로그램을 시작했다. 3년 동안 고등학교에서 교사이자 ATC로서 봉사했다. 최근에는 다른 지위를 얻고자 고등학교 교사와 ATC를 떠나게 되었다. Molgol 고등학교가 현대적 시설을 갖춘 것으로 잘 알려져 있지만, 학교는 혁신을 계획하고 있다. 고등학교에 선수지원조직이 프로젝트를 위해 실질적인 사적 기금이 높아져 갔고, 선수들에게 건강관리지원이 제공되었다. 고등학교 교장은 그곳의 시설과, 선수들의 특별한 훈련실의 혁신을 위해 조언해줄 Heather에게 도움을 희망했다. Heather는 교장과 함께 건물들을 둘러보았다. 선수훈련실은 몇 개로 뚜렷하게 구분되어 있었다. 테이핑, 랩핑, 브레이싱, 그리고 padding을 위한 적용지역이 그중 하나였다. 개인 테이핑 테이블하나가 벽에 기대어 서있었다. 머리 위에 환기 기구가 작동하는 것이 보였다. 그곳의 바닥은 타일로 구성되어 있고 몇 개는 금이 가 있었다. 두 개의 마루를 지탱하는 수직 빔들이 그 곳의 구석 중 하나에 위치하고 있다. 응용지역의 크기는 다음과 같다. 8foot 천장을 가진 12×12 feet. 교장은 Heather에게 그 훈련실을 늘리지 않을 것이지만 기존의 벽 안에서 바꿀 수 는 있다고 말을 했다. 기존의 배관과 환기시설의 구조 때문에 응용지역이 기존 공간에 여전히 존재해야만 했다. 혁신을 위해 그녀의 아이디어를 논의하기 위해 교장을 만나기 전에 Heather는 프로그램, 선수의 수, 학교의 미래계획에 관해서 몇 가지 의문을 가졌다.

첫째, Heather는 응용지역의 혁신에 영향을 미칠 수 있는 고등학교의 현재와 미래프로그램에 대해 어떤 것을 고려해야 하는가? 둘째, 주어진 크기 내에 전형적인 고등학교 선수 프로그램의 요구를 수용하려면 응용지역 설계를 어떻게 해야 하는가?

랩업 (Wrap Up)

- 적용지역의 설계와 시공은 열역학 원리에 입각해야 한다.
- 적용지역의 설계는 최근과 미래 프로그램의 요구와 구조적 고려사항들을 반영해야 한다.
- 기법 적용을 위한 보관공간에서 다양한 높이의 테이핑 테이블이나 의자를 사용해라.
- 테이핑, 랩핑, 브레이싱, 그리고 패딩 재료들은 통기가 잘되는 곳에 보관해라.
- Traffic의 더 낮은 흐름을 위해 추가적 좌석을 사용해라.
- Non-slip plastic, rubber, runner카펫, 매트는 마루를 보호하고, 몸의 피로를 낮출 수 있다.
- 벽과 천장에 습기 방지 페인트를 사용해라.
- 높은 천장은 테이핑 테이블이나 의자 위에 설 수 있도록 허락할 수 있다.
- 바닥에서 3-4피트 벗어난 GFI 브레이커를 갖춘 전기 아웃렛을 두시오.
- 손 세척 장소는 응용 지역을 위해 물의 필요성을 제공해야 한다.
- 응용지역에 온도와 습기를 조절하는 분리온도계를 두어라.
- 응용지역의 조명은 표준간접조명을 가진 것으로 공급할 수 있다.
- 테이블과 벤치를 사용에 적합한 세척제를 가지고 세척하고 살균하시오.

■ 웹사이트 참고

U.S. Department of Labor Occupational Safety and Health Administration. Ergonomics
http://www.osha.gov/SLTC/ergonomics/
- This Web site provides ergonomic guidelines and solutions for health-care facilities.

U.S. Department of Labor Occupational Safety and Health Administration. Bloodborne Pathogens
http://www.osha.gov/SLTC/bloodbornepathogens/index.html
- This site contains OSHA standards and safety and health topics related to bloodborne pathogens.

Athletic Business
http://www.athleticbusiness.com
- This site provides access to a monthly magazine that contains information about facility planning. The magazine is distributed free to owners, operators, and directors of sport/athletic facilities.

Bailey Manufacturing Company
http://www.baileymfg.com
- This Web site is an online catalog for the manufacturer and provides information on a variety of sports medicine equipment, including taping tables and benches.

■ 참고문헌

1. Penman, KA, and Penman, TM: Training rooms aren't just for colleges. Athletic Purchasing and Facilities 6:34–37, 1982.
2. Ray, R: Management Strategies in Athletic Training, ed 2. Human Kinetics, Champaign, 2000.
3. Secor, MR: Designing athletic training facilities or "Where do you want the outlets?" Athl Train J Natl Athl Train Assoc 19:19–21, 1984.
4. Taber's Cyclopedic Medical Dictionary, ed 20. FA Davis, Philadelphia, 2001.
5. U.S. Department of Labor Occupational Safety and Health Administration. Bloodborne pathogens, 2003. http://www.osha.gov/SLTC/bloodbornepathogens/index.html

발과 발가락
(Foot and Toes)

제 3 장

학습목표

1. 일반적 상처를 확인하고, 발과 발가락에 발생하는 과도한 상태를 인식하자.
2. 상처를 방지하고, 치료하고, 예방할 때, 발과 발가락에 테이프, 랩, 브레이스, 패드 적용을 설명하자.
3. 발과 발가락에 치료적 운동 프로그램으로 적절한 테이핑, 랩핑, 브레이싱, 패딩을 논의하고 설명하자.

손상과 상태 (Injuries And Conditions)

운동, 작업, 일상적인 활동 중에 발과 발가락은 급성 혹은 만성적인 힘을 반응해야만 한다. 그런 이유로, 상처와 과사용(혹사) 상태가 흔히 발생한다. 걷는 것은 지속적으로 발과 발가락과 전후방향, 측면방향, 수직방향으로 땅 사이에서 지속적으로 분산된 힘을 만들어낸다. 뛰는 동안에는 이와 같은 힘은 속도가 올라갈수록 커진다. 스포츠를 하는 동안에는 갑작스런 빼앗기나, 비틀기, 감속의 움직임은 더욱더 자극을 증가시킨다. 타박상, 멍, 골절은 미식축구에서 공을 받는 사람이 속도를 줄이고, 그의 오른쪽 발을 고정시키고, 공을 잡고 빠르게 왼쪽으로 방향을 옮겨 전방, 측면, 그리고 회전적 스트레스가 발과 발가락에 발생될 때 생긴다. 일반적인 발과 발가락의 손상은 다음과 같다

- 타박상
- 염좌
- 좌상
- 골절
- 과사용으로 인한 손상과 상태
- 물집, 수포

타박상 (Contusions)

발과 발가락의 타박상은 무게를 지탱하는 운동이나 압력에 의해 발생한다. 타박상은 부드러운 세포의 외상성 증상이다. **등쪽**(dorsal)이나 **발바닥**(plantar) 표면에 대한 압력은 염증과 통증을 일으킬 수 있다. 예를 들면, 점프나 갑작스런 방향 전환이 필요한 활동은 종골에 대한 타박상을 유발할 수 있으며 이것을 발뒤꿈치 염좌(heel bruise)라고 부른다(도해 3-1). 잘못 훈련을 받거나, 잘못 디자인된 신발을 신는 것 또한 이런 증상을 유발할 수 있다.

염좌 (Sprains)

발가락을 삐는 것은 일반적으로 움직이지 않는 물체와 부딪쳤을 때 발생한다. 그리하여 불규칙한 관절의 움직임을 만들어낸다. 접질림은 인대에 대한 외상성 증상을 포함하며, 통증의 강도에 기초하여 1, 2, 3단계로 나누어져 있고, 가벼운 통증에서 완벽한 기능의 손실까지 나눠져 있다. **엄지발가락의 MTP 관절**의 탈구는 운동화의 과도한 움직임과 인조잔디에서의 스포츠 활동과 연관이 있다. 엄지발가락의 MTP의 다른 접질림은 축구발가락으로 불리는 **과도한 굴곡**에 의해서이다. 축구공을 안쪽으로 찰 때 발생한다. MTP와 **발가락뼈사이관절**(IP)의 접질림은 **안짱다리**와 **바깥 다리**에 의해서 일어나며, 평행인대에 상처가 발생한다. 발 중간부위의 염좌는 상대편의 발을 밟거나 구멍에 발이 빠졌을 때와 같이 **발바닥 굽힘** 혹은 **배축굴곡** 자극에 의해서 발생한다.

좌상 (Strains)

발이 삐는 것은 **종측족궁**(longitudinal), **중족골**(metatarsal), **횡측족궁**(transverse arch)에 영향을 준다(그림 3-2). 좌상은 근육과 힘줄에 대한 외상성 증상이다. 상처는 근육조직이나 인대에 많은 힘을 주어서이다.[29] 아스팔트나, 콘크리트와 같은 곳에서 반복적으로 활동을 하게 되면 좌상이 올 수 있다. **요족**이나 발바닥의 장심 부위 또한 족궁염좌(arch strain)에 기여할 수 있다.

골절 (Fractures)

발이나 발가락의 골절은 발목뼈, 척골, 지골 또한 포

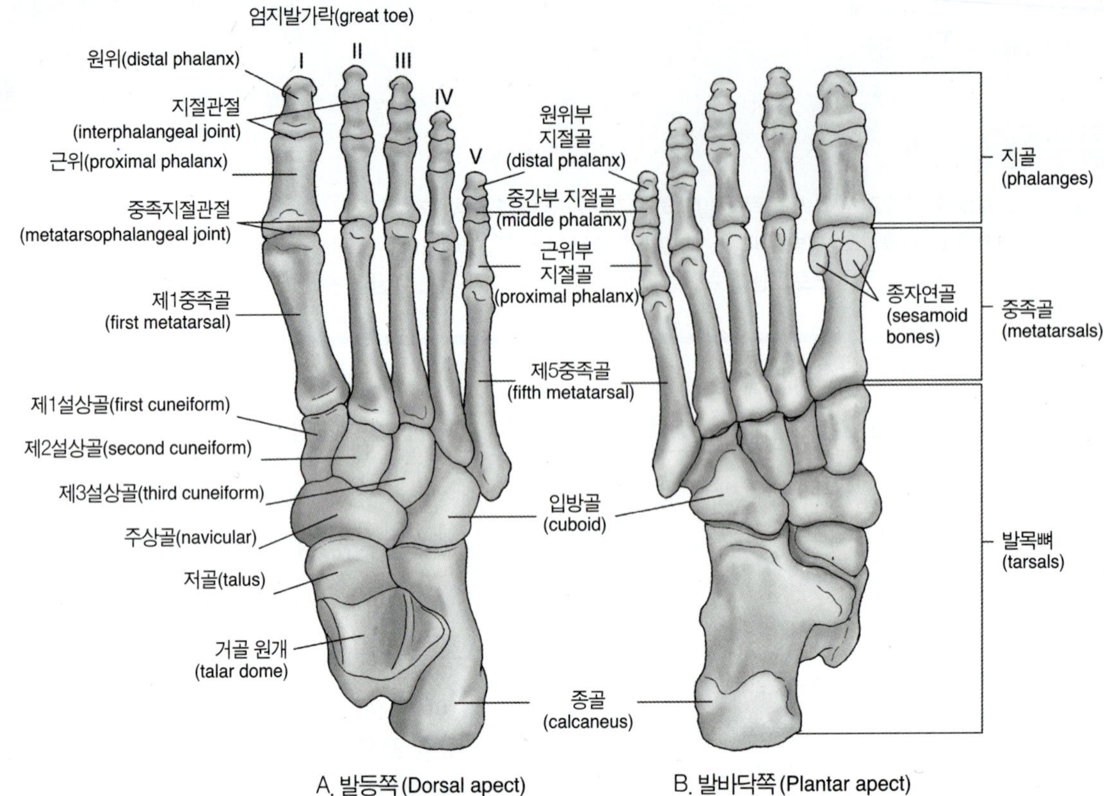

도해 3-1 발과 발가락의 뼈와 관절.

함할 수 있다. 상처의 구성은 일반적으로 **내번**(inversion), **외번**(eversion), 배축굴곡(dorsiflextion), 저측굴곡(plantar flexion), 회전(rotation), 축(axial) 방향으로 생긴다.[1,29] 예를 들어 골절은 농구선수가 볼을 리바운드 할 때, 점프 할 때, 발생할 수 있고, 종골이 땅에 직접적으로 닿을 때 , 또는 상대방의 발을 밟을 때, 발이 안쪽과 바깥쪽으로 접혀서 생길 수 있다. 만약 골절의 가능성이 있다면 외과의사에게 상담을 하라.

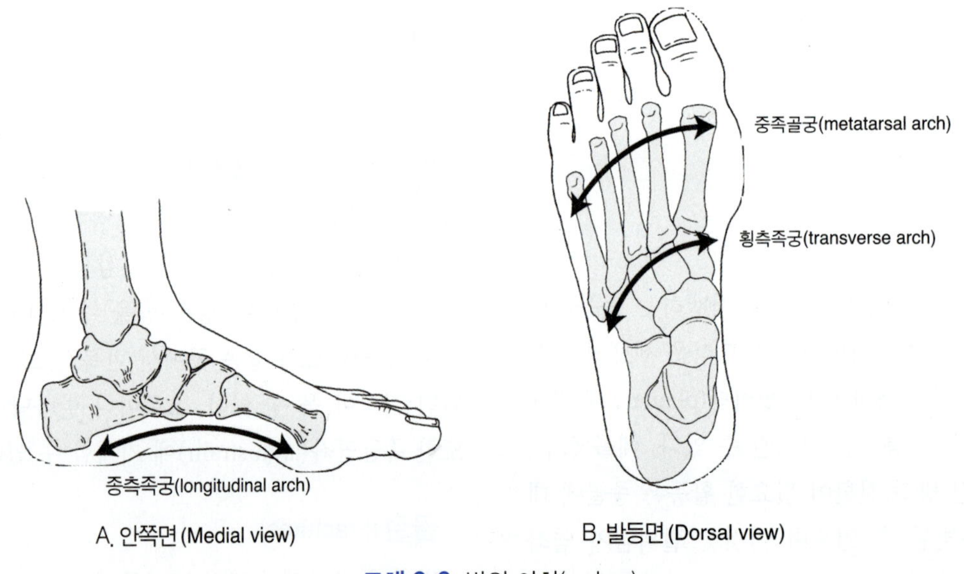

도해 3-2 발의 아치(arches).

과사용 (Overuse)

과사용으로 인한 상처와 상태는 발과 발가락에 대한 과도하고, 반복적인 자극 때문이다. 신발의 뒤꿈치 부분으로 부터의 압력은 **종골후 점액낭염**(retrocalcaneal bursitis)을 유발할 수 있다.

중간 발꿈치 통증은 일반적으로 **족저근막염**(plantar fasciitis)이라고 불리며 이것은 잘못된 뛰는 습관과 유연하지 못한 근육 때문에 일어난다. 엄지발가락의 반복적인 과도한 연장은 **종자골염증**(sesamoiditis)를 유발할 수 있다(도해 3-1).[29] **중족골**(metatarsalgia)은 아치를 그리며 상처를 받을 것이다. 잘 맞지 않는 신발과 발의 회내 작용은 **발가락의 신경종**(interdigital neuroma)을 불러 일으킬 수 있다. 발가락 안의 염증은 잘 맞지 않는 신발의 사용으로 발생할 수 있다.

물집 (Blisters)

발과 발가락은 운동, 작업, 그리고 모든 활동에서 많은 중요한 역할을 한다. 이들 운동의 대부분은 몇 종류의 신발을 필요로 하기 때문에, 전단력(shearing)에 의해 발생된 물집은 일반적이다. 수포는 경쟁적인 스포츠 시즌 초기에 부분적으로 많이 발생하며, 또는 새로운 신발을 신을 때 발생한다.

테이핑 기법

몇몇 아치(arch) 테이핑 기법을 사용하여 arch와 발 앞 부위에 지지를 제공하라. 한 기법이 어떤 한 개인에게 적절한 지지를 제공하지만, 상처의 메커니즘, 발의 구조, 또는 운동이나 활동 때문에 비슷한 상처를 가진 다른 환자에게 똑같은 기법을 적용하면 비효율적이다. 기법을 결정할 때, 기법, 상처, 개인, 그리고 활동의 목적을 의도된 목적을 고려하라. 그래서 적절한 기법을 선택하라. 그리고 결과를 지켜보아라. 많은 이런 기법들은 다리의 낮은 부위의 상처와 눈에 보이는 상처에 사용할 수 있을 것이다.

순환아치(Circular Arch) 그림 3-1

- **목적:** 이 기법은 중족궁에 부드러운 지지를 제공한다(그림 3-1). 이 중족궁 염좌와 요족(pes cavus)과 **편평족**(pes planus)에 간단한 기법을 사용하라.
- **재료:**
  - $1^1/_2$인치의 비탄력 테이프

  옵션:
  - 테이프 전 재료나 점착성이 있는 랩, 점착 테이프 스프레이
  - $^1/_8$ 인치나 $^1/_4$ 인치의 폼 또는 펠트, 테이핑 가위
  - 2인치나 3인치의 탄력 테이프
- **환자의 자세:** 테이핑 테이블이나 벤치에 다리를 펴고 앉아 발을 90° 로 놓는다.
- **준비:** 기법을 직접 피부에 적용하라.

  옵션: 점착 테이프 스프레이는 적용하라. 그리고 추가적인 점착성을 제공하고, 부작용을 줄이기 위하여 발 중간 부위에 테이프 전 재료나 점착 랩을 적용하라. 펠트 패드를 순환 아치에 싸서 추가적인 지지를 제공하라. 이 기법은 패딩 섹션에 설명할 것이다(그림 3-26 참조).
- **적용:**

  (1단계:) 발의 중간 부분에 $1^1/_2$ 비탄력 테이프를 엄지발가락의 MTP관절에 근접하게 고정시켜라(그림 3-1A 참조).

  옵션: *추가적인 편안함과 고정을 위하여 비탄력 테이프 대신에 2인치나 3인치의 탄력 테이프를 사용하라.*

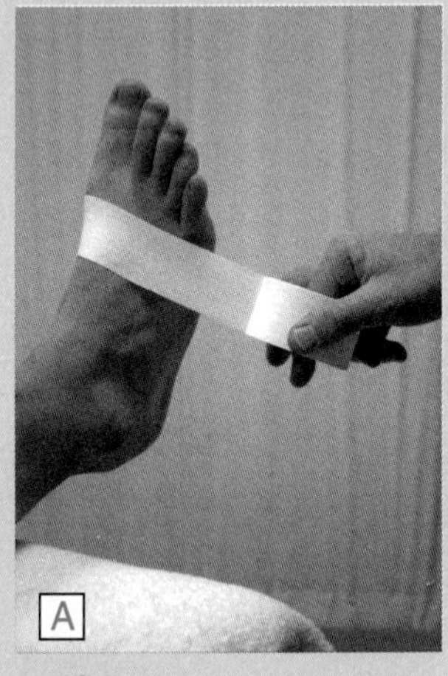

그림 3-1

2단계: 발등 부분을 가로질러 측면 방향으로 테이프를 당겨라. 그리고 발바닥 표면을 가로질러서 계속하라(그림 3-1B). 테이프 끝을 발의 발등 부분에 고정시켜라. 발에 과도한 압박을 피하라.

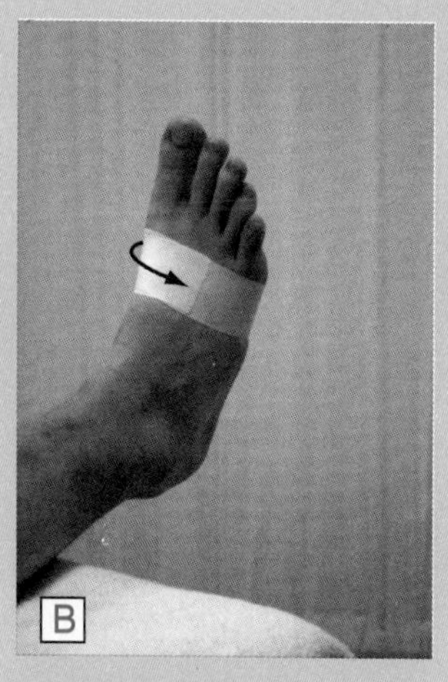

3단계: 중심방향에 서너번 추가적으로 계속하라(그림 3-1C 참조). 테이프 너비의 1/2을 겹쳐라.

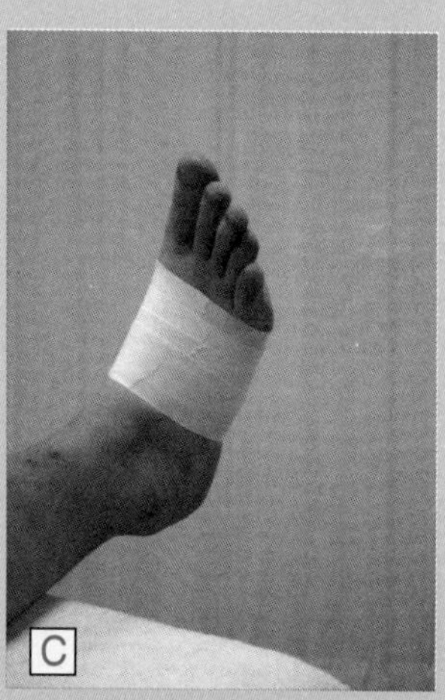

그림 3-1 *(계속)*

"X" Arch 그림 3-2

- **목적:** 족궁염좌, 발바닥 근막염, 요족(pes cavus), 편평족(pes planus)의 치료에서 중족궁과 발 앞부분에 서포트를 조절하기 위하여 X arch 기법을 사용하라(그림 3-2).
- **재료:**
  - 1인치 비탄력 테이프와 1 1/2 비탄력 테이프와 점착 테이프 스프레이
- **환자의 위치:** 테이핑 테이블이나 벤치에서 다리를 편 상태에서 발을 90° 로 올려놓는다.
- **준비:** 발 앞부분에 점착 테이프 스프레이를 적용한다.
- **적용:**

1단계: 중족골 머리의 바닥 부분 위에 직접 1인치의 비탄력 테이프를 붙여라(그림 3-2A). 이 고정점은 발을 감싸지만 필요하지는 않다.

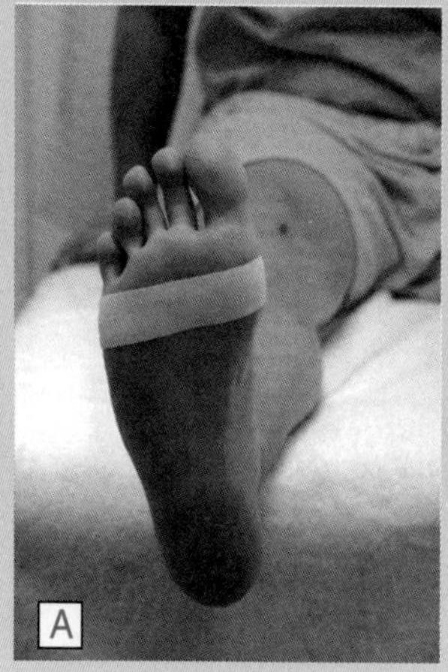

그림 3-2

2단계: 다섯 번째 발가락 아래에 1인치의 비탄력 테이프를 "X" 자로 고정하고, 적당한 압박으로 안쪽 발꿈치(medial heel) 주위에 각을 유지하라. 그리고 엄지발가락 아래에서 마무리하라(그림 3-2B 참조).

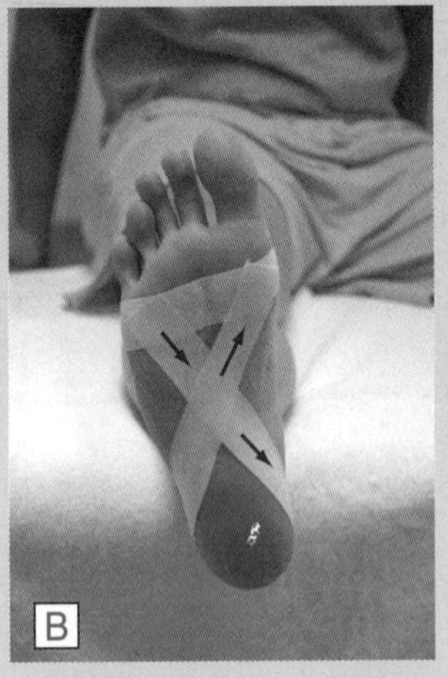
B

3단계: 다음 "X" 스트립(strip)을 엄지발가락 기저에서 고정을 하고, 감을 때 중등도의 조임의 느낌으로 발꿈치 가쪽부분(lateral heel)에서 각을 유지하라. 다섯 번째 발가락 아래에서 마무리하라(그림 3-2C 참조).

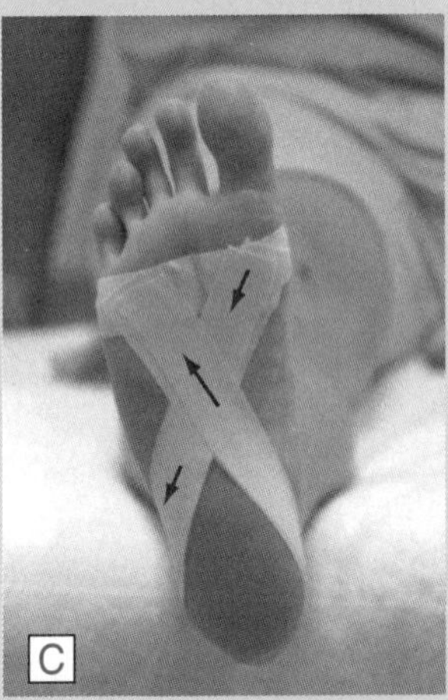
C

4단계: 각각의 스트립(strip)을 2~3번 더 계속하고, 테이프 너비의 $^1/_3$ ~$^1/_2$로 발바닥 표면에 겹쳐라(그림 3-2D 참조).

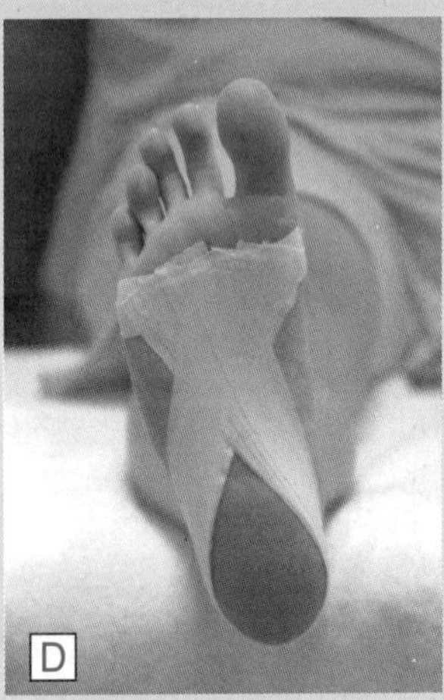
D

그림 3-2 *(계속)*

5단계: MTP 관절에 고정 스트립(strip)을 적용하여 마무리하라. 그리고 테이프의 끝을 덮어라(그림 3-2E 참조).

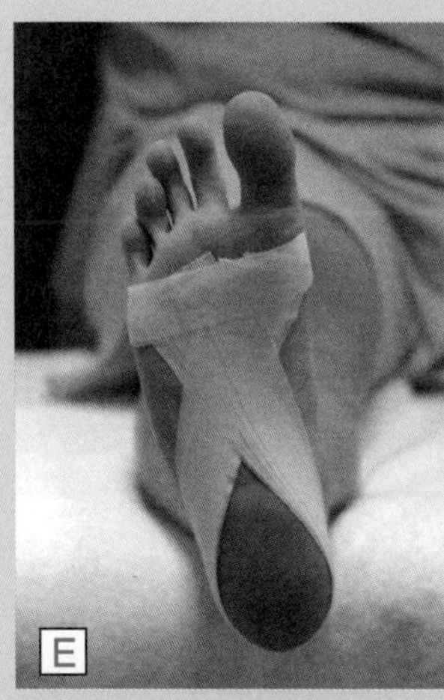

6단계: 그림 3-1에서 설명하는 것처럼 $1^1/_2$인치의 비탄력 테이프를 가지고 4~5번 회전하여 적용하라(그림 3-2F 참조).

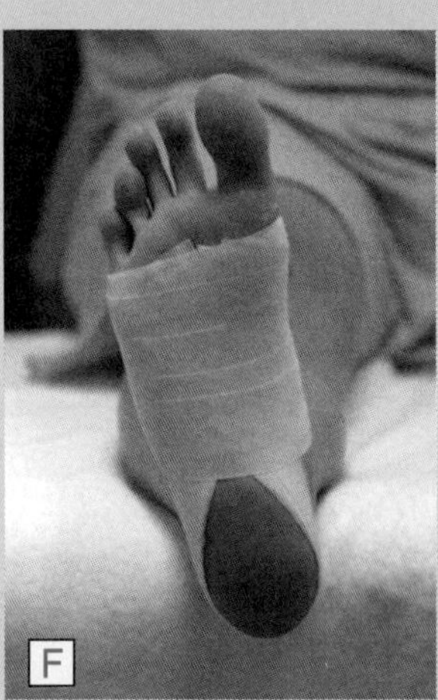

그림 3-2 *(계속)*

루프아치(Loop Arch) 그림 3-3

- **목적:** 목적 : 루프 아치는 종축족궁(longitudinal arch)와 발 앞부분에 부드러운 지지를 제공한다(그림 3-3).
- **재료:**
  - 1인치와 $1^1/_2$인치의 비탄력 테이프, 점착 테이프 스프레이
- **환자의 위치:** 테이핑 테이블이나 벤치에 다리를 쭉 뻗은 상태로 놓고 발을 90° 로 놓는다.
- **준비:** 발 앞부분에 점착 테이프 스프레이를 적용한다.
- **적용:**

1단계: 1인치의 비탄력 테이프를 발허리발가락머리 아래에 고정하라. 5번째 발가락 아래에 1인치의 비탄력 테이프의 첫 번째 loop 끝을 시작하여 적당한 압박을 가하여 가쪽 뒤꿈치(lateral heel) 주위로 계속 하라 그리고 다섯 번째 발가락 아래에서 마무리하라(그림 3-3A).

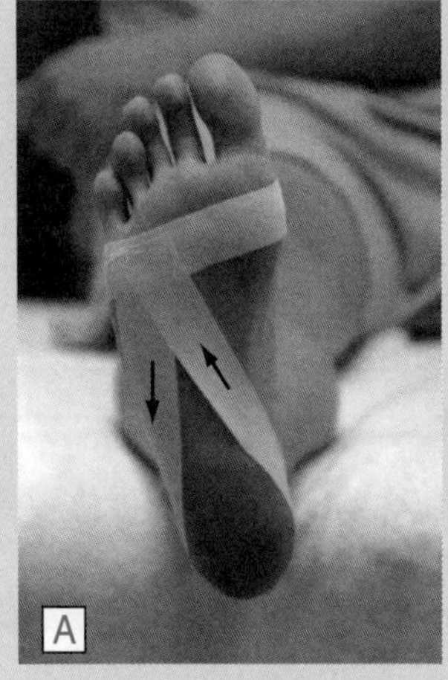

그림 3-3

2단계: 엄지발가락 기저에 다음의 loop 스트립(strip)을 교정하라. 발꿈치 안쪽부분을 중등도의 조임의 느낌으로 감으며 엄지발가락에서 마무리하라(그림 3-3B).

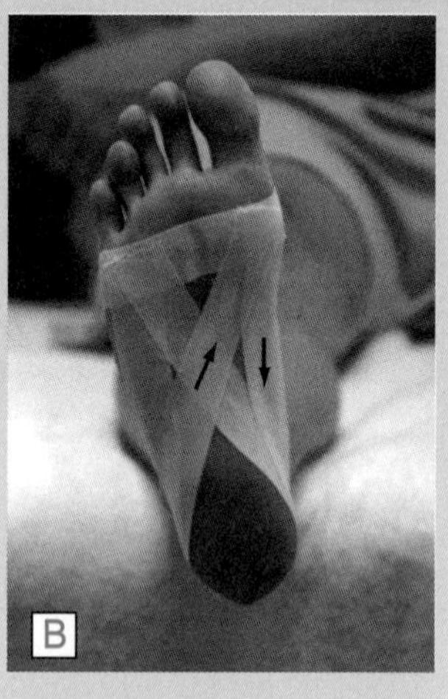

3단계: 두 번에서 세 번 정도 각각의 loop 스트립을 다시 감고, 발바닥에 $^1/_3$ ~$^1/_2$ 정도의 테이프를 겹치면서 계속하라(그림 3-3C).

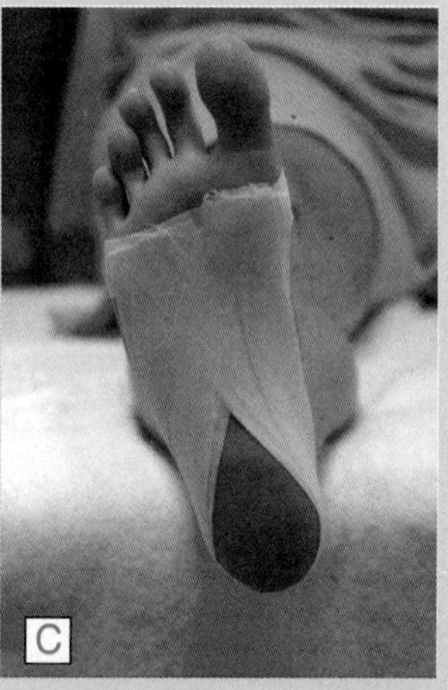

4단계: 발바닥에 테이프의 끝을 1인치의 비탄력 고정 스트립을 적용하라. Arch를 덮기 위하여 $1^1/_2$의 비탄력 테이프를 회전하여 사용하라(그림 3-3D).

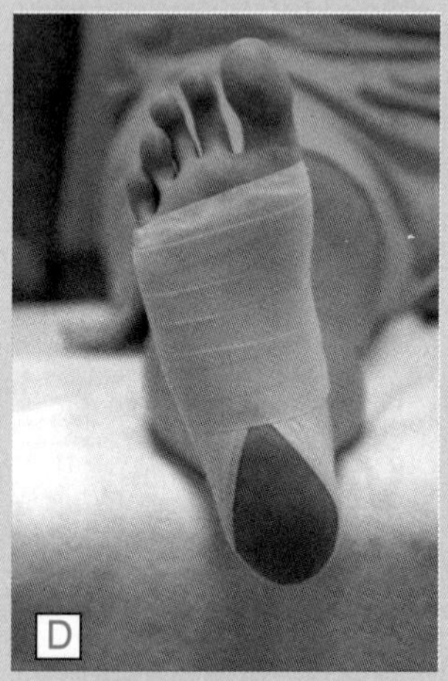

그림 3-3 *(계속)*

세부사항

X 그리고 환 모양의 아치 테이핑 기법은 중족궁이나 발 전면에 조절된 고정을 양쪽으로 제공할 때 교체할 수 있다. 건강관리 전문가나 개개인들은 적용된 기법을 통상 선호하는 것으로 결정한다.

Weave Arch 그림 3-4

목적: Weave Arch 기법은 아마도 Arch 기법 중에 가장 강력한 지지력을 제공하며 종축족궁(longitudinal arch)과 발의 앞부분(forefoot)에 적당한 압박을 제공한다(그림 3-4).

재료:

- 1인치 그리고 $1^1/_2$인치의 비탄력 테이프와 점착 테이프 스프레이

환자의 위치: 테이핑 테이블과 벤치에 다리를 쭉 뻗어 앉는다. 그리고 발은 90° 가 되도록 한다.

준비: 발바닥 앞부분에 점착 테이프 스프레이를 뿌린다.

적용:

1단계: 1인치의 비탄력 테이프를 중족골 머리 부분에 고정한다. 1인치의 비탄력 테이프 스트립(strip)을 세 번째 발허리 발가락 머리에 고정한다. 그리고 가쪽 뒤꿈치에 주위로 각을 유지한다. 그리고 세 번째 발허리 발가락 머리 근처 출발점 측면에서 마무리하라(그림 3-4A).

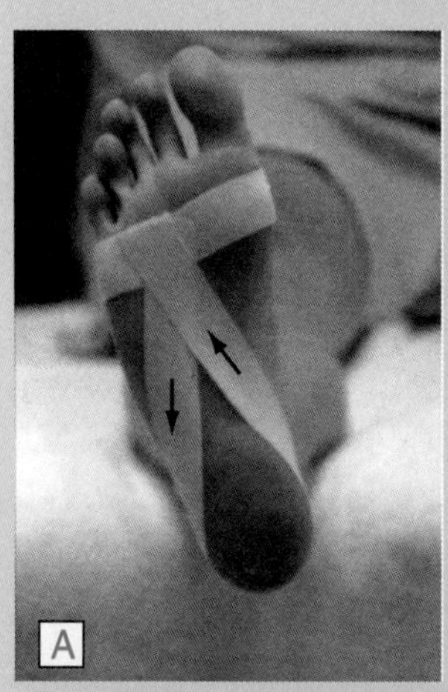

A

2단계: 두 번째 발허리 발가락 머리 근처 다음 스트립을 고정하고 가쪽 주위를 계속하라. 그리고 네 번째 발허리 발가락 머리에서 마무리하라(그림 3-4B).

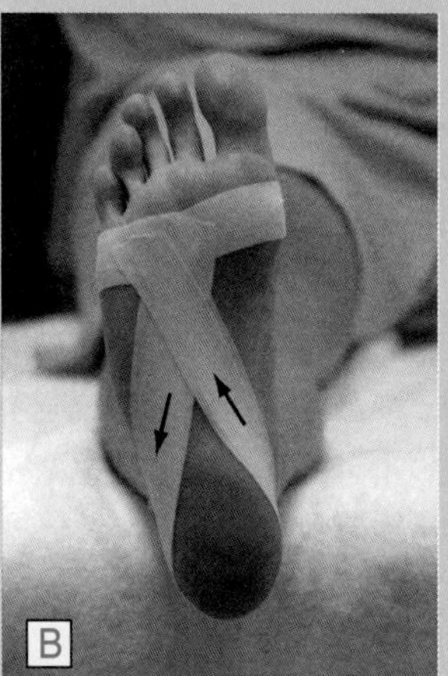

B

3단계: 네 번째 발허리발가락 머리에서 다음 스트립을 시작하여 가쪽 뒤꿈치 주위로 계속하여 다섯 번째 발허리 발가락 머리에서 마무리하라(그림 3-4C).

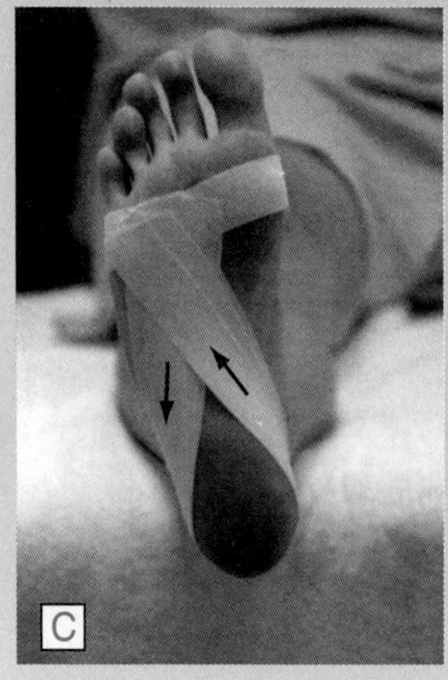

C

그림 3-4

4단계: 엄지발가락 발허리 발가락 머리에서 마지막 스트립(strip)을 시작하여 가쪽 뒤꿈치 주위에서 계속하여, 엄지발가락 발허리 발가락 머리에서 마무리하라(그림 3-4D). 선들에 적당한 압력을 적용하여라. 선은 발의 발바닥 표면에 뜨개질 모양으로 조립될 것이다.

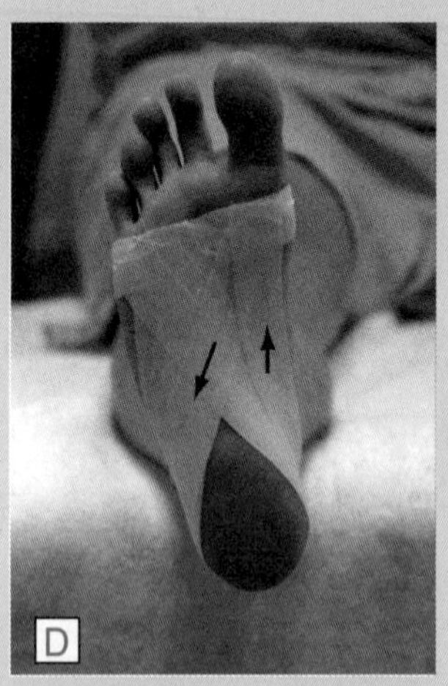

5단계: Circular arch 기법에서 설명한 것처럼 탄력적인 $1^1/_2$인치 비탄력 테이프 고정 스트립(strip)을 패턴 위에 적용하라(그림 3-4E 참조).

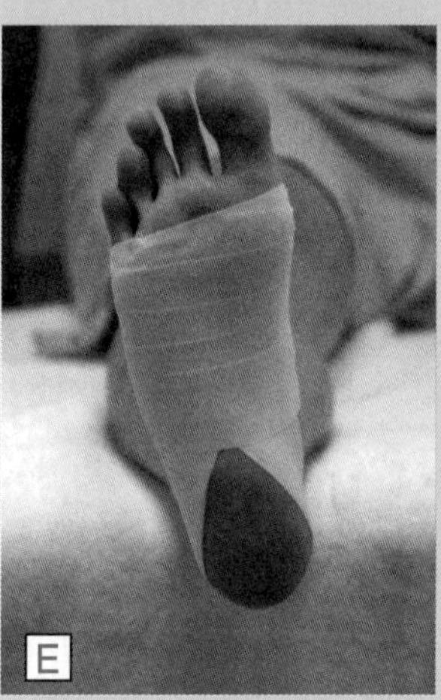

X, Loop, 그리고 weave arch 기법의 고정
(Anchor Variation to the "X" Loop and Weave Arch Techniques)

- **목적:** X, Loop, Weave arch 기법의 고정은 발바닥을 가로지르는 여러 종류의 테이프의 적용이라 설명할 수 있다. 테이프 스트립(strip)을 사용하는 것이 족궁염좌(arch strain), 족저근막염(plantar fascittis), 요족(pes cavus), 그리고 편평족(pes planus)을 치료할 때, 발바닥에 추가적인 지지를 제공하는가를 고려해야 한다.
- **재료:**
  - 1인치의 비탄력 테이프
- **환자의 위치:** 테이핑 테이블이나 벤치에 다리를 쭉 펴고, 발은 90° 각도로 올려놓는다.
- **준비:** X, Loop, Weave arch 기법 적용(circular strip을 제외한)
- **적용:**

1단계: 1인치의 비탄력 테이프를 찢고, 발바닥을 향하여 안쪽으로 똑같은 압력을 적용하라. 발의 중간 부분과 뒤쪽 부분에 각각의 선을 고정하라. 발바닥 중심에 시작하여, 원심방향으로 추가적인 선을 대고, 전체 arch를 덮기 위하여 테이프의 $^1/_2$ 너비로 겹쳐라(그림 3-4F).

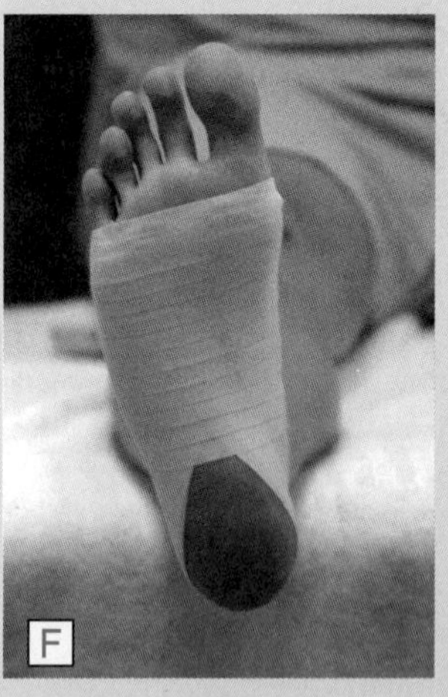

그림 3-4 *(계속)*

2단계: 4~5번 원형 스트립(strip)으로 아치를 덮어라.

> **세부사항**
>
> 순환을 위한 "X"와 루프와 Weave 테이핑 기법들은 1인치 너비의 탄력 테이프가 편안하고 적합함을 위해 비탄성 테이프 대신에 사용될 수 있다. 그러나 탄력 테이프는 족궁(arch)과 발 앞부분(forefoot)에 다소 적은 보강을 제공한다.
>
> 가장 일반적으로 1인치 너비의 비탄력 테이프가 테이핑을 위해 사용되지만, 큰 발에는 $1^1/_2$인치 너비의 테이프가 필요할 수 있다. 만약 이 기술 중의 하나를 매일 사용한다면, 피부 염증(irritation)을 막기 위해 발뒤꿈치 부분을 주의 깊게 살펴라. 테이프를 적용하기 전에 발뒤꿈치 위에 직접적으로 한 얇은 형태의 패드나 점착성 있는 거즈는 염증을 줄여야 한다.

Low-Dye 그림 3-5, 그림 3-6

- **목적:** Low-Dye 기법은 일반적으로 족궁염좌, 족저근막염, 그리고 하지를 치료할 때 적절한 지지를 제공하고, 구조적인 변형을 교정하기 위하여 사용된다. 한편 연구자들은 이 기법들이 건초염이나 과도한 움직임으로부터 유발되는 스트레스 증후군과 같은 많은 증상을 줄일 수 있을 거라 주장했다. 번갈아 사용할 수 있는 두 가지 방법을 Low-Dye 기법을 적용하여 설명하겠다(그림 3-5).

Low-Dye 기법 1

- **재료:**
  - 1인치, 2인치 비탄력 테이프, 2인치 탄력 테이프, 점착 테이프 스프레이
- **환자의 위치:** 테이핑 테이블이나 벤치에 앉아 다리를 끝으로 쭉 펴고, 발은 중심을 잡고 움직임이 없어야 한다.
- **준비:** 발의 뒤축과 중심부분에 점착 테이프 스프레이를 적용한다.
- **적용:**

1단계: 1인치의 비탄력 테이프를 직접 다섯 번째 MTP 관절의 후측 표면 맨살에 직접 고정하여 발꿈치주변까지 계속한 다음, 첫 번째 MTP 관절 중간 표면에서 끝낸다(그림 3-5A).

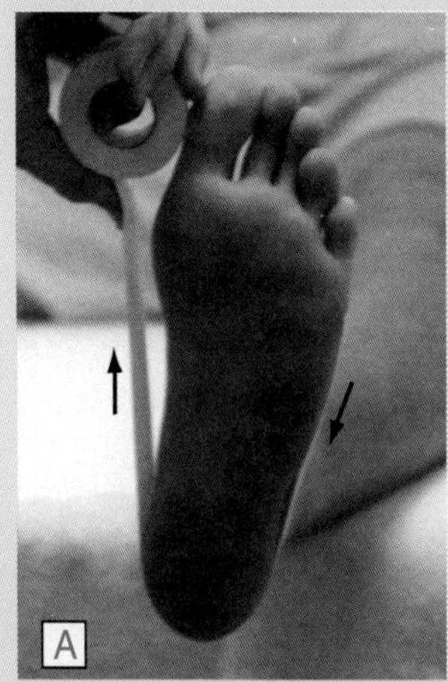

그림 3-5

2단계: 이 과정을 두 번 정도 반복한 다음, 테이프 너비의 $^1/_2$ 정도를 겹쳐라(그림 3-5B). 중간, 가쪽 복사뼈 아래에 테이프를 중등도 조임의 느낌으로 감는다.

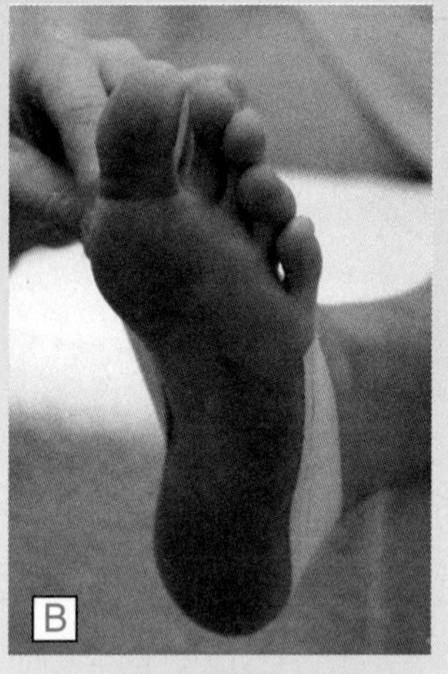

3단계: 2인치의 비탄력 테이프의 줄로 발등의 가쪽을 고정하고, 발바닥 면으로 가로질러, 발등 중간에서 마무리하라 (그림 3-5C).

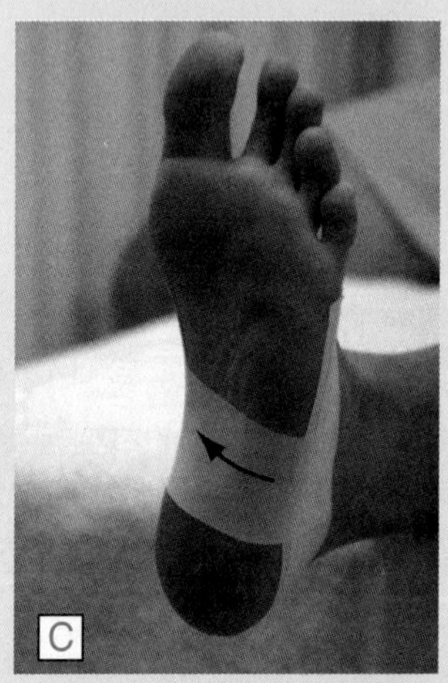

4단계: 똑같은 방법으로 두개의 추가 스트립(strip)을 적용하고, 중등도 조임의 느낌으로 감으면서 테이프 너비의 $^1/_2$ 을 겹쳐라(그림 3-5D). 그림 C와 D에서의 이들 테이프는 1인치 테이프를 덮어야 하나(그림 3-5A, B 참조), 발을 감싸지는 말아라. 다음은 3-5A의 그림처럼 1인치의 비탄력 스트립(strip)을 적용하라.

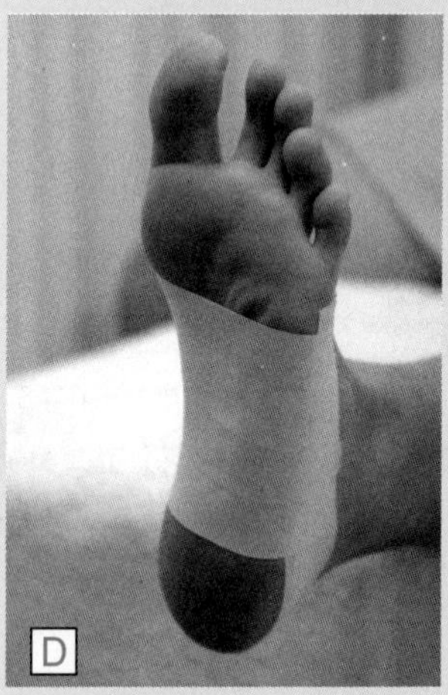

그림 3-5 *(계속)*

5단계: 2인치의 탄력 테이프를 발등 가쪽에 고정함으로써 끝을 맺고, 발바닥을 가로질러, 부드럽다가 중등도 조임의 느낌으로 아치(arch)를 감싸며 후측 발등에서 끝을 맺는다(그림 3-5E 참조).

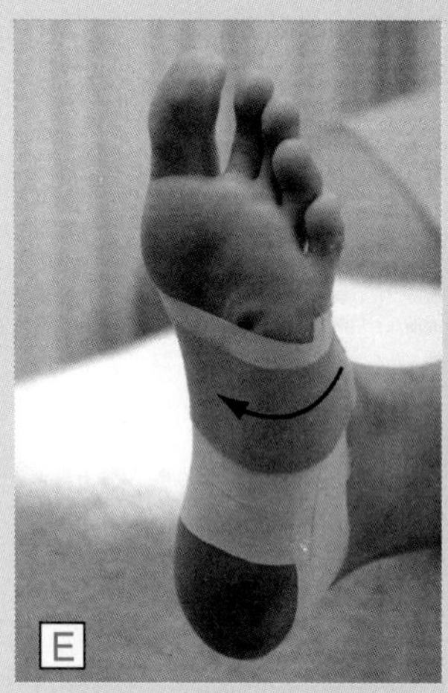

그림 3-5 *(계속)*

Low-Dye 기법 2

- **재료:**
  - 1인치, 2인치 비탄력 테이프, 2인치 탄력 테이프, 점착 테이프 스프레이, 3인치 헤비웨이트(heavyweight) 몰스킨(moleskin), 테이핑 가위
- **환자의 위치:** 테이핑 테이블이나 벤치에 다리를 끝으로 곧게 펴고, 엄지발가락과 발바닥이 바로서서 움직이지 않아야 한다.
- **준비:** 발바닥에 점착 테이프 스프레이를 적용한다.
- **적용:**

1단계: 3인치의 헤비웨이트 몰스킨을 이용하고, 발허리발가락 머리에서 종골을 덮을 수 있도록 조각을 자른다(그림 3-6A).

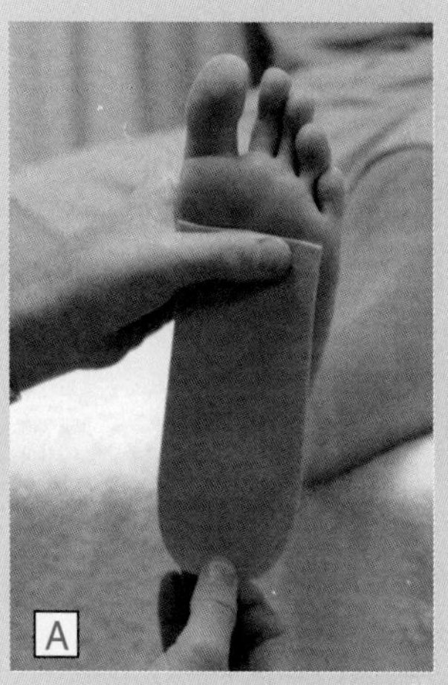

2단계: 몰스킨을 발허리발가락 머리에 고정시킨다(그림 3-6B). 엄지발가락과 발 중간 부분이 구부러진 발바닥을 확인해라. 만약 가능하다면, 다시 자리를 잡아라.

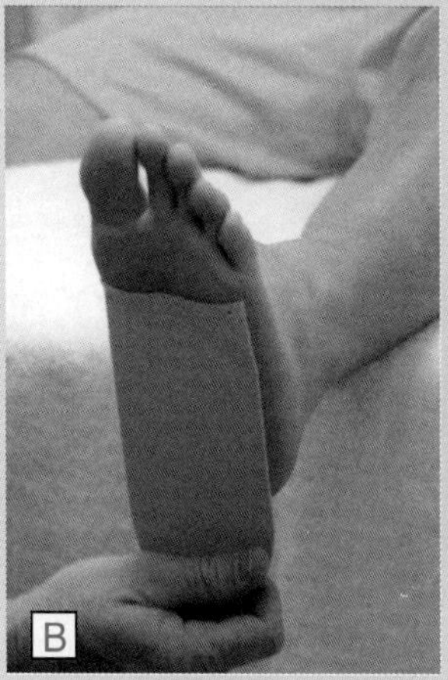

그림 3-6

3단계: 몰스킨(moleskin)에 적은 압박을 가하여 종골에 고정시켜라(그림 3-6C).

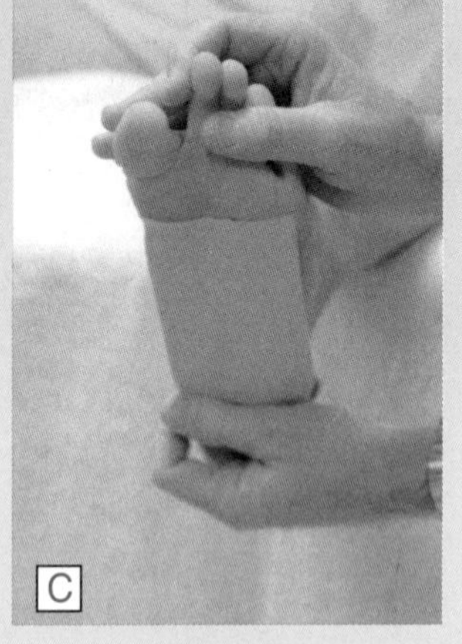

4단계: 1인치의 비탄력 테이프의 스트립(strip)으로 다섯 번째 MTP 관절 가쪽 표면에 고정시키고, 발꿈치까지 계속하고, 첫 번째 MTP관절의 안쪽면에서 마무리한다(그림 3-6D).

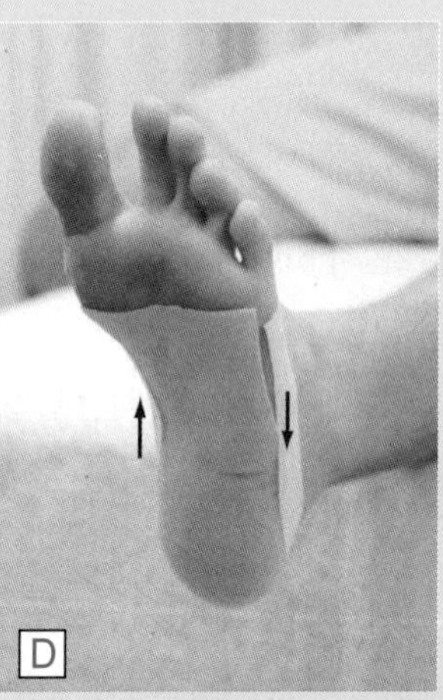

5단계: 2개, 3개 1인치의 스트립을 적당한 압박으로 적용하고, 테이프 너비의 $^1/_2$을 겹쳐라(그림 3-6E). 복사뼈 중간과 후방 아래에 이 스트립을 놓아라.

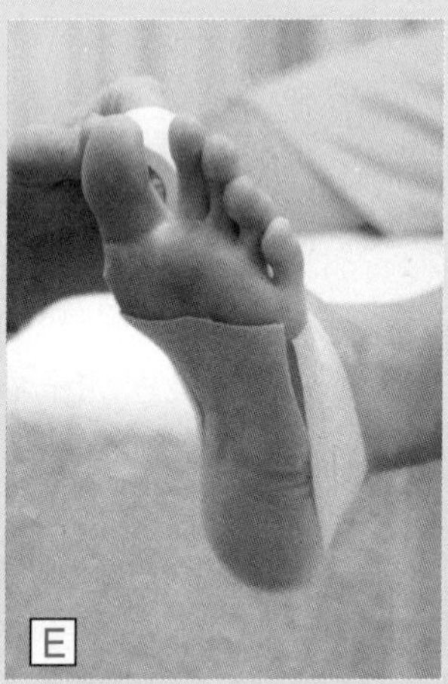

그림 3-6 *(계속)*

(6단계:) 후방 발등에 2인치 비탄력 테이프의 스트립(strip)을 고정하고, 발바닥 표면까지 계속하여, 발등 중간 부분에 고정시켜라(그림 3-6F).

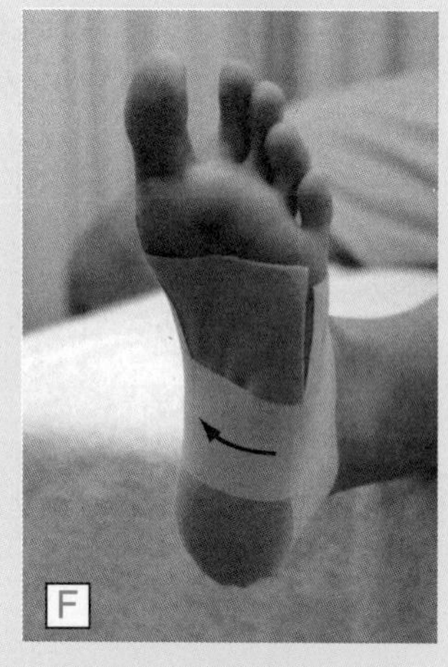

(7단계:) 3개의 추가적인 스트립을 가지고 이 단계를 반복하고, 적당한 압박을 가지고 각각을 겹쳐라(그림 3-6G). 이 스트립를 가지고 발을 둘러싸지 마라.

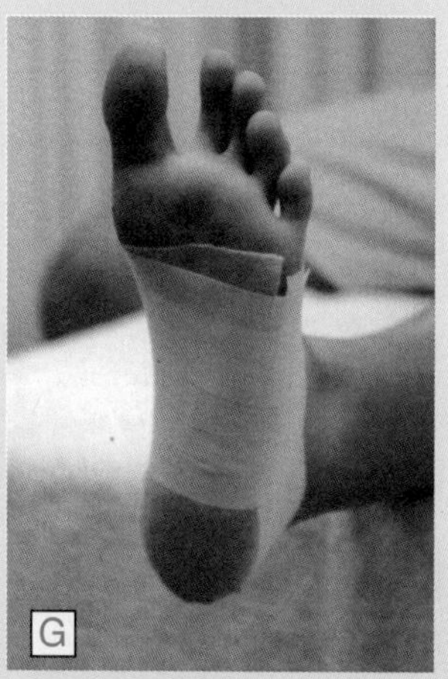

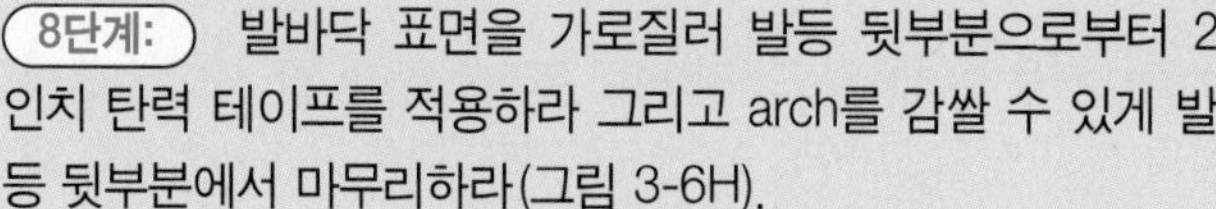

(8단계:) 발바닥 표면을 가로질러 발등 뒷부분으로부터 2인치 탄력 테이프를 적용하라 그리고 arch를 감쌀 수 있게 발등 뒷부분에서 마무리하라(그림 3-6H).

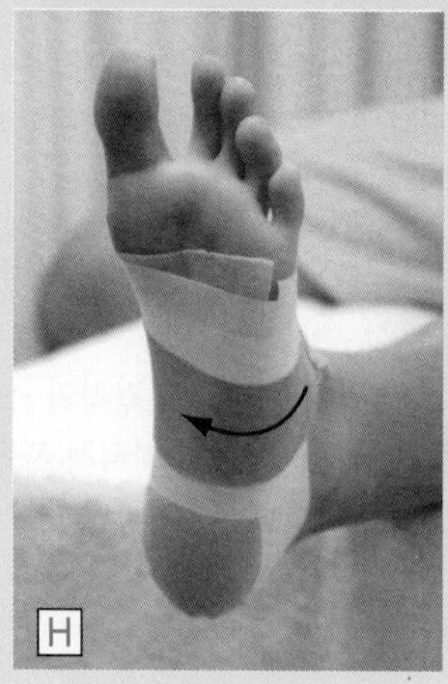

그림 3-6 *(계속)*

9단계: 2개나 3개의 추가적인 겹치는 스트립(strip)을 몰스킨과 비탄력 테이프를 고정하기 위하여 부드럽게 시작해서 중등도 조임의 느낌으로 겹쳐라(그림 3-6I).

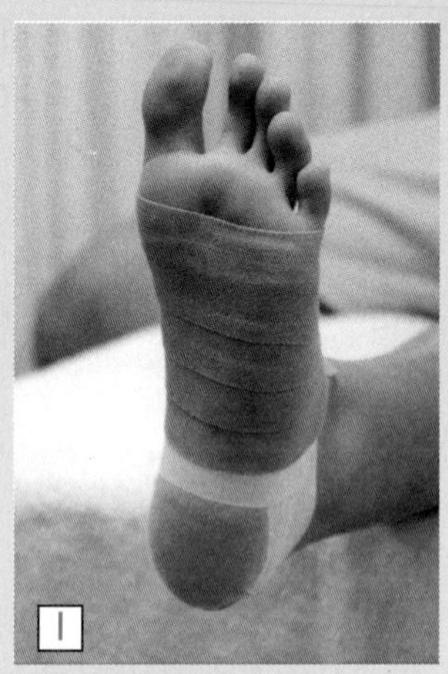
그림 3-6 *(계속)*

족저근막 스트랩(Plantar Fascia Strap) 그림 3-7

- **목적:** 중족궁에 적당한 지지를 하면서 발바닥 근막과 연관이 된 증상을 줄이기 위할 때 족저근막 스트랩 기법을 사용하라(그림 3-7). 이 기법은 족저근막을 치료할 시에 Low-Dye 기법보다 준비가 덜 필요로 한다.
- **재료:**
  - 2인치나 3인치 너비의 헤비웨이트(heavyweight) 몰스킨(moleskin), 테이핑 가위

  옵션:
  - 점착 테이프 스프레이
  - 2인치의 탄력 테이프
- **환자의 위치:** 테이핑 테이블이나 벤치에 다리를 끝으로 쭉 편 다음에 다리를 중간 자세로 놓아라.
- **준비:** 스트랩(strap)을 만들기 위해서는 2인치나 3인치 너비의 몰스킨을 9~11인치의 길이로 잘라야 한다. 발 사이즈에 따라서 끈을 길이를 결정하라. 한쪽 끝으로부터 1~1$^1/_2$인치 정도 측정을 하고 선을 그어라. 이 선으로부터, 다른 1~1$^1/_2$인치를 측정하여 두 번째 선을 그어라.

  옵션: *점착 테이프 스프레이를 족부 앞부분에 뿌려서 추가적인 점착성을 제공하라.*
- **적용:**

1단계: 두 번째 라인의 각각의 스트립(strip)의 시작 부분에서, 첫 번째 선을 향하여 각지게 자르고, 첫 번째 자른 컷 사이에 1인치 정도를 남겨두어라(그림 3-7A).

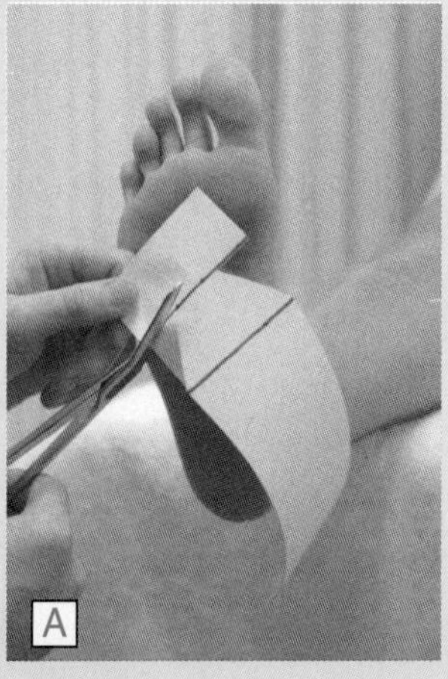
그림 3-7

(2단계:) 발꿈치의 뒤꿈치 부분의 피부에 직접 스트랩(strap)의 cross bar의 끝을 고정하라(그림 3-7B). 스트랩의 자른 부분을 족부의 **앞부분**에 자리를 잡아라.

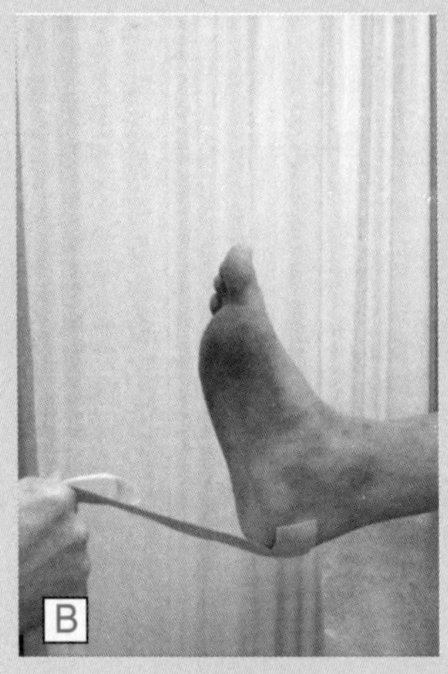

(3단계:) 중족골 윗부분을 향하여 약간의 압박을 가해 스트랩(strap)을 당기고, 고정하라(그림 3-7C). 환자가 내려서 몇 발자국 걸으면서 스트랩의 압박을 체크하라. 적당한 압박은 종축족궁을 지지해주며, 몸무게를 실으며 움직일 시, 통증을 줄여준다. 만약 필요하다면, 족궁의 윗부분의 끝을 제거함으로써 스트랩을 다시 자리를 잡고, 재고정하라.

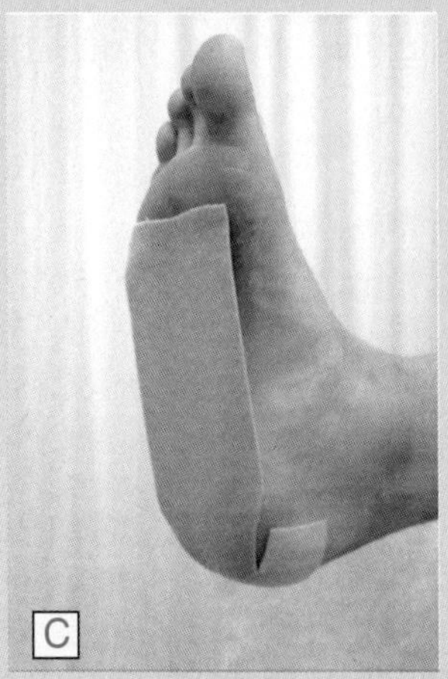

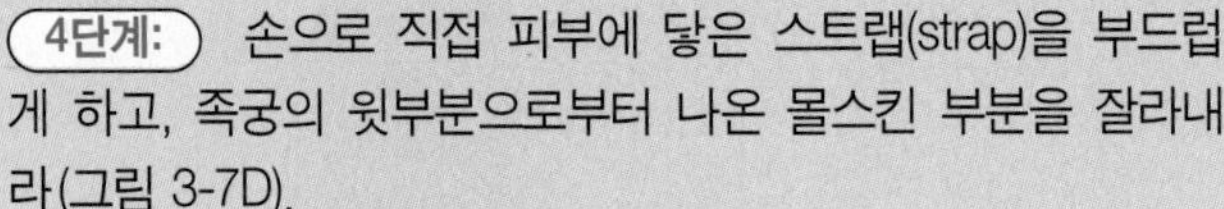

(4단계:) 손으로 직접 피부에 닿은 스트랩(strap)을 부드럽게 하고, 족궁의 윗부분으로부터 나온 몰스킨 부분을 잘라내라(그림 3-7D).

옵션: *2인치의 탄력 테이프의 고정은 스트랩을 고정하기 위하여 족궁 윗부분 근처에 적용할 수 있으나 필수적이지는 않다.*

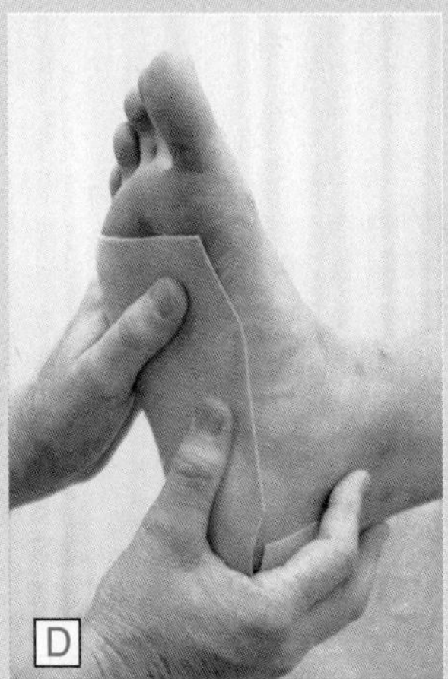

그림 3-7 *(계속)*

만약/그렇다면...

만약 "X", 혹은 loop 족궁 테이핑 기법이 순환의 응용으로 종축족궁의 염좌를 위한 충분한 지지를 제공하지 못한다면, weave, Low-Dye, 족저근막스트랩 테이핑, 보장구에 의한 기법 등의 사용을 고려해 보라, 그것들은 아마도 종축족궁에 훌륭한 지지를 제공할 수 있을 것이다.

창의성이 있는 질문 1

시즌 후에 대학 간에 하는 경기에서 소프트 볼 외야수가 뒤꿈치에 관한 아픔을 호소하기 시작한다. 당신은 족저근막염임을 알아채고 부상을 치료하기 위해 여러 가지 테이핑 기술을 활용하는 것이 능숙하게 된다.
그러나 유일하게 사용할 수 있는 물품이 비탄력 테이프인 경우이다.

질문 : 어떤 테이핑 기법이 족저근막염을 치료하는데 사용할 수 있을 것인가?

Heel box 그림 3-8

- **목적:** 발꿈치 타박상을 치료할 때, 종골에 부드러운 지지를 제공하고, 발꿈치에 패드를 붙일 때, heel box 기법을 사용한다(그림 3-8).
- **재료:**
  - $^{1}/_{2}$인치나 1인치 비탄력 테이프, 점착 테이프 스프레이
- **환자의 위치:** 테이핑 테이블이나 벤치에 끝으로 다리를 쭉 편 다음에 발을 굽힌 자세로
- **준비:** 발꿈치 주변에 점착 테이프 스프레이를 적용하라.
- **적용:**

1단계: 중간 복사뼈 앞부분으로부터 아킬레스건을 가로지르고, 끝 복사뼈 앞부분에서 끝나게끔 피부에 직접 $^{1}/_{2}$인치나 1인치 비탄력 테이프를 가지고 고정을 하라(그림 3-8A).

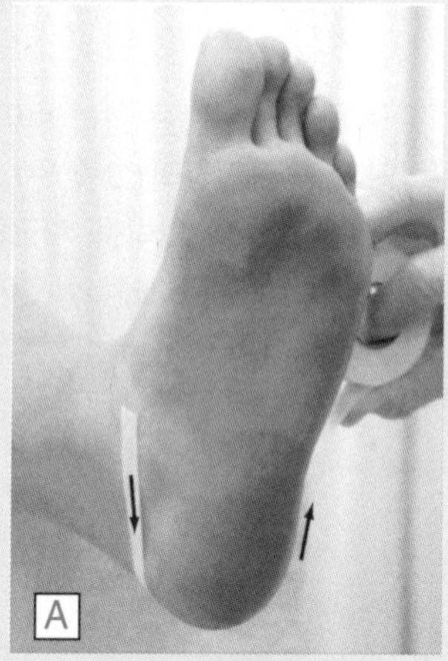

2단계: 다음, 스트립(strip)을 중간 복사뼈 앞쪽에서 시작하여, 발바닥을 가로질러, 가쪽 복사뼈 앞쪽에 고정을 시켜라(그림 3-8B).

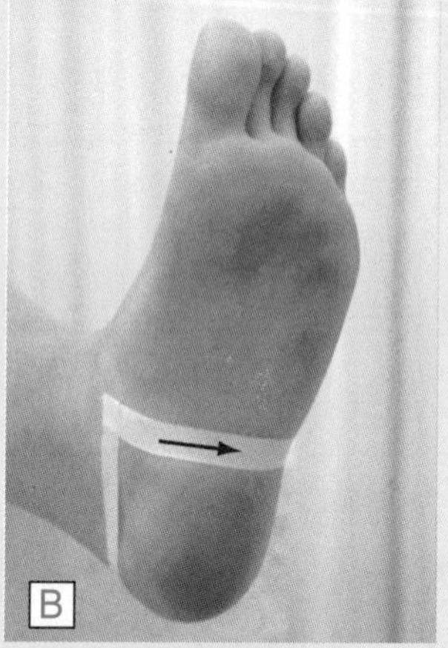

3단계: 적당한 압박감을 가지고 고정하기 위하여 교차하는 방향으로 스트립을 계속적으로 적용하라. 발꿈치의 대부분이 덮이기 전까지 테이프의 $^{1}/_{2}$의 너비를 겹쳐라(그림 3-8C).

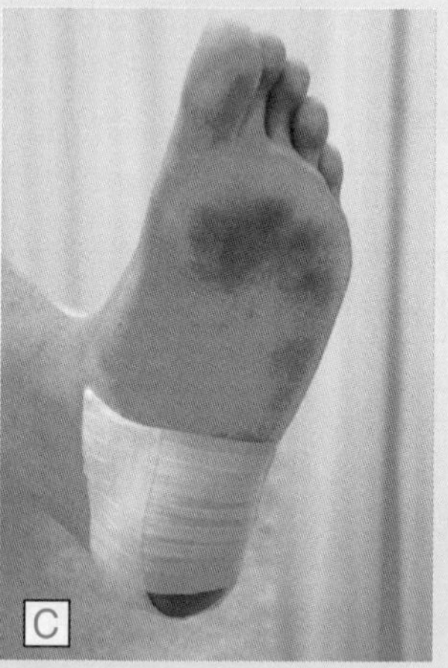

그림 3-8

버디 테이프(Buddy tape) 그림 3-9

- **목적:** 발가락의 염좌, 탈구 그리고 골절에 쓰이는 buddy tape은 인대에 적당하거나 부드러운 고정을 제공할 때 적용한다. 손상된 발가락은 인접한 가장 큰 발가락과 함께 테이핑 된다(그림 3-9).
- **재료:**
  - 1.2인치 비탄력 테이프, $^1/_8$인치 폼이나 펠트, 점착 테이프 스프레이, 테이핑 가위

  옵션:
  - 1인치의 비탄력 또는 탄력 테이프 또는 자가 점착 랩
- **환자의 위치:** 테이핑 테이블이나 벤치에 다리를 끝으로 쭉 뻗어 앉아, 편한 자세로 발을 놓는다.
- **준비:** 발가락에 점착 테이프 스프레이를 뿌린다. 해부적 배열을 유지하기 위하여, 테이핑을 할 가장 짧은 발가락의 길이에 맞추어 $^1/_8$인치의 폼이나 펠트를 잘라라. 관절에 직접 테이프를 적용하지 마라. 발가락에 테이프를 적용하였을 때, 인접한 발가락의 피부 염증을 관찰하라.

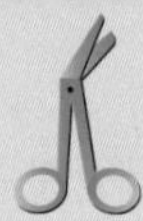

도움말: 테이프 위로, 인접한 발가락에 바셀린 같은 피부 윤활유를 바른다. 물집과 마멸된 곳을 막기 위한 윤활유 사용은 테이프와 피부 사이의 마찰을 줄일 것이다.

- **적용:**

1단계: 폼이나 펠트의 끝 주위에 $^1/_2$인치의 비탄력 테이프의 끈을 붙여라. 그리고 발가락 사이에 놓아라(그림 3-9A).

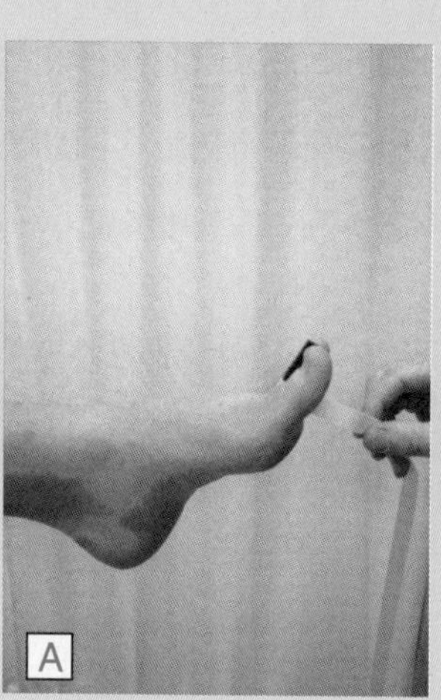

2단계: MTP와 근위지절관절 사이에 움직이지 못하게 스트립(strip)의 테이프를 가지고 발가락을 감싸라 (그림 3-9B). 테이프의 방향은 문제되지 않는다.

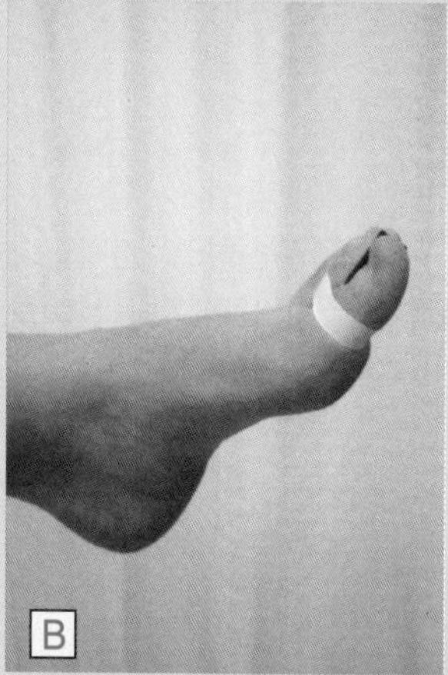

그림 3-9

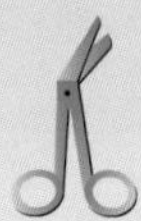

도움말: Lock-in 스트립(strip)은 땀과 습기가 테이프 점착제에 영향을 미치기 시작하는 활동 동안 폼 혹은 펠트의 제거에서부터 느슨하게 하는 것을 예방할 것이다.

3단계: 발가락의 배열을 유지하고, 3개에서 5개의 둥그렇게 $^{1}/_{2}$인치의 비탄력 테이프를 가지고 MTP와 PIP와 근위지절관절과 원위지절관절 사이에 부드럽게 시작해서 중등도의 조임의 느낌으로 둥그렇게 감싸라 (그림 3-8C).

옵션: *1인치의 비탄력, 또는 탄력 테이프, 또는 자가 점착 랩을 엄지발가락에 적용하면 적당한 지지를 제공할 수 있다.*

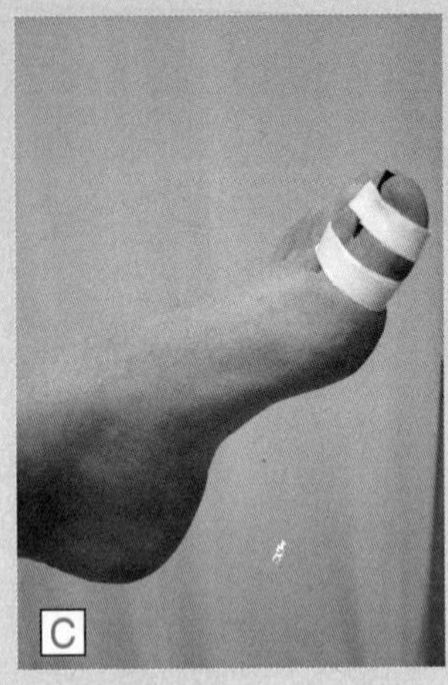

그림 3-9 *(계속)*

발가락에 나선형으로 감는 테이핑(Toe spica) 그림 3-10

- **목적:** Toe spica 기법은 엄지발가락 염좌를 치료할 시에 엄지발가락의 MTP 관절에 부드러운 지지를 제공해준다(그림 3-10).
- **재료:**
  - 1인치의 비탄력, 또는 탄력 테이프, 2인치의 탄력 테이프, 점착 테이프 스프레이
- **환자의 위치:** 테이핑 테이블이나 벤치에 다리를 끝으로 쭉 펴고 앉아, 발은 중간자세로 놓는다.
- **준비:** 점착 테이프 스프레이를 발가락 사이에 뿌린다.
- **적용:**

1단계: 1인치의 비탄력, 또는 탄력 테이프로 피부에 직접 발의 중간 발바닥에 각을 잡아 고정하라(그림 3-10A).

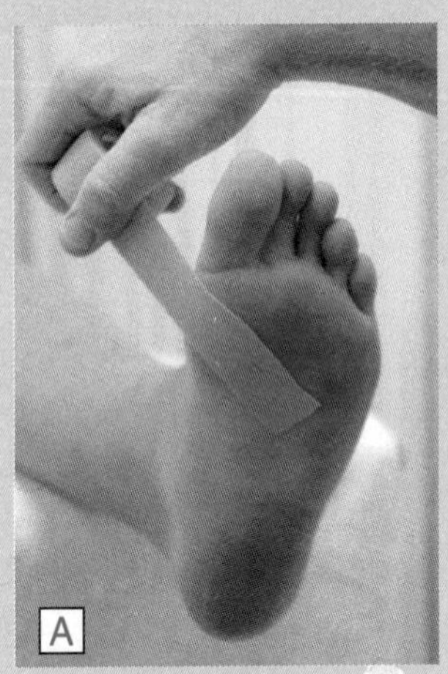

2단계: 위로 계속하고, 엄지발가락의 중간 면으로 돌려 엄지발가락과 두 번째 발가락 사이로 내리고, 발바닥을 가로질러, 세 번째 척골 근처인 발의 후면부에 고정을 한다(그림 3-10B).

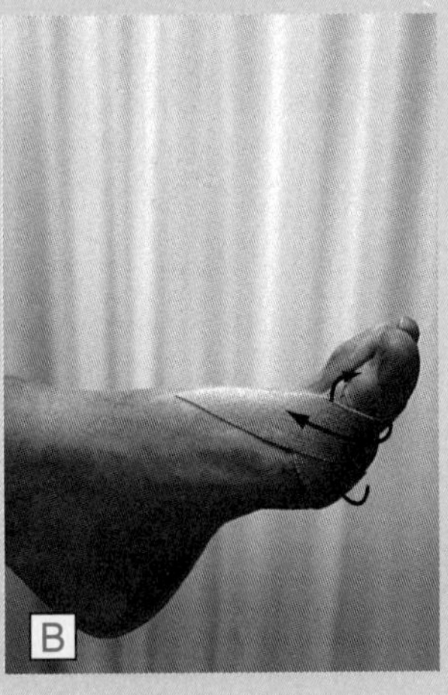

그림 3-10

(3단계:) 뒷면 고정이 MTP 관절에 추가적인 지지를 제공하기 위하여 엄지발가락을 **모음**(내전, adduct)시켜 가볍게 압박을 가하라. 2개에서 3개 추가적인 스트립(strip)을 가지고 이 과정을 반복하라. 그리고 테이프의 너비의 $^1/_3$ ~$^1/_2$ 정도를 겹쳐라(그림 3-10C).

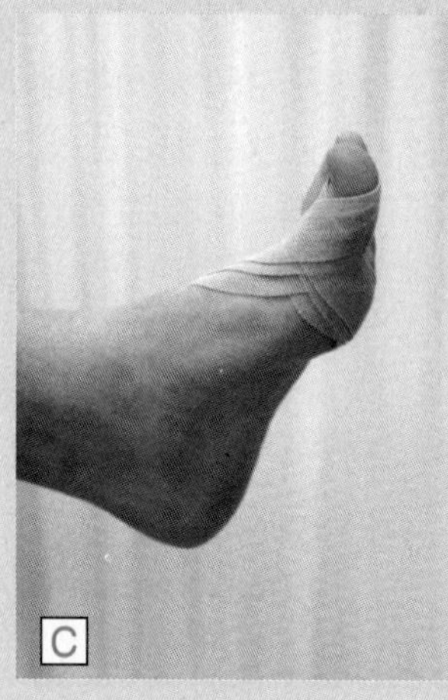

(4단계:) 2인치의 탄력 테이프를 가지고 발 뒷면 주위에 부드러운 조임의 느낌으로 스트립을 고정하라 (그림 3-10D).

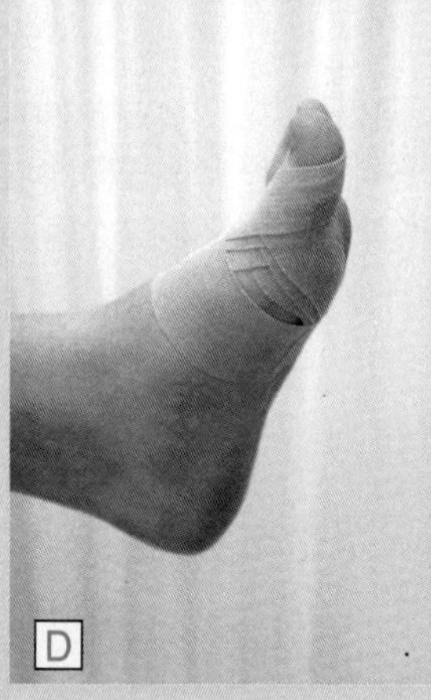

그림 3-10 *(계속)*

발가락 감기(Toe strips) 그림 3-11

- **목적:** 발가락이 휘거나, 접질렸을 경우에 MTP 관절에 적당한 지지를 제공하고 움직임의 범위를 줄이기 위하여 사용한다(그림 3-11). 젖힘, 과다 굽힘, 다방향의 움직임 같이 특정한 상처를 줄일 수 있다.
- **재료:**
  - 1인치의 비탄력, 탄력 테이프, 2인치의 탄력 테이프, 또는 자가 점착 랩, 점착 테이프 스프레이
- **환자의 위치:** 테이핑 테이블이나 벤치에 다리를 끝으로 쭉 펴서 앉은 다음에 중간 자세로 편하게 다리를 놓는다. 발의 가운데를 고정화함으로서 통증이 생기는 움직임의 범위를 줄인다. 통증이 생길 수 있는 굴곡을 막기 위하여 엄지발가락의 발바닥 지골에 근접하여 손가락을 대고, 통증이 발생할 때까지 지긋이 젖힌다. 한번 통증이 생기는 움직임이 결정되면 엄지발가락을 통증이 없는 범위에 놓고, 적용하는 동안 자세를 유지하라.
- **준비:** 발 중간 부분과 엄지발가락에 점착 테이프 스프레이를 뿌려라.

▶ **적용:**

1단계: 1인치의 비탄력, 탄력 테이프로 고정을 직접 엄지 발가락 뒷면 주위 피부에 하라. 그리고 2인치의 탄력 테이프이나 자가 점착 랩으로 고정을 발 중간 부분에 부드러운 압박을 주면서 하라 (그림 3-11A).

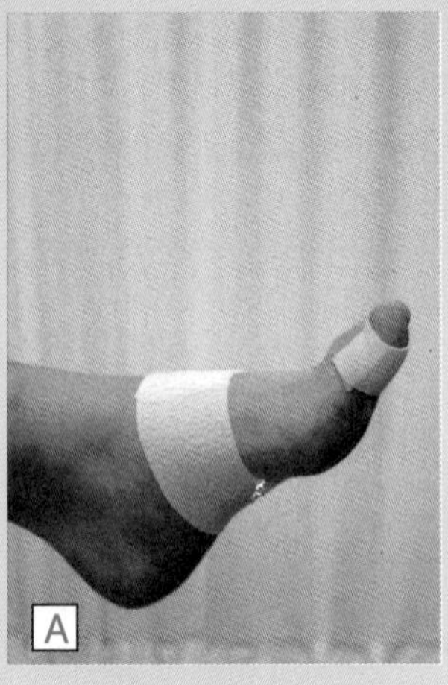

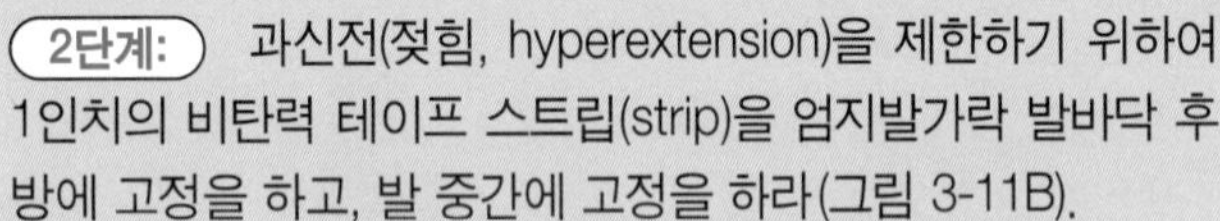

2단계: 과신전(젖힘, hyperextension)을 제한하기 위하여 1인치의 비탄력 테이프 스트립(strip)을 엄지발가락 발바닥 후방에 고정을 하고, 발 중간에 고정을 하라(그림 3-11B).

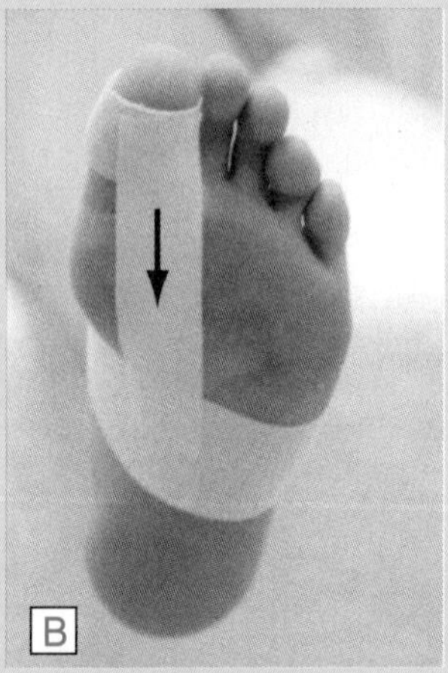

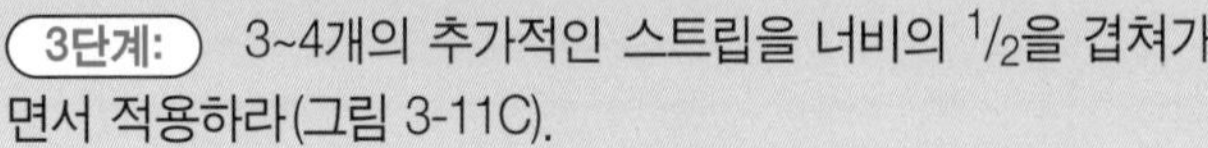

3단계: 3~4개의 추가적인 스트립을 너비의 $^{1}/_{2}$을 겹쳐가면서 적용하라(그림 3-11C).

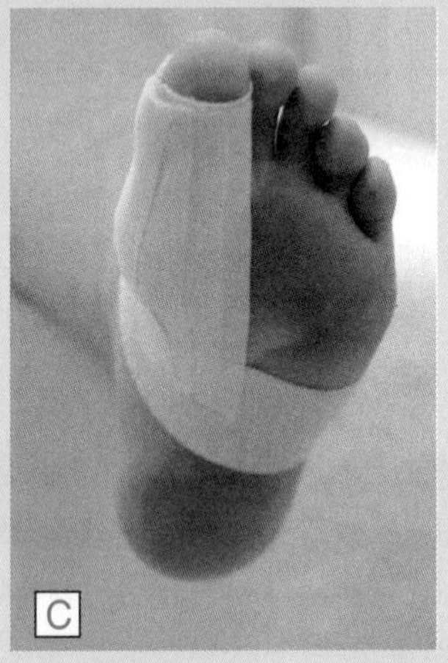

그림 3-11

4단계: 과다 굽힘을 제한하기 위하여, 1인치의 비탄력 스트립(strip)을 발가락의 후방 뒷면 표면에 고정을 잡고, 발 중간에 고정하라(그림 3-11D).

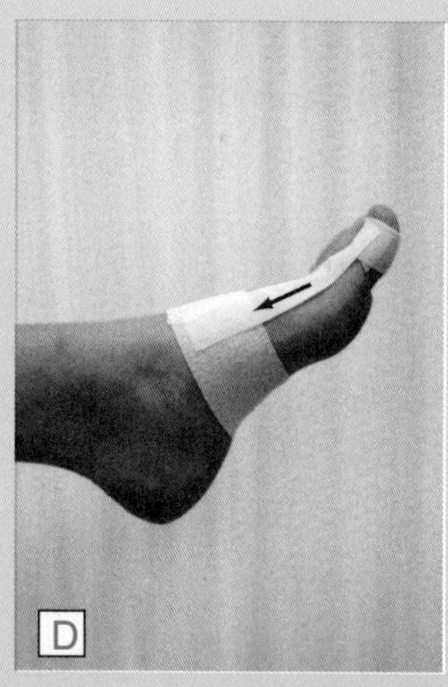

5단계: 3~4개의 스트립을 각각을 겹쳐가면서 적용하라(그림 3-11E).

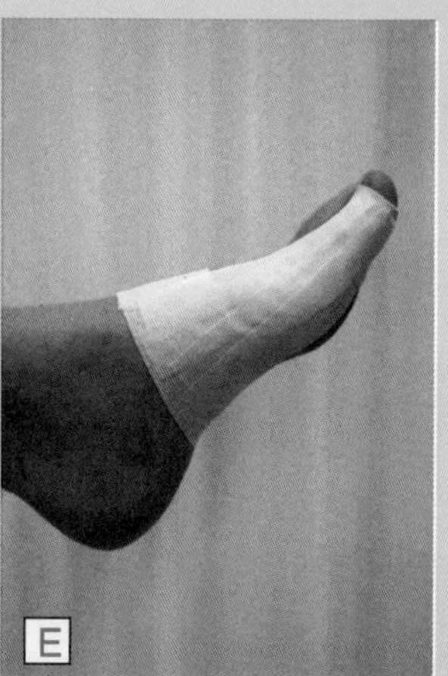

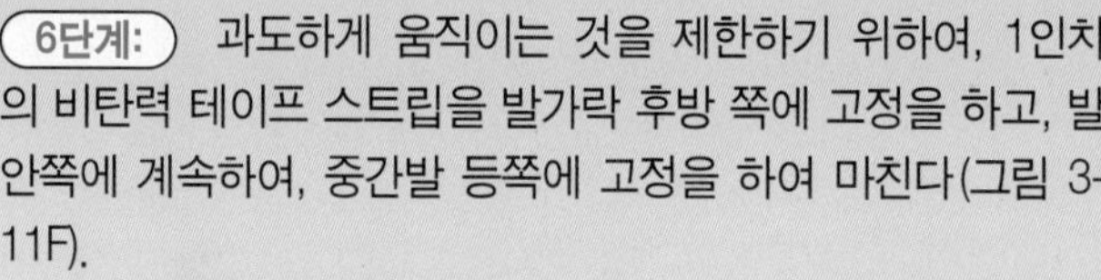

6단계: 과도하게 움직이는 것을 제한하기 위하여, 1인치의 비탄력 테이프 스트립을 발가락 후방 쪽에 고정을 하고, 발 안쪽에 계속하여, 중간발 등쪽에 고정을 하여 마친다(그림 3-11F).

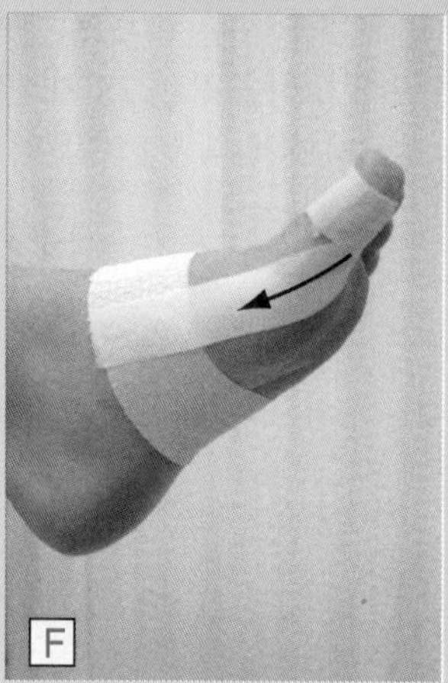

그림 3-11 *(계속)*

(7단계:) 다음, 발가락 가쪽 등쪽에 스트립(strip)을 고정하여, 발 안쪽(medial foot)에 진행한 다음에 발바닥 발 중간에 고정을 하여 마친다(그림 3-11G).

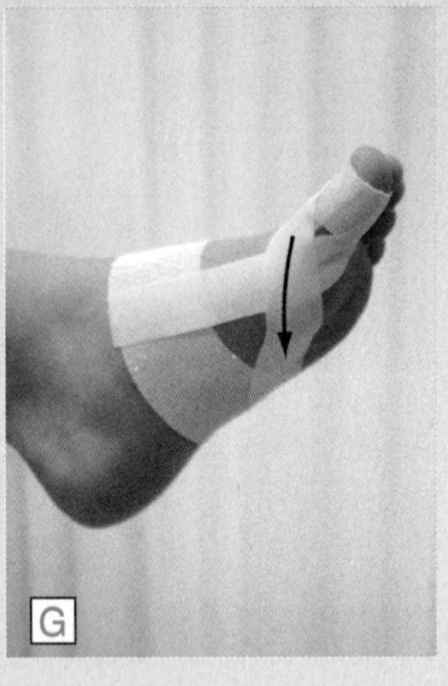

(8단계:) 3~4개의 추가적인 스트립을 더하여, 교차적으로 고정점을 놓는다. 그리하여 직물조직모양으로 만든다(그림 3-11H).

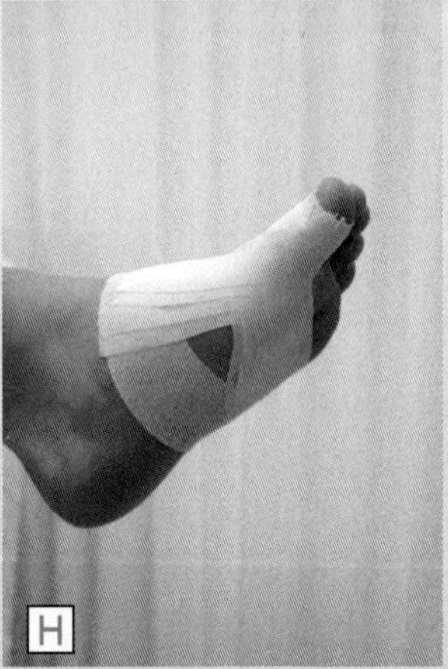

(9단계:) 1인치의 비탄력 또는 탄력 테이프를 엄지발가락의 등쪽 주위에 고정을 하고, 2인치의 탄력 테이프를 부드러운 조임의 느낌으로 발 안쪽 부분 주위에 고정을 한다 ⇆ (그림 3-11I).

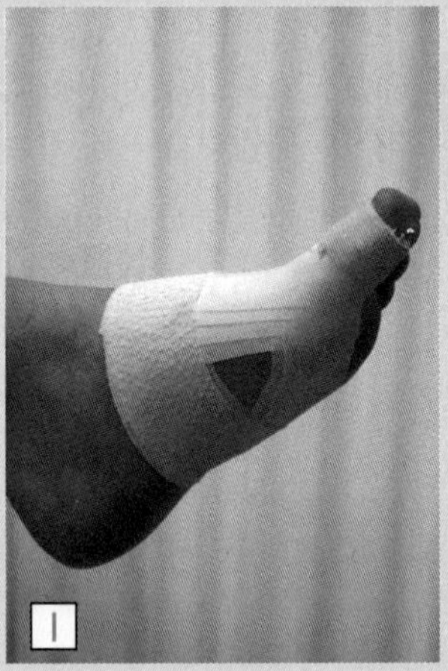

그림 3-11 *(계속)*

발가락 스트립 변형 (Toe Strip Variation)

- **목적:** Toe 스트립(strip)의 변형은 여러 방향의 움직임을 제한하기 위한 것이다. MTP 관절 염좌와 연관된 과신전이나 과굴곡되었을 시 사용한다.
- **재료:**
  - 1인치의 비탄력 또는 탄력 테이프, 2인치의 탄력 테이프 또는 자가 점착 랩, 점착 테이프 스프레이
- **환자의 위치:** 테이핑 테이블이나 벤치에 다리를 끝으로 쭉 펴서 앉아, 발은 편하게 놓는다. 통증이 발생하는 움직임의 범위를 결정한다. 한번 결정이 되면, 엄지발가락을 통증이 없는 범위에 놓고, 적용동안 이 자세를 유지하도록 한다.
- **준비:** 점착 테이프 스프레이를 발의 중간 부분과 엄지발가락에 적용한다.
- **적용:**

1단계: 1인치의 비탄력 또는 탄력 테이프 고정을 엄지발가락 등주위에 놓고, 2인치의 탄력 테이프 또는 자가 점착 랩 고정을 부드러운 압박을 가지고 발중앙(midfoot) 주위에 놓는다 ◀▶. 1인치의 비탄력 테이프를 사용하여 발가락 뒤쪽 바닥 부분에 시작하여 발중앙(midfoot)에서 고정을 한다. 똑같은 방법으로 테이프 너비의 $^1/_2$을 겹치면서 계속하여 나간다(그림3-11J).

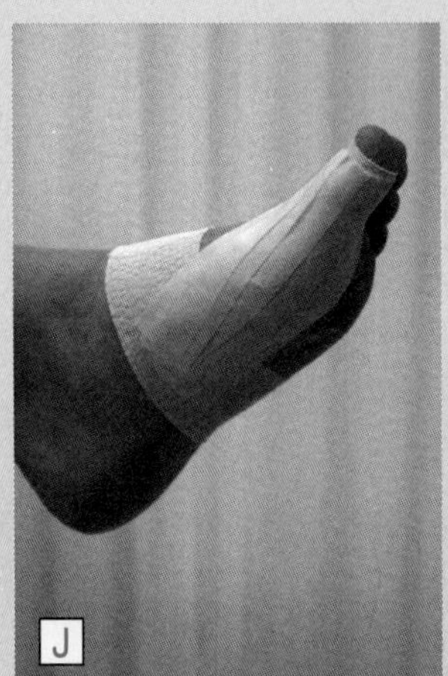

2단계: 마지막 스트립(strip)은 엄지발가락 가쪽 등쪽에 놓는다(그림 3-11K).

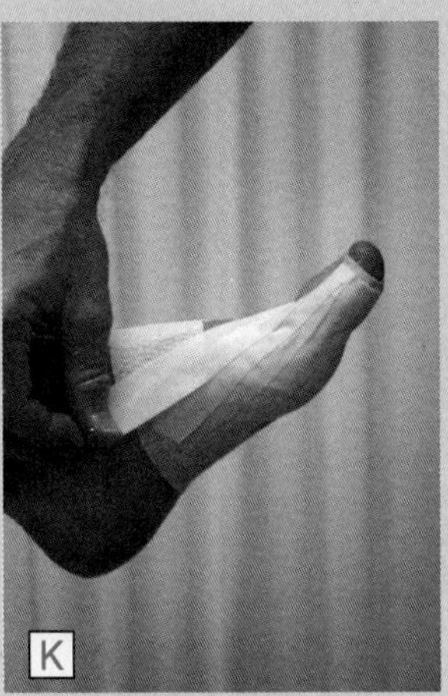

그림 3-11 *(계속)*

3단계: 1인치의 비탄력 또는 탄력 테이프를 엄지발가락의 말단 부분 주위에 놓고, 2인치의 탄력 테이프를 발중앙(midfoot) 주위에 고정을 한다 (그림 3-11L).

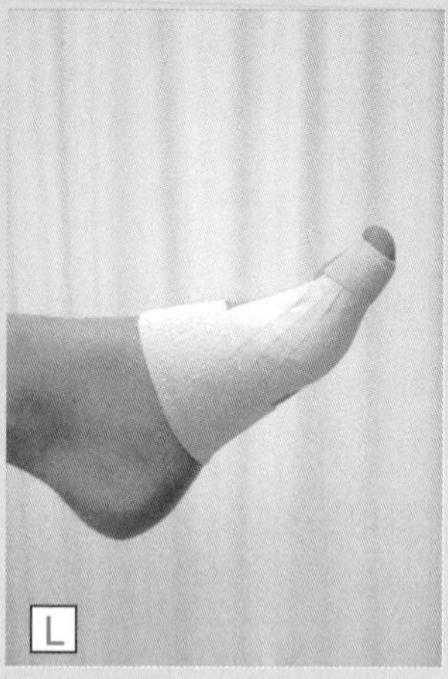

그림 3-11 *(계속)*

Turf Toe Strap 그림 3-12

- **목적:** Turf Toe 스트랩(strap)은 엄지발가락에 적당한 지지를 제공하고, 젖힘과 같이 과도한 움직임을 제한한다(그림 3-12). 이 기법은 MTP 관절 염좌를 치료할 때, Toe 스트립(strip)보다 적은 준비가 필요하다.
- **재료:**
  - 2인치나 3인치의 너비의 헤비웨이트 몰스킨(미리 잘라놓은 스트랩 혹은 롤), 1인치의 비탄력, 탄력 테이프, 테이핑 가위

  옵션:
  - 점착 테이프 스프레이
  - 2인치의 탄력 테이프
- **환자의 위치:** 테이핑 테이블이나 벤치에 끝으로 다리를 쭉 편 상태로 앉아서 다리는 편하게 한다. 통증의 범위를 결정한다. 한번 결정되면, 엄지발가락을 통증이 없는 범위로 놔두고, 이 자세를 적용동안 유지한다.
- **준비:** 2인치나~3인치의 몰스킨을 가지고 그림 3-7의 도해 기법에 따라 대문자 T 모양으로 모양을 만든다. 그러나 $^1/_2$~$^3/_4$인치 정또는 cross bar를 위하여 남겨둔다.

  옵션: *점착 테이프 스프레이를 발가락과 발바닥 앞부분에 추가적인 점착성을 제공하기 위하여 뿌린다.*
- **적용:**

1단계: 엄지발가락 말단 부분의 피부에 직접 스트랩을 고정한다(그림 3-12A).

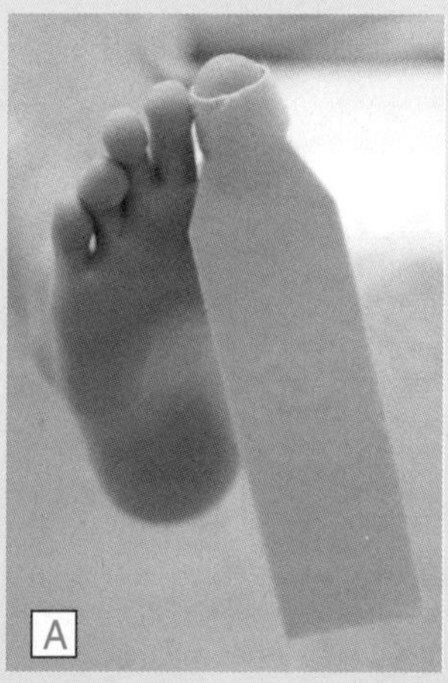

그림 3-12

2단계: 발가락의 위치를 체크하고, 스트랩(strap)에 약간의 압력을 가한다. 그리고 복사뼈 근처와 위의 발바닥 표면에 고정을 한다(그림 3-12B). 환자가 걸음으로써 적당한 스트랩 압력이 가해지는지 확인하라. 적당한 압박은 과도한 젖힘을 방지하고, 움직일 때 통증을 줄인다. 만약 필요하다면, 고정점을 변경하라. 피부에 붙인 몰스킨을 부드럽게 하라.

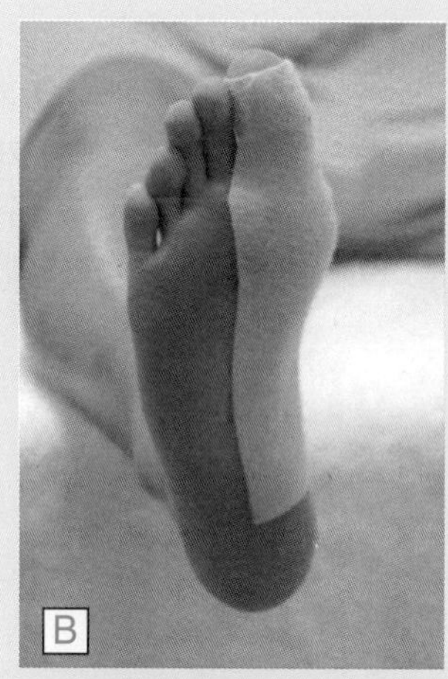

3단계: 1인치의 비탄력 또는 탄력 고정점을 발가락의 말단 부분에 부드러운 압력을 가하여 적용하라 (그림 3-12C).

옵션: *2인치의 탄력 테이프의 고정은 스트랩을 고정하기 위하여 발중앙(midfoot) 주위에 적용할 수 있다. 꼭 필요하지는 않다* .

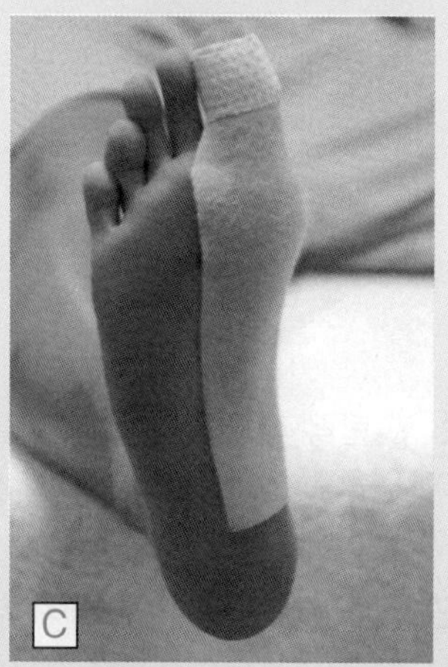

그림 3-12 *(계속)*

탄력 재료(Elastic material) 그림 3-13, 3-14

- **목적:** 탄력 재료는 상처나, 염증, 수포를 치료하는데 드레싱(dressing)을 하고(그림 3-13), 발과 발가락에 패드를 붙이는데 사용한다(그림 3-14). 재료는 가볍고, 움직임의 범위를 제한하지 말아야 한다. 탄력 재료의 얇은 성질과 강한 점착력 때문에, 테이프 자리에 재료를 사용하라.
- **재료:**
  - 점착 거즈, $^{1}/_{2}$인치 비탄력 테이프, 테이핑 가위

  옵션:
  - 2인치나 3인치의 가벼운 탄력 테이프
- **환자의 위치:** 테이핑 테이블이나 벤치에 다리를 쭉 펴고, 앉거나 엎드리거나 바로 눕는다.
- **준비:** 점착 거즈를 직접 피부에 적용하고, 점착 테이프 스프레이 없이 사용한다.

적용:

1단계: 무균 상처 드레싱(창상처치) 또는 패드를 적용한 후에, 재료의 조각을 잘라라. 점착 거즈의 조각은 $^1/_2$~1인치 정도에 걸쳐, 피부에 적절히 점착할 수 있는 드레싱이나 패드 아래에 붙여야 한다(그림 3-13). 발에 있는 재료를 부드럽게 하라.

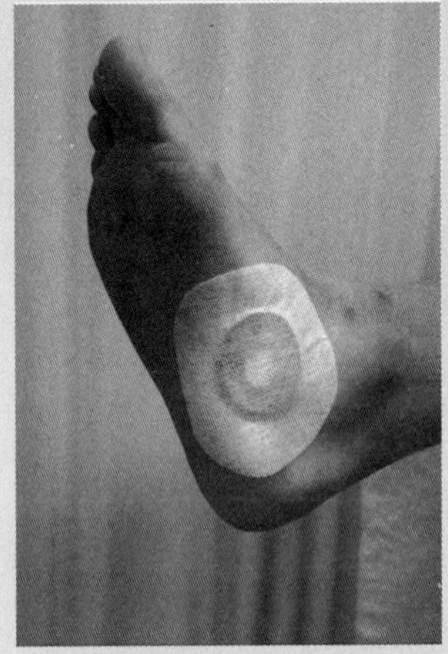

그림 3-13

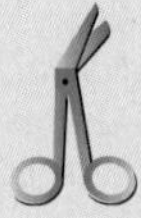

도움말: 옷에 접촉하는 롤링으로부터 가장자리를 보호하기 위해 재료의 모든 모서리를 둥글게 해라.

2단계: 탄력 재료의 한 조각을 발가락 끝에서 DIP나 PIP 관절까지 덮을 수 있도록 잘라내라. 발가락 위에 재료가 가운데 올 수 있게 올려라(그림 3-14A).

옵션: *만약 점착거즈 재료가 유용하지 않는다면, 2 내지 3인치 가벼운 탄력 테이프를 사용해라.*

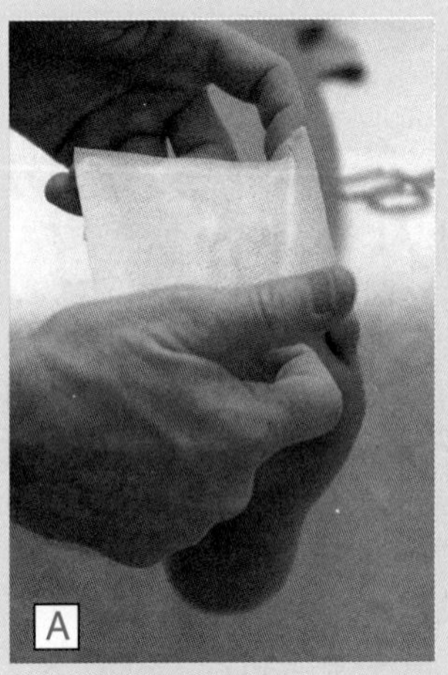

3단계: 발가락의 옆을 주름없이 접어라. 발가락을 향하여 재료를 접어라(그림 3-14B).

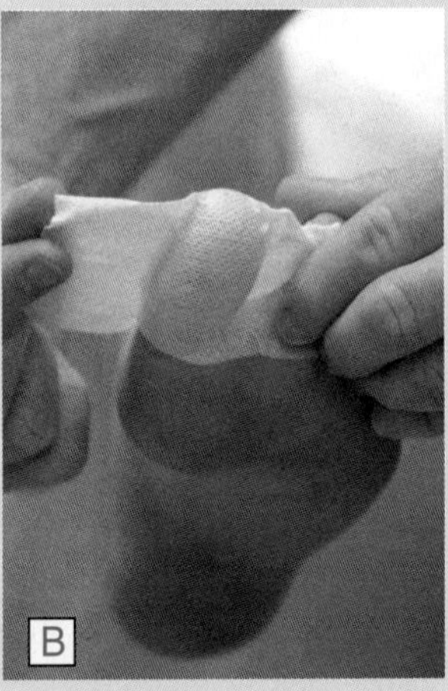

그림 3-14

4단계: 끝 모서리로부터 남는 재료를 잘라라. 충분하게 점착성이 유지할 수 있게 남겨두어라(그림 3-14C). 만약 발가락이 크다면, 지골의 말단, 중간, 가까운 부위에 비탄력 테이프 $^{1}/_{2}$을 고정하라 ◀▶ .

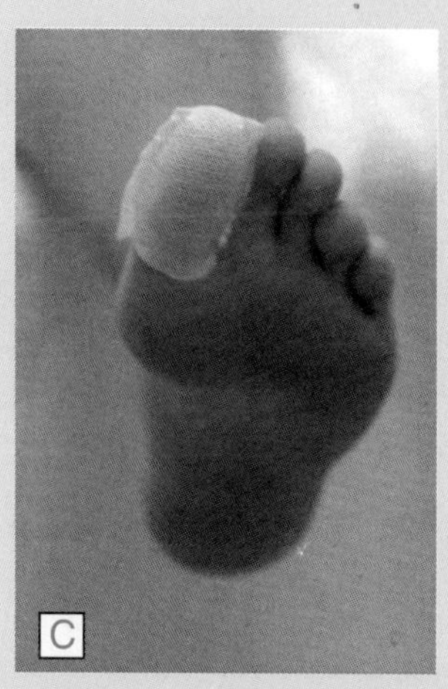

그림 3-14 *(계속)*

창의성이 있는 질문 2

취미로 달리기를 하는 대상자의 원위부 세 번째 지골 골절을 위해 Buddy 테이프 기법으로 처치하고 있다. 몇 번 이 기법을 적용한 후에 인접한 발가락이 벗겨지기 시작했다.

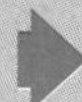

질문 : 어떻게 당신이 벗겨진 피부를 처치할 수 있고, 후에 물집과 피부가 벗겨지지 못하게 할 수 있습니까?

랩핑 기법

상처 입은 부위 주위에 유기적인 압력을 적용함으로써, 압착 랩은 부종이 생길 수 있는 공간을 줄이는데 도움을 준다.[30] 탄력 랩과 자가 점착 랩을 발과 발가락에 사용하는 것은 타박상, 염좌, 쥐, 그리고 과 사용과 함께 일어나는 염증을 치료하는데 쓰일 수 있다(그림 3-15).

압박 랩(Compression wrap) 그림 3-15

- **목적:** 발과 발가락을 위한 압박 랩 기법은 부종을 줄이는데 도움을 준다.
- **재료:**
  - 발의 사이즈에 의해 결정된 5야드 길이의 2인치, 3인치, 4인치 너비의 탄력 랩, 금속 클립, $1^{1}/_{2}$인치의 비탄력 테이프 또는 2인치의 탄력 테이프, 테이핑 가위
  - 1인치의 탄력 테이프 또는 발가락을 위한 자가 점착 랩

  옵션:
  - $^{1}/_{8}$인치 또는 $^{1}/_{4}$인치의 폼이나 펠트
  - 2인치, 3인치, 또는 4인치 너비의 자가 점착 랩이나 탄력 테이프, pre-tape 재료, 얇은 폼 패드
- **환자의 위치:** 테이핑 테이블이나 벤치에 다리를 끝으로 쭉 펴고 앉아, 뒤로 굳힌 자세로 한다.
- **준비:** 피부에 직접 기법을 적용한다.

  옵션: *$^{1}/_{8}$인치나 $^{1}/_{4}$인치 크기로 폼이나, 펠트를 자르고, 정맥 환류를 도울 수 있도록 염증이 있는 자리에 직접 올려라. 테이핑을 사용하고, 피부에 직접 pre-tape 재료를 한 층 적용하라. 그리고 발꿈치에 얇은 폼 패드를 사용하고, 염증을 막기 위하여 끈을 묶어라.*

▶ **적용:**

(1단계:) 탄력 랩을 잡고, 발의 발바닥 표면에 랩의 끝을 잡고 고정하라. 그리고 고정점을 둥글게 감싸 나아가라 ⇄ (그림 3-15A).

옵션: *2, 3인치 혹은 4인치 너비의 자가 점착 랩 또는 탄력 테이프는 탄력 랩이 유용하지 않을 때 사용되어진다.*

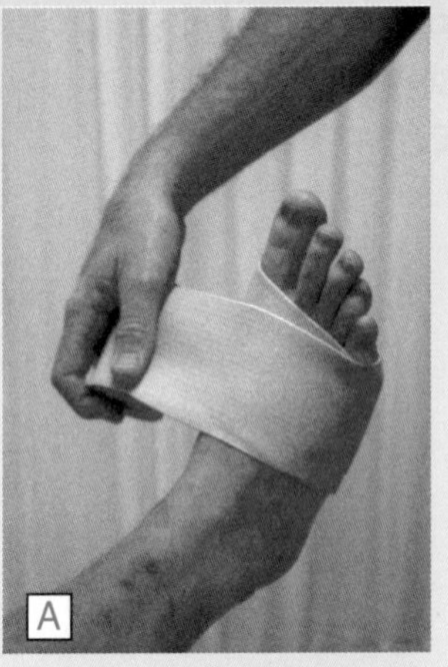

(2단계:) 회전 방향으로 랩을 적용하고, 너비의 $^{1}/_{2}$를 겹치면서 계속하라. 그리고 랩의 각도를 변경하고, 몸 방향으로 랩의 방향을 움직여라(그림 3-15B).

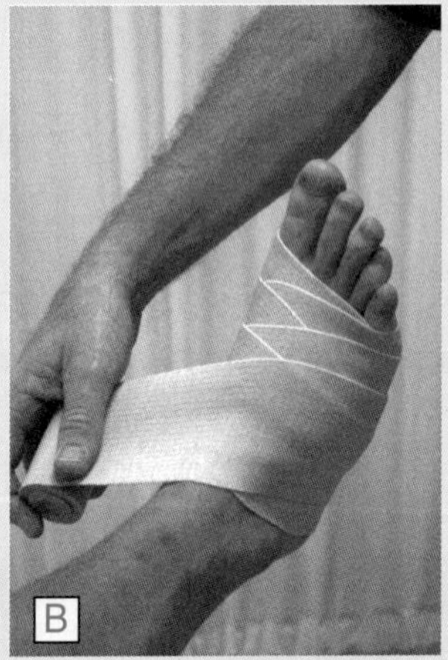

(3단계:) 발뒤꿈치 고정(heel lock) 기법으로 발꿈치를 덮기 위하여 회전 패턴과 함께 사용하여라(그림 3-15C). 간격, 주름, 불규칙한 압박감을 피하라.

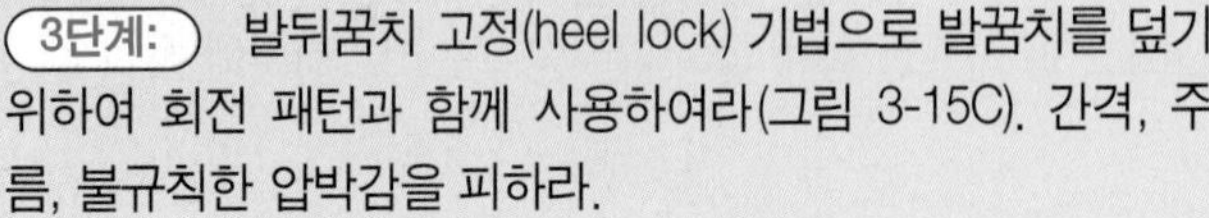

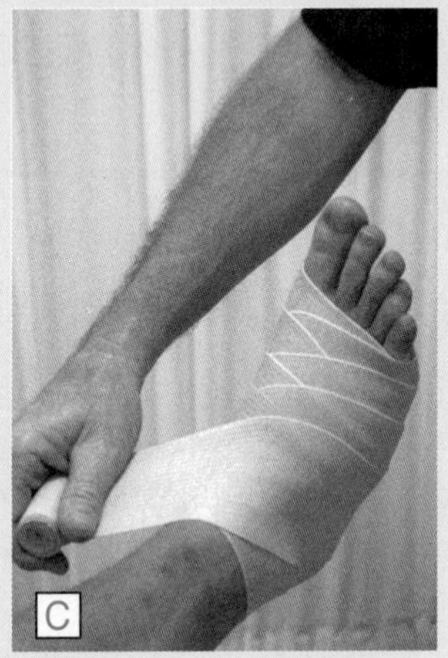

그림 3-15

(4단계:) 회전 패턴을 계속하고, 나일론 점착직물(Velcro), 금속 클립, $^1/_2$인치의 비탄력, 또는 2인치의 탄력 테이프로 하지의 말단 부위에 고정을 하라 (그림 3-15D) 연습을 하여 가장 말단 부위에 가장 압박을 많이 가하여 적용하고, 랩이 몸 쪽으로 다가올수록 압박을 풀어라.

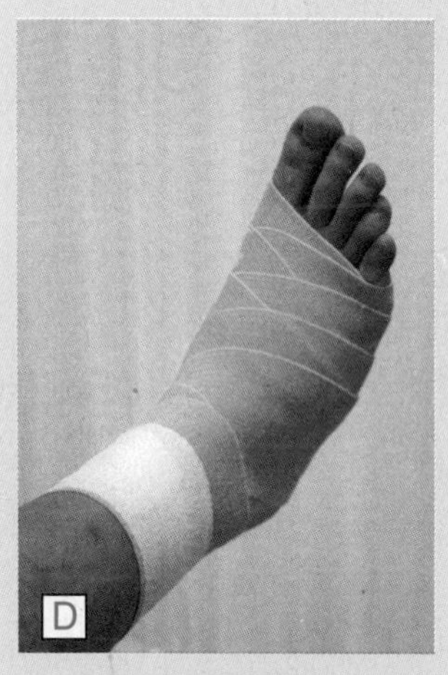

(5단계:) 발가락에 1인치의 탄력 테이프이나 자가 점착 랩을 말단에서 몸 쪽으로 원형 패턴으로 적용하라 (그림 3-15E). 말단 끝에서 가장 많은 압력을 가하고, 몸 쪽으로 올수록 압박을 줄여라. 발가락의 끝은 노출하여 혈액의 순환을 지켜봐야 한다. 추가적인 고정점은 필요하지 않다.

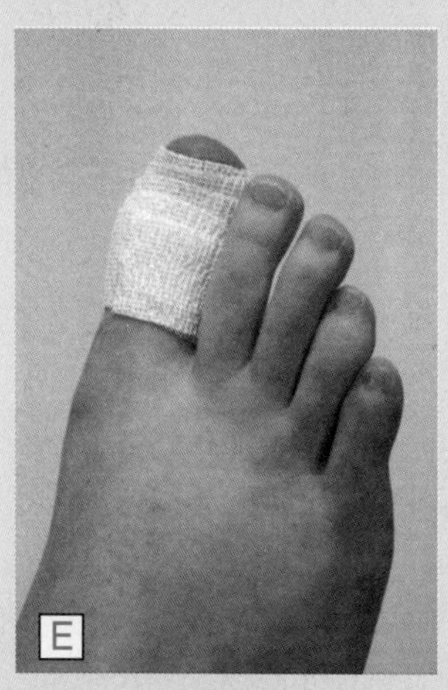

그림 3-15 *(계속)*

만약/그렇다면...

만약 발등의 타박으로 원위부로 부종이 확산되어 탄력 랩의 압박기법으로 발 주변에 적당한 압박을 제공할 수 없다면, 자가 점착 랩, pre-tape 재료 혹은 탄력 테이프의 사용을 고려 해보라. 어느 것은 적당한 압력을 주기 위해 발의 윤곽과 일치할 능력을 가지고 있다.

브레이싱 기법

브레이싱 기법은 움직임의 제한이나 지지 또는 발이나 발가락이 상처를 치료하거나 예방할 때, 구조적인 부조화를 수정할 때 사용한다. 많은 이 기법들은 다른 극심한 상처나 상태에도 사용한다.

보장구 (Orthotics)

보장구의 사용이나 구조는 건강관리 환경에서 일반적으로 사용이 되어왔고 사용되고 있다. 보장구는 과도하게 외전이나 회내 작용과 같이 발의 구조적인 부조화를 수정하거나 지지하기 위하여 설계되어 있다. 그리고 보장구는 주문제작하거나 공장에서 다양한 모양이나 다양한 목적을 위해 제조될 수 있다. 일반적으로 보장구는 3가지 타입으로 분류될 수 있다: 부드러운, 반강체, 그리고 강체된. 상처와 상태를 예방하고 치료하는데 있어 보장구의 효과성을 결정하는 연구를 하였다.

연성보장구 (Soft Orthotics)

부드러운 보장구는 충격을 흡수하고, 자극이나 마찰을 줄이는데 목적이 있다. 보장구는 펠트, 폼, 플라스틱, 고무 그리고 점탄성 폴리머와 같은 다양한 재료로 만들어졌다(그림 3-16). 많은 이들 보장구들은 기성제품으로 구매할 수 있으며, 캐스트(주조) 몰드나 조립이 필요하지는 않다. 펠트와 폼은 종종 부드러운 보장구를 만드는데 사용한다. 종자연골, 족근통증, 손가락 사이의 신경종, 발꿈치 타박상, 그리고 엄지발가락 안쪽의 염증을 치료하는데 펠트나 폼보장구의 구성과 적용은 패딩 섹션에서 할 것이다. 부드러운 보장구의 종류는 다음 장에서 설명하겠다.

힐컵(Heel Cups) 그림 3-16A

- **목적:** 힐컵은 타박상, 자극, 발바닥 근막, 하지, 무릎, 등의 상처나 상태에 연관된 발꿈치 통증을 위하여 사용한다.
- **설계:**
  - 딱딱한 힐컵은 플라스틱으로 만들어 졌으며, 지지를 제공한다. 부드러운 컵은 고무, 실리콘, 점탄성 폴리머스로 만들어져 있으며, 지지나 충격을 흡수한다.
  - 힐컵은 발의 사이즈나 무게에 따라 다르다.
  - 힐컵 사용시 부적응을 막기 위하여 각각 신발에 한 개의 컵을 넣는다. 힐컵을 비누나 물로 씻어 재사용을 하라.
- **적용:**

1단계: 각각 신발 안창에 발꿈치 공간 안에 컵을 넣어라. 움직임을 막는 추가적인 점착은 일반적으로 필요하지 않는다 (그림 3-16A).

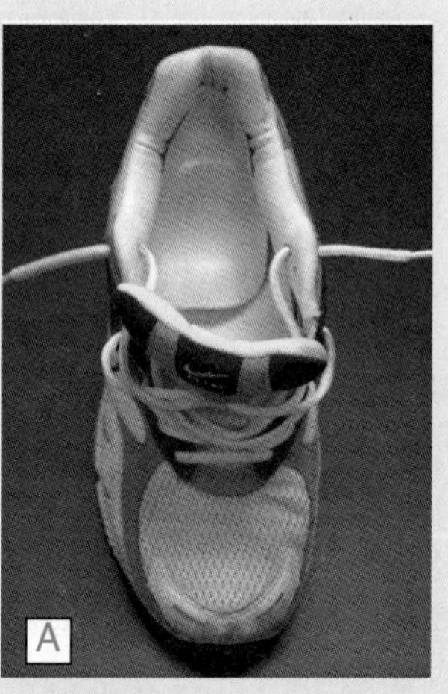

연성 깔창(Soft Insoles) 그림 3-16B

- **목적:** 충분한 길이의 네오프렌, 실리콘, 점탄성 폴리머 안창은 발바닥으로부터 충격 흡수를 한다.
- **설계:**
  - 신발 사이즈에 맞게 주문하여 둥글게 자른다.
  - 원래 깔창 위에 사용하거나 대체하라.
- **적용:**

1단계: 테이핑 가위로 안창을 정리하는 것은 발에 맞게 도움을 줄 것이다. 안창 제자리에 붙이기 위하여 추가적인 점착은 필요하지 않다. 신발끈을 느슨하게 하고, 발가락 공간을 향하여 부드러운 안창을 밀어 넣어라(그림 3-16B).

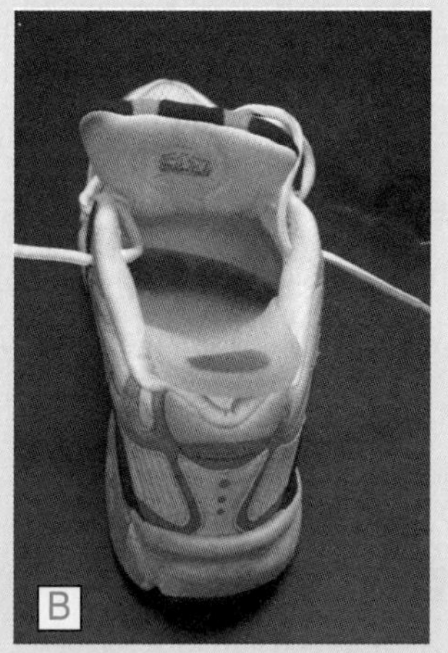

그림 3-16 신발에 삽입된 연성 깔창.

반강체 보장구 (Semirigid Orthotics)

반강체 보장구는 열가소성 플라스틱, 코르크, 깃털, 그리고 폼 재료로 구성되고, 충격을 흡수하고 마찰과 자극을 줄이며 앞발과 발 후측의 구조적인 이상함을 교정한다(그림 3-17).[20] 적응성, 지지, 컨트롤, 휘어지는 구조 때문에, 반강체 보장구는 아마도 운동하는 사람에게 가장 많이 사용될 것이다. 주문 제작품으로 사거나, 기성제품을 건강관리 시설에서 구매가능하다.

- **목적:** 반강체 보장구는 MTP 골절이나 arch 염좌, 발가락 사이 신경종, 종자연골 골절, 발목통증, 발가락 염증, 그리고 발가락 근막염과 같은 많은 발의 후방이나 앞발 상처의 예방과 치료에 사용된다.
- **설계:**
  - 이 보장구는 일반적으로 반강체의 바깥부분과 부드럽고 영구적인 커버를 가지고 있다.
  - 기성제품은 발의 크기에 따라 제조하며, 쿠션과 중족근과 척골근에 지지를 제공한다(그림3-17A).
  - 다른 기성제품 폼은 강철, 흑연, 열가소성 플라스틱으로 앞다리와 발가락의 움직임을 제한한다(그림 3-17B).
  - 발의 각인이나, 주조가 행해진 다음에 주문 제작 조립된다(그림 3-17C).

> **세부사항**
>
> 주문 제작된 반강체인 디자인들을 가진 포스트가 구조적으로 비기능적인 것을 고치는 데 이용되고, 또한 내적이거나 외적이다.[20] 내적 post들은 보장구 형성 속에 만들어지고, 외적 post들은 보장구 위에 적용된다. 형태나 코르크 재료로 만들어지는 외적 post들은 반강체 보장구와 함께 보다 많이 사용되어진다. 그리고 재료를 더하거나 제거함으로써 쉽게 보정할 수 있다.

강체 보장구 (Rigid Orthotics)

강체 보장구는 상처나 상태는 절대적인 생체역학적 구조적 이상을 조절함을 보증한다(그림 3-18).[20] 재료의 강체 특성은 소비하는 조립시간을 줄이고, 오류가 없다. 많은 건강관리 전문가는 구조를 위하여 보장구 실험실에서 캐스트나 몰드를 한다. 강체 보장구의 사용과 연관된 본질적인 사실은 다음과 같다.

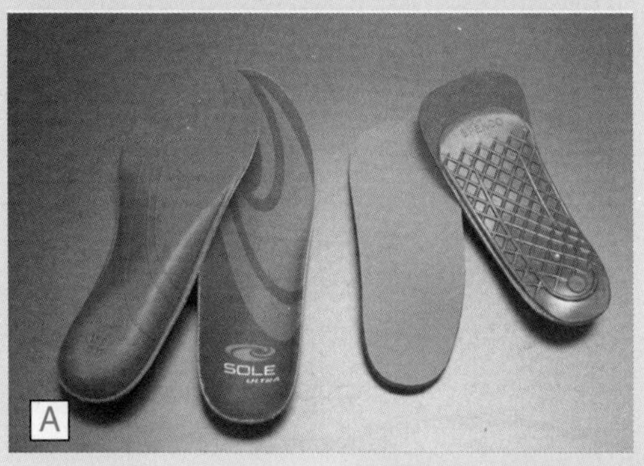

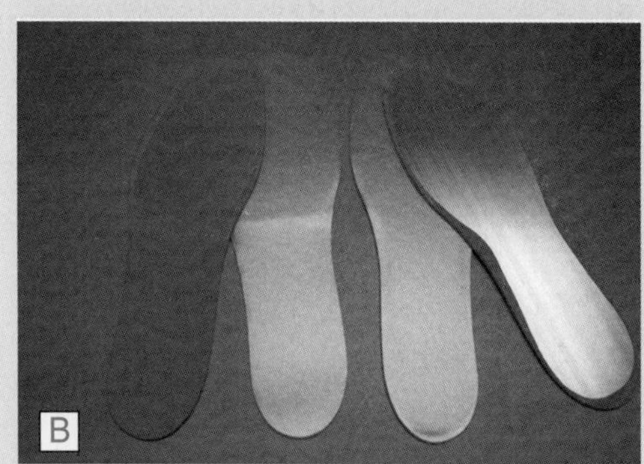

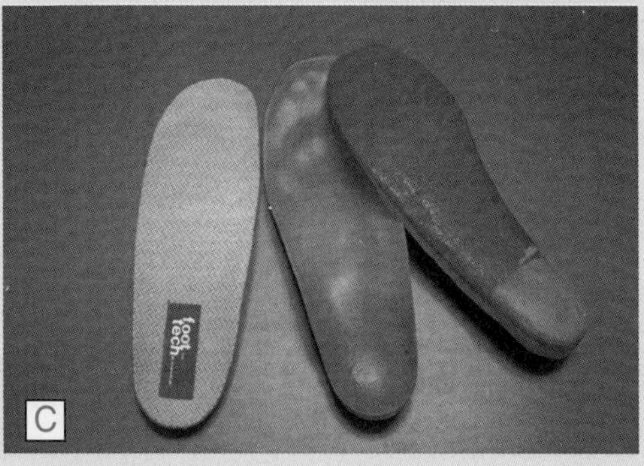

그림 3-17 A 기성제품 반강체 보장구들(왼쪽). 전체길이(오른쪽) 3/4 길이, B 기성제품 스틸 반강체 보장구들 (왼쪽) 1/2 길이(오른쪽) 전체 길이, C 주문 제작된 반강체 보장구들

- 재료의 고정성 때문에, 소수의 운동선수들이 강체보장구를 사용한다.[30]
- 성장기에 구조적인 이상을 치료하는데 제한적인 성공률을 보이고는 한다.[27]
- MTP 염좌, 근육 뒤틀림, 그리고 과도한 손목 휨을 치료하고 예방하는데 사용된다.
- 보장구는 발 캐스트로 구성되며, 강체 아크릴 플라스틱으로 만들어지거나 흑연 재료로 만들어진다(그림 3-18).

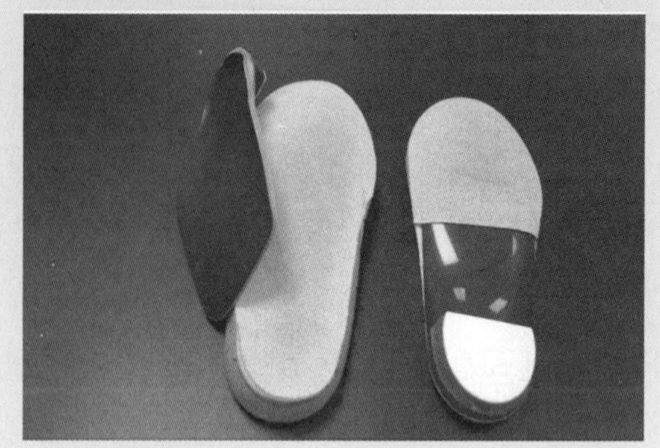

그림 3-18 주문 제작된 강체 보장구.

연구 요약

무릎, 정강이 그리고 발목 통증,[13,21] 족저근막염,[18] 그리고 심각한 발목 외전을 가진 활동 대상자의 연구에서 반강체 혹은 강체 보장구의 사용은 활동수준이 손상전으로 되돌아가고, 통증도 70~80% 수준으로 감소한다고 보고한다. 또 다른 연구에서 반강체 혹은 쿠션 보족구들이 평발(낮은 족궁)을 가진 군인 신병들에서 중족골 스트레스 골절[36]의 발생을 감소시켜 줌을 나타낸다. 점성과 탄성을 함께 지닌 polymer 보장구들은 등, 다리, 그리고 발의 통증을 감소시켜준다고 보고하고 있다. 계속된 연구에 따르면, 보행에 있어서 42%만큼 접촉력(impact forces)을 감소시켜준다.[12,39] 손상과 손상된 상태의 여러 다른 형태에서 같은 보장구 기법들이 함께 예방되고 처치될 수 있다. 이 같은 보장구 기법들은 또한 의문을 받게 된다. 몇몇 연구자들은 요족(pes cavus), 회내에 영향을 미치지 않은[32] 보장구들의 사용은 활동성 개인들 사이에서 중족골 스트레스 골절의 발생과[23,25] 10~20% 더 접촉력을 감소시켜준다는 것을 발견한다.[9,14,22,25] Nigg와 간호사, 그리고 Stefanyshyn[26]은 보장구[37]의 골격을 일렬로 맞추고 있는 아이디어가 기본적인 상당량의 불확실에 기초를 두라고 말하였다. 질문을 주목하면서 비용 대 효과와 개인을 위한 보장구들을 명하는 것에 대한 우려는 많은 변수들을 건강관리 전문가가 주의하여 보도록 내버려둔다. 어떤 보장구 기법의 사용은 개인의 필요와 전체적인 예방과 처치프로그램의 부분에 맞게 맞춰져야 한다.

창의성이 있는 질문 3

건설 노동자가 일하는 동안 두 발의 양쪽 발바닥 표면 사이에 전반적인 아픔을 경험하고 있다. 그의 신발(boots)은 강철 생크 깔창(shank sole)을 가지고 있다.

 **질문 : 어떤 보장구 기법이 이 상태를 처치하는데 사용할 수 있을까?**

보장구 조립 과정 (Orthotics Fabrication Process)

주문 제작된 부드럽고, 반강체, 그리고 강체 보장구의 조립은 일반적으로 건강관리 시설이나 보장구 연구소에서 이루어진다. 조립 기법은 기법과 경험을 필요로 한다. 이런 경험은 건강관리 전문가에 의해 사용된 많은 종류의 조립 기법의 결과로 나타난다. 집에서 조립하는 몇 가지 이점은 사용을 위하여 구성을 빠른 시간에 할 수 있다는 것이다. 설계를 수정할 수 있을 것이다. 다음은 일반적인 부드러운 제품, 반강체 제품, 강체 제품 디자인의 조립 과정이다.

발자국과 조형(Foot Impressions and Molds)

많은 디자인에서, 조립과정은 건강관리사가 발을 찍고, 자연스러운 거골 관절 자리를 얻어야 한다(그림 3-19).[20] 발자국은 일반적으로 누름 폼이나, 플래스터 캐스팅을 가지고 이루어진다.

모양 형성 틀(Foam Impression Box) 그림 3-19A, B

- **목적:** 모양 형성 틀은 보장구 디자인이 정확하게 맞는 것이 필요하지 않을 때 사용한다. 이 방법은 종종 부드럽거나 반강체 디자인과 함께 쓰인다. 모양 형성 틀은 포장되어 보장구 연구실에 조립을 위하여 보내진다.
- **과정:**

1단계: 환자가 엉덩이를 대고 앉은 자세에게, 무릎을 90°로 하여, 형성 틀 안에 발을 넣는다(그림 3-19A).

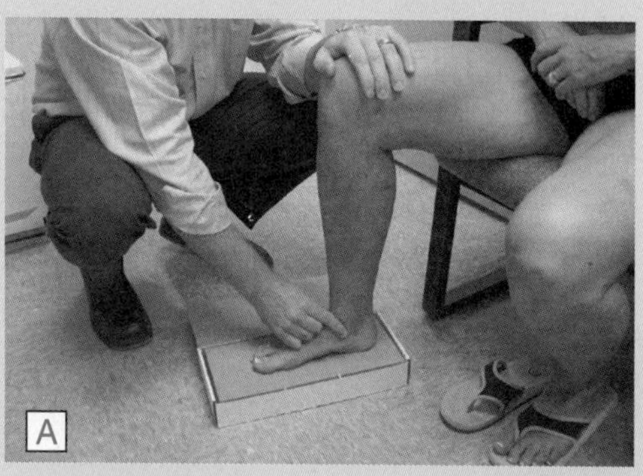

2단계: 자연스러운 자세에서 거골 관절까지 담근 다음에 발을 누른다(그림 3-19B).

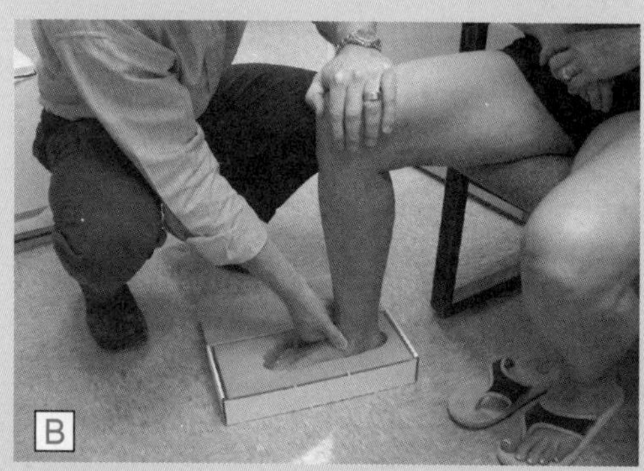

그림 3-19

음성 주조와 양성 성형(Negative casts and positive molds) 그림 3-19C,D,E

- **목적:** 보장구가 정확한 적합성이 필요할 때, 음성 주조나 양성 성형을 사용한다.
- **설계:**
  - 석고는 환자가 엎드리거나 누워 있을 때, 거골 관절이 중립을 유지할 때, 음성 캐스트를 만들기 위하여 사용하고, 그 다음 양성 몰드를 사용한다.
  - 음성캐스트는 두 개의 보장구를 발의 발바닥 표면에 붙여서 구성해야 한다. 보장구는 목말뼈 밑 중립적인 발자세 자국을 근거해서 제작하고, 슬리퍼를 조립하는 것과 유사하다.
  - 음성캐스트를 사용하는 것과 같이, 양성 몰드는 석고 믹스로 구성될 수 있다. 다른 옵션은 음성 주조를 양성 성형을 만들기 위하여 보장구 연구실로 보내는 것이다. 보장구는 그때 양성 몰드로 조립된다.

▶ **과정:**

(1단계:) 발꿈치 후부에서 척골 윗부분까지 보장구를 적용하라(그림 3-19C). 그리고 두 번째 보장구는 발가락에서 발꿈치 후부까지 적용하라(그림 3-19D). 캐스트를 양손으로 부드럽게 하고 석고를 말려라.

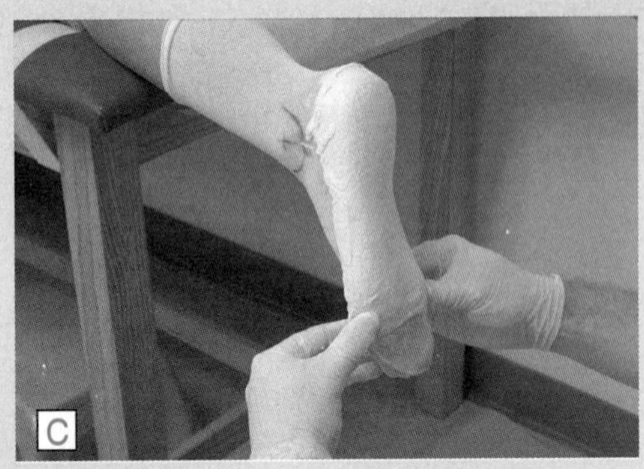

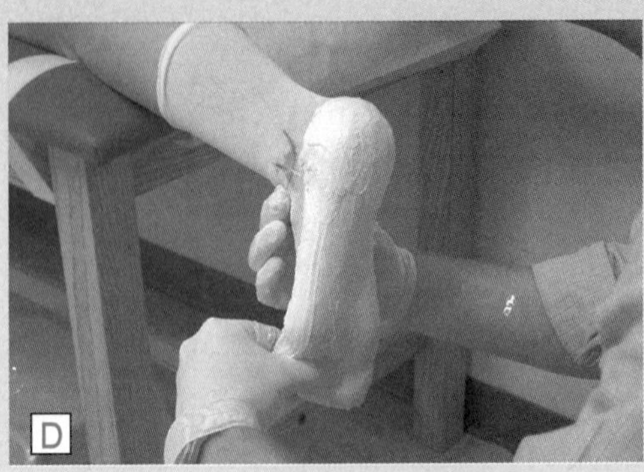

(2단계:) 석고 믹스를 부적 캐스트에 붓고, 그 다음에 제거하고, 집이나, 연구실 보장구 조립을 위하여 양성 몰드를 만들어라(그림 3-19E).

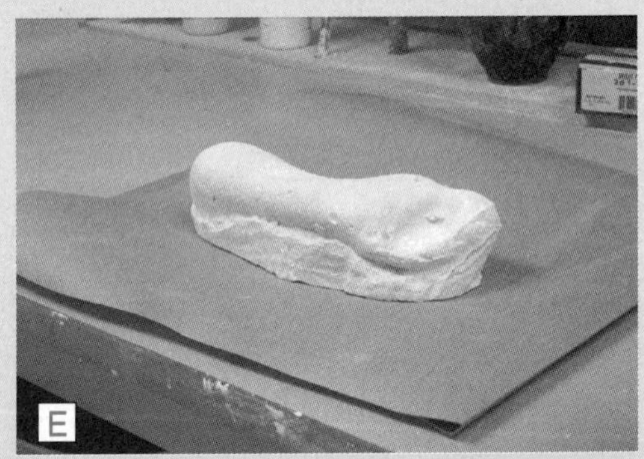

그림 3-19 E 음성 주조의 형태에서 만들어진 양성 몰드.

양성 성형을 위한 조립 (Fabrication from a Positive Mold)

양성 몰드로부터의 반강체와 강체 보장구의 조립은 추가적인 시간과 기구가 필요하다(그림 3-20).[20] 숙련된 조립자는 몰드를 그라인드, 샌딩, 쉐이핑의 과정을 통하여 구조적 이상을 수정하며, 이러한 점에서 보장구 조립 전에 몰드를 하는 것은 분명하다. 석고는 구조적인 이상을 수정하기 위하여 몰드를 추가할 수 있다. 일단 몰드가 완성되면, 손이나 진공 압력기로 강체 아크릴과 흑연 재료는 열을 가하고, 압력을 준다(그림 3-20).

조립 전에 만든 몰드의 수정은 붙이거나 나중에 수정을 할 때 어렵다. 제작품 보장구의 껍질은 발사이즈로, 열을 가하여 양성 몰드로 주조할 수 있다. 이 껍질은 추가적인 열을 가해 수정할 수 있다.

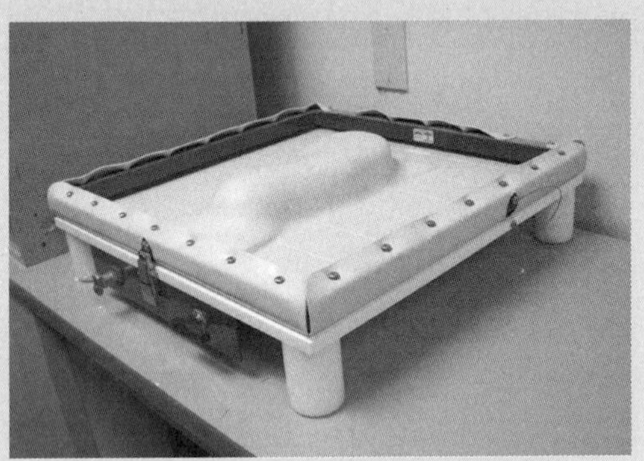

그림 3-20 양성 성형과 진공압축기안의 보장구 재료들.

발의 조립(Fabrication to the foot)

다른 반강체 보장구 디자인은 캐스트나 몰드가 필요하지는 않고, 발에 직접 조형을 하고 집에서 조립을 한다(그림 3-21). 환자를 앉은 자세로 하며, 무릎을 90°로 하여, 거골이 담기도록 하여 차근차근 과정을 거친다.

▶ **조립 과정:**

1단계: 첫째, 열가소성 플라스틱 재료를 발보다 크게 자르고, 열을 가한다(그림 3-21A). 재료가 휘기 쉬어진다면, 열로부터 밀어내고, 발바닥에 적용하라.

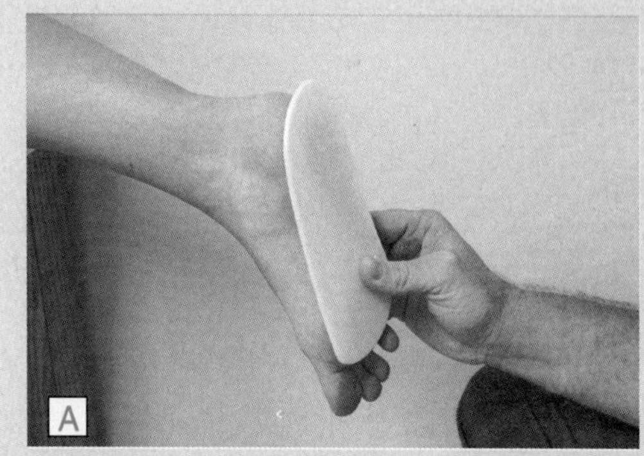

2단계: 손으로 재료를 발의 모양으로 조형하라. 식은 후에 발에 맞도록 정리하라(그림 3-21B). .

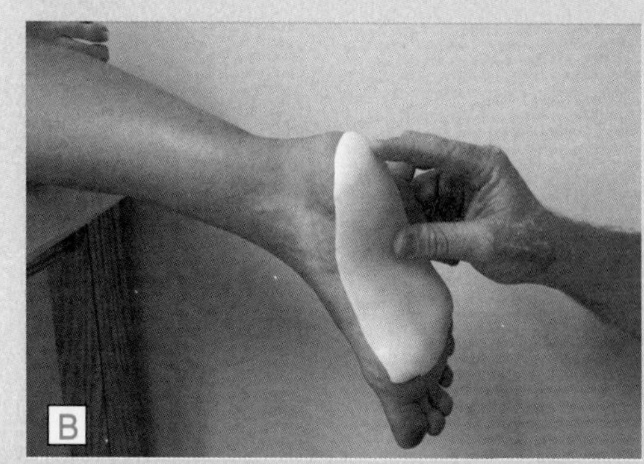

3단계: 일반적인 보장구 조립 과정은 전기 그라인더를 사용하여 발에 맞도록 바깥 끝을 경사지게 한다(그림 3-21C). 기구를 사용할 때, 눈, 코, 입, 그리고 손 보호를 하라. 많은 그라인더가 진공이 붙여져, 공기나 청소시간에 먼지를 줄여준다.

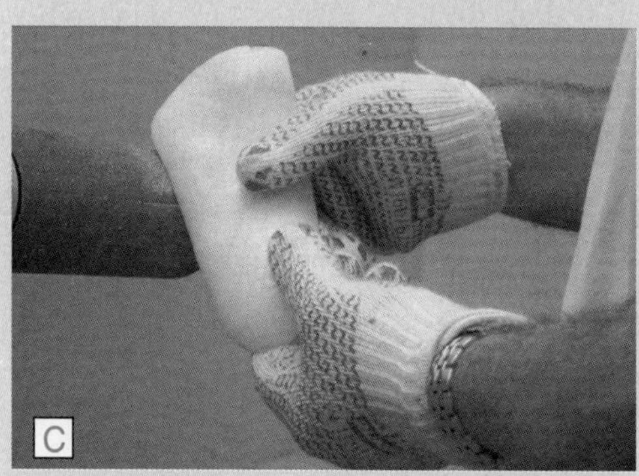

4단계: 보장구를 이용, 평평한 바닥을 만들어 척골이나 발가락 아래에 발의 끝을 향하여 뾰족하게 갈아라(그림 3-21D).

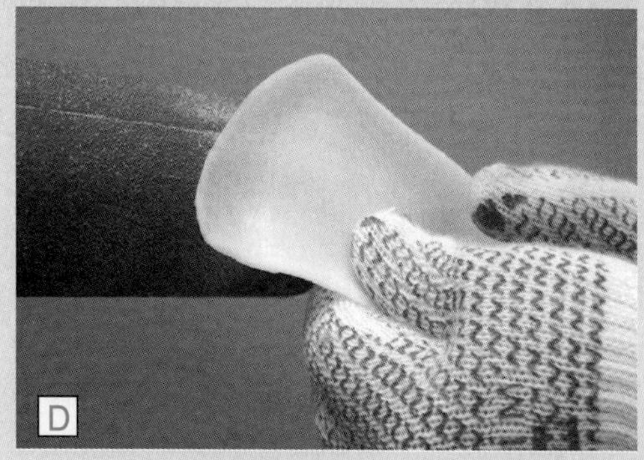

그림 3-21

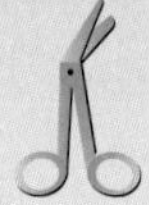

도움말: 여러 건강관리 전문가들은 이 조립 단계에서 외부의 추천물을 통해 추가적인 지지를 통합한다. 중족골, 중족궁, 뒤꿈치, 혹은 종자골을 위한 지지대와 쿠션은 보장구의 등쪽 혹은 발바닥 쪽의 열가소성 쐐기의 몰딩, 그리고 말발굽 신발, 혹은 반원형의 형태에 의해 완성되어진다.

5단계: 배열을 결정한 후에, 열가소성 플라스틱 조각을 시멘트를 가지고 붙이고, 뾰족한 끝과, 평평한 바닥을 만들기 위하여 갈아라(그림 3-21E). 수정은 추가적인 그라인딩을 통하여 가능하다.

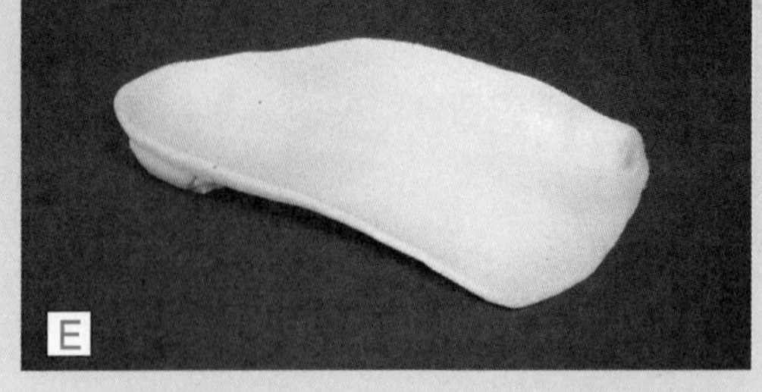

6단계: 부드럽고 영구적인 물질을 쿠션과 보장구가 신발에서 움직이지 않도록 시멘트를 이용해 붙여라(그림 3-21F).

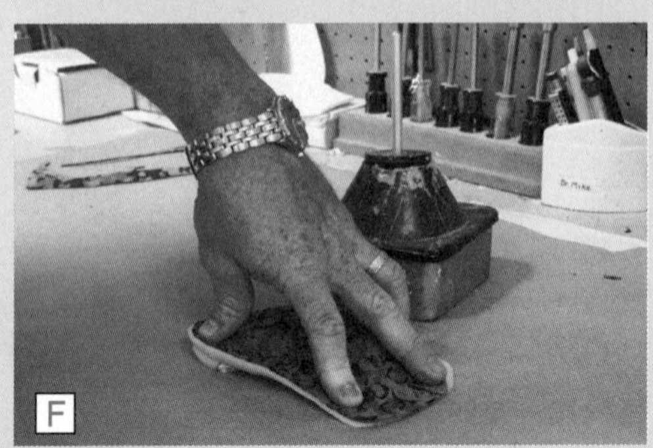

그림 3-21 *(계속)*

조립 시스템(Fabrication Systems)

보장구 조립 시스템은 몇몇 제조업체에서 구입할 수 있다. 재료는 목적에 따라 다양한 디자인과 사이즈가 있으며 자르거나 갈 수 있다.

한 시스템은 보장구 위아래 사이에 물이 있다. 물을 안에 집어넣고 몰딩은 개인이 발을 집은 상태에서 신발에서 조형이 된다.

다른 시스템은 목말밑 관절의 중립(subtalar neutral) 자세에서 서 있는 것이 정렬되기 위하여 스탠드(stand)를 이용한다. 껍질에 열을 가하고 스탠드의 쿠션이 있는 표면에 놓는다. 환자는 껍질 위에 서 있는다. 보장구과는 다르게 발가락과 발에 하는 보장구 기법은 움직임의 제한과 지지를 제공한다. 또는 염좌, 좌상, 날카로운 골절과 스트레스 골절, 과사용 손상, 수술 후의 치료에서 충격을 흡수한다.

야간용 스프린트 기성제품(Off-the shelf night splint) 그림 3-22A

- **목적:** 나이트 스프린트는 발목을 보호하고, 발의 굴절이 5°로 유지하며, 발가락이 약간만 움직이게 하여 환자가 발바닥 근육을 치료하는 동안 통증을 줄이게 하는 것이다(그림 3-22).
- **설계:**
  - 아무때나 살 수 있는 스프린트(splint)는 발 크기에 일치하여 결정된다.
  - 이 스프린트는 하지와 발에 조형되며, 강체 플라스틱으로 만들어진다. 그리고 부드러운 폼 재료로 덮어진다.
  - 많은 디자인은 폼 wedge를 제거할 수 있어 발과 발가락을 추가적으로 굴절시킬 수 있다
  - 점착식(찍찍이) 스트랩(strap)은 일반적으로 하지와 발에 스프린트에 붙일 수 있다.

연구 요약

나이트 스프린트는 문헌고찰에서 족저근막염의 치료에서 홀로,[7,28] 프로토콜 치료 전에,[3] 또는 힐컵/패드와 함께 혼합하거나,[6,17,40] 항염증 치료제,[6,17,31,42] 그리고 보장구를 사용할 때 효과적이다.[17,24,42]

환자의 자세: 테이핑 테이블이나 벤치에 다리를 끝으로 쭉 펴고 발은 굽힌다.

적용:

1단계: 대부분에 적용하듯이, 스트랩(strap)을 풀고, 다리 아래와 발에 놓은 다음에 끈을 당겨라(그림 3-22).

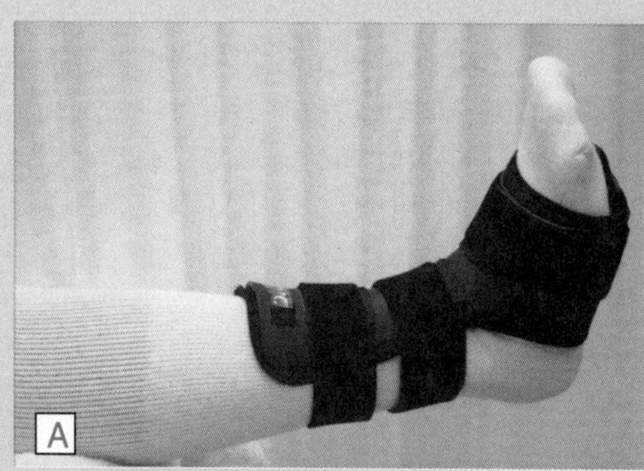

그림 3-22

야간용 스프린트 주문 제작품(Custom-Made Night Splint) 그림 3-22B

목적: 열가소성 플라스틱 재료는 맞춤의 사용이 불가능할 때, 야간용 스프린트에 사용가능하다. 스프린트는 다리 아래와 발 앞면을 덮을 수 있다.

재료:

- 종이, 펠트 볼펜, 열가소성 플라스틱, 1/4인치 부드러운 폼, 테이핑 가위, 열, 4인치 또는 6인치 너비의 탄력 랩, 3인치나 4인치 자가 점착 랩

옵션:

- 점착제, 플라스틱 리벳, 점착직물 스트랩(strap)

환자의 위치: 앉거나, 엎드려 테이핑 테이블이나 벤치에 다리를 끝으로 쭉 피고 발은 굽힌다.

적용:

1단계: 열가소성 플라스틱 재료를 사용하여 제작품을 만든다. 그림 1-15를 보면 열가소성 플라스틱으로 만드는 가이드라인이 있다.

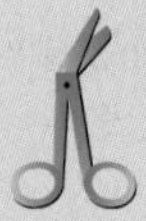

도움말: 저항과 열가소성으로 사용된 재료의 두께에 따라, 뒤꿈치 각도나 겹겹의 층으로 보강하는 것은 프린트의 적절한 강도를 제공하기 위해 요구될 수 있다.

2단계: 부드러운 폼을 최소 1/4인치 두께로 스프린트 안에 넣어 피부의 염증을 줄여라. 만약에 폼이 없다면, 양말을 스프린트 안에 넣어라.

3단계: 4인치나 6인치 너비의 탄력 랩을 회전 방향으로 또는 자가 점착 랩을 회전 방향으로 몇 번 부드러운 압박을 가해 스프린트에 부착한다 (그림 3-22B).

옵션 : *점착식(찍찍이) 스트랩(strap)은 스프린트를 제자리에 잡고 있게 풀이나 플라스틱 못으로 붙일 수 있다.*

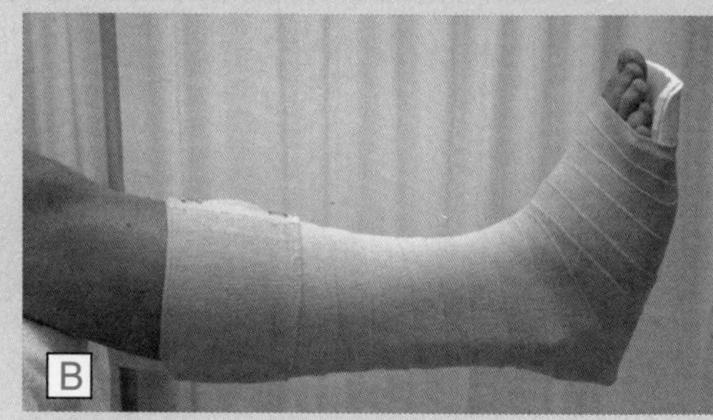

그림 3-22

세부사항

비록 아무때나 살 수 있는, 열가소성 야간용 스프린트, 레이스 업 발목 브레이스만큼 효과적이지는 않지만 아킬레스 건과 족저 근막에 정적인 스트레치를 제공한다(그림 4-14 참조). 적절히 맞춰진 발목 브레이스는 야간 부목으로서 이 기술을 사용하는 데 따르는 불편함인 발가락이 끼는 것을 제어한다. 그러나 레이스 업 발목 브레이스는 통상 건강관리자가 알게 되고, 만약 다른 스프린트들이 쓸모없다면 사용되어질 지도 모른다. 레이스 업 발목 브레이스의 토의는 4장에서 알 수 있다.

보행 부츠(Walking boot) 그림 3-23

목적: 보행부츠 또는 워커는 염좌, 근막, 골절을 치료할 때, 완벽한 지지와 부동화를 제공한다. 부츠는 전통적인 석고나 섬유유리캐스트를 대신할 수 있다. 전통적 캐스팅에 비해 부츠가 갖는 장점은 가볍고, lower cast, 치료와 회복을 위해 쉽게 제거가 가능하며 움직임을 조정할 수 있고, 걸음걸이나, 걸음형태를 거스르는 일이 적다.[15]

설계:

- 부츠는 신발 크기에 따라 결정되어 제작된다.
- 부츠의 뼈대, 중간, 가쪽 위팔과 지주는 알루미늄으로 제작되며, 플라스틱이나 가벼운 재료로 주조된다.
- 바닥은 부드럽거나 딱딱한 고무로 평평하거나 rocker 형태의 바닥으로 제작된다.
- 벼대 안에, 나이론 폼 덧쇠는 쿠션을 제공하기 위하여 다리 아래쪽이나 발 주위를 감싼다.
- 뼈대와 통합되어 있는 점착 직물(찍찍이) 스트랩(strap)은 다리 아래와 발의 부츠를 보호해준다.
- 부츠는 늘릴 수 있는 디자인이다(그림 3-23A).
- 몇몇 부츠는 다이얼을 가지고 있으며, 움직임의 범위를 조절할 수 있게 한다(그림 3-23B).

환자의 위치: 테이핑 테이블이나 벤치에 다리를 끝으로 쭉 펴고, 발을 굽힌다.

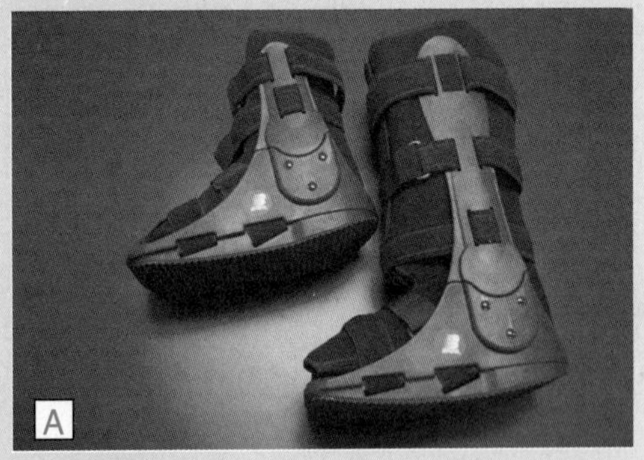

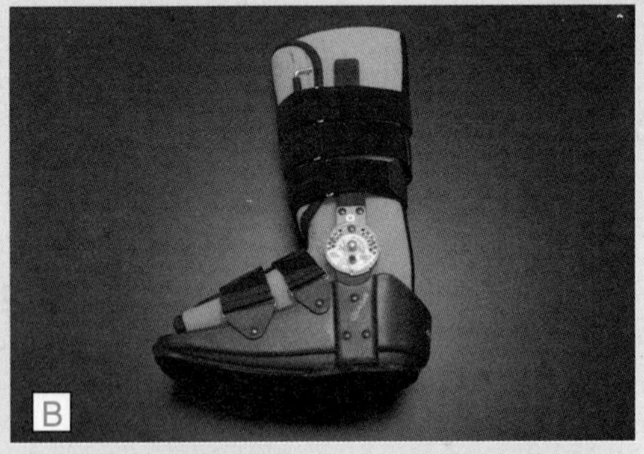

그림 3-23 A 보행부츠.(왼쪽) 짧은 것, (오른쪽) 긴 것. B 관절움직임을 조절할 수 있도록 한 보행부츠.

▶ **적용:**

1단계: 적용은 스트랩(strap)을 풀고 라이너를 분리시켜라. 발을 부츠에 넣고, 발꿈치 공간에 발꿈치를 옮겨라(그림 3-23C).

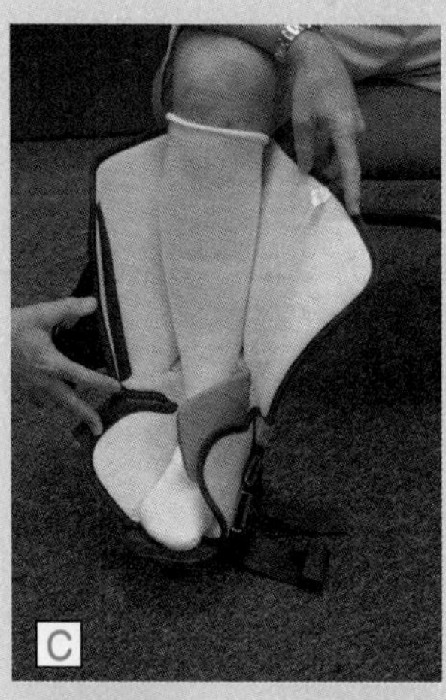

2단계: 다리 아래와 발 주위에 라이너를 감싸고, 스트랩을 조여라. 스트랩을 타이트하게 하거나 느슨하게 하여 잘 맞추어라(그림 3-23D).

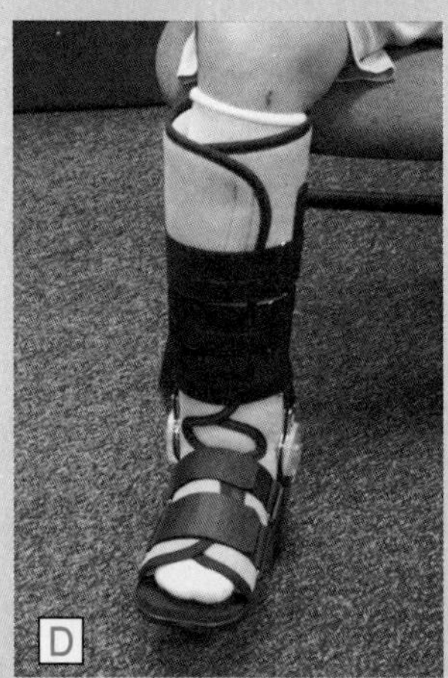

그림 3-23 *(계속)*

부목 부츠(Cast Boot) 그림 3-24

▶ **목적:** 부목 부츠는 다리 아래쪽에 캐스팅과 함께 샌들로도 사용되어 왔다. 또는 수술 후에 걷기 위하여 충격흡수나 부드러운 지지를 주기 위하여 쓰여 왔다(그림 3-24).

▶ **설계:**

- 부츠는 덮개가죽과 에틸렌 비닐 아세테이트(EVA)를 바닥으로 앞발을 감싸고, 뒤꿈치는 점착 직물(찍찍이) 스트랩으로 구성되어 있다. EVA는 열가소성 물질로서 보장구를 만들 때 쓰이고 런닝화 슈즈 바닥에 쓰인다.

▶ **환자의 위치:** 테이핑 테이블이나 벤치에 다리를 끝으로 쭉 펴고, 발을 굽힌다.

▶ **적용:**

1단계: 사용하기 위하여 끈을 풀고, 발바닥을 캐스트에 넣고 끈을 조인다(그림 3-24).

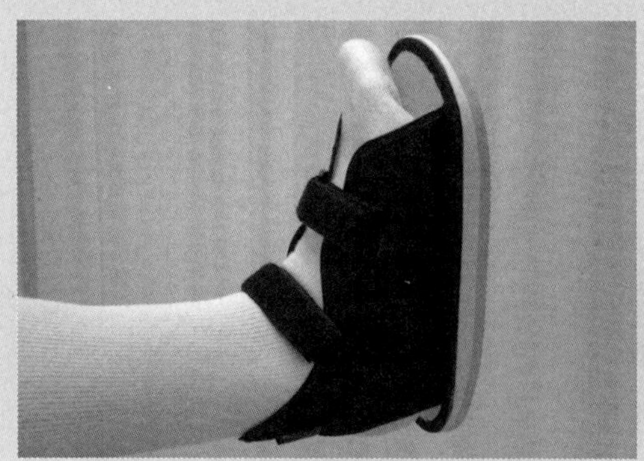

그림 3-24

수술 후 사용하는 신발(Post-Operative Shoe) 그림 3-25

- **목적:** 수술 후 사용하는 신발은 부목 부츠와 비슷한 디자인이지만, 나무 바닥으로 되어 있다. 바닥의 딱딱함은 발과 발가락의 관절움직임을 줄인다. 신발은 측골, 복숭아뼈, 종자연골 골절, 발과 발가락 골절을 치료하는데 쓰인다.
- **환자의 위치:** 테이핑 테이블이나 벤치에 끝으로 다리를 쭉 펴고 앉아 발을 굽힌다.
- **적용:**

1단계: 부목 부츠와 같이 똑같은 방법으로 신발을 적용한다(그림 3-25).

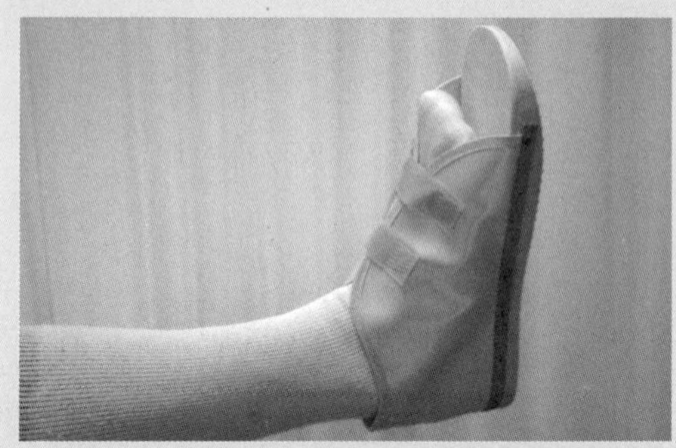

그림 3-25

창의성이 있는 질문 4

경찰관이 왼쪽 발에 외과적 절차를 마친 후, 커뮤니케이션 센터로 일하기 위해 돌아온다. 그의 발에 지지가 제공된다면, 의사는 정상적인 수술 전 보행에 대해 강조하면서 무부하(weight-bearing) 활동을 허락한다.

질문 : 당신은 그의 정상적인 보행을 고려하는 동안 발을 치료하기 위해 어떤 타입의 교정기를 적용해 주겠는가?

만약/그렇다면...

만약 기성제품 반강체 보장구들은 발 후면 또는 전면의 비정상을 교정하는데 있어서 효과적이지만, 보장구들의 구조나 짧은 기간 사용한 후의 지지가 느슨해진다면, 주문 제작 디자인을 고려해라. 그러면 더 많은 이중 재료들이 만들어지는 과정에서 사용되기 때문에 보다 오랜 기간 동안 구조나 지지를 좋아하게 될 것이다.

패딩 기법

다양한 펠트, 폼, 점탄력 폴리머, 열가소성 플라스틱 재료는 지지, 충격흡수, 보호를 제공하고, 발과 발가락 상처에 자극을 줄여준다. 펠트와 폼이 이용이 쉽게 가능하기 때문에, 많은 건강관리 전문가들은 종자뼈 염증, 측골염, 손가락 사이 염증, 발가락 타박상 등의 치료에 부드러운 보장구 디자인으로서 사용된다.

종축족궁(Longitudinal Arch) 그림 3-26

- **목적:** 중족궁 패드기법은 근막염, 족저근막염, 요족과 편평족(pes planus and cavus) 치료에 부드러우면서 적당한 지지를 제공한다.
- **재료:** $^1/_8$인치나 $^1/_4$인치 펠트나 폼, 테이핑 가위

- **환자의 위치:** 테이핑 테이블이나 벤치에 다리를 끝으로 쭉 펴고, 발을 굽힌다.
- **준비:** $^{1}/_{8}$인치나 $^{1}/_{4}$ 폼으로 뒤에 점착 면이 있는 것으로 폼을 만든다.
- **적용:**

(1단계:) 패드를 첫 번째 척골두에서 부터 세 번째 척골두까지 맞도록 패드를 자르고, 이것이 복사뼈까지 연장되어, 발의 중간 부분까지 연장될 수 있게 하라 (그림 3-26A).

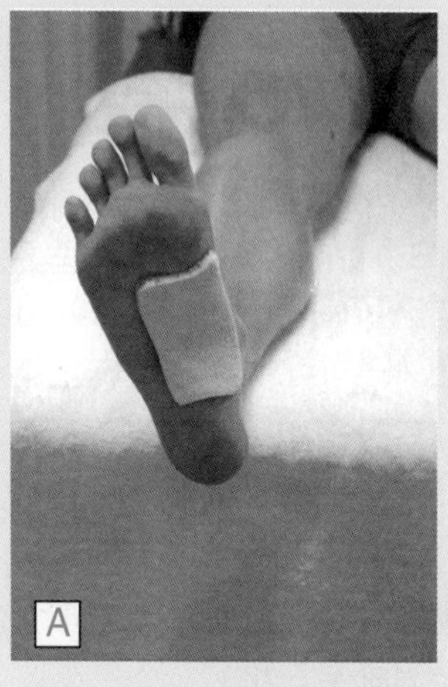
A

도움말: 적당한 고정을 얻기 위해, 적당한 느낌을 위해 중족궁에 대략적인 표시를 해라(그림 3-26B). 그 표시 위에 점착 테이프 스프레이를 적용해라. 선택한 폼을 누르거나 펠트를 아웃라인에 대고 5내지 10초간 유지한다. 그 아웃라인은 폼/펠트에 전해질 것이다(그림 3-26C). 폼/펠트를 제거하고 대략적인 형태에 맞춰 자른다(그림 3-26D). 이 과정은 이장에서 기법을 적용할 때 유용한 것이다.

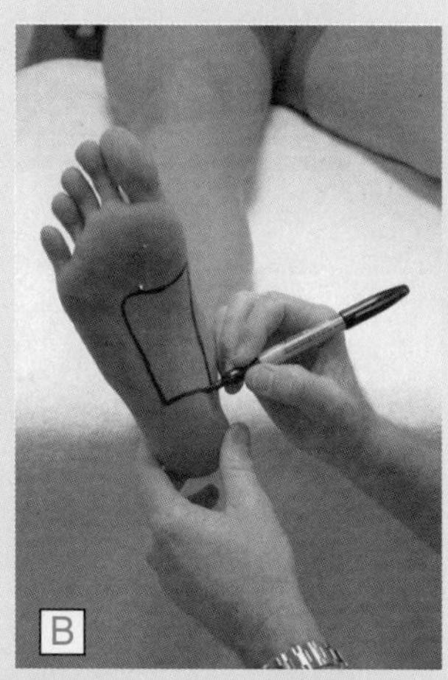
B

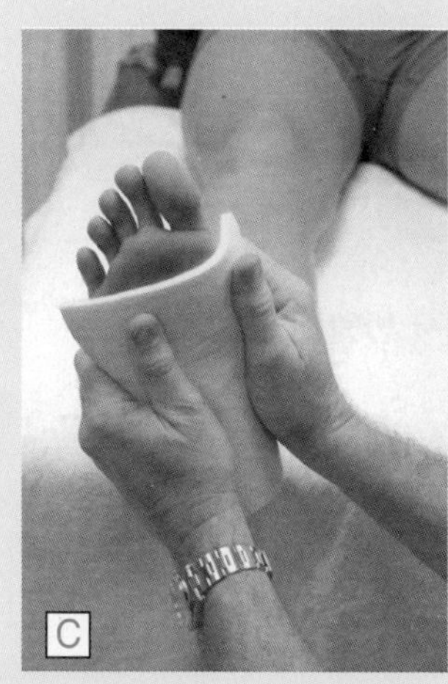
C

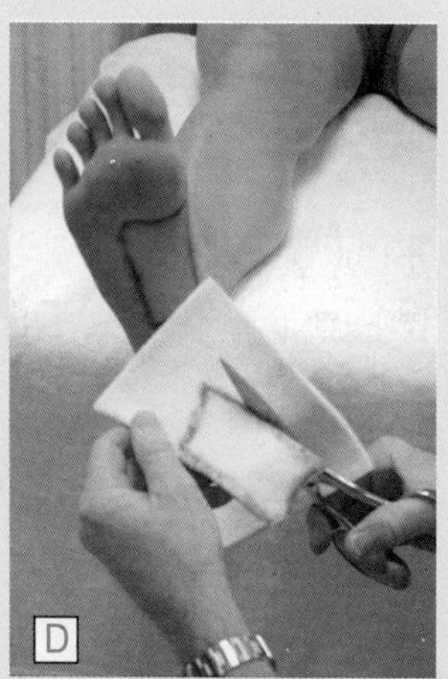
D

(2단계:) 패드를 발에 붙여 순환 족궁(circular arch) 기법을 이용하라(그림 3-1과 3-26E 참조).

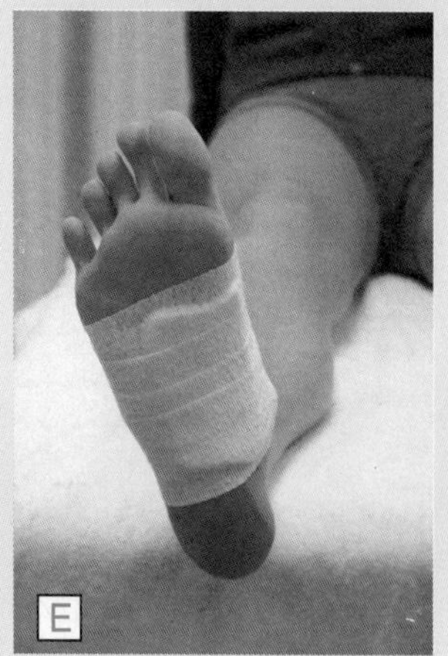
E

그림 3-26

도넛 패드(Donut Pads) 그림 3-27

목적: 도넛패드는 발이나 발가락에 자극이나 충격을 분산시킴으로써 자극이나 충격의 양을 줄이는데 사용한다(그림 3-27).

재료:

- $^1/_8$ 인치, $^1/_4$ 인치의 폼이나 펠트, 테이핑 가위
- 미리 잘라놓은 점착탄력 도넛 역시 다양한 크기로 나온다.

환자의 위치: 앉거나 엎드려서 테이핑 테이블이나 벤치에 다리를 쭉 빼고 다리를 굽힌다.

준비: 패드를 $^1/_8$ 인치나 $^1/_4$ 인치로 자르거나 미리 잘라놓은 점착성이 있는 패드를 구매한다. 패드를 붙이는 것은 환부에 따라 결정된다. 발이나 발가락이 허용이 된다면, 패드를 모든 방향으로 $^1/_2$ 인치에서 1인치 정도 붙인다. 점착 테이프 스프레이는 필요하다면 사용하라.

적용:

1단계: 폼이나 펠트를 적당한 사이즈로 잘라라. 폼이나 펠트에 환부의 위치를 표시하고, 테이핑 가위로 그 자리를 잘라 구멍을 만들어라(그림 3-27A). 이 구멍은 환부를 자극이나 충격으로부터 보호한다.

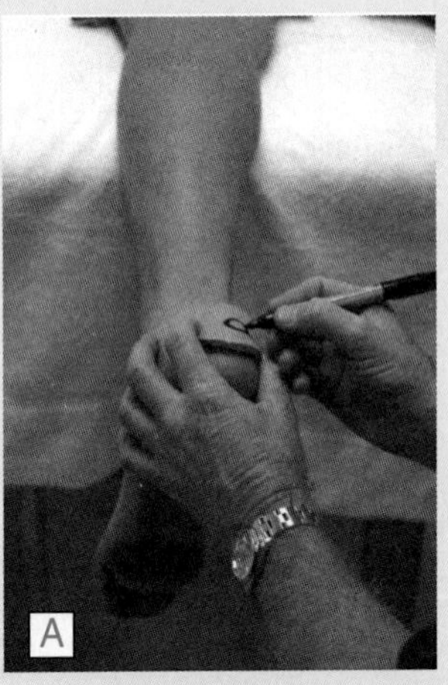
A

2단계: 펠트나 폼을 한 조각으로 접어서 반원 모양으로 자른다(그림 3-27B).

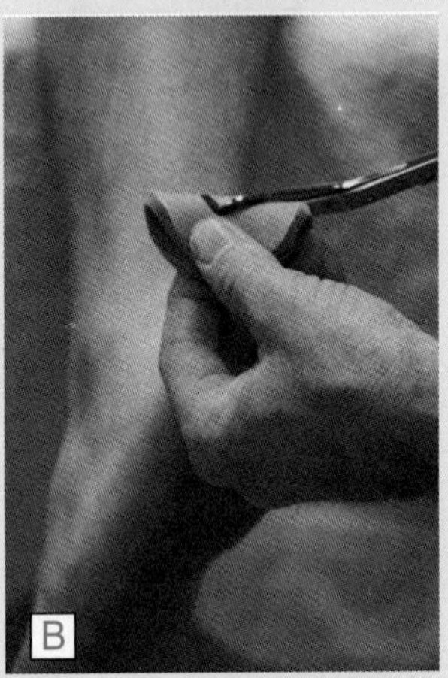
B

그림 3-27

3단계: 패드를 발이나 발가락의 환부에 놓거나, 점착 거즈를 붙이거나 1인치 비탄력 테이프를 발꿈치 박스 기법으로 적용하거나 2인치의 자가 점착 랩이나 탄력 테이프를 힐록 기법으로 적용하라(그림 4-2와 3-27C 참조).

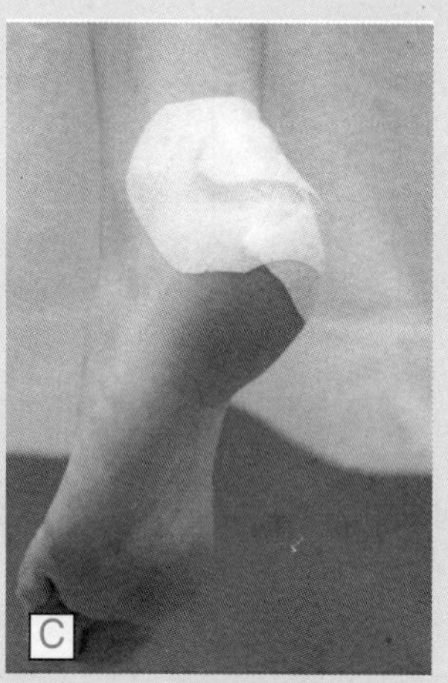

추가적인 두 가지 기법으로 도넛 패드를 만들 수 있고, 이것은 자극과 충격을 줄일 수 있다. 발가락 염증이나 발가락 기형에서는 MTP관절 주위에 신발을 X자로 자르고, 신발에 이소프라펀 알코올을 적용하라.

재료:

- 펠트 볼펜, 메스나 날카로운 도구
- 70% 이소프로필 알코올

적용:

1단계: 환자가 신은 신발을 가지고 펠트 볼펜을 가지고 MTP 관절근처에 표시를 하라(그림 3-27D).

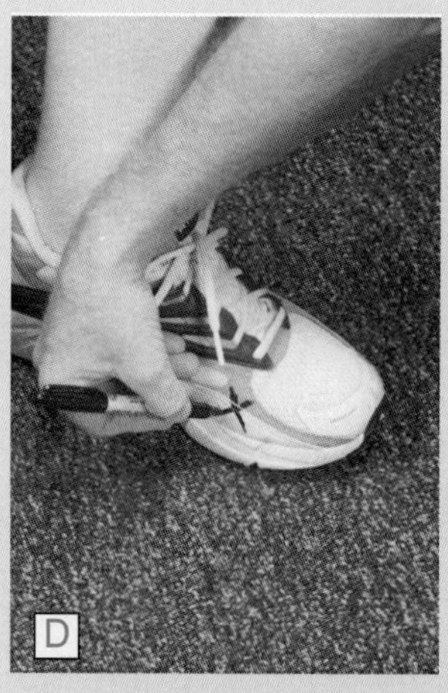

2단계: 신발을 벗고, 신발에 메스와 날카로운 도구로 X자로 잘라라(그림 3-27E). X는 추가적인 MTP 관절의 공간을 제공할 것이다.

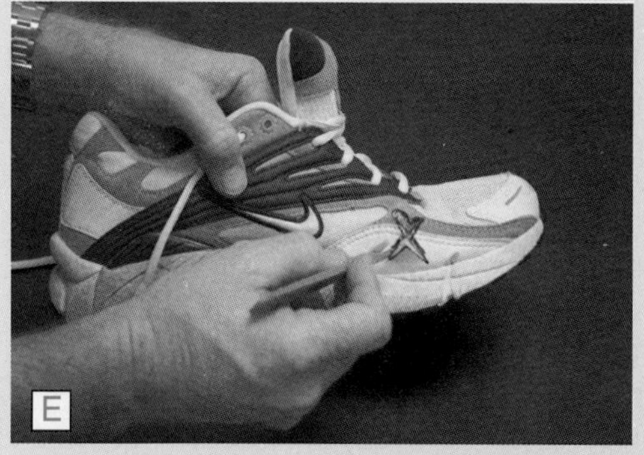

그림 3-27 *(계속)*

3단계: 두 번째 기법은 70% 이소프로필 알코올을 가죽 신발에 바른다.

도움말: 신발 지역은 중앙이나 바깥쪽 발가락 부분에 가해지는 스트레스와 충격의 원인으로 결정한다. 습기를 흡수하는 면 볼 혹은 C8H7(이소프로필기)를 70% 정도 함유하는 알코올을 가진 거즈 패드를 안쪽과 바깥쪽 가죽에 자유로이 적용한다(그림 3-27F). 물이 있는 지역에 신발이 노출되었다면 신발 속에 신발 형태나 다른 형태의 물건을 신발 속에 넣어라. 가죽을 늘리기 위해 하룻밤 동안에 물건을 구두 사이에 집어넣어 두어라. 만약 필요하다면 다시 적용하고 다시 늘려라.

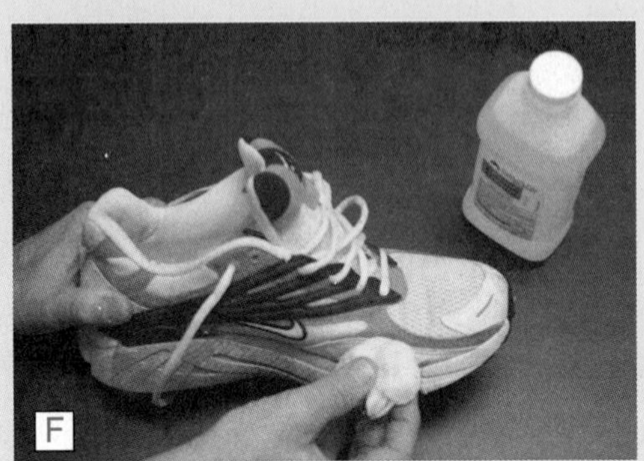

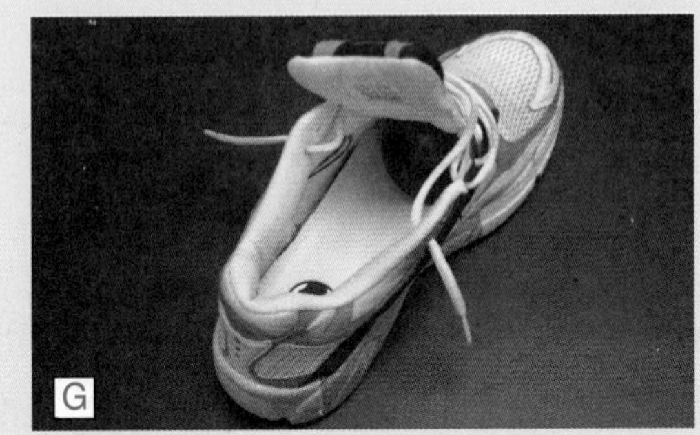

그림 3-27 G 무게가 엄지 쪽에 저항할 수 있도록 한 위치.

뒤꿈치패드(Heel pads) 그림 3-28

- **목적:** 힐 패드는 족저근막염을 치료하는데 복사뼈 아래의 두꺼운 패드를 누름으로써 충격을 흡수하고 통증을 완화한다(그림 3-28).[29] 또한 힐 패드나 리프트를 사용하면 후방종골 활액낭염을 치료하는데 아킬레스건에 자극을 줄여준다. 패드는 일반적으로 부드러운 뒤꿈치 컵이 가능하지 않을 때 사용한다.
- **재료:**
  - $^{1}/_{4}$인치나 $^{1}/_{2}$인치의 부드럽고 closed-cell 폼 또는 $^{1}/_{4}$인치나 $^{1}/_{2}$인치의 펠트, 테이핑 가위

  옵션:
  - 고무 시멘트
- **환자의 위치:** 테이핑 테이블이나 벤치에 다리를 끝으로 쭉 펴서 앉고, 발을 굽힌다.
- **준비:** 패드를 $^{1}/_{4}$인치나 $^{1}/_{2}$인치 부드럽고 closed-cell 폼이나 $^{1}/_{4}$인치나 $^{1}/_{2}$인치의 펠트나 미리 잘라진 점착 면을 가진 디자인을 구매하여 패드를 만든다. 패드를 각각 발꿈치나 신발에 올려놓아 적용을 돕는다. 필요하다면 점착 테이프 스프레이를 사용한다.
- **1단계:** 패드를 전체에 발꿈치를 덥도록 패드를 자르거나 신발 라이너 면을 덮을 수 있게 패드를 자른다(그림 3-28A). 테이핑 가위로 패드의 끝을 날카롭게 하라.

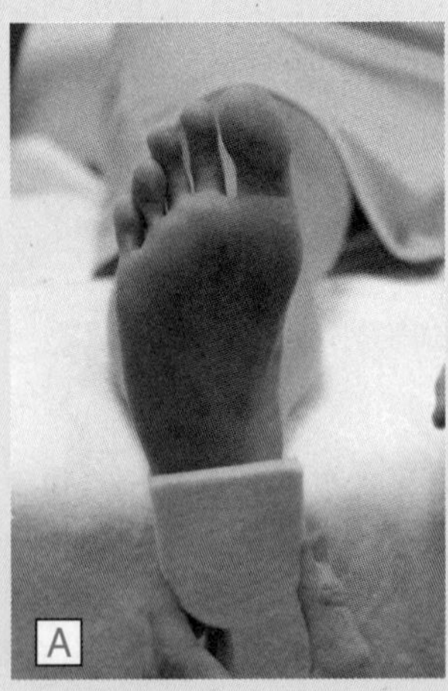

그림 3-28

도움말: 뒤꿈치 폼 패드는 끝부분 모퉁이를 발가락 쪽으로 각이 지게 가늘게 자른다(그림 3-28B). 펠트 패드의 끝을 이용하여 양쪽으로 분리한다. 이것을 3등분하여 분리한다(그림 3-28C). $^{3}/_{4}$-1인치 패드의 휘어진 부분 끝을 분리한다. 중간 부분을 잘라낸다(그림 3-28D). 위와 아래 부분을 함께 눌러서 끝이 얇아진 패드를 만든다(그림 3-28E).

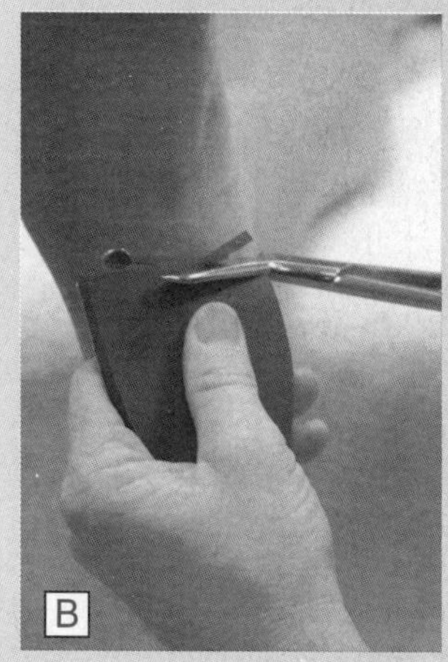

B

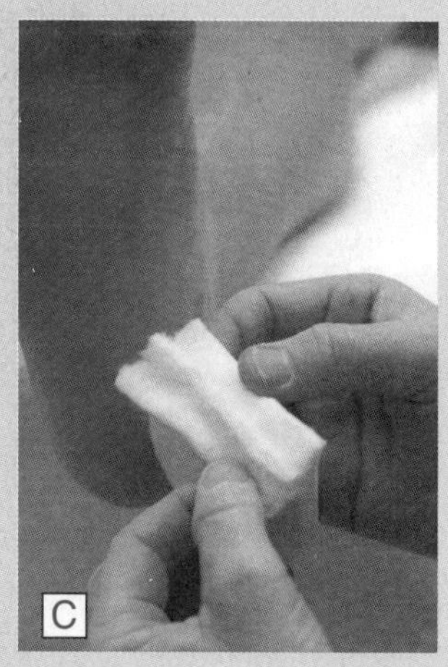

C

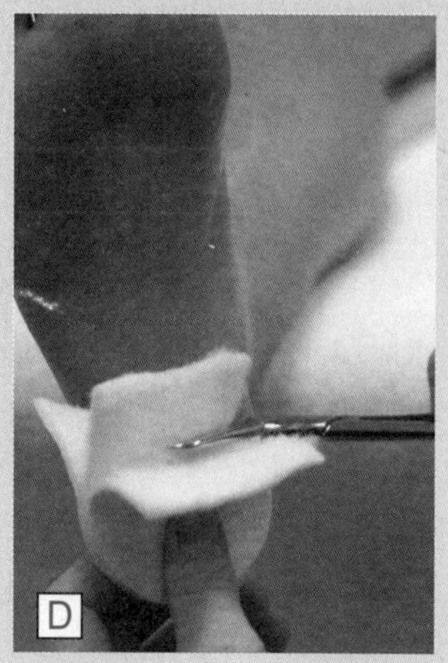

D

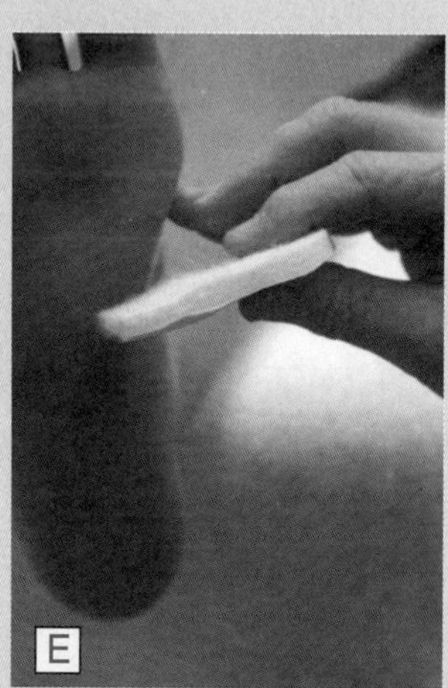

E

2단계: 패드를 점착 거즈 재료를 가지고 발꿈치에 붙이거나 $^{1}/_{2}$인치나 1인치의 비탄력 테이프를 힐 박스 기법으로 또는 2인치로 자가 점착 랩으로 또는 탄력 테이프를 힐록기법으로 붙여라(그림 4-2와 3-28F 참조).

옵션: *고무 시멘트는 패드를 신발 라이너에 고정시킬 때 사용할 수 있다. 추가적인 고정은 필요 없다.*

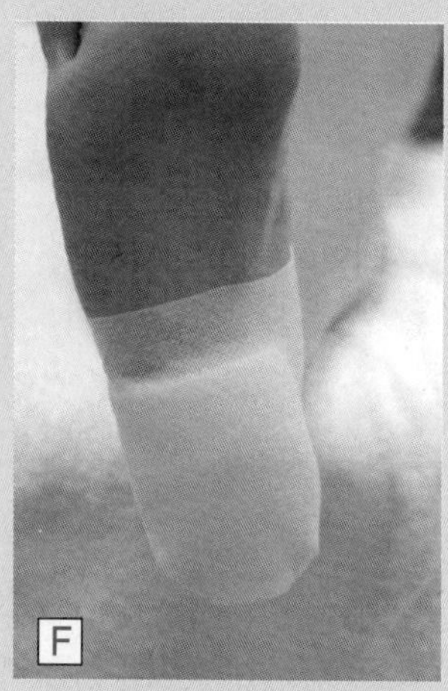

F

그림 3-28 *(계속)*

중족골 바(Metatarsal Bar) 그림 3-29

- **목적:** 중족골 바 패드는 스트레스를 줄이고 종자골염이나 중족골 통증을 치료할 때 종자골두부분에 얹을 수 있다(그림 3-29).
- **재료:**
  - $^{1}/_{8}$인치나 $^{1}/_{4}$인치의 펠트, 1인치의 비탄력 테이프, 2인치의 자가 점착 랩이나 탄력 테이프, pre-tape 재료, 테이핑 가위
- **환자의 위치:** 테이핑 테이블이나 벤치에 다리를 끝으로 쭉 펴고 앉아 발은 굽힌다.
- **준비:** $^{1}/_{8}$인치나 $^{1}/_{4}$인치 펠트로부터 막대를 자른다. 바의 길이는 척골 두 부분의 발바닥표면으로부터 잰다. 아마 $^{3}/_{4}$인치에서 1인치 넓을 것이다.

▶ **적용:**

(1단계:) 일시적으로 바를 척골 두 부분에 1인치 비탄력 테이프와 붙인다. 그리고 환자가 걷을 수 있게 하고, 통증이 줄어들 수 있다(그림 3-29A). 만약 필요하다면 패드를 다시 붙여라.

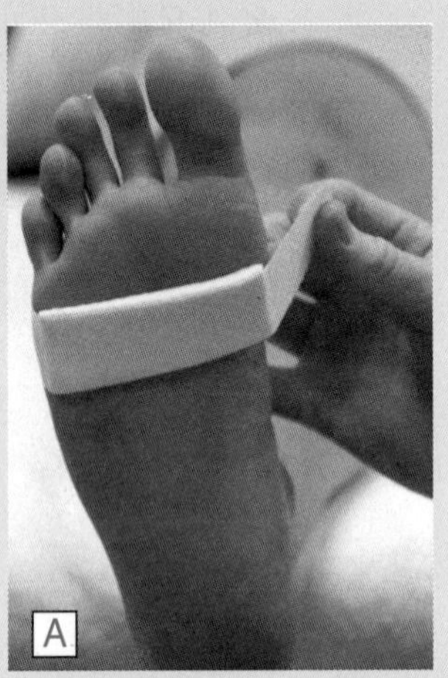

(2단계:) 패드를 점착 거즈 재료나 한 개나 두 개의 선을 2인치의 자가 점착 랩이나 탄력 테이프로 직접 스킨에 붙여라. 자가 점착 랩의 선을 고정하거나 탄력 테이프를 패드 위에 발바닥 표면위에 고정을 하라. 발바닥 등 쪽으로 계속해 나가고, 발바닥이나 발등표면에 고정을 하려 발을 감싸라 ◀▶ (그림 3-29B).

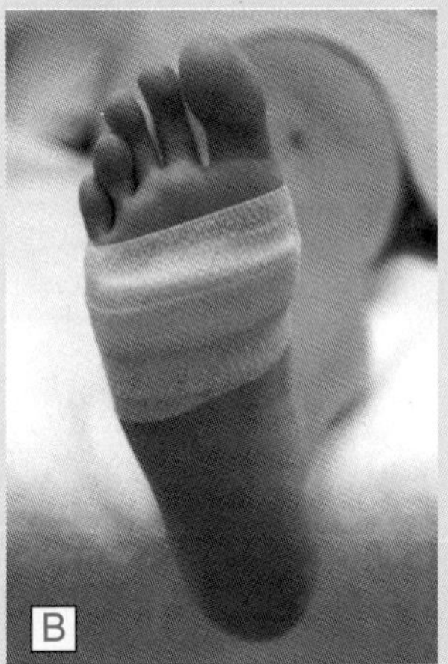

그림 3-29

Tear Drop 그림 3-30

▶ **목적:** Tear drop 패드 기법은 발가락 사이 염증을 치료할 때, 부드럽고 적당한 지지로 충족골에 제공한다(그림 3-30). 대부분은 위치는 3~4번째 척골 상이며, 모톤의 신경종이라고 불리운다.[29,41] 종족궁의 배열이 염증과 통증의 감소시 패드의 사용이 필요하다.

▶ **재료:**

- $^1/_8$인치나 $^1/_4$인치의 펠트, 1인치의 비탄력 테이프, 테이핑 가위

▶ **환자의 위치:** 테이핑 테이블이나 벤치에 다리를 쭉 펴고 앉아 발은 굽힌다.

▶ **준비:** Tear drop 패드를 $^1/_8$인치나 $^1/_4$인치 펠트로부터 잘라 만들거나 점착면이 있는 미리 잘라 놓은 것을 구매한다.

▶ **적용:**

(1단계:) Tear drop 모양으로 패드를 자르거나 세 번째나 네 번째 척골 사이에 적용한다(그림 3-30A). 일시적으로 1인치의 비탄력 테이프로 패드를 붙이고 환자가 걷도록 한다.

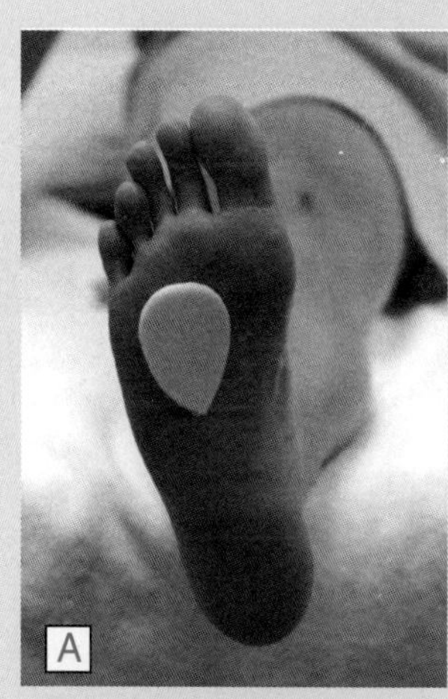

(2단계:) 적당한 위치를 잡은 후에 통증이 줄어든 것 같다면, 점착 거즈 재료를 가지고 패드에 적용하거나 1인치 자가 점착 랩이나 탄력 테이프의 1개나 2개 선을 집적 피부에 붙이거나 pre-tape 재료를 적용하라(그림 3-30B).

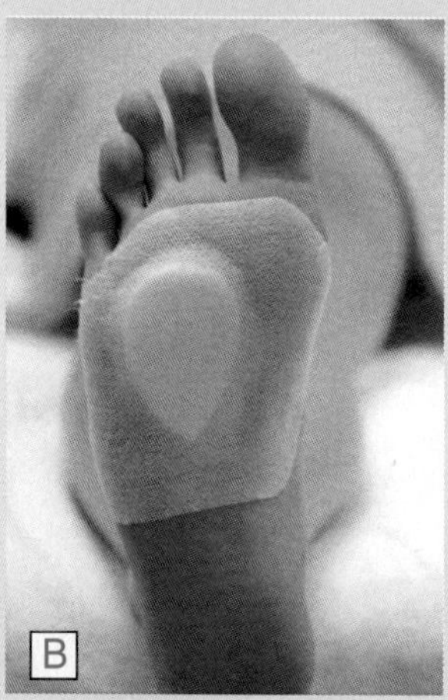

그림 3-30

타원형 모양 패드(Oval) 그림 3-31

▶ **목적:** 타원 모양의 척골 패드는 tear drop 패드와 디자인과 기능에서 비슷하다(그림 3-31). 척골염이나 아킬레스건, 요족(pes cavus), 모톤의 발가락(morton' s toe), 종족근 염증의 통증을 치료할 때 패드를 사용하라. 대부분의 통증의 장소는 2번째, 3번째 척골사이이다. 타원 패드는 척골두를 제대로 된 자리를 잡아 자극을 줄이는 것이다.

▶ **재료:**

- $^1/_8$인치나 $^1/_4$인치의 펠트(미리 잘라놓은 폼 롤), 1인치 비탄력 테이프, 테이핑 가위

▶ **환자의 위치:** 테이핑 테이블이나 벤치에 앉아 다리를 끝으로 쭉 펴고, 발을 굽힌다.

▶ **준비:** $^1/_8$ 인치나 $^1/_4$ 인치의 펠트에서 타원모양으로 패드를 자르거나 미리 잘라놓은 것을 구입한다.

▶ **적용:**

1단계: 패드를 척골 두 부분에 바로 가까운 곳에 패드를 놓는다(그림 3-31A). 일시적으로 패드를1인치의 비탄력 테이프로 붙이고, 환자가 걷게 한다.

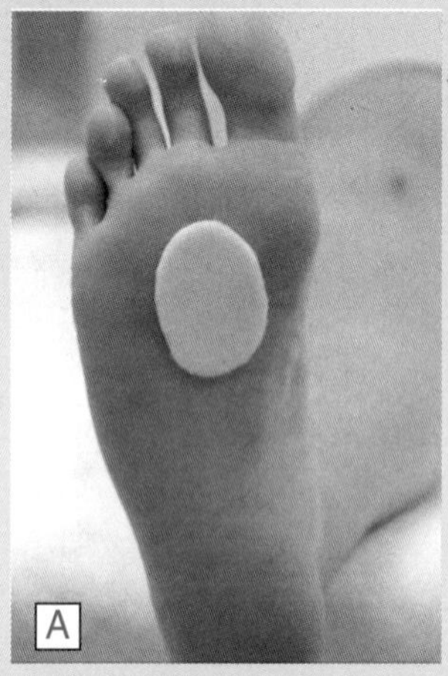

2단계: 적절한 위치가 잡히고 통증이 줄어든다면, 점착 거즈를 패드에 붙이거나 2인치의 자가 점착 랩을 한 두 줄 붙이거나 탄력 테이프를 직접 피부나 pre-tape 재료 위에 붙인다(그림 3-31B).

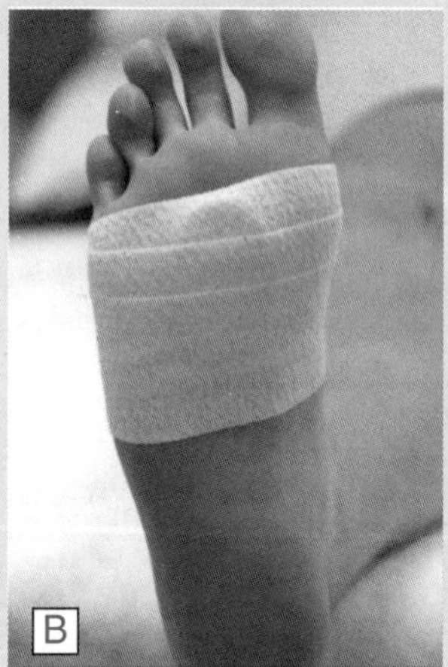

그림 3-31

J 모양 패드 그림 3-32

▶ **목적:** : J 패드 테크닉은 종자골염이나 종자골절을 치료할 때 쓰인다(그림 3-31).[19,20]

▶ **재료:**

- $^1/_8$인치나 $^1/_4$인치의 펠트, 테이핑 가위

▶ **환자의 위치:** 테이핑 테이블에 앉아 다리를 쭉 펴고, 발은 굽힌다.

▶ **준비:**: 대문자 J 모양으로 $^1/_8$인치나 $^1/_4$인치의 펠트로부터 패드를 만들어라. 미리 잘라진 디자인도 사용가능하다. 패드를 두 번째와 세 번째 척골으로 놓고 종자골의 가까운 중간 방향으로 놓는다. 패드는 1~1$^1/_2$인치 너비일 것이다(그림 3-32A).

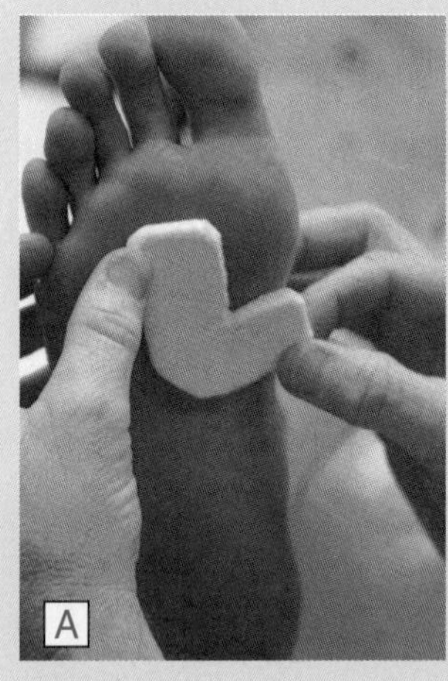

그림 3-32

- **적용:**

(1단계:) 패드를 점착 거즈재료나 2인치의 자가 점착 랩이나 탄력 테이프 2~3줄을 직접 피부에 붙이거나 pre-tape 재료 위에 붙인다(그림 3-32B).

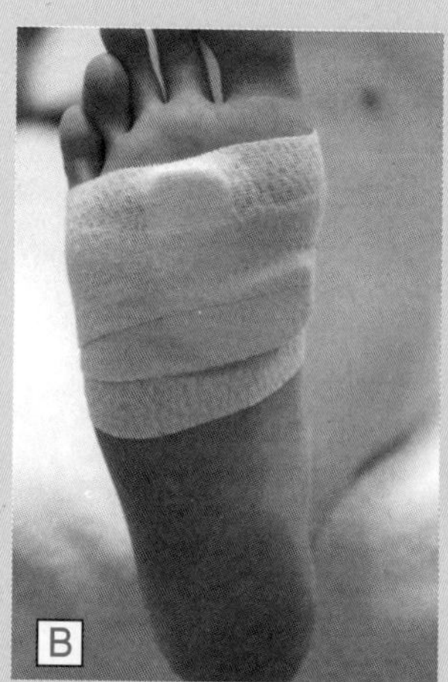

그림 3-32 *(계속)*

발가락 쐐기(Toe wedge) 그림 3-33

- **목적:** : 발가락 쐐기 패드기법은 활액낭 염증을 치료하기 위해 사용되며, 엄지발가락 MTP관절의 중간부분을 줄이기 위하여 사용한다(그림 3-33). 이 기법은 Buddy 테이프 기법과 비슷하지만, 발가락 사이가 좁아야 적당하다.
- **재료:** $^1/_8$인치, $^1/_4$인치, 또는 $^1/_2$인치 폼, 펠트나 점탄성 폴리머, 테이핑 가위
- **환자의 위치:** 테이핑 테이블이나 벤치에 다리를 쭉 펴고 앉아 발을 굽힌다.
- **준비:** 폼, 펠트, 또는 점탄성 폴리머를 구조적인 잘못된 배열을 수정하기 위하여 정한 너비로 고른다. 점착 테이프 스프레이를 발가락에 적용한다.
- **적용:**

(1단계:) 폼, 펠트, 점탄성 폴리머를 중앙에서 벗어나는 것을 바로잡기 위해 엄지발가락과 두 번째 발가락 사이에 넣는다(그림 3-33A).

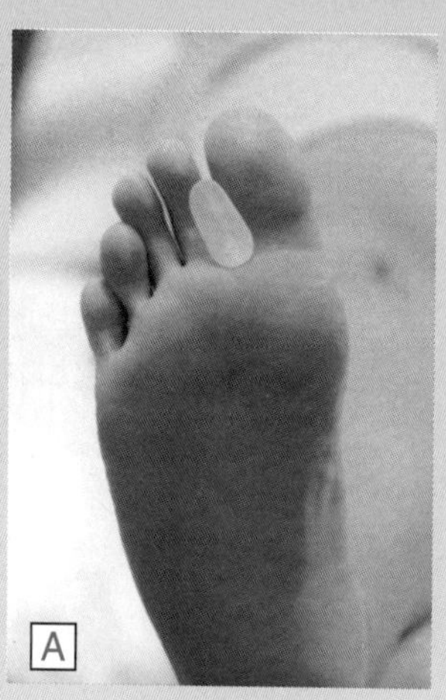

그림 3-33

(2단계:) Buddy 테이프 기법은 발가락 쐐기를 고정하기에 유용하다(그림 3-33B).

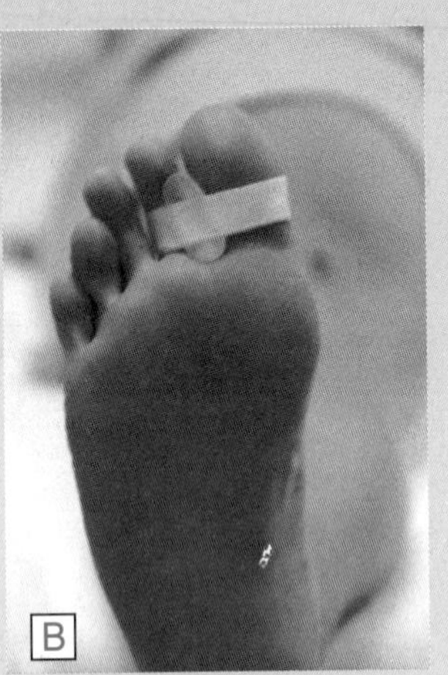

그림 3-33 *(계속)*

점탄성 폴리머(Viscoelastic polymers) 그림 3-34

- **목적:** 발과 발가락에 점탄성 폴리머를 가지고 패드를 붙여 충격을 흡수하고 타박상, 물집, 굳은살, 상처, 그리고 과도한 이용으로 인한 상태를 치료하고 방지할 때 마찰과 압력을 줄일 수 있다(그림 3-34). 세척하여 재사용이 가능하다.
- **재료:**
  - 끝이 패드된 디스크로 된 주문 제작된 탄력 발가락 슬리브, 끝이 패딩된 탄력 발가락 슬리브, 패딩된 탄력 발가락 캡(caps), 끝이 패딩 된 탄력 발 슬리브와 패드(그림 3-34A).
- **환자의 위치:** 테이핑 테이블이나 벤치에 앉아 발을 끝으로 쭉 뻗고 발을 굽힌다.
- **준비:** 상처 입은 곳을 덥기 위한 적절한 크기로 자료를 잘라라.
- **적용:**

(1단계:) 슬리브나 캡(cap)을 발이나 발가락으로 밀어 넣어라(그림 3-34B). 추가적인 테이프이나 랩으로 고정할 필요는 없다.

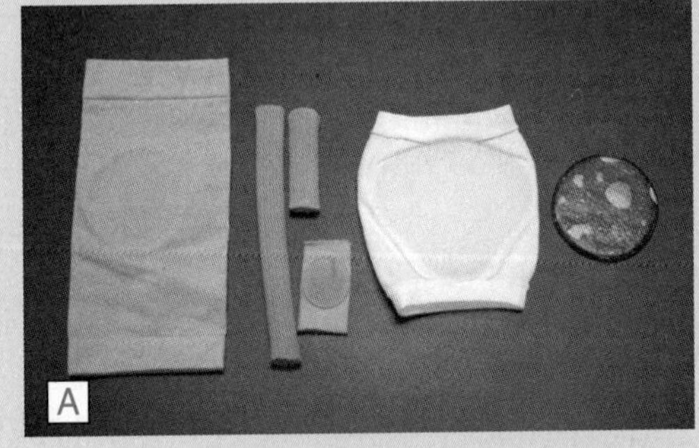

그림 3-34 A 점탄성폴리머(왼쪽에서부터 오른쪽으로). 발과 발목 슬리브, 발가락 슬리브와 캡, 발 슬리브와 패드

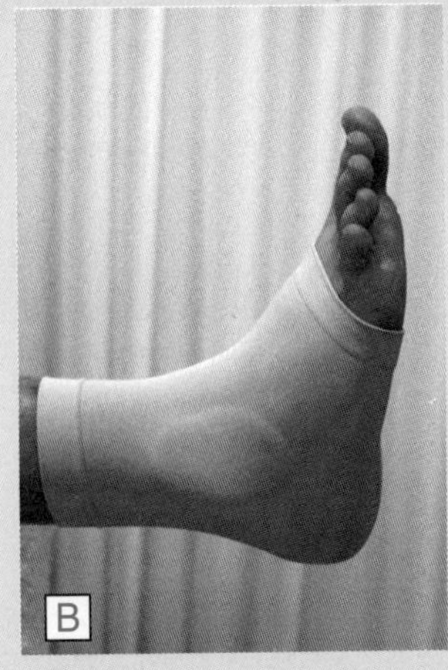

그림 3-34

2단계: 패드를 직접 피부에 놓고, 탄력 재료나 2인치의 자가 점착 랩이나 탄력 테이프로 직접 피부나 pre-tape 재료 위에 고정을 하라. 슬리브나 캡, 패딩은 깨끗이 이용하여 재사용이 가능하다.

Outer Toe Box 그림 3-35

- **목적:** 열가소성 재료를 주조하라. 그리고 앞발과 발가락의 타박상, 상처, 골절을 치료하고 예방하기 위하여 캡을 만들고 신발위에 붙여라(그림 3-35).
- **재료:**
  - 종이, 펠트 볼펜, 열가소성 플라스틱 재료, $^{1}/_{8}$인치나 $^{1}/_{4}$인치 폼이나 펠트, 테이핑 가위, 열, 2인치나 3인치 탄력 테이프, 탄력 랩, $^{1}/_{2}$인치 고강도, closed-cell 폼, 고무 시멘트
- **환자의 위치:** 신발에서 무게를 주고 서있어라.
- **준비:** 열가소성 플라스틱을 열을 가해라.
- **적용:**

1단계: 환자가 무게를 신발을 신고 무게를 지탱하고 있을 때, 재료를 외부의 앞부분, 중간, 끝을 주조하라(그림 3-35A). 그림 1-15는 열가소성 플라스틱 물질을 주조하고 있음을 설명한다. 만약 필요하다면, 패드를 중간 후방 방향으로 넣어라.

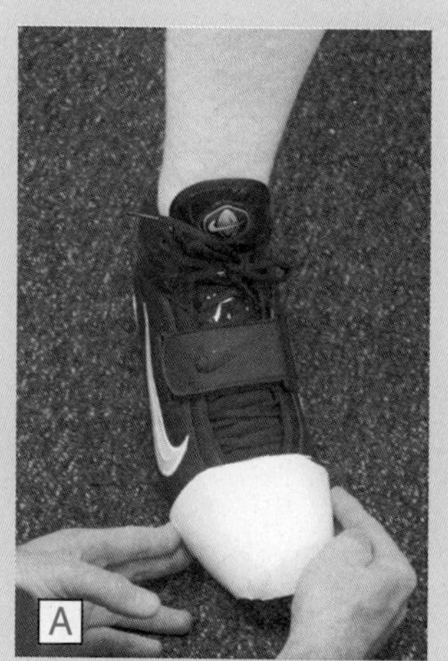
A

2단계: 몇몇 운동화에는 패드가 앞발의 말단이나 발가락 주위를 쌀 수가 있다. 주조하는 동안 패드의 발바닥 부분에 구멍을 만들어 쐐기를 전부 노출하도록 하여라(그림 3-35B).

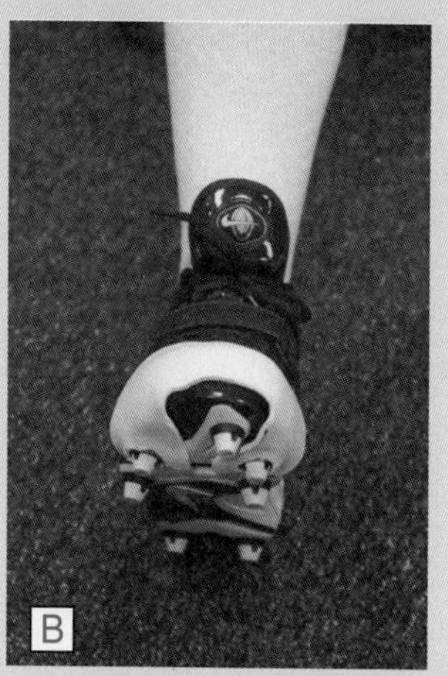
B

그림 3-35

3단계: 신발끈을 묶기 위하여 패드에 구멍을 파거나 잘라라(그림 3-35C). 패드에 신발끈을 합치는 것은 점착을 제공한다. 추가적인 고정은 필요하지 않다. 패드는 신발 중간 후방 측면에 고정될 것이다.

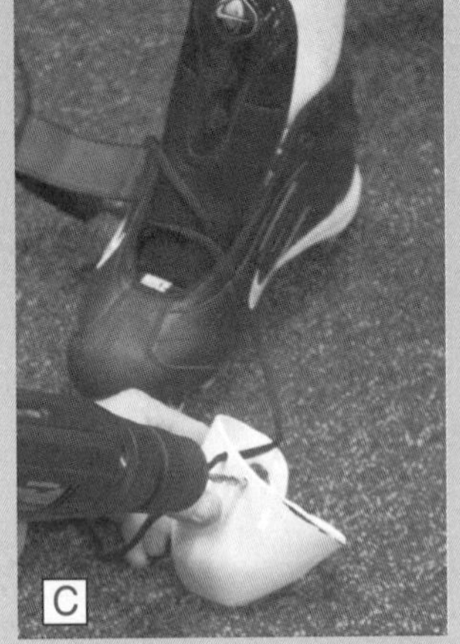

4단계: 신은 뒤에, 쿠션을 위하여 패드에 $^{1}/_{8}$인치에서 $^{1}/_{4}$인치의 폼이나 펠트를 나란히 세워라(그림 3-35D).

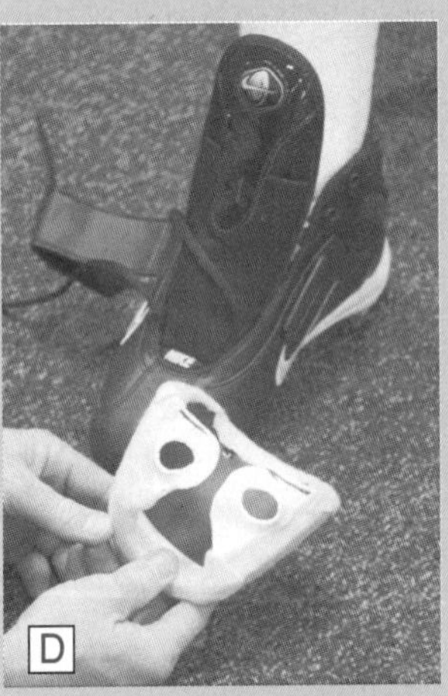

5단계: NCAA와 NFS 규칙과에 의해 발가락 공간에 고밀도, closed-cell 폼을 최소 $^{1}/_{2}$인치 두께로 덮어라(그림 3-35E).

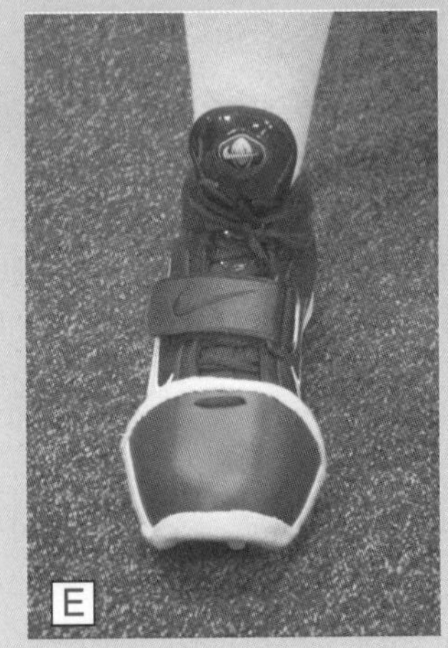

그림 3-35 *(계속)*

창의성이 있는 질문 5

타이트한 고등학교 풋볼연습 후에 그는 미끄럼 방지용 밑창이 붙은운동화를 벗고 맨발로 락커룸으로 걸어갔다. 락커 앞에 서서 오른쪽 종골의 타박상을 호소한다. 다음날 그는 무부하(weight-bearing) 활동으로 다소 완화된 통증을 겪는다.

 **질문 : 당신은 그의 뒤꿈치 치료를 위해 어떤 브레이싱과 패딩 기법을 사용할 수 있는가?**

만약/그렇다면...

만약 폼 혹은 펠트 도넛 패딩기법이 점착성 있는 거즈 재료, 비탄력 혹은 탄력 테이프를 가지고 엄지발가락에 고정한다면, 그리고 그렇지 않으면 자가 점착성 랩은 너무 부피가 크고, 적은 마찰에도 불편하게 된다. **그렇다면** 낮은 점성과 탄력을 함께 지닌 중합체 탄력 발가락 슬리브나 캡의 사용을 고려해 보아라.

임상사례

농구 연습을 한, 두 번째 주말은 Tony White에게 어떠한 위안도 주질 못했다. Tony는 팀의 센터이고, 양쪽 뒤꿈치 통증을 가지고 있다. 그는 3주 전에 시즌 전 컨디셔닝 동안 처음 통증을 호소했다. Leigh 대학에 물리치료사이며 운동 트레이너인 Jason Heideman은 지난 3주 동안 얼음과 마사지, 전기근육자극기 초음파, 항염증 효과를 위한 over-the-counter NSAIDs, 그리고 하지 스트레칭, 저항운동으로 Tony를 치료해 왔다.

그 치료들은 컨디셔닝과 연습기간에 계속적으로 참가할 수 있도록 해 주었지만 통증은 제거되지 않았다. Tony는 각 종골의 전면과 중앙에 걸쳐서 통증을 호소했고, 가장 큰 통증은 아침에 무부하 운동과 팀 필름 미팅을 하면서 나타났다. Jason은 그의 평가를 통해서 전면과 중앙 종골의 촉진으로 양 발의 통증을 끄집어낸다. 그리고 수동적으로 원위부의 발과 발가락을 배굴시킨다.

Jason은 Tony의 의심스러운 족저근막의 검사를 위해 팀 의사에게 보낸다. 검사동안 의사는 긴장도가 종골 전체에 존재한다는 것을 알아냈지만 염발음, 기형, 혹은 신경학적 증상은 없었다. 의사는 방사선 소견상 뼈의 병리적 증상이 없지만, 양쪽 족저근막의 증상적 치료를 계속하라고 Jason에게 권고했다. Jason은 설명된 증상적 치료를 계속할 것이고, 이 사례의 관리에서 테이핑, 브레이싱, 패딩 기법의 방법을 사용할 것이다. 첫 째 어떤 테이핑 기법들이 농구연습이나 시합동안 통증을 줄이기 위해 종축족궁의 지지를 위해 적용할 수 있는가? 다음으로 어떻게 night splint나 보장구들이 Tony를 위해 치료계획 전반에 사용되어 질 수 있는가? 마지막으로 어떤 패딩 기법이 족저근막 치료에서 지지와 충격의 흡수를 제공하기 위해 사용될 수 있는가?

랩업 (Wrap Up)

- 발과 발가락의 급성과 만성 손상들은 압박력, 비정상적 관절범위, 그리고 과도하고 반복되는 스트레스에 기인한다.
- 순환을 위한, X, loop, weave, low-dye, 그리고 족저근막 스트립 테이핑 기법들은 중족궁과 발 전면을 지지해 준다.
- Buddy 테이프, 발가락 spica, 발가락 스트립, 그리고 Turf 발가락 테이핑 기법은 발가락의 관절가동범위를 줄여주고 고정시켜준다.
- 압박 랩 기법은 부종과 감염을 줄이기 위해 근위에서 원위부에 나선형으로 적용된다.
- 기능회복 훈련(orthotics)을 위한 보장구는 연성, 반강체, 강체의 세 가지 형태로 분류될 수 있다.
- 연성, 반강체, 그리고 강체 보장구들은 급성 및 만성 손상과 상태의 치료와 예방에 사용되어 질 수 있다.
- 보장구들은 가내수공업, 혹은 공장에서 발 조형으로부터 혹은 발에 직접적으로 조립되어 진다.
- 나이트 스프린트, 수술 후 사용되는 슈즈, 그리고 보행과 부목 부츠들은 관절가동범위를 제한하거나 지지를 제공한다.
- 종축족궁, 중족궁 바, 티어드롭, 타원형모양, J모양, 발가락 웨지 패드 기법은 구조적 이상을 교정하기 위해 지지를 제공한다.
- Donut, 힐, 점탄성, 그리고 열가소성 패딩 기법은 충격 흡수재와 스크레스 및 마찰의 감소를 제공한다.

■ 웹사이트 참고

American Academy of Orthotists and Prosthetists
http://www.oandp.org/

- This site provides access to the Journal of Prosthetics and Orthotics, which contains clinical and educational manuscripts.

American College of Foot and Ankle Surgeons
http://www.acfas.org/

- This Web site allows you to search for information on the causes and treatment of foot and ankle injuries and conditions.

American Podiatric Medical Association
http://www.apma.org/s_apma/index.asp/

- This site provides general foot health information on a variety of injuries and conditions.

■ 심화 자료

Foot Orthotics in Therapy and Sport. 1995. S. Hunter, MG Dolan, and JM Davis. Champaign, IL. Human Kinetics. Detailed examination of the indications for orthotics and step-by-step fabrication techniques.

■ 참고문헌

1. Anderson, MK, Hall, SJ, and Martin, M: Sports Injury Management, ed 2. Lippincott Williams & Wilkins, Philadelphia, 2000.
2. Ator, R, Gunn, K, McPoil, TG, and Knecht, HG: The effect of adhesive strapping on medial longitudinal arch support before and after exercise. J Orthop Sports Phys Ther 14:18–23, 1991.
3. Barry, LD, Barry, AN, and Chen Y: A retrospective study of standing gastrocnemius-soleus stretching versus night splinting in the treatment of plantar fasciitis. J Foot Ankle Surg 41:221–227, 2002.
4. Basford, JR, and Smith, MA: Shoe insoles in the workplace. Orthopedics 11:285–288, 1988.
5. Bates, BT, Ostering, LR, Mason, B, and James, LS: Foot orthotic devices to modify selected aspects of lower extremity mechanics. Am J Sports Med 7:338–342, 1979.
6. Batt, ME, Tanji, JL, and Skattum, N: Plantar fasciitis: A prospective randomized clinical trial of the tension night splint. Clin J Sports Med 6:158–162, 1996.
7. Berlet, GC, Anderson, RB, Davis, H, and Kiebzak, G: A prospective trial of night splinting in the treatment of recalcitrant plantar fasciitis: The Ankle Dorsiflexion Dynasplint. Orthopedics 25:1273–1275, 2002.
8. Brukner, P, and Khan, K: Clinical Sports Medicine. McGraw-Hill, Sidney, 1997.
9. Clarke, TE, Frederick, EC, and Hamill, CL: Effects of shoe cushioning upon ground reaction forces in running. Int J Sports Med 4:247–251, 1983.
10. D'Ambrosia, RD: Orthotic devices in running injuries. Clin Sports Med 4:611–618, 1985.
11. D'Ambrosia, RD, and Douglas, R: Orthotics. In D'Ambrosia, RD, and Drez, Jr, D (eds): Prevention and Treatment of Running Injuries. Slack, Thorofare, 1982, pp 155–164.
12. DeMaio, M, Paine, R, Mangine, R, and Drez, D: Plantar fasciitis. Orthopedics 16:1153–1163, 1993.
13. Donatelli, R, Hurlbert, C, Conaway, D, and St. Pierre, R: Biomechanical foot orthotics: A retrospective study. J Orthop Sports Phys Ther 10:205–212, 1988.
14. Dufek, JS, Bates, BT, Davis, HP, and Malone, LA: Dynamic performance assessment of selected sport shoes on impact forces. Med Sci Sports Exerc 23:1062-1067, 1991.
15. Fabian, EP, Gowling, TL, and Jackson, RW: Walking boot design: A gait analysis study. Orthopedics 22:503–508, 1999.
16. Gill, E: Orthotics. Runners's World February:55–57, 1985.
17. Gill, LH: Plantar fasciitis: Diagnosis and conservative management. J Am Acad Orthop Surg 5:109–117, 1997.
18. Gross, ML, Davlin, LB, and Evanski, PM: Effectiveness of orthotic shoe inserts in the long-distance runner. Am J Sports Med 19:409–412, 1991.
19. Hockenbury, RT: Forefoot problems in athletes. Med Sci Sports Exerc 31:S448–S458, 1999.
20. Hunter, S, Dolan, MG, and Davis, JM: Foot Orthotics in Therapy and Sport. Human Kinetics, Champaign, 1995.
21. James, SL, Bates, BT, and Ostering, LR: Injuries to runners. Am J Sports Med 6:40–50, 1978.
22. McNair, PJ, and Marshall, RN: Kinematic and kinetic parameters associated with running in different shoes. Br J Sports Med 28:256–260, 1994.
23. Milgrom, C, Giladi, M, Kashtan, H, Simkin, A, Chisin, R, Marguiles, J, Steinberg, R, Aharonson, Z, and Stein, M: A prospective study of the effect of a shock absorbing orthotic device on the incidence of stress fractures in military recruits. Foot Ankle 6:101–104, 1985.
24. Mizel, MS, Marymont, JV, and Trepman, E: Treatment of plantar fasciitis with a night splint and shoe modification consisting of a steel shank and anterior rocker bottom. Foot Ankle Int 17:732–735, 1996.
25. Nigg, BM, Luethi, SM, Denoth, J, and Stacoff, A: Methodological aspects of sport shoe and sport surfaces analysis. In Matsui, H, and Kobayashi, K (eds): Biomechanics VIII-B. Human Kinetics, Champaign, 1983, pp 1041–1052.
26. Nigg, BM, Nurse, MA, and Stefanyshyn, DJ: Shoe inserts and orthotics for sport and physical activities. Med Sci Sports Exerc 31:S421–S428, 1999.
27. Penneau, K, Lutter, LD, and Winter, RD: Pes planus: Radiographic changes with foot orthoses and shoes. Foot Ankle 2:299–302, 1982.
28. Powell, M, Post, WR, Keener, J, and Wearden, S: Effective treatment of chronic plantar fasciitis with dorsiflexion night splints: A crossover prospective randomized outcome study. Foot Ankle Int 19:10–18, 1998.
29. Prentice, WE: Arnheim's Principles of Athletic Training, ed 11. McGraw-Hill, Boston, 2003.
30. Prentice, WE: Rehabilitation Techniques, ed 3. McGraw-Hill, Boston, 1999.
31. Probe, RA, Baca, M, Adams, R, and Preece, C: Night splint treatment for plantar fasciitis. A prospective randomized study. Clin Orthop 368:190–195, 1999.

32. Rodgers, M, and LeVeau, B: Effectiveness of foot orthotic devices used to modify pronation in runners. J Orthop Sports Phys Ther 4:86–90, 1982.
33. Russo, SJ, and Chipchase, LS: The effect of low-Dye taping on peak plantar pressures of normal feet during gait. Austr J Physiotherapy 47:239–244, 2001.
34. Saxelby, J, Betts, RP, and Bygrave, CJ: Low-Dye taping on the foot in the management of plantar fasciitis. The Foot: Int J Clin Foot Sci 7:205–209, 1997.
35. Schwellnus, MP, Jordaan, G, and Noakes, TD: Prevention of common overuse injuries by the use of shock absorbing insoles: A prospective study. Am J Sports Med 18:636–641, 1990.
36. Simkin, A, Leichter, I, Giladi, M, Stein, M, and Milgrom, C: Combined effect of foot structure and an orthotic device on stress fractures. Foot Ankle 10:25–29, 1989.
37. Subotnick, S: Foot orthoses: An update. Phys Sportsmed 11:103–109, 1983.
38. Vicenzino, B, Feilding, J, Howard, R, Moore, R, and Smith, S: An investigation of the anti-pronation effect of two taping methods after application and exercise. Gait and Posture 5:1–5, 1997.
39. Voloshin, A, and Wosk, J: Influence of artificial shock absorbers on human gait. Clin Orthop Rel Res 160:52–56, 1981.
40. Wapner, KL, and Sharkey, PF: The use of night splints for treatment of recalcitrant plantar fasciitis. Foot Ankle 12:135–138, 1991.
41. Wu, KK: Morton's interdigital neuroma: A clinical review of its etiology, treatment, and results. J Foot Ankle Surg 35:112–119, 1996.
42. Young, CC, Rutherford, DS, and Niedfeldt, MW: Treatment of plantar fasciitis. Am Fam Physician 64:467–474, 477–478, 2001.

발목
(Ankle)

제 4 장

학습목표

1. 발목에 발생하는 일반적 손상에 대하여 논할 수 있다.
2. 보호, 치료, 재활손상 시 발목에 하는 테이핑(taping), 랩핑(wrapping), 브레이싱(bracing), 패딩(padding) 기법을 적용할 수 있다.
3. 치료적 운동 프로그램 범위에서의 발목에 대한 테이핑, 랩핑, 브레이싱, 패딩 기법을 적용을 할 수 있고, 설명할 수 있다.

손상과 상태 *(Injuries and Conditions)*

발목은 반복되는 압력과 무리한 운동 때문에 무게를 지탱하는 활동 중에 손상된다. 걷거나 급격한 방향전환 때문에 발생한 무리한 동작이 발목의 뼈 및 인대 구조에 손상을 초래한다. 거칠고 고르지 못한 표면에서의 운동은 부상을 초래 할 수 있다. 발목에 발생하는 일반적인 손상들은 다음과 같다.

- 염좌
- 골절
- 물집, 수포

염좌 (Sprains)

발목 염좌는 스포츠와 관계된 전형적인 손상 중에 가장 흔한 것이다.[3,54] 발목 손상은 **목말 밑 관절**의 갑작스러운 저측굴곡과 배측굴곡 그리고 **거퇴관절**의 발바닥 수축 또는 발등의 수축에 의해서 발생된다(그림 4-1). 또한 **외번** 또는 **내번**에 의한 발의 **회전**은 손상을 초래할 수 있다. 예를 들어, 야구의 타자가 첫 번째 베이스의 코너를 돌 때 내번, 외번, 회전, 배측굴곡의 수축을 일으키기 때문에 발목 염좌를 발생시킨다. 내번 염좌는 더 일반적이며, **뒤목말종아리인대**, **발꿈치종아리인대**, **앞목말종아리인대**의 손상을 초래할 수 있다. **외번 염좌**는 **삼각인대**의 손상과 심한 외전력으로 인한 정강뼈 근위부의 **분리골절**을 초래할 수 있다. 무리한 발목의 무리한 배측굴곡과 가쪽 회전은 **앞 · 뒤목말종아리인대**와 관련된 **인대결합 염좌**(syndesmosis sprain)를 발생시킬 수 있다. 인대결합 염좌는 다음과 같은 경우에 발생할 수 있다. 예를 들어, 미식축구를 할 때 볼을 향해 뛰어드는 타인에 의해 회복이 덜 된 선수의 발목은 배측굴곡과 가쪽회전에 무리를 줄 수 있다.

골절 (Fractures)

근위부(distal) 정강뼈와 종아리뼈의 골절은 발목염좌들의 결합으로 인해 발생할 수 있다. 심각한 내번의 기전은 **가쪽 복사뼈**의 분리(avulsion) 골절을 일으키고, 때때로 **양과 골절**(bimalleolar fracture)이라고 알려진 **안쪽 복숭아뼈의 골절**을 동행한다. 외번 염좌와 함께 장종아리뼈(longer fibular) 복사뼈에서 말초까지 무리가 가게 되면 종아리뼈가 골절될 수 있다. 외번의 원인이 계속된다면, **정강뼈 골절**(tibial malleous)을 일으키는 복숭아 뼈에 분리골절이 일어날 수 있다. 측부복사뼈와 복숭아뼈 골절부상에 기전은 무리한 내번, 외번, 배측굴곡, 안쪽 회전을 포함한다.

물집 (Blisters)

운동이나 일 그리고 통상적으로 사용하는 양말은 피부에 자극을 초래할 수 있다. 테이핑, 랩핑, 브레이싱, 패딩 기법의 적용은 안쪽, 가쪽 복숭아뼈와 같은 돌출 부위와 발뒤꿈치, 끈이 닿는 부위에 물집을 발생시킬 수 있다.

테이핑 기법

테이핑 기법은 인대의 내번과 외번을 줄이고 목말밑관절에 배측굴곡과 저측굴곡의 수축을 감소시키고, 지나친 관절가동범위를 벗어나지 않도록 발목을 보호해 준다. 어떤 기법들은 활동할 때 발목을 보강해주어 염좌를 예방해 준다. 몇몇 기법들은 발목의 염좌와 골절의 정확한 치료를 위해서 이용된다. 개개인의 성향, 부상 정도, 활동 사항 등에 맞게 적절하게 테이핑 기법을 사용해야 한다.

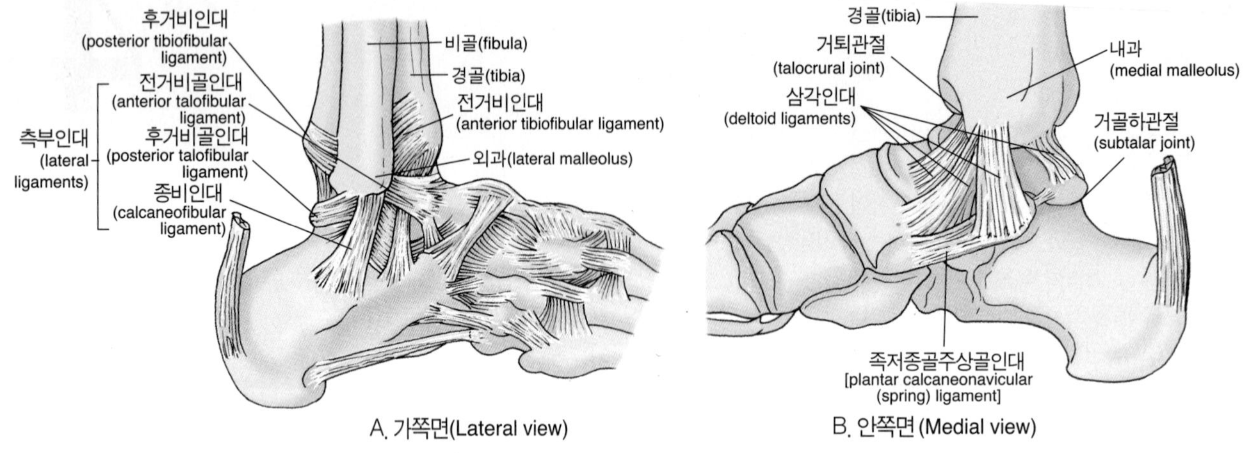

도해 4-1 목말밑관절과 발목관절의 인대들.

닫힌 바구니 모양의 테이핑법(Closed Basketweave) 그림 4-1, 4-2, 4-3

목적: 닫힌 바구니 모양법은 내번과 외번 염좌를 막기 위해 쓰여진다(그림 4-1). 이것은 거퇴 관절과 목말밑 관절을 보호해주고 움직임을 최소화한다. 학습목적은 기초적인 닫힌 바구니 모양법을 첫째로 배우고, 더 많은 곳을 보호하기 위한 몇 가지 응용 법들을 설명할 수 있도록 한다.

> **세부사항**
>
> 많은 건강관리 전문가에 의한 여러 가지 바구니 모양법이 있지만, 100여 년 전에 Gibney[15]에 의해 사용된 주요한 기법이 있다.

재료:
- $1\frac{1}{2}$인치 또는 2인치의 비탄력 테이프, 테이핑 가위

옵션:
- Pre-tape 재료와 자가 점착 랩, 점착 테이프 스프레이, 얇은 패드, 피부 윤활제

환자의 자세: 다리를 쭉 펴서 발목을 90°로 배측굴곡 한 상태로 테이핑 테이블이나 벤치에 앉는다.

준비: 말발굽 모양 테이핑법을 바로 피부에 적용한다.

옵션: *Pre-tape과 점착 랩, 점착 테이프 스프레이, 얇은 폼 패드, 피부 윤활제를 발뒤꿈치에 감싸고 흐트러짐을 막기 위해 그 부위를 묶어준다. pre-tape 재료는 발목을 보호해주기 위해 사용한다.*[40]

적용:

1단계: 이 예에서는 pre-tape 재료를 한 층만 사용한다 (그림 4-1A).

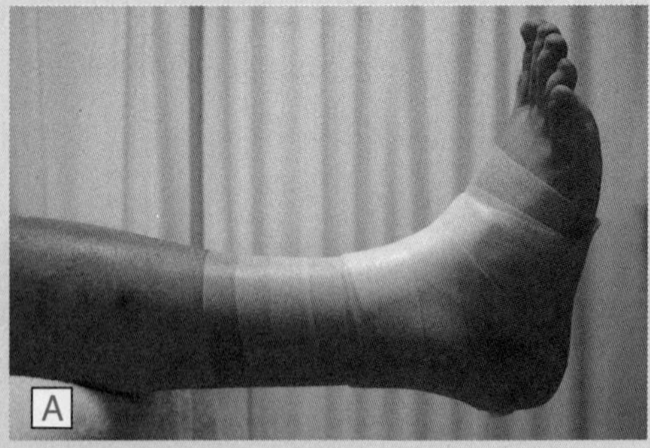

그림 4-1

2단계: $1\frac{1}{2}$ 인치 또는 2인치의 비탄력 테이프를 사용하여 2개의 고정 스트립(strip)을 이용하여 발목 위쪽에 고정한다. 비복근 밑에 적절한 세기로 둘둘 두른다 (그림 4-1B). 고정 스트립은 발 중간이나 중족골의 가까운 곳에 위치하면 된다. 하지만 이것만으로는 부족하다. 만약 이 고정 스트립이 적용되었으면, 발이 무게를 지탱하는 동안 확장하여 붕대가 조이지 않도록 감은 세기를 관찰해야 한다.

옵션: 2인치 넓이의 자가 점착 랩을 사용하라. 이것은 조임(constriction)을 막기 위함이다.

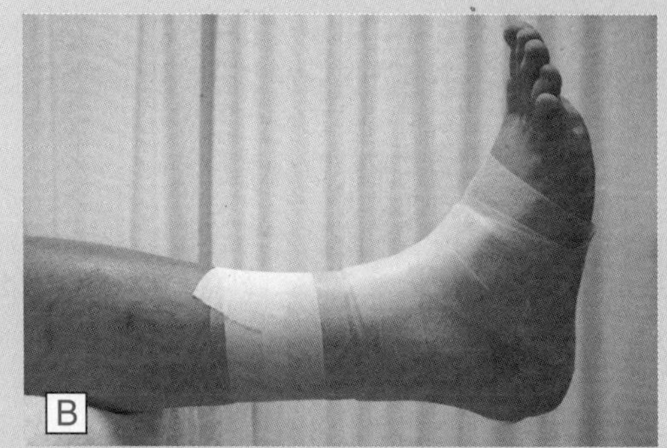

3단계: 발 안쪽의 염좌를 막으려면 먼저 다리 안쪽 밑에서 부터 감아 나가라. 후면 중앙 복사뼈가 있는 곳까지 계속 감아서(그림 4-1C), 발바닥과 크로스되게 감아라. 복숭아뼈가 적당한 세기로 감길 때까지 계속 진행하면 된다(그림 4-1D).

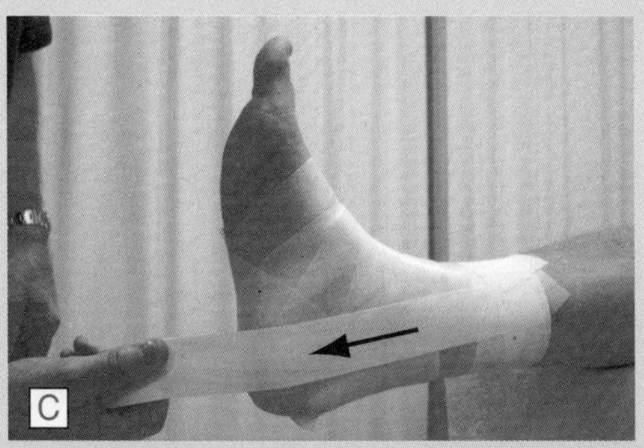

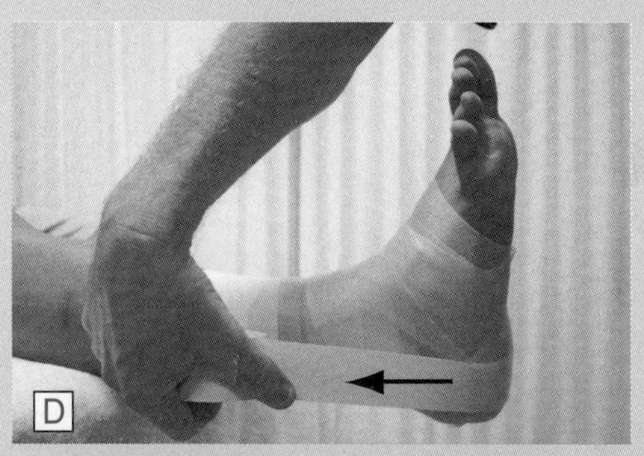

4단계: 가쪽(lateral)의 다리 하단부에 고정시킨다(그림 4-1E).

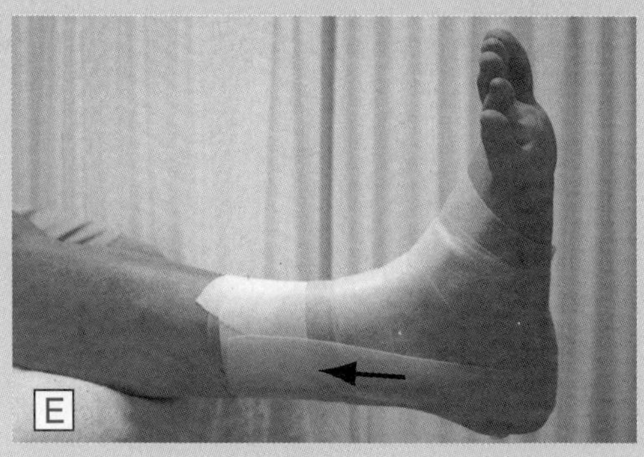

5단계: 외번 염좌를 예방하거나 치료할 때에는 가쪽 다리 하단부부터 감기 시작하여 다리 안쪽에 고정시켜 끝내면 된다(그림 4-1F).

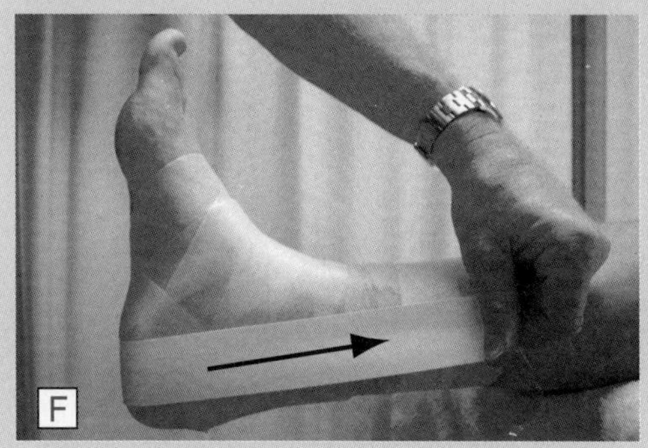

그림 4-1 *(계속)*

(6단계:) 첫 번째로 발등의 중앙 위에 호스슈(horseshoe)로 감기 시작하여(그림 4-1G), 아킬레스건을 지나 발 가쪽 복숭아뼈까지 감는다. 그리고 적당한 세기로 가쪽 발등에서 다섯 번째 원위부의 발가락 머리 부분에서 끝낸다(그림 4-1H).

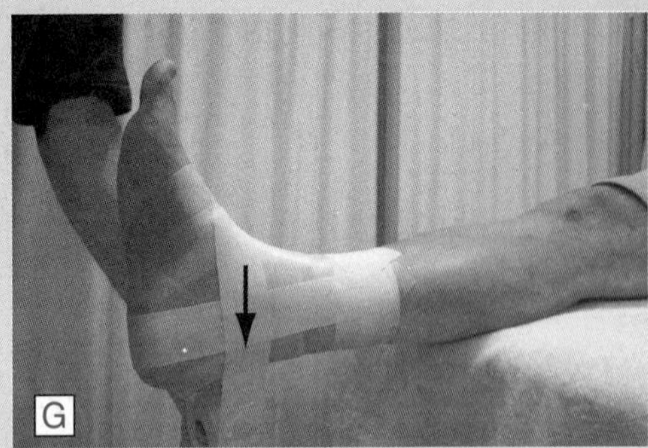

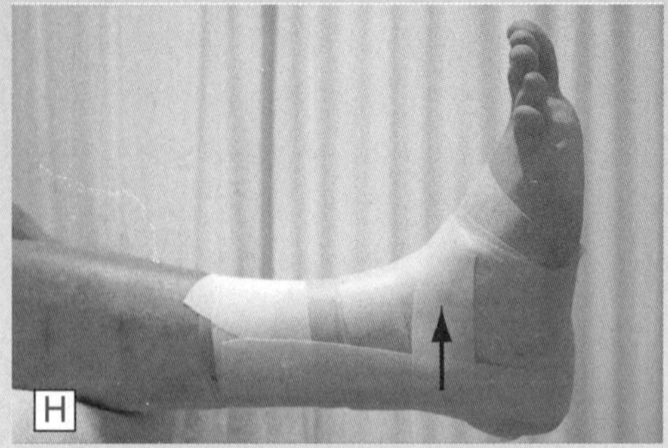

(7단계:) 테이프 $^1/_2$에 범위에 먼저 오버랩핑한 하지의 안쪽(medial lower leg) 위에 두 번째로 스터럽(stirrup)을 시작하여 가운데 복숭아 뼈 위로 내려온다(그림 4-1I). 발바닥을 가로질러 가쪽 복숭아뼈 위를 덮어 지나 감는다(그림 4-1J).

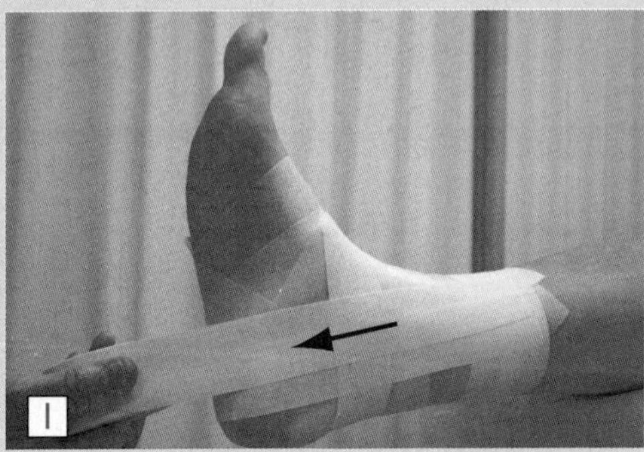

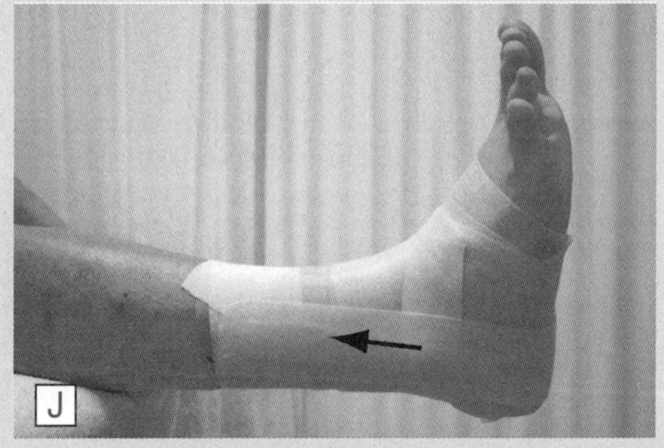

(8단계:) 호스슈(horseshoe)로 반절의 넓이로 첫 번째 감아 놓은 것 위에 더 감는다(그림 4-1K).

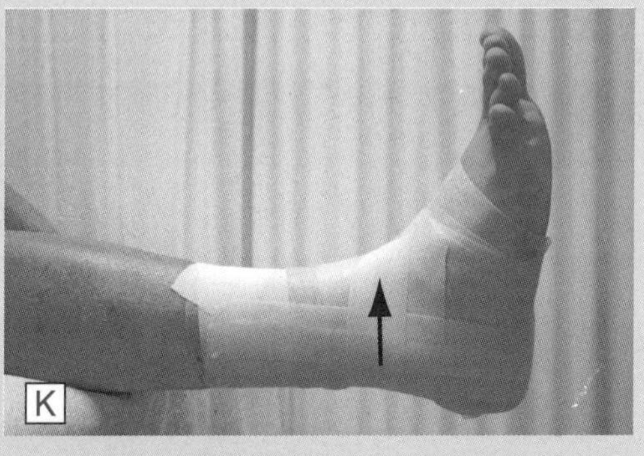

(9단계:) 안쪽 하지부에서 시작한 세 번째 스터럽(stirrup)은 전면 안쪽과 가쪽 복숭아뼈 위에 다시 감는다(그림 4-1L).

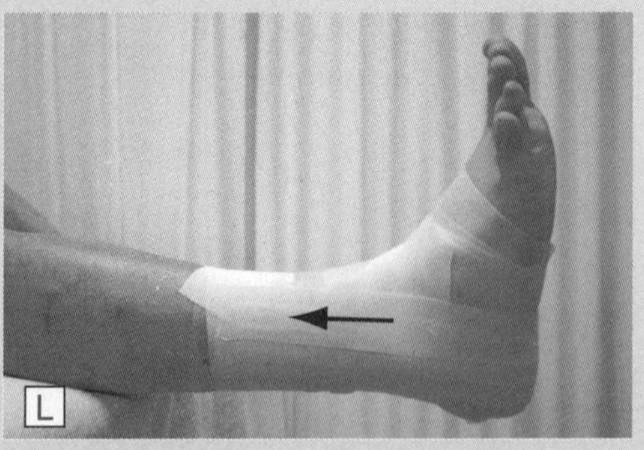

그림 4-1 *(계속)*

10단계: 안쪽 앞발(media forefoot)부터 시작하여 두 번째 감아놓은 것 위에 세 번 말발굽 모양을 적용한다(그림 4-1M).

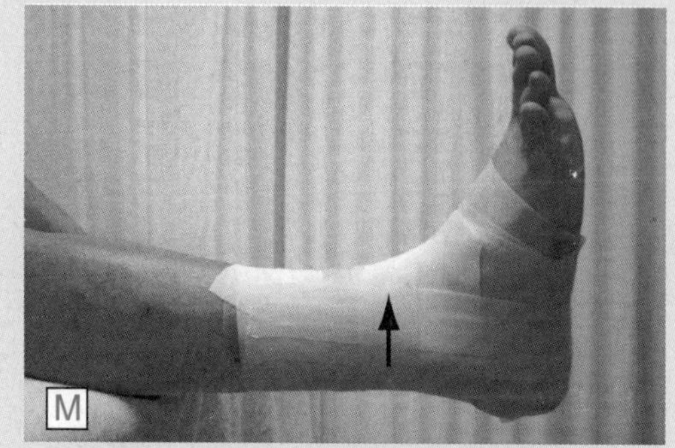

11단계: 세 번째 말발굽 모양에서 시작하여 적절한 세기로 몸쪽부위로 방향을 감는다 (그림 4-1N). 마무리(closure) 스트립(strip)은 먼쪽 하지 앵커 위에 적용한다. 몸쪽 부위로 진행하는 것의 구김이나 공간을 막기 위함이다.

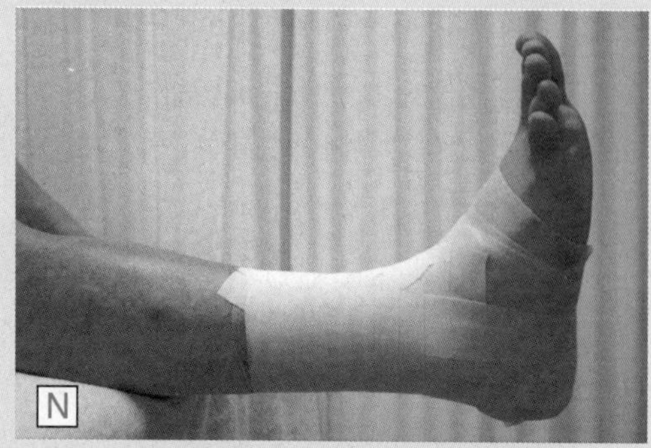

12단계: 다섯 번째 중족(metatasal) 머리(head)에 한 채로 적절한 세기의 감기로 안쪽에서 가쪽 방향으로 발등 주위에 2-3번 마무리(closure) 스트립(strip)을 한다(그림 4-1O).

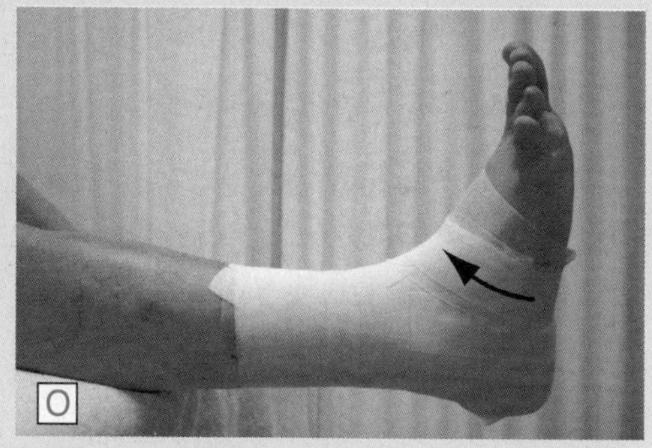

그림 4-1 *(계속)*

발뒤꿈치 고정 (Heel locks)

- **목적:** 목말밑관절과 거퇴관절을 보호하기 위하여 발뒤꿈치를 고정시킨다. 그리고 basket weave 법을 확고히 하기 위해서 한다(그림 4-2). 개인적인 선호도에 따라서 발뒤꿈치를 고정법을 따른다. 발뒤꿈치 고정은 basket weave 방법으로 할 때 시간을 절약할 수 있다.
- **재료:**
  - $1\frac{1}{2}$ 인치 또는 2인치의 비탄력 테이프
- **환자의 자세:** 발끝을 자신에게 향하게 90° 각도로 배측굴곡하여 다리를 쭉 편 자세로 벤치나 테이핑 테이블에 앉는다.
- **준비:** 말발굽 모양 테이핑 법을 적용한다.

개인 힐 록(발뒤꿈치 고정법) (Individual heel locks)

▶ **적용:**

1단계: Individual 발뒤꿈치 고정법을 사용하는 것인데 가쪽 힐록 앵커를 세로의 족궁으로 향하는 각도로 $1^1/_2$ 또는 2인치 비탄력 테이프와 함께 가쪽 레이스를 가로지르는 것.

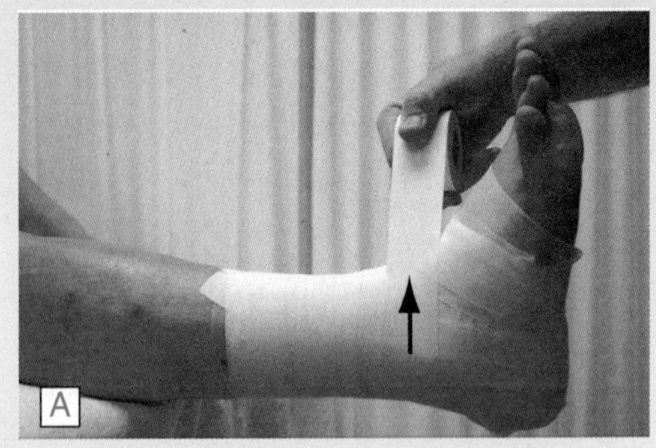

2단계: 족궁을 가로질러서 계속해라. 그리고 나서 테이프를 위쪽으로 움직이고 적당한 세기의 감기로 뒤꿈치를 둘러싸며 가쪽 종골을 가로질러 당겨라(그림 4-2B). 그리고 나서 가쪽 레이스 부분에서 마무리 한다(그림 4-2C).

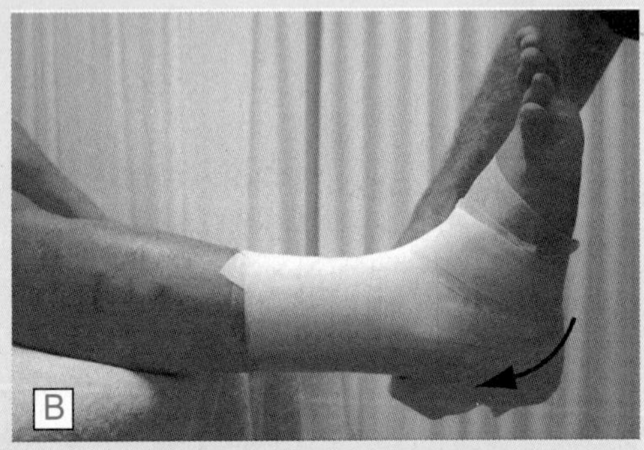

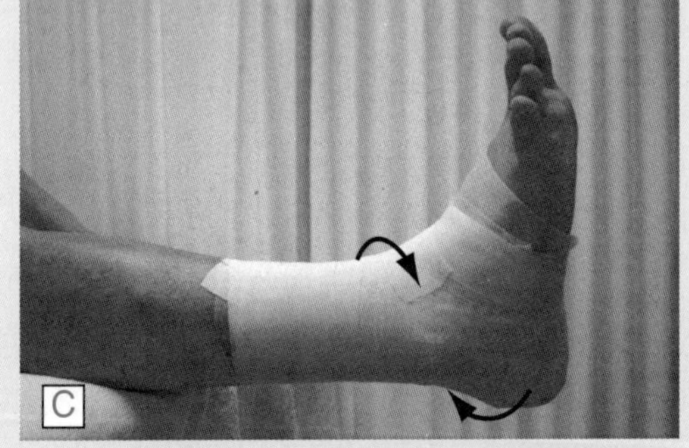

3단계: 중간의 힐록은 가쪽 복사 쪽으로 향하는 각도로 안쪽의 레이스 부분 위에서 시작한다(그림 4-2D). 그리고 뒤꿈치를 가로질러서 계속 감는다.

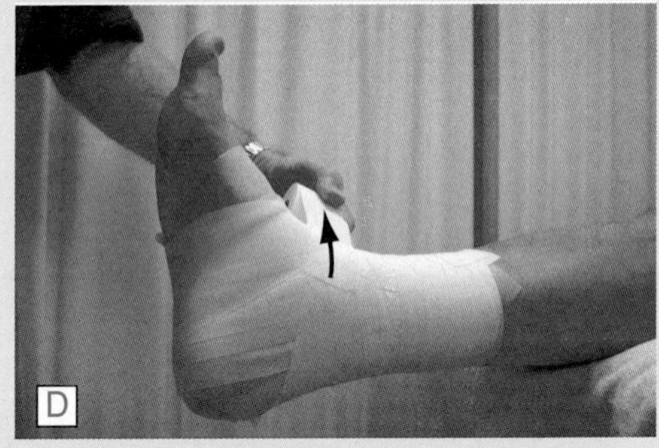

4단계: 그런 다음에 테이프를 아래쪽으로 움직이고, 그 다음에 적당한 세기의 감기로 발꿈치 아래에 중간 종골을 가로질러 당겨라(그림 4-2E). 그런 다음 안쪽의 레이스 부분에서 마무리해라(그림 4-2F). 전형적으로 가쪽과 안쪽 힐록들은 되풀이된다.

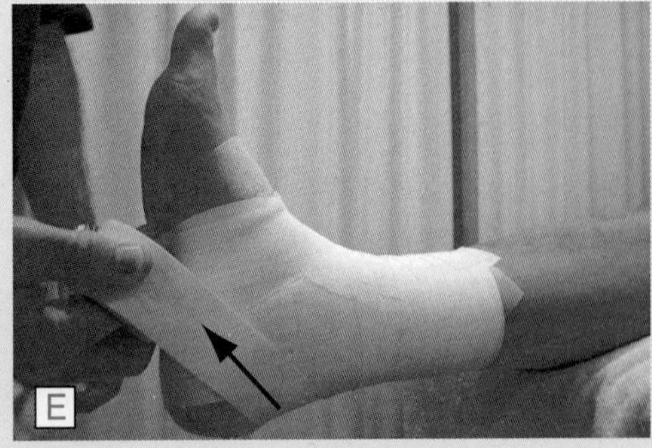

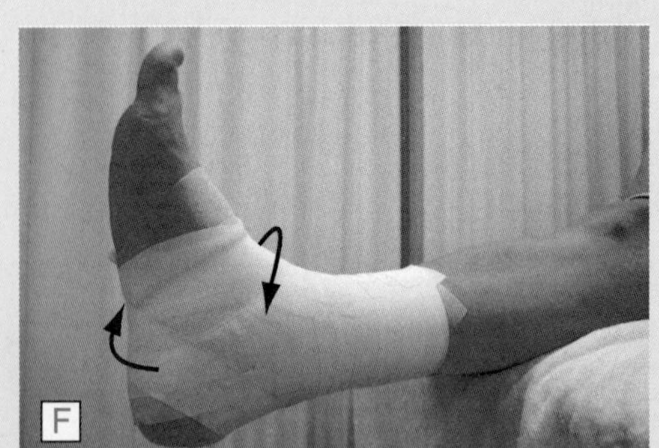

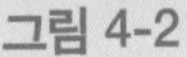
그림 4-2

계속해서 발뒤꿈치 고정법(Continuous heel locks)

적용:

(1단계:) 계속해서 발뒤꿈치 고정법은 개별(individual). 고정법과 결합하고, 적당한 세기의 감기로 8자형 패턴 안에서 적용된다. 그림 4-2A-C에서 보여지는 것처럼 가쪽 힐록을 적용해라.

(2단계:) 테이프를 자르는 대신에 하부의 아킬레스건 주위로 계속해서 감아라(그림 4-2G).

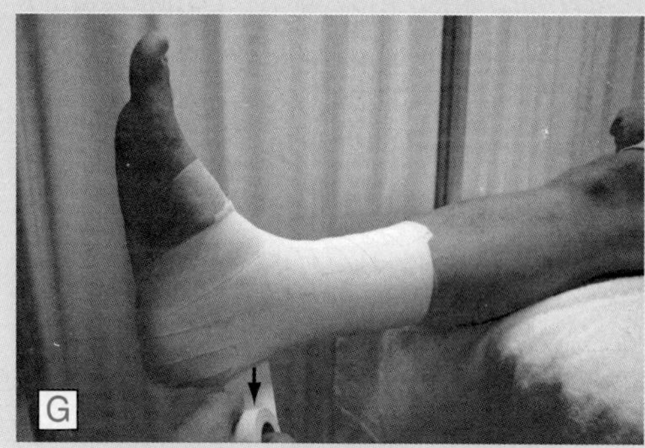

(3단계:) 아래쪽으로 움직이고 안쪽의 종골을 가로질러서 테이프를 당겨라(그림 4-2H).

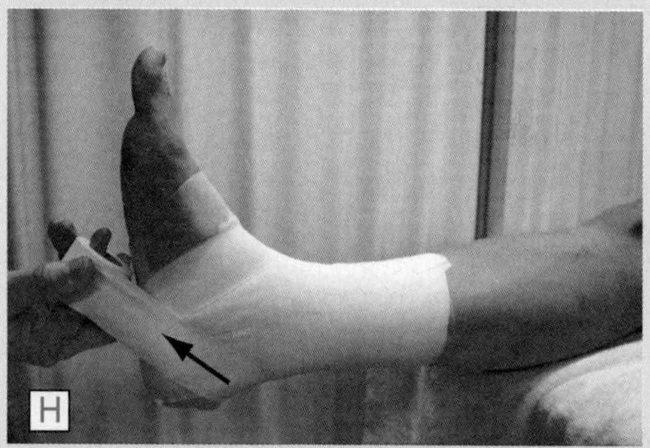

(4단계:) 발바닥 쪽을 가로질러서 계속하고 중간 종골 쪽으로 발등을 덮으면서 뒤쪽 아래다리 주위에서 위로 계속해라(그림 4-2I). 그리고 앞의 하부 다리에서 마무리해라(그림 4-2J). 그 연속적인 기법은 자주 되풀이 된다.

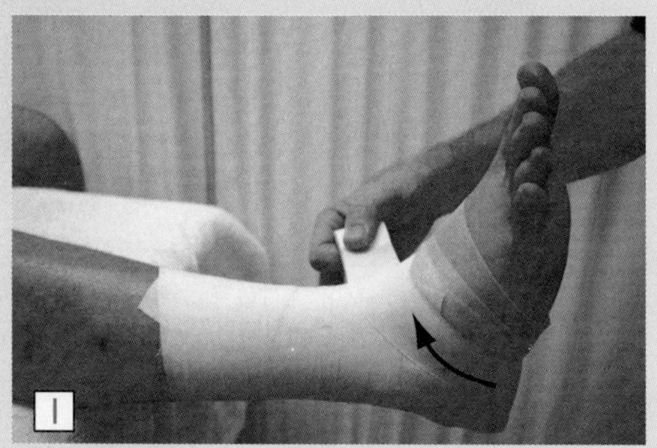

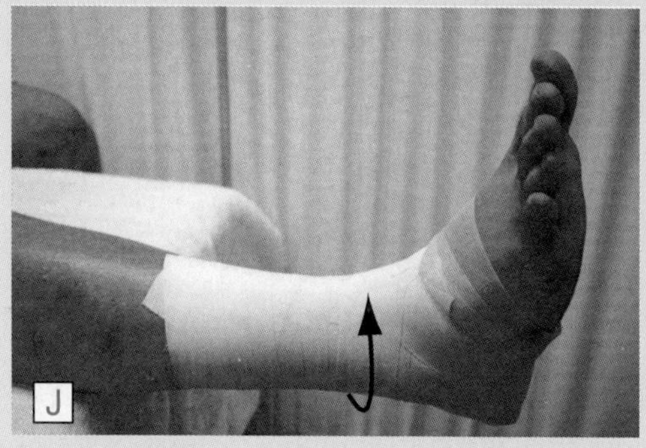

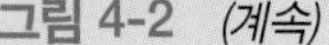
그림 4-2 *(계속)*

비탄력 테이프는 탄력의 성질을 가지고 있지 않기 때문에 신체 형세의 적절한 각도로 시작하고 유지하는 것이 중요하다.

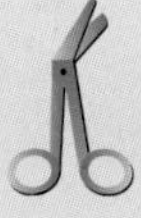

도움말: 적절한 각도는 만약에 테이프의 중간이 바깥쪽과 안쪽의 복숭아뼈를 지나칠 때를 의미한다. 연달아 교정법은 테이프의 중심을 종축 아치에 경사지게 가쪽 망치뼈 넘어 직접 고정시키기 시작한다. 가쪽 망치뼈에 위치한 테이프의 중앙선은 발뒤꿈치를 지나쳐서 발 안쪽의 힐락으로 교정한다.

말발굽 모양의 다른 유형 1 (Basketweave Variation One)

목적: 말발굽 모양 테이핑법의 몇몇 다른 유형들은 목말밑관절이나 거퇴관절을 보호하며 움직임의 범위를 줄인다(그림 4-3). 다른 유형들은 내번이나 외번 그리고 인대 결합염좌의 치료 중에 일터에 나가거나 활동을 해야 할 때 사용된다.

재료:

- 2인치 또는 3인치 탄력 테이프, 테이핑 가위
- 2인치 또는 3인치의 반강체의 붕대 테이프, 장갑, 물, 테이핑 가위

환자의 자세: 다리를 쭉 펴서 발목을 90°로 배측굴곡한 상태로 테이핑 테이블이나 벤치에 앉는다.

준비: 말발굽 모양 테이핑법을 적용한다.

적용:

1단계: 닫힌(closed) 말발굽 모양 테이핑법을 적용한 후에 발꿈치 고정을 위해 2인치 또는 3인치 너비의 탄력성이 있는 테이프를 사용한다(그림 4-3A). 탄력성이 있는 테이프를 individual 법 또는 연속해서 사용한다. 비탄력 테이프 힐록은 추가적인 지지를 위해 탄력성이 있는 테이프 위에 사용된다.

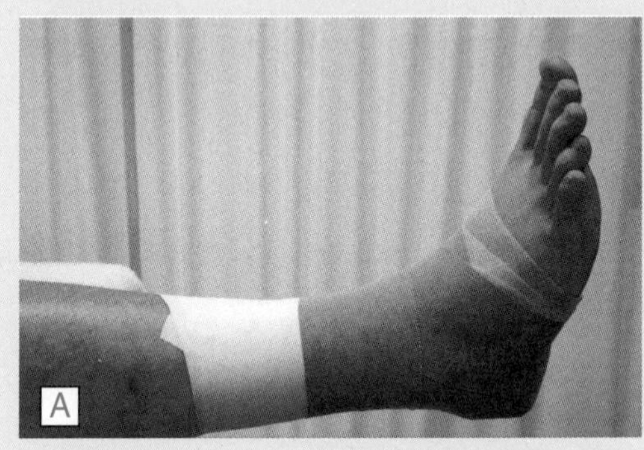

2단계: 더 큰 보강이 필요로 한다면 2인치나 3인치의 반강체붕대 테이프를 사용해라(그림 4-3B). 탄력성이 있는 테이프나 없는 테이프로 발뒤꿈치를 고정하면서 basket weave 법을 적용해라. 캐스트 테이프를 하지에 고정하고 부드럽고 적당한 강도의 세기로 계속해서 힐록 법을 실행해라. 부드럽게 캐스트 테이프를 발목에 고정시켜라. 테이프가 제대로 되기까지 10~15분 정도를 허용하라. 캐스트 테이프에 더 추가적인 고정은 필요로 하지 않는다.

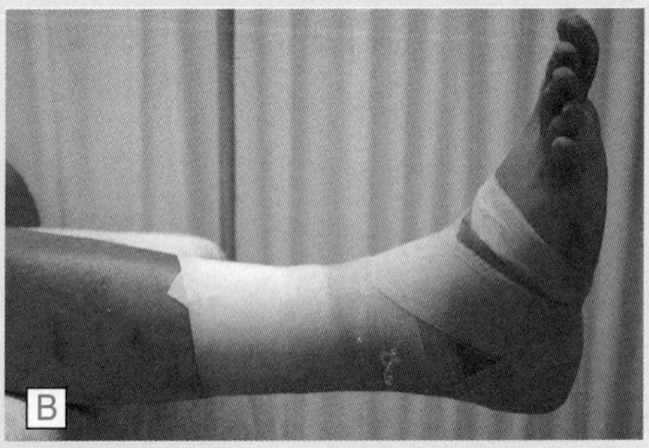

그림 4-3

말발굽 모양의 다른 유형 2 (Basketweave Variation Two)

목적: 또 다른 유형은 닫힌 바구니 모양법을 이용하여 반창고나 열가소성의 물질의 적용이다. 이 유형은 반강체의 테이프를 사용하면서 목말밑관절과 거퇴관절 특히 내번이나 외번에 최대한의 지지를 제공한다.

재료:

- 2인치나 3인치의 반창고, 테이핑 가위
- 종이, 펠트 팁 펜, 1/8인치의 열가소성의 재료, 테이핑 가위, 열가소성 재료(heating source), 탄력 랩, 2인치나 3인치의 반창고

환자의 자세: 다리를 쭉 펴서 발목을 90°로 배측굴곡 한 상태로 테이핑 테이블이나 벤치에 앉는다.

준비: 닫힌 바구니 모양법의 적용

적용:

(1단계:) 2인치나 3인치의 반창고 스터럽(stirrup)을 25인치나 30인치의 길이로 자른다(그림 4-3C).

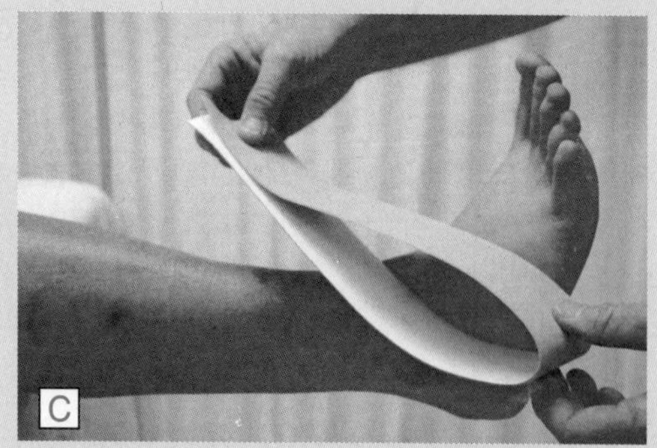

(2단계:) 발바닥에 잘 맞는 각도로 스트랩(strap)의 중앙을 접고 잘라라(그림 4-3D).

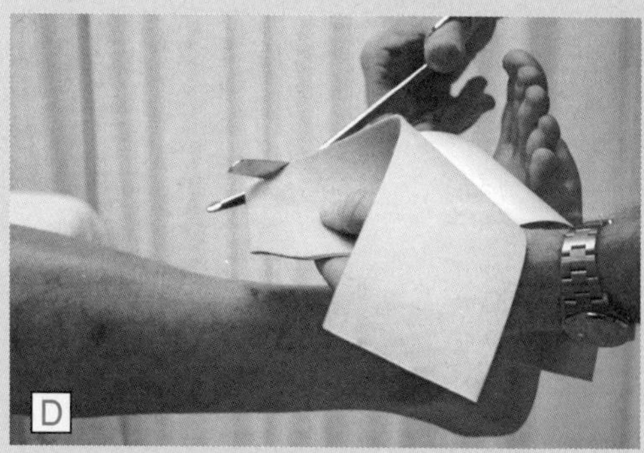

(3단계:) 테이프를 고정시킨 후에 스트랩의 끝을 움켜잡고, 스터럽(stirrup)을 발바닥 표면에 고정시켜라(그림 4-3E).

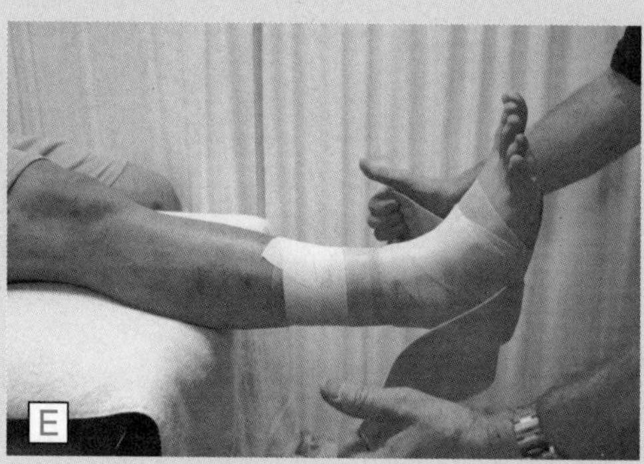

(4단계:) 양쪽을 같은 세기로 하지의 앵커를 향해서 주욱 잡아당겨라(그림 4-3F). 스터럽(stirrup)의 중앙이 반드시 안쪽과 가쪽 복숭아뼈에 위치하도록 하여라. 이 스터럽은 피부에 직접적으로 부착될지도 모른다. 말발굽 모양 테이핑법과 발뒤꿈치 고정법을 계속해서 시행해라.

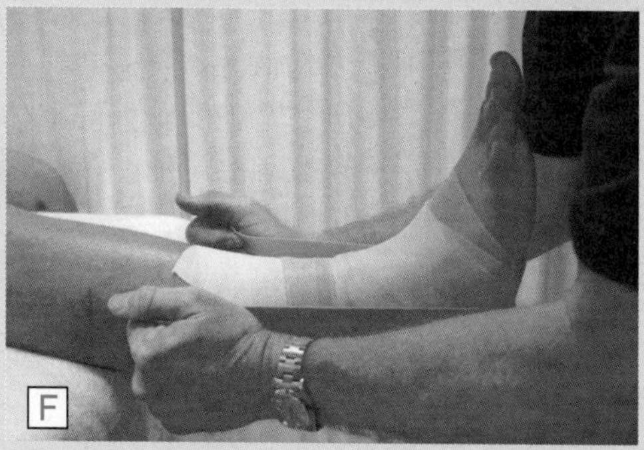

그림 4-3 *(계속)*

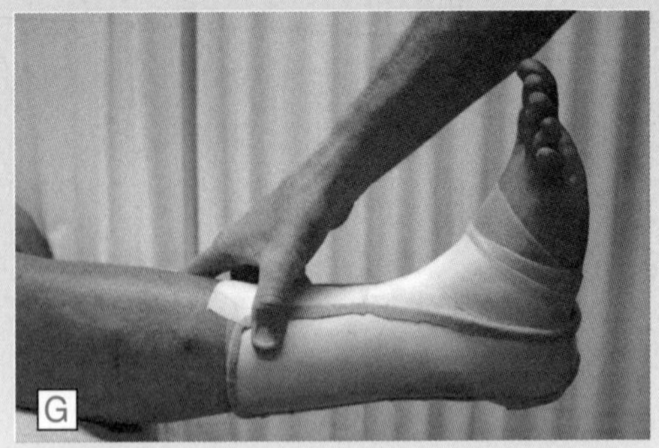

(5단계:) $^{1}/_{8}$인치 두께의 열가소성의 재료는 3-4인치의 너비로 잘리거나 개개인에게 적합해질 수 있다. 그 재료를 디자인하고 잘라서 열을 가하여 주조해라(그림 1-14와 1-15C-G 참조). 가쪽 하지 발목 위에서 가쪽 복숭아뼈위로 안쪽복숭아뼈를 가로질러 종골 아래로 감고 안쪽 하지 발목에서 마무리해라. 그 스터럽(stirrup)은 반창고와 함께 묶일 수 있다(그림 4-3G). 말발굽 모양 테이핑법과 발뒤꿈치 고정법을 계속해서 적용해라.

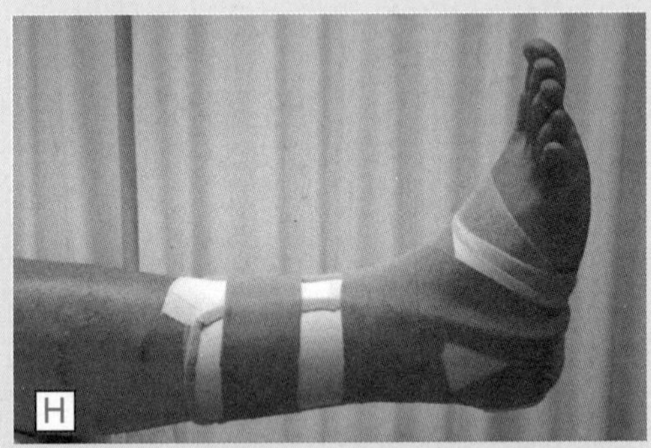

(6단계:) 열가소성 재료를 발목위에 위치시키고, 그 재료를 감는 데에 적당한 세기의 감기로 하지 말단을 2인치나 3인치의 탄력성이 있는 테이프 힐록과 고정 끈으로 다리를 고정한다  (그림 4-3H).

그림 4-3 *(계속)*

창의성이 있는 질문 1

현재 농구팀이 2° 정도의 외번 발목 염좌에 대한 재활 교육을 3단계로 받고 있다. 이 장은 특정한 위치에서의 슛팅, 리바운드나 민첩성 운동을 포함한다. 닫힌 바구니 모양 테이핑법은 지지나 보호를 목적으로 적용된다. 운동하고 있는 동안에 센터는 추가적인 지지가 장치 될 수 있는지를 물어본다. 발목 보강의 재고품은 그 팀의 다른 멤버에 의해서 이용되기 때문에 테이핑은 필요한 경우만 사용한다.

질문 : 이 상황에서 무엇이 행해질 수 있는가?

탄력(Elastic) 그림 4-4

- **목적:** 탄력 기법은 말발굽 모양 테이핑법의 대체적인 방법이다. 그래서 빨리 적용될 수 있다(그림 4-4). 왜냐하면 이 기법은 목말밑관절과 거퇴관절에 부드러운 지지해 주기 때문에 그 탄력성 법은 전형적으로 개인을 부상당하지 않게 하기 위해 내번이나 외번 염좌를 막을 때 사용된다.
- **재료:**
  - $1^{1}/_{2}$인치 또는 2인치의 비탄력 테이프, pre-tape 재료 또는 점착 랩, 얇은 패드, 반창고, 가위

  옵션:
  - 점착 테이프 스프레이
- **환자의 자세:** 다리를 쭉 펴서 발목을 90° 로 배측굴곡 한 상태로 테이핑 테이블이나 벤치에 앉는다.
- **준비:** 발뒤꿈치와 레이스 부분 위에 pre-tape 재료나 점착 랩을 사용하고 얇은 패드와 피부 윤활유를 사용해라.

  옵션: *추가적인 지지를 위해 pre-tape 재료나 점착 랩 아래에 점착 테이프 스프레이를 사용해라.*

적용:

1단계: $1^{1}/_{2}$인치 또는 2인치의 비탄력 테이프를 하부의 아래 다리앵커에 피부에 직접적으로 또는 pre-tape 재료나 점착랩 위에 위치시키면서 시작해라.

2단계: 다리의 안쪽과 바깥쪽 방향으로 $1^{1}/_{2}$인치와 2인치의 비탄력 테이프를 우선 발 밑 쪽에서 복숭아뼈 위로 감으면서(그림 4-4A). 그리고 테이프 너비의 $^{1}/_{2}$ 정도로 각각 포개면서(그림 4-4B). 3개의 연속적으로 재료를 적용해라(그림 4-4C).

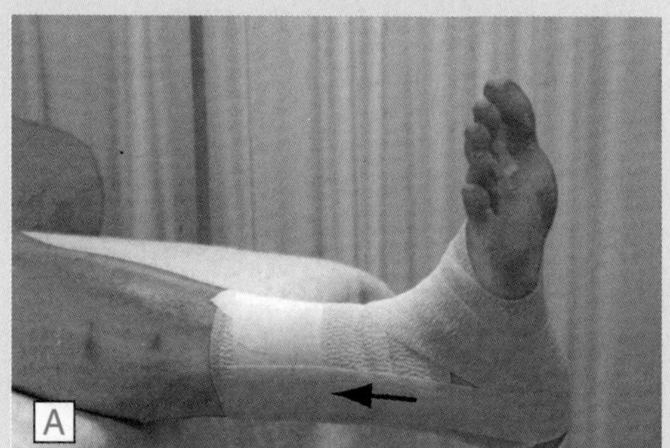

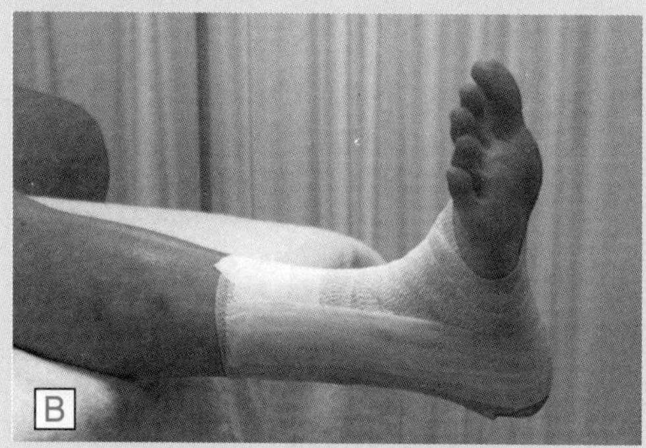

3단계: 2인치와 3인치의 탄력성 있는 테이프를 이용하여 바깥쪽 레이스 위에 고정시키고, 계속해서 뒤꿈치 고정법을 적용시켜라(그림4-4C).

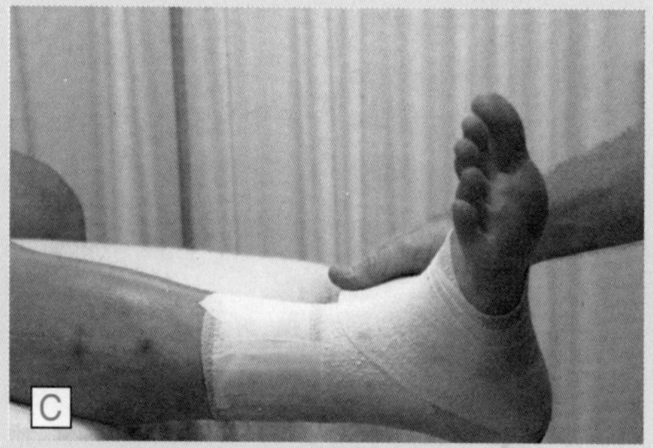

4단계: 앞쪽의 아래 다리로부터 $^{1}/_{2}$의 테이프 너비로 그 위에 감으면서 적당한 세기의 감기로 원형이나 나선형의 패턴으로 탄력 테이프를 계속해서 감아라(그림 4-4D). 그리고 아래쪽 다리 앵커에서 마무리하라(그림4-4E).

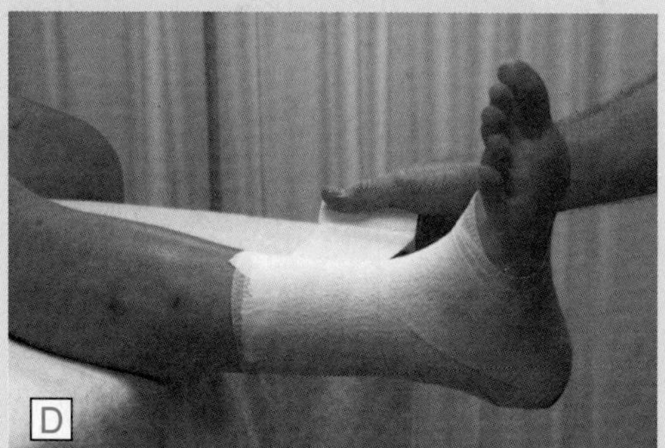

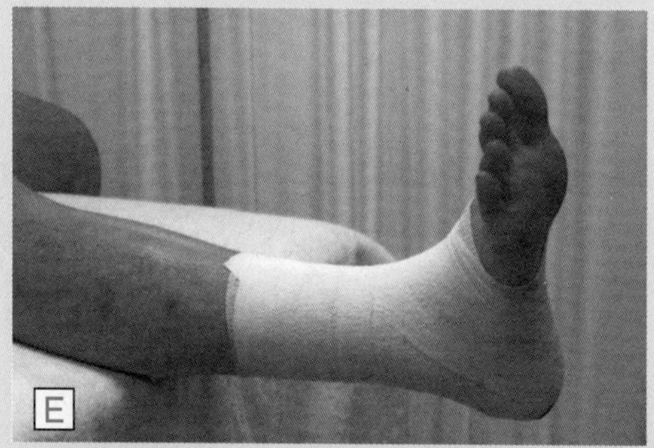

그림 4-4

(5단계:) $1^1/_2$ 인치 또는 2인치의 비탄력 테이프를 이용하여 적당한 세기의 감기로 발 뒤꿈치 고정을 한다(그림 4-4F).

옵션: *하부의 아래쪽 다리에 $1^1/_2$인치나 2인치에 비탄력 테이프와 함께 탄력성 있는 테이프를 고정시켜라* .

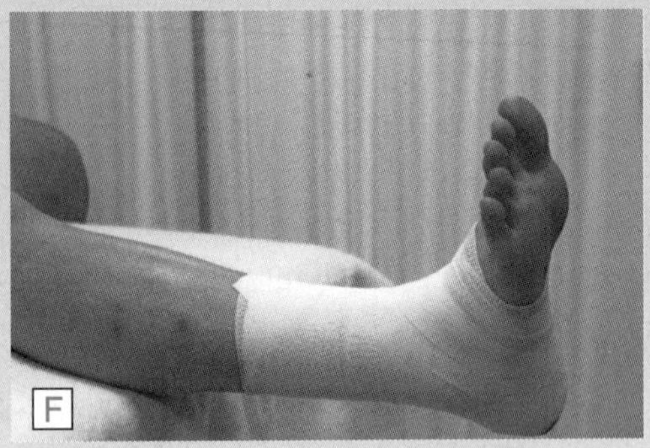

그림 4-4 *(계속)*

만약/그렇다면...

만약 개인을 부상당하지 않게 하는 데에 목말밑 관절이나 거퇴 관절을 지지하는 테이프 기법을 선택에 시간적 제약이 **있다면,** 몇 단계를 포함하며 닫힌 바구니 모양보다 더 빠르게 적용될 수 있는 탄력 테이핑법의 사용을 고려해 봐라.

열린 바구니 모양의 테이핑법(Open Basketweave) 그림 4-5

- **목적:** 열린 바구니 모양 테이핑법은 부드러운 지지와 압박을 제공하기 위해 내번, 외번, 그리고 인대결합 염좌의 정확한 치료에 이용된다(그림 4-5). 이 방법은 앞에 아래 다리, 발목, 그리고 발등 부분이 말발굽 모양이나 closure 스트립(strip)에 의해 둘러 싸여지지 않는다는 점에 있어서 닫힌 바구니 모양법과는 다르다. 앞쪽의 개방은 부풀어 오름과 삼출(effusion)을 조정시킬 수 있도록 디자인된다. 부풀어 오름과 삼출은 염좌에 뒤이어 나타날 수 있다. 그러나 이 방법은 스터럽(stirrup)이나 말발굽 모양의 같은 순서를 다룬다.
- **재료:**
  - $1^1/_2$ 인치 또는 2 인치의 비탄력 테이프, 점착성의 테이프 스프레이, 5야드 길이로 3인치나 4인치의 탄력성 랩
- **환자의 자세:** 다리를 쭉 편 채로 테이핑 테이블이나 벤치에 앉는다. 만약 통증이나 부풀어 오름이 견딜 수 있다면 90° 배측굴곡한 상태로 발을 위치시켜라.
- **준비:** 점착성이 있는 테이프 스프레이를 사용해라.
- **적용:**

(1단계:) 다리 밑쪽에 앵커, 스터럽 그리고 말발굽을 그림 4-1B-M에서 그려진 것처럼 앞쪽의 아래쪽 다리, 발목 그리고 발등을 열린 채로 남겨두면서 $1^1/_2$인치와 2인치의 비탄력 테이프를 가지고 적용해라(그림 4-5A).

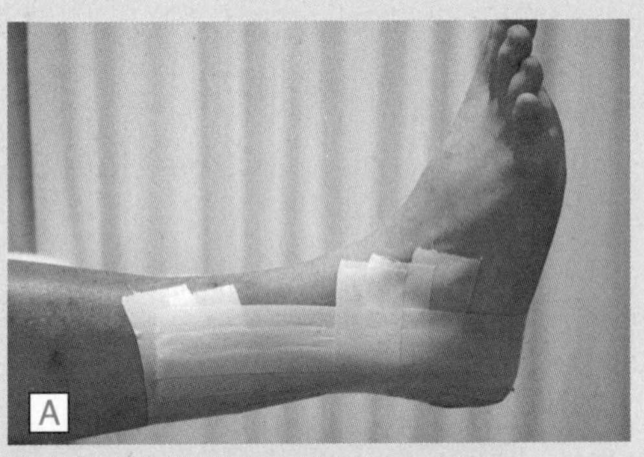

(2단계:) 아래쪽 다리 앵커에 가까운 방향으로 closure 스트립(strip)을 적용하고(그림 4-5B), 하지 쪽에서 발쪽의 방향으로(그림 4-5C). 발뒤꿈치와 발바닥까지 덮으면서 적용해라 .

옵션 : *개별(individual). 발뒤꿈치 고정법을 사용하되 발목을 감싸서는 안된다.*

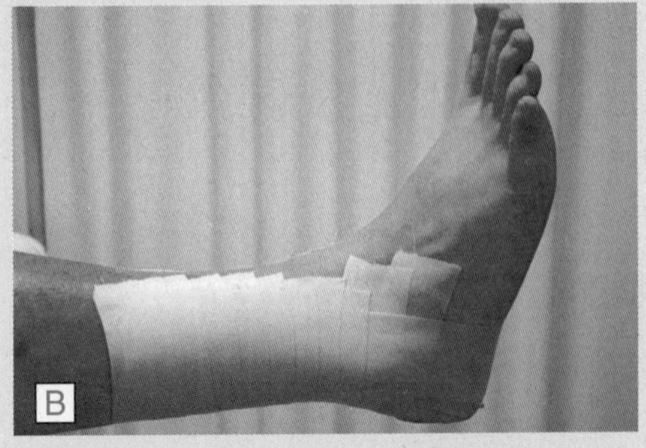

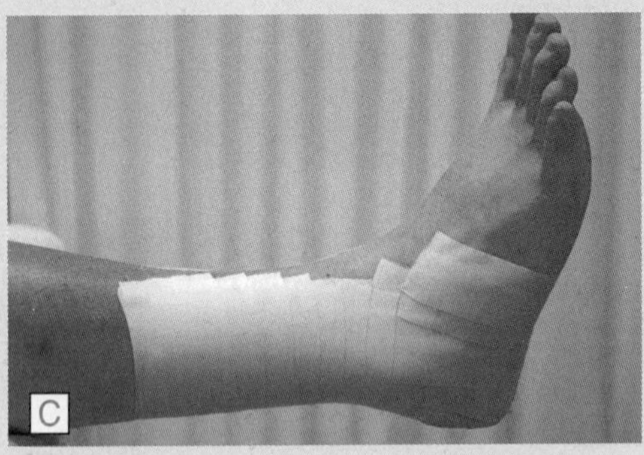

그림 4-5

3단계: $1\frac{1}{2}$인치와 2인치의 비탄력 테이프를 가지고 말발굽과 losure 스트립(strip)의 끝에 고정시켜라 (그림 4-5D).

4단계: 더 나은 압박을 위해서 열린 바구니 모양 위에 압박 랩을 사용해라(그림 4-10A 참조). 열린 바구니 모양법을 적용해라(그림 4-5E).

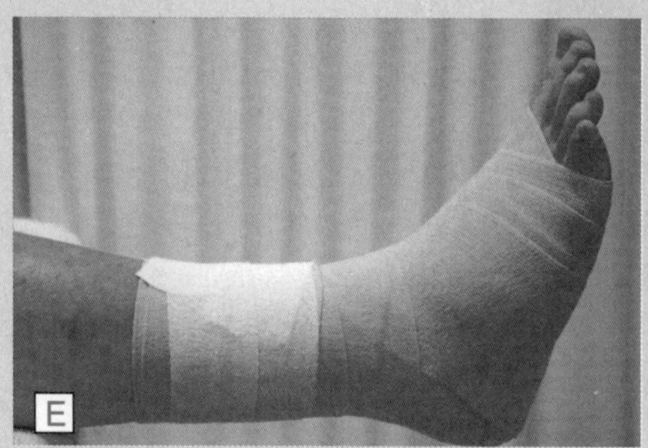

그림 4-5 *(계속)*

Spartan Slipper 그림 4-6

- **목적:** Spartan slipper법은 운동이나 일로 돌아가는 동안 추가적인 지지를 제공해주기 위해 내번, 외번, 그리고 인대결합염좌를 치료하는 데 있어서 닫힌 바구니 모양과 결합하여 사용된다.
- **재료:**
  - $1\frac{1}{2}$ 인치 2인치 그리고 3인치의 비탄력 테이프

  옵션 :
  - Pre-tape 재료나 자가 점착 랩, 점착 테이프 스프레이, 얇은 패드, 피부 윤활제.
- **환자의 자세:** 다리를 쭉 펴서 발목을 90°로 배측굴곡 한 상태로 테이핑 테이블이나 벤치에 앉는다.
- **준비:** 피부에 직접적으로 적용해라.

  옵션 : *Pre-tape 재료나 자가 점착 랩, 점착 테이프 스프레이 그리고 얇은 패드와 피부 윤활제를 점착력을 제공하고 염증을 줄이기 위해 발뒤꿈치와 레이스 부분 위에 적용해라.*
- **적용:**

  1단계: $1\frac{1}{2}$인치와 2인치의 비탄력 테이프를 아래쪽 다리 위에 앵커를 위치시킴으로써 시작해라.

  2단계: 3인치의 비탄력 테이프를 가지고 스터럽(stirrup)으로서 다루기 위한 적당한 크기로 재서 잘라라. 그 스터럽의 끝을 잡아서 발꿈치뼈의 발 바닥쪽 표면에 고정시켜라(그림 4-6A).

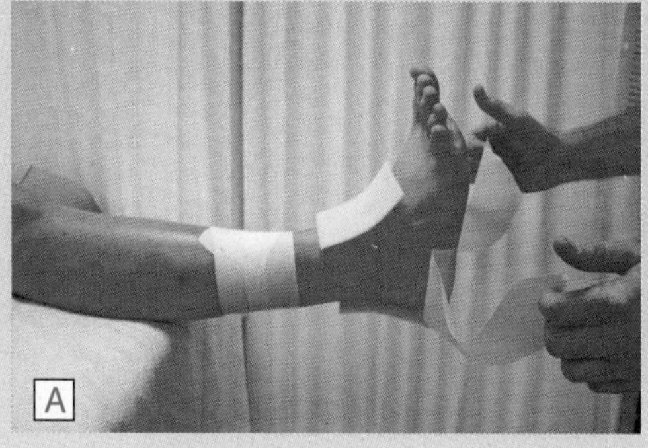

그림 4-6

3단계: 같은 강도로 하부의 아래쪽 다리를 향해서 잡아당겨서 고정시켜라(그림 4-6B). 그 스터럽(stirrup)의 중앙은 안쪽과 가쪽 복사뼈를 덮어야만 한다.

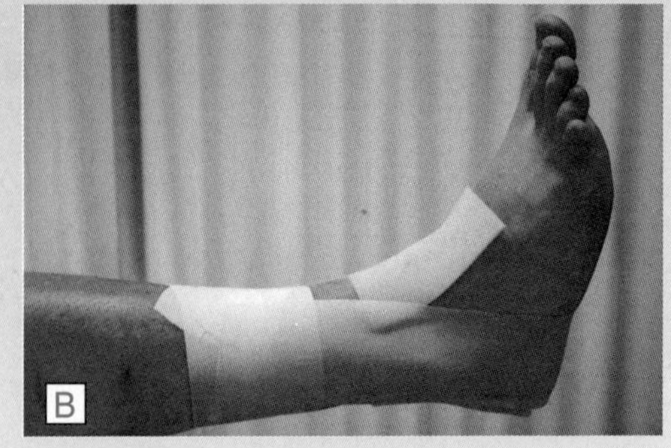

4단계: 첫 번째 것보다 약간 긴 길이로 3인치의 비탄력 테이프를 하나 더 잘라라. 이전에 감아놓은 것 위로 발바닥 표면에 덧대어 그 끈을 고정시켜라. 끝에서부터 시작하여서 아래쪽의 안쪽과 가쪽 복숭아뼈에 그 감은 것의 중앙을 세로로 찢거나 잘라라(그림 4-6C).

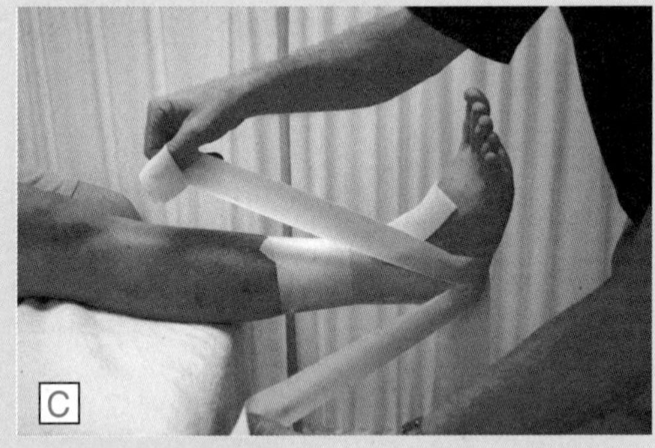

5단계: 나선형 패턴으로 아래쪽 다리 주위를 각각 바깥쪽 끈을 끝에 적당한 세기로 감아라(그림 4-6D). 그리고 하부의 아래쪽 다리 앵커에서 마무리해라.

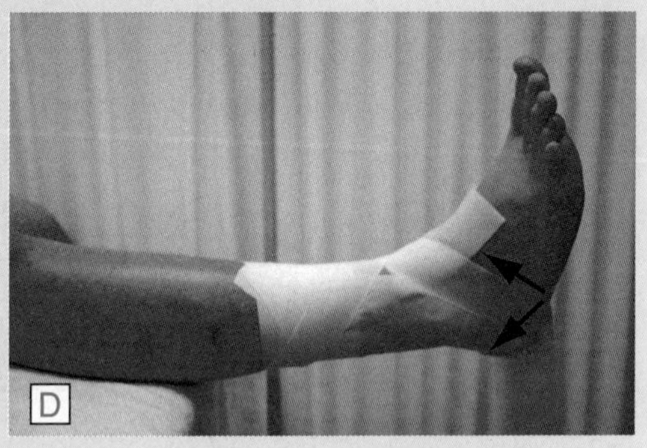

도움말: 그 끈이 발바닥으로부터의 감는 과정을 마칠 때 발에 부드러운 접척을 고려해서 필요하다면 테이프를 주름지게 하거나 죄어라.

6단계: 나선형 패턴으로 적당한 감기의 세기로 아래쪽 다리 주위에 안쪽 끈 끝을 감아라. 그리고 아래쪽 다리 앵커 위에서 마무리해라(그림 4-6E).

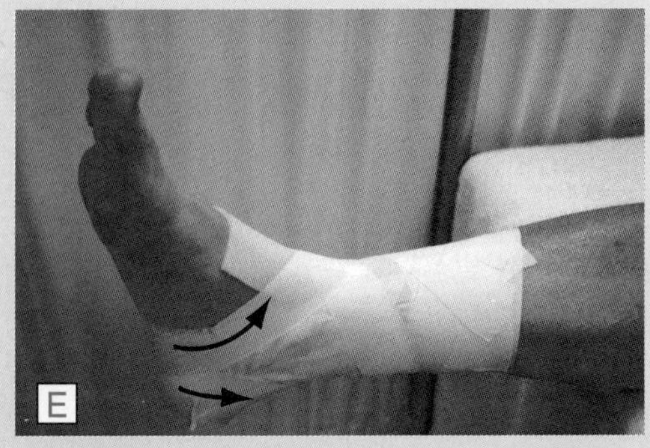

그림 4-6 *(계속)*

7단계: 탄력성이 있거나 없는 테이프나 반강체 붕대 테이프의 힐록을 이용하여 닫힌 바구니 모양법을 적용하면서 spartan slipper법을 계속해라. 또 다른 옵션은 열가소성 소재나 반창고의 추가적인 스터럽(stirrup)을 이용하는 것이다.

Subtalar Sling 그림 4-7

목적: Subtalar sling법은 또한 내번이나 외번 그리고 인대결합 염좌를 치료하는 데 있어서 목말밑 관절에 추가적인 지지를 제공하기 위해 closed basket weave법과 조화되어 사용된다(그림 4-7).[20,26,61,64]

재료:

- 2인치의 무거운 탄력성이 있는 테이프와 테이핑 가위

환자의 자세: 다리를 쭉 펴서 발목을 90° 로 배측굴곡한 상태로 테이핑 테이블이나 벤치에 앉는다.

준비: 닫힌 바구니 모양 법의 적용

적용:

1단계: $1^1/_2$ 인치 또는 2인치의 비탄력 테이프를 이용하여서 닫힌 바구니 모양법의 앵커, 스터럽(stirrup), 그리고 말발굽을 적용시킨다.

2단계: 목말밑 관절의 내번을 예방하기 위해서 가쪽 삼각건을 이용해라. 하부의 5번째 발허리를 향하는 각도로 발바닥 위에 2인치의 무거운 탄력성 있는 테이프로 고정시켜라(그림 4-7A).

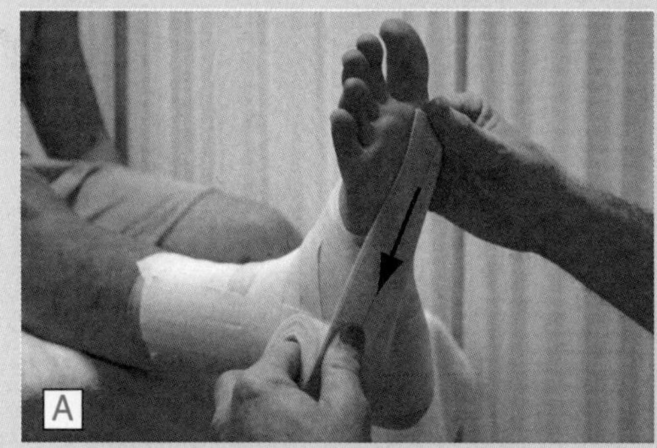

3단계: 다리 밑쪽 주위를 옆쪽의 복숭아 뼈를 지나쳐서 적당한 세기로 감아내고(그림 4-7B), 가쪽 하지 위에서 고정시켜라(그림 4-7C). 앞발 옆쪽 가장자리의 염증을 예방하기 위하여 세기 강도를 조정해라.

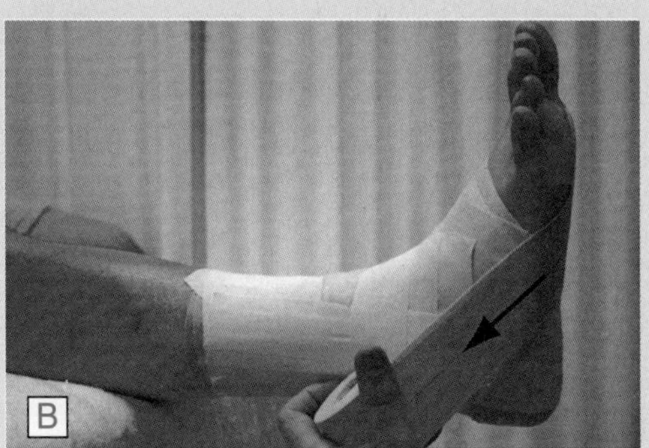

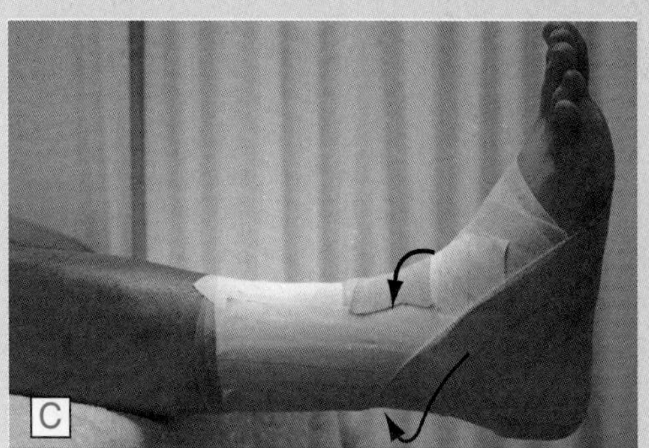

4단계: 안쪽 삼각건은 목말밑 관절의 외번을 예방하기 위하여 사용된다. 그것은 또한 인대 결합부위 염좌를 치료할 때 사용될 수 있다. 옆쪽 발바닥위에 2인치의 무겁고 탄력있는 테이프를 세로의(발바닥의) 장심을 향하는 각도로 고정시켜라(그림 4-7D).

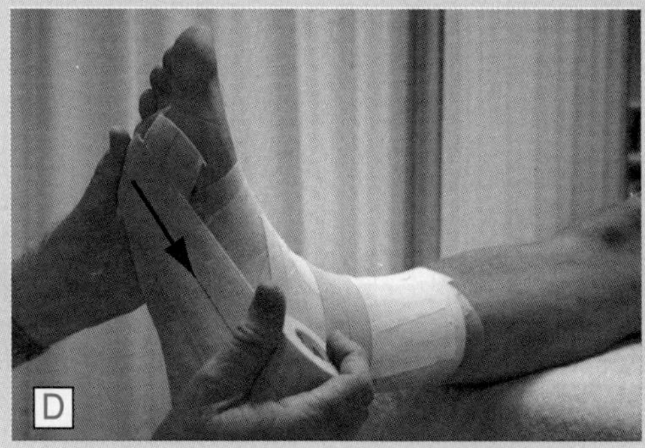

그림 4-7

5단계: 적당한 세기의 강도로 안쪽 복숭아뼈를 향하여 (그림 4-7E), 발바닥에 장심을 가로 질러 뒤쪽 아래 다리 주위를 계속해서 감고 안쪽 아래 다리에서 고정시켜라(그림 4-7F).

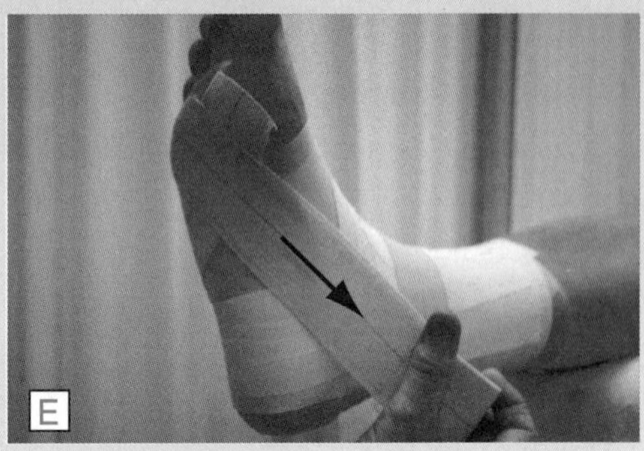

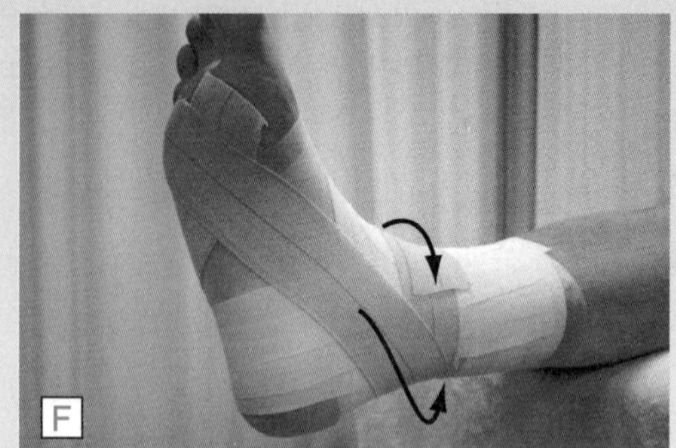

6단계: 안쪽이나 옆쪽 발위에 아래쪽 위치에서 고정하면서 추가적인 옆쪽 또는 안쪽 삼각건이 적용될 수 있다(그림 4-7G).

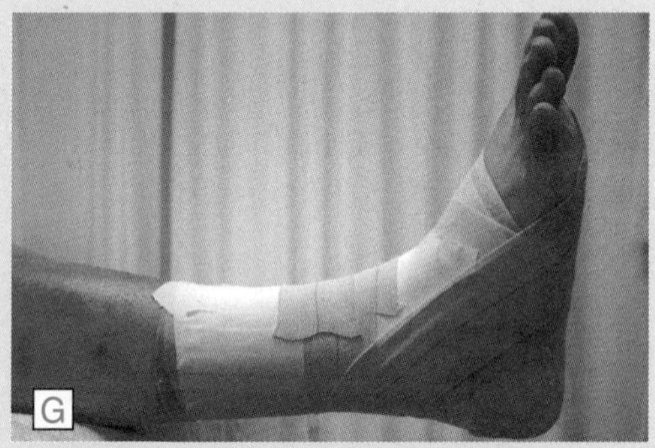

그림 4-7 *(계속)*

7단계: 목말밑관절에 삼각건을 감은 후에 $1^1/_2$이나 2인치의 비탄력 테이프를 가지고 닫힌 바구니 모양 closure 스트립(strip)과 힐록을 계속해서 실행해라. 아래쪽 발위에 추가적인 앵커들은 필요로 되지 않는다.

세부사항

내번 염좌의 빈번한 발생 때문에 안쪽 삼각건의 내번 압력을 보상하기 위해 안쪽 삼각건법을 사용할 때 옆쪽 삼각건을 사용해라.[63]

만약/그렇다면...

만약 기본적인 닫힌 바구니 모양 테이핑 기법의 적용이 운동으로 돌아오는 동안 뒤이어 일어나는 발목 염좌를 효과적으로 지지하지 못한다면, 목말밑관절이나 발목관절에 더 나은 지지를 제공하기 위하여 닫힌 바구니 모양과 결합하여 목말밑관절 삼각건이나 Spartan Sliper, 피부 윤활제나 열가소성 스터럽(stirrup) 그리고 탄력 테이프나 붕대 테이프 힐록을 사용하는 것을 생각해 봐라.

Spatting 그림 4-8

- **목적:** Spatting법은 운동화 위에 적용하는 테이핑을 의미한다(그림 4-8). Spatting은 일반적으로 지지하는 목적이라기보다는 아마 표면적으로 더 많이 미국 미식축구의 스포츠에서 실행된다. Spatting이 최소한의 지지를 제공한다 할지라도, 이 기법은 단지 내번이나 외번 그리고 인대결합 염좌를 예방하거나 치료하는 것을 목적으로 사용되지 않는다.[54] 팀 색깔이나 운동화 색깔에 있어서 테이프는 종종 그 기법에 사용된다.
- **재료:**
  - Pre-tape 재료나 자가 점착 랩 , $1^1/_2$ 인치나 2인치의 비탄력 테이프, 2인치나 3인치의 탄력 테이프, 테이핑 가위
- **환자의 자세:** 다리를 쭉 펴서 발목을 90° 로 배측굴곡한 상태로 테이핑 테이블이나 벤치에 앉는다.
- **준비:** Spatting이 추가적인 지지를 제공하기 위해 사용될 때 닫힌 바구니 모양법과 힐록 법은 대개 먼저 적용된다. 그 다음에 양말이나 신발을 적용해라.

▶ **적용:**

1단계: 신발의 중간 발바닥 지역에서부터 하지까지 pre-tape 재료나 자가 점착 랩을 적용시켜 감싸라(그림 4-8A). 재료나 랩의 이용은 용도를 따르는데 있어서 테이프의 쉬운 제거를 고려해야 한다.

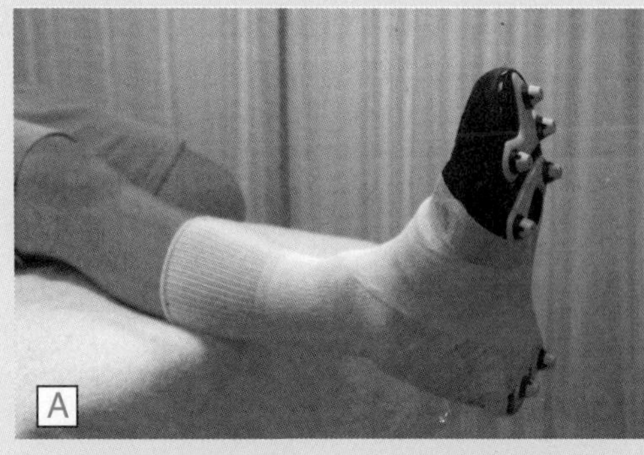

2단계: Spatting의 한 가지 방법은 신발 위에 $1^1/_2$ 인치나 2인치의 비탄력 테이프를 가지고 닫힌 바구니 모양법과 발뒤꿈치 고정법을 적용하는 것이다(그림 4-8B). 신발의 특별한 외형 때문에 테이프가 주름지게 하지 않는다.

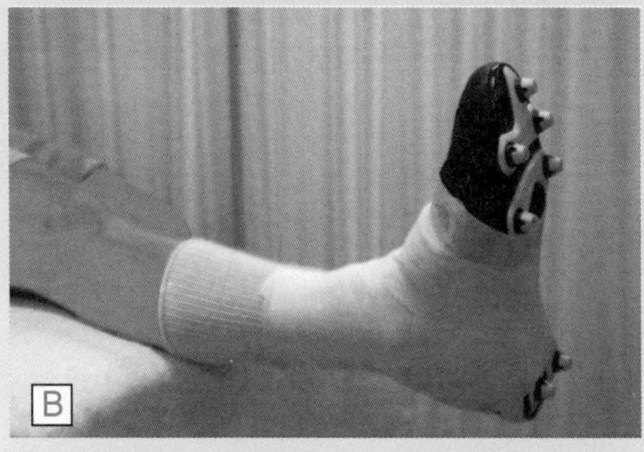

3단계: 다른 방법은 $1^1/_2$인치 또는 2인치의 비탄력 테이프나 2인치 또는 3인치의 탄력성이 있는 테이프를 이용하여 하는 방법이다(그림 4-8C).

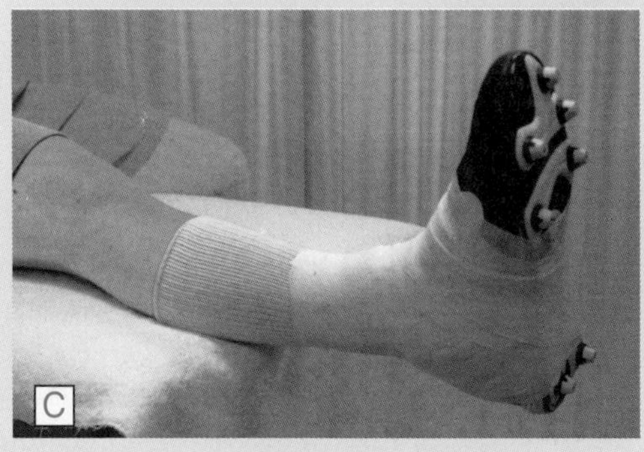

그림 4-8

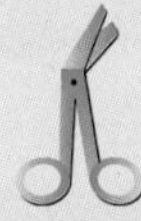

도움말: 어쩌면 spatting은 지면과 단화의 발바닥과의 접촉을 줄일지도 모른다. 그러므로 미끄럼막이징(cleat)으로부터 테이프를 자르고 발목이나 앞발과 같은 부분을 접촉해라.

후면 부목(Posterior Splint) 그림 4-9

▶ **목적:** 후면(posterier) 부목 기법은 골절과 심각한 내번이나 외번 그리고 인대 결합염좌의 정확한 치료에 있어서 목말밑 관절과 거퇴관절을 고정시키기 위하여 이용된다(그림 4-9). 의사에 의해 뒤따르는 평가 이전에 임시적인 고정으로서 부목을 사용하라. 임시적인 고정은 의사와의 약속을 위해 다음날까지 의사를 기다리는 동안이나 시합 후에 운동선수들과 함께 집으로 돌아가는 동안 필요하게 된다. 호환성이 있는 두 가지 방법들이 이 기법의 적용으로 설명된다.

세부사항

고정의 기간은 의사들에 의해서 뒤따르는 개개인의 평가에 의해 보통 결정되어진다. 완벽한 고정을 제공하기 위해 고정된 붕대테이프는 붕대전문가와 의사에 의해 덧대면서 stockinet과 캐스트 위에 적용된다.

▶ **설계:**

- 기성제품으로 선반에 이용 가능한 강성부목과 덧된 디자인들은 염좌와 골절의 치료에서 임시적인 고정을 제공한다. 부목은 강성한 섬유유리 재료의 몇 겹으로 구성된다. 부목은 10, 12, 15, 30, 45인치 길이에 2, 3, 4, 5인치 너비로 패딩하면서 fabric과 폼과 함께 덮여진다.

후면 부목법 1 (Posterior Splint Technique)

▶ **재료:**

- 기성제품 강하고 덧되어진 부목, 장갑, 물, 타월, 2개의 4인치 너비와 10야드 길이의 탄력 랩, $1^1/_2$인치의 비탄력 테이프

▶ **환자의 자세:** 다리를 쭉 편 채로 테이블이나 벤치 위에 앞으로 엎드린다. 만약 통증과 부풀어 오름이 허용한다면, 목말밑 중립에 발목을 위치시켜라.

▶ **준비:** 피부의 직접적으로 패드된 부목을 주조하고 사용해라.

▶ **적용:**

(1단계:) 패키지에서 부목을 떼어 내어 화학반응을 시작하기 위해 화씨 70°에서 75° 물에 담가라. 부목을 없애고 타월 위에 길게 올려놓아라.

(2단계:) 부목과 타월을 여분의 물을 제거하기 위해 함께 빨리 돌돌 말아라(그림 4-9A).

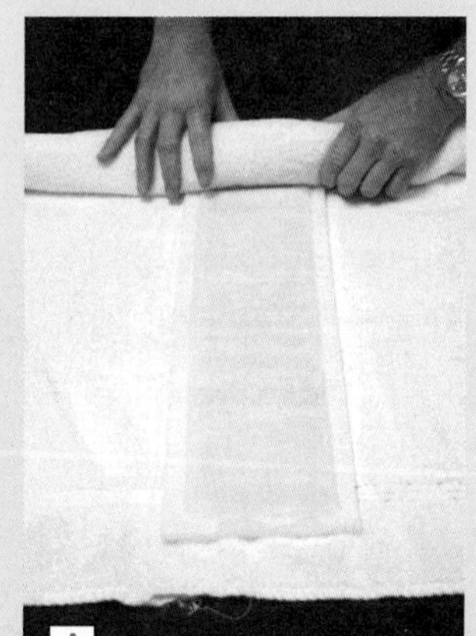

(3단계:) 부목을 무릎 아래쪽에서 발끝까지 발바닥을 가로질러서 감싸라(그림 4-9B).

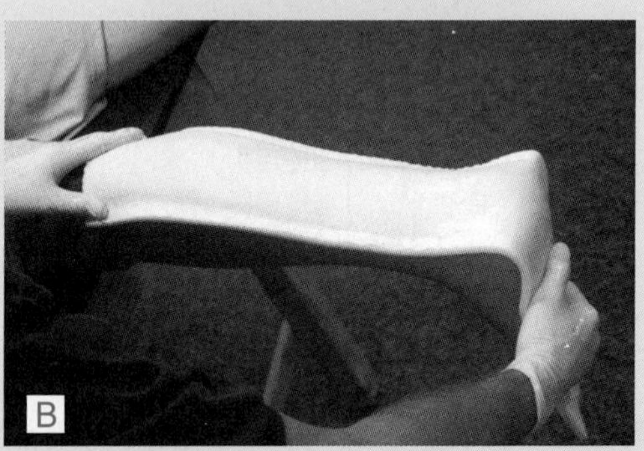

(4단계:) 4인치 폭과 10야드 길이의 탄력성 있는 재료를 적당한 세기의 감기로 나선형 방식으로 적용하면서 신체 윤곽에 부목을 주조해라 ◀▶ (그림 4-9C). 손으로 주조를 계속하고 부목을 형성해라. 발목에서 통증이 없는 부위를 관찰하고 10분에서 15분 후에 유리섬유가 처리되어야 하며 탄력 랩은 제거해야 한다.

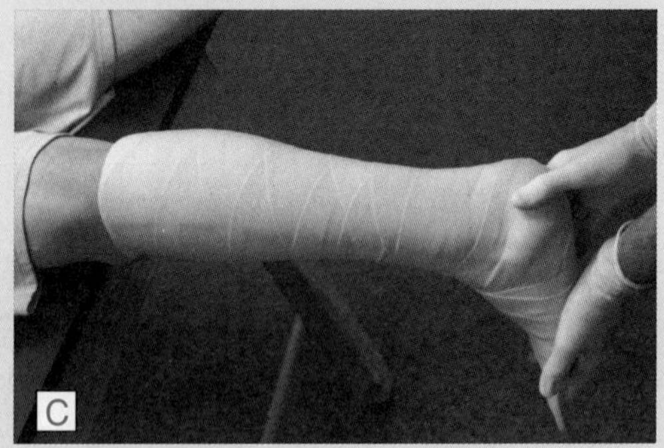

그림 4-9

5단계: 또 하나의 10야드의 길이와 4인치의 폭의 탄력 랩을 이용하여 적당한 세기의 감기로 뒤쪽 아래 다리. 발목 그리고 발 부분을 나선 모양으로 말단에서 가까운 패턴으로 부목을 점착하여라 (그림 4-9D). 금속 클립이나 헐겁게 적용된 $1^1/_2$인치의 탄력성이 없는 테이프를 이용하여 고정하여라. 개인은 무체중 부하(non weight bearing)를 위해 목발을 요구할 것이다.

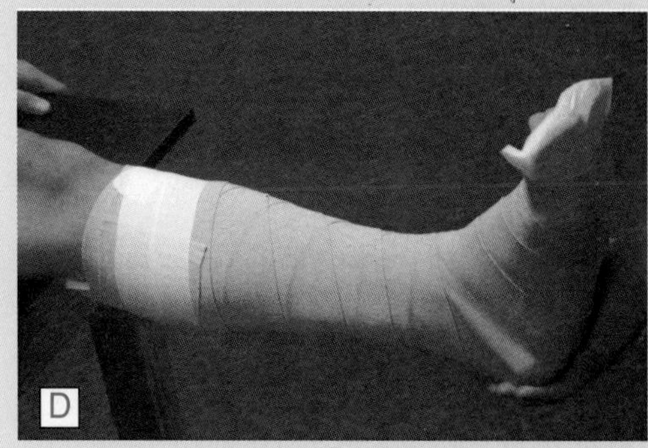

후면 부목법 2 (Posterior Splint Technique)

재료:
- 4인치와 5인치의 너비의 테이프, 메리야스(stokinet), 장갑 4인치의 너비와 10야드의 길이에 탄력성 있는 랩, 금속 클립, $1^1/_2$ 인치의 비탄력 테이프, 테이핑 가위

환자의 자세: 다리를 쭉 편 채로 테이블이나 벤치 위에 앞으로 엎드린다. 만약 통증과 부풀어 오름이 허용된다면, 목말밑의 중립에 발목을 위치시켜라.

준비: 무릎에서 발끝까지 한 장의 메리야스(stokinet)를 적용해라.

적용:

1단계: 파우치(pouch)로부터 붕대 테이프를 제거하고 화씨 70~70° 정도의 물에 담가라. 무릎 아래에서 부터 시작해라. 테이프를 발꿈치와 발바닥을 지나 뒤쪽아래 다리 위에 대라. 그리고 발끝에서 마무리한다(그림 4-9E).

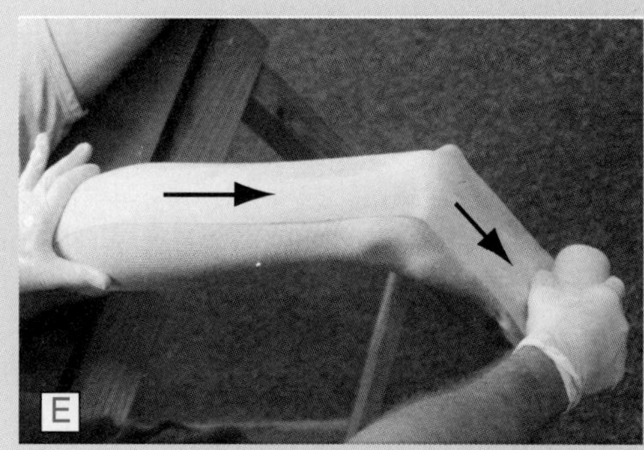

2단계: 발끝에서 역으로 이전의 스트립(strip) 위에 테이프를 무릎 아래쪽을 향해서 감아라(그림 4-9F). 4개에서 5개의 층이 질 때가지 이 순서를 계속해라. 필요하다면 캐스트 테이프에 추가적인 롤(rolls)을 적용해라.

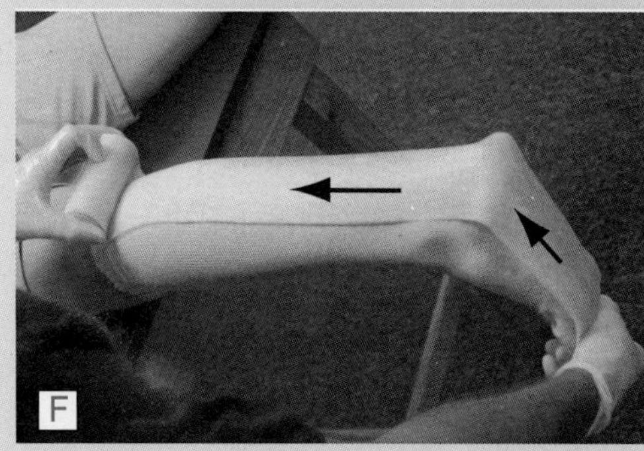

3단계: 테이프를 장갑을 낀 채로 주조해라. 발목에서 통증이 없는 지점을 파악해라. 치료는 10에서 15분 내에 완료되어야 한다. 메리야스(stokinet)를 세로로 앞쪽 아래 다리 아래에서 자르고, 피부 염증을 예방하기 위해 부목 위로 메리야스를 접어 넣어라(그림 4-9G).

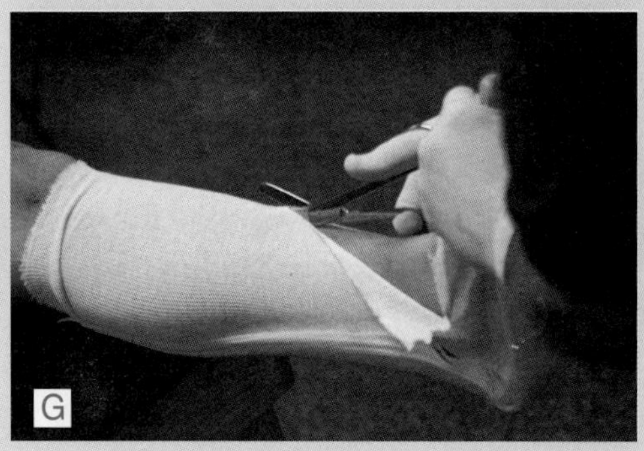

그림 4-9 *(계속)*

4단계: 4인치의 너비에 10야드의 길이의 붕대로 나선 모양의 말단에서 가까운 패턴에 적당한 세기의 감기로 부목을 붙여라(그림 4-9H). 금속 클립으로 랩이나 느슨하게 적용된 $1^1/_2$ 인치의 비탄력 테이프로 고정해라. individual을 버팀목 위에 위치시켜라.

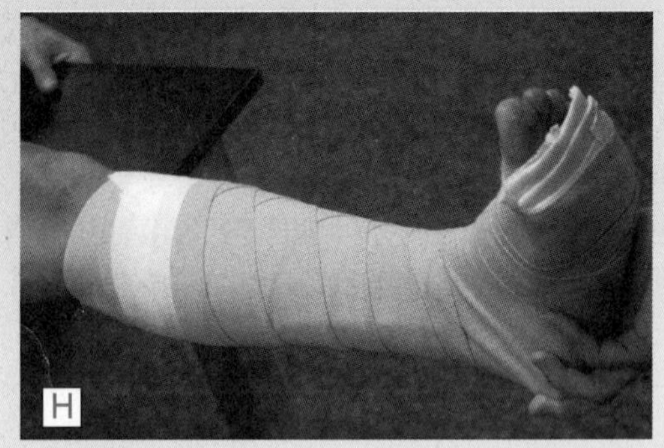

그림 4-9 *(계속)*

창의성이 있는 질문 2

외래환자 정형외과 진료소를 통해 당신은 아마추어 럭비 팀에게 지원서비스를 수행한다. 좌 · 우측면에 있는 선수가 왼쪽 발목에 인대결합 염좌로 통증을 겪는다. 재활측면에서 의사는 선수에게 적당한 발목 지지를 하고 연습과 시합에 임하게 해야 한다.

질문 : 이 상황에서 어떠한 기법이 사용되어질 수 있는가?

만약/그렇다면...

만약 계속해서 힐록 테이핑 기법을 적용하여서 교정(correct)한 발목들이 여전히 문제가 있다면, 그러면 추가적인 운동을 위한 테이핑 기법의 시작과 같은 형태로 pre-tape 재료를 사용해라.

랩핑 기법

랩핑 기법은 부어오름과 일출을 조절하는 데에 압박과 지지 그리고 움직임의 범위를 줄이는 것을 제공하기 위해 이용된다.

압축 랩(Compression Wraps) 그림 4-10, 4-11

- **목적:** 압박 랩 기법은 가볍거나 중간 정도의 또는 심한 부어오름과 삼출을 조절하기 위해 내번이나 외번 그리고 인대결합염좌에 정확한 치료에 이용된다(그림 4-10).
- **재료:**
  - 5야드 길이의 탄력성 있는 랩에 2, 3, 4인치의 너비의 랩, 금속 클립, $1^1/_2$인치의 비탄력 테이프 또는 2인치의 탄력 테이프, 테이핑 가위

  옵션 :
  - $^1/_4$인치, $^1/_2$인치의 폼이나 펠트
  - 2, 3, 4인치의 자가 점착 랩 또는 탄력 테이프, pre-tape 재료, 얇은 폼 패드
- **환자의 자세:** 테이핑 테이블 위나 벤치에 통증이 없는 배측굴곡으로 다리를 쭉 편 채로 앉는다.
- **준비:** 피부에 직접적으로 그 기법을 적용해라.

  옵션 : $^1/_4$인치 또는 $^1/_2$인치의 폼이나 펠트 말발굽 패드를 잘라라(그림 4-19A-E 참조). 탄력성이 있는 테이프의 사용과 함께 피부에 직접 1층의 pre-tape 재료를 사용해라. 그리고 얇은 폼 패드를 발뒤꿈치와 레이스 부분 위에 사용해라.

- **적용:**

(1단계:) 발목에 그 랩 기법은 3장, 그림 3-15(그림 4-10A)에서 설명된 발에 압박기법과 일치한다. 말단에서 상당한 롤 긴장도(roll tension)를 적용해라. 그리고 랩이 근처로 계속될 때 세기를 줄여라.

옵션 : *발목의 안쪽이나 바깥쪽 부분 아니면, 둘 다에 추가적인 압박을 제공하여 부풀어 오름이나 삼출을 조절하는 데에 도움을 주기 위해 $^1/_4$인치 또는 $^1/_2$인치의 폼이나 펠트 말발굽 모양의 패드를 이용하라(그림 4-10B). 2, 3 또는 4인치의 자가 점착 랩이나 탄력 테이프는 만일 탄력 랩이 이용 가능하지 않다면 사용될 수 있다.*

> ***만약/그렇다면...***
>
> **만약** 탄력 압박 랩이 신발의 움직임과 보행하는 동안 이동하거나 발꿈치뼈 위나 밖으로 **미끄러진다면,** 그러면 발바닥쪽 발꿈치뼈를 가로질러 $1^1/_2$인치의 비탄력 테이프나 2인치의 탄력 테이프 혹은 자가 점착 랩 circular 스트립(strip)을 레이스 부분으로 부터 느슨하게 적용하고 탄력 랩을 고정시키기 위해 레이스 부분 위에서 마무리해라.

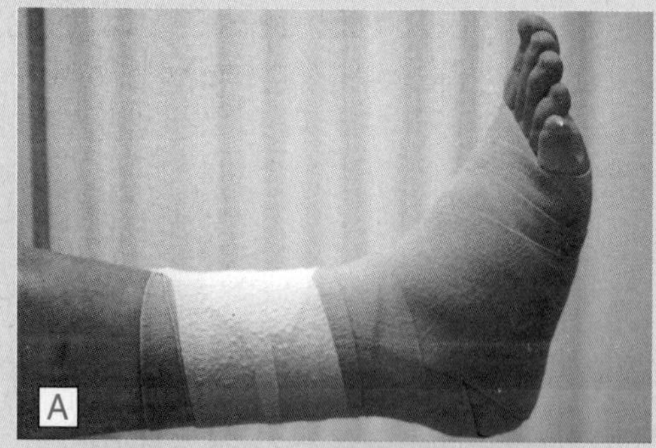

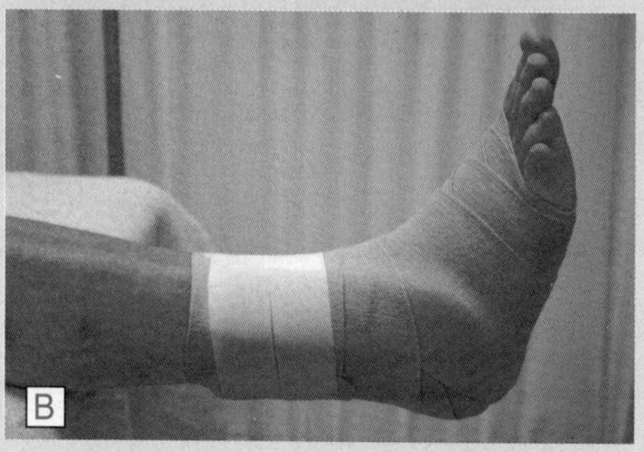

그림 4-10

탄력성 슬리브 (Elastic Sleeve)

- **목적:** 염좌를 치료할 때 가볍거나 중간 정도의 또는 심각한 부어오름이나 삼출(effusion)을 조절할 때 압박을 제공하기 위해 발목 위에 탄력성 슬리브를 사용해라(그림 4-11). 탄력성 랩과 달리 이 압박 랩은 적절한 지시로 다른 이의 도움 없이도 혼자서 이용되고 제거될 수 있다.

- **재료:**
  - 3인치의 탄력성 슬리브 , 테이핑 가위

  옵션 :
  - $^1/_4$인치 또는 $^1/_2$인치의 폼이나 펠트

- **환자의 자세:** 테이핑 테이블이나 벤치 위에 다리를 편 상태로 앉는다. 또는 의자에 앉는다.

- **준비:** 발가락 근처에서부터 아래쪽 다리 밑까지 확장하기 위해 롤에서 슬리브를 잘라라. 추가적인 압박을 제공하기 위해 두 배 길이의 슬리브를 잘라서 사용하라.

- **적용:**

(1단계:) 말단에서 가까운 방향으로 피부에 직접 발과 발목 위에 슬리브를 당겨라(그림 4-11). 만약 두 배 길이의 슬리브를 이용한다면, 추가적인 층을 제공하기 위해 첫 번째 층 위에 말단의 끝에서 당긴다. 어떠한 고정도 필요치 않는다. 슬리브는 깨끗이 세척해서 다시 사용될 수 있다.

옵션 : *슬리브 위에 $^1/_4$인치 또는 $^1/_2$인치의 폼이나 펠트 말발굽 패드를 추가적인 압박을 제공하기 위해 발목의 안쪽이나 바깥쪽 부분 아니면, 둘 다에 이용해라.*

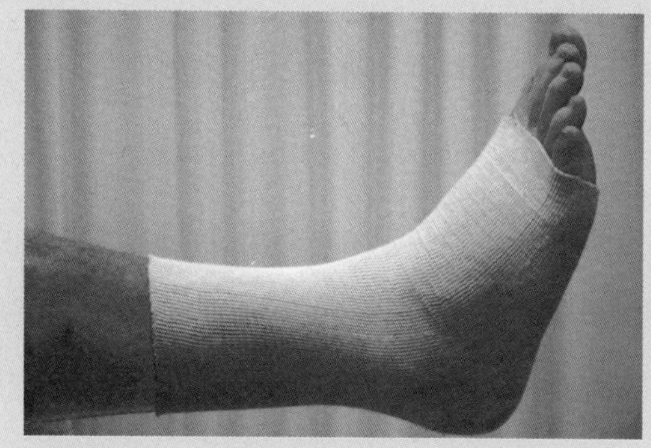

그림 4-11

연성 주조(Soft Cast) 그림 4-12

목적: 압박과 가벼운 지지는 염좌의 정확한 치료에서 연성 부목(soft 캐스트)법으로 제공될 수 있다(그림 4-12). 사용된 재료 때문에 이 기법은 아마 모두 중간의 또는 심한 부풀어 오름을 가진 개개인들을 위해 가장 편안하다. 그리고 며칠 동안 제자리에 남겨질 수 있다.

재료:
- 2, 3, 4인치 너비의 캐스트 패딩, 2, 3, 4인치 너비에 5야드 길이의 탄력성이 있는 랩 또는 자가 점착 랩

환자의 자세: 통증이 없는 배측굴곡(dorsiflexion)으로 테이핑 테이블이나 벤치 위에 다리를 쭉 펴고 앉는다.

준비: 피부 위에 바로 연성 캐스트를 적용해라.

적용:

1단계: 2, 3, 4인치 너비의 캐스트 패딩을 가까운 발가락에서 아래쪽 다리까지 나선모양으로 말단에서 가까운 패턴으로 적당한 세기의 강도로 감아낸다 (그림 4-12A). 그 재료의 3층을 적용 하는 것은 발목 주위에 적당한 압박을 제공해야 한다.

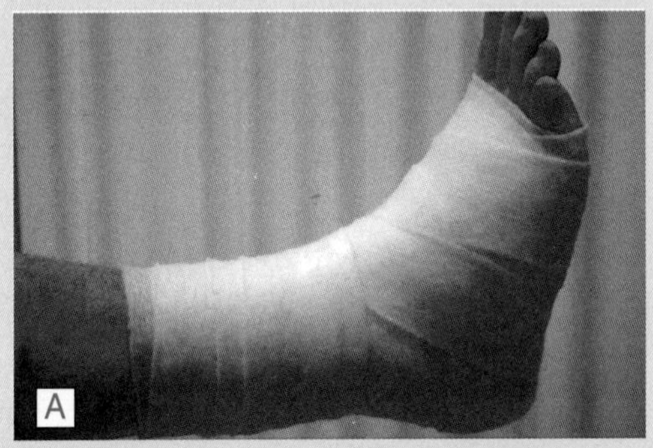

2단계: 다음 2, 3, 4인치의 너비에 5야드 길이의 탄력성 있는 랩이나 자가 점착 랩으로 부목(캐스트)패딩 위에 압박 랩 기법을 적용한다(그림 4-12B).

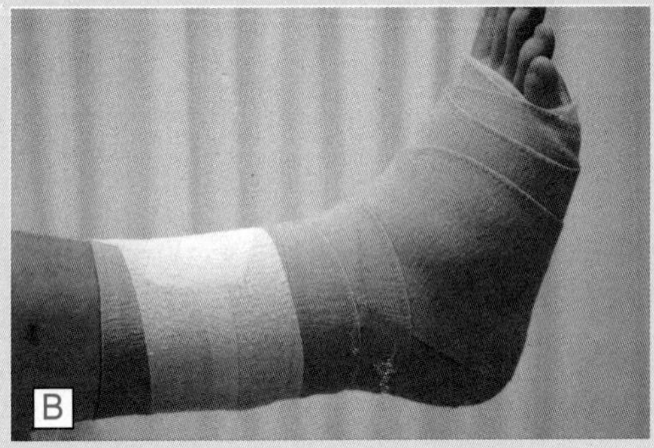

그림 4-12

직물 랩(Cloth Wrap) 그림 4-13

목적: 운동하는 동안 내번과 외번 염좌를 막는 데에 가벼운 지지를 제공하기 위해 직물 랩(cloth wrap)법을 사용해라(그림 4-13).

재료:
- 2인치의 너비에 72~96인치 길이의 천랩, 얇은 패드, $1^1/_2$인치 또는 2인치의 비탄력 테이프

환자의 자세: 발을 90° 의 배측굴곡(dorsiflexion)하면서 테이핑 테이블이나 벤치 위에 발을 쭉 뻗어서 앉는다.

준비: 양말 위에 사용하고 염증을 줄이기 위해 발꿈치나 레이스 부분 위에 얇은 폼 패드를 사용해라.

▶ 적용:

1단계: 72~96인치 길이의 직물 랩의 끝을 바깥쪽 복숭아뼈 위에 원위부 가쪽 하지 위에 위치시켜라(그림 4-13A).

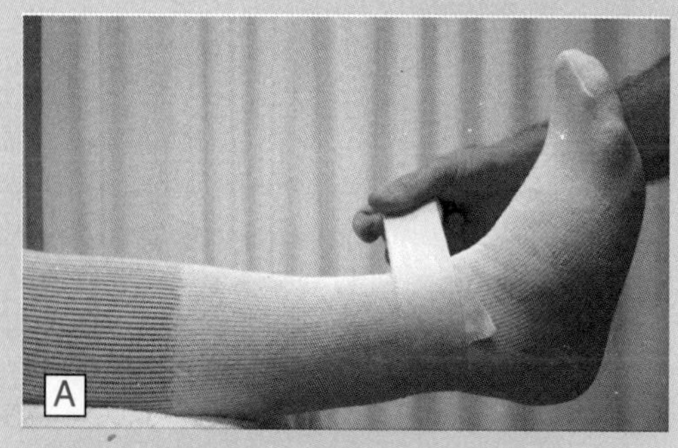

2단계: 계속해서 힐 록 기법과 함께 적당한 세기의 감기로 그 랩을 계속해서 감아라(그림 4-13B). 직물 랩의 길이는 최소한 적어도 힐록의 두 세트의 적용을 참작해야 한다.

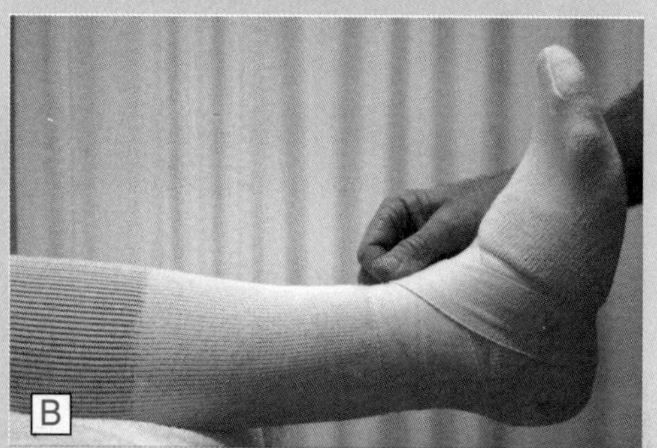

3단계: 말단의 아래쪽 다리 주의에서 그 랩을 마무리해라. 그리고 $1^{1}/_{2}$인치 또는 2인치의 비탄력 테이프로 고정시켜라 ◀▶ (그림 4-13C).

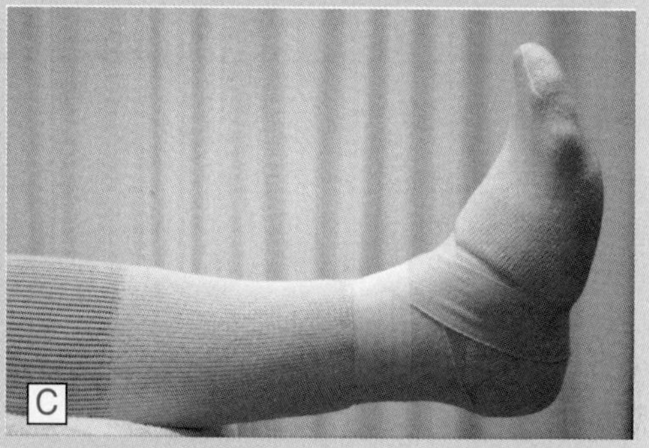

4단계: 힐록은 추가적인 지지를 위해 천랩 위에 적당한 세기의 감기로 $1^{1}/_{2}$인치 또는 2인치의 비탄력 테이프와 함께 이용될 수 있다(그림 4-13D).

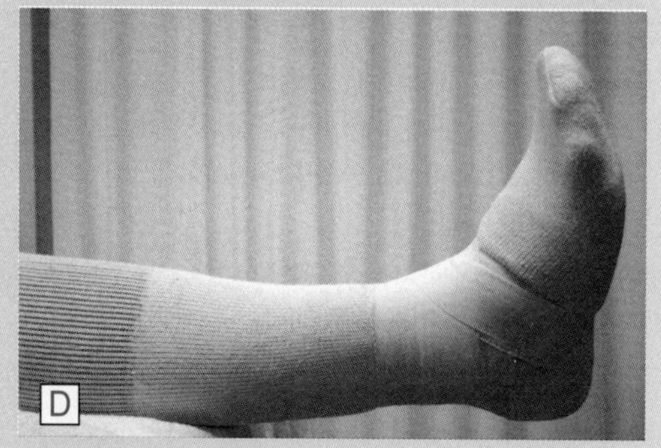

그림 4-13

창의성이 있는 질문 3

일터에서 일을 하는 동안 전기공이 미완성 계단에서 굴러 떨어져 문밖으로 나가 떨어졌다. 그때 그의 오른쪽 다리가 몇 조각의 나무 위에 떨어졌는데 보통의 내번 발목 염좌를 초래하였다. 의사는 지지와 압박을 위해 발목 위에 air/gel bladder 브레이스를 적용한다. 그 전기공은 또한 보행을 위해 목발 위에 레이스되었다.

 **질문 : 당신은 어떤 타입의 압박 랩 기법을 브레이스(brace)와 함께 사용하겠는가?**

만약/그렇다면...

만약 한 개인이 발목의 염좌에 따른 부어오름이 있지만, 일 약속 때문에 계속된 기간의 시간 동안 치료를 위해 진찰을 받을 수 **없다면**, 압박을 제공하기 위해 탄력성 슬리브 법을 사용하는 것을 고려해라; 이용 지시를 받은 후에 그 사람은 스스로 슬리브를 제거하거나 적용할 수 있다.

브레이싱 기법

발목에 생긴 염좌를 치료하거나 예방하기 위한 보강법은 대개 4개인 레이스 업, 반강체, air/gel bladder, 랩의 카테고리로 분류될 수 있다. 보강은 부상을 막거나 치료하는 데에 있어서 테이핑 위에 몇 가지의 이점을 가지고 있다. 알맞은 지시와 함께 보강법은 혼자서 적용되거나 제거될 수 있고 다시 사용될 수 있다. 활동하는 동안 가죽끈이나 레이스 아니면, 둘 다 알맞은 적합성, 편안함 그리고 지지를 유지하는 것이 맞추어질 수 있다. 몇몇 보강법은 부풀어 오름이나 삼출의 치료에서 정맥의 환류(retern)를 돕도록 디자인 될 수 있다. 보강을 이용하는 것은 또한 발목 염좌의 빈도를 줄이는 데에 비용 효율이 높다고 입증되어왔다.[14,29,58]

레이스-업(Lace-Up) 그림 4-14

- **목적:** 레이스-업 보강법은 적당한 지지를 제공하도록 디자인 된다. 그리고 내번과 외번, 발바닥 굽힘 그리고 내번과 외번 발목 염좌를 막거나 치료하는데 있어서 배측굴곡을 줄이도록 디자인된다(그림 4-14).

세부사항

레이스 업 보강법은 야구, 농구, 필드하키, 미식축구, 훈련, 아이스하키, 라크로스, 축구, 소프트볼, 트랙과 필드, 배구, 그리고 레슬링과 같은 스포츠에서 운동선수의 내번과 외번염좌를 막거나 치료할 때 대개 사용된다. 보강법은 작업용 신발이나 캐쥬얼 신발과 함께 사용될 수도 있다. 레이스 업 발목 보강법은 운동하는 동안 최대한의 지지를 제공하기 위해 closed basket weave, elastic, Spartan Slipper, 그리고 subtalar sling 테이핑 기법과 결합하여 사용될 수 있다.

- **설계:**
  - 보강법은 발목 경계선이나 신발 사이즈에 상응하면서 미리 결정된 사이즈로 바로 구입 가능한 제품이다.
  - 어떤 디자인에는 보편적이다. 그래서 어떤 발목에나 사용될 수 있다. 반면에 다른 것들은 오른쪽이나 왼쪽 종류로 구매된다.
  - 보강은 양말 위에서 직접 적용될 수 있으며 ballistic 나일론, 네오프렌. 나일론/폴리에스테르 섬유, vinyl laminate 또는 mesh 섬유와 같은 다양하게 강하고 통기성 있는 재료로 조립된다.
  - 레이싱을 위해 eyelet은 세로의 패턴으로 그 브레이스의 앞쪽 부분 위에 위치된다. 레이스 밑에 위치된 tongue는 염증을 줄이기 위해 튼튼하고 패드된 재료로 조립된다. 이 패드된 재료는 또한 뒤쪽 발뒤꿈치 부분 위에서 발견될 수 있다.
  - 추가적인 지지를 제공하기 위해서 outer 스트랩(strap)이나 flaps은 디자인에 통합될 수 있다. Velcro closure과 함께 나일론 스트랩은 팔자 모양이나 힐록 패턴 아니면 둘 다 버팀대 위에 적용된다. Flaps는 레이스를 안전하게 하기 위해 사용되고, 느슨해지는 것을 방지하기 위해 사용된다.

- 스트랩(strap)을 가지고 있는 많은 디자인들은 말단의 아래쪽 다리 위에 브레이스의 몸쪽 끝에(proximal end)에 그 스트랩과 레이스 끝을 고정하기 위해 탄력점착직물스트립(elastic velcro closure strip)을 함유하고 있다.
- 기본적인 레이스 업 디자인으로부터 많은 부목들은 다양한 플라스틱 재료를 포함하거나 지지를 제공하기 위해 추가적인 스트랩을 사용한다.
- 몇몇 디자인과 함께 스터럽(stirrup) 함으로써 도움이 되기 위해 플라스틱 stray를 삽입해라. 다른 것들을 사용하는 동안 발목의 외형을 형성하는 열가소성 스터럽과 함께 제조된다.
- 어떤 디자인은 특정한 부분에 움직임의 범위를 최소화하기 위해 앞발 스트랩과 종골의 스트랩을 가지고 있다.
- 레이스 업 부목에서 발견된 몇 개의 다른 디자인 특징들은 이동을 막기 위해서 그리고 부풀어 오름을 줄이기 위해, lacing을 촉진하기 위해, 적용; 탄력성 재료와 함께 돕기 위해, 염증; 그리고 contour된 아크를 예방하기 위해, 지지를 제공하기 위해 buttress 패드를 포함한다.

환자의 자세: 테이핑 테이블이나 벤치 또는 의자에 앉는다.

준비: 발과 발목 위에 양말을 사용해라. 그 보강의 레이스와 스트랩을 느슨하게 해라.

그 브레이스를 적절하게 적용하기 위한 특별한 설명서(instruction)는 각 디자인과 함께 포함된다. 알맞은 적합성과 지지를 위해 조심스럽게 제조자로부터 단계적인 절차를 따른다. 다음에 이어지는 적용 가이드는 대부분 부목에 관계한다.

적용:

1단계: 양말 위에 브레이스의 각 사이드를 붙들고 발목이 부목에 딱 위치될 때까지 그것을 발 위로 당겨라(그림 4-14A).

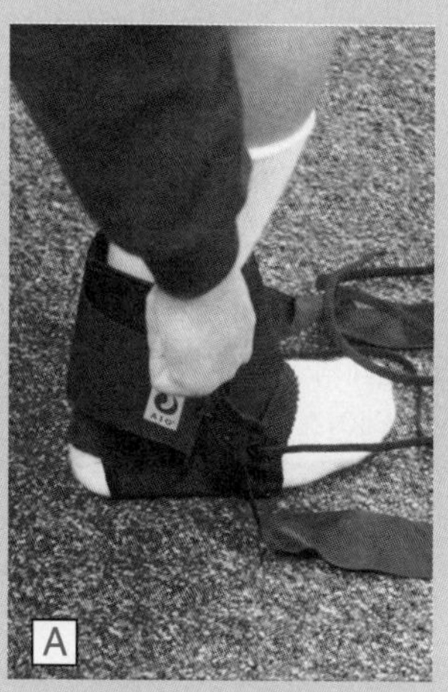

2단계: 작은 구멍을 통과하여 그 레이스를 말단에서 가까운 패턴으로 밀어 넣어라(그림 4-14B). 많은 디자인과 함께 왼쪽과 오른쪽 작은 구멍 사이의 거리는 2인치 이하여야만 한다. 혹시 크다면 다음의 더 큰 부목 크기를 사용해라. 만약 그 부목이 스트랩을 이용하지 않는다면 적용은 완벽하다.

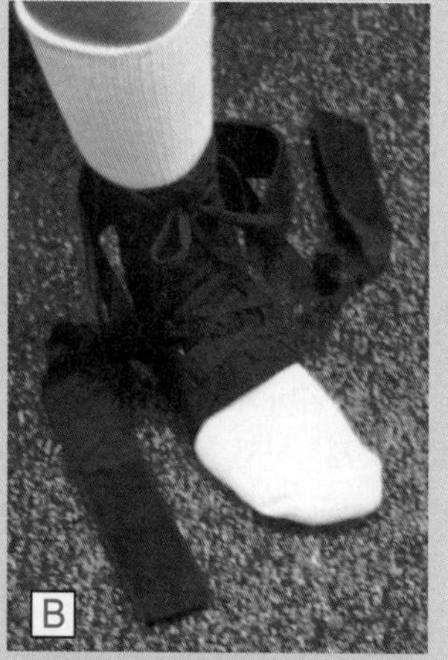

그림 4-14

3단계: 스트랩(strap)을 적용하는 것은 특정한 부목 디자인에 의존할 것이다. 팔자 모양과 힐록 스트랩은 대개 발등 위에 적용으로 시작하고, 세로의 아크 밑에 발목을 빙 돌아서 바깥쪽이나 안쪽 아래 다리 위에 고정한다(그림 4-14C).

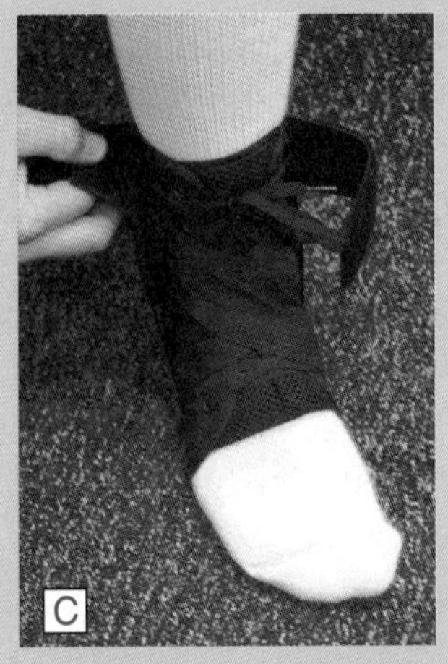

4단계: 이러한 스트랩을 팽팽하게 당겨라. 그리고 직물점착제(velcro)로 그 부목을 고정해라. Elastic closure strip으로 스트랩과 레이스 끝을 고정시켜라(그림 4-14D).

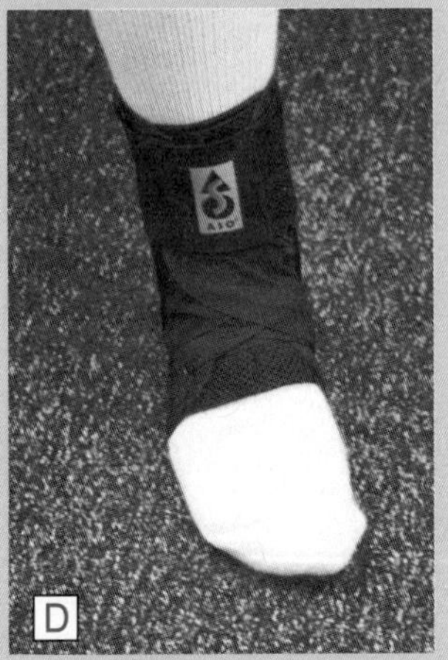

그림 4-14 *(계속)*

만약/그렇다면...

만약 레이스 업 브레이스가 점차적으로 며칠이나 몇 주 사용 후에 **늘어난다면,** 그때는 알맞은 적합성을 달성 하는 데에 거의 원래의 크기로 그 재료를 줄어들게 하기 위해 그 브레이스와 레이스를 세탁하여 말려라.

반강체(Semirigid) 그림 4-15

- **목적:** 반강체브레이스는 적당한 지지를 제공하고 내번이나 외번 그리고 인대결합 발목염좌를 예방하거나 치료할 때 사용된다. 이러한 브레이스는 보통의 발바닥 굽힘이나 배측굴곡(dorsiflexion)을 허용하면서 내번이나 외번 그리고 돌림을 제한한다(그림 4-15).

세부사항

반강체 디자인은 발바닥 굽힘이나 움직임의 배측굴곡(dorsiflexion) 범위를 제한하지 못하기 때문에 농구선수나 배구선수들에게 매우 인기가 있다. 그러나 야구, 농구, 필드하키, 미식축구, 훈련, 아이스하키, 라크로스, 축구, 소프트볼, 트랙과 필드, 배구 그리고 레슬링에 참여하는 운동선수들 또한 브레이스를 착용할 수 있다. 그 브레이스는 업무용 또는 캐쥬얼 신발에서 사용될 수 있다. 활동하는 동안 최대한의 지지를 제공하기 위해 닫힌 바구니 모양, elastic, spartan slipper 그리고 subtalar sling 테이핑 기법과 결합하여 반강체 디자인을 사용해라.

▶ **설계:**

- 브레이스는 미리 계산된 크기로 모든 사람이나 개개인의 적합한 디자인으로 제조된다.
- 대부분의 반강체 디자인은 발목이나 발바닥에 관절을 지나서 부착된 안쪽이나 바깥쪽 스터럽(stirrup)으로 구성된다. 그 스터럽과 plate는 반강체의 플라스틱과 탄소화합물로 조립된다.
- 몇 개의 디자인은 맞춤의 주조와 적합성을 고려한다.
- 또 하나의 반강체 디자인은 뒤에 적재된 세로의 스프링에 달렸으며 패드된 cuff를 가로질러 말단의 앞쪽 아래 다리에 고정된 플라스틱 힐 컵을 사용한다. 그 cuff는 활동하는 동안 위 아래로 변형합니다.
- 반강체브레이스는 활동하는 동안 압박, 지지 그리고 편안함을 제공하기 위해 EVA, 네오프렌 또는 에어 셀 패딩(air cell padding)으로 안감이 대어진다.
- 점착직물법과 함께 다양한 나일론 스트랩은 말단의 아래쪽 다리에 브레이스를 그 스터럽 앵커 속에 짜 넣었다.
- 많은 반강체 브레이스는 편안함과 지지를 돕는 특별한 디자인 특색과 함께 이용할 수 있다.
- 몇몇 디자인의 foot plate는 세로(longitudinal). 아크를 지지하기 위해 지지대와 유사하게 주조된다. 다른 foot plate는 활동하는 동안 이동을 막기 위해 발바닥의 표면에 작은 보강용 횡목을 가지고 있다.
- 어떤 디자인에서 그 스터럽의 안감은 비정상적인 신체 윤곽을 적응시키기 위해 그리고 많은 압박을 바꾸기 위해 바뀌어 질 수 있다.
- 어떤 디자인에서 고정 스트랩(strap)은 발목을 보호하기 위해 복사뼈를 덮는 긴 운동화. 스타일과 같은 신은 신발의 형태에 따라 조절될 수 있다.

▶ **환자의 자세:** 테이핑 테이블이나 벤치 또는 의자에 앉는다.

▶ **준비:** 발과 발목 위에 양말을 적용해라.

반강체 디자인의 적용은 구입될 때 브레이스와 함께 포함된 제조자의 지시에 반드시 따라야 한다. 이어지는 일반적 적용 가이드라인은 대부분 반강체디자인을 적용한다.

▶ **적용:**

(1단계:) 신발의 깔창을 검사하면서 시작하라. 깔창이 붙어 있지 않거나 지지대가 사용되고 있다면, 아래에 뒤꿈치나 foot plate를 제거하고 위치시켜라(그림 4-15A). 신발에 깔창이나 지지대를 다른 장소로 옮겨라. 그 신발의 힐박스 반대로 그 브레이스의 뒤꿈치나 발바닥을 밀어 넣어라.

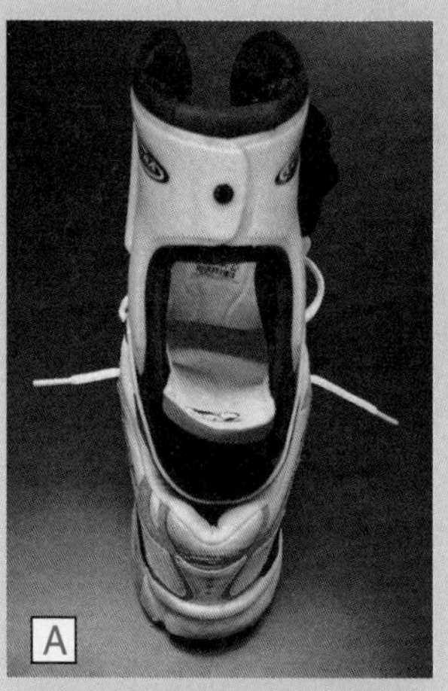
A

(2단계:) 신발 끈을 풀고 힐박스 반대로 뒤축을 미끄러져 가게 하면서 신발 안쪽에 발을 집어넣어라(그림 4-15B).

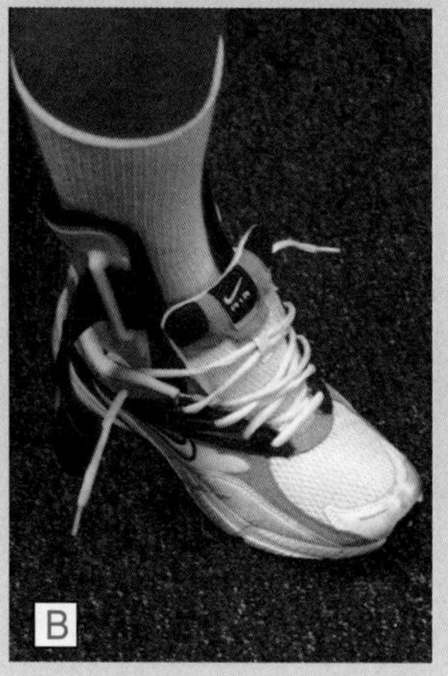
B

그림 4-15

3단계: 바깥쪽과 안쪽 복숭아뼈 위에 그 스터럽(stirrup)을 위치시켜라. 그리고 말단의 아래쪽 다리를 그 스트랩(strap)과 함께 고정시켜라(그림 4-15C). 신발 끈을 묶음으로써 마무리해라.

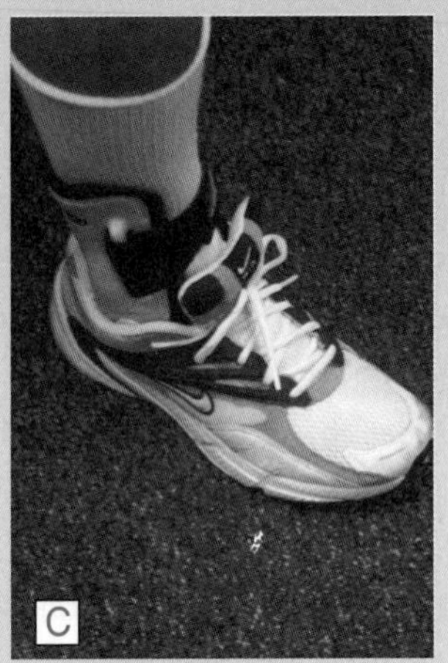

그림 4-15 *(계속)*

Air/Gel 주머니(Air/Gel Bladder) 그림 4-16

- **목적:** Air/gel 주머니는 내번과 외번 발목 염좌를 예방하거나 치료할 때 내번과 외번을 줄이기 위해 디자인된다(그림 4-16). 그 브레이스는 치료의 중대한 시기 동안 압박과 적당한 지지를 제공하기 위하여 사용된다.

> **세부사항**
>
> 브레이스는 야구, 농구, 필드하키, 미식축구, 훈련, 아이스하키, 라크로스, 축구, 소프트볼, 트랙과 필드, 배구, 그리고 레슬링에 참여하는 운동선수들에게 염좌를 예방하거나 치료하기 위해 사용된다. 비록 다소 레이스 업 반강체와 랩 디자인보다 더 크더라도, air/gel 주머니 브레이스는 작업 신발류나 임시 신발류와 함께 이용될 수 있다. air/gel 주머니브레이스는 활동하는 동안 최대한의 지지를 제공하기 위해 닫힌 바구니 모양, elastic, spartan slipper 그리고 subtalar sling 테이핑 기법과 결합하여 이용될 수 있고, 치료의 중요한 기간 동안 적당한 지지를 제공하기 위해 open basket weave 테이핑기법과 압박과 탄력성 슬리브, 그리고 연성부목랩핑 기법과 결합하여 이용될 수 있다.

- **설계:**
  - 브레이스는 미리 결정된 사이즈로 다양한 너비와 길이의 적절한 디자인으로 모든 사람 또는 개인에게 이용 가능하다.
  - Air/gel 주머니 디자인은 아래 다리나 발목의 외형에 미리 주조된 안쪽과 바깥쪽의 열가소성 스터럽(stirrup)이나 shells로 구성된다.
  - 그 스터럽/shells는 다양한 공기 또는 젤주머니로 가득 채워진다. 많은 미리 팽창된 air/gel과 gel liners는 압박에 조절을 고려하는 근위부(proximal) 벨브를 가지고 있다. 그 air/gel과 gel liners의 몇 개는 차게 하기 위해 냉각장치에 옮겨지거나 위치될 수 있다. 그 라이너가 차가워진 후에 압박과 냉동요법을 제공하기 위해 스터럽/shells에 그 라이너를 다시 부착해라. 어떤 라이너 디자인은 추가적인 편안함을 위해 부드러운 거품 재료와 함께 씌워진다.
  - 스터럽/shells는 발바닥쪽 종골을 가로 질로 입히는 조정할 수 있는 나일론 스트랩(strap)과 관계된다.
  - 브레이스는 Velcro closure로 두 개의 비닐 스트랩과 함께 아래쪽 다리와 발목에 고정된다.
- **환자의 자세:** 테이핑 테이블이나 벤치 또는 의자 위에 앉는다.
- **준비:** 발이나 발목 위에 양말을 적용해라.

적용을 위한 지시가 각 브레이스와 함께 포함된다. 이어지는 가이드라인은 최고의 디자인을 부속한다.

▶ **적용:**

1단계: 발바닥 종골 쪽을 드러내기 위해 하지 스트랩(strap)과 air/gel 주머니를 스터럽(stirrup)/shells으로부터 풀면서 시작해라(그림 4-16A). 스터럽/shells 이 아래 다리와 발목주의를 편안하게 맞추도록 정강뼈 스트랩을 조절해라.

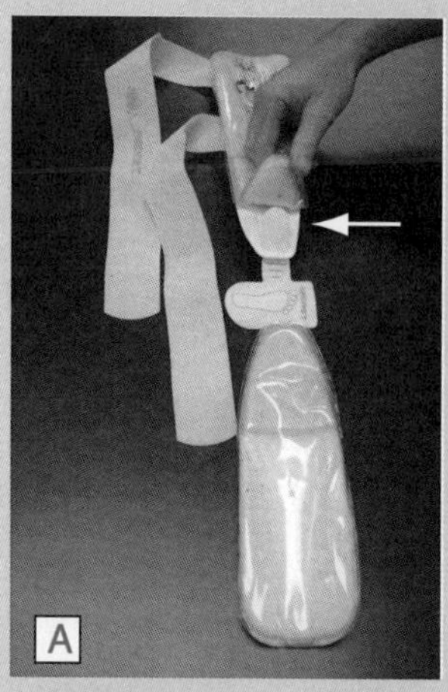

그림 4-16A 발바닥 종골 스트랩.

2단계: 양말 위를 덮은 채로 정강뼈 위에 the heel을 위치시키고 발목과 하지 위에 스터럽/shells을 위치시켜라(그림 4-16B).

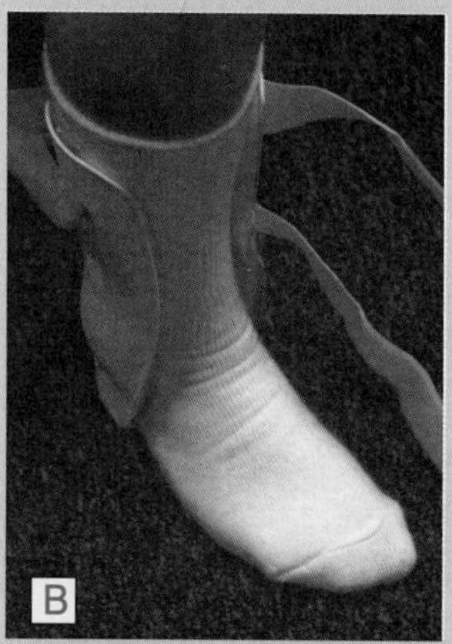

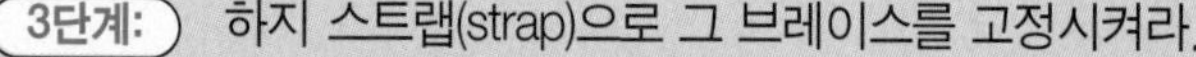

3단계: 하지 스트랩(strap)으로 그 브레이스를 고정시켜라.

4단계: 신발 안에 발과 브레이스를 위치시키고, 필요하다면 꼭 맞는 fit을 이루기 위해 그 스트랩을 조절해라(그림 4-16C).

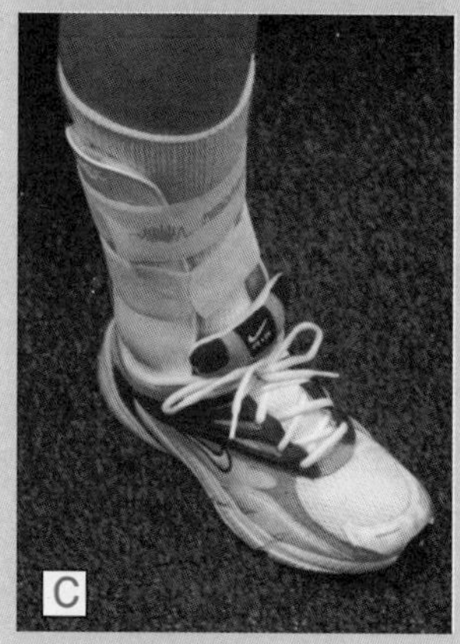

그림 4-16

창의성이 있는 질문 4

거의 봄 학기 말에 봄에 훈련하는 동안 오른쪽 발목 연대 결합 염좌를 입은 대학의 축구 미드필더인 선수가 체육 훈련장으로 돌아간다. 그녀는 마음 편히 여름 리그에 참가하려고 계획하고 있어서 어떤 보호의 형태가 그녀에게 연습과 시합하는 동안 그녀의 오른쪽 발목을 위해 사용 할 수 있는 지에 대하여 물어본다. 그 Spartan slipper와 subtalar sling 테이핑 기법이 봄에 그녀의 복귀에 적용되었다. 이 기법은 그녀가 복귀하도록 도움을 주었지만, 드리블을 하거나 슛을 하는데는 제약을 주었다.

 **질문 : 당신은 이 상황에서 어떤 기법을 사용할 수 있겠는가?**

랩(Wrap) 그림 4-17

- **목적:** 랩 부목들은 내번과 외번 발목염좌의 치료와 예방에 이용되고 부드러운 지지를 제공한다(그림 4-17). 이러한 기성제품의 기능에 근거해서 지지나 치료 두 가지 기본적인 디자인으로 분류될 수 있다.

세부사항

'지지' 브레이스는 작업신발이나 캐주얼의 신발류와 함께 사용될 수 있다. 그리고 야구, 농구, 필드하키, 미식축구, 훈련, 아이스하키, 라크로스, 축구, 소프트 볼, track과 field, 배구, 레슬링에 참여하는 운동선수들을 위해서 이용될 수 있다.
'지지' 디자인은 적절한 지지를 제공하기 위해 닫힌 바구니 모양, elastic, spartan slipper 그리고 subtalar sling 테이핑 기법과 결합하여 이용될 수 있다. 반면에 치료 브레이스는 압박을 제공하기 위해 non-weight-bearing 치료 상의 활동을 위해 디자인된다.

- **설계:**
  - '지지' 디자인은 미리 결정된 크기로 모든 사람이나 개개인에게 이용 가능하다. 브레이스는 ballistic 나일론, 나일론/라이크라 또는 네오프렌으로 만들어진다. 발목에 '지지'는 8자형 패턴이나 힐록 패턴으로 적용된 Velcro closure과 함께 다양한 나일론 스트랩(strap)을 통해서 제공된다.
  - '치료' 디자인은 보편적인 고정으로 이용 가능하다. 그리고 그 브레이스 안의 안쪽 라이너에 달린 이동할 수 있는 젤 팩과 함께 네오프렌으로 만들어졌다. 많은 팩들은 이동될 수 있고 열을 내거나 차갑게 할 수 있어서 발목에 치료를 제공하기 위해 다시 붙일 수도 있다. Velcro closure로 치료 디자인을 고정시켜라.
- **환자의 자세:** 테이핑 테이블이나 벤치 또는 의자에 앉는다.
- **준비:** 양말 위에 지지 디자인 브레이스를 적용해라. 피부에 직접 치료 디자인을 적용해라.

브레이스를 적용할 때 제조자의 지시를 따른다.

- **적용:**

1단계: 그 closure을 풀면서 몇몇 지지 디자인을 적용해라. 브레이스 안에 발을 위치시키면서 발과 발목 주위에 브레이스를 랩핑하고, Velcro closure로 고정시켜라(그림 4-17A).

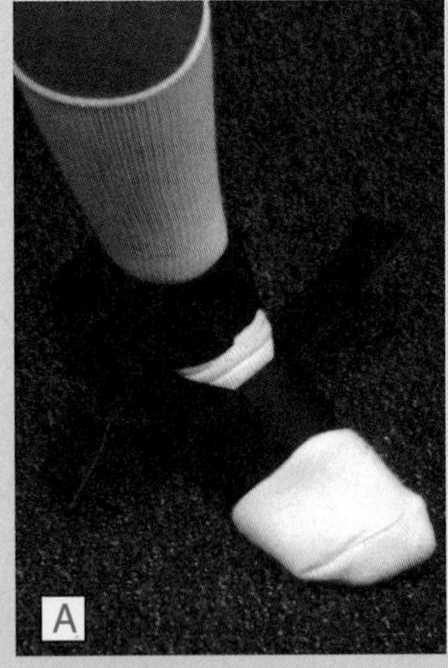

그림 4-17

(2단계:) 제조자에 의해 지시된 것처럼 8자 모양, 힐록, 또는 스터럽(stirrup) 패턴으로 나일론 스트랩(strap)을 적용시켜라(그림 4-17B). 말단에서 가까운 패턴으로 발과 발목 위에 다른 디자인을 pull해라.

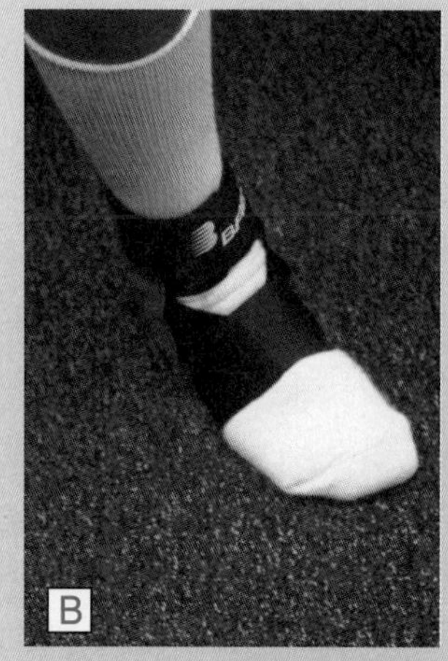

(3단계:) 그 브레이스 위에 발을 위치시키고 발과 발목 주위를 감고 점착직물 closure로 고정시킴으로써 치료 디자인을 적용해라(그림 4-17C).

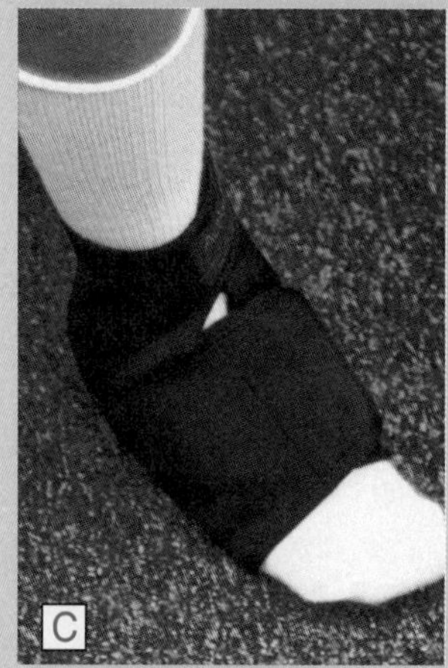

그림 4-17 *(계속)*

창의성이 있는 질문 5

이번 시즌에 당신은 농구 선수들에 발목 염좌를 예방하기 위해 테이핑 기법 대신해 레이스 업 발목 브레이스를 구매하여 사용하기로 결정 한다. 그런데 몇 번 연습하는 동안 운동선수들이 브레이스의 크기가 잘 맞지 않고 지지를 잘 못해준다고 불평을 한다.

 **질문 : 당신은 농구 선수들의 편의를 도모하기 위해 무엇을 할 수 있는가?**

만약/그렇다면...

만약 뒤에 일어나는 인대결합 발목 염좌를 예방하려고 운동선수들의 복귀를 위하여 브레이스 디자인을 **선택했다면,** 가쪽 돌림을 제한할 반강체 디자인을 생각해 보아라. 또한 최대한의 지지를 위해서 몇 개의 테이핑 기법과 결합하여 그 브레이스를 사용하는 것을 고려해보아라.

만약/그렇다면...

만약 지지가 가볍고 적절한 부풀어 오름과 함께 1단계 외번 염좌의 중요한 치료로 **필요된다면,** air/gel 주머니 브레이스 디자인의 이용을 고려해 봐라. 그것은 내번과 외번을 제한하고, 부풀어 오름의 조절로 압박 랩 기법 위에 적용될 수 있다.

연구 요약

많은 건강관리 전문가들은 다양한 테이핑 법과 레이스 업, 반강체, air/gel 주머니, 랩 브레이싱으로 내번과 외번 그리고 인대결합 염좌를 예방하고 치료하는 데에 이용한다. 발목염좌의 높은 발생 빈도는 다양한 테이핑 기법과 브레이스 디자인들을 개발을 유도했다.[36,57] 특정한 개인과 부상에 활용하는 적절한 치료법이나 디자인들을 결정하는 것이 혼란스러울 수 있다. 하지만 테이핑과 브레이싱의 효율성을 결정하는 연구는 개인에게 적합한 기법이나 디자인을 조화시키는 것에 도움을 줄 수 있다.

대부분의 연구는 발목테이핑, 발목관절 운동범위에 대한 브레이싱, 고유수용기, 자세 조절, 근육 반응, 그리고 전반적인 기능 수행의 영향을 연구해왔다. 과거의 조사는 다양한 테이프와 브레이스 디자인과 함께 운동 전 · 후의 상태로 잠복성의 발목 운동범위를 연구했다.

운동전 상태에서 테이프와 softshell 및 반강체 브레이스가 내번과 외번을 줄이는 것으로 알려져 왔다. 감소시키기 위해 이용되었다.[19,21,24] 뒤이어 10분 동안의 활동에서 반강체 브레이스는 관절 운동범위를 최대한의 감소를 제공했지만 테이프는 내번을 제한한다.[21] 또 다른 연구자들은 테이프와 반강체 브레이스가 softshell과 레이스 업 브레이보다 더 큰 운동범위의 제한(restriction)을 가졌다는 것을 증명해 냈다.[24] 테이프와 레이스 업, 반강체 브레이스[17,19,24]가 아마도 내번 염좌를 예방하는 데에 디자인과 실용성 강조 때문에 외번의 관절 운동범위는 증가시켰다.[9]

잠복성의 발목 운동범위를 연구하는 것은 뒤따르는 더 긴 지속성의 운동, 레이스 업과 테이프보다 더 많은 움직임의 범위를 제한하는 것으로 나타난 반강체 브레이스를 평가합니다.[17,19,24]

걷기와 달리기와 같은 활동적인 운동으로 발목의 움직임의 연구는 테이프는 내번을 제한하지 못하지만 레이스 업 과반강체 브레이스는 내번을 제한하는 데에 효과 적이었다는 것을 밝혔다.

많은 사람들이 테이프는 활동하는 동안에 쉽게 그 기능을 상실한다고 제안합니다.[40,41,53] 테이프가 늘어진다는 것이 사실이라면, 테이프는 과도한 움직임을 제어하지 못하고 심지어 지속되는 활동도 마찬가지다.[1,8,32,34,51,60] 어떤 연구에서는 이상적인 테이프와 브레이스 기법과 디자인은 정상적인 움직임의 범위를 제어해서는 안 되지만, 어느 정도 움직임의 해부학적인 한계에 조절을 제공해야 한다.[14,44]

많은 연구자들이 테이핑과 브레이스는 발목에 구조적인 안정성을 제공한다는 것에 동의하며 다른 이들은 기법/디자인은 또한 주변 근육조직의 자기수용의 input에 영향을 끼칠 수 있다는 것을 제안한다.[12,37,48] 몇몇 연구로 부터의 조사 결과[10,11,25,28,56]는 테이프, 레이스 업 그리고 반강체 브레이스가 발목 주위의 피부에(기계적 자극의) 수용기를 향상시켰다는 것을 나타냈다. 조정과 균형의 적절한 수준은 발목 염좌를 치료하는데 중요하다는 것을 보여줬다.[59] 이와 같이 적절한 자세 조정은 부상이나 재발의 위험성을 줄일 수 있다.[16,59] 몇몇 연구가들이 반강체 브레이스 가 자세 조정을 유지 하는 데에 도움을 준다고 제안한 것에 반해 다른 연구자들은 테이프[56]와 레이스 업 브레이스[49]가 어떠한 영향력을 가지고 있지 않다고 제안한다. 발목 염좌 동안 긴 종아리근의 반응시간은 테이프와[32] 레이스 업 그리고 반강체 브레이스 [7,48]의 뒤따르는 적용을 증가시킨다는 것을 보여줬다. 그러나 다른 연구자들은 테이프[1,37]와 레이스 업 그리고 반강체 브레이스[6]는 반응시간에 어떠한 효과를 일으키지 않는다고 설명했다. 연구자들은 긴 종아리근의 반응은 발목에 내번 부상을 예방하는 데에 주요한 역할을 한다고 밝혔다.[27,33] 장기간 레이스 업과 반강체 브레이스의 사용은 근육조직을 약화시킨다는 믿음을 떨쳐버리면서 긴 종아리 근의 반응시간에 영향을 끼치지 못한다고 한다는 것을 보여줬다.[6,7,9]

테이핑과 브레이싱의 주된 기능이 구조적인 안정성, 자기수용의 input, 자세의 흔들림, 그리고 종아리 뼈의 근육 활동에 영향력이 있다 하더라도, 그 이상의 조사를 보충합니다.[9,63]

연구가들은 테이핑과 브레이싱 기법/디자인이 발목 부상과[55,58,59] 부상비율을 줄인다고 설명한다.[2,13,55,58,59] 그러나 개인이 그 기법/디자인이 체육활동이나 작업 환경에서 그들의 움직임을 방해할 것이라고 믿는다면, 그들의 수행은 불규칙할 지도 모른다. 그럼에도 불구하고, 많은 연구는 테이핑과 브레이싱은 달리는 퍼포먼스 명확히 말하면, 전력질주 경기를 저하시키지 않는다는 것을 설명했다.[4,23,38,39,43,62]

민첩한 동작을 연구하면서 몇몇 연구가들[4,23,30,39,50,52,62]은 테이핑과 브레이싱은 스프린팅, 빠른 방향전환, 그리고 속도의 가속과 감속으로 구성된 엄격한 훈련에 전혀 영향을 주지 않는다는 것을 찾아냈다. 어떤 이들은 활동에 지장이 있다고 한다. 몇몇 학문에서는 테이핑과 브레이싱이 수직적 점프 높이에 영향을 미치지 않는다는 것을 나타냈다.[4,17,22,35,39,62] 반면에 어떤 이들은 점프 높이를 낮춘다고 한다.[5,31,43,46,50] 이러한 연구에서 테이프와 레이스 업 브레이스의 디자인과 적용은 움직임 발바닥 굽힘 범위에 제한 때문에 수직점프 높이 감소의 한 원인이 될 수 있을지도 모른다.[9] 전반적으로 연구 결과들은 테이프와 브레이싱 기법/디자인은 스프린트, 민첩성 그리고 수직적 점프 퍼포먼스에 약간의 부정적인 영향을 가진다는 것을 시사한다.

건강관리 전문가들은 염좌의 높은 발생빈도 때문에 수년 동안 발목 테이핑과 브레이싱 기법/디자인을 사용해왔고, 그런 것들을 계속해서 사용할 것이다. 현재의 연구는 어떤 기법/디자인이 개인을 위해 최상의 보호, 지지 그리고 치료를 제공할 지를 결정하는 데에 조력했다. 당신은 예산, 유용성 그리고 건강관리 전문가의 능력뿐만 아니라, 개인에 대한 기법/디자인, 부상, 스포츠나 직업 그리고 치료 단계의 사용에 관하여 결정을 기초해야한다.

보행부츠(Walking Boot)

- **목적:** 보행부츠 또는 walker는 (그림 3-23 참조) 지속성 있고 심각한 골절과 압박골절뿐만 아니라, 내번과 외번 그리고 인대 결합 발목 염좌를 치료하는 데에 이용된다.
  - 움직이는 범위에 제한을 받거나 weight bearing이 지지를 제공하도록 의도될 때, 급성 통증 후(postacute) 치료와 재활 기간에 부츠(boots)를 사용해라.
  - 치료를 위해 boots를 벗거나 움직임의 범위를 조절하고 걸음걸이 트레이닝을 속행하는 능력은 전통적인 캐스팅 보다 더 값싼 기법으로 효과적인 브레이싱을 제공한다.

패딩 기법

발목의 여러 가지 부상과 상태에 따라서 전단력을 줄이기 위해 그리고 압축을 제공하기 위해 패드를 사용해라. 테이핑, 랩핑, 브레이싱 기법을 적용하는 것은 피부에 외상을 일으킬 수 있고, 염증, 물집 그리고 열상의 결과를 가져 올 수 있다. 몇 가지 패딩 기법은 이런 부상과 상태들을 예방하거나 치료하는 데에 이용될 수 있다.

점탄성폴리머(Viscoelastic Polymers) 그림 4-18

- **목적:** 발목에 피부염증을 막거나 치료하는 데에 점탄성폴리머(viscoelastic polymer)를 이용해라(그림 4-18). 물집은 발뒤꿈치, 레이스 그리고 안쪽과 바깥쪽의 복숭아뼈 위에 일반적이다. 그리고 신발류나 테이프의 적용, 랩 그리고 브레이스에 의해서 생긴다.
- **설계:**
  - 몇몇 디자인 점탄성 패드나 high shear areas와 네오프렌 재료의 안쪽에 붙어 있는 디스크와 함께 미리 결정된 크기로 관여한다(그림 4-18A).

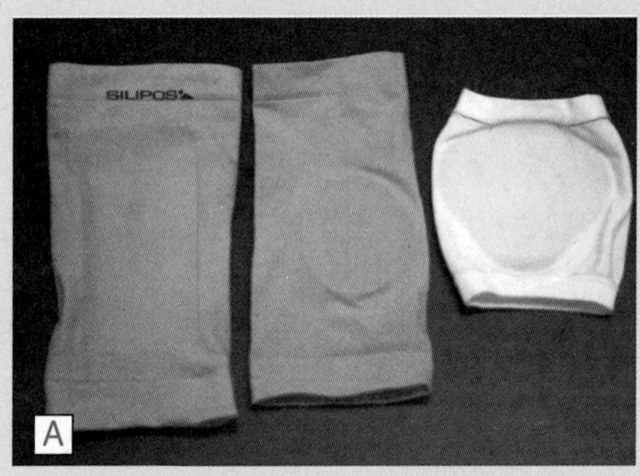

그림 4-18A 점탄성폴리머(viscoelastic polymer). 발과 발목의 슬리브.

- **재료:**
  - 점탄성 패드나 디스크 슬리브
- **환자의 자세:** 테이핑 테이블이나 벤치 또는 의자 위에 앉는다.
- **준비:** 그 슬리브를 직접 피부에 적용해라.
- **적용:**

(1단계:) 슬리브를 발목 위에 끼우고 말단에서 가까운 패턴 움직여라(그림 4-18B). 개인은 양말과 발목브레이스 그리고 운동화, 작업화 그리고 캐주얼 신발류를 그 슬리브 위에 신을 수 있다.

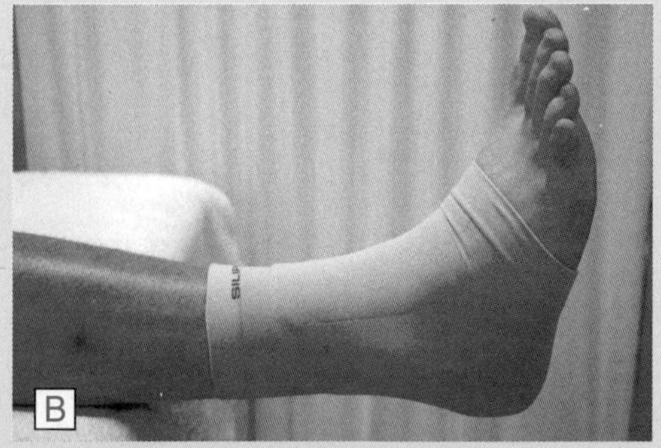

그림 4-18

말발굽 패드(Horseshoe Pad) 그림 4-19

- **목적:** 부풀어 오름과 일출을 줄이는 것을 돕는 데에 추가적인 압축을 제공하기 위해 발목 염좌의 중대한 치료에 말발굽모양의 패드기법을 사용하라(그림 4-19).

- **재료:**
  - $^1/_4$인치나 $^1/_2$인치의 폼 또는 펠트, 테이핑 가위

- **환자의 자세:** 통증이 없는 배측굴곡(dorsiflexion)으로 다리를 쭉 편 채로 테이핑 테이블이나 벤치에 위에 앉는다.

- **준비:** 발목의 안쪽과 바깥쪽 발목의 모양에 맞추기 위해 $^1/_4$인치나 $^1/_2$인치의 폼이나 펠트로부터 말발굽모양의 패드(horseshoe)를 잘라라. 기성제품과 미리 자른 디자인도 이용 가능하다.

- **적용:**

(1단계:) 폼 또는 펠트의 조각을 적당히 4~5인치의 너비와 6~8인치의 길이로 잘라라(그림 4-19A).

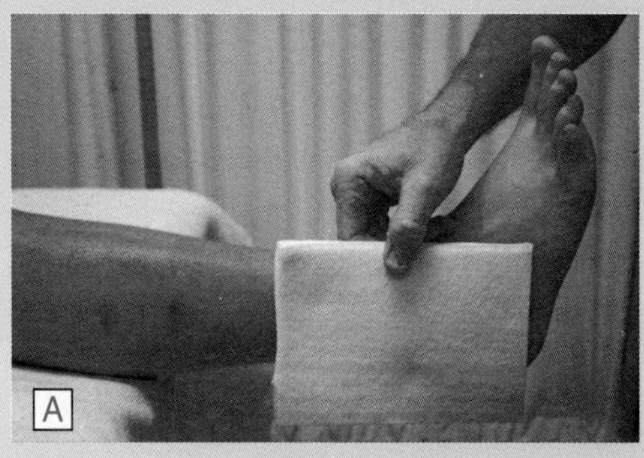

(2단계:) 좁은 'U' 자 모양 패턴을 폼 또는 펠트에 5~7인치의 길이로 잘라라(그림 4-19B).

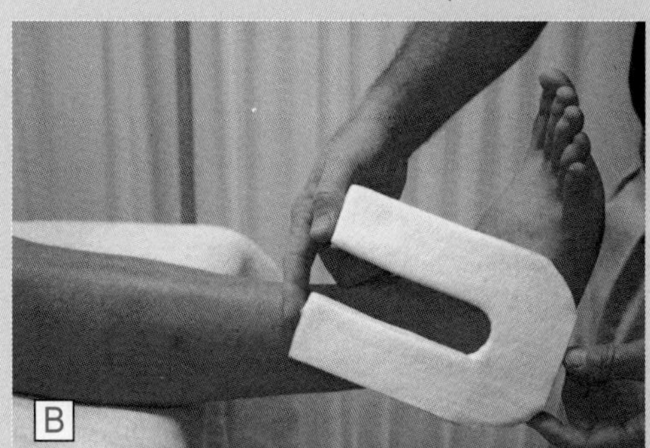

(3단계:) 또 하나의 말발굽 패드 기법은 가까운 쪽 끝으로부터 5~7인치 정도 폼이나 펠트의 중간에 둥글게 자르는 것이다(그림 4-19C).

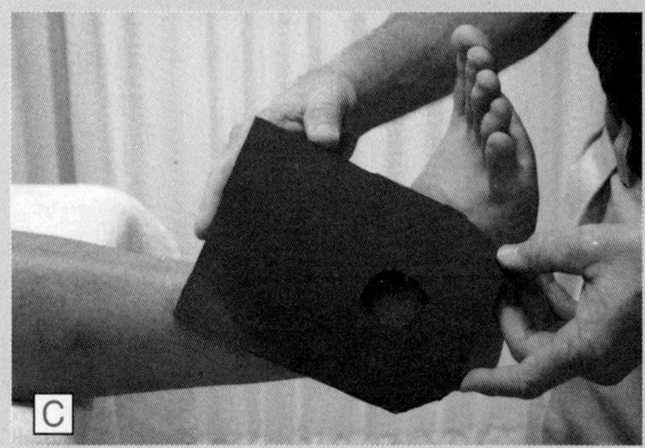

그림 4-19

4단계: 안쪽이나 바깥쪽 발목 위에 'U' 자형의 밑바닥 쪽이나 그 패드의 구멍에 위치된 복숭아뼈와 함께 말발굽 모양의 패드(horseshoe)를 위치시켜라(그림 4-19D).

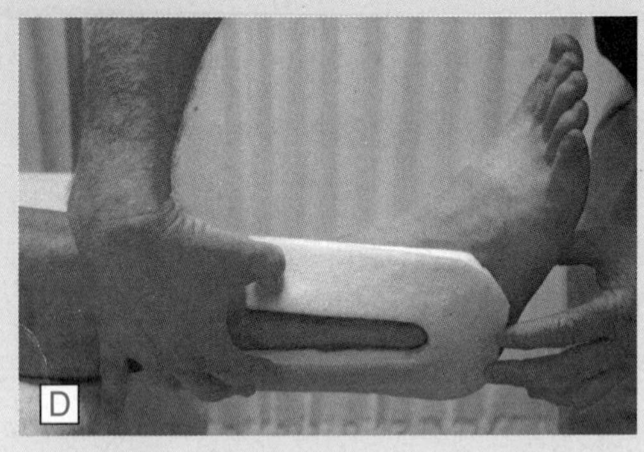

5단계: 고정시키기 위하여 말발굽 모양의 패드 위에 압박이나 탄력성 슬리브(elastic sleeve) 랩핑 기법을 적용시켜라(그림 4-19E).

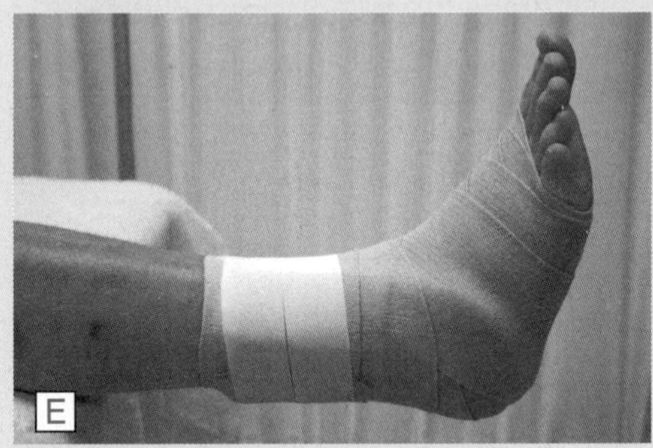

그림 4-19 *(계속)*

아킬레스건 스트립(Achilles Tendon Strips) 그림 4-20

- **목적:** 아킬레스 건 스트립(strip) 기법은 테이핑이나 브레이싱 기법을 이용할 때 발생할 수 있는 전단력을 최소화한다(그림 4-20).

세부사항

테이핑과 브레이싱 기법을 발목염좌를 예방하거나 치료하기 위해 매일 적용하는 것은 종종 피부에 염증을 일으킬 수 있다. 테이핑기법 closure 스트립이나 브레이스 스트랩은 특히, 아킬레스 건 위에 염증을 일으킬 수 있다. 아킬레스 건의 불안정한 일직선과 같은 비정상적인 신체 외형은 또한 염증을 일으킬 수 있다.

- **재료:**
  - $^1/_4$인치 또는 $^1/_2$인치의 폼, 테이핑 가위
- **환자의 자세:** 다리를 쭉 펴서 발목을 90° 로 배측굴곡한 상태로 테이핑 테이블이나 벤치에 앉는다.
- **준비:** 피부에 직접 그 스트립을 적용해라.
- **적용:**

1단계: $^1/_4$인치나 $^1/_2$인치 폼으로부터 대략 1-1$^1/_2$인치의 너비와 4~6인치의 길이로 두 개의 strip을 잘라라.

2단계: 종골 위에 힘줄의 유착 바로 위에 말단 끝의 아킬레스건의 양쪽 위에 그 스트립을 위치시켜라(그림 4-20A).

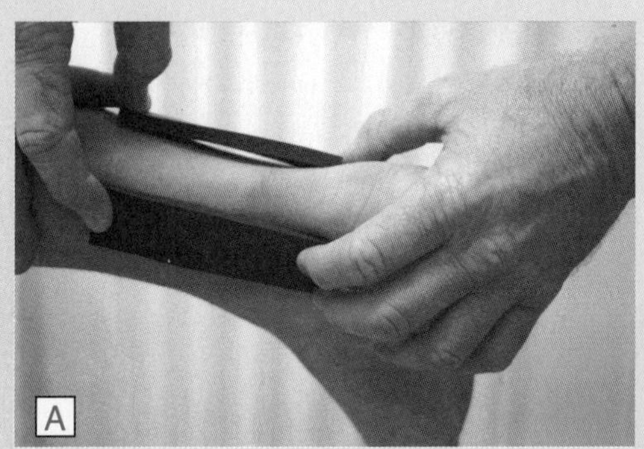

그림 4-20

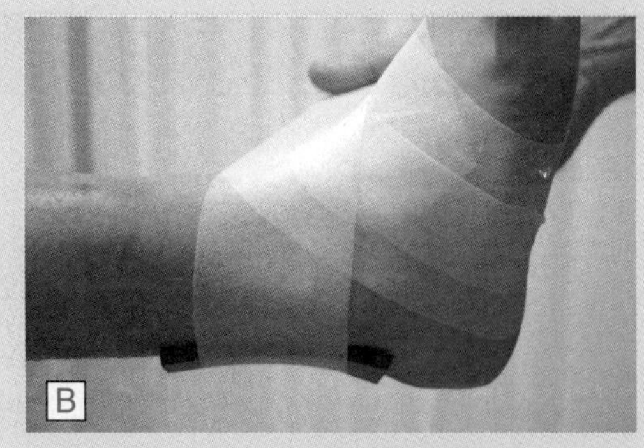

3단계: 테이핑 기법을 적용할 때에 pre-tape 재료나 자가 점착 랩을 덮어라. 그리고 그 기법을 계속 실행해라 (그림 4-20B).

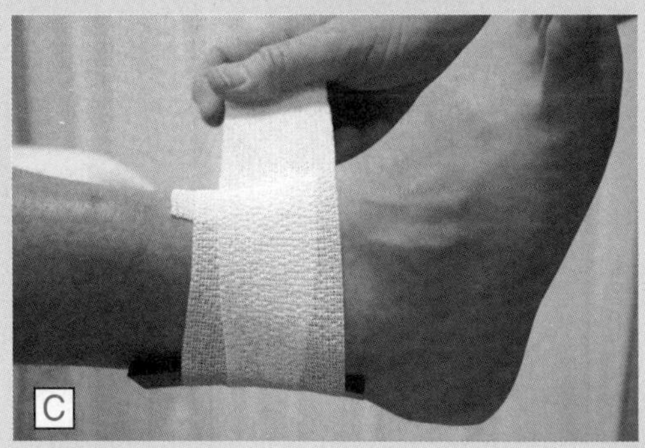

4단계: 브레이스와 함께 그 스트립(strip)을 위치시켜라. 2인치의 자가 점착 랩이나 pre-tape 재료 그리고 2인치의 탄력 테이프의 원형의 형태로 적당한 세기의 감기로 그것들을 고정시켜라 (그림 4-20C). 양말을 적용함으로써 그 다음에 브레이스를 계속해라.

그림 4-20 *(계속)*

도너츠 패드(Donut Pads)

- **목적:** 도너츠 패드는 또한 발목에 전단력을 줄이는데 이용될 수 있다(그림 3-27 참조).
  - $^{1}/_{8}$인치나 $^{1}/_{4}$인치 폼이나 펠트를 잘라서 그것들을 안쪽이나 바깥쪽 복숭아뼈 위에 위치시켜라.
  - 그 패드는 테이핑, 랩핑 그리고 브레이싱 기법 하에 이용 될 수 있다.
  - 테이핑 기법과 함께 테이핑 기법 사이에 테이프 적용이나 pre-tape 재료에 앞서서(그림 4-1A 참조). 점착성의 거즈 재료와 함께 피부에 직접 패드를 붙여라(그림 3-13 참조).
  - 랩핑 기법을 적용할 때 기법 안에 그 패드를 고정시켜라.
  - 브레이싱 기법과 함께 힐록 기법과 더불어 점착성의 거즈 재료(그림 3-13 참조)나 pre-tape 재료와 2인치의 탄력 테이프를 가지고 그 패드를 붙여라(그림 4-2 참조).

창의성이 있는 질문 6

발목 염좌/골절에 치료와 재활의 몇 주 후에 자동차 판매권을 위해 판매원이 일자리에 돌아온다. 의사는 모든 작업 활동은 발목에 반강체 브레이스와 함께 수행되어야만 한다고 충고한다. 곧, 그 브레이스는 바깥쪽 복숭아뼈 위에 피부염증을 일으키기 시작한다.

 **질문 : 당신은 이 상황을 어떻게 다룰 수 있겠는가?**

만약/그렇다면...

만약 점탄성 폴리머, 폼 또는 펠트 재료를 발목 테이핑, 랩핑 또는 브레이싱 기법과 결합하여 패딩을 위해 **사용한다면,** 그 재료의 적당한 두께를 선택해야만 한다: 그 재료는 전단력을 줄여야만 하지만, 그 기법에 의해 제공된 적합성이나 지지에 영향을 끼치지 않는다. 그것은 과도하게 두꺼운 패드에서 일어날 수 있다.

임상사례

메건 스튜어트는 가을에 배구볼 팀에 참가하고 봄에 소프트볼 팀에 참여하고 있는 브라운 대학(Brown College)에 두 가지 스포츠를 하는 운동선수이다. 그 시즌의 첫 번째 시합의 배구 경기가 있는 동안 메건은 네트에서 스파이크를 막기 위해 점프했다. 그녀가 착지할 때 그녀의 오른쪽 발은 같은 팀의 발에 충돌했다. 그래서 가벼운 내번과 발바닥 굽힘이 발생했다. 메건은 발목부상을 당한 적이 없어서 상해예방테이핑, 브레이스 또는 랩 기법을 쓰지 않고 있었다. 메건은 운동선수의 트레이닝 방에 들어가 라우렌 바거(lauren bargar)와, ATC 그리고 그 팀 외과의사에 의해서 진찰을 받았다. 진찰 결과와 뒤따른 방사선사진에서 메건은 오른쪽 발목의 가벼운 내번 염좌 진단을 의사로부터 진단받았다. 의사는 메건에게 발목을 배측굴곡으로 90°로 하여 non-weight-bearing하면서 5~10일 정도 움직이지 않도록 처방했다. 이 기간 동안 메건은 그녀의 발목을 위해 치료를 받을 수 있었다.

어떤 테이핑, 랩핑, 브레이싱 또는 패딩 기법이 그녀의 오른쪽 발목을 고정시키고, 부풀어 오름과 삼출(effusion)을 조절하고 지지하는데 도움을 줄까?

메건은 라우렌(lauren)과 외과의사가 디자인한 치료상의 운동프로그램 안에서 잘 진행되고 있다. 메건은 배구 연습 동안 특별한 스포츠 훈련을 시작하려 한다.

그 팀 외과의사는 메건의 발목은 나머지 시즌을 위해서 훈련 기간 동안 지지되어야만 한다고 요청한다. 다시 활동할 수 있게끔 발목에 지지를 제공하기 위해서 이용할 수 있는 적절한 테이핑, 랩핑이나 브레이싱 기법은 무엇인가?

메건은 뒤따른 부상없이 배구 시즌을 마쳤고, 소프트 볼 팀과 함께 연습을 시작하려 한다. 메건은 소프트볼 훈련 내내 발목 지지의 어떤 종류와 함께 계속 훈련할 수 있는지를 라우렌에게 물었다. 라우렌은 응했고 배구 연습과 시합에서 사용된 기법을 계속해서 적용한다. 소프트 볼 훈련 동안에 주루 출발점은 홈베이스에서 2루까지 전력질주하는 것을 요구한다. 그녀가 1루를 지날 때 그녀의 오른쪽 다리는 배측굴곡되고 그녀는 통증을 경험한다. 메건은 훈련을 마치고 운동선수 훈련실에 돌아와서 라우렌에게 지지를 위한 다른 방법에 대해서 물었다. 당신은 지지를 제공하고 메건이 통증없이 참여하도록 허용하는 배측굴곡을 제한하기 위해 어떤 기법을 사용할 것인가?

랩업 (Wrap Up)

- 발목 염좌는 무리한 활동에서 일어나고 체육 활동에서 흔히 발생한다. 골절은 염좌와 함께 발생할 수 있다.
- 물집은 신발이나 테이핑, 랩핑, 브레이싱 기법의 적용에 의해서 야기되는 반복적인 전단력으로부터 생길 수 있다.
- 닫힌 바구니 모양, Headlock, 탄력성 열린 바구니 모양, Spartan Slipper, Subtalar sling 그리고 Spatting 기법은 지지를 제공하고 목말밑 관절과 거퇴 관절의 움직임의 범위를 감소시켜준다.
- 캐스트 테이프와 바로 구입할 수 있는 섬유유리 스프린트는 염좌나 골절을 치료하는 데에 고정을 제공한다.
- 부드러운 캐스트 압박 기법뿐만 아니라, 탄력 랩, 테이프 슬리브는 부상 뒤에 발생하는 부풀어 오름과 삼출을 조절합니다.
- 직물(cloth) 랩은 발목 염좌를 예방할 때 가벼운 지지를 제공합니다,
- 레이스 업, 반강체, air/gel 주머니 그리고 랩 브레이스는 지지와 압박을 제공하고 발목의 염좌와 골절을 예방하거나 치료할 때 움직임의 범위를 제한합니다.
- 보행부츠나 뒤쪽 스프린트는 지지와 고정을 제공하기 위해 사용될 수 있다.
- Viscoelastic polymers, donut 그리고 아킬레스건 스트립(strip) 패드기법은 전단력을 줄여준다.
- 말발굽 모양의 패드기법은 붓는 것과 삼출을 줄이기 위해 압박을 제공한다.

■ 웹사이트 참고

American Academy of Orthopaedic Surgeons
http://www.aaos.org
- This Web site allows you to search for information about the mechanism, treatment, and rehabilitation of ankle injuries.

The American College of Foot & Ankle Orthopedics & Medicine
http://www.acfaom.org
- This site provides general information on common injuries and conditions.

■ 참고문헌

1. Alt, W, Lohrer, H, and Gollhofer, A: Functional properties

of adhesive ankle taping: Neuromuscular and mechanical effects before and after exercise. Foot Ankle Int 20:238–245, 1999.
2. Bahr, R, Karlsen, R, Lian, O, and Ovrebo, RV: Incidence and mechanisms of acute ankle inversion injuries in volleyball: A retrospective cohort study. Am J Sports Med 22:595–600, 1994.
3. Barker, HB, Beynnon, BD, and Renström, AFH: Ankle injury risk factors in sports. Sports Med 23:69–74, 1997.
4. Bocchinfuso, C, Sitler, MR, and Kimura, IF: Effects of two semirigid prophylactic ankle stabilizers on speed, agility, and vertical jump. J Sport Rehabil 3:125–134, 1994.
5. Burks, RT, Bean, BG, Marcus, R, and Barker, HB: Analysis of athletic performance with prophylactic ankle devices. Am J Sports Med 19:104–106, 1991.
6. Cordova, ML, Cardona, CV, Ingersoll, CD, and Sandrey, MA: Long-term ankle brace use does not affect peroneus longus muscle latency during sudden inversion in normal subjects.
J Athl Train 35:407–411, 2000.
7. Cordova, ML, and Ingersoll, CD: The effect of chronic ankle brace use on peroneus longus stretch reflex amplitude [abstract]. Med Sci Sports Exerc 32(suppl):274, 2000.
8. Cordova, ML, Ingersoll, CD, and LeBlanc, MJ: Influence of ankle support on joint range of motion before and after exercise: A meta-analysis. J Orthop Sports Phys Ther 30:170–182, 2000.
9. Cordova, ML, Ingersoll, CD, and Palmieri, RM: Efficacy of prophylactic ankle support: An experimental perspective. J Athl Train 37:446–457, 2002.
10. Feuerbach, JW, and Grabiner, MD: Effect of the Aircast on unilateral postural control: Amplitude and frequency variables. J Orthop Sports Phys Ther 7:149–154, 1993.
11. Feuerbach, JW, Grabiner, MD, Koh, TJ, and Weiker, GG: Effect of an ankle orthosis and ankle ligament anesthesia on ankle joint proprioception. Am J Sports Med 22:223–229, 1994.
12. Freeman, MA, Dean, MR, and Hanham, IW: The etiology and prevention of functional instability of the foot. J Bone Joint Surg Br 47:678–685, 1965.
13. Garrick, JG: The frequency of injury, mechanism of injury, and epidemiology of ankle sprains. Am J Sports Med 5:241–242, 1977.
14. Garrick, JG, and Requa, RK: Role of external support in the prevention of ankle sprains. Med Sci Sports 5:200–203, 1973.
15. Gibney, VP: Sprained ankle: A treatment that involves no loss of time, requires no crutches, and is not attended with an ultimate impairment of function. NY Med J 61:193–197, 1985.
16. Goldie, PA, Evans, OM, and Bach, TM: Postural control following inversion injuries of the ankle. Arch Phys Med Rehabil 75:969–975, 1994.
17. Greene, TA, and Hillman, SK: Comparison of support provided by a semirigid orthosis and adhesive ankle taping before, during, and after exercise. Am J Sports Med 18:498–506, 1990.
18. Greene, TA, and Wight, CR: A comparative support evaluation of three ankle orthoses before, during, and after exercise. J Orthop Sports Phys Ther 11:453–466, 1990.
19. Gross, MT, Ballard, CL, Mears, HG, and Watkins, EJ: Comparison of Donjoy Ankle Ligament Protector and Aircast Sport-Stirrup orthoses in restricting foot and ankle motion before and after exercise. J Orthop Sports Phys Ther 16:60–67, 1992.
20. Gross, MT, Batten, AM, Lamm, AL, Lorren, JL, Stevens, JJ, Davis, JM, and Wilkerson, GB: Comparison of DonJoy ankle ligament protector and subtalar sling ankle taping in restricting foot and ankle motion before and after exercise. J Orthop Sports Phys Ther 19:33–41, 1994.
21. Gross, MT, Bradshaw, MK, Ventry, LC, and Weller, KH: Comparison of support provided by ankle taping and semirigid orthosis. J Orthop Sports Phys Ther 9:33–39, 1987.
22. Gross, MT, Clemence, LM, Cox, BD, McMillan, HP, Meadows. AF, Piland, CS, and Powers, WS: Effect of ankle orthoses on functional performance for individuals with recurrent lateral ankle sprains. J Orthop Sports Phys Ther 25:245–252, 1997.
23. Gross, MT, Everts, JR, Roberson, SE, Roskin, DS, and Young, KD: Effect of DonJoy Ankle Ligament Protector and Aircast Sport-Stirrup orthoses on functional performance. J Orthop Sports Phys Ther 19:150–156, 1994.
24. Gross, MT, Lapp, AK, and Davis, JM: Comparison of Swede-O Universal Ankle Support and Aircast Sport-Stirrup orthoses and ankle tape in restricting eversion-inversion before and after exercise. J Orthop Sports Phys Ther 13:11–19, 1991.
25. Heit, EJ, Lephart, SM, and Rozzi, SL: The effect of ankle bracing and taping on joint position sense in the stable ankle. J Sport Rehabil 5:206–213, 1996.
26. Irvin, R, Iverson, D, and Roy, S: Sports Medicine Prevention, Evaluation, Management, and Rehabilitation, ed 2. Allyn & Bacon, Boston, 1998, pp 59–61.
27. Isakov, E, Mizrahi, J, and Solzi, P: Response of the peroneal muscles to sudden inversion of the ankle during standing. Int J Sport Biomech 2:100–109, 1986.
28. Jerosch, J, Hoffstetter, I, Bork, H, and Bischof, M: The influence of orthoses on the proprioception of the ankle joint. Knee Surg Sports Traumatol Arthrosc 3:39–46, 1995.
29. Jerosch, J, Thorwesten, L, Bork, H, and Bischof, M: Is prophylactic bracing of the ankle cost effective. Orthopedics 19:405–414, 1996.
30. Jerosch, J, Thorwesten, L, Frebel, T, and Linnenbecker, S: Influence of external stabilizing devices of the ankle on sport-specific capabilities. Knee Surg Sports Traumatol Arthrosc 5:50–57, 1997.
31. Juvenal, JP: The effects of ankle taping on vertical jumping ability. Athl Train J Natl Athl Train Assoc 7:146–149, 1972.
32. Karlsson, J, and Andreasson, GO: The effect of ankle support in chronic lateral ankle joint instability: An electromyographic study. Am J Sports Med 20:257–261, 1992.

33. Konradsen, L, Voigt, M, and Hojsgaard, C: Ankle inversion injuries: The role of the dynamic defense mechanism. Am J Sports Med 25:54–58, 1997.
34. Laughman, RK, Carr, TA, Chao, EY, Youdas, JW, and Sim, FH: Three-dimensional kinematics of the taped ankle before and after exercise. Am J Sports Med 8:425–431, 1980.
35. Locke, A, Sitler, MR, Aland, C, and Kimura, I: Long-term use of a softshell prophylactic ankle stabilizer on speed, agility, and vertical jump performance. J Sport Rehabil 6:235–245, 1997.
36. Löfvenburg, R, and Kärrholm, J: The influence of an ankle orthosis on the talar and calcaneal motions in chronic lateral instability of the ankle: A stereophotogrammetric analysis. Am J Sports Med 21:224–230, 1993.
37. Lohrer, H, Alt, W, and Golhofer, A: Neuromuscular properties and functional aspects of taped ankles. Am J Sports Med 27:69–75, 1999.
38. MacKean, LC, Bell, G, and Burnham, RS: Prophylactic ankle bracing vs. taping: Effects on functional performance in female basketball players. J Orthop Sports Phys Ther 22:77–81, 1995.
39. Macpherson, K, Sitle, MR, Kimura, I, and Horodyski, M: Effects of a semi-rigid and softshell prophylactic ankle stabilizer on selected performance tests among high school football players. J Orthop Sports Phys Ther 21:147–152, 1995.
40. Malina, RM, Plagenz, LB, and Rarick, GL: Effect of exercise upon the measurable supporting strength of cloth and tape wraps. Res Q 34:158–165, 1963.
41. Manfroy, PP, Ashton-Miller, JA, and Wojtys, EM: The effect of exercise, prewrap, and athletic tape on the maximal active and passive ankle resistance to ankle-inversion. Am J Sports Med 25:156–163, 1997.
42. Martin, N, and Harter, RA: Comparison of inversion restraint provided by ankle prophylactic devices before and after exercise. J Athl Train 28:324–329, 1993.
43. Mayhew, JL: Effects of ankle taping on motor performance. Athl Train J Natl Athl Train Assoc 7:10–11, 1972.
44. McCaw, ST, and Cerullo, JF: Prophylactic ankle stabilizers affect ankle joint kinematics during drop landings. Med Sci Sports Exerc 31:702–707, 1999.
45. McIntyre, DR, Smith, MA, and Denniston, NL: The effectiveness of strapping techniques during prolonged dynamic exercises. J Athl Train 18:52–55, 1983.
46. Metcalfe, RC, Schlabach, GA, Looney, MA, and Renehan, EJ: A comparison of moleskin tape, linen tape, and lace-up brace on joint restriction and movement performance. J Athl Train 32:136–140, 1997.
47. Myburgh, KH, Vaughan, CL, and Isaacs, SK: The effects of ankle guards and taping on joint motion before, during, and after a squash match. Am J Sports Med 12:441–446, 1984.
48. Nishikawa, T, and Grabiner, MD: Peroneal motoneuron excitability increases immediately following application of a semirigid ankle brace. J Orthop Sports Phys Ther 29:168–176, 1999.
49. Palmieri, RP, Ingersoll, CD, Cordova, ML, and Kinzey, SJ: Prolonged ankle brace application does not affect the spectral properties of postural sway [abstract]. Med Sci Sports Exerc 33(suppl):153, 2001.
50. Paris, DL: The effects of the Swede-O, New Cross, and McDavid ankle braces and adhesive taping on speed, balance, agility, and vertical jump. J Athl Train 27:253–256, 1992.
51. Pederson, TS, Ricard, MD, Merrill, G, Schulthies, SS, and Allsen, PE: The effects of spatting and ankle taping on inversion before and after exercise. J Athl Train 32:29–33, 1997.
52. Pienkowski, D, McMorrow, M, Shapiro, R, Caborn, DN, and Stayton, J: The effect of ankle stabilizers on athletic performance: A randomized prospective study. Am J Sports Med 23:757–762, 1995.
53. Rarick, GL, Bigley, G, Karst, R, and Malina, RM: The measurable support of the ankle joint by conventional methods of taping. J Bone Joint Surg Am 44:1183–1190, 1962.
54. Reeves, DA, and Emel TJ, http://www.emedicine.com/sports/topic143.htm, Ankle taping and bracing, 2001.
55. Rovere, GD, Clarke, TJ, Yates, CS, and Burley, K: Retrospective comparison of taping and ankle stabilizers in preventing ankle injuries. Am J Sports Med 16:228–233, 1988.
56. Simoneau, GG, Degner, RM, Kramper, CA, and Kittelson, KH: Changes in ankle joint proprioception resulting from strips of athletic tape applied over the skin. J Athl Train 32:141–147, 1997.
57. Sitler, MR, and Horodyski, M: Effectiveness of prophylactic ankle stabilizers for prevention of ankle injuries. Sports Med 20:53–57, 1995.
58. Surve, I, Schwellnus, MP, Noakes, T, and Lombard, C: A fivefold reduction in the incidence of recurrent ankle sprains in soccer players using the Sport-Stirrup orthosis. Am J Sports Med 22:601–606, 1994.
59. Tropp, H, Askling, C, and Gillquist, J: Prevention of ankle sprains. Am J Sports Med 13:259–262, 1985.
60. Vaes, P, De Boeck, H, Handlberg, F, and Opdecam, P: Comparative radiological study of the influence of ankle joint strapping and taping on ankle stability. J Orthop Sports Phys Ther 7:110–114, 1985.
61. Vaes, PH, Duquet, W, Handelberg, F, Casteleyn, PP, Tiggelen, RV, and Opdecam, P: Influence of ankle strapping, taping, and nine braces: A stress roentgenologic comparison. J Sport Rehabil 7:157–171, 1998.
62. Verbrugge, JD: The effects of semirigid Air-Stirrup bracing vs. adhesive ankle taping on motor performance. J Orthop Sports Phys Ther 23:320–325, 1996.
63. Wilkerson, GB: Biomechanical and neuromuscular effects of ankle taping and bracing. J Athletic Training 37:436–445, 2002.
64. Wilkerson, GB: Comparative biomechanical effects of the standard method of ankle taping and a taping method designed to enhance subtalar stability. Am J Sports Med 19:588–595, 1991.

하지
(Lower Leg)

제 5 장

학습목표

1. 하지에 발생하는 평범한 부상에 대한 설명한다.
2. 부상 예방하거나 치료하고 회복할 때 하지에 대한 테이프, 랩, 브레이스 그리고 패드를 적용하는 능력을 설명한다.
3. 치료 상의 운동 프로그램 내에서 하지를 위한 적절한 테이핑, 랩핑, 브레이싱 그리고 패딩 기법을 설명하고 실제로 해본다.

손상과 상태 (Injuries and Conditions)

급성 및 만성 부상과 건강상태는 직접적으로 가해지는 외력, 관절가동 범위를 벗어나는 동작, 빠른 가속 또는 감속 그리고 반복적인 스트레스로 야기될 수 있다. 예를 들면, 장애물로부터 밀려나는 단거리선수나 날아가는 공을 쫓는 소프트볼 외야수에 의해 경험되는 것과 같은 갑작스런 가속은 과도한 발목의 저측굴곡 또는 배측굴곡을 발생시킬 수 있고, 하지근육의 변형과 파열의 결과를 가져올 수 있다. 게다가, 반복적인 달리기나 점핑은 연부조직의 염증과 부상을 일으킬 수 있다.

하지에 발생할 수 있는 평범한 부상은 다음과 같다:

- 타박상
- 좌상
- 파열
- 과사용으로 인한 손상과 상태

타박상 (Contusions)

하지의 타박상은 외력에 의해 발생되고, 전형적으로 정강뼈 과/또는 후부의 근육을 수반된다. 정강뼈는 부상을 당하기 쉽다. 왜냐하면 연부조직은 많은 보호를 제공하지 않기 때문이다. 연부조직에 직접적인 힘은 종종 **골막**(periosteum)에 영향을 주고 염증을 야기한다. 후부근육의 타박상은 장딴지근(도해 5-1 참조)에 빈번하게 나타난다. 이 부상들은 발로 차이거나 도구에 의해 충돌됨과 같은 체육활동에서 일반적으로 발생한다.

좌상 (Strains)

하지근육의 파열은 운동이나 일을 하는 동안에 다양한 메커니즘에 의해 발생된다. 아킬레스건 파열은 과도한 발목의 배측굴곡(도해 5-1)에 의해 발생된다.[4] 예를 들면, 파열은 축구선수가 갑작스럽게 감속하거나 방향을 바꾼다거나, 그 오른쪽 발을 반대방향으로 가속할 때, 오른 발목의 과도한 배측굴곡을 일으키면서 발생할 수 있다. 발목에 내번되는 힘, 과도한 배측굴곡 또는 가쪽 복사뼈의 후부에 직접적인 힘은 종아리뼈의 건의 변형을 야기할 수 있다(도해 5-2 참조). 강한 외번과 배측굴곡 또는 내번과 발바닥쪽 굽힘의 힘과 함께 **종아리근**(peroneal retinaculum)는 종아리뼈의 건의 **아탈구**(subluxation) 혹은 **탈구**(dislocation)를 야기하면서 찢어질 수 있다(도해 5-2). 예를 들면, 아탈구 혹은 탈구는 레슬러의 왼쪽 발이 매트 위에서 붙잡혀졌을 때 테이크다운하면서 앞에 있는 상대에 의해 몸이 공격받는 동안 붙잡혀진 레슬러의 왼쪽 발목은 왼쪽발목의 외번과 배측굴곡을 일으키는 결과를 가져온다. 일반적으로 비복근 내측두 부상은 급격한 가속, 감속 그리고 점핑를 동반하는 활동으로부터 발생할 수 있다. 두 가지 일반적인 비복근 부상의 원인은 추력된 무릎 팽창과 함께 발의 배측굴곡과 추력된 발 배측굴곡과 함께 무릎의 팽창을 수반한다.

파열 (Ruptures)

아킬레스건의 완전한 파열은 보통 많은 체육 활동에 일반적인 갑작스런 가속에 의해 발생된다. 달리기 템포의 발끝 떼기 단계 동안 무릎이 충분한 신전을 향하여 움직이는 동안 발은 발바닥 굴림으로 놓여진다. 만성적인 염증과 퇴행 때문에 보통 30대에서 50대 연령에서 나타난다 해도, 파열은 모든 연령에서 보여지고 있다.[3]

과사용 (Overuse)

무거운 물건을 드는 행동이나 구조상의 이상으로부터의 과부하나 반복적인 압박은 하지의 과사용 부상과 건강상태를 야기할 수 있다. 과부하의 행동에 의해서 야기되는 반복적 신장성 압박은 **아킬레스건염**(achilles tendinitis)을 초래할 수 있다. 내리막길의 반복적인 달리기는 **전경골건염**(anterior tibialis tendinitis)을 일으킬 수 있다(도해 5-3 참조). **후경골건염**(posterior tibialis tendinitis)은 발의 엎침과 관련된다. 발의 뒤침과 엎침은 **종아리뼈의 건염**(peroneal tendinitis)을 가져올 수 있다. 발의 반복적인 압박, 뒤침이나 엎침, 근육의 비유연성/또는 약화, 그리고 잘못된 훈련은 **내측경골스트레스증후군**(medial tibial stress syndrome, MTSS)을 야기할 수 있다. 신발에 적절한 지지나 충격의 흡수없이 아스팔트나 콘크리트 같은 딱딱한 표면을 과도하게 달리는 것은 MTSS의 발생을 야기할 수 있다. 게다가 정강뼈 또는 종아리뼈의 **압박골절**(stress fractures)은 과부하, 발의 엎침, 요족, 잘못된 훈련, **생리불순**(amenorrhea), **희발월경**(oligomenorrher) 그리고 불규칙한 식사와 그와 관련된 영양의 부족에 의해서 나타난다. 과부하와 반복적인 압박은 격심한 **활동구획증후군**(exertional compartment syndrome, ECS)을 발생하게 할 수 있다.

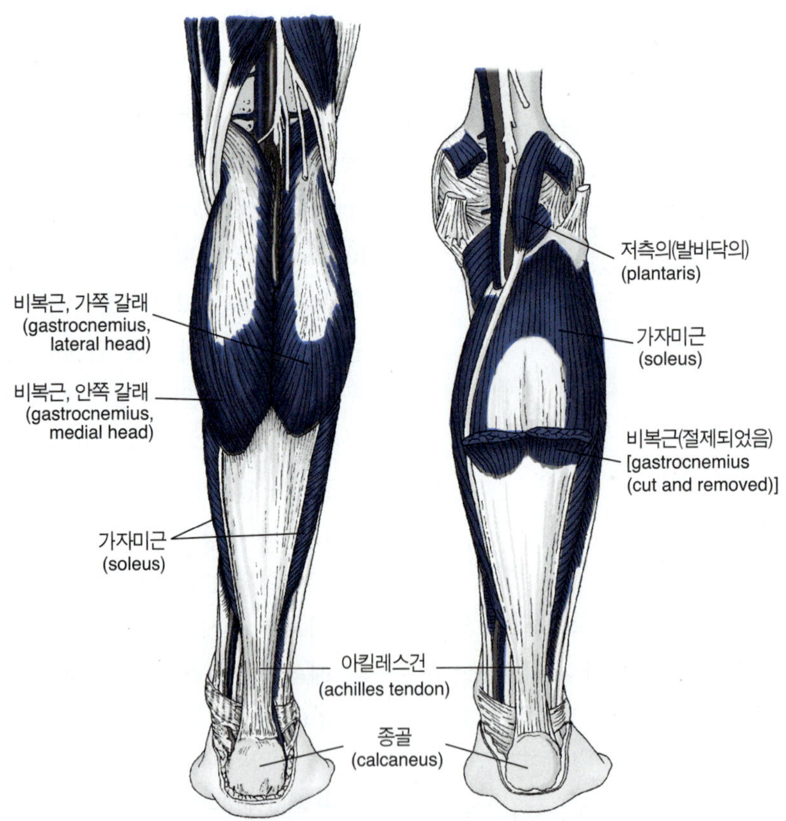

도해 5-1 후면 하지의 천층 근육들.

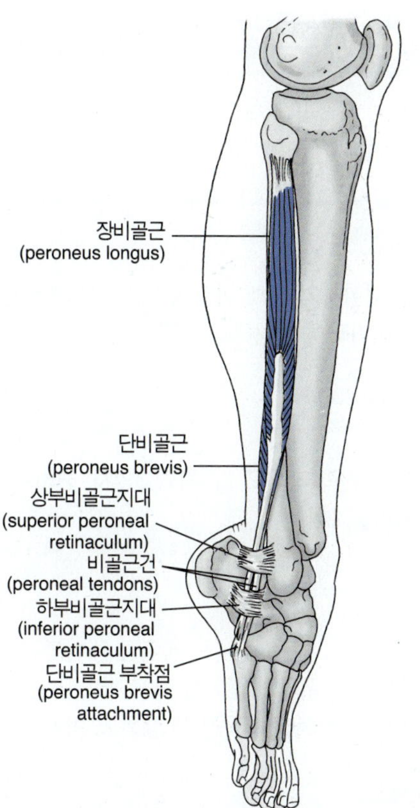

도해 5-2 가쪽 하지의 종아리 근육들.

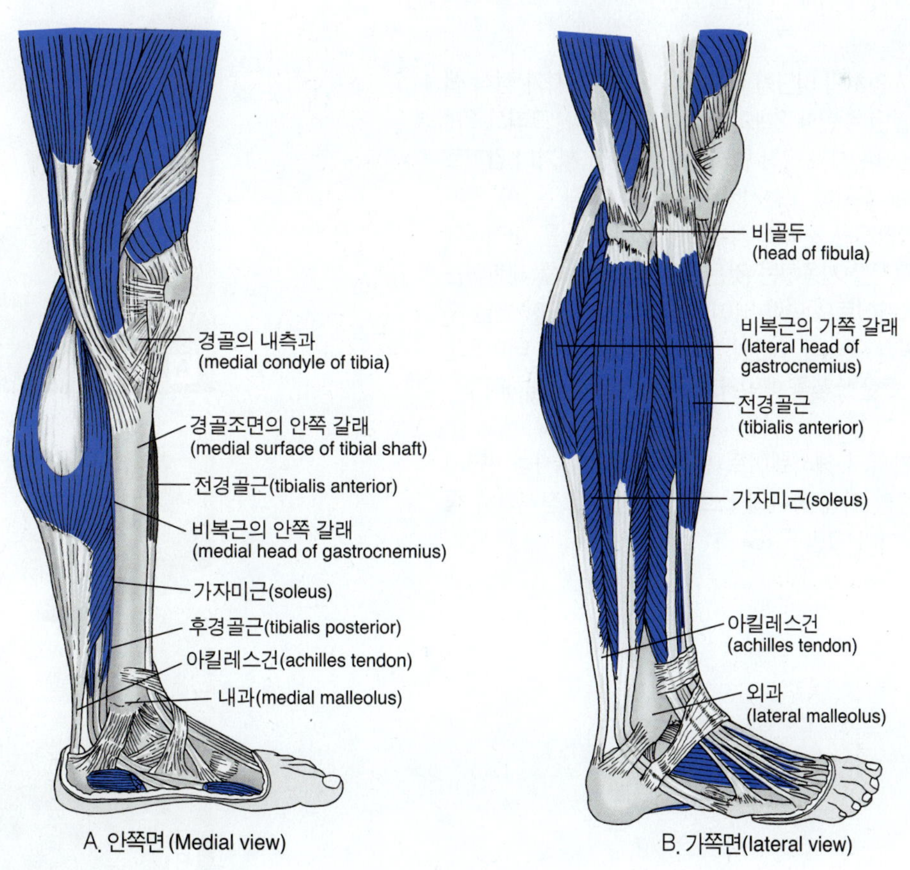

도해 5-3 하지의 천층 근육들.

테이핑 기법

하지의 부상과 컨디션을 치료하기 위해, 움직임의 과도한 범위를 제한하기 위해, 근육조직과 연부조직을 지지하기 위해, 발, 발목 그리고 하지부를 고정시키기 위해 몇 가지 테이핑 기법을 사용한다.

아킬레스건(Achilles Tendon) 그림 5-1, 5-2

목적: 열과 건염을 치료하거나 과도한 배측굴곡을 제한하기 위해 아킬레스건 기법을 사용하고, 두 가지 호환성 있는 방법들은 그 기법의 적용에서 설명되어진다. 개인적 선호도에 따라서 선택해라(그림 5-1).

아킬레스건 기법 1 (Achilles Tendon Technique one)

재료:

- 비탄력 테이프 $1^1/_2$인치 또는 자가 점착 랩. 2인치, 탄력 테이프 2인치와 3인치, 헤비웨이트(heavyweight) 탄력 테이프 3인치, 점착 테이프 스프레이, 얇은 폼 패드, 테이핑 가위

옵션 :

- Pre-tape 재료

환자의 자세: 엎드리거나 앉거나 하지를 가장자리 밖으로 뻗은 상태로 테이핑 테이블이나 의자 위에 무릎을 구부린다. 중간부터 말단의 하지를 고정한 상태에서 통증이 나타나는 배측굴곡의 범위를 결정해라. 말단의 발의 발바닥 표면 위에 손을 놓고 통증이 발생할 때까지 발을 배측굴곡 방향으로 천천히 움직여라. 통증발생 행동의 범위가 검사되어지면, 통증이 없는 범위에 발을 위치하고 적용하는 동안 그 자세를 유지해라.

준비: 말단의 하지와 발의 발바닥 표면에 점착 테이프 스프레이를 사용해라. 염증을 예방하기 위해 뒤꿈치 부분에 얇은 포말 패드를 대라. 피부에 정확하게 기법 1을 적용해라.
옵션: *염증을 줄이기 위해 그 부분 위에 pre-tape 재료를 적용해라.*

적용:

1단계: $1^1/_2$인치의 비탄력 테이프나 2인치의 자가 점착 랩과 함께 하지 말단 주변에 2개의 앵커를 적용해라. 그리고 2인치의 탄력 테이프나 자가 점착 랩과 함께 적당한 세기의 감기로 하나를 발의 ball 주위에 고정시켜라 (그림 5-1A). 하지 고정 앵커는 장딴지근 근복의 상부주변 둘레로 무릎 아래쪽에 위치된다. 이 앵커를 사용하는 것은 움직임의 범위를 제한하는 데 있어서 헤비웨이트의 탄력 테이프의 추가적인 잡아 늘일 수 있는 힘을 허락할 것이다. 2인치 또는 3인치의 탄력 테이프를 바짝 죄어드는 듯한 느낌을 예방하기 위해 앵커에 사용하라.

2단계: 3인치의 헤비웨이트 탄력 테이프를 사용하면서 발의 발바닥 중앙 위에 하나의 스트립(strip)을 고정시켜서 종골 위쪽으로 당겨라(그림 5-1B).

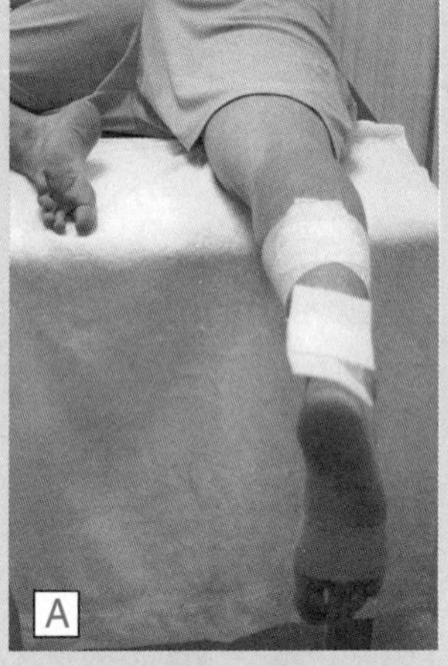

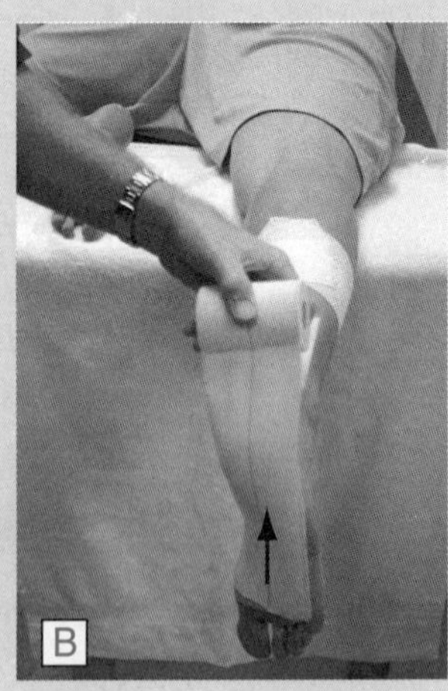

그림 5-1

3단계: 종골 가운데를 가로질러 하지 후부위로 계속해서 테이핑하고, 하지 후부의 말단 앵커에서 마무리하라(그림 5-1C). 테이프의 적당한 세기의 감기로 적용하고 발의 통증이 없는 지점을 관찰하라.

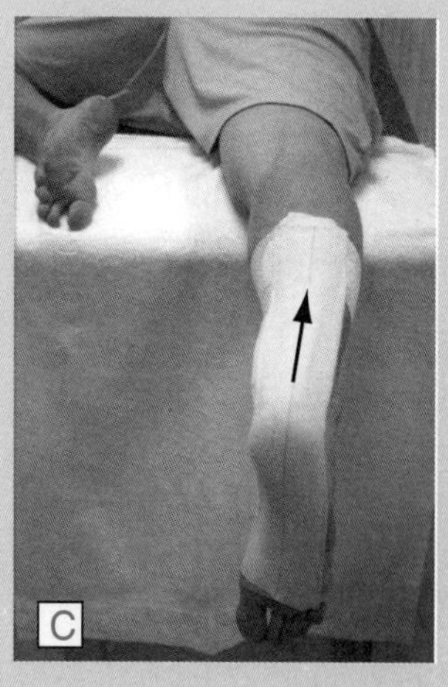

4단계: 첫 번째 스트립(strip) 위로 발바닥에 3인치의 헤비 웨이트 탄력 테이프를 고정시키고, 말단의 하지부 앵커 쪽으로 추가적인 스트립을 당겨라(그림 5-1D). 이 스트립을 말단의 하지 앵커를 넘어서 약 3-4인치 정도 자르거나 찢어라.

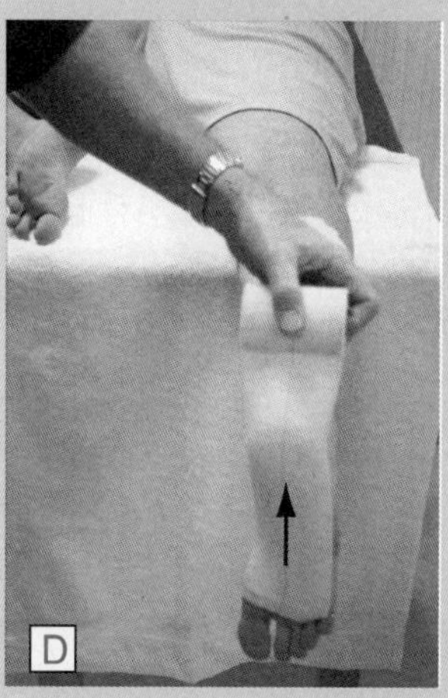

5단계: 오직 종골 위에 있는 아킬레스건의 정지점보다 위쪽 부분까지 중간에서 길게 아래로 이 스트립(strip)의 가까운 쪽의 끝을 자르거나 찢어라(그림 5-1E).

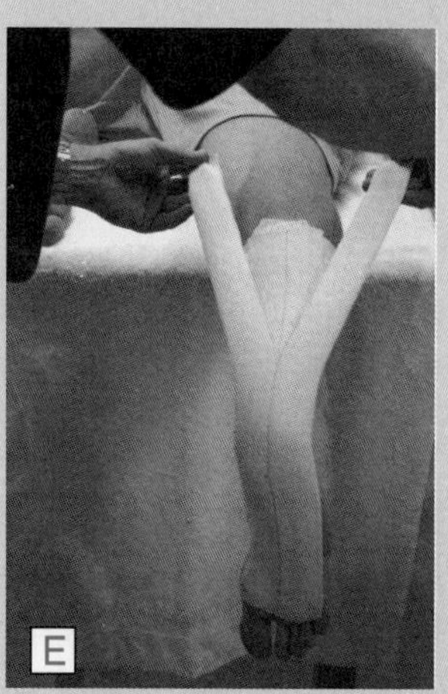

그림 5-1 *(계속)*

6단계: 끝 위에 중등도의 조임의 느낌으로 반대쪽 하지에 나선형으로 감싸라. 하지 말단 앵커 위에서 마감하라(그림 5-1F).

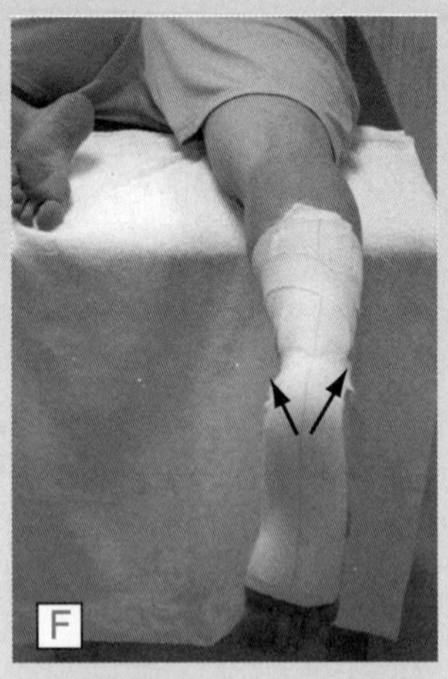

7단계: 2인치의 탄력 테이프의 2~4개의 원형 스트립(strip)을 발 중앙과 말단의 발 주위에 적용하라. 그리고 2인치의 탄력 테이프의 4~6개의 원형 스트립을 하지 둘레에 적당한 세기의 감기로 적용해라 (그림 5-1G). 비탄력 테이프의 추가적인 스트립은 필요하지 않다.

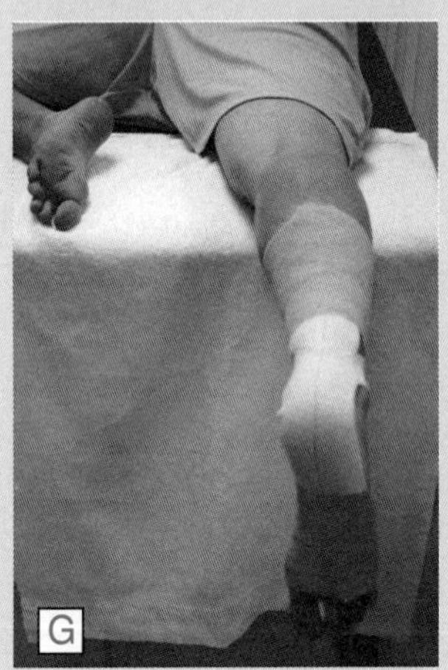

그림 5-1 *(계속)*

아킬레스건 기법 2 (Achilles tendon technique two)

재료:

- 비탄력 테이프 $1^1/_2$인치 또는 자가 점착 랩 2인치, 2인치와 3인치의 탄력 테이프, 2인치의 고강도(heavyweight) 탄력 테이프, 점착 테이프 스프레이, 얇은 폼 패드, 테이핑 가위

옵션:

- Pre-tape 재료

환자의 자세: 엎드리거나 앉거나, 하지는 가장자리 밖으로 뻗은 상태로 테이핑 테이블이나 의자 위에 무릎을 굽힌다. 위에서 설명된 것처럼 통증이 나타나는 배측굴곡의 범위를 결정해라. 통증을 느끼는 범위가 결정된 후 통증이 없는 범위에 관련된 발을 위치하고 적용하는 동안 그 자세를 유지해라.

준비: 말단의 하지와 발의 발바닥 표면의 점착 테이프 스프레이를 적용해라. 염증을 예방하기 위해 발뒤꿈치 부분에 얇은 폼 패드를 위치시켜라. 피부에 직접 기법 2를 적용해라.

옵션: *염증을 줄이기 위해 그 부분 위에 pre-tape 재료를 적용해라.*

적용:

1단계: 그림 5-1A에서 설명된 것처럼 앵커를 적용해라.

2단계: 발바닥 가운데에 고강도(heavy-weight). 탄력 테이프 2인치의 스트립(strip)을 고정시켜라. 종골 가운데로 계속하고, 말단의 하지 앵커에서 마무리해라(그림 5-2A). 스트립을 적용하는 동안 테이프를 적당한 세기의 감고 발의 통증이 없는 위치를 관찰해라.

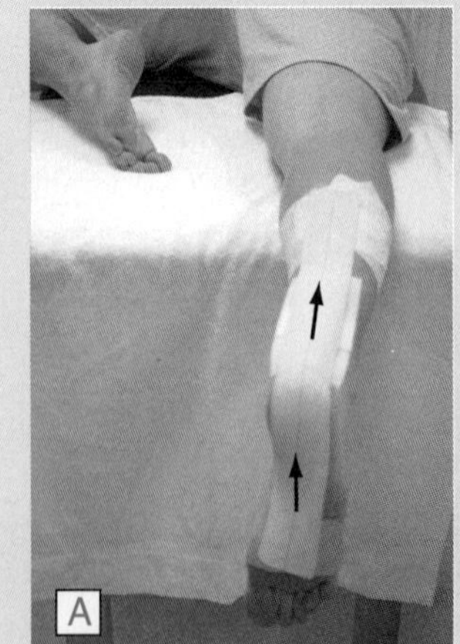

그림 5-2

3단계: 다음, 5번째 발허리 머리 위쪽 각도로 2인치의 고강도(heavy-weight) 탄력 테이프 스트립(strip)을 고정시켜라. 가운데 발꿈치뼈 위로 계속해서 붙이고 중간하지 위에 고정해라(그림 5-2B).

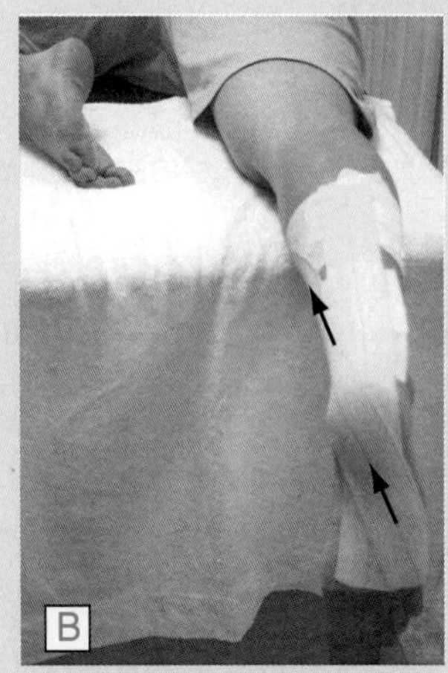

4단계: 마지막, 2인치의 중량 탄력 테이프를 1번째 발허리의 머리 위쪽 각도로 위치시켜라. 가쪽 발꿈치뼈 위로 계속하고 가쪽 하지 위에서 고정시켜라(그림 5-2C)

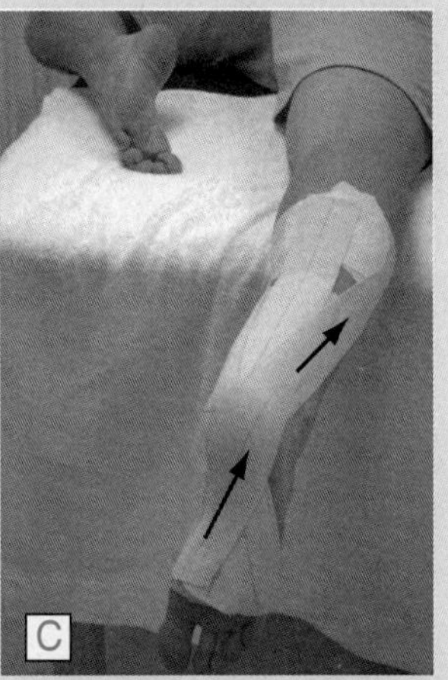

5단계: 발과 하지 주위에 2인치의 탄력 테이프와 함께 원형 스트립(strip)을 적용해라 (그림 5-2D).

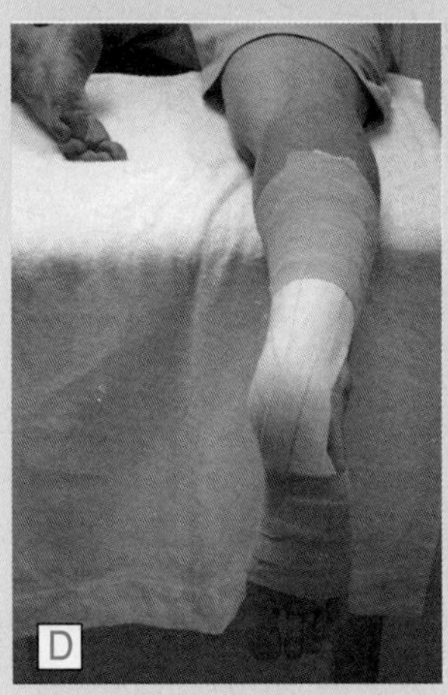

그림 5-2 *(계속)*

등쪽 교각(Dorsal Bridge) 그림 5-3

- **목적:** 등쪽 교각 기법은 과도한 발바닥 굽힘을 제한하고, 앞목말종아리 건염을 치료할 때 건위에 쭉 펴라(그림 5-3). 이 기법은 또한 발바닥 굽힘을 제한하기 위한 발목염좌와 함께 사용될 수 있는데 이것은 종종 뒤따르는 부상에서 일시적으로 벗어날 수 있다. 염좌를 치료할 때 그 등쪽 교각은 과도한 발바닥 굽힘을 그 이상으로 제한하고, 뼈 같은 구조와 인대구조에 추가적인 압박을 줄이기 위해 말발굽모양 테이핑 기법(그림 4-1 참조). 탄력 테이핑 기법(그림 4-4 참조). 스파르타인 슬리퍼 테이핑 기법(그림 4-6 참조). Subtalar sling 테이핑 기법과 결합하여 이용될 수 있다.

- **재료:**
  - $1^{1}/_{2}$인치의 비탄력 테이프 또는 2인치의 자가 점착 랩, 2인치의 탄력 테이프, 3인치의 헤비웨이트(heavyweight) 탄력 테이프, 점착 테이프 스프레이, 얇은 폼 패드, 테이핑 가위.

옵션:
- Pre-tape 재료

- **환자의 자세:** 하지는 가장자리 밖으로 뻗은 상태로 테이핑 테이블이나 의자 위에 앉는다. 중간에서 말단의 하지를 고정시킴으로써 통증을 나타내는 배측굴곡의 범위를 결정해라. 말단의 발등 쪽 표면 위에 손을 위치시켜라. 통증이 발생할 때까지 발을 배측굴곡 안에 방향으로 천천히 움직여라. 움직일 때 통증이 발생되는 범위가 결정된 후에 통증이 없는 범위에 관련된 발을 위치하고 적용하는 동안 그 자세를 유지해라.

- **준비:** 말단의 하지와 발에 점착 테이프 스프레이를 적용해라. 염증을 예방하기 위해 뒤꿈치 부분에 얇은 폼 패드를 놓아라. 피부에 직접 dorsal bridge를 적용해라.

  옵션: *염증을 줄이기 위해 그 부분 위에 pre-tape 재료를 적용해라.*

- **적용:**

  1단계: 말단의 하지 주변에 1$^{1}/_{2}$인치의 비탄력 테이프나 2인치의 자가 점착 랩과 함께 2개의 스트립(strip)을 고정시키고, 발의 볼 둘레에 2인치의 탄력 테이프나 자가 점착 랩과 함께 하나의 앵커를 대라.

  2단계: 3인치의 헤비웨이트(heavyweight) 탄력 테이프를 가운데 발등 위에 고정시키고 적당한 강도로 하지를 향해서 당겨라. 중간의 앞쪽 하지 위에 그 스트립을 고정시켜라(그림 5-3A). 첫 번째 스트립 위에 추가적인 bridge를 적용해라.

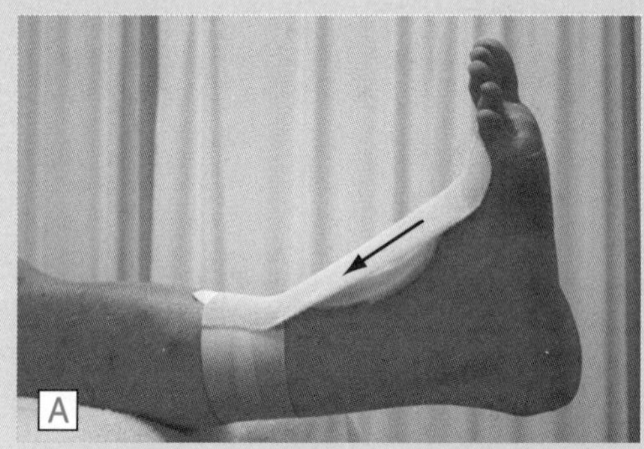

  3단계: 활동하는 동안 테이프가 움직이거나 미끄러지는 것을 방지하기 위해 가운데를 세로로 길게 끝을 찢거나 자르고 나선형 방식으로 말단의 발과 하지 위에 고정시켜라 (그림 5-3B).

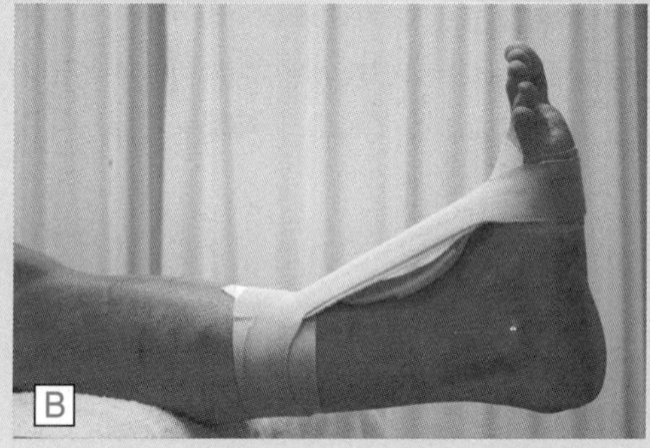

도움말: 만약 아킬레스건이나 발등 테이핑 기법과 함께 사용된 헤비웨이트 탄력 테이프의 이동이 계속된다면, 조금 더 길게 스트립을 자르거나 전처럼 나선형 방식으로 고정시켜라. 더 긴 스트립은 발이나 하지 위에 추가적으로 고정을 허락할 것이고 이동을 줄일 것이다.

  4단계: 2인치의 탄력 테이프의 2~4개의 원형 스트립(strip)을 하지 주위에 적용하라. 그리고 2인치의 탄력 테이프의 2~3개의 스트립을 부드럽고 적당한 세기의 감기로 말단의 발 주위에 적용해라 (그림 5-3C). 비탄력 테이프의 추가적인 스트립은 필요하지 않다.

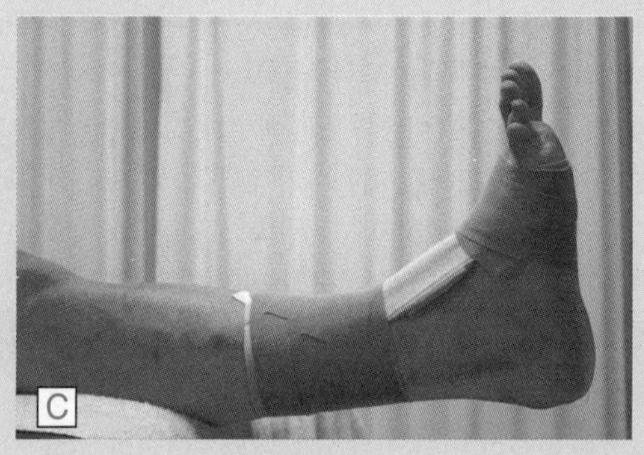

그림 5-3

5단계: 발목 테이핑 기법의 적용을 따르면서 pre-tape 재료나 자가 점착 랩을 발중앙 끝(midfoot closure)에서 발의 둥근 부분(the ball of the foot)까지 위치시켜라.

6단계: 발의 둥근부분(the ball of the foot) 둘레에 앵커를 위치하고, dorsal bridge의 적용과 함께 계속 진행해라.

7단계: 하지와 발 위에 $1^1/_2$인치의 비탄력 테이프나 2인치의 탄력 테이프와 함께 원형 스트립(strip)의 적용으로 마무리하라 (그림 5-3D). $1^1/_2$인치의 비탄력 테이프의 스트립은 가쪽 복사뼈에서부터 안쪽 복사뼈까지 그 bridge 위에 위치 될 수 있다. 이 스트립으로 발목을 둘러싸지 마라.

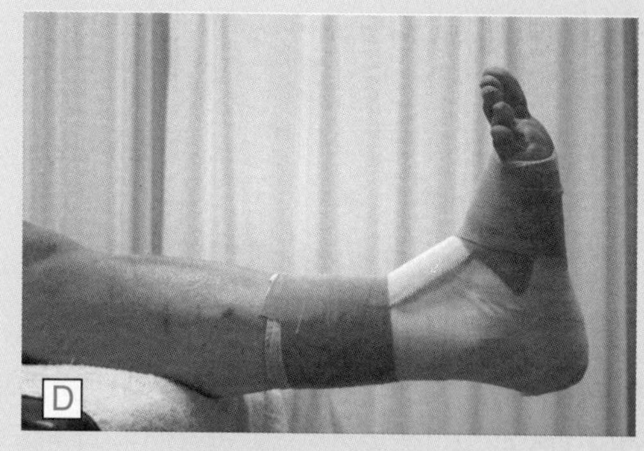

그림 5-3 *(계속)*

종아리근 건(Peroneal Tendon) 그림 5-4

목적: 종아리근 건 기법은 개인이 활동으로 돌아올 때 염좌를 치료하기 위해 사용될 수 있다(그림 5-4). 이 기법은 그것이 목말밑관절에 과도한 내번과 외번을 제한시켜 주거나 그것이 후부에서 가쪽 복사뼈로 지날 때 건의 고정과 적당한 지지를 제공하기 때문에 효과적이다.

재료:

- $1^1/_2$인치의 비탄력 테이프, 2인치의 자가 점착 랩, 2인치의 탄력 테이프, 2인치나 3인치의 반창고, 점착 테이프 스프레이, 얇은 폼 패드, $^1/_4$인치나 $^1/_2$인치의 펠트, 테이핑 가위

옵션:

- Pre-tape 재료

환자의 자세: 발을 90° 의 배측굴곡을 한 상태로 다리를 가장자리 밖으로 뻗은 상태로 테이핑 테이블이나 의자 위에 앉는다.

준비: 말단의 하지와 발에 점착 테이프 스프레이를 적용해라. 발뒤꿈치와 레이스 부분 위에 얇은 폼을 대라. 피부에 직접 종아리근(peroneal) 건 기법을 적용해라.

옵션: *염증을 줄이기 위해 그 부분 위에 pre-tape 재료를 적용해라.*

적용:

1단계: 말단의 장딴지근 근복(belly) 위에 하지 주위를 2인치의 탄력 테이프와 함께 적당한 세기의 감기로 2개의 앵커 스트립(strip)을 적용해라 (그림 5-4A). $1^1/_2$인치의 비탄력 테이프나 2인치의 점착 랩의 추가적인 midfoot 앵커는 적용될 수 있지만, 이것은 요구되지 않는다.

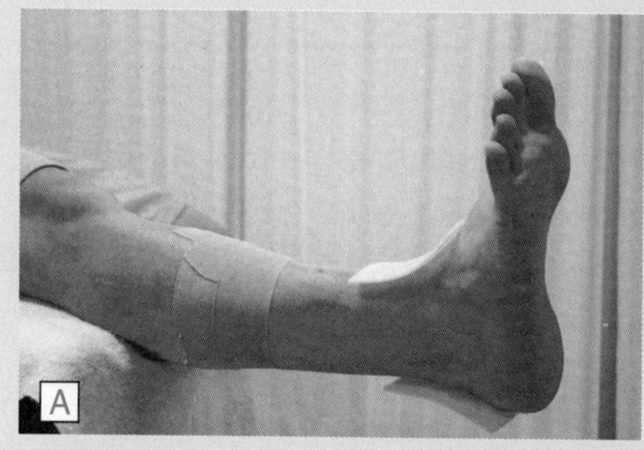

그림 5-4

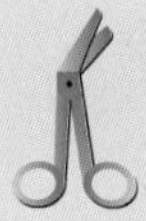

도움말: 이러한 앵커들은 반창고와 비탄력 테이프의 추가적인 신축력을 주도록 발목 테이핑 기법과 함께 사용된 앵커들보다 하지에 더 가까이 위치된다. 장딴지 근육의 꽉 죄이는 듯한 느낌을 막기 위해 감은 테이핑의 조임(roll tension)을 관찰하라(꽉 죄이는 듯한) 압박감은 통증, 근육 경련, 따끔따끔함 그리고 장딴지근과 말단의 하지와 발에 마비를 일으킬 수 있다.

2단계: 2인치나 3인치의 반창고 등자를 적용해라(그림 4-3C-F). 발꿈치 고정을 빼면서 과도한 내번이나 외번을 그 이상으로 제한하기 위해서 닫힌 바구니 모양(그림 4-1 참조) 또는 Spartan Slipper(그림 4-6 참조) 테이핑기법의 적용을 계속해서 실행해라(그림 5-4B).

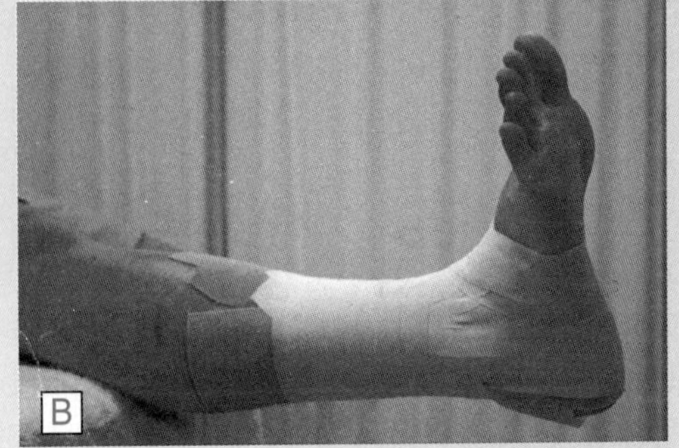

3단계: $^{1}/_{4}$인치나 $^{1}/_{2}$인치의 펠트를 사용하면서 패드를 대문자 "L"의 형태로 패드를 잘라라. 그 패드는 종아리뼈 홈에 건의 압박과 고정을 추가적으로 제공한다. 그 패드는 뒤 바깥쪽 복사 보다 위로 3~4인치 뻗고 말단으로 계속 하며 복사뼈 아래에 앞쪽방향으로 돈다. 패드는 대략 1~1$^{1}/_{2}$인치 너비이다(그림 5-4C).

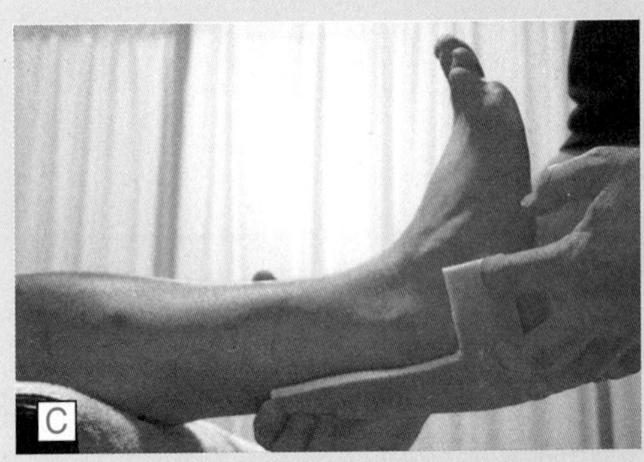

4단계: 후부의 위/아래 옆 복사뼈 주위에 패드를 놓고 적당한 세기의 감기로 2인치의 탄력 테이프를 사용하면서 연속적인 힐록(그림 4-2 참조)을 적용해라. 1$^{1}/_{2}$인치의 비탄력 테이프를 가지고 추가적인 힐록을 적용해라(그림 5-4D).

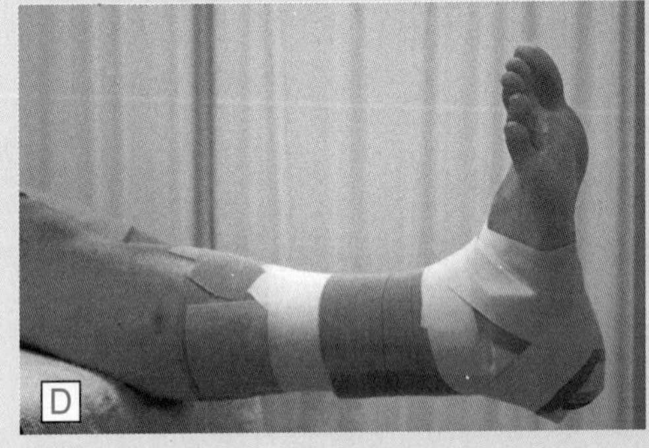

그림 5-4 *(계속)*

나선형 하지(Spiral Lower Leg) 그림 5-5

- **목적:** MTSS(그림 5-5)를 치료할 때 하지 위에 가볍고 적당한 압박을 제공하기 위해 나선형 하지 기법을 사용해라. 일화적으로, 하지와 같은 염증을 일으킨 부위에 압박은 통증 정도를 줄여준다. 그러나 몇몇 개인들에게 이 기법은 통증을 증가시킬 수 있다. 적용을 따르면서, 활동하는 동안 통증 정도에 증가를 관찰하라.
- **재료:**
  - 1$^{1}/_{2}$인치의 비탄력 테이프, 점착 테이프 스프레이
- **환자의 자세:** 관련되지 않은 발(건측)발에 많은 무게를 싣고, 관련된 발(환측)에 약간 무릎을 굽힌 채로 테이핑 테이블이나 벤치에 서있어라. 발꿈치 아래에 1$^{1}/_{2}$인치의 리프트를 놓으면서 이 자세를 유지해라.
- **준비:** 점착 테이프 스프레이를 앞쪽, 안쪽, 가쪽 하지에 적용해라. 나선형 기법을 피부에 직접 적용하라.

적용:

(1단계:) $1^1/_2$인치의 비탄력 테이프와 함께 앞쪽 가까운 하지에서 말단의 하지까지 2개의 앵커를 적용해라 . 다음, 가까운 앵커에서 말단의 앵커까지 뻗으면서 안쪽 하지와 가쪽 하지에 세로의 앵커를 적용해라 (그림 5-5A).

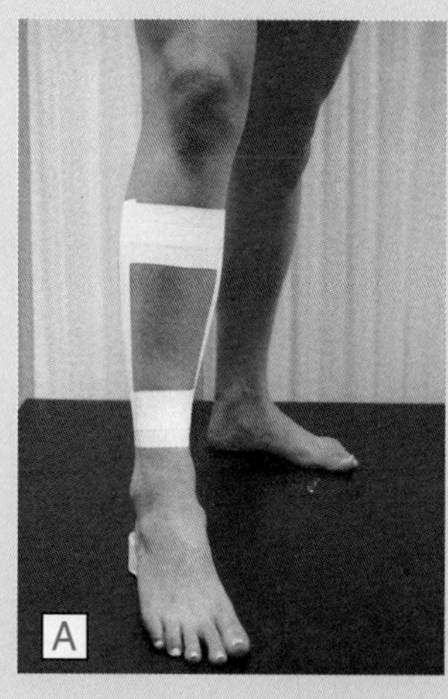

(2단계:) $1^1/_2$인치의 비탄력 테이프를 이용하여 말단의 가쪽 하지 위에서 위를 향한 각으로 고정시켜라. 앞쪽 하지를 가로질러서 계속하고, 적당한 세기의 감기로 안쪽 방향으로 잡아당기면서 안쪽 앵커 위에서 마무리하라(그림 5-5B).

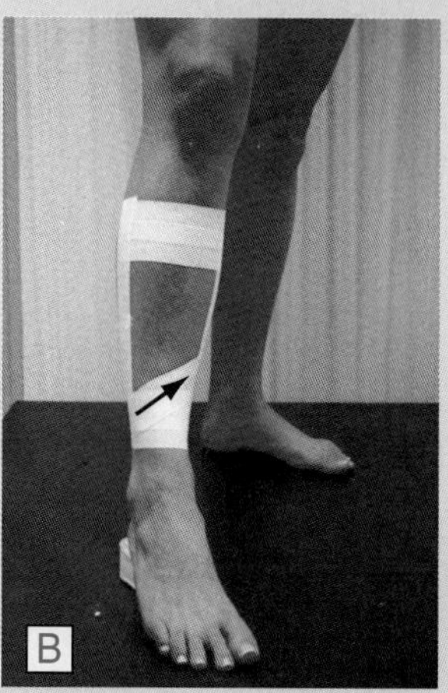

(3단계:) 다음 테이프는 아래로 향한 각으로 말단의 바깥쪽 하지 위에 다음 스트립(strip)을 적용해라. 중간 정도의 세기의 롤 압박으로 안쪽 방향으로 잡아당긴다(그림 5-5C).

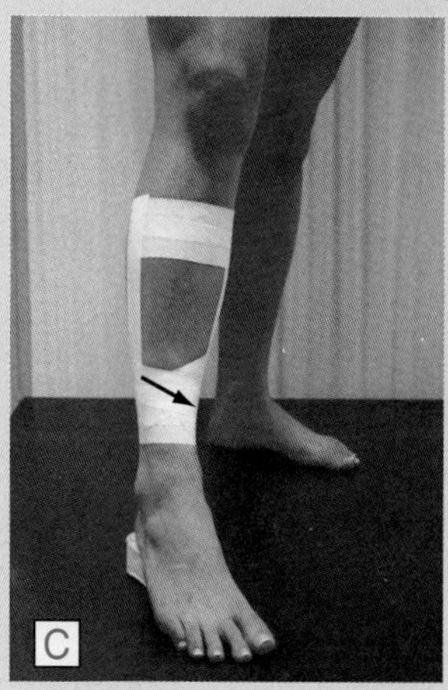

그림 5-5

4단계: 테이프의 너비의 $^1/_2$ 정도로 겹쳐가면서 가까운 하지앵커에서 열십자 형태로 스트립(strip)을 계속해서 적용해라(그림 5-5D).

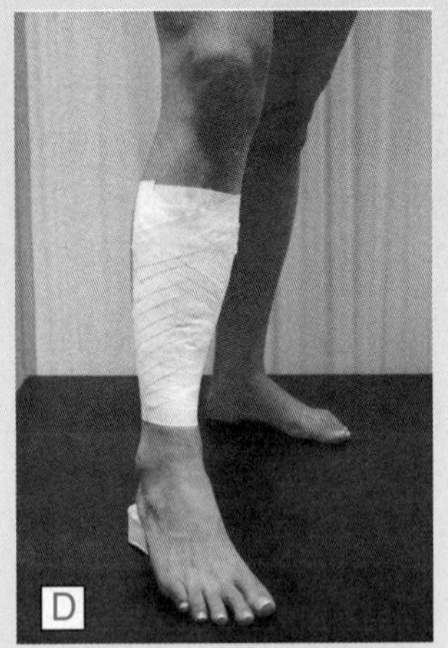

5단계: 테이프 말단위에 안쪽과 바깥쪽 세로의 앵커를 위치시켜라 (그림 5-5E).

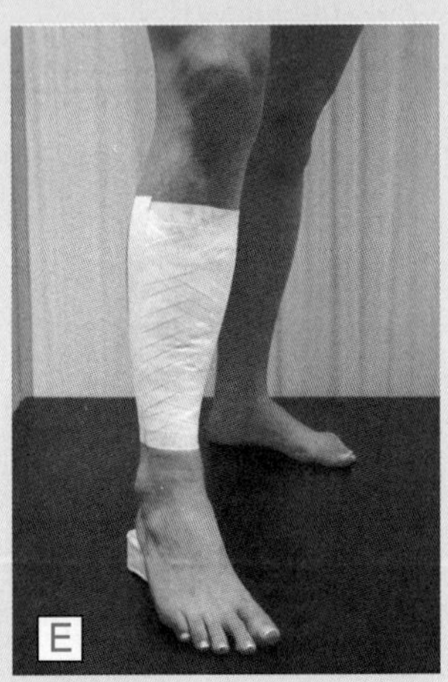

그림 5-5 *(계속)*

후부의 부목(Posterior Splint)

목적: 아킬레스건 파열과 종아리근(peroneal) 건 아탈구 또는 탈구를 치료할 때 발과 발목을 고정시키기 위해 후부의 부목 기법을 사용해라(그림 4-9 참조). 이 기법은 일반적으로 중요한 치료 단계에서 일시적인 고정으로서 사용되지만, 고정의 연장된 기간에 사용될 수 있다.

- 단단하고 pad된 부목들은 미리 잘려진 길이와 너비의 기성제품으로 활용 가능하며 개개인에게 빠르게 주조될 수 있다.
- 단단한 캐스트 테이프를 그 부위를 고정시키기 위해 의복 위에 사용해라.
- 기성제품이나 캐스트 테이프 부목은 하지, 발목, 발에 그 부목을 붙이기 위해 탄력 랩을 필요로 한다.
- 피술자는 무부하(non-weight bearing) 보행을 위해 버팀목을 요구할 것이다.

캐스트 테이프(Cast Tape)

목적: 정형외과의 기법이나 의사들은 보통 단단한 캐스트 테이프를 종아리근(peroneal) 건 아탈구 또는 탈구, 아킬레스건의 파열, 비복근의 변형, 후부정강뼈건염, MTSS, 압박 골절을 치료할 때 발, 발목 그리고 하지를 완벽하게 고정하기 위해서 사용한다.

- 고정하는 기간은 전형적으로 의사들에 의해서 결정된다.
- 이러한 부상들을 위해 적용되는 단단한 캐스트의 대부분은 무릎 아래부터 발가락 까지 확장한다.
- 캐스트 테이프는 의복과 소프트 캐스트나 고어텍스(gore-tex) 패딩 위에 적용된다.

CIRCULAR, "X", LOOP, AND WEAVE ARCH

목적: MTSS를 치료할 때, 몇몇 arch 테이핑 기법은 발과 정확한 구조상의 비정상에 지지를 제공한다.

- 세로의 arch에 가벼운 지지를 제공하기 위해 circular arch(그림 3-1) 기법을 사용해라.
- 세로의 arch와 앞발 둘 다에 부드럽고 적당한 지지를 제공하기 위해 "X"(그림 3-2) loop(그림 3-3) weave(그림 3-4) arch 기법을 사용해라.

LOW-DYE

목적: Low-dye 기법은 발/앞발의 적당한 지지를 제공하거나 종아리근(peroneal)과 후경골건염 그리고 MTSS를 치료할 때 과도한 엎침을 제한하기 위해 사용해라. 두 가지 방법은 3장 그림 3-5와 3-6을 참조). 족궁(arch). 염좌와 족저근막염 치료에 문맥에서 설명된다.

창의성이 있는 질문 1

지방의 방직 제조 공장의 인사담당 이사가 고등학교 체육관에서 농구를 할 때, 가벼운 왼쪽 아킬레스건의 응력으로 통증을 겪고 있다. 당신은 그의 체육 활동에 앞서 과도한 배측굴곡을 제한하기 위해 아킬레스건 기법을 적용한다. 그가 경기를 시작한 후 순식간에 테이핑 기법은 말단부로 흘러내려 완전한 배측굴곡을 허용한다.

질문 : 당신은 어떻게 이 문제를 다룰 것인가?

만약/그렇다면...

만약 MTSS를 치료할 때 세로의 arch나 앞 끝을 지지하기 위해 circular, "X", loop 또는 weave arch 테이핑 기법을 사용해서 통증이 감소되지 않는다면, Low-Dye 테이핑 기법이나 부드럽고, 반강체 또는 단단한 지지대의 디자인을 이용하는 것을 고려해봐라; 이러한 기법들은 내측 정강뼈 스트레스증후군(MTSS)의 치료에서 과도한 엎침과 같은 세로의 arch나 발끝 그리고 정확한 구조상의 이상에 지지를 제공합니다. 이러한 기법들은 또한 통증을 줄일 수 있습니다.

랩핑 기법

아킬레스건 변형과 파열, 종아리근(peroneal)건, 비복근의 변형 그리고 근육이나 뼈의 타박상의 심각한 치료에 부풀어 오름을 조절하기 위해 압박 랩 기법을 사용해라. 탄력 랩과 슬리브를 사용하며 세 가지의 랩핑 방법은 부상 뒤에 뒤따르는 부풀어 오름의 말단의 이동을 조절하고 줄이기 위해 하지나 발 위에 물리적 힘에 의한 압박을 제공한다.

압박 랩 기법 1 (Compression Wrap Technique one) 그림 5-6

목적: 많은 하지 응력, 파열과 말단의 타박상을 위한 그 랩기법은 발, 발목과 하지를 부풀어 오름을 조절하거나 말단의 이동을 줄이는데 있어서 도와주는 발, 발목과 하지를 포함해야 한다. 이 기법은 가볍거나 적당한 또는 심각한 붓기를 조절한다(그림 5-6).

재료:

- 3인치, 4인치 또는 6인치의 너비에 5 또는 10야드의 길이의 탄력 랩, 3인치,4인치 그리고 6인치 너비의 자가 점착 랩, 금속 클립, $1^1/_2$인치의 비탄력 테이프 또는 2인치의 탄력 테이프, 테이핑 가위

옵션 :

- $^{1}/_{4}$인치, $^{1}/_{2}$인치의 폼이나 펠트

환자의 자세: 다리를 가장자리 밖으로 뻗고 발을 통증이 없는 배측굴곡으로 테이핑 테이블이나 벤치에 앉는다.

준비: 피부에 바로 압박 랩을 적용해라.

적용:

1단계: 말단의 발바닥에 랩의 끝을 고정시키고 발과 발목 압박 랩을 적용해라(그림 3-15 참조). 말단에 감을 때 최대한 조이는 느낌으로 적용하고, 부상 입은 부위 위에 적용해라. 그 랩이 부상 입은 부위로부터 가까이 계속 감을 때 조임의 느낌(roll tension)을 줄여라.

2단계: 말단의 하지에 무릎 아래까지 계속해서 스파이럴 랩을 감아라 (그림 5-6A). 그 기법은 다양한 탄력 랩 또는 자가 점착 랩의 롤을 사용하는 것을 요구할 수 있다. 접착직물, 금속 클립 또는 느슨하게 적용된 $1^{1}/_{2}$ 비탄력 테이프나 2인치 탄력 테이프와 함께 고정시켜라.

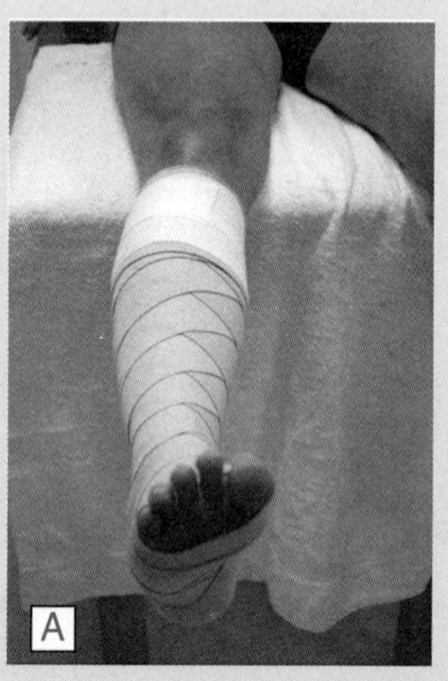

도움말: 보행하면서, 랩으로부터 오는 아픔에 대해 가까운 비복근과 다리오금 공간(space)을 관찰해라. 이것은 반복적인 무릎 굽힘과 함께 발생할 수 있다.

옵션 : *압박 랩과 함께 말발굽 패드 기법(그림 4-19 참조)은 종아리근(peroneal) 건의 아탈구 또는 탈구를 치료할 때 그 부위 위에 추가적인 압박을 제공하거나, venous return에 도움을 주기 위해 이용될 수 있다. 패드를 가쪽 복사뼈를 넘어 직접 피부 위에 놓고, 압박 랩으로 그것을 덮어라(그림 5-6B).*

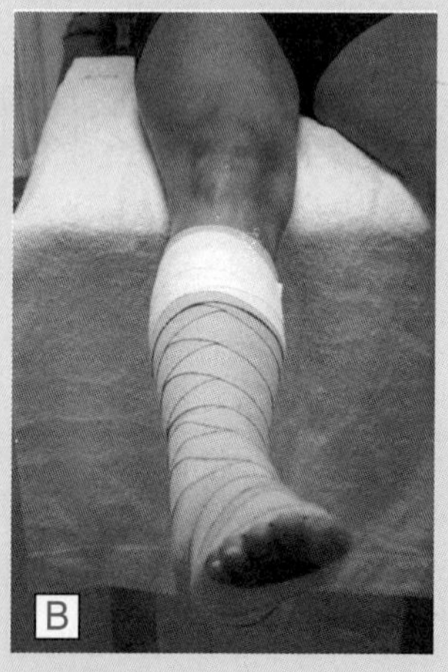

그림 5-6

압박 랩 기법 2 (Compression Wrap Technique Two) 그림 5-7

목적: 가까운 하지나 중간의 하지에 근육이나 뼈 타박상의 중요한 치료에서 가볍거나 적당한 부풀어 오름을 줄이는데 있어서 도움을 주는 이 압박 랩 기법을 사용해라(그림 5-7).

재료:

- 3-4인치의 너비에 5야드의 탄력 랩 또는 자가 점착 랩, 금속 클립, $1^{1}/_{2}$의 비탄력 테이프나 2인치의 탄력 테이프, 테이핑 가위

옵션 :

- $^1/_8$인치나 $^1/_4$인치의 폼이나 펠트

환자의 자세: 다리를 가장자리 밖으로 뻗은 채 테이핑 테이블이나 의자에 앉는다.

준비: 압박 랩을 피부에 직접 적용해라.

옵션: $^1/_8$인치나 $^1/_4$인치의 폼이나 펠트 패드를 잘라서 추가적인 압박을 제공하거나, 정맥 회복에 도움을 주기 위해 피부에 직접 염증이 일어난 부위 위에 놓아라.

적용:

1단계: 하지의 말단 주변에 랩으로 고정하고 무릎 하단을 향하여 나선모양으로 말단부터 하지 가까운 곳까지 계속해 나간다 (그림 5-7A). 말단에 감을 때 최대한 조이는 느낌으로 적용하고, 그 랩이 몸쪽으로 감길 때 줄여라.

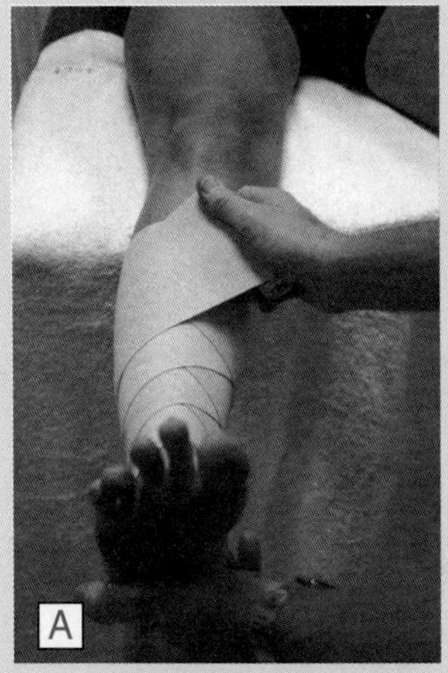

2단계: 접착직물, 금속 클립 또는 느슨하게 적용된 $1^1/_2$인치의 비탄력 테이프나 2인치 탄력 테이프와 함께 적용해라 (그림 5-7B).

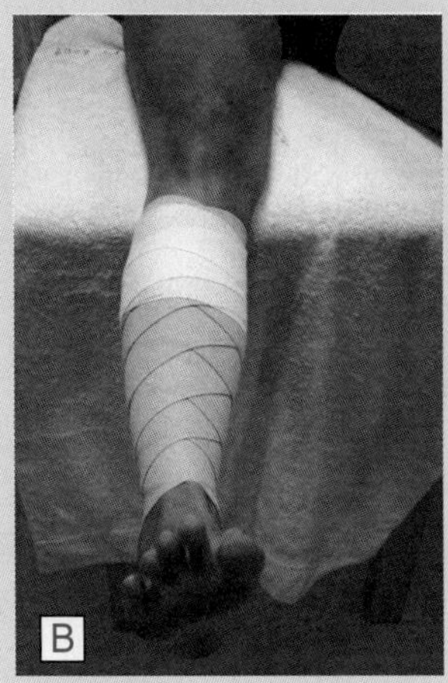

그림 5-7

압박 랩 기법 3 (Compression Wrap Technique Three) 그림 5-8

목적: 하지 위에 탄력 슬리브를 사용하는 것은 가볍거나 적당하거나 심각한 붓기를 조절할 것이다(그림 5-8). 적용에 대한 설명을 받은 후 피술자는 보조자 없이도 이 압박 랩을 적용하거나 제거할 수 있다.

재료:

- 3인치의 탄력 슬리브, 테이핑 가위

옵션:

- $^1/_8$인치나 $^1/_4$인치의 폼이나 펠트

환자의 자세: 다리를 가장자리 밖으로 뻗은 상태로 테이핑 테이블이나 의자에 앉는다.

준비: 탄력 슬리브를 직접 피부 위에 적용해라.

옵션: $^1/_8$인치나 $^1/_4$인치의 폼이나 펠트 패드를 잘라서 붓기의 조절에 도움을 주기 위해 염증이 일어난 피부 부위 위에 직접 놓는다.

- **적용:**

1단계: 무릎 아래에서 하지 말단까지 확장하기 위해 롤(roll)로부터 슬리브를 잘라라. 2배 길이의 슬리브는 또한 추가적인 압박을 제공하기 위해 잘라서 이용될 수 있다.

2단계: 하지 위의 말단에서 가까운 방향으로 슬리브를 당겨라(그림 5-8). 2배 길이의 슬리브를 사용한다면, 추가적인 층을 제공하기 위하여 첫 번째 층 위 말단 끝을 당겨라. 어떠한 고정도 요구되지 않는다. 슬리브를 깨끗이 하여 재사용한다.

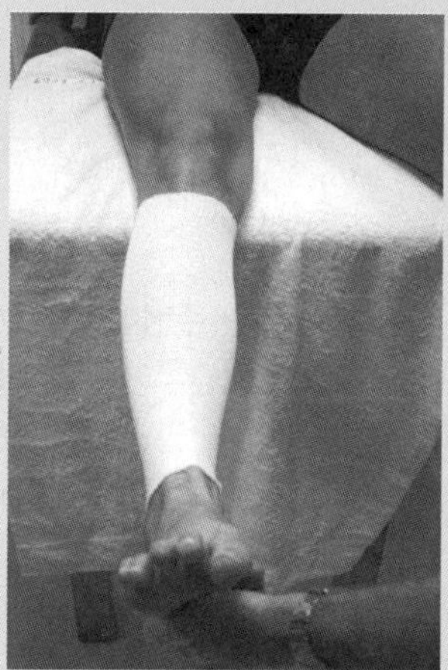

그림 5-8

창의성이 있는 질문 2

이틀 전에, 창고 근로자는 금속 카트에 오른쪽 하지 부분을 치였다. 그는 진단을 받기 위해 의사에게 보내졌고 가벼운 몸쪽 정강뼈 타박상이라는 진단을 받았다. 탄력 테이프는 붓기를 감소하기 위해 하지 가까이에 적용되었다. 오늘, 그는 반상출혈과 붓기가 함께 말단의 하지와 발에 재발하였다.

질문 : 이 상황에서 어떤 랩핑 기법이 사용될 수 있을까?

만약/그렇다면...

만약 선수가 가벼운 정강뼈 타박상으로부터 회복하고 의사가 비록 그 부위에 약간의 붓기가 남아있다 할지라도, 연습하도록 하는 복귀를 **허락한다면,** 붓기를 통제하기 위해서 보호 패드 아래에 탄력 슬리브를 사용하는 것을 생각해 보라; 그 슬리브는 연습하는 동안 탄력 랩보다 더 편안하게 할지도 모른다.

브레이싱 기법

다양한 브레이싱 기법은 이전부터 토론되어왔고 다양한 하지 부상이나 상태를 치료하기 위해 사용될 수 있다. 3장에서 상세하게 다뤄진 워킹부츠, 지지대 같은 것들은 하지의 변형, 파열 그리고 무리한 사용 부상 그리고 건강 상태를 예방하거나 치료하기 위해 사용된다. 4장에서 설명된 발목 브레이스는 변형 그리고 무리한 사용 부상과 건강 상태를 치료하기 위해 사용될 수 있다.

보행 부츠(Walking Boot)

- **목적:** 종아리근(peroneal)건 아탈구 또는 탈구, 비복근 변형, 아킬레스건의 파열, 후방 정강뼈 건염, MTSS 그리고 압박 골절을 치료할 때 완벽한 지지와 고정을 제공하기 위해서 워킹부츠(그림 3-23 참조)를 사용해라.
  - 무부하와 부하보행(non-weight-bearing & full weight-bearing) 회복기간 동안에 하지, 발목, 발을 지지를 위해 부츠를 사용해라.

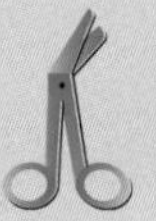

도움말: 덥거나 습한 환경에서 워킹부츠를 사용할 때 안쪽의 안감이 soiling 하는 것을 줄이고 발한을 흡수하기 위하여 부츠를 적용하기 전에 양말을 위치시켜라.

- 부츠(boots)는 보통 단단한 캐스트 대신에 사용된다. 부츠는 제거나 취급, 움직임의 범위, 걷는 훈련을 고려한다.

보조 기구에 의한 기능 회복 훈련(Orthotics)

목적: 부드럽고 반강체의 지지대 디자인은 하지 부상이나 상태를 예방하고, 치료하는 동안 지지를 제공하거나, 충격을 흡수하고 구조상의 비정상을 교정한다.

- 부드러운 지지대 디자인(그림 3-16 참조)을 사용해라. 예를 들면, 발 뒷굽과 충분한 길이의 네오프렌, 실리콘 그리고 점탄성 중합체의 구두 밑창을 MTSS 그리고 압박 골절을 치료할 때 충격을 흡수하기 위해서 사용해라. 이러한 디자인은 하지에 반복적인 피로를 감소시키는 것을 도와준다.
- 아킬레스, 후부 정강뼈, 종아리근(peroneal) 건염, 압박골절, 내측 정강뼈 스트레스증후군(MTSS). 그리고 격심한 활동의 구획 증후군을 치료할 때 지지를 제공하거나, 과도한 발 엎침이나 뒤침과 같은 구조상의 비정상을 교정하기 위해 반강체(그림 3-17 참조)나 단단한(그림 3-18 참조) 지지대들을 사용해라.

네오프렌 슬리브(Neoprene Sleeve) 그림 5-9

목적: 네오프렌 슬리브는 비복근 변형, 근육과 뼈의 타박상과 내측 정강뼈 스트레스증후군(MTSS)(그림 5-9)를 치료할 때, 압박과 적당한 지지를 제공한다. 상처부위 위에 압박은 개인들에게 있어서 통증 정도를 감소시키기도 한다.

설계:

- 네오프렌 슬리브 들은 하지 주변 길이 측정에 상응하는 미리 결정된 크기로 기성제품 디자인에서 온다.
- 네오프렌 소매가 넓어진 옷과 세탁은 슬리브들을 오그라들게 하고, 매일 적용하는 것을 힘들게 한다.

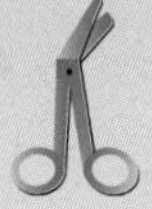

도움말: 네오프렌 슬리브를 적용함에 있어 슬리브를 우선 안쪽에서 바깥쪽으로 뒤집으면서 문제점을 줄여라(그림 5-9A). 다음, 발 위에 더 좁은 끝을 놓아라(그림 5-9B). 슬리브를 하지 위 가까이에 당기고, 그 좁은 끝이 하지 위에 정상적인 말단의 위치에 올 때 멈춰라(그림 5-9C). 마지막으로 더 넓은 부분의 끝을 가까이에 당기고, 그것의 정상적인 위치에 당겨라(그림 5-9D). 문제점을 줄이기 위해서 슬리브의 안쪽에 활석가루가 사용될 수 있다.

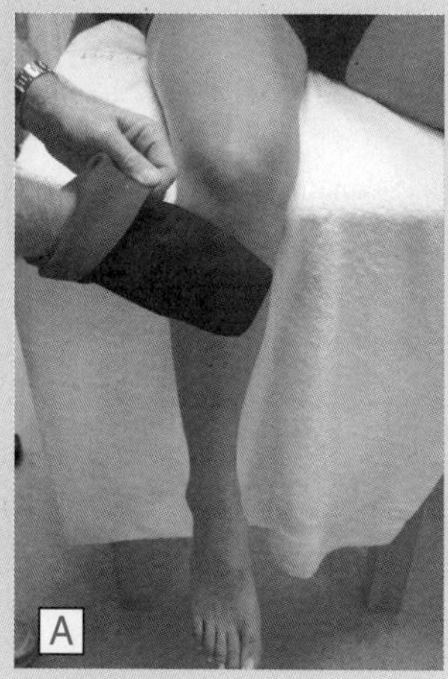
A

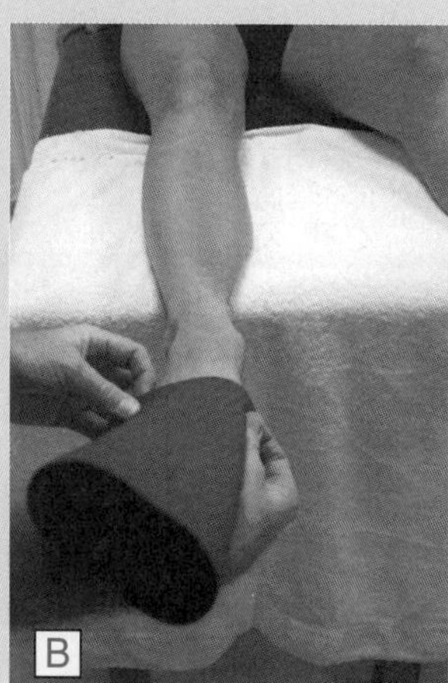
B

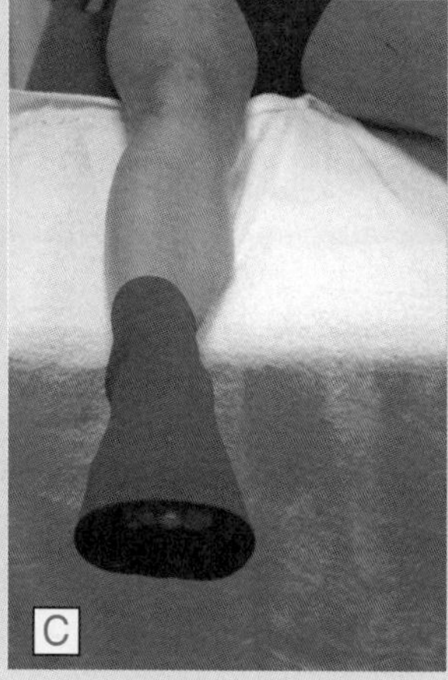
C

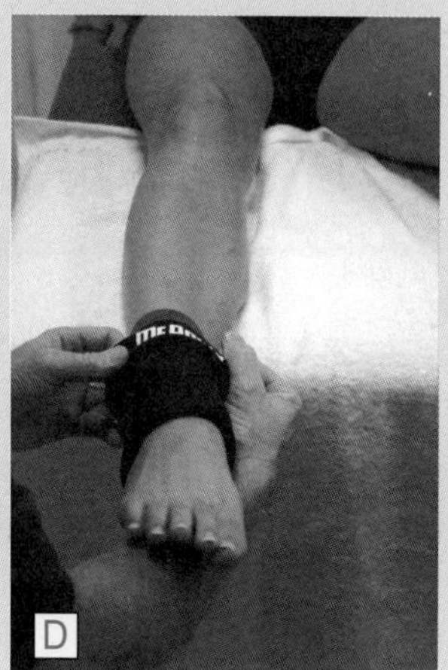
D

그림 5-9

▶ **환자의 자세:** 테이핑 테이블이나 의자에 다리를 가장자리 밖으로 뻗은 채 앉아 있는다.

▶ **준비:** 네오프렌 슬리브를 직접 피부에 적용해라. 어떠한 앵커도 요구되지 않는다.

▶ **적용:**

1단계: 적용하기 위해 슬리브의 양쪽을 잡고 발위로 넓은 끝을 놓아라(그림 5-9E).

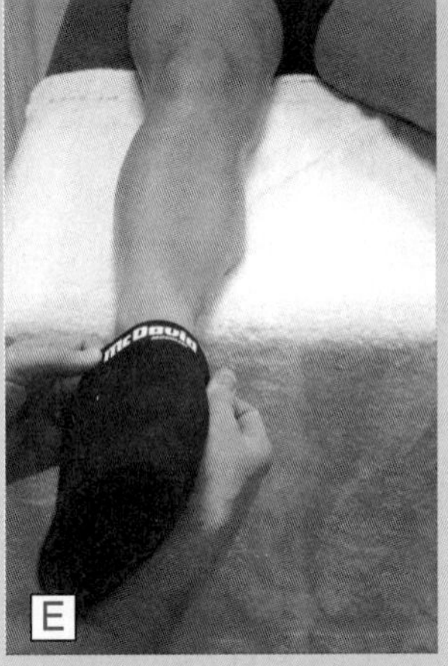

2단계: 슬리브가 하지 위에 위치될 때까지 계속 가까이 당겨라(그림 5-9F).

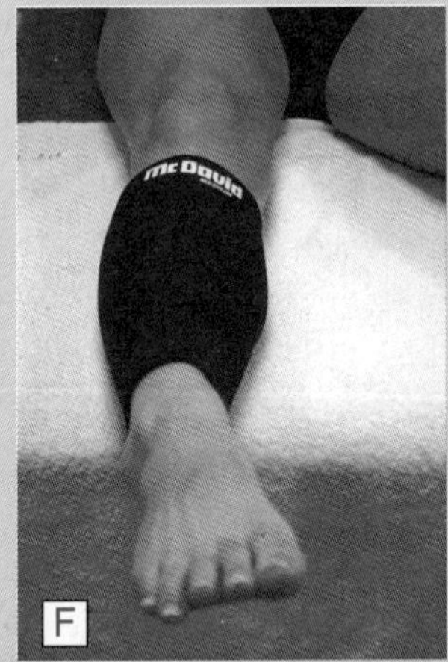

그림 5-9 *(계속)*

창의성이 있는 질문 3

크로스-컨트리 선수는 내측 정강뼈 스트레스증후군(MTSS)의 징후와 증상을 발현시키기 시작한다. 치료 계획은 치료적인 양상과 스트레칭 그리고 강하게 하는 운동을 포함한다. 부드러운 지지대와 함께 당신은 압박과 지지를 제공하기 위해 네오프렌 슬리브를 사용하고 싶다. 그러나 선수는 네오프렌의 제조에서 사용된 몇 가지 재료에 알레르기가 있다.

 **질문 : 당신이 사용할 수 있는 대체 기법은 무엇이 있습니까?**

발목 브레이스(Ankle Braces)

▶ **목적:** 몇 가지 발목 브레이스는 종아리근(peroneal)건과 압박골절 부상을 치료하기 위해 사용될 수 있다. 브레이스는 이러한 부상을 치료할 때 압박 그리고/또는 적당한 지지를 제공하고 적절한 지시를 따르면서, 개인에 의해 적용될 수 있다.

- 아탈구 그리고/또는 탈구의 중요한 치료에서 부풀어 오름을 통제하기 위한 추가적인 압박을 제공하기 위해 air/gel bladder 브레이스(그림 4-16 참조)를 사용해라. 이러한 브레이스는 정맥 순환을 도와주기 위해 압박 랩 기법(그림 3-15 참조)과 결합하여 사용될 수 있다.

- Air/gel bladder 브레이스는 또한 정강뼈 그리고/또는 종아리뼈의 압박골절을 치료할 때 사용된다. 하지 디자인은 더 긴 안쪽과 바깥쪽 스터럽(stirrup) 또는 가까운, 중간의 그리고 말단의 하지에 지지를 제공하는 shells와 함께 조립된다.

연구 요약

몇몇 연구자들은 정강뼈압박골절을 수반하는 활동으로 복귀하기 위해 air/gel bladder 부목들을 사용한 선수들에 대하여 요구된 시간에 감소를 입증해 왔다.[2,7,8]

연구자들은 air/gel bladder 부목들은 활동의 더욱 빠른 회복을 허락하면서 정강뼈를 안정시키고, 연부조직에 골절 부위로 부터 떨어진 곳에 부하를 줄 것을 제안해 왔다.[7]

- 모음(내전), 벌림(외전), 저측굴곡, 배측굴곡, 그리고 종아리(peroneal) 건의 변형과 함께 엎침을 제한 하기 위해 체육활동이나 직장 활동으로 복귀하는 동안 레이스 업(그림 4-14 참조)과 반강체(그림 4-15 참조) 디자인을 사용해라.
- Air/gel, 레이스 업 그리고 반강체의 브레이스는 미리 정해진 크기로 이용 가능하다.

창의성이 있는 질문 4

여자 농구 게임의 2쿼터 중반부 동안, 심판이 속공에 앞서서 코트로 전력 질주한다. 팀은 레이 업을 놓치고, 상대팀은 그들의 골을 향하여 속공을 시작한다. 심판은 빨리 멈추고 방향을 바꿔서 그 코트의 상대편 끝을 향해서 전력 질주 한다. 그는 왼쪽 하지에서 뚝 하는 소리를 느껴서 즉시 멈추었는데. 파열된 아킬레스건의 통증을 느낀다. 팀 의사는 더 나은 진단을 위해 심판에게 근거리의 정형외과에 가보라고 한다.

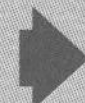

질문 : 이 상황에서 어떤 고정 선택이 이용 가능하고 어떤 상황 아래에서 당신은 다른 것을 넘어서 하나의 선택을 할 수 있을까?

만약/그렇다면...

만약 종아리근(peroneal) 건의 테이핑 기법과 충분한 압박 그리고 지지를 적용 하는 것이 종아리 홈 안에 있는 건에 제공되지 **않는다면,** 건 위에 추가적인 압박을 제공하거나 목말밑관절에 과도한 내번과 외번을 제한하기 위해 테이핑 기법과 결합하여 레이스 업이나 반강체 발목 브레이스들을 사용하는 것을 고려해봐라.

패딩 기법

하지의 부상과 상태를 치료하거나 예방할 때 지지를 제공하거나 충격을 흡수하거나, 보호를 제공하기 위해서 폼, 펠트 그리고 열가소성 재료를 사용해라. 폼과 펠트 재료는 변형, 파열 그리고 과도한 사용부상, 건강상태를 치료할 때 지지를 제공하거나 충격을 흡수하기 위해 이용된다. 폼과 열가소성 재료는 타박상을 예방하거나 치료할 때 사용된다. 몇몇 고등학교와 대학 간의 스포츠는 하지의 의무적인 패딩을 요구한다. 이러한 패딩기법들은 13장에서 논의될 것이다.

기성제품(Off-The-Shelf) 그림 5-10

- **목적:** 패딩재료는 타박상에 뒤따르는 추가적인 보호를 제공하기 위해 주조되고, 패드 디자인에 부착될 수 있다(그림 5-10). 기성제품의 디자인은 13장에서 볼 수 있다.
- **재료:**
  - $^{1}/_{8}$인치, $^{1}/_{4}$인치 또는 $^{1}/_{2}$인치 oper-cell 폼, 고무 시멘트, 2인치의 탄력 테이프, 열가소성 재료, 테이핑 가위

- **환자의 자세:** 기능성의 자세로 가장자리 밖으로 하지를 뻗은 채 테이핑 테이블이나 벤치에 앉는다.
- **준비:** 정강이 가드를 겹치기 위해 적당한 크기의 폼을 잘라라.
- **적용:**

(1단계:) 정강이 가드 치수에 $^1/_8$인치, $^1/_4$인치 또는 $^1/_2$인치 두께의 open-cell 폼을 자르고 고무시멘트 또는 2인치 탄력 테이프와 함께 안쪽 표면에 폼을 붙여라(그림 5-10A). 충격력을 분산시키기 위해 타박상 위로 폼을 원 또는 도넛 모양으로 잘라라.

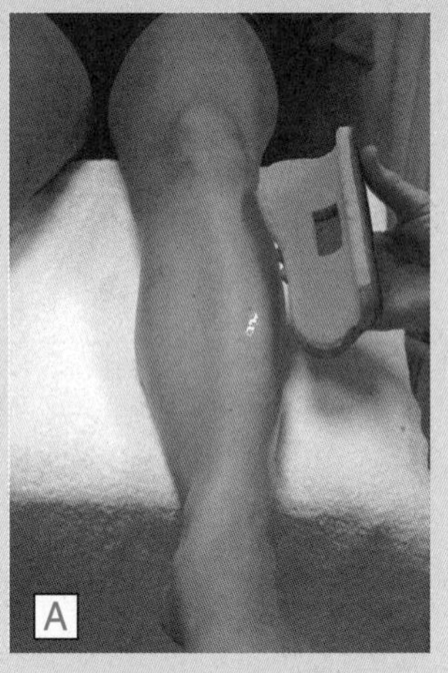

(2단계:) 정강이 가드에 안쪽 또는 바깥쪽 타박상을 보호하기 위해 고무 시멘트나 2인치 탄력 테이프와 함께 한 조각의 열가소성 재료를 주조하여 붙이는 것을 고려해봐라 (그림 5-10B).

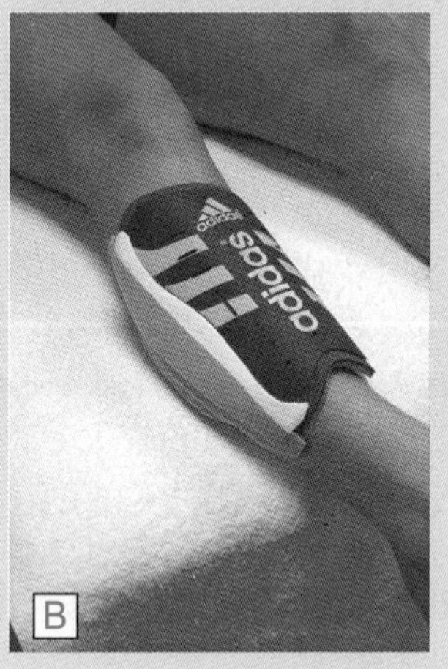

그림 5-10

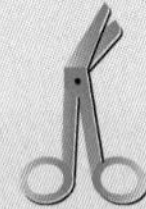

도움말: 정상적인 운동범위를 확인하기 위한 검사는 하지 가까운 또는 말단에 열가소성 물질 패드를 사용하여 무릎, 발목관절 그리고/또는 목말밑관절에 허락한다.

주문 제작형(Custom Made) 그림 5-11

- **목적:** 하지 근육과 뼈의 타박상을 치료하거나 예방할 때 보호를 제공하기 위해 주문 제작된 패드를 조립하는 데에 열가소성 물질을 사용해라(그림 5-11). 많은 이러한 기성제품 패드들은 디자인이 이용 가능하지 않거나 편안한 고정이 아닐 때 이뤄질 수 없다.
- **재료:**
  - 종이, 펠트 tip pen, 열가소성물질, $^1/_8$인치 또는 $^1/_4$인치의 폼이나 펠트, 테이핑 가위, 발열소스, 2인치 또는 3인치의 탄력 테이프나 자가 점착 랩, pre-tape 재료, 탄력 랩, 부드럽고 낮은 밀도의 폼, 고무성 시멘트

  옵션: 1인치 또는 $1^1/_2$인치의 비탄력 테이프 또는 2인치 탄력 테이프
- **환자의 자세:** 기능성의 자세로 하지를 가장자리 밖으로 뻗은 채로 테이핑 테이블이나 벤치에 앉는다.

- **준비:** 종이 형태와 함께 패드를 구성한다(그림 1-14 참조). 하지의 상처부위를 덮어 하지 위에 열가소성 물질을 자르고, 주조하여 모양을 만든다. 재료의 안쪽 표면에 부드럽고 낮은 밀도의 폼을 붙여라(그림 1-15 참조).

- **적용:**

1단계: Pre-tape 위에 2인치 또는 3인치의 탄력 테이프나 자가 접착 랩과 함께 하지에 패드를 붙이거나 피부에 직접 붙여라. 적당한 세기의 감기로 스트립(strip)이나 원형 패턴을 사용해라 (그림 5-11A). $1^1/_2$인치 비탄력 테이프의 1~2개의 원형 스트립은 추가적인 고정을 위해 그 패드 위에 느슨하게 적용될 수 있다. 타박상을 예방하기 위해 비복근 위에 조이는 느낌(roll tension)을 관찰해라.

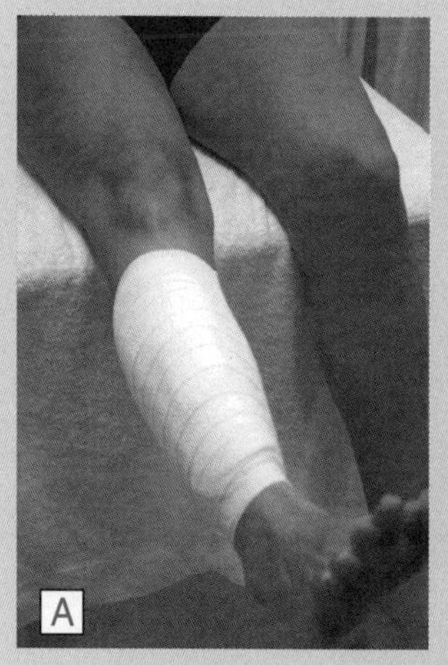

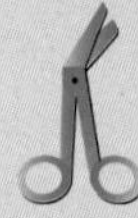

도움말: 열가소성 물질 위에 직접 탄력 테이프를 고정하고 계속해서 적용한다. 열가소성 물질 위에 테이프 접착 본드는 활동하는 동안에 패드의 이동을 감소시킬 수 있다.

옵션: *무릎높이의 양말 아래에 패드를 놓음으로써 하지에 패드를 붙여라. 추가적인 고정을 제공하기 위해 양말 위에 1인치나 $1^1/_2$인치의 비탄력 테이프 또는 2인치의 탄력 테이프의 스트립을 적용해라 (그림 5-11B).*

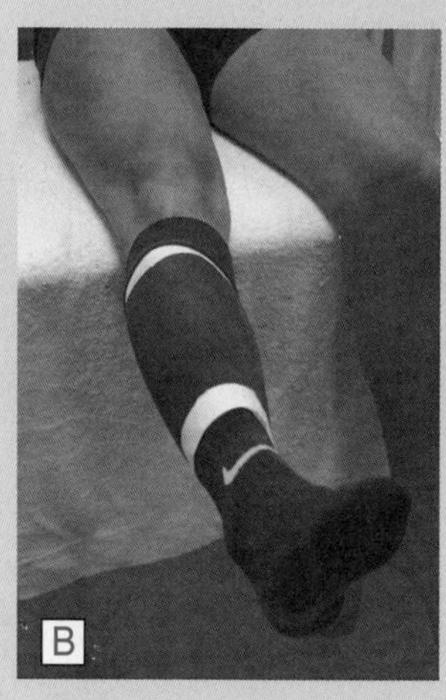

그림 5-11

뒤꿈치 올림(Heel Lift) 그림 5-12

- **목적:** 변형, 건염, 아킬레스건의 파열과 장딴지근의 변형을 치료할 때 충격을 흡수하거나 hindfoot을 올리고 활동하는 동안 건과 근육 위에 긴장과 압박을 줄이기 위해 이 heel lift패드 기법을 이용해라(그림 5-12). 폼으로 구성된 heel pad 기법은 3장(그림 3-28 참조)에서 설명되었으며 또한 MTSS를 치료할 때 충격흡수를 제공한다. 연성 힐 컵(soft heel cups)이 사용가능하지 않을 때 폼 힐 패드(heel pads)는 하지에 반복적인 압박을 줄이기 위해 이용된다.

- **재료:**
  - $^1/_8$인치, $^1/_4$인치 또는 $^1/_2$인치 펠트, 테이핑 가위

- **환자의 자세:** 하지를 가장자리 밖으로 뻗고 발을 배측굴곡 상태로 두고 테이핑 테이블이나 의자에 앉는다.

- **준비:** $^1/_8$인치, $^1/_4$인치 또는 $^1/_2$인치의 펠트를 조립하거나 adhesive backing과 함께 미리 자른 것을 구입한다. 그 패드는 전체 뒤꿈치나 신발 라이너 힐 부분을 덮어야 한다. 하나의 패드의 사용과 함께 걷기 그리고/또는 달리는 보조와 같은 적응성의 변화를 예방하기 위해 각각의 힐이나 각 신발 안에 heel lift한다.

▶ **적용:**

1단계: 패드의 말단 끝을 가늘게 하고 그것을 접착 거즈 물질, 2인치 탄력 테이프나 자가 점착 랩 또는 신발 라이너에 시멘트 패드와 함께 뒤꿈치에 붙여라(그림 5-12).

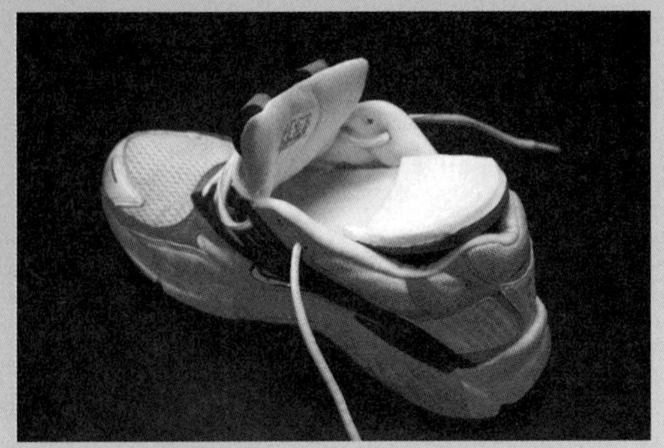

그림 5-12

> **세부사항**
>
> 특별한 신발 종류를 사용하는 것은 hindfoot을 높이고 아킬레스건과 장딴지근에 스트레스와 신장을 줄일 수 있다. 1~2인치의 중간 힐과 함께 신발은 hindfoot을 높이고, 이러한 구조에 스트레스와 신장을 줄일 수 있다. 카우보이 부츠는 사용될 수 있는 일반적인 신발 디자인이다.

Medial Wedge 그림 5-13

▶ **목적:** 과도한 발 엎침을 예방하기 위해 후경골건염을 치료할 때 안쪽 wedge 패드를 사용해라(그림 5-13). 이 패드는 과도한 엎침을 제한하면서 종골의 가운데 각도를 높인다.

▶ **재료:**

- $^1/_8$인치, $^1/_4$인치 또는 $^1/_2$인치 펠트, 시멘트, 테이핑 가위

▶ **환자의 자세:** 테이핑 테이블 또는 벤치 또는 의자에 앉는다.

▶ **준비:** 기성제품을 구입하거나 $^1/_8$인치, $^1/_4$인치 또는 $^1/_2$인치 펠트로부터 안쪽 wedge를 조립해라. 그리고 그것을 구두의 깔창에 붙여라. 펠트 위에 깔창 뒤꿈치 부위의 치수에 윤곽을 잡아라.

▶ **적용:**

1단계: 안쪽 wedge를 구성할 때, wedge의 치수는 종골을 덮어야 하고 가까운 세로의 arch에 말단으로 뻗어야 한다(그림 5-13A).

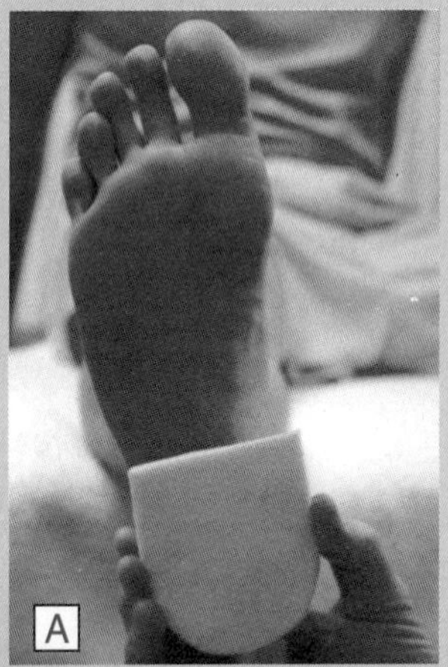

A

2단계: 그 wedge의 가운데를 2등분하면서 세로의 선을 그리고 가운데 부분을 잘라라(그림 5-13B). 테이핑 가위를 사용해 패드의 가운데 부분을 가늘게 한다.

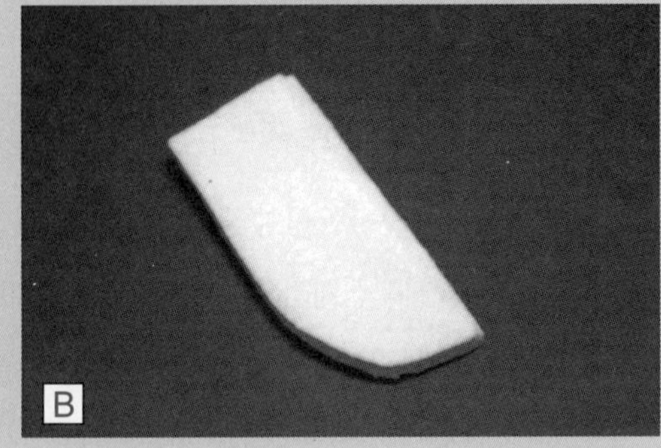

B

그림 5-13

3단계: Wedge 패드를 깔창의 안쪽에 위치시켜 패드를 붙여라(그림 5-13C).

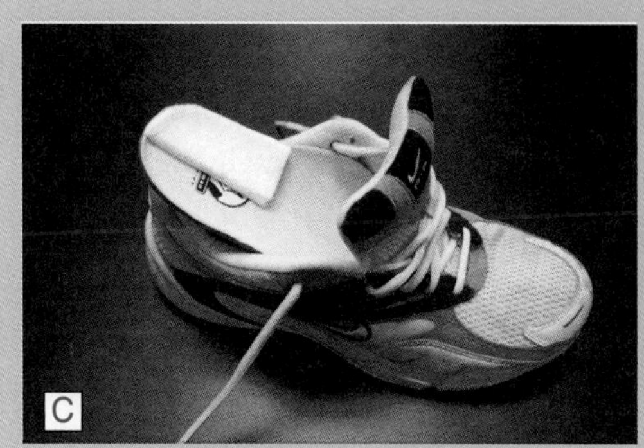

그림 5-13 *(계속)*

종축족궁(Longitudinal Arch)

목적: 족궁 패드 기법을 내측 정강뼈 스트레스증후군(MTSS)와 피로골절을 치료할 때, 지지대의 부드럽고 적당한 지탱을 제공하기 위해 사용해라(그림 3-26 참조). 패드는 기성제품이나 폼이나 펠트를 잘라 이용 가능하다. 이러한 패드들은 지지대들이 이용 가능하지 않을 때 사용될 수 있다. Circular arch 기법과 함께 패드를 붙여라(그림 3-1 참조).

필수의 패딩(Mandatory Padding)

NCAA[5]와 NFHS는 몇 가지 스포츠에서 하지를 위한 필수의 보호 장치의 사용을 요구한다. 야구, 필드하키, 아이스하키, 축구와 소프트볼 선수들은 모든 연습과 시합 중에 하지위에 보호 패딩을 착용하도록 요구받는다. 이러한 패드들의 대부분은 기성제품의 디자인에서 온다. 이 패드에 대한 자세한 설명은 13장에서 찾아볼 수 있다.

창의성이 있는 질문 5

4회에 배팅 동안, 야구팀의 오른쪽 외야수는 그의 오른쪽 측면의 하지를 공으로 파울을 했다. 치료 후 며칠 외과의사는 그에게 패딩으로 보호하면 활동으로 복귀하는 것을 허락했다.

질문 : 이 상황에서 어떤 패딩 기법이 적용되어야 할까?

만약/그렇다면...

만약 뒤꿈치 올림 펠트가 건염을 치료할 때 아킬레스 건의 피로와 신전을 감소시키는데 **효과가 있다면,** 뒤꿈치 올림과 함께 맞춤지지대를 사용하는 것을 생각해보라. 이것은 펠트 패드의 매일의 구조와 펠트 패드의 적용을 위한 필요를 제거할 것이다.

임상사례

멜리사 후버는 도시에 Kozack Financial Services에 투자 은행원으로 있다. 그녀는 지역 마라톤에 참여하기 위해 현재 20주 훈련 스케줄의 6주에 있다. 멜리사는 평균 한주마다 12~15마일을 달리면서 지난 3년 동안 달리기를 해왔다. 지난 3년 동안에 그녀는 때때로 하지에 통증을 경험하였고, 그녀는 항상 새로운 신발을 구입함으로써 통증을 경감시켰다. 멜리사의 훈련 스케줄은 지역 달리기 클럽에 의해 짜여졌고 특히, 처음으로 마라톤을 하는 사람을 위한 클럽이다. 첫 주는 토탈(total). 16마일로 시작하고 6주에 21마일로 진행된다. 예정된 총 마일 수는 총 36마일로 18주에 정점에 도달한다, 그리고 나서 마라톤이 다가올 때 줄인다. 월요일과 금요일은 쉬는 날이고 매주 일요일엔 오래 달리기가 계획됐다.

3주 동안 멜리사는 그녀의 말단의 오른쪽 하지에 주기적으로 둔한 통증을 경험하기 시작했다. 그녀는 스케줄 대로 계속 훈련했다. 멜리사는 둔한 통증이 4주 동안에 그 부분에 연속적인 통증으로 진행되고 있음을 인지했다. 특히 그녀가 아침에 달리기를 하면 밤에 통증이 왔다. 다시 그녀는 계획된 훈련을 계속한다. 5주가 되었을 때 그녀는 매번 달리기 전에 달리는 동안 그리고 달린 뒤에 통증을 경험하기 시작했다. 그 통증은 그녀의 말단의 오른쪽 뒤정중(posteromedial) 정강뼈에 집중되었다. 그녀는 또한 그녀가 일하기 위해 신은 중간 또는 하이힐은 통증의 강도를 증가시킨다는 것을 알았다. 멜리사는 수많은 통증이 이런 종류의 훈련과 이 훈련을 지속하면서 정상화 된다고 믿었다. 그녀는 6주 동안 여분의 쉬는 날을 가지기로 했고 다음날부터 다시 훈련하기로 했다. 그러나 멜리사는 그녀의 오른쪽 다리의 강함 통증 때문에 계획된 마일 수를 뛸 수가 없었다. 의사의 진로를 받은 뒤 그녀는 Tolsma 정형외과 클리닉에 물리치료사이자 운동 트레이너로 있는 친구 제니퍼와 연락을 해서 약속을 잡았다. 안정적이고 확실한 평가를 통해 제니퍼는 걷거나 뛰는 걸음걸이 사이에 오른다리에 과도한 엎침을 발견했다. 멜리사의 달리기에 신는 패턴과 신발은 엎침을 증명한다. 제니퍼는 정강뼈의 말단의 뒤정중(posteromedial) 경계를 따라서 촉진과 함께 압통을 느끼게 된다. 움직임의 양방향의 범위와 힘은 정상이지만, 통증은 오른 발의 발바닥 굽힘에 저항하면서 생긴다. 말단의 오른쪽 발끝에 active weight bearing 움직임은 또한 통증을 만들어낸다. 제니퍼는 오른쪽 뒤꿈치 인대의 굽혀지지 않음을 확인한다. 제니퍼는 멜리사를 의심스런 중앙의 정강뼈 압박 증후군의 더 나은 평가를 위해 내과 의사에게 부탁합니다. 그 의사는 크레피터스, 기형 또는 신경학상 징후 없이 말단의 오른쪽 정강뼈에 압통을 발견한다. 방사선과 뼈 스캔은 뼈의 병리가 없음을 나타낸다. 의사의 추천은 중앙의 정강뼈 압박 증후군의 치료를 시작하는 것이다. 제니퍼는 휴식, 탄력 그리고 튼튼하게 하는 운동, 그리고 증상에 따른 치료를 위한 양식을 포함하는 멜리사를 위한 운동 프로그램을 디자인합니다. 어떤 테이핑 그리고/또는 지지기법이 멜리사의 건강상태를 위해 압박, 지지 충격 흡수 그리고 비정형적인 구조의 교정을 제공할 것인가? 어떤 패딩 디자인들이 이 사례의 관리에서 충격 흡수, 지지 그리고 비정상적인 구조의 교정을 제공할 것인가?

랩업 (Wrap Up)

- 하지 타박상, 변형, 파열 그리고 과사용부상 그리고 건강상태는 과도한 움직임의 범위와 급성이나 만성적인 스트레스에 의해서 발생 될 수 있다.
- 아킬레스건, 척주와 종아리근(peroneal)건 테이핑 기법들은 지나친 배측굴곡과 발바닥 굽힘 그리고 각각의 발의 내번/외번을 제한한다.
- Low-dye and arch 테이핑 기법은 발에 지지를 제공하고 구조상의 비정상을 바로 잡아준다.
- 나선형의 하지 기법 MTSS를 치료할 때 압박을 제공하기 위해 이용된다.
- 뒤쪽의 브레이스와 캐스트 테이프 기법들은 발과 발목 그리고 하지의 고정을 제공한다.
- 탄력 랩과 슬리브 그리고 자가 점착 랩들은 부풀어 오름의 치료에서 하지에 물리적 힘에 의한 압박을 제공한다.
- 워킹부츠와 발목 브레이스는 움직임 범위를 제한하고 지지해준다.
- 지지대는 급성이나 만성적인 하지 부상을 치료할 때 사용될 수 있다.
- 네오프렌 슬리브는 하지부에 지지와 압박을 제공한다.
- Heel lift, 안쪽쐐기 그리고 종축족궁(longitudinal arch) 패딩 기법은 충격적인 흡수, 지지 그리고 비정상적인 이상의 교정을 제공한다.
- 열가소성 물질은 하지부 타박상을 예방하거나 치료할 때 보호를 제공한다.
- NCAA와 NFHS는 몇몇 스포츠에서 하지를 위해 의무적인 보호의 설치를 요구한다.

웹사이트 참고

About

http://sportsmedicine.about.com/

- This site provides access to lower leg information on injuries and conditions as well as prevention and treatment methods.

SportsInjuryClinic.net

http://www.sportsinjuryclinic.net/

- This site allows you to search an injury index for the treatment and rehabilitation of a variety of lower leg injuries and conditions.

참고문헌

1. Brown, DE: Ankle and leg injuries. In Mellion, MB, Walsh, WM, and Shelton, GL (eds): The Team Physician's Handbook. Hanley & Belfus, Philadelphia, 1997.

2. Dickson, TB, Jr, and Kichline, PD: Functional management of stress fractures in female athletes using a pneumatic leg brace. Am J Sports Med 15:86–89, 1987.
3. Leppilahti, I, and Orava, S: Total Achilles tendon rupture: A review. Sports Med 25:79, 1998.
4. Prentice, WE: Arnheim's Principles of Athletic Training, ed 11. McGraw-Hill, Boston, 2003.
5. National Collegiate Athletic Association, http://www.ncaa.org/library/sports_sciences/sports_med_handbook/2003-04/2003-04_sports_med_handbook.pdf, Sports medicine handbook, 2003–2004.
6. National Federation of State High School Associations. 2004–2005 Soccer Rules Book. Indianapolis, IN: National Federation of State High School Associations; 2004.
7. Swenson, EJ, Jr, DeHaven, KE, Sebastianelli, WJ, Hanks, G, Kalenak, A, and Lynch, JM: The effect of a pneumatic leg brace on return to play in athletes with tibial stress fractures. Am J Sports Med 25:322–328, 1997.
8. Whitelaw, GP, Wetzler, MJ, Levy, AS, Segal, D, and Bissonnette, K: A pneumatic leg brace for the treatment of tibial stress fractures. Clin Orthop 270:301–305, 1991.

무릎
(Knee)

제 6 장

학습목표

1. 무릎에 발생하는 일반적 손상에 대하여 논할 수 있다.
2. 보호, 치료, 재활손상 시 무릎에 하는 테이핑, 랩핑, 브레이싱, 패딩기법을 적용할 수 있다.
3. 치료적 운동 프로그램 범위에서의 무릎에 대한 테이핑, 랩핑, 브레이싱, 패딩 기법을 적용을 할 수 있고, 설명할 수 있다.

손상과 상태 (Injuries and Conditions)

무릎은 반복되는 압력과 무리한 운동 때문에 무게를 지탱하는 활동 중에 손상된다. 걷거나 급격한 방향전환 때문에 발생한 무리한 동작이 무릎의 뼈 및 인대구조에 손상을 초래한다. 거칠고 고르지 못한 표면에서의 운동은 부상을 초래할 수 있다. 무릎에 발생하는 일반적인 손상들은 다음과 같다.

- 타박상
- 염좌
- 반월상 연골 찢어짐
- 안쪽 주름 신드롬
- 전면 무릎 통증
- 신경 좌상
- 골절
- 탈구/아탈구
- 활액낭염
- 과사용으로 인한 손상과 상태

타박상 (Contusions)

타박상은 부드러운 조직과 무릎뼈의 압축력에 의거하여 발생할 수 있다. 무릎이 떨어지거나 직접적인 힘을 가하면 부풀어 오름, 움직일 수 있는 범위의 제한의 결과를 가져올 수 있다. 직접적인 파열, 무릎움직임에서 오는 고질적인 압박, 그리고 정강뼈, 종지뼈, 넙다리부 사이의 뒤틀림은 아래쪽 **무릎뼈의 두꺼운 패드좌상**이 원인이다(도해 6-1).

염좌 (Sprains)

무릎 염좌는 **한 방향으로의 작용**(unidirectional), **다방면의**(multidirectional), 그리고/또는 연결동작이나 비연결동작의 연결 중의 **회전하는 힘**(rotary forces)에 의해 발생한다. 힘에 따라서, 무릎 염좌는 하나 또는 여러 개의 인대 조직에 상처를 입히는 결과를 수반한다. 무릎 가쪽의 외반힘은 **내측측부인대**(medial collateral ligament, MCL)를 일으킨다(도해 6-2). 무릎의 내전과 안쪽 회전은 안쪽곁인대 상처의 원리이다.[85] 예를 들어, 염좌는 미식축구에서 공격자의 패스를 차단하고 다른 선수와 부딪치거나 떨어질 때 라인맨의 오른쪽 무릎 측면 모양, 외반힘에 의해 나타날 수 있다. **외측측부인대**(lateral collateral ligament, LCL)는 무릎의 안쪽면에 내반힘에 의해 주로, 정강뼈의 안쪽 회전에 의해 상처입는다. 발 위에 다리의 아래에서의 안쪽 또는 가쪽 회전, 과신전을 일으키는 직접적인 힘, 외반 자세에서 무릎이 정강뼈와 함께 외회전하는 것이 **전십자인대**(anterior cruciate ligament, ACL) 손상을 초래한다(도해 6-3 참조). 전십자인대의 부상은 전형적으로 급감속시키며, 동작이 정지되는 현상이 발생된다. 전십자인대 염좌는 라크로스 미드필더 선수를 운동 달리기를 감소시켜 갑자기 행동이 정지하는 결과를 가져오며, 그리고 나서 왼쪽다리의 중심축과 빠르게 오른쪽으로 돌 때, 왼쪽 정강뼈의 외회전 그리고 무릎의 외반에 압력을 받게 되는 원인은 초래한다.

후십자인대(posterior cruciate ligament, PCL)는 발바닥이 낙상에 의해 굴곡되어 굴곡된 자세에서 전방무릎에 영향을 받고, 직접적 힘이 다리 아래쪽 근위에 영향을 받고 과신전 혹은 회전력에 의해서 손상될 수 있다(도해 6-3). 여러 방향과 회전력의 영향은 일반적으로 구조의 손상을 발생한다.

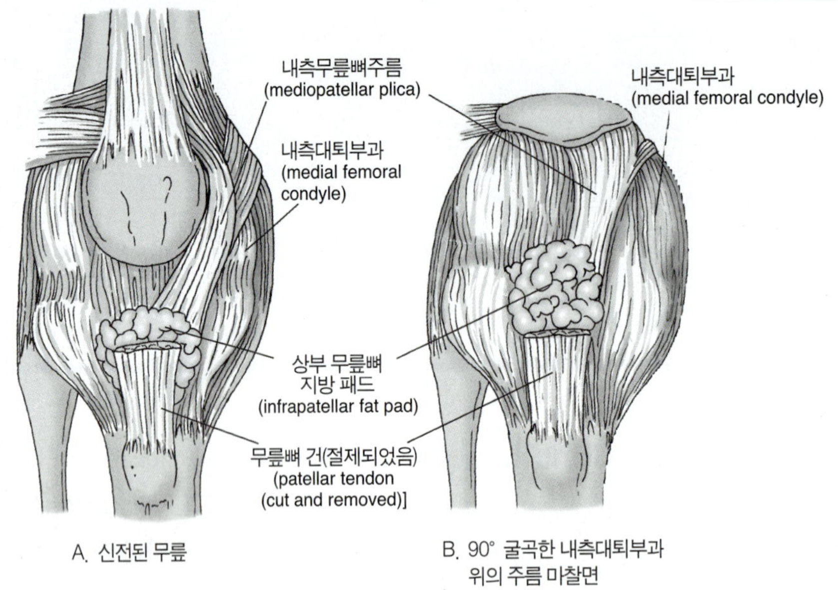

도해 6-1 무릎의 전면.

반월상 연골 찢어짐 (Meniscal tears)

안쪽과 외측 반월상 연골(medial and lateral menisci)의 찢어짐은 압력 그리고 응전력에 의하여 발생한다(도해 6-3). 안쪽 반월상 연골의 손상은 무릎 주위의 관절막을 둘러싸서 연결하는 것과 내측측부인대의 깊은 섬유와 더 공통적이다. 찢어짐은 무릎의 굴곡과 신전을 하는 동안에 비틀기 혹은 절단의 동작을 발생시킨다.[12] 안쪽 반월상 연골은 또한 안쪽 측부 인대의 복합 염좌를 관련되고, 안쪽의 안정성과 그들의 조직연결을 줄이는 원인을 초래할 수 있다.

도해 6-2 무릎 전면의 인대와 근육.

안쪽주름증후군 (Medial plica syndrome)

일반적으로 **주름**(plica)은 안쪽무릎 그리고 교차하는 안쪽 넙다리돌기의 안쪽무릎뼈의 손상을 초래한다(도해 6-1). 킥의 시작은 무릎의 안쪽에 직접적인 타박의 결과를 가져오며 혹은 무릎의 반복적인 마찰은 안쪽 넙

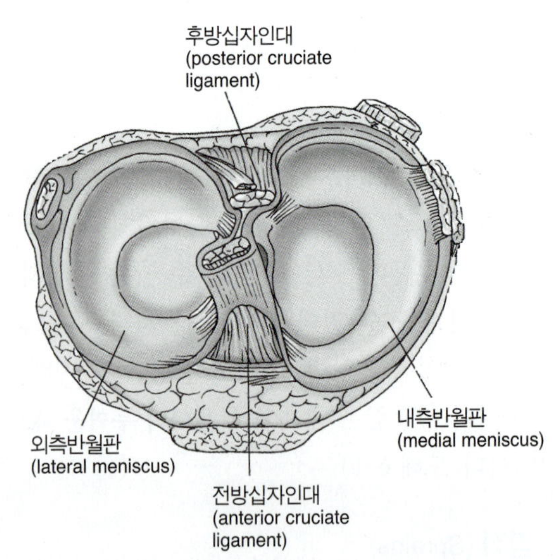

도해 6-3 위쪽에서 본 십자인대와 반월판.

다리돌기를 넘어 무릎이 신전과 굴곡하는 동안 염증과 부가적으로 두껍게 하는 원인을 초래할 수 있다.

무릎 전면 통증 (Anterior knee pain)

전면 무릎 통증은 일반적으로 손상 혹은 조직 이상을 포함한 신근 구조와 관련되고, 넙다리네갈래근, 넙다리네갈래근 건, 무릎뼈 그리고 무릎뼈 건으로 구성되어 있다(도해 6-2).

슬개넙다리골 스트레스 신드롬(patellofemoral stress syndrome, PFSS)은 후면 다리 근육 그리고 외측지대, 발의 엎침 그리고 안쪽 넙다리네갈래근의 결점 그리고 엉덩이 모음근의 경직된 원인을 초래하고, 넙다리 구(groove) 안에 외측 트래킹과 무릎뼈 압박의 결과를 발생시킨다. 무릎뼈의 압축 그리고 힘의 변형 그리고 트래킹 이상의 원인은 발의 엎침, 정강뼈의 외측 비틀림, 무릎뼈건염 그리고 무릎뼈 연골 연화의 변질의 결과를 초래한다. **무릎뼈건염**(patellar tendinitis)은 반복적인 점프, 달리기 혹은 킥에 의하여 원인을 초래한다. 이러한 동작들은 또한 넙다리네갈래근의 건에 건염의 결과를 가져온다. 청년기 무릎뼈 건의 반복적인 건염은 **오스굿 슐래터병**(Osgood-Schlatter disease, OSD) 혹은 **신딩라슨요한슨병**(Sinding-Larsen Johansson disease, SLJ)을 불러일으킬 수 있다. 무릎뼈 혹은 넙다리네갈래근 건의 파열은 넙다리네갈래근의 격렬한 수축 그리고 자주 부상을 일으키는데 이것은 구조들의 변질을 가져오는 원인을 초래한다.

신경타상상 (Nerve Contusion)

직접타박 혹은 과도한 압력은 종아리뼈두의 하외관에 종아리뼈 신경타박상을 초래할 수 있다. 그 근원은 일반적으로 킥의 결과 혹은 감싸거나 브레이스로부터 과도한 압력에 의해서이다.

골절 (Fractures)

무릎뼈의 골절은 낙상에 의한 직접적인 타격에 의해서나, 점프나 달리기 동작에서 아래로 떨어질 때 직접적인 타박을 일으키거나 혹은 전면 무릎의 타박 혹은 넙다리네갈래근의 중심에서 벗어난 수축을 일으킬 때 손상을 초래할 수 있다.[6] **골연골**(osteochondral) 그리고

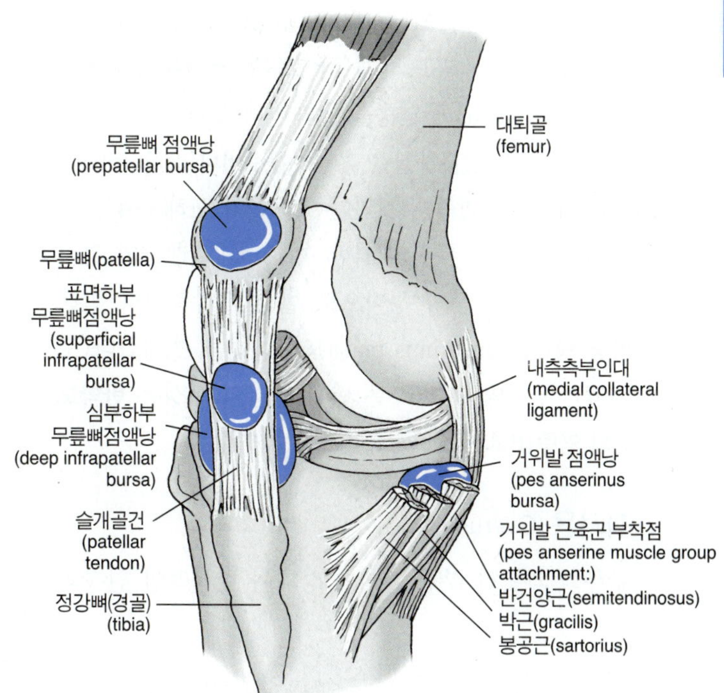

도해 6-4 무릎 전면과 중앙 부위의 점액낭.

연골 골절(chondral fractures)은 직접적인 타박과 격렬한 비틀기, 심한 경쟁, 혹은 회전 동작에서 발생할 수 있다. 과도한 사용, 직접적인 외상 혹은 격렬한 근육 수축은 찢김 골절을 초래할 수 있다. 정강뼈 혹의 골절은 넙다리네갈래근의 활동 수축에 의한 무릎의 부자연스러운 굴곡과 아마도 OSD의 진행에 원인에 기인할 것이다.[6]

탈구/아탈구 (Dislocations/subluxations)

무릎의 탈구는 다각적인 방향 그리고 부자연스러운 회전 그리고 다른 조직들과 관련지어서 무릎의 주위와 안쪽에 부상을 초래한다. 무릎뼈의 뾰족 부위의 탈구 혹은 아탈구는 갑자기 감속하거나 심한 경쟁의 동작에서 풋볼의 리시버들이 달리거나 패스하는 루트 동안에 손상을 경험할 수 있다. 개개인들은 가쪽 넙다리 돌기, 발의 내전, **무릎의 내반슬**(genu valgum), 무릎뼈의 가쪽 회전 그리고 무릎 중앙의 이완 그리고 가쪽 무릎의 긴장은 외측 아탈구 혹은 탈구의 소지를 만든다.[85]

활액낭염 (Bursitis)

무릎의 **활액낭염**(bursitis)은 직접적인 힘 혹은 남용

에 의하여 손상을 초래한다. 압축력의 힘은 직접적인 타격을 받거나, 과도하게 굽힐 때 **전면무릎주머니**(prepatellar bursa)에 염증을 초래한다(도해 6-4 참조). 슬개건의 반복적인 마찰은 **후면무릎주머니**(deep infrapatellar bursa)에 염증의 결과를 초래한다(도해 6-4).

직접적인 타격, 무릎의 외반, 넙다리네갈래근의 결점 혹은 넙다리이두근의 경직으로 발생한 압축력의 힘은 **거위발 낭**(pes anserinus bursa)의 염증을 초래한다(도해 6-4). 무릎의 인대 혹은 반월 연골의 부상은 **반막모양근의 염증**(Baker' s cyst)을 초래할 수 있다.

과사용 (Overuse)

무릎의 과도한 부상 그리고 상태는 반복적인 긴장과 구조 이상을 발생시킨다. **엉덩정강근막띠 신드롬**(iliotibial band syndrome)은 반복적인 긴장과 마찰을 통하여 외측 넙다리 돌기 넘어 엉덩정강근막띠를 통과할 때 초래한다(도해 7-3). 그 신드롬은 과도한 발의 내전, 다리 길이의 불일치, 무릎의 **내반슬**(genu varus), 트레이닝 실수와 자주 관련 있다. 무릎의 외반슬, 넙다리네갈래근의 결점 그리고 과도한 사용은 **거위발 건염**(pesanserinus tendinitis)의 원인이 된다(도해 6-4). 정강뼈 결절, 정강뼈면 그리고 넙다리 돌기의 압박 분열은 반복적인 점프나 달리기 동작 그리고 트레이닝 실수의 결과로 할 수 있다.

테이핑 기법

부드러운 종이는 유지 그리고 긴장을 줄이는 것을 제공해주며, 과도한 동작의 범위를 제한해 주며, 무릎 부상의 치료 그리고 상태는 여러 가지 테이핑 기법을 사용한다. 외반슬 그리고 내반슬 강도 그리고 무릎의 과신전에 저항하여 염좌를 보호하는데 사용된다. 과도한 사용으로 인한 부상 그리고 상태, 여러 가지 기법들은 이상 구조를 올바르게 교정하고 정강뼈 결절의 슬개건에 긴장을 완화시킨다. 기법은 아마도 개인마다 효율적이지만, 다른 사람에게는 비효율적일 수도 있다. 지원하기 이전에 기법의 목적, 손상, 개인적인 그리고 활동에 관하여 고려해야 한다.

McCONNELL TAPING 그림 6-1

- **목적:** 맥코넬 테이핑 기법은 치료를 위해 사용된다. PFSS 그리고 통증의 제거를 제공해주고, 무릎넙다리골 부위의 정렬을 바르게 잡아준다(그림 6-1). 운동 프로그램 안에 이 기법을 사용하고, 가쪽 조직을 팽팽하게 스트레칭, 다시 트레이닝 하고, 안쪽 넙다리근을 강화시키고, 무릎뼈를 동원시키고, 다리 조직의 이상을 바르게 잡아준다.[33,68,69]
  - 단단하고 비탄력 테이프를 $1^{1}/_{2}$인치 너비로 점착성 거즈를 무릎뼈 부정렬 부위에 올바르게 사용한다. 많은 제조업체에서 테이프를 제공하는데, 그것은 점착성 거즈가 도구 상자 안에 포함되어 있어 이용할 수 있다.
  - 기법의 설명서 구성은 테이프의 경로 그리고 돌리는 방법 혹은 어떻게 테이프를 단단하게 할 수 있는지에 관하여 개개인에게 특별하게 지원해 준다.
  - 줄의 경로 시작은 최고로 과도한 부정렬 구성 요소를 올바르게 해준다. 만약 필요하다면, 추가적인 줄의 사용은 다른 구성 요소들을 바르게 잡아준다.
  - 각 줄의 적용 후에 통증의 행동을 다시 평가할 수 있다. 그곳의 통증은 즉시 감소시켜 주어야 한다. 통증을 줄이지 않거나 혹은 통증이 악화되면, 줄을 다시 적용하던가 혹은 무릎뼈 적응을 다시 평가해야 한다.

- **재료:**
  - $1^{1}/_{2}$ 인치 단단하고 비탄력 테이프, 2인치 점착성 거즈, 테이핑 가위

- **환자의 자세:** 테이핑 책상 혹은 의자에 앉아 무릎을 펴고 허벅지의 긴장을 푼다.

- **준비:** 개인의 정지 상태와 움직임을 평가하고 무릎뼈를 감싸거나, 회전, 기울기 그리고 전후 적응 요소를 수행할 수 있는지 결정한다.

- **적용:**

(1단계:) 2인치 점착 거즈의 두 스트립(strip)을 무릎뼈 위에 바로 올려놓고 가쪽 넙다리 돌기에서부터 중앙 넙다리돌기의 후면까지 신장시켜 기본적으로 감싼다 (그림 6-1A).

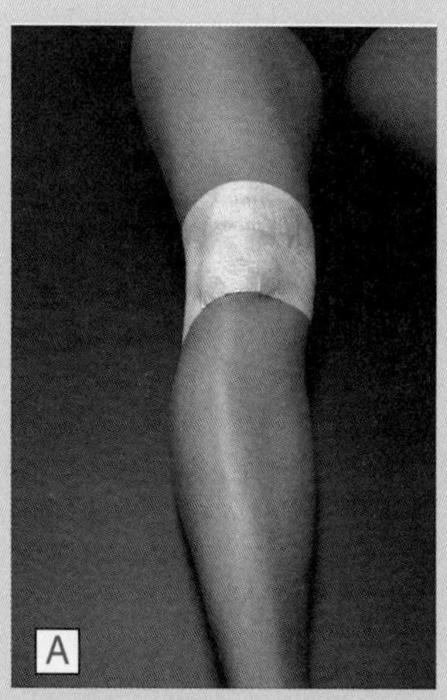

(2단계:) 둘러싼 부분을 올바르게 하고(전형적으로 가쪽부터 감싼다), 무릎뼈의 가쪽 가장자리부터 단단하고 비탄력 테이프의 스트립로 고정시킨다(그림 6-1B). 중앙 방향으로 줄을 당겨서 무릎뼈 중앙에 있는 부드러운 천을 누르고, 넙다리돌기 중앙에 점착성 테이프로 고정시킨다(그림 6-1C).

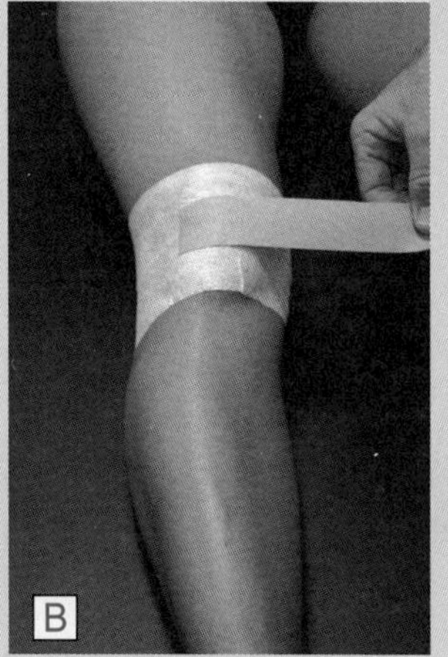

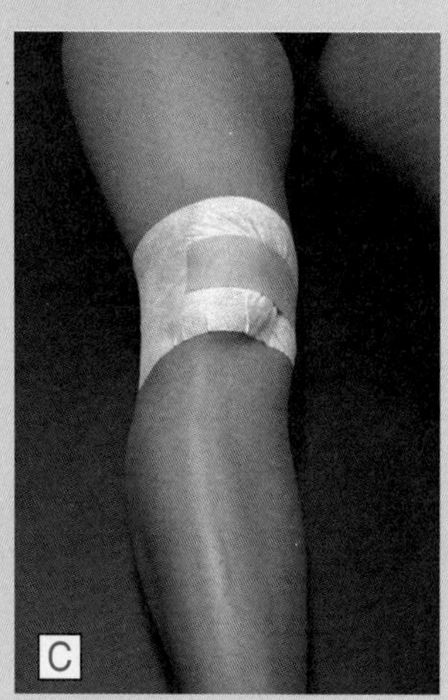

그림 6-1

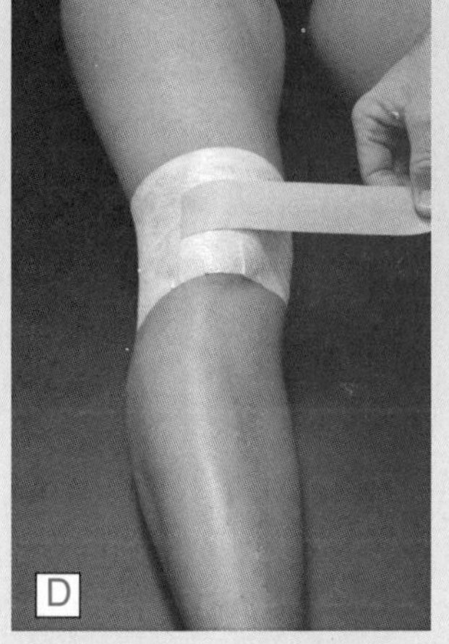
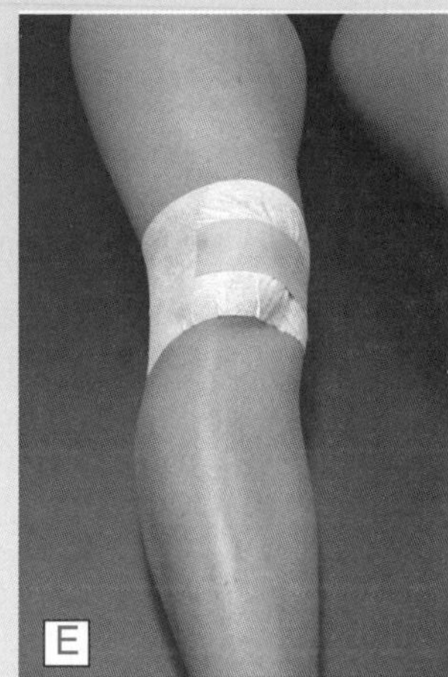

(3단계:) 회전 구성을 올바르게 하고(일반적으로 하극의 가쪽부터 회전한다), 무릎뼈의 말단에 중앙에 단단한 테이프의 스트립(strip)을 위치한다(그림 6-1D). 스트립을 위로 그리고 중앙으로 당긴 다음 무릎의 중앙에서 고정시킨다(그림 6-1E). 무릎뼈의 상극은 측면으로 회전해야 한다.

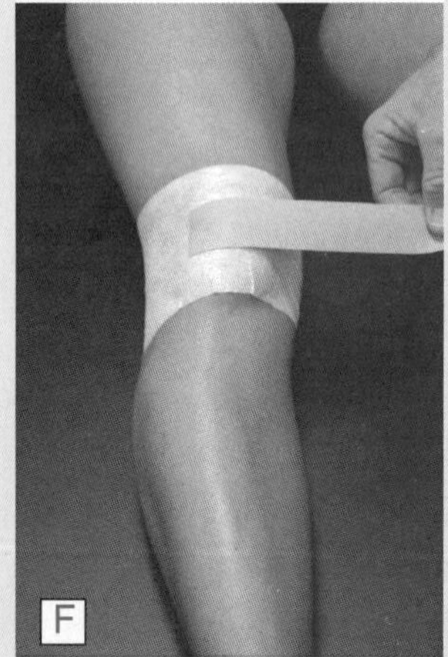
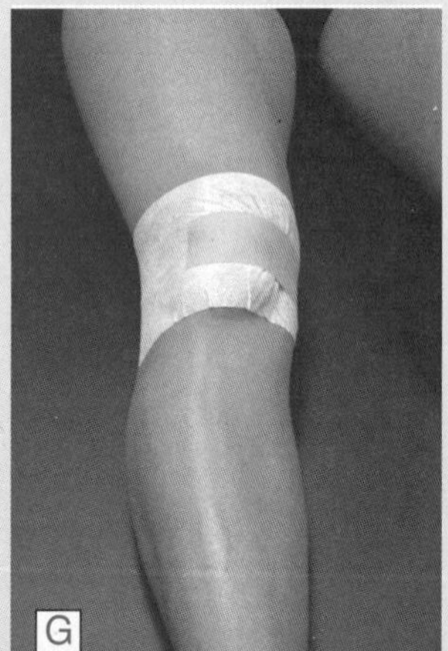

(4단계:) 올바르게 기울이고(자주 측면으로 기울인다). 무릎뼈의 중앙에서 단단한 테이프의 스트립으로 고정시킨다(그림 6-1F). 스트립을 중앙으로 당기고, 무릎의 부드러운 천을 무릎뼈 쪽으로 누르고, 넙다리안쪽돌기에서 고정시킨다(그림 6-1G).

(5단계:) 전후 요소들을 올바르게 하고(일반적으로 아래로 기울인다), 무릎뼈의 상부에서 반 그리고 가쪽에서 스트립으로 고정하고, 넙다리 안쪽돌기에서 교차하여 단단한 테이프의 스트립으로 놓는다(그림 6-1H).

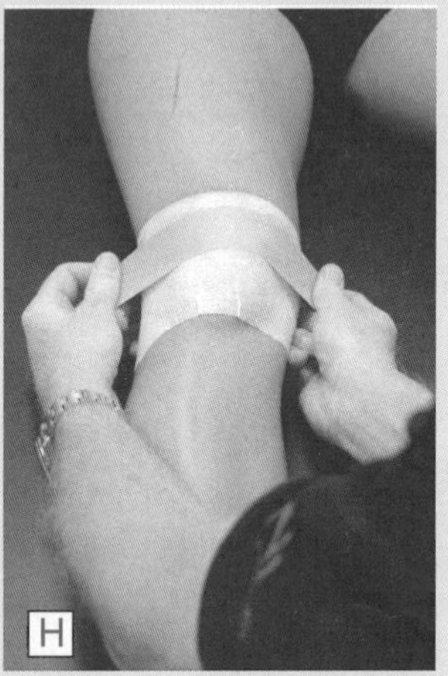

그림 6-1 *(계속)*

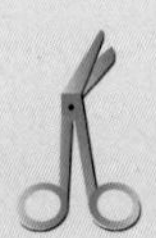

도움말: 긍정적인 전후 하 방향의 기울기는 염증과 통증을 예방하기 위해 하부무릎뼈 두꺼운 패드로부터 멀리 무릎뼈 하극을 올리기 위해 테이핑 순서에서 첫 번째로 교정을 요구할 수도 있다.[33]

연구 요약

맥코넬 테이핑 기법은 많은 건강 치료 전문가들이 PFSS 치료를 할 때 많이 사용한다. 이 기법이 병실에서 사용될 때 많은 질문이 없다는 것은 명백한 결과라는 것을 증명해 오고 있다. 연구자들은 이 기법의 효율을 실험했을 때 PFSS 치료는 확정이 나지 않는 조사 결과를 보여주고 있다.[18,26,27,29,31,32,34,46,50,51,83,109] 통증 단계 위에 무릎뼈 테이핑의 영향은 논문에 잘 작성 되고 있다. 연구자들은 테이프 적용 후에 통증단계가 즉시 감소한다는 것을 시뮬레이션 테스트를 통해 발견하였다. 그러나 통증감소에 대한 기전은 명확하지 않다. 몇몇 연구자들은 실질적인 기법의 결과 감소가 일시적인 영향인지 무릎뼈 협력 안에 조직 감소인지 혹은 신경억제구조인지에 대해 질문을 해오고 있다.[18,31,45,46,53,55,60] 연구자들은 테이핑의 무릎뼈 협력 영향에 집중하고 있고, 방사능 조사는 모순된 조사 결과라는 것을 나타내었다. PFSS 실험 보고는 안쪽 테이핑 후에 무릎뼈 위치 변화를 증명하였다.[90,98] 건강보고에서 안쪽 테이핑은 위치 변화의 결과를 가져왔으나 15분의 격렬한 운동 후에 감소하였다.[60] 다른 연구자들은 테이프의 적용 후에 무릎뼈 위치 변화가 없다는 것을 PFSS 보고 사이에서 발견했었다.[18,45,108,109] 넙다리네갈래근 기능 위의 무릎뼈 테이핑의 영향 연구는 상반되는 조사 결과라고 증명되었다. PFSS[38] 보고에 따르면, 무릎뼈 테이핑은 넙다리네갈래근의 탄력[29,49]과 단축성[29]이 일시적인 테이프 혹은 브레이스와 비교하여 증가하였다는 것을 발견하였다. 수직 점프 그리고 가쪽 스텝업 동작, 테이프는 무릎 동작의 확장과 파워의 증가를 일시적인 테이프와 비교하여 보여 주었다.[69] 무릎뼈 테이프의 지원 후에 넙다리안쪽빗갈래(vastus medialis oblique)는 넙다리네갈래근이 수축하는 동안 증가하였다는 것을 보여주고 있다.[26,51] 다른 연구들은 테이핑 후에 넙다리안쪽빗갈래 그리고 가쪽넙다리근(vastus lateralis) 활동이 넙다리네갈래근의 탄력 단축성 작용에 변화가 없다는 것을 발표하였다. 넙다리안쪽빗갈래의 활동하는 동안 상승과 감소 단계는 일찍이 무릎뼈의 테이핑에서 발생한다는 것을 보여주고 있다.[46] 임상 운동 프로그램의 4주 동안 무릎뼈 테이핑은 재활프로그램의 기준에서 단축성 강화 그리고 넙다리안쪽빗갈래 그리고 가쪽넙다리근 활동에 관하여 조금의 유익함을 발견하였다.[58] 그 영향 그리고 무릎뼈 테이핑의 역할은 PFSS의 치료에서 명확하지 않다고 나타났다.[17,33,58] 연구자들은 활동하는 동안 통증의 단계를 즉시 감소시킨다는 테이핑 사용을 제안하였다.[17,33,45] 그러나 테이핑의 영향은 PFSS의 다른 가능성의 원인으로 아마도 대답했었고, 미래의 투자를 보증한다.[17,18,33,46,53,60]

COLLATERAL 'X' 그림 6-2

- **목적:** 측부 'X' 기법은 안쪽 그리고 외측측부인대 염좌의 치료에 사용되는데 무릎의 외반 그리고 내반슬에 저항하여 적당한 지지와 보호를 제공해준다(그림 6-2).
- **재료:**
  - Pre-tape 재료, 3인치의 두꺼운 탄력 테이프, 테이프 점착 스프레이, 테이핑 가위

  옵션:
  - 6인치 너비 5야드 길이의 탄력 랩.
- **환자의 자세:** 테이핑 테이블이나 벤치에 서서 대부분 다리에 무게를 무지 않고 무릎을 약간 굴곡시킨다. 그 다음 발뒤꿈치를 $1^1/_2$인치 정도 들어 올리고 이 자세를 유지한다.

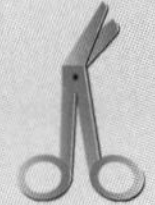

도움말: $1^1/_2$ 또는 2인치너비의 플라스틱 테이프로 재빠르고 비용이 안드는 힐 들어올리기를 할 수 있다. 비탄력 또는 탄력 테이프로 적용하여 5-7원의 기까운 형태로 모든 부위를 감싼다. 테이핑 테이블이나 벤치에 저장할 수 있다.

- **준비:** 다리는 넙다리부위의 중앙에서부터 종아리의 중앙 부위까지 내려가면서 효율적으로 지지해주고 보호해 준다. 즉시 그 기법을 적용하여 피부 위에 테이프를 한번 감싼다. 점착 테이프 스프레이를 넙다리 부위 중앙에서부터 종아리 중앙 부위 지역까지 뿌려준다.

- **적용:**

1단계: 넙다리 부위의 중앙 그리고 종아리 부위에 3인치의 두꺼운 탄력 테이프를 감을 때 조임의 느낌을 부드럽게 두르고 고정시킨다 ◀▶ (그림 6-2A).

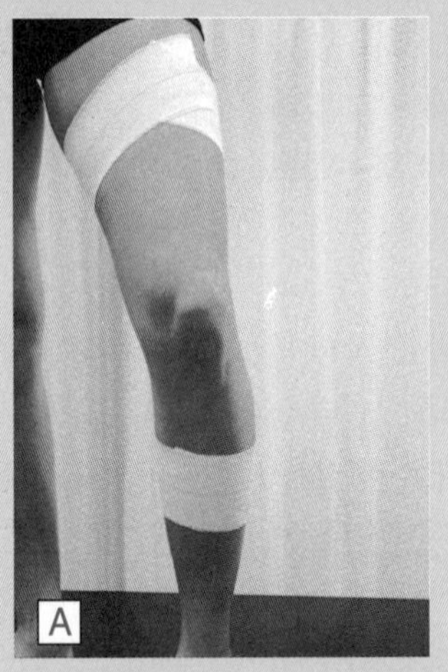

2단계: 종아리 후외측 부위에 3인치의 두꺼운 탄력 테이프를 처음 스트립(strip)을 고정시키고, 가쪽 무릎뼈 주위에 적당한 압력으로 넙다리부위 안쪽까지 나아가 고정시킨다(그림 6-2B).

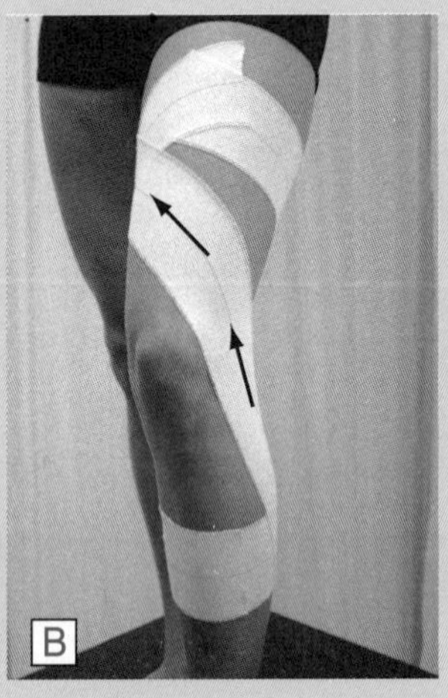

3단계: 후안쪽 종아리 부위에 적당한 압력으로 두 번째 탄력 테이프를 감싸고, 지속적으로 안쪽 무릎뼈 주위에 그리고 안쪽 넙다리 부위에서 끝마친다(그림 6-2C).

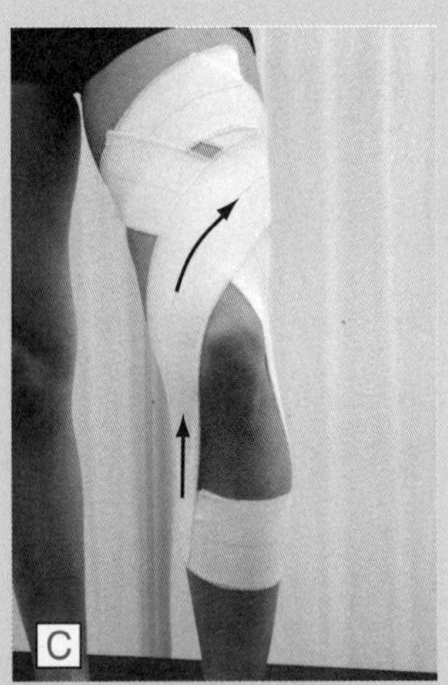

그림 6-2

4단계: 전 안쪽 종아리의 세 번째 스트립(strip)을 시작으로, 지속적으로 가쪽 무릎뼈 주위에 그리고 가쪽 넙다리부위에서 끝마친다(그림 6-2D).

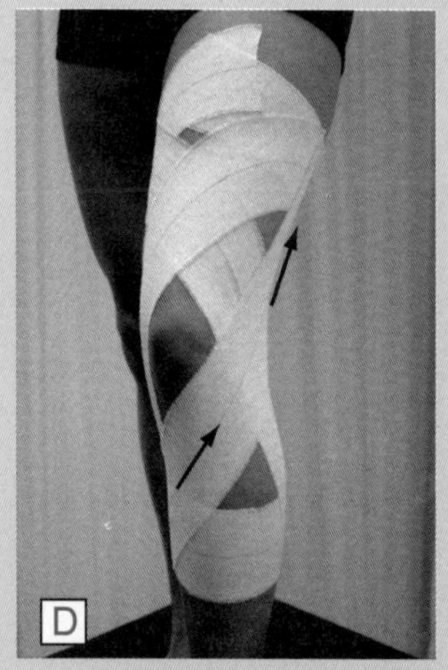

5단계: 앞가쪽 종아리의 네 번째 스트립의 고정으로, 안쪽 무릎뼈 주위로 나아가 안쪽 넙다리부위에서 고정시킨다(그림 6-2E).

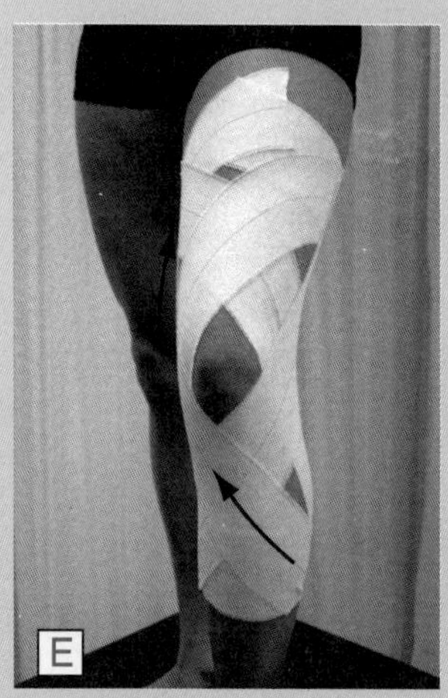

6단계: 적절한 감을 때 조임의 느낌으로 감싸는 반복적인 스트립(그림 6-2B, C, D 그리고 E), 테이프의 $^1/_3$ 너비로 겹쳐 감싼다. 이러한 스트립은 안쪽 그리고 가쪽 관절 라인으로 'X' 형태의 모양과 다이아몬드 형태로 무릎뼈 주위에 유사하게 해야 한다.

7단계: 3인치의 탄력 테이프로 안쪽과 가쪽 관절 라인을 따라 세로의 스트립으로 종아리 부위에서 넙다리부위로 고정시킨다(그림 6-2F).

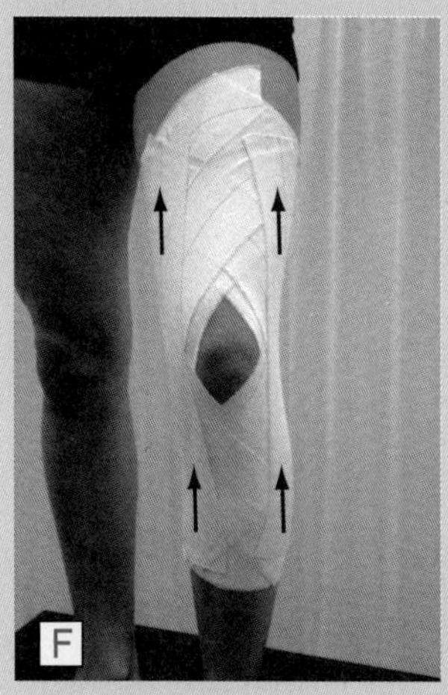

그림 6-2 *(계속)*

8단계: 넙다리부 중앙의 고정으로 시작하여, 3인치 두께의 탄력 테이프를 근위와 원위 방향으로 가벼운 압력으로 3에서 5의 원에 가까운 형태로 $^{1}/_{2}$ 너비의 테이프로 감싼다 (그림 6-2G).

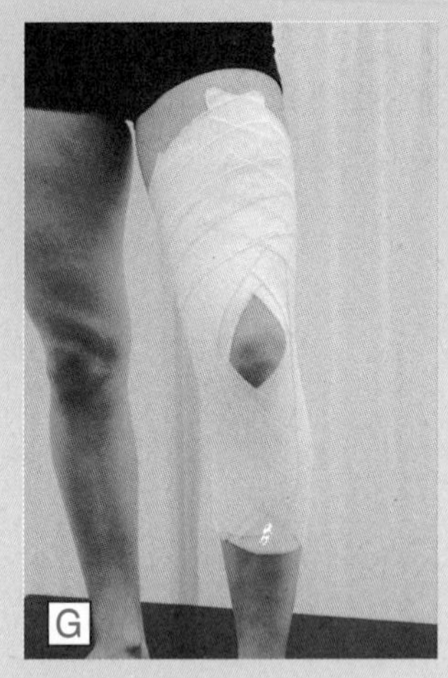

9단계: 가벼운 압력으로 종아리 주위에 3에서 4의 원에 가까운 형태로 감싼다 (그림 6-2H). 이러한 형태는 무릎 뒤쪽의 오금 부위를 감싸거나 조르면 안된다. 게다가 비탄력 테이프를 요구하지 않는다.

옵션: *원위와 근위 방향으로 6인치 너비와 5야드 길이의 탄력 테이프를 가벼운 압력으로 감싸며, 이 기법은 이동을 줄여주고 테이프의 풀림을 방지하는 것이다. 2인치 혹은 3인치 탄력 테이프를 원의 형태로 감싸고 고정시킨다 (그림 6-2I).*

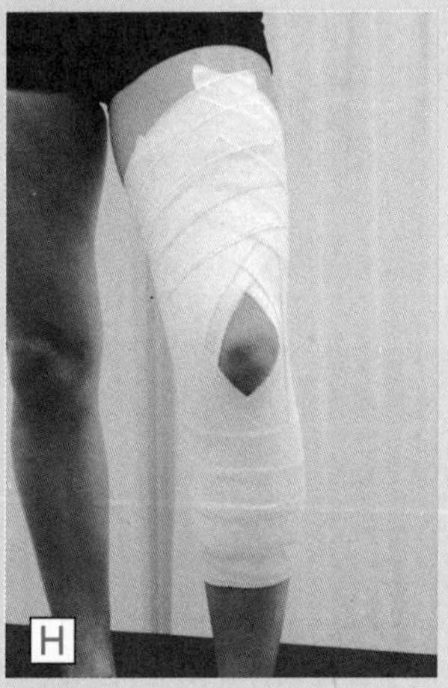

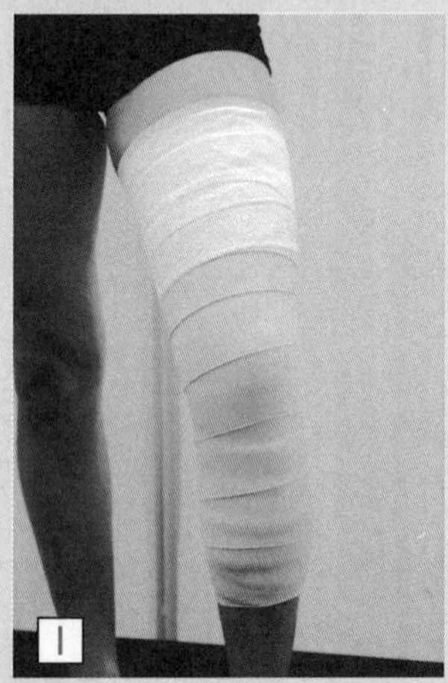

그림 6-2 *(계속)*

과신전(Hyperextension) 그림 6-3, 6-4

목적: 과신전 기법은 염좌를 치료할 때 무릎의 과신전을 제한시키고, 약한 조직을 펴게 하는데 사용된다. 두개의 바꿀 수 있는 방법은 적용 설명서에 설명되어 있다. 개인의 선호도와 이용 가능한 공급은 서로 다른 방법을 활용할 수 있다.

과신전 기법 1 (Hyperextension technique One)

재료:

- Pre-tape 재료, 얇은 폼 패드, 3인치 두꺼운 탄력 테이프, 점착 스프레이 테이프, 피부 윤활제, 테이핑 가위.

옵션:

- 6인치 너비 5야드 길이의 탄력 랩.

환자의 자세: 대부분 다리에 무게를 주지 않고 테이핑 테이블이나 벤치에 서 있는다. 넙다리네갈래근의 개인적인 활동의 작용 그리고 통증이 발생하기까지 천천히 뻗는 무릎은 통증을 나타내는데 이러한 것은 신전의 범위를 결정한다. 동작의 범위에 통증이 따를 때 결정되는데, 통증의 자유로운 범위에 무릎이 포함되거나 발뒤꿈치 들어 올리거나, 설명하는 동안 이 자세를 유지한다.

준비: 중앙 넙다리부위에서부터 중앙 종아리 부위까지 다리를 지나간다. 이 기법은 피부에 직접적으로 사용하거나 혹은 pre-tape 재료의 층 위에 적용한다. 오금 부위의 공간에 자극을 방지하기 위해 얇은 거품 패드를 덮는다. 또한 피부 윤활제를 사용할 수 있다. 중앙 넙다리부위에서부터 중앙 종아리부위까지 점착 테이프 스프레이를 적용한다.

적용:

1단계: 3인치 두께 탄력 테이프를 넙다리부위 중앙과 종아리 중앙 부위에 가벼운 압력으로 각각 고정시킨다 (그림 6-3A).

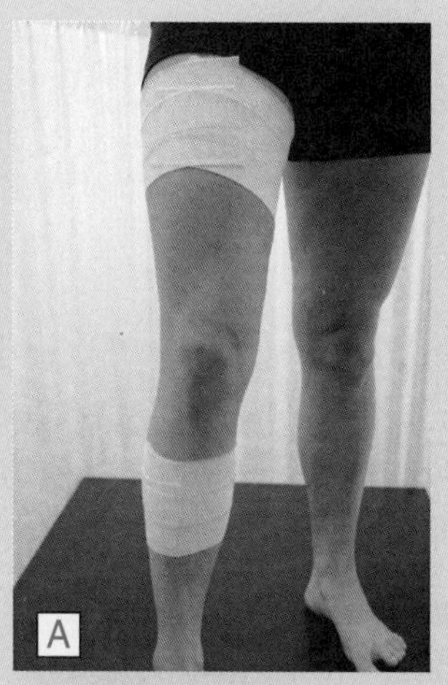

2단계: 3인치 두께 탄력 테이프를 사용하는데, 후면 중앙 종아리에서부터 후면 중앙 넙다리부위로 스트립(strip)을 적용시킨다(그림 6-3B). 테이프 그리고 무릎의 통증 위치에 적당한 압력으로 적용시킨다.

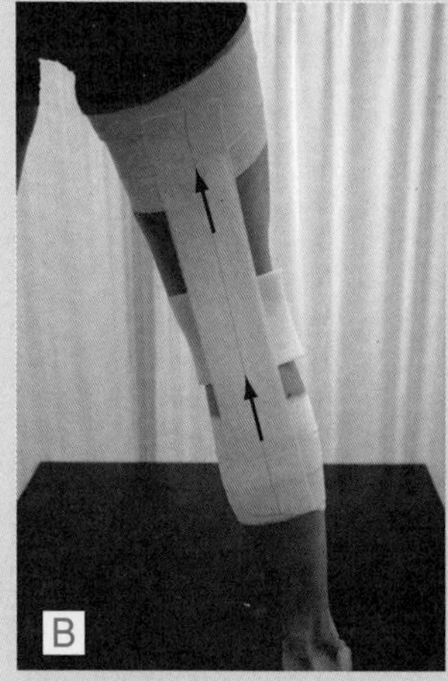

그림 6-3

3단계: 3인치 두께 탄력 테이프를 앞가쪽 종아리에서 지속적으로 교차하여 무릎 뒤쪽의 오금 부위 그리고 앞안쪽 넙다리부위에서 고정시킨다(그림 6-3C).

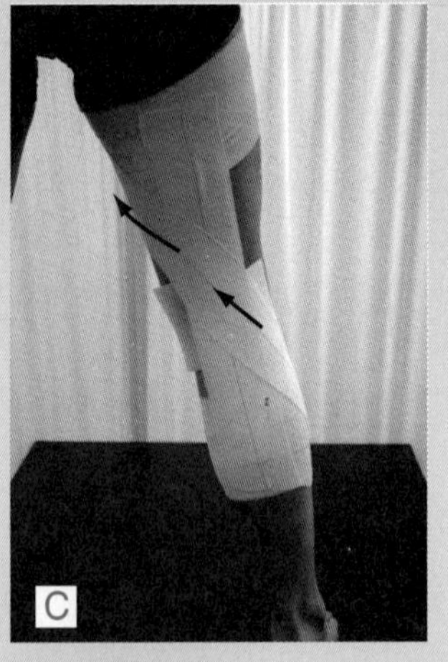

4단계: 앞안쪽 종아리의 다음 스트립(strip)을 시작으로, 오금 부위를 교차하여 앞가쪽 넙다리부위에서 고정시킨다(그림 6-3D). 이 스트립은 무릎의 후면에 'X'의 형태를 해야 한다. 이 스트립은 (그림 6-3C 그리고 D). 가벼운 압력으로 반복적으로 $^{1}/_{3}$ 너비의 테이프로 감싼다.

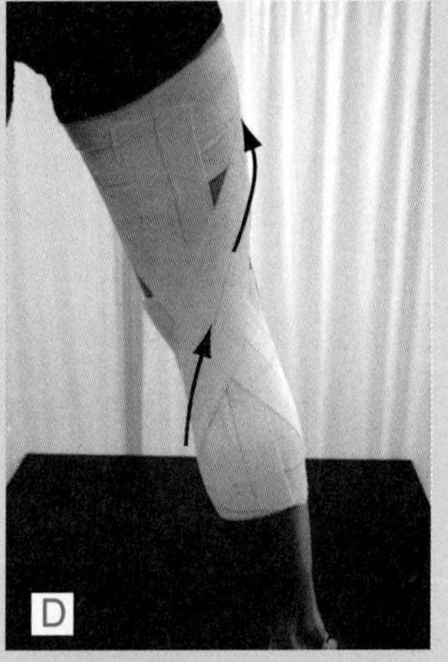

5단계: 3에서 4에 끝난 원의 형태로 넙다리 그리고 종아리 부위에 가벼운 압력으로 각각 감싼다 ◀▶ (그림 6-3E). 비탄력 테이프는 고정을 필요로 하지 않는다.

옵션: *원위와 근위 방향으로 6인치 너비와 5야드 길이의 탄력 테이프를 가벼운 압력으로 감싸데, 이 기법은 이동을 적게 하고 테이프의 풀림을 방지하는 것이다* ◀▶. *고정은 탄력 테이프로 한다* ◀▶.

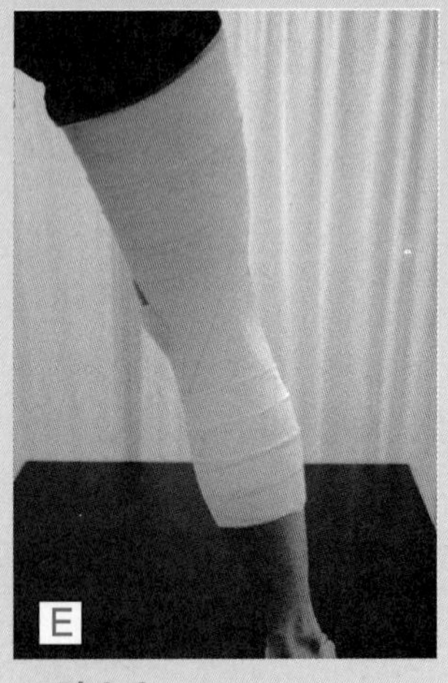

그림 6-3 *(계속)*

과신전 기법 2 (Hyperextension technique two)

재료:

- Pre-tape 재료, 얇은 거품 pads, 6인치 두께 너비의 저항성 EX 밴드, 3인치 두께의 탄력 테이프, 점착 테이프 스프레이, 피부 윤활제, 테이핑 가위.

옵션:

- 6인치 너비의 5야드 길이의 탄력 랩.

- **환자의 자세:** 대부분 다리에 무게를 주지 않고 테이핑 테이블이나 벤치에 서 있는다. 넙다리네갈래근의 개인적인 활동의 작용 그리고 통증이 발생하기 까지 천천히 뻗는 무릎은 통증을 나타내는데 이러한 것은 신전의 범위를 결정한다. 동작의 범위에 통증이 따를 때 결정되는데, 통증의 자유로운 범위에 무릎이 포함되거나 발뒤꿈치 들어 올리거나, 설명하는 동안 이 자세를 유지한다.
- **준비:** 중앙 넙다리 부위에서부터 중앙 종아리 부위까지 다리를 지나간다. 이 기법은 피부에 직접적으로 사용하거나 혹은 pre-tape 재료의 층 위에 적용한다. 오금 부위의 공간에 자극을 방지하기 위해 얇은 거품 패드를 덮는다. 또한 피부 윤활제를 사용할 수 있다. 중앙 넙다리 부위에서부터 중앙 종아리 부위 지역까지 점착 테이프 스프레이를 적용한다.

도움말: 과신전 예방 테이핑 기술과 측부의 "X" 테이핑에 사용하는 두터운 탄력 테이프와 매일 사용하는 점착 테이프 스프레이에 따른 대퇴나 하퇴부분에 피부자극 유무를 자세히 살핀다. 문제가 발생되면, 테이핑 실시 전에 pre-tape 재료를 사용하거나 브레이싱 기술로 대처한다.

- **적용:**

1단계: 그림 6-3A의 설명처럼 고정할 수 있다. 6인치 너비의 강한 저항 EX 밴드를 종아리 후면에 가벼운 압력으로 고정시키고, 3인치 두께 탄력 테이프를 원의 형태로 고정시킨다. 대략 2~3인치 밴드의 확장은 고정의 말단에 속한다 (그림 6-4A).

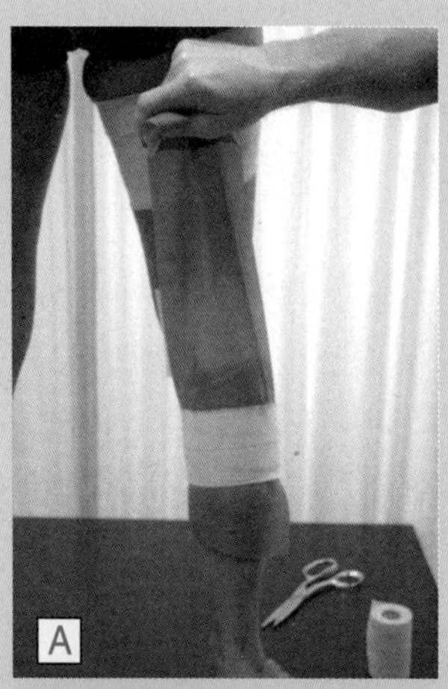
A

2단계: 밴드 늘림, 적절한 압력 그리고 3인치 두께 탄력 테이프의 후면 넙다리부위 고정, 고정 위의 대략 2~3인치 밴드의 절단 (그림 6-4B). 무릎의 pain-free 위치의 반영. 두 번째 탄력 밴드는 아마도 첫 번째 추가적인 지지 위에 즉시 적용될 것이다.

3단계: 종아리의 초과된 밴드의 주름, 과도한 테이프의 고정, 3인치 두께 탄력 테이프는 3에서 4에 끝난 형태로 적당한 압력으로 적용하는데, 그것은 밴드로 덮여있다 .

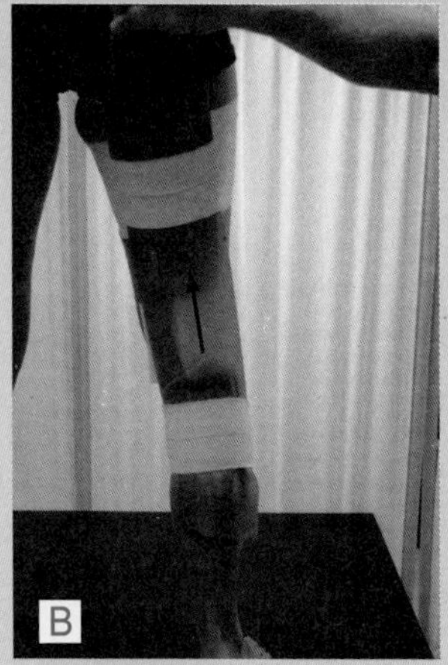
B

4단계: 넙다리부위에 고정된 과도한 밴드의 주름 그리고 3에서 4에 끝난 형태 또한 밴드로 덮여 있다 (그림 6-4C). 비탄력 테이프의 고정을 필요로 하지 않는다.

옵션: *원위와 근위 방향으로 6인치 너비와 5야드 길이의 탄력 테이프를 가벼운 압력으로 감싸며, 이 기법은 이동을 줄여주고 테이프의 풀림을 방지하는 것이다 . 고정은 탄력 테이프로 한다 .*

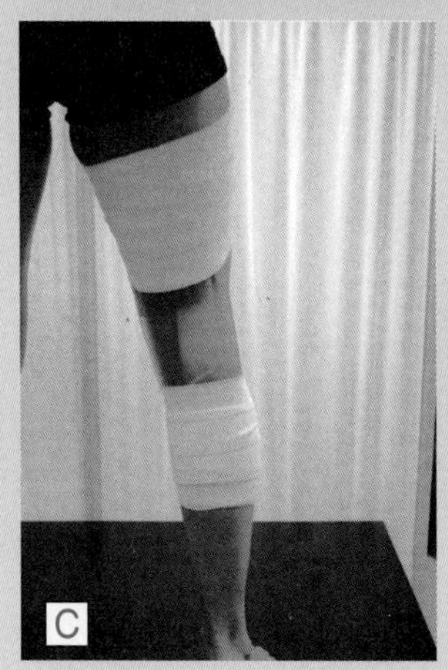
C

그림 6-4

무릎뼈 건의 스트랩(Patellar tendon strap) 그림 6-5, 6-6, 6-7

- **목적:** 무릎뼈 건염, 오스굿슐래터(OSD), PFSS와 연골연화증 그리고 무릎뼈 또는 정강뼈 결절의 아래쪽 판위에 건의 긴장 또는 완화를 줄이기 위해서 테이핑(어깨끈) 기법을 사용한다. 테이핑(어깨끈)은 테이핑 재료나 구입된 기성제품(재고가 있는)으로부터 만들어질 수 있다. 그 기성제품의 디자인들은 개개인의 선호도와 쓸모 있는 공급에 따른 선택에서 설명된다.

무릎뼈 건 스트랩 기법 1 (Patellar tendon strap technique one)

- **재료:**
  - 2인치 무거운 탄력 테이프, 1/2인치 비탄력 테이프, 테이핑 가위

  옵션:
  - 2인치 자가 점착 랩
- **환자의 자세:** 테이핑 책상이나 벤치 또는 의자에 무릎 부분을 90° 굴곡으로 앉는다.
- **준비:** 2인치 무거운 탄력 테이프 한 조각을 25~30인치 길이로 뜯어서 자른다.

  옵션: *2인치 자가 점착 랩 한 조각을 25~30인치 길이로 뜯어서 자른다.*
- **적용:**

(1단계:) 2인치 무거운 탄력 테이프를 세로로 한 조각 뜯어 양옆을 모두 접는다. 이 1인치의 끝을 뜯은 다음 붙들고 점착력을 높이기 위해서 테이블 모서리 부분에 비빈다(그림 6-5A).

옵션: *만약에 2인치 무거운 탄력 테이프를 사용할 수 없으면 2인치 자가 점착 랩을 사용한다.*

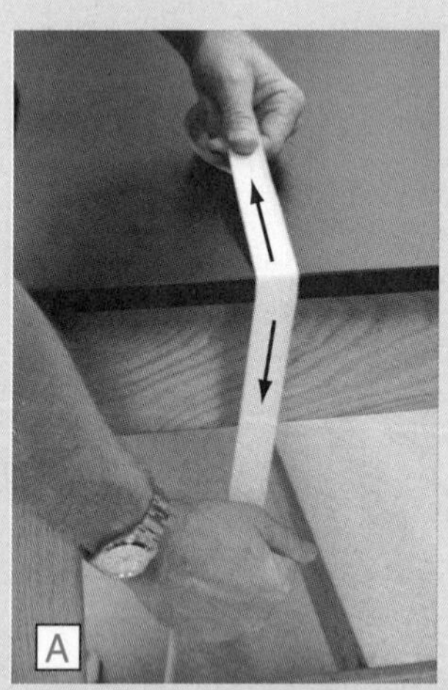

(2단계:) 건의 무릎뼈 아래쪽 판 그리고 정강뼈 결절 사이의 중간 부분에 위치시킨다. 아래 다리의 중앙에 가까운 부위의 피부에 바로 뜯어서 고정시키고, 계속 옆쪽으로 가로질러서 무릎뼈 건의 중앙 부분, 무릎 뒤를 고정시킨다. 그리고 고정 자세로 돌아간다(그림 6-5B).

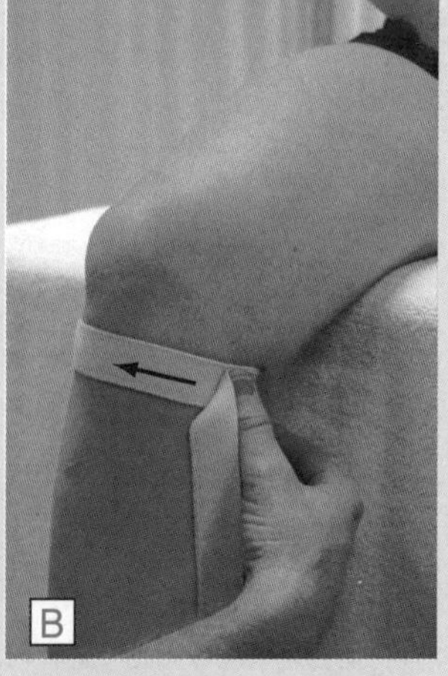

그림 6-5

(3단계:) 겹치는 것 없이, 다리 중앙부의 끝 부분과 무릎 주변의 제거를 적용하기 위해서 계속한다. 벗기는데 무리없이 자른다(그림 6-5C). 탄력 테이프를 뜯는 것은 적당한 긴장과 함께 적용되어야만 한다.

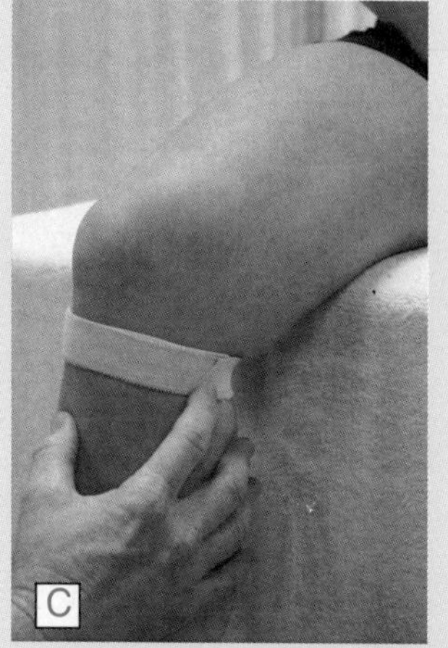

(4단계:) 무릎 아래 부위에 ½인치 비탄력 테이프로 고정시킨다. 그리고 옆 방향으로 중앙 부위에 탄력 테이프를 2~4번 끊임없이 적용한다(그림 6-5D).

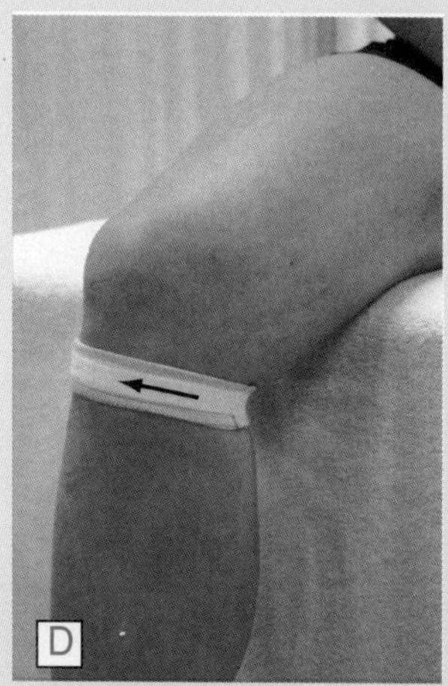

그림 6-5 *(계속)*

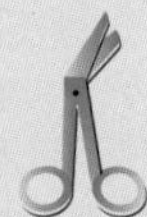

도움말: 적절한 긴장과 통증을 제거하기 위해서, 비탄력 테이프의 긴장을 개인에게 맞출 수 있다. 예전에 아픈 활동의 수행을 위해서 개인에게 허용되는 긴장을 체크하라. 만약 필요하다면 탄력 없는 스트립(strip)의 긴장을 재조정해라.

무릎뼈 건 스트랩 기법 2 (Patellar tendon strap technique two)

- **재료:**
  - Pre-tape 재료, 2인치 가벼운 무게의 탄력 테이프, 테이핑 가위
- **환자의 자세:** 테이핑 책상이나 벤치 또는 의자에 무릎 부분을 90° 굴곡으로 앉는다.
- **준비:** 피부에 직접적으로 적용하라.

▶ **적용:**

1단계: Pre-tape 재료를 소세지 크기만큼 말아서 만든다(그림 6-6A).

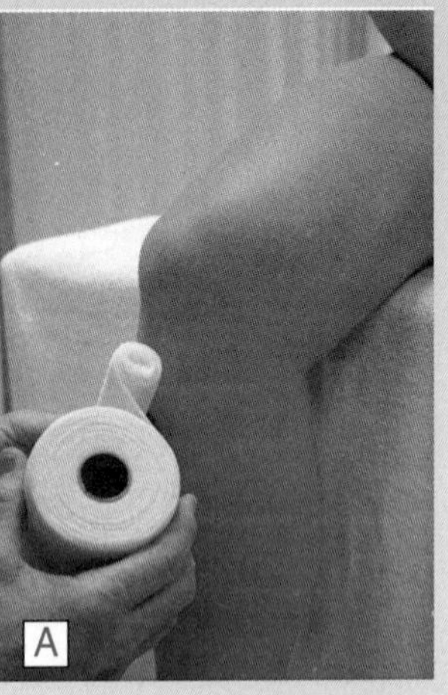

2단계: 2인치 너비의 가벼운 탄력 테이프를 roll 주변에 적용한다(그림 6-6B).

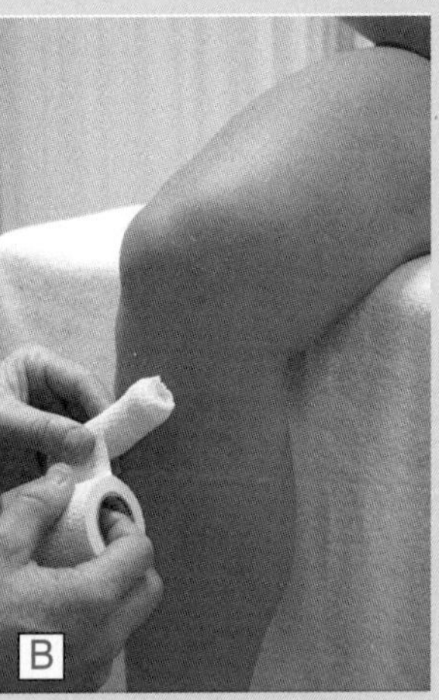

3단계: 정면 무릎과 구부러진 피부에 직접적으로 무릎뼈 건의 중앙 부분에 촉진해라(그림 6-6C).

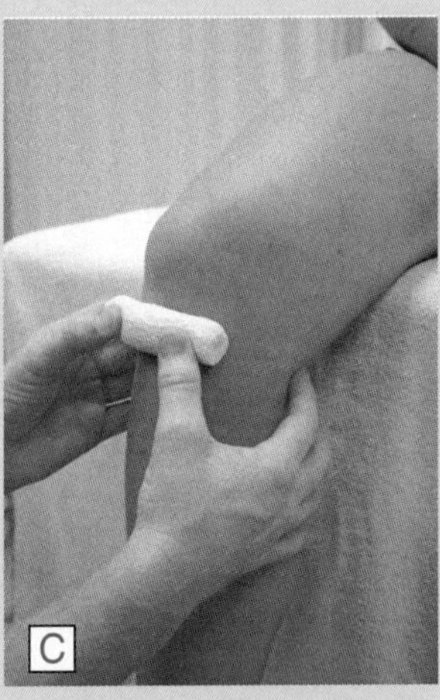

그림 6-6

(4단계:) 하지 근위부 주변에 원의 패턴 안에 pre-tape 재료의 적용에 의해서 무릎에 롤을 감싸라 (그림 6-6D).

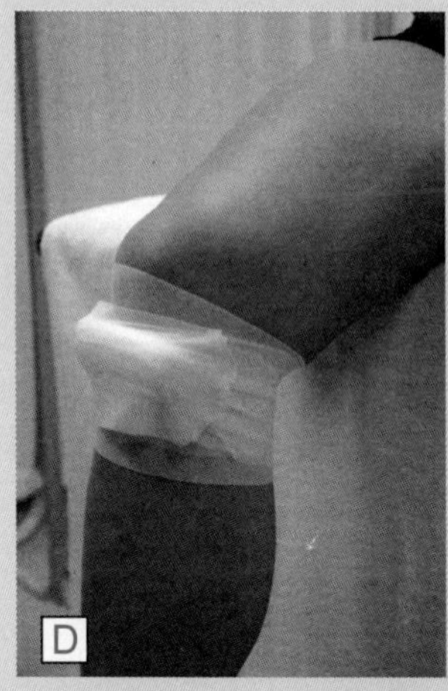

(5단계:) 2인치 너비의 가벼운 탄력의 테이프를 이용해 물질을 다리 아래에 고정하고 두 개에서 네 개의 끊임없는 줄을 pre-tape 재료를 제거하고 안쪽에서 가쪽으로(medial-to-lateral) 직접적으로 굴려라(그림 6-6E). 굴리는 강도는 개인적으로 다양한 차이가 있을 것이다. 비탄력 테이프의 줄을 더하는 것은 불필요하다. pre-tape 재료 롤은 재사용이 가능하다.

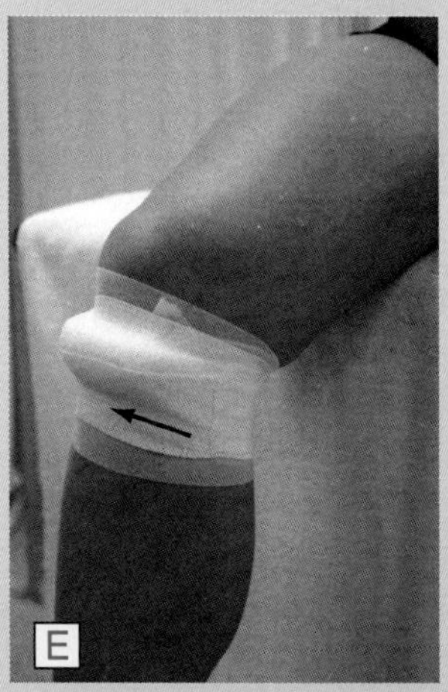

그림 6-6 *(계속)*

무릎뼈 건 스트랩 기법 3 (Patellar tendon strap technique three)

- **재료:**
  - Pre-tape 재료
- **환자의 자세:** 테이핑 테이블이나 벤치에 앉거나 또는 의자에 앉아서 무릎의 위치를 90° 각도로 팽팽하게 만들어라.
- **준비:** 이 스트랩(strap) 기법을 피부에 직접적으로 적용하라.
- **적용:**

(1단계:) Pre-tape 재료를 사용하는 것, 다리 가장 아래의 가장 가까운 곳을 적합한 강도를 사용해서 일정한 패턴으로 10~15번 정도 둘러싸라 (그림 6-7A).

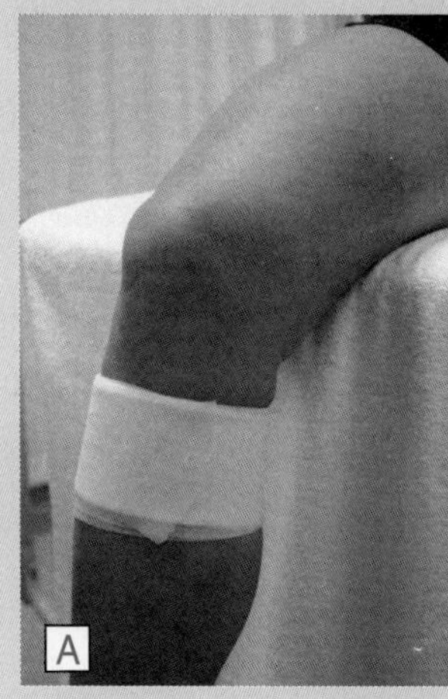

그림 6-7

2단계: 가쪽에서 몸쪽(distal-to-proximal) 방식으로 감싸고 $^{1}/_{2}$그 무릎뼈 건 중앙 부분에 위치시킨다(그림 6-7B). 추가적인 테이프는 요구되지 않는다.

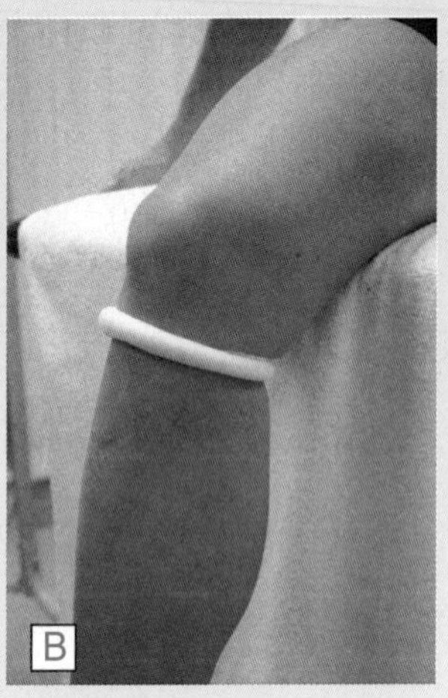

그림 6-7 *(계속)*

창의성이 있는 질문 1

한 경쟁심이 강한 역도선수는 지난 6달 동안 심한 운동을 하는 동안 그의 좌측 무릎뼈 건 안에서 주기적인 통증을 경험했다. 그는 내과 의사에 의해 평가되었고 무릎뼈 건염에 대한 수술로 치료를 했다. 당초 그가 최대한의 긴장으로 그 고리를 적용할 때, 그의 통증은 줄어든다. 그러나 운동을 하는 동안에, 무릎뼈 건에 대한 긴장을 적게 하면서, 땀이 그 네오프렌 고리와 점착직물(velcro closure) 위에 모아질 때 그 고리는 느슨해진다.

 **질문 : 당신은 운동을 하는 동안 긴장을 유지하기 위해 어떤 기법을 사용할 수 있습니까?**

만약/그렇다면...

만약 과신전에서의 한계로 정상적인 활동을 하는데 돌아오는 시간이 몇 주 동안 요구된다면, 네오프렌 소매의 사용을 버팀대로 고려한다. 그런데 그것은 운동 조절의 범위를 고려할 것이다. 대부분의 디자인은 효과가 높을 것이다.

랩핑 기법

타박상, 접질림, 반월판 파열, 활액낭염, 엉덩정강근막띠마찰증후군과 음의 분열과 탈구와 불완전 탈구를 다룰 때 붓거나 삼출을 관리하기 위해 압박 감기 기법을 사용한다. 상해에 따르는 무릎 위 압박은 세 가지의 감는 방법이 있다. 붓는 정도와 삼출에 기반하는 기법을 선택한다.

압박 랩 기법 1(Compression wrap technique one) 그림 6-8

- **목적:** 무릎 이상과 손상시 부어오름과 삼출을 완화해서 자극을 줄이는 목적으로 이 압축 감기 기법을 활용한다(그림 6-8).
- **재료:**
  - 6 인치 너비에 5야드 길이의 탄력 랩, 금속 클립, $1^{1}/_{2}$인치나 2인치의 비탄력 테이프, 테이핑 가위

  옵션:
  - $^{1}/_{4}$ 인치 또는 $^{1}/_{2}$인치 open cell 폼

- **환자의 자세:** 테이블 또는 벤치 위에 통증없는 자세로 건측 다리와 환측 다리를 약간 구부리고 선다. 또한, 그 다리를 가장자리부터 쭉 펴고 벤치 테이블의 위에 앉는다.
- **준비:** 이동을 줄이고, 점착 테이프 스프레이, 가늘고 긴 테이프 조각을 사용 직접적으로 피부에 고정시킨다(그림 1-7 참조).
- **적용:**

(1단계:) 그 랩의 펼친 끝을 직접적으로 무릎아래 주위에 있는 피부는 둘러싸 고정시킨다(그림 6-8A).

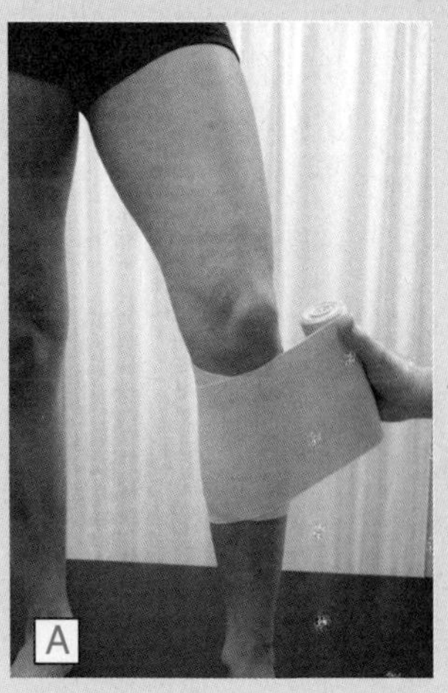

(2단계:) $^1/_2$ 너비로 랩을 겹치게 하면서 나선 패턴에 말단에서 가까운 방향으로 랩을 계속해서 감싸준다(그림 6-8B). 가장 큰 회전 긴장을 먼쪽에서 적용하고, 그 랩이 몸쪽으로 계속됨에 따라 조임을 느슨하게 한다.

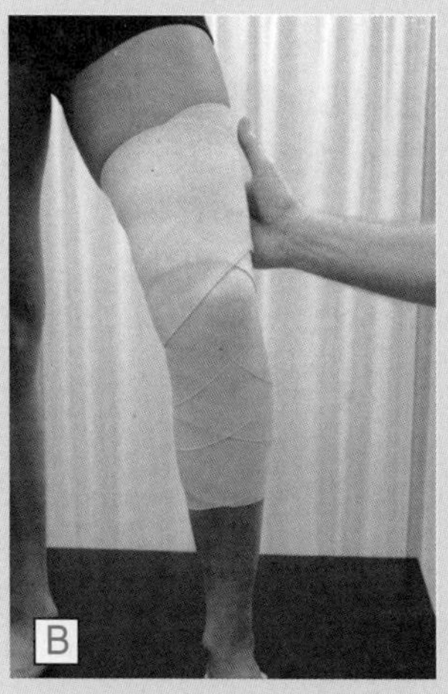

(3단계:) 중앙의 넙다리 영역 넘어 랩를 마무리한다. Velcro를 가진 랩울 고정시키고 금속은 잘라낸다. 또는 $1^1/_2$인치 비탄력이나 2인치 탄력 테이프를 적용한다(그림 6-8C).

옵션: *전방의 무릎 위에 $^1/_4$인치나 $^1/_2$인치 open-cell 폼 패드를 놓는 것은 가능하다. 넙다리부의 바깥쪽의 과상 돌기로부터 그 중간에 있는 넙다리부의 과상 돌기까지 무릎뼈의 주위에 있는 부가적인 압박이 정맥의 복귀를 돕기 위해 확장된다(그림 6-24A 참조). 직접적으로 그 피부 위에 패드을 놓고 그 압박 감기로 감싼다.*

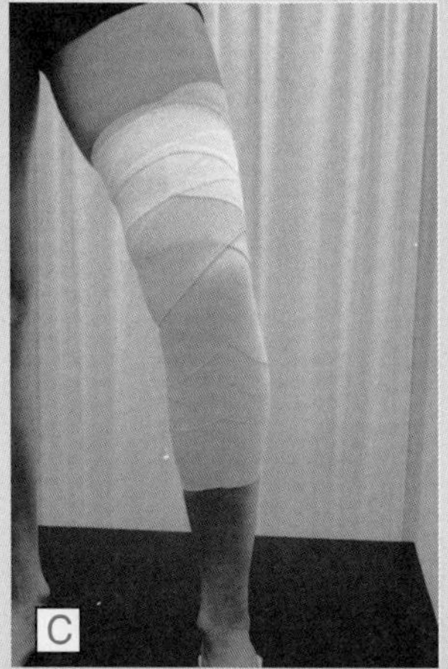

그림 6-8

압박 랩 기법 2(Compression wrap technique two) 그림 6-9

- **목적:** 몇몇의 무릎 상해, 전십자인대의 3° 염좌, 부종과 삼출에 대한 보통 사람의 염좌는 빨리 심각해질 수 있다. 심한 부종 및 삼출과 원위부 염증을 가라앉게 하거나, 해로운 영향을 덜 받게 하기 위해 이 압박 감기를 사용한다. 이 기법은 발, 발목, 하지와 무릎을 포함한다.

- **재료:**
  - 4~6 인치 너비에 10야드 길이의 탄력 랩, 금속 클립, $1^1/_2$인치 비탄력 또는 2인치 탄력 테이프, 테이핑 가위

  옵션:
  - $^1/_4$인치나 $^1/_2$인치 open-cell 폼 개인의 위치.

- **환자의 자세:** 다리를 쭉 뻗고 테이블이나 벤치에 앉으면서, 통증이 발생하지 않는 범위에서 무릎을 약간 구부리고 발목은 배측굴곡이 90° 정도에 놓는다.

- **준비:** 이동을 줄이고, 점착 테이프 스프레이, 가늘고 긴 테이프 조각을 사용 직접적으로 피부에 고정시킨다(그림 1-7 참조).

- **적용:**

(1단계:) 복숭아뼈의 밑 발바닥, 발목, 그리고 무릎아래 압박 감기를 직접적으로 피부에 랩의 끝을 고정시키세요(그림 5-6A).

(2단계:) 아래쪽 무릎에 계속해서 중앙의 넙다리 부위까지 나선 감기를 한다 ⇐⇒ (그림 6-9A 참조). 감는 팽팽함의 가장 큰 정도를 말단에 적용하고, 그 랩이 가까워짐에 따라 줄인다.

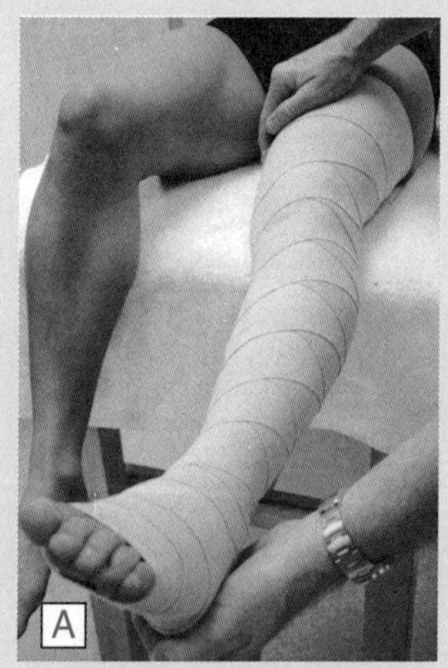

(3단계:) Velcro를 가진 랩을 고정시키고 금속은 잘라낸다. 또는 $1^1/_2$인치 비탄력이나 2인치 탄력 테이프를 적용한다 ⇐⇒ (그림 6-9B).

옵션: *전방 무릎 위에 $^1/_4$인치나 $^1/_2$의 open-cell 패드를 이용하면서 부가적인 압박이 부어오름과 삼출을 관리한다.*

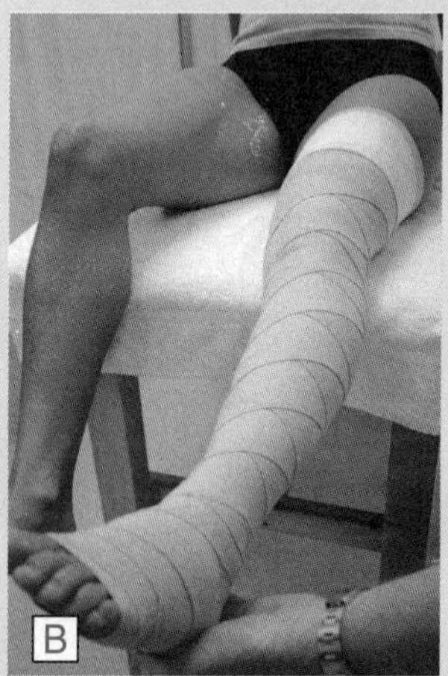

그림 6-9

압박 랩 기법 3(Compression wrap technique three) 그림 6-10

▶ **목적:** 탄력 슬리브는 부어오름과 삼출 조절을 위해 부드러운 조절을 위해 무릎 위에 사용될 수 있다(그림 6-10). 적절한 지시를 따르면, 이 압박 감기는 피술자 스스로 할 수 있거나 제거할 수 있다.

▶ **재료:**

- 3인치, 또는, 5인치 너비의 탄력 소매 무릎 아래와 넙다리의 크기, 테이핑 가위

옵션:

- $^1/_4$인치나 $^1/_2$인치 open-cell 폼.

▶ **환자의 자세:** 테이블이나 벤치에 다리를 쭉 뻗고 앉는다.

▶ **준비:** 근위부 하지에서부터 넙다리까지 혹은 근위부 하지에서 넙다리까지 확장된 롤로부터 슬리브를 자른다. 추가적인 압박을 제공하기 위해 두 배 길이의 슬리브를 사용하여 자른다.

▶ **적용:**

1단계: 무릎에 먼쪽에서 몸쪽 방향으로 그 소매를 당긴다. 2배의 길이의 슬리브를 사용한다면, 추가적인 층을 제공하기 위해 첫 번째 층에 대한 원위부 끝을 당긴다(그림 6-10). 고정은 요구되지 않는다. 그 탄력 슬리브는 세탁할 수 있고 다시 사용될 수 있다.

옵션: *Open-cell 폼 패드는 자를 수 있고 부어오름과 삼출을 관리하는 것을 돕기 위해 그 전방의 무릎 위에 놓여질 수 있다.*

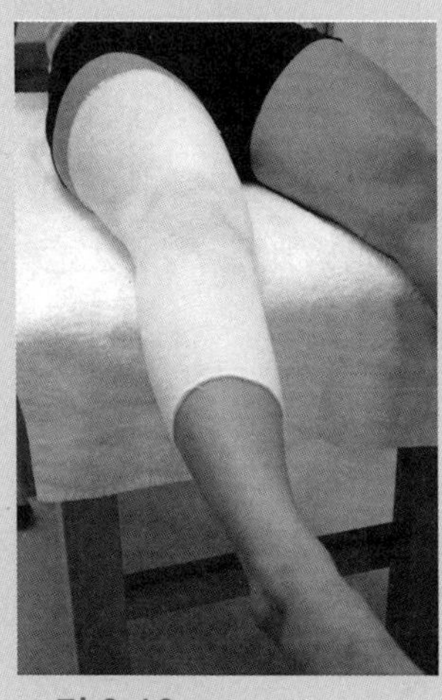

그림 6-10

창의성이 있는 질문 2

고등학교 레슬링 팀의 몇몇의 일원들은 전방 무릎 패드없이 매일 연습한다. 103 1b 무게의 학급에 있는 한 특별한 운동선수는 직접 압박과 수동적 무릎 굴곡과 함께 무릎전면부(prepatellar) 부위 위에서 통증을 호소한다. 부종은 무릎전면부(prepatellar) 영역에 대하여 심해졌다. 냉치료, 압박 감기, 그리고 보호하는 패드는 그에게 통증없는 활동을 되돌려 준다. 2주 후, 팽창은 무릎전면부(prepatellar) 영역으로 돌아가고 압축 랩의 사용에도 불구하고 여전히 남아 있다. 그는 통증없이 연습을 지속할 수 있다.

 **질문 : 부종을 줄이기 위해 어떤 기법을 이용 할 것인가?**

만약/그렇다면...

만약 압박 감싸기 기법을 안전하고 효과적으로 사용하기 위해 **고려한다면**, 탄력 랩이나 슬리브가 대부분의 상해나 혹은 삼출, 부종을 관리하기 위해 수술을 따르면서 곧 사용될 수 있다는 것을 기억해야 한다.

브레이싱 기법

브레이싱 기법은 무릎을 위해서 움직임 제한, 지지, 그리고 압박을 제공한다. 그리고 그들은 컨디션과 질병을 치료하거나 방어할 때 구조적인 변화를 교정한다. 1984년, AAOS[5](American academy of orthopaedic surgens)는 무릎 브레이스를 예방, 재활, 그리고 기능적인 3개의 종류로 분류한다. 다른 브레이싱 기법은 또한 종종 이들 종류 내에서 변화로 사용된다. 이것들은 네오프렌슬리브, hinged bar 또는 bultress 패드와 함께 한 네오프렌슬리브, 그리고 무릎뼈건 끈을 포함한다. 무릎 브레이스는 기성제품과 주문 제작 제품에서 사용 가능하고, 다양한 손상과 상태를 위해 사용되어 질 수 있다.

Prophylactic 그림 6-11

- **목적:** Prophylactic 브레이스는 무릎 손상의 통증을 감소하고 예방하기 위해서 디자인된다(그림 6-11).[5] 브레이스는 적절한 지지를 제공하고, valgus forces와 MCL로의 상해로 부터의 무릎을 보호하기 위해 우선적으로 사용된다.

세부사항

Prophylactic 무릎 슬리브는 일반적으로 격렬하게 맞서는 축구나 하키 같은 스포츠운동 중 접질리거나 할 때 사용된다. 고정 슬리브의 재료는 NCAA[75]와 NFHS[76] 규칙에 직면하는 패딩과 함께 사용된다.

- **설계:**
  - 브레이스는 예정된 사이즈에서 기성제품으로 이용 가능하다. 정확한 것은 넙다리의 길이 측정과 아래 부위 다리이든 개별적인 높이든 둘 다 이용 가능하다.
  - 브레이스는 세계에 맞는 디자인에서 제조되고, 무릎에 사용할 수 있다.
  - 대부분의 예방 디자인들은 스테인레스 스틸과, 폴리카보네이트(polycarbonate), 또는 한 두 개의 비행용(aircraft) 알루미늄 바, 또는 polycentric hinges 등으로 이루어져 있다.
  - 브레이스는 과도한 활동범위를 보호하기 위해서 과신전 블록을 포함한다.
  - 몇 가지 디자인들은 움직임의 제한을 주기 위해서 추가적인 나이론 끈을 가지고 있다.
  - 안정성을 추가적으로 제공하기 위해서, 몇가지 디자인들은 hinged bar를 넘어 무릎 라인의 옆에 이음새에 아래 부분에 딱 맞는 압박패드를 포함한다.
- **재료:**
  - 2인치 또는 3인치 너비의 무거운 중량의 탄력 테이프, pre-tape 재료, 자가 점착 랩, 점착 테이프 스프레이, 테이핑 가위
- **환자의 자세:** 관련된 다리와 관련되지 않은 다리를 무릎 위에 중량의 대부분을 테이핑 책상이나 벤치에 가볍게 구부려서 올린다. 그 다음 발뒤꿈치를 $1\frac{1}{2}$인치 정도 들어 올리고 이 자세를 유지한다.
- **준비:** 몇몇 예방 디자인들은 합성 고무줄이나 cuffs, 또는 슬리브로 허벅다리나 아래 다리의 측면 피부에 바로 붙여진다. 다른 디자인들은 탄력 테이프나 테이프의 한층 또는 자가 점착 랩으로 바로 피부에 붙인다. 점착 테이프 스프레이, undernealth 네오프렌, pre-tape 재료, 또는 점착 랩은 브레이스 이동(migration) 교육을 하는데 적용한다.

  Prohpylactic 디자인의 신청서는 제조자의 지시에 따라야 한다, 이것은 구매할 때 브레이스가 포함된다. 신청서의 가이드라인에 따르면 대부분의 브레이스에 속한다.

▶ **적용:**

(1단계:) 만약 네오프렌을 붙이는 디자인을 사용하는 것이라면, loosening the wraps, cuffs 또는 슬리브에 의해 시작한다. 가쪽 허벅지와 멀리 다리 가쪽 아래와 가쪽 허벅지 위로 몸쪽으로 bar를 신전하면서 무릎 관절의 가쪽 선을 넘어 브레이스 경첩을 가운데 위치시킨다(그림 6-11A).

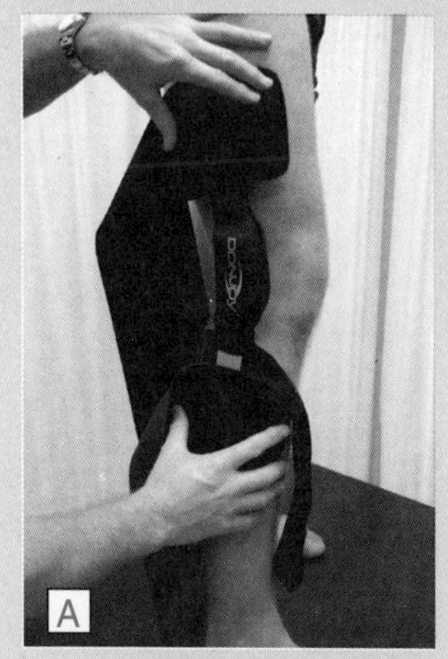

도움말: 브레이스의 초기 포지셔닝 동안 이동하기 위해 수용할 수 있다. 재지정 경첩 센터링 후, 약간의 측면 라인을 넘어 경첩을 가운데 위치시킨다. 활동하는 동안, 가쪽 관절 라인 넘어 올바르게 멀리 경첩을 옮겨단다.

(2단계:) 네오프렌의 응용 프로그램, 랩핑, 또는 소매 디자인 중괄호 특정에 따라 달라진다. 허벅지 주위의 네오프렌 낮은 다리와 찍찍이로 고정하여 이러한 설계의 대부분을 적용한다(그림 6-11B). 몇 가지 디자인으로, 네오프렌 위로 추가적인 끈으로 고정시킨다.

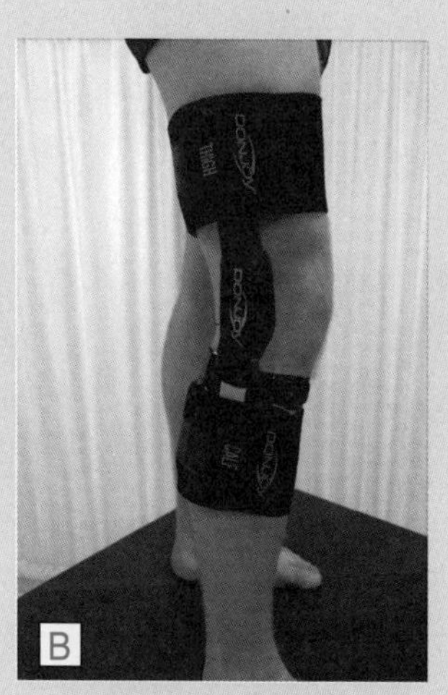

(3단계:) 자가 점착 랩 또는 pre-tape 재료의 한 층을 원위 허벅지 또는 근위 다리에 적용하라. 근위 브레이스 bar 끝에 직접적으로 헤비웨이트 2-3인치 고정시키고 허벅지를 감을 때 적절한 느낌으로 원을 그리며 적용하고, $^1/_2$ 너비 테이프를 겹쳐싼다. 바의 끈 전체를 감싸고 앞쪽 허벅지를 고정시켜라(그림 6-11C). 불일정하게 감을 때 조임의 느낌, 주름, 틈을 피하라. 테이프는 또한 피부에 직접 적용한다.

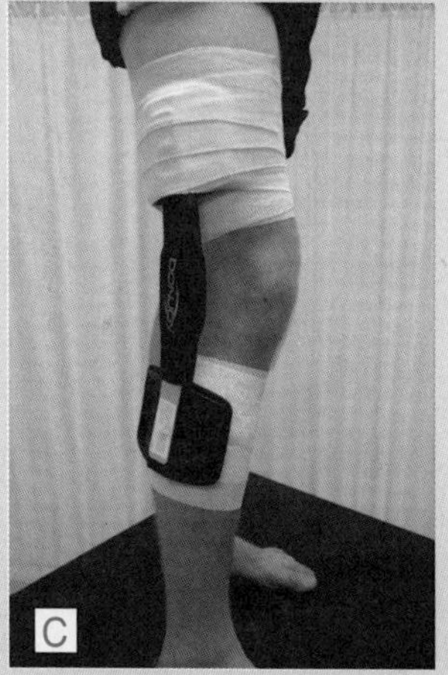

그림 6-11

(4단계:) 2인치에서 3인치의 단단한 탄력 테이프를 부드럽고 알맞은 압력으로 원위 브레이스 bar에 고정하고 종아리 주위에 원의 형태로 진행한다 ⇄ (그림 6-11D). 막대 전체를 덮고 전면 종아리를 고정시킨다. 추가적인 고정은 요구하지 않는다.

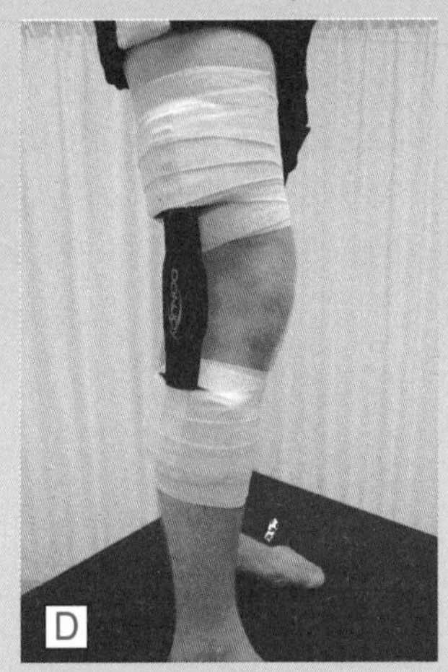

그림 6-11 *(계속)*

연구 요약

Prophylactic 브레이스는 무릎의 부상으로부터 예방을 도와주도록 디자인되어 있다. 건강관리 전문가는 다양한 디자인의 선택으로부터 그것은 그들이 효율적인 실험에 의하여 기본적으로 결정하였다. 그러나 과거 연구의 중점은 부상으로부터 보호와 운동 수행에 영향, 부상의 감소는 조사 결과의 혼동을 가져다 주었다. 실험 연구는 다양한 보호 Prophylactic 브레이스가 부상의 근원에 관하여 MCL[8,35,42,81] 그리고 전십자인대(ACL)[9,81]의 조사 결과로 구성되었다. Mechanical limb models 혹은 시체 시험품의 사용은 연구자들이 부하 혹은 인대의 다각적인 각도의 긴장에 다양한 근원을 통해 의해 결정된다. 인대 그리고 관절 각도의 다양한 실험에 Prophylactic 브레이스는 MCL 그리고 전십자인대(ACL)[8,9,37,92]의 손상으로부터 감소와 보호해 준다고 나타났다. 이러한 유사한 상태에서 다른 연구자들은 브레이스는 MCL과 전십자인대(ACL)[37]의 부하를 감소시키지 않는다는 결과를 보여줬다. 이러한 단계의 영향은 브레이스는 근신경계(neuromuscular). 반응 시간에 영향을 주지 못하고, 스포츠에서 높고 빠른 부하의 경험을 하는 동안 보호를 제한한다고 제안했다. 몇몇 연구자들은 Prophylactic 브레이스는 아마도 외반 힘에 브레이스가 없는 것보다 20%에서 30% 더 보호를 제공한다고 결론지었다.[5,48,74,93]

Prophylactic 브레이스의 연구 노력의 영향은 다양한 수행 기능을 한다고 논문에 나와 있다. 최근 조사결과 브레이스의 디자인은 기성제품을 이용 할 수 있다고 나타났다.[93] 논문에 따르면 Prophylactic 브레이스의 사용은 앞[19,43,38,48,86]과 뒤[43]의 단거리 시간과 방향의 빠른 변화의 효과로 구성되어 있다.[43,48] 대조적으로 다른 연구자들은[48,86] 브레이스의 착용은 앞과 뒤의 단거리 시간과 민첩성에 영향을 미치지 않는다는 것을 보여주었다. 흥미있는 것은 이전에 Prophylactic 브레이스는 전면 단거리 수행을 감소를 증명하였으나, 브레이스는 후면 단거리와 민첩성 수행에 영향을 미치지 않는 다는 것을 보여주었다.[43] 몇몇 연구자들은 런닝 머신에서 달기기를 하는 동안 하지근육 활동[77]이 급속도로 감소하는 것을 나타냈고,[19] 다른 보고에는 브레이스 경험이 없는 착용자는 달리기 형태에 영향을 주지 않는 것으로 나타났다. 넙다리네갈래근의 최대 회전 실험은 몇몇 연구자들은 브레이스 착용이 최대 회전 측정을 감소시키는 것을 발견하였다. 다른 발견은 수행에 영향이 없다는 것으로 나타났다. 그 조사 결과는 몇몇 Prophylactic 브레이스는 부정적인 수행 효과와 다른 브레이스는 그렇지 않다는 것을 나타났다. 많은 연구자들은 브레이스의 착용은 아마도 조사 결과의 일반적인 현상에 영향을 미쳤고, 추후 연구의 필요성을 나타냈다.[19,43,93]

연구의 대부분은 무릎 부상 예방에 Prophylactic 브레이스의 사용은 지지를 수행하지 않는다. 그 조사는 미국 미식축구 그리고 방법과 실험의 디자인은 모든 것을 포함하고 조절과 비교가 어렵다는 것을 보여준다. 아마도 가장 최고의 디자인 연구는, 연구자들은 브레이스를 착용과 비 착용을 비교하여 종아리 부상의 비율의 구성을 증명한 것이다.[2,3] 또 다른 잘 디자인된 연구는 미식축구 태클에 참가한 연습생은 브레이스를 사용한 결과 무릎 부상의 사고를 감소시켰다.[96] 대조적으로 여러 연구자들은[91,101] 브레이스의 착용은 종아리 부상의 비율을 감소시켰다는 것을 보여주었다.[47] 운동선수의 대학 경기에서의 실험은 여러 연구자들은 Prophylactic 브레이스의 착용 결과 브레이스를 착용하지 않은 사람보다 더 부상의 비율이 동등하다는 것을 증명하였다. 고등학교 운동선수들은 Prophylactic 브레이스의 사용 결과 부상의 비율이 더 높게 나타났다. 브레이스의 착용은 과도한 부상의 비율을 감소시키지만, 몇몇 연구자들은 라인맨의 위치에 라인 배커 그리고 tight ends는 부상의 감소에 영향이 없다.[52] 이 자료에 근거하여 여러 연구자들은 Prophylactic 브레이스는 발 그리고 발목 부상을 증가시키고 해로운 영향을 일으켜 아마도 예방을 하지 못한다고 드러냈다.[47,101] 무릎 부상의 예방은 개인 그리고 건강관리 전문가의 걱정이다. 개인은, 운동 그리고 업무 활동, 삶의 질, 의학서비스 비용으로 부터 시간의 손실을 신중히 고려해야 한다. 그 건강관리 전문가는 Prophylactic 브레이스의 효과와 손상의 재활과 치료 그리고 예방 기법의 지원에 대해 개인의 요구를 실험해야 한다. 조사 결과 연구 보고는 무릎 손실의 예방과 감소는 Prophylactic 브레이스 사용에 지지되지 못한다는 보고였다. 기본적으로 연구 그리고 현재 예방 디자인은 AAOS[5]의 진술에 따르면, "Prophylactic 브레이스의 사용은 현재 다수의 무릎 부상의 예방과 감소에 효율적이지 못하다는 것이다. 이러한 상황은 아마도 브레이스는 손실의 요인에 잠재적으로 기여한다는 것이다. '추가적인 연구 그리고 Prophylactic 브레이스 디자인의 발전은 손상을 예방하기 위해 브레이스의 효율적이고, 역할에 대해 정확한 연구가 필요하다.'

재활(Rehabilitative) 그림 6-12, 6-13

▶ **목적:** 재활 브레이스는 지지, 고정, 손상 그리고 수술 후에 무릎 동작의 범위 보호로 구성되어 있다.[5] 브레이스는 무릎의 염좌, 반월 연골의 찢어짐, 건 파열, OSD, SLJ 한 방향 그리고 아탈구의 치료에 사용할 수 있다. 두 재활 치료의 디자인은 아래에 설명한다.

재활 기법 1 (Rehabilitative technique one)

▶ **목적:** 재활 브레이스 기법은 부드럽고 안정적으로 지지와 무릎의 완벽한 고정을 제공해 준다(그림 6-12).

세부사항

브레이스는 일반적으로 (손상 그리고 수술 후에) 보행에 무리를 주지 않기 위해 목발에 사용된다. 브레이스는 치료와 재활을 위해 사용하지 않을 수도 있다. 브레이스의 사용은 팽창과 유혈을 조절하기 위해 무릎 압박 랩핑 기법을 결합하여 사용한다(그림 6-8, 6-9, 6-10).

▶ **설계:**

- 전체적으로 알맞은 브레이스의 디자인은 넙다리부위와 종아리의 측정으로 사이즈가 미리 이용 가능하다.
- 이 브레이스는 넙다리부위의 근위/중앙 넙다리부위에서 중앙/원위 종아리 부위로 개개인의 체중에 맞게 측정되어 다양한 길이로 이용 가능하다.
- 이 브레이스는 폼 그리고 나일론 섬유의 얇은 패널로 끈끈한 스트랩(strap)으로 구조되어 있다.
- 이 디자인은 안쪽, 가쪽 그리고 후면 표면에 플라스틱 혹은 알루미늄으로 움직일 수 있게 구조되어 있다.
- 몇몇 디자인은 오금 부위에 패드를 제공해 주고, 게다가 지지와 브레이스의 변경하는 것을 감소하게 해준다.

▶ **환자의 자세:** 테이핑 테이블 혹은 벤치에 앉아 무릎을 완전히 늘린다.

▶ **준비:** 브레이스를 즉시 피부나 딱 맞는 pants 위에 적용한다.

분명한 지도를 적용하기 각 디자인에 브레이스를 포함시킨다. 디자인은 일반적인 가이드라인 설명서를 따른다.

적용:

1단계: 스트랩(straps)을 느슨하게 하고, 브레이스가 접히지 않도록 한다.

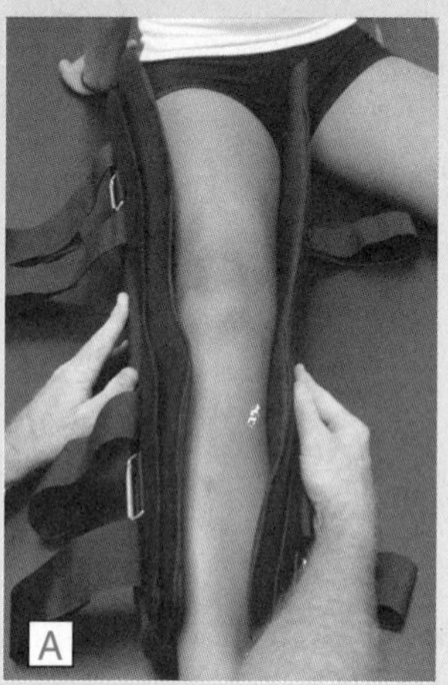

2단계: 개인의 다리를 포함한 아래 브레이스의 위치를 지원한다. 무릎뼈를 노출한 상태에서 안쪽, 가쪽 후면을 일직선이 되도록 한다(그림 6-12A). 만약 필요하다면 브레이스를 다시 위치시킨다.

3단계: 전면 허벅지, 무릎, 그리고 종아리 위에 패널을 위치시킨다. 무릎뼈 위에, 끈을 안전하면서 점착포를 강하게 당긴다(그림 6-12B). 다음 무릎뼈 아래로 끈을 당기면서 고정시킨다(그림 6-12C).

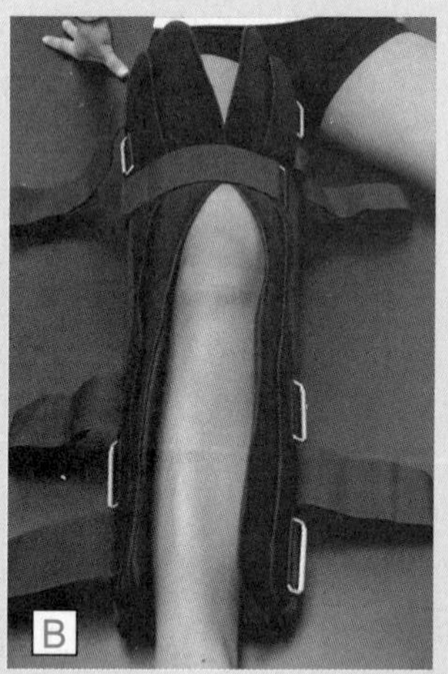

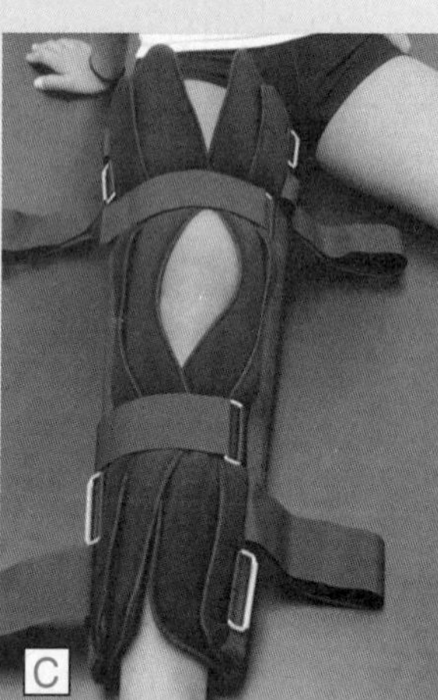

4단계: 모든 끈이 고정될 때까지 교대해 가면서 지속적으로 고정시킨다(그림 6-12D).

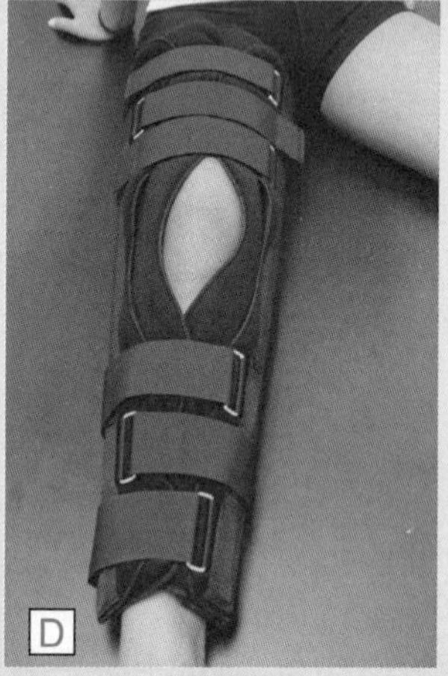

그림 6-12

재활 기법 2 (Rehabilitative technique two)

목적: 재활 브레이스 기법 사용은 적당한 지지와 고정 그리고 동작의 범위 보호를 제공해준다(그림 6-13). 이러한 브레이스들은 석고 혹은 유리섬유 붕대 그리고 부목으로 대신할 수 있다. 이 브레이스들의 장점은 그들이 제거되거나, 치료 그리고 재활이 허락되는 것을 포함하고, 동작의 범위를 조절하고, 지지할 수 있다는데 있다.

세부사항

브레이스는 격렬한 활동과 수술 후에 사용할 수 있고, 버팀(crutches) 없이 사용할 수 있다.

이 브레이스 적용은 압박 랩핑기법과 함께하여 부종과 삼출물을 조절할 수 있다(그림 6-8, 6-9, 6-10).

설계:

- 이 브레이스는 넙다리부위에 상응하는 미리 정해진 사이즈 그리고 종아리 둘레 측정으로 전체적으로 알맞은 디자인으로 제조되었다.
- 그 디자인은 기법의 객관성에 의존하여 다양한 길이로 이용 가능하다.
- 대부분의 디자인은 넙다리와 종아리 랩 혹은 cuffs에 폼 혹은 polyethylene로 구성되어 있으며 안쪽 가쪽에 경첩과 점착포가 붙어 있다. 그 wraps 혹은 cuffs는 아마도 알맞은 절단으로 성취 할 것이다.
- 그 polycentric 경첩은 대부분의 디자인이 동작의 범위 고정과 조절을 할 수 있다. 몇몇 디자인들은 동작 고정의 범위를 신속히 하기 위해 쉽게 사용한다.
- 그 디자인들은 넙다리부위와 종아리 부위에 브레이스를 고정시키고 막대 안에 고정끈을 결합시킨다.

환자의 자세: 테이핑 테이블 혹은 벤치에 앉아 동작의 범위에 통증이 자유로울 수 있도록 무릎을 관련시킨다.

준비: 동작의 범위에 브레이스 설정은 의사 혹은 운동 치료 프로그램에 의한 굴곡과 신전의 바람직한 설정을 나타낸다. 브레이스를 즉시 피부에 혹은 단단하고 적절한 pants 위에 적용한다. 각 브레이스는 설명서에 지도 방법이 포함되어 있다. 대부분의 디자인들은 가이드라인에 상관된다.

적용:

1단계: 스트랩(strap)을 느슨하게 하고 브레이스를 접지 않는다.

2단계: 브레이스의 위치는 다리 아래 위치시킨다. 관절라인 위에 경첩을 중심에 둔다. 그리고 바는 안쪽과 가쪽 넙다리부위와 종아리를 따라 적용한다(그림 6-13A). 바의 다른 위치를 필요로 한다면, 랩 또는 cuffs 위에 점착 테이프를 붙인다.

3단계: 넙다리부위와 종아리 부위에 랩 혹은 cuffs를 고정시킨다. 무릎뼈 위에 끈을 타이트하게 당긴 후 고정시킨다. 다음 무릎뼈 아래로 끈을 고정시킨다. 모든 끈이 고정될 때까지 교대로 하면서 지속적으로 고정시킨다(그림 6-13B).

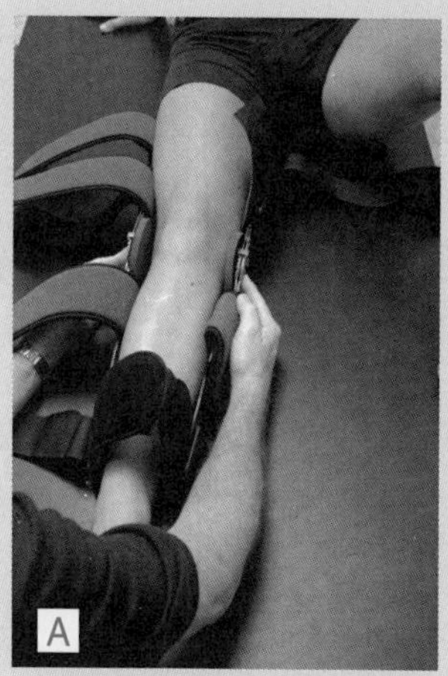

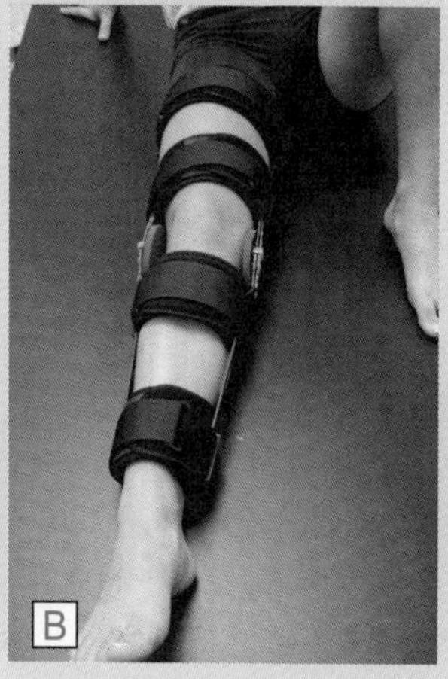

그림 6-13

만약/그렇다면...

만약 하나의 형태의 재활 브레이스 기법은 구매를 위해 예산 제한을 허락 한다. 브레이스 기법 두 번째, 동작 조절의 범위는 완벽한 고정으로 동작의 범위에 완전히 보호한다(기법 1의 목적).

연구 요약

재활용 브레이스 디자인들은 부상이나 수술 후 조직들의 치유를 위한 보호 수단으로 사용된다. 조사 결과 그 기계의 효력은 보고서에 많지는 않았다.[41,57,89] 이러한 재활 기계들은 목적 달성을 위한 경험적 자료에 근거하여 전문적 건강관리에 사용되도록 제안되어져 왔다.[104] 연구에 따르면 고정된 재료 구조는 적절히 알맞게 구성될 때 가장 효과를 볼 수 있다고 나타났다.[23,25] 플라스틱의 구성은 브레이스를 가장 효율적으로 하고, 외피 그리고 가벼운 금속 경첩 막대는 넙다리부위 그리고 하지에 외피 그리고 막대가 다각적으로 스트랩(strap)되어 있다. 경첩 막대는 무릎의 관절 라인 접촉되어야 하고, 조절을 제공하고, 동작을 제한하게 한다. 재활 브레이스는 무릎 손상에 효율적으로 그리고 실행에 널리 치료하기 위해 사용하고, 많은 건강 치료 전문 시설은 무릎 브레이스 기능을 기간 동안 동작의 범위를 지지 하고 허락하는 기능을 제공해 준다.

AAOS'는 과도한 굴곡과 확장을 방지하기 위해 아주 유용하다고 제안했고, 전면 후면의 과도한 이동, 많은 치료 계획이 효율적으로 할 수 있다. 의사 혹은 외과의 결정은 일반적인 디자인에 관하여 사용할 수 있다고 지시하였다. 외과 수술 과정 그리고 재활의 진보는 미래의 디자인 그리고 재활 브레이스의 사용은 무릎 손상의 치료에 유용하게 이용될 것이다.

기능(Functional) 그림 6-14, 6-15

- **목적:** 브레이스 기능은 손상과 수술 후에 불안정한 무릎에 안정을 제공해주는 디자인으로 되어있다(그림 6-14). 그 브레이스는 일반적으로 전면 정강뼈 작용 그리고 회전 스트레스 조절하기 위해 전십자인대, 후십자인대, MCL 그리고 LCL 염좌 치료를 위해 사용한다. 몇몇 전문 건강 치료는 한 방향 그리고 다각적인 방향의 영향에 저항하기 위해 운동선수의 충돌과 접촉의 보호를 제공하고 예방하기 위해 기능 브레이스를 사용한다.

세부사항

무릎 브레이스 기능은 일반적으로 야구, 농구, 필드하키, 축구, 체조, 아이스하키, 라코스, 소프트볼, 트랙 그리고 필드, 배구 그리고 레슬링의 선수들에게 무릎의 안정성을 제공하고, 또한 업무와 부주의한 활동에 유용하게 사용된다. Nonpliable 재료의 브레이스는 NCAA 그리고 NFHS의 룰을 따라야 한다. 기성제품 브레이스는 안정 기준에 따라 이용 가능하다.

- **설계:**
  - 기능 브레이스는 세 가지 디자인으로 이용가능하다. 좌우 경첩 shell, 좌우 경첩 스트랩(strap), 그리고 한쪽만의 경첩 shell.[64]
  - 좌우 경첩 shell은 단단한 프레임 혹은 shell, 안쪽 그리고 가쪽 경첩 그리고 부드러운 스트랩으로 구성되어 있다. 좌우 경첩 스트랩은 안쪽 그리고 가쪽 경첩 그리고 부드러운 스트랩으로 제조되었다. 한쪽만의 경첩 shell은 단단한 프레임과 shell 안쪽 혹은 가쪽 경첩 그리고 부드러운 스트랩으로 구조되어 있다.
  - 이 브레이스들은 오른쪽 혹은 왼쪽 스타일로 기성제품 그리고 맞춤으로 만들어진 디자인으로 제조되었다.
  - 기성제품은 무릎 관절 그리고 넙다리부위의 원위 크기의 측정으로 미리 만들어진 사이즈로 제조되었다. 그 디자인은 입을 동안 사이즈 조절이 허용된다.
  - 주문 제작된 브레이스는 개인에게 특별히 제조되었고, representative 혹은 orthopedic 기법자에 의해 알맞게 디자인되었다.
  - 대부분의 브레이스는 짧고 그리고 길이 기준이 이용 가능하고 체급이 다른 모터크로스, 승마, 스키 선수들에게 개인별로 디자인되어 있다.

- 기능적인 브레이스는 프레임 혹은 shell, 패드 돌기, liners 그리고 끈으로 구성되어 있다. 대부분의 디자인들은 아마도 liners 그리고 끈을 적절하게 자르는 것이 알맞다.
- 프레임은 알맞은 알루미늄, 카본 요소, 메탈 플라스틱요소, 카본 섬유 티타늄, 혹은 카본/광물 얇은 재료 noncentric 혹은 polycentric 경첩과 함께 구조 되어 있다.
- 그 경첩은 과도한 동작의 범위를 허용한다. 대부분의 디자인은 과신전 틀을 포함한다.
- 대부분의 디자인은 천과 가죽 패드 돌기 그리고 liners 그리고 나일론 끈과 점착포로 구성되어 있다.
- 몇몇 디자인은 공기가 든 패드 돌기와 liners의 적합하고 편안함을 늘리고 있다.

환자의 자세: 의자에 앉아 무릎을 대략 30에서 45° 굴곡시킨다.

준비: 기능 브레이스를 즉시 피부에 혹은 라이크라(Lycra), 혹은 네오프렌(neoprene). 슬리브에 적용시킨다. 동작의 범위에 브레이스를 신전 혹은 굴곡으로 위치시킨다. 모든 스트랩(strap)를 느슨하게 한다. 각각 브레이스는 기능 브레이스의 특별한 지도의 설명을 포함한다. 적절한 사용 그리고 설명은 단계 별로 적용한다. 일반적인 가이드라인은 기능 디자인을 적용시킨다.

적용:

1단계: 브레이스 안에 다리를 위치시키고 개인별 가이드를 따라 그리고 경첩을 각각 잡는다. 상위 관절 라인에 패드 돌기를 위치시킨다. 브레이스를 무릎의 후면 방향으로 민다(그림 6-14A).

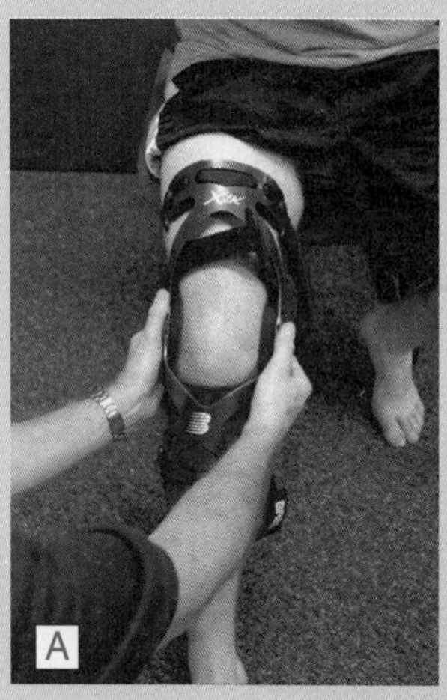
A

2단계: 특별한 브레이스에 의존하여 스트랩(strap)을 고정시킨다. 몇몇 디자인의 도움을 시작으로 종아리 근위 후면 스트랩을 고정시킨다(그림 6-14B). 다음 넙다리부위 원위 후면에 스트랩을 고정시키고, 종아리 앞쪽으로 이동시킨다(그림 6-14C).

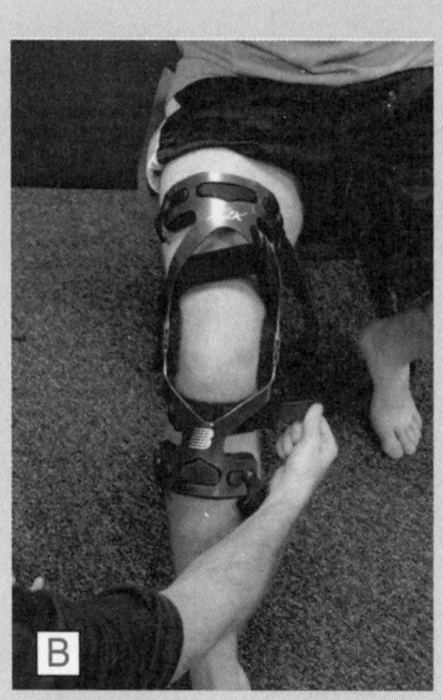
B

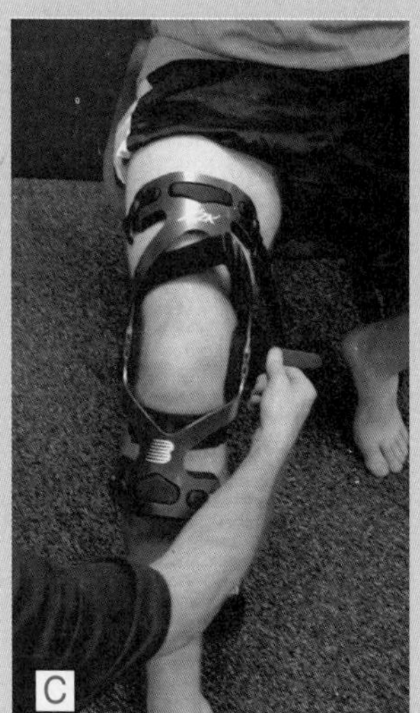
C

그림 6-14

3단계: 계속해서 근위부 뒷면 넙다리 스트랩(strap)을 고정시켜라(그림 6-14D).

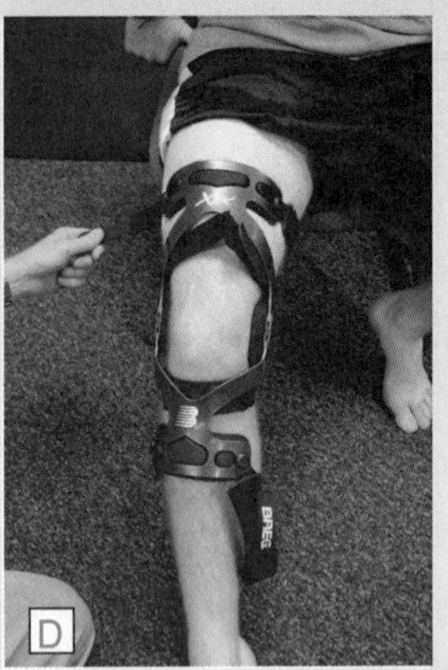

4단계: 하지의 cuff를 잡아당기고, 원위부 하지 스트랩을 고정시켜라(그림 6-14E).

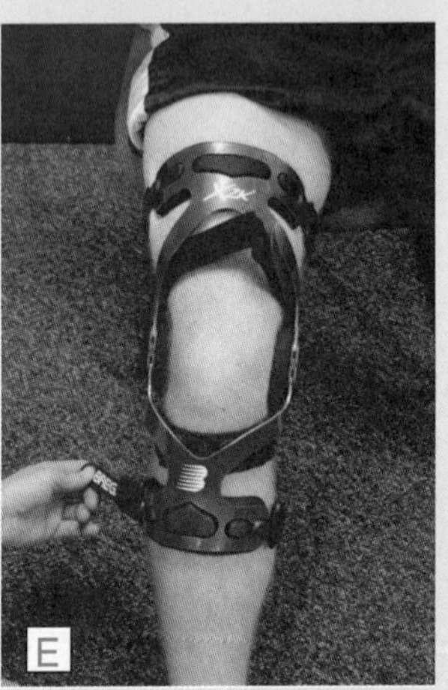

5단계: 굽히게 되는 대퇴사두근으로 서게 하고, 말초부의 앞면의 넙다리 스트랩을 고정시킬 수도 있다(그림 6-14F). 적절히 고정시켰다면, 걷는 것도 가능하다. 스트랩을 올바르게 묶고 필요하다면 브레이스를 재조정한다.

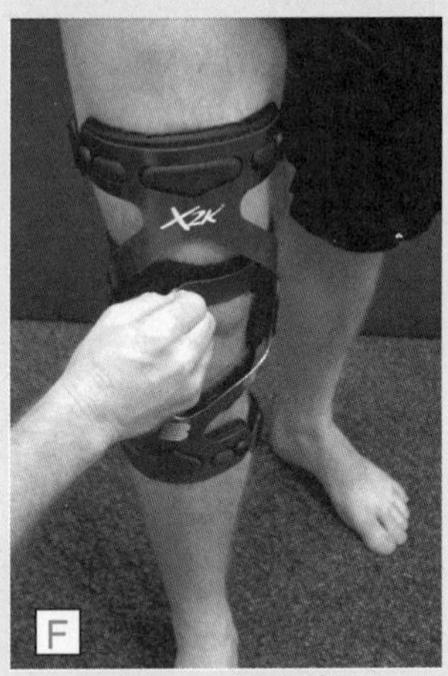

그림 6-14 *(계속)*

주문 제작형 제품의 기능 무릎 브레이스 (Custom-Made Functional Knee Brace Fitting)

주문에 의해 만들어진 기능적 무릎 브레이스는 개인의 다리에 맞게 측정되어 만들어지고, 다리가 견뎌낼 수 있는 무게에 맞게 제작된다(그림 6-15).

- **목적:** 각 제조업자들은 많은 제조 과정을 차례로 거친다. 많은 제조업자들이 측정장치들을 사용하여 가장 적합한 크기를 만들어 낸다. 그리고 다리에 압박을 심하게 가하지 않게 알맞게 만들어지도록 한다.

이하의 가이드라인은 다리의 굵기를 정확히 측정하여 딱 맞는 장치의 이용을 하기 위함이다.

적용:

1단계: 어깨 너비로 다리를 벌려라. 만약 그렇지 않으면 무릎에 무리가 가게 된다. 그후에 측정기구를 무릎의 양옆에 댄다(그림 6-15A).

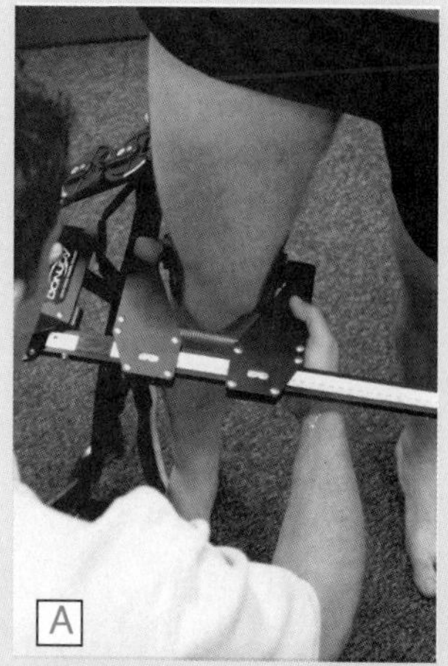

2단계: 다음으로 패드를 무릎에서 떼어 놓아라. 그리고 그것들을 안쪽과 가쪽 대퇴골과에 재조정하고 넙다리의 정중선에 뒤쪽에 위치한다(그림 6-15B).

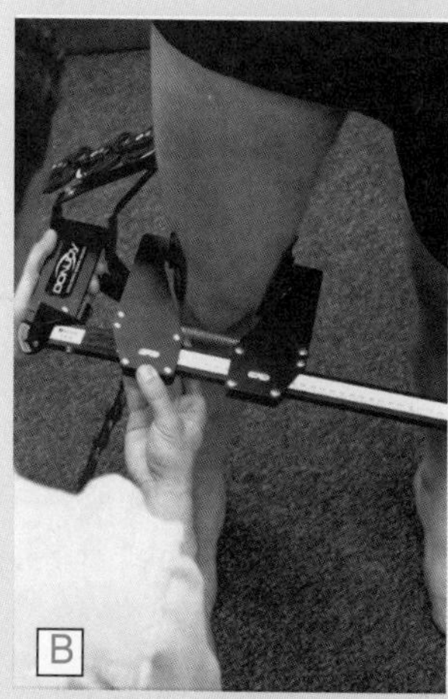

3단계: 대퇴부에 있는 측정 테이프들을 바른 위치에 두고 다리를 낮춘다. 다음으로 알맞은 세기로 넙다리와 하지에 테이프들을 두른다. 테이프들은 바닥과 평행이어야 한다.
그리고 부드러운 조직을 압박하지 않는다(그림 6-15C).

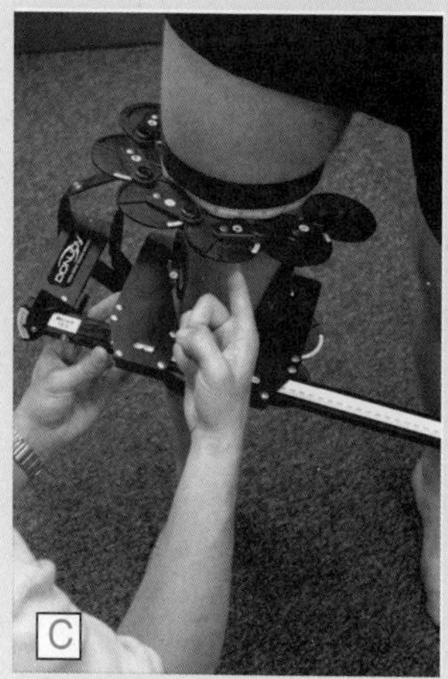

그림 6-15

4단계: 제조업자에 따라 측정하는 내용은 다를 수 있다. 이것들은 넙다리를 포함할지도 모르고 다리둘레, 무릎관절각도, 무릎 폭과 앞면의 넙다리를 측정할 수도 있다(그림 6-15D).

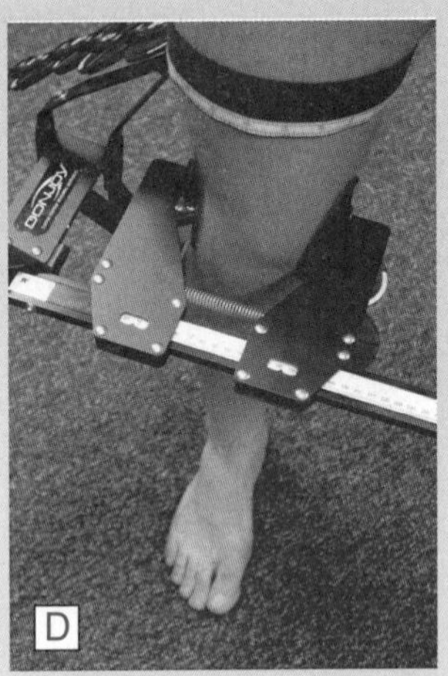

그림 6-15 *(계속)*

연구 요약

기능적 브레이스는 상처와 외과 후에 불안정한 무릎을 보호하기 위해 사용된다. 이 브레이스는 긴 세월 동안 보건 위생에 사용되었다. 따라서 새로운 디자인들이 속속 출현하였다. 실시되는 조사는 근육 응답, 기능의 실행과 개인의 심리 등이 기능의 브레이스들 디자인에 어떠한 영향을 미치는지 집중했고, 그에 따른 많은 모순된 질문이 양산되었다.

정강뼈 조절은 무릎 브레이스의 가장 중요한 역할 중 하나이다. 연구자들은[7,13,56,72,107] 낮은 외부의 로드들의 아래에서 브레이스가 ACL 부족한 성과를 줄이고 안정성을 늘렸다는 것을 안다. 이 연구는 신체 무게 힘과 근육 수축들을 제외하고, 무게 하중이 전혀 없는 것에서 실행되었다.[13] 다른 연구자들은 이것에 대해 무게 하중을 고려해야 함을 경고했다. 여러 가지 운동의 경험을 통하여 경기의 활동에서는 어느 정도의 높은 무게 하중이 있다고 다수의 연구자들이 증명했다. 브레이스는 전십자인대의 부족한 부분을 보충하고 압박을 감소시키지 않았다는 것을 연구자들이 주장하게 된 것이다. 과거의 연구에서는 정강뼈의 압박이 전방으로 전해지는 것을 증명했다.[13,107] 몇몇 연구자들은 매일 운동하는 경우에 낮은 강도 부하가 적용해야 한다고 경고하였다.[73] 중간에서 높은 강도 부하는 ACL에서 브레이스가 전방이동을 감소시키지 않는다고 하였다.[97] 연구가들은 무부하에서 부하로 변화 중에 브레이스의 기능을 검사하였다. 과거의 연구에서는 종아리뼈가 전방으로 이동한다는 것이었다.[14,103] 이러한 사실은 ACL에서 기능적 브레이스는 정강뼈의 전방으로의 이동이 감소되지 않았다는 것을 보여줬다.[13,87] 결론적으로 낮은 부하에서는 정강뼈의 앞쪽이동을 기능적 브레이스는 감소시킬 수 있었다.[20,30]

이 압박의 전이는 기능의 브레이스가 전십자인대의 부족함을 보충하지도 않았으며 전방으로의 힘의 전이를 줄이지 않았다는 것을 의미한다. 조사들로부터의 결과는 초기의 수술 후의 기간 동안에만 잠시 나타날 뿐이다.

극히 적은 연구자들만이 기능의 무릎 브레이스들의 효과를 조사하고 있었다.

연구가들은 정적이고 동적인 운동조절의 실험을 통해 기능의 브레이스를 개량해 내는데 힘썼다. 다른 연구는 3주간의 실험을 통해 무릎에 가해지는 충격을 줄일 수 있음을 밝혀냈다. 연구자들은 또한 운동 할 때 발생하는 전십자인대의 불완전함에 착용하는 것이 효과가 있음을 밝혀내었다. 이 결과는 눈여겨 볼만하다. 그리고 그 후 많은 연구가들이 개량의 가능성을 발견해 냈다.

이전의 조사들은 기능의 브레이스들의 효과들에 관해서 근육의 응답 위에 모순되는 발견들을 생산했다. 다른 연구[1]는 주제들 중에 무릎 불안정성의 조짐들로부터 최고점 토크의 증가를 밝혀냈다. 대조적으로 몇몇 연구자들[94,110]은 기능의 브레이스들이 최고점 비트에는 힘에 영향을 주지 않았던 것을 알았다. 연구자들[1]은 최고점 토크의 개량들이 대퇴사두근의 수축 동안의 앞면의 결과들일지도 모른다 라고 이야기한다.

연구가들[107]은 또한 브레이스들의 슬괵근에 대한 기능을 보았다. 그리고 이 기능은 다양한 디자인에 따라 다를 수 있음을 알아냈다.

다수의 연구는 많은 실행들을 통해 브레이스의 효과들을 조사했다. 어떤 연구자들[20,54,59105]은 디자인 기법이 더 높은 에너지 효용을 가져오는 것을 알아냈고, 일부의 연구자들[30,88]은 여러 가지 기능적 활동의 수행 증가를 발견했다. 기능적 브레이스가 전경골근의 부하 전달의 조절이 된다고 할지라도, 몇몇 조사자들[74,95]은 무릎의 버클링(buckling)이 활동 중에 풀어지는 것에 주의하라고 한다.

기능적 브레이스의 심리학적 효과들을 조사하는 문헌고찰에서 주관적이고 객관적인 발견들의 차이를 만드는 것처럼 보인다.[1,10] 대다수의 연구는 브레이스가 낮은 외적 부하에서 효과적일 뿐이다 라고 말한다. 그러나 기능의 중괄호들이 기능을 개선하고, 무릎 불안정성의 감각들/지각들 또는 버클링을 줄인다면, 자신감이 증가하고 다양한 활동 중에 효율성을 높일 수 있다. 보건 위생 전문가들은 개인의 활동들을 모니터해야 하고, 상처 기능을 본래 상태로 되돌리는 이해력이 있는 치료의 연습 계획에 대한 중요성을 강조한다.

보건 위생 전문가들은 여러 가지 디자인의 선택이 가능하다고 말한다. 연구자들[15,64,66,106]은 디자인에 따른 기능의 차이를 알았다.[40,63,74] 총체적으로 조사는 무릎 불안정성의 보호에서 기능의 브레이스를 사용한다는 것을 지지하는 것처럼 보인다. AAOS[5]는 "무릎의 기능적 브레이스가 오랫동안의 연구를 통해 효과가 있다"라고 진술한다. 완벽한 디자인은 아직 발견되지 않았으므로 더 많은 추가적인 브레이스 사용 결정에 필요하다.

만약/그렇다면...

만약 염좌가 동반된 외반과 내반 힘으로부터 보호가 **필요하다면,** 기능적인 브레이스 디자인을 사용해라. 대부분의 Prophylactic 브레이스는 단지 외반힘으로부터 손상을 감소하거나 예방하기 위해 단순경첩 바로 디자인된 것으로 구성된다는 것을 기억해라.

창의성이 있는 질문 3

프로 축구팀에 속한 루키 디펜시브는 트레이닝 캠프동안 왼쪽의 무릎에 1° MCL 염좌가 생긴다. 그는 대학 4년 동안 같은 쪽 무릎에 두 번 정도의 1° MCL 염좌를 경험했다. 그는 재활 치료 후에 다시 훈련할 수 있었지만, 의사는 MCL의 소홀적 관리와 왼쪽 무릎에 다른 구조적 외상의 위험에 대해 염려했다.

 **질문 : 부종을 줄이기 위해 어떤 기법을 이용할 것인가?**

네오프렌 슬리브(Neoprene sleeve) 그림 6-16

▶ **목적:** 네오프렌 슬리브는 타박상, 염좌, 반월판 파열, PFSS, 넙다리네갈레근건염, 연골육종, 주름, 활액낭염 그리고 손상의 과사용과 상태를 치료할 때 압력과 가벼운 지지를 제공한다.

세부사항

슬리브는 재활 치료, 선수생활, 작업 그리고 일상적인 활동에 사용할지도 모른다.

▶ **설계:**
- 기성제품 슬리브들은 넙다리와 무릎 주변의 둘레를 재어 미리 예견된 크기에 상당하는 보편적으로 맞춰진 디자인으로 제작된다.
- 몇몇 디자인들은 무릎을 덮거나, 또 다른 디자인은 무릎 주변을 자른 모양을 하고 있다.
- 몇몇 디자인은 또한 오금이 미리 잘려있거나 열려 있기도 한다.

▶ **환자의 자세:** 다리를 편 채로 테이블이나 벤치의 가장자리에서 앉고 무릎을 대략 45° 로 굽힌 채로 앉는다.

▶ **준비:** 피부 위에 네오프렌 슬리브를 댄다: 고정은 하지 않는다.

▶ **적용**

1단계: 슬리브를 발에 위치시킨 후, 무릎까지 쭉 끌어올린다(그림 6-16).

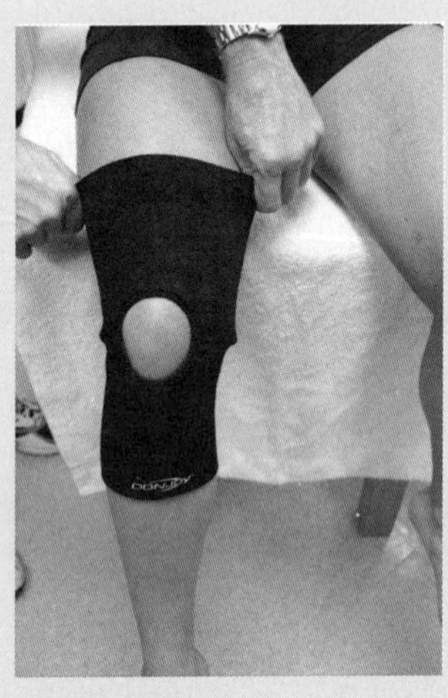

그림 6-16

연구 요약

네오프렌 무릎 슬리브는 전형적으로 손상에 따른 보온, 압박 그리고 가벼운 지지를 제공하는데 사용된다. 이 슬리브에 대한 문헌적 조사는 얼마 되지 않는다.[11,82,84] 이 문헌조사는 고유수용기에 대한 슬리브 사용의 효과와 특히 관절위치감각과 방향에 대한 역치에 초점을 맞춘다.

고유수용기에 대한 네오프렌무릎슬리브의 효과에 대한 과거 연구실험은 전체에 걸친 긍정적인 결과를 발견했다. 관절위치감각 실험에 대한 연구자들은 건강[20]과 전방십자인대 재건수술의 정확성과 의식성 사이에서 향상을 입증했다. 또 다른 연구자들은 수동적인 움직임의 감지에 대한 역치가 슬리브의 사용만으로도 변화되지 않는 ACL 결손환자들 사이에서 보여주었다.[16]

이러한 결과는 네오프렌슬리브가 무릎에 고유수용기에 영향을 미친다는 것을 암시했다. 몇몇 연구자들은 슬리브의 사용으로 인한 고유수용기의 향상이 무릎 손상을 감소시키는 것을 도울지도 모른다고 제안했다.[93]

경첩 바(돌쩌귀)를 가진 네오프렌 슬리브(Neoprene sleeve with hinged bars) 그림 6-17

목적: 경첩 바(돌쩌귀)를 가진 네오프렌 슬리브는 손상에 따른 무릎에 압박과 적당한 지지를 제공한다(그림 6-17). 이러한 브레이스들은 가볍고 적절한 MCL과 LCL 그리고 외반과 내반의 가벼운 ACL과 PCL염좌, 그리고 회전의 스트레스를 치료할 때 보편적으로 사용된다.

> **세부사항**
>
> 슬리브는 재활이나 운동, 작업 그리고 일상 활동 등에서 사용한다. 보편적으로 유연하지 않은 경첩(hinges)은 NCAA[75]와 NFHS[76] 규칙을 따르기 위해서는 패드를 사용해야 한다.

설계:

- 보편적인 적당한 소매들은 재고가 있고 넙다리와 무릎 원주측정들에 대응하고 있는 미리 정하게 되었던 크기들에서 이용할 수 있다.
- 슬리브는 표준으로도 또는 개인의 키 차이에 조절할 수 있도록 짧은 길이의 디자인으로도 제작된다.
- 대부분의 디자인들은 중간길이와 가쪽 돌쩌귀 형태의 알루미늄 바와 두 개의 나일론 끈 매듭을 갖춘 한 개의 네오프렌 슬리브로 구성한다.
- 몇몇 디자인들은 딱딱하게 고정하는 다리의 형태에 적합하도록 무릎 주위를 감싸는 체형에 맞춰진 슬리브를 사용한다. 이러한 디자인은 전면 넙다리와 velcro를 가진 하지 위에 고정되어진다.
- 슬리브는 슬개골 전면이 오픈되어있는 것으로 구성 된다 : 또한 어떤 슬리브들은 무릎 뒷면이 오픈되어 있기도 한다.
- 대부분의 디자인들은 관절운동범위의 조절을 허용하는 다방향의 경첩(hinge)을 가진다. 과신전 방지에도 유용하다.
- 어떤 디자인들은 재활을 위한 조절할 수 있는 브레이스와 유사한 작은 경첩(hinge)을 가진다.
- 대부분의 디자인들은 슬리브에 중앙과 가쪽 바에 고정된 근위와 원위 주머니 혹은 호주머니를 가지게 된다. 바깥쪽 나일론 스트랩은 바에 더 많은 지지를 제공한다.
- 추가적인 지지를 제공하기 위해 몇몇 디자인들은 관절 라인에서 경첩(hinge) 아래에 위치하고, 점착직물을 가진 슬리브에 부착된 과(condyle) 패드를 가지고 있다.

환자의 자세: 테이블 테이블 혹은 긴 의자(의자)에 가장자리에서 다리를 쭉 뻗어서 앉고 의자에서 무릎을 대략 45° 정도 굽혀라.

준비: 경첩(hinge) 바를 가진 네오프렌 슬리브를 피부에 직접적으로 적용해라: 고정은 필요없다. 굴곡과 신전의 움직임이 요구된 setting에 관절가동 범위를 지정한다.
슬리브를 적용할 때는 제조업자의 지침을 따라라. 이러한 지침서의 적용은 대부분의 슬리브에 적합하다.

적용:

1단계: 넙다리와 하지 끈들을 느슨하게 풀어놓는 것 부 터 시작해라.

2단계: 바의 근위부 위의 끝부분 루프를 쥐고, 무릎 위 근위 방향으로 브레이스를 끌어당겨라. 무릎뼈 위로 도려낸 부분을 관절 라인 위로 경첩을 중앙에 둔다(그림 6-17A).

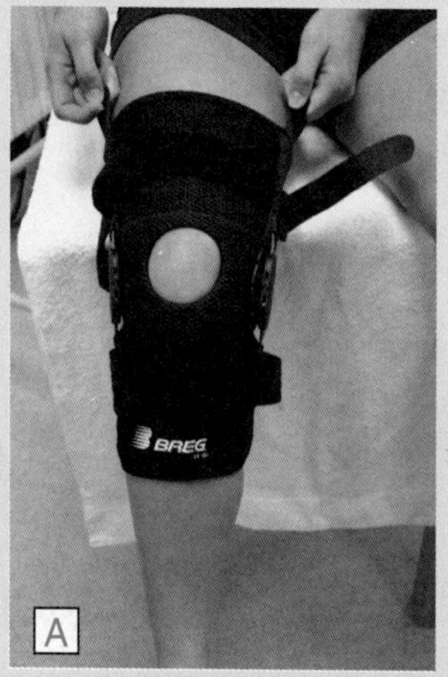

그림 6-17

3단계: 둥글게 다리쪽을 감싸게 만든다. 앞면의 넙다리의 주변의 소매를 감싸고, Velcro 마감을 한다(그림 6-17B). 관절 라인 위에 경첩을 중심에 둔다.

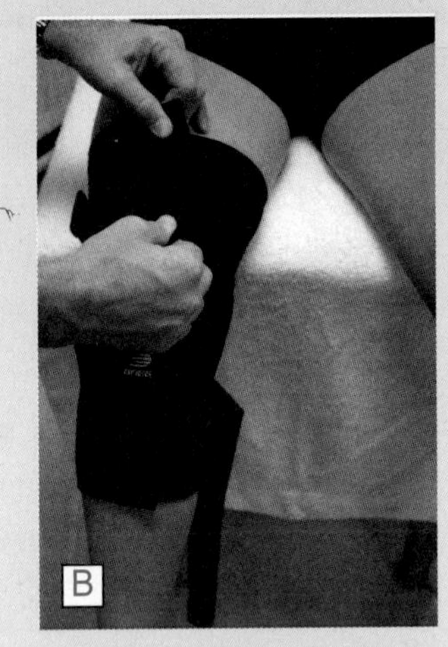

4단계: 끈들의 적용은 특정의 슬리브 디자인에게 따를 것이다. 단단한 끈들을 조이고 점착직물(velcro) 마감을 한다(그림 6-17C).

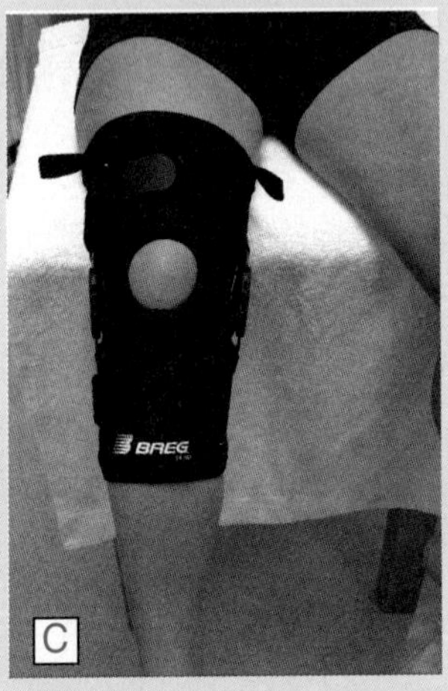

그림 6-17 (계속)

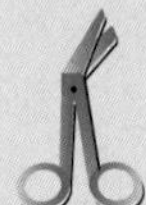

도움말: 탄력 랩, 옷 섬유, 그리고 기타 조각 등이 종종 벨크로 잠금장치(찍찍이)에 붙어 점착력을 약화시킨다. 점착력 강화를 위해 끈끈이 역할을 하는 조직 끝부분을 청결하게 하며 작은 조작은 가위나 족집게를 사용하여 제거한다.

만약/그렇다면...

만약 지지와 보호가 MCL 염좌에 계속될 필요가 있는 경우 그리고 만일 줄자로 재는 것은 옵션이 아니라 **한다면,** 경첩 bar 브레이스 디자인으로 외반힘에 대항하여 neoprene 슬리브를 사용한다 것을 고려해라.

창의성이 있는 질문 4

대학 간의 하키팀에 관한 포워드는 오른쪽 무릎의 LCL 염좌로 고생한다. 짧은 기간 후에 경기가 허락된다. 무릎이 지탱되고, 2주의 기간 동안 모든 실행들과 경쟁들 동안에 더 이상의 상처로부터 보호되고 있다라고 팀 의사가 말한다. 지금 2주 동안에 열 번의 실행들과 두 번의 경쟁들이 일어날 것이다.

질문 : 당신은 어떤 기법을 사용할 수 있나? 어느 기법이 더 경제적일 수 있을까?

네오프렌 슬리브로 강화한다(Neoprene sleeve with buttress) 그림 6-18, 6-19

▶ **목적:** 네오프렌슬리브로 압축에 제공하고, 마찰을 줄이고, 압력에 대비를 한다. 가벼운 지지를 완화하고, 구조상의 비정상을 정정하기 위해 슬리브를 강화한다. 이 상처들과 필요 조건들을 다룬다.

> **세부사항**
>
> 고정되고 조절할 수 있는 슬리브는 활동에서도 적용될 수 있다.

- 넙다리와 무릎 원주 측정들에 대응하고 있는 미리 정하게 되었던 크기들로 이용될 수 있다.
- 디자인들은 네오프렌 슬리브로 이루어져 있다. 고정된 또는 조절할 수 있는 여러 가지 스트랩(strap)으로 강화한다.

수정된 지지대 (Fixed Buttress)

- 디자인 적용 또는 활동 동안의 조정들을 위해 허락하지 않는다(그림 6-18).
- 수정된 지지대 슬리브는 열린 무릎뼈 전면에 펠트, 실리콘, 고무, 폼 또는 압축공기 지지대 "C", "H", "J", 또는 "U", 또는 원형 패턴이다.
- "C", 그리고 "J" 형태로 무릎뼈의 옆의 움직임을 제한하기 위해 강화한다.
- "H" 형태로 강화한다. 열등하고 뛰어난 patellar 움직임을 제한하기 위해 "U" 형태로 강화한다. 운동의 방향의 범위들에서 무릎뼈를 안정되게 하기 위해 원형으로 디자인한다.
- 다방면의 관절 운동 범위에서 무릎뼈 안정화를 위해 원형 지지대를 디자인한다.
- 많은 디자인 open popliteal를 이용할 수 있다.
- 어떤 것은 중괄호를 넙다리에 고정시키고, 다리를 낮추기 위해 점착직물 마감을 한다.

▶ **환자의 자세:** 테이블이나 벤치에 다리를 펴고 앉는다.

▶ **준비:** 슬리브를 직접 피부에 디자인 한다. 고정은 필요없다.

▶ **적용:**

(1단계:) 발 위에 슬리브의 큰 끝을 놓고 기부에 가까운 방향을 떼어 놓는다. 무릎뼈의 위에 둔다. 그리고 강화한다. 제조업자의 지시에 따라 끈들을 단단하게 점착직물 마감한다(그림 6-18).

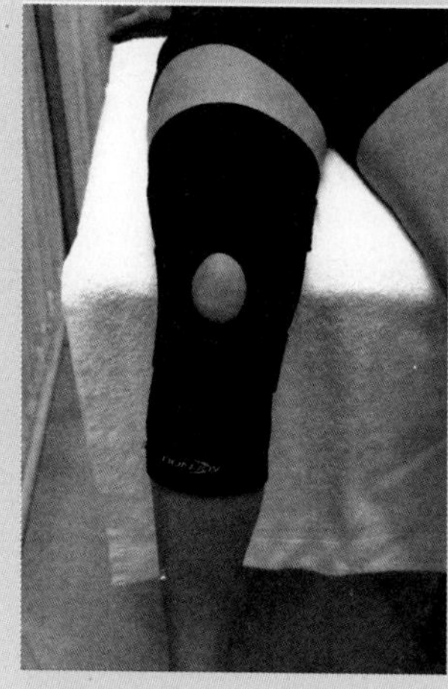

그림 6-18

조절가능한 지지대 (Adjustable Buttress)

설계:

- 이 디자인은 슬리브를 조직하고 다양한 스트립(strip)을 조정하고, 무릎뼈의 추가적인 지지를 제공하는 것을 허락한다(그림 6-19).
- 이 슬리브들은 전면 무릎뼈에서 제조되는데, 몇몇 슬리브들은 오금의 공간에서 가지고 있다.
- 조절된 많은 디자인들은 'c', 'h', 'j', 'u', 혹은 원형 지지를 포함하고, 다른 위치 혹은 상태의 성공을 위하여 압축과 유지를 희망한다.
- 몇몇 디자인들은 Velcro 부착이 조정되어 슬래브 안에 과도하게 제한된 무릎뼈 동작의 범위를 다양한 스트랩(strap)으로 사용한다.
- 여러 다른 슬래브들은 지지가 수리되고 스트랩이 조정되어 제조되었다.
- 대부분의 스트랩 디자인들은 슬래브의 가쪽면에 부착되고 그 스트랩 안쪽 방향으로 제한된 무릎뼈의 가쪽 움직임을 제한하기 위하여 통상적으로 잡아당긴다.
- 몇몇 조절할 수 있는 디자인들은 지지가 조절되고, 무릎뼈 동작의 과도한 제한을 위하여 가쪽을 지지하여 사용한다.
- 다른 디자인들은 무릎 동작의 범위를 통하여 무릎뼈는 조절이 제공되고, 팽팽한 경첩에 도달하여 가쪽지지판에 사용한다.

환자의 자세: 테이핑 테이블 혹은 벤치에 앉아 가장자리로 다리를 펴거나 의자 쪽으로 향하고 굴곡의 대략 45° 정도 무릎 각을 유지한다.

준비: 피부에 직접 슬리브 지지 조절을 적용한다. 고정을 요구하지 않는다.

맞추기와 착용은 특별한 지시를 포함하여 제조되고 있다. 단계-단계 후에 적합하게 혹은 유지를 한다. 가이드 설명서에 따르면 대부분의 슬리브에 적용된다.

적용:

1단계: 발 혹은 무릎 위에 슬리브를 적용시킨다. 무릎뼈 주위에 cut-out 그리고 지지대를 조절한다(그림 6-19A).

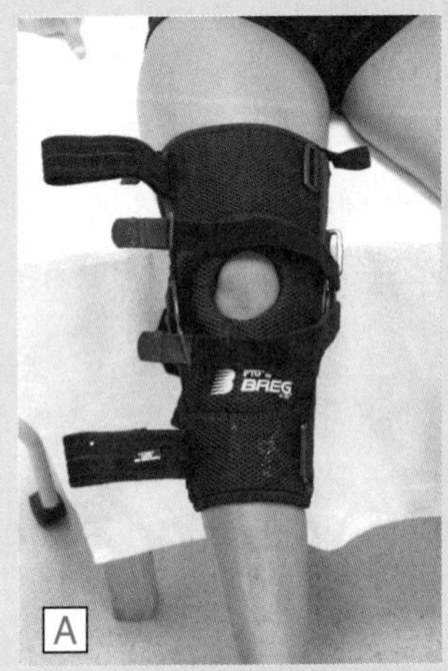

2단계: 특별한 브레이스 디자인의 의존은 스트랩(strap)에 적용된다. 일반적으로 이 스트랩은 넙다리부위 위의 안쪽 방향으로 단단히 당기고, 종아리 그리고 안쪽 가쪽 슬리브 점착포에 고정한다(그림 6-19B).

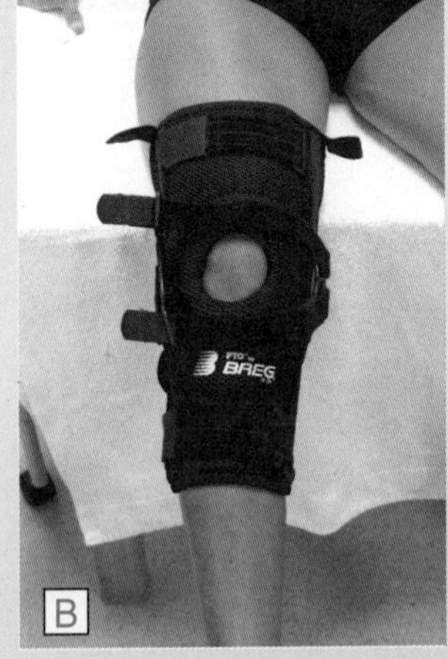

그림 6-19

3단계: 외부 지지대의 위치는 가쪽 무릎뼈 옆에 그리고 스트랩(strap)을 무릎뼈 상하에 교차한다. 안쪽 혹은 가쪽 슬리브에 고정한다.

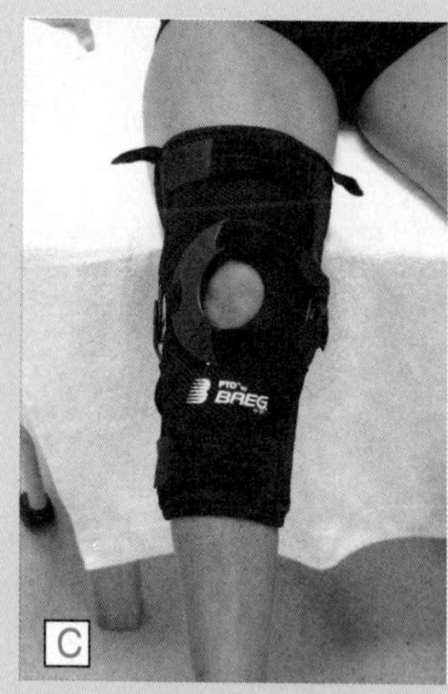

그림 6-19 *(계속)*

만약/그렇다면...

만약 운동선수가 무릎뼈의 PFSS 치료 혹은 무릎뼈 아탈구의 지탱을 요구 받았다면, 합성고무로 만든 슬리브로 지지대로 사용한다. 합성고무로 만든 슬리브가 브레이스로 증명되었다 하더라도, 수정되고 조절된 적절한 브레이스를 제공하여 더 나은 유지와 무릎뼈의 안정성 그리고 주위의 부드러운 조직, 과도한 동작을 줄이는 것을 제공한다.

연구 요약

네오프렌 슬리브의 지지대는 활차에 들어간 부분에 슬개골 흐름에 대한 영향 및 앞 무릎상해와 컨디션 처치를 위한 마찰과 통증을 줄이는 디자인이다.[17,104] 이를 지지할 선행 연구결과는 부족하지만, 이러한 브레이스는 아마도 다혈증에 의한 전방 무릎 통증에 도움이 될 수 있다.[74]

브레이스 디자인에 관한 연구결과는 문제를 안고 있다. 몇몇의 연구결과에 따르면, 통증 감소와 기능성 증진이 나타났다고 보고했고,[78,102] 전방 무릎 통증[11]의 발생이 지지대와 줄 슬리브의 사용에 의해 감소되었다고 보고했다. 다른 연구자들의 결과에 따르면, 이러한 디자인의 사용이 통증수준을 감소시키지 못했다고 보고했다.[39,71] 많은 연구자들의 제안에 따르면, 네오프렌 슬리브의 버트레스와 스트랩(줄)은 연부조직 압박과 슬개골 움직임을 제한하고,[80] 부하를 감소시키며 고유수용 피드백 증가와,[11] 지속적인 힘 적용,[44,80] 때문에 전체적인 운동치료 프로그램에서 사용해야 한다고 하였다. 미래에는 수집된 연구결과를 기초로, 네오프렌 슬리브의 버트레스와 스트랩(줄)의 긍정적 효과를 파악하기 위해 더 많은 연구가 필요하다.

슬개건 스트랩(Patellar tendon strap) 그림 6-20

▶ **목적:** 여러 무릎뼈 건의 스트랩(strap) 브레이스 디자인은 무릎뼈 하대 그리고 정강뼈 홀 건의 긴장을 감소시켜 주고, 무릎뼈 건염 치료, 오스굿슐래터(OSD), PFSS, 그리고 연골연화증(chondromalacia)이 존재한다(그림 6-20).

세부사항

운동, 작업 혹은 활동적인 경우 스트랩(strap)을 사용한다. 무릎뼈 건의 스트랩은 아마도 합성소재의 슬리브가 압박과 유지를 제공하는 것과 결합하여 사용된다.

▶ **설계:**

- 그 스트랩(strap)은 개성에 맞는 전체적인 스타일 그리고 하 무릎 원 형태측정에 상응하는 미리 정해진 사이즈는 이용 가능하다.
- 그 스트랩은 합성소재 혹은 velcro closures 폼 구성 재료로 구조되어 있다.
- 최고의 디자인은 semi 관 혹은 폼관, 폼/공기 세포, 혹은 플라스틱 브레이스 패드는 스트랩 안에서 포함된다.

▸ **환자의 자세:** 테이핑 테이블 혹은 벤치에 앉아 가장자리로 다리를 펴고 혹은 의자에 무릎을 대략 45° 정도 굴곡시킨다.

▸ **준비:** 무릎뼈 건 스트랩(strap)은 피부에 즉시 적용할 수 있다. 고정은 요구하지 않는다.

▸ **적용:**

1단계: 무릎뼈 건위에 반(semi). 관/브레이스 관을 위치하고, 무릎뼈의 하 장대 그리고 정강뼈 관에 적용할 수 있다(그림 6-20A).

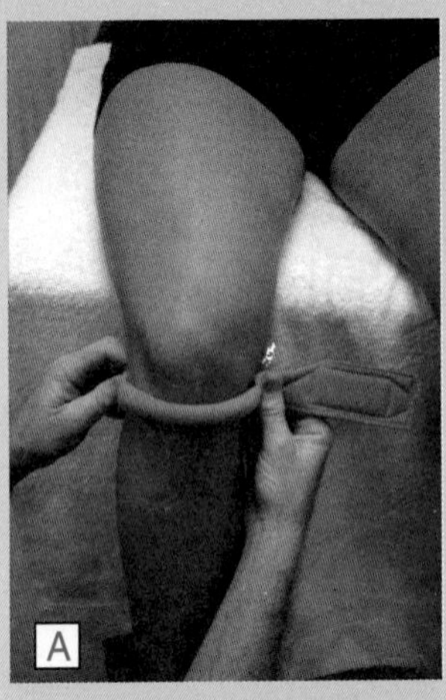

2단계: 끝으로 당기고 그리고 velcro closures를 무릎 후면에 고정시킨다(그림 6-20B). 이전의 아픈 활동 수행을 개별적으로 허용한다.

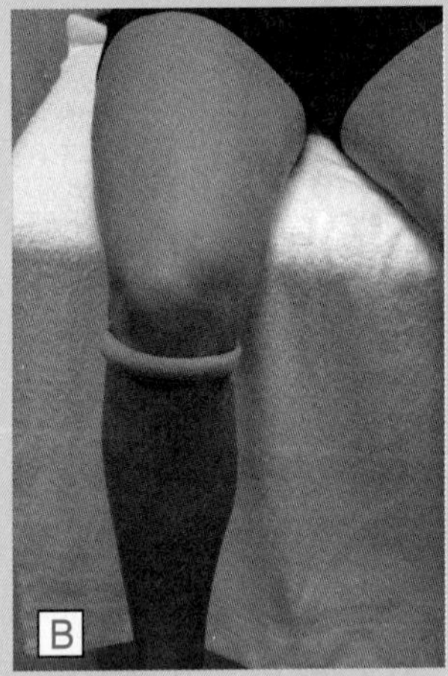

그림 6-20

보조 기구에 의한 기능 회복(Orthotics)

▸ **목적:** 기능 회복 공급을 제공해주고, 충격을 흡수하고 무릎 부상 또는 상태를 치료 할 때 조직 이상을 올바르게 해준다.

- 무릎뼈 건은 오스굿슐래터(OSD). 그리고 SLJ 치료를 위하여 부드러운 기능 회복 디자인을 사용하여 충격을 흡수하고 스트레스를 줄인다(그림 3-16). 정강뼈 관, 정강뼈 안정, 넙다리돌기의 스트레스를 치료하거나 방지할 때 충격 흡수를 하기 위해 부드러운 디자인들을 사용한다. 발뒤꿈치를 들어 올리거나 길이를 완전하게 늘리고 합성고무, 실리콘, 점탄성 중합물은 기성 제품 디자인들을 이용할 수 있다.
- 반경식(그림 3-17) 그리고 단단한(그림 3-18). 기능회복 훈련은 발의 과도하게 엎침하여 이상 조직을 바르게 유지하는 것을 제공하고, 다리 길이의 불일치, 무릎의 외반슬과 내반슬, 가쪽 정강뼈 비틀기, 엉덩정강근막띠마찰증후군(iliotibial band friction syndrome) 연골 조직, PFSS, 그리고 아족낭(pes anserinus bursitis) 그리고 건염을 치료 할 때 제공된다.

창의성이 있는 질문 5

첫 동료는 왼쪽 무릎에 전십자인대가 찢어지는 손상을 받았다. 그 후 외과에 의한 임상 실험과 연구가 진행되었고, 그 수술 계획은 전십자인대를 복원하는 수술이었다. 그 수술은 2주의 과정 동안 동작의 범위가 증가하고 삼출의 감소를 줄이는 것으로 예정되었다. 그 동료는 매일 정형외과에서 외래환자 치료를 받을 것이고 통증을 줄 일 수 있을 것이다.

질문 : 2주의 기간 동안 어느 기법이 랩핑과 브레이싱 역할로 사용 될 것인가?

패딩 기법

다양한 기성제품 패딩기술로 무릎상해 예방과 상해처치와 컨디션을 할 수 있다. 또다른 선택으로는 폼, 펠트 비스코일라스틱 폴리미어, 그리고 보온플라스틱 재료를 사용하여 마춤패딩기술로 만들수 있다. 여러 중고등학교 스포츠나 대학간 스포츠에서 무릎패딩의 사용을 의무화하고 있다. 이러한 의무기술에 대한 더 자세한 내용은 13장에서 논의될 것이다.

기성제품(Off-the-shelf) 그림 6-21, 6-22

- **목적:** 기성제품 패딩 기법은 다양한 디자인으로 개발되어 이용될 것이다. 이 기법들은 활액낭염의 치료와 예방할 때 충격 흡수와 보호로 제공될 것이고, OSD, SLJ, 그리고 무릎의 뼈와 약한 조직에 지속적으로 제공될 것이다. 후에 2개의 기본적인 디자인 기법이 보일 것이다.

연성/저밀도 (Soft, low-density)

세부사항

연성, 저밀도 패드의 사용은 일반적으로 농구, 야구, 축구, 아이스하키, 라크로스, 소프트볼, 배구 그리고 레슬링 선수들의 무릎에 충격 흡수를 제공되는데 사용된다. 업무 그리고 활동적인 원인으로 패드는 사용한다.

- **설계:**
  - 패드는 전체적으로 개인의 사이즈에 맞게 생산되었으며, 개인의 허벅지 혹은 무게의 측정으로 올바르게 생산되었다(그림 6-21A).
  - 대부분의 패드는 열고 닫을 때 높은 효과와 아주 두꺼운 소재로 폴리스테르/스팬덱스 혹은 천 섬유의 물질로 구조되어있다.
  - 여러 디자인은 합성고무 슬리브로 구성되어 있으며, 추가적인 폼은 전면에 조직되어 있다.
  - 몇몇 디자인은 오금 부위의 공간은 열려 있고, 다른 것은 닫혀 있다.

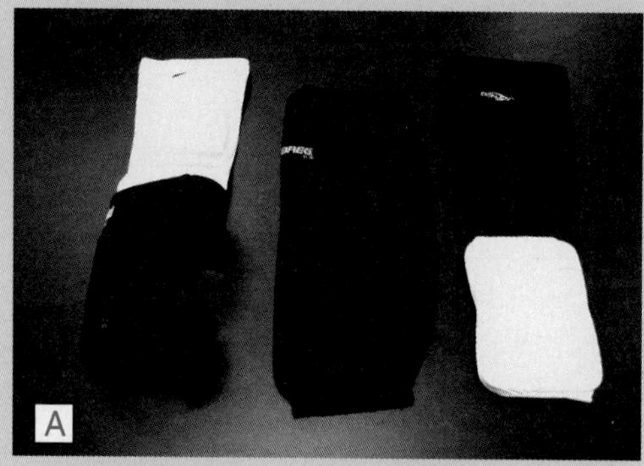

그림 6-21A 연성, 저밀도 패드의 다양한 종류(아래왼쪽), 오금이 열려져 있는 패드 (중간) 기능적 전방십자인대 무릎 브레이스를 위한 패드 커버

- **환자의 자세:** 테이핑 테이블 혹은 벤치에 앉아 가장자리로 다리를 펴고 혹은 의자에 무릎을 대략 45° 정도 굽힌다.
- **준비:** 연성/저밀도 디자인은 즉시 피부에 혹은 타이트한 옷 위에 적용한다.

적용:

1단계: 패드를 무릎 위의 근위 방향에서 발 위의 방향으로 당겨서 적용시킨다(그림 6-21B).

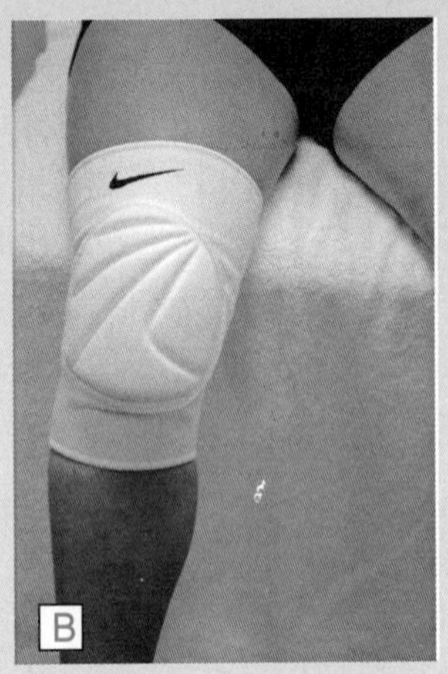

그림 6-21 *(계속)*

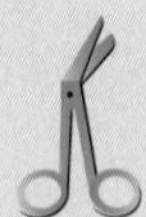

도움말: 부드러운 기성제품, 낮은 밀도의 패드는 슬개 공간에 자극을 유발할 수 있다. 이 자극을 최소화하기 위해 피부윤활제나 얇은 폼패드를 사용할 부위에 바르거나, 슬개 공간이 개방된 패드 디자인을 구입한다.

강성/고밀도 (Hard, high-density)

세부사항

강성/고밀도패드는 일반적으로 야구, 아이스하키, 그리고 소프트볼 선수들의 무릎에 충격을 흡수하는 효과를 제공해 준다. 패드는 업무 그리고 활동적인 원인에 관하여 무릎의 사용이다. 아마도 장시간 혹은 압박을 연장하게 하는 결과를 가져온다.

설계:

- 전체적으로 주문 제작된 디자인은 종아리의 측정 혹은 개인의 나이에 전제로 하여 사이즈가 미리 정해져 있어 이용할 수 있다(그림 6-22A).
- 대부분의 디자인은 폴리카본에이트 혹은 플라스틱 물질로 구조되어 있으며, 무릎의 외형에 맞추어 미리 외부의 틀을 형성하였다.
- 외부의 틀은 열리고 닫힌 형태로 라인을 형성하였고, 모든 방향이 충격의 흡수를 제공하여 비닐 패드 안에 구성되어 있다.
- 다른 디자인들은 무릎뼈를 보호하는 무릎 브레이스 기능이 경첩 되어 붙어 있고, 폴리카보네이트 컵 라인을 형성하여 사용하였다.
- 그 패드는 다양한 길이와 객관적인 기법에 의존하여 이용할 수 있다.
- 강성/고밀도 패드는 다양하게 조절 가능한 나일론 스트랩(strap)의 점착포 혹은 버클로 닫혀 있으며 무릎에 붙어 있다.

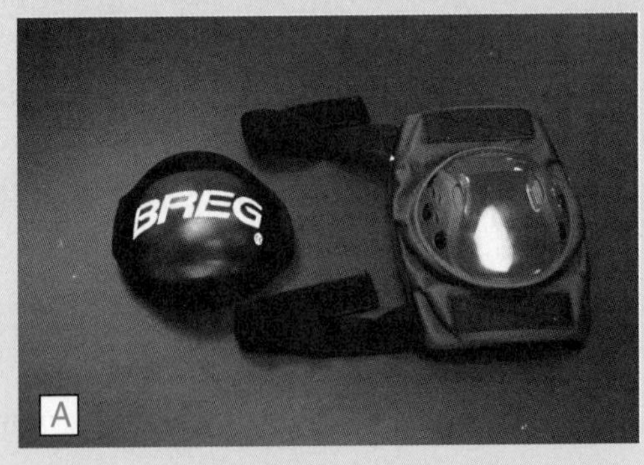

그림 6-22A 딱딱하고 고밀도의 패드 종류(왼쪽) 무릎 전면을 보호하기 위한 기능적인 ACL 무릎 브레이스를 부착할 수 있는 패드.

- **환자의 자세:** 테이핑 테이블 혹은 벤치에 앉아 가장자리로 다리를 펴고 혹은 의자에 무릎을 대략 45° 굴곡시킨다.
- **준비:** 강성/고밀도 패드의 디자인은 즉시 피부와 타이트한 옷 위에 적용될 수 있다.
- **적용:**

1단계: 전면 무릎 위에 패드를 위치한다. 상세한 디자인에 의존하여 스트랩(strap)을 적용한다. 통상적으로는 스트랩을 후면 무릎까지 당겨 교차한 다음, 패드를 끈끈이 혹은 버클로 잠근다(그림 6-22B). 만약 스트랩의 조절이 필요하다면, 적절히 타이트하게 한다. 패드는 모두 무해한 물질로서 NCAA 그리고 NFHS 규칙을 따른다.

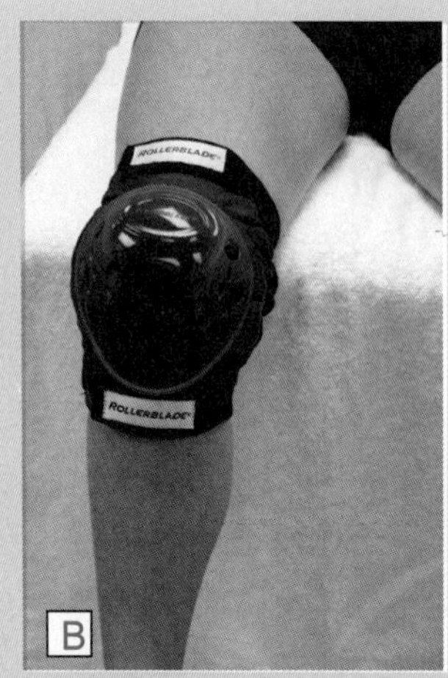

그림 6-22 *(계속)*

주문 제작된(Custom-made) 그림 6-23

- **목적:** 주문 제작된 틀의 가소성 재료 사용은 충격을 흡수하고 무릎의 타박상 치료 그리고 방지할 때 보호를 제공해 준다(그림 6-23). 이 디자인들의 기성제품 패드가 이용할 수 없거나 혹은 주문 제작된 보조기가 필요할 때 사용할 수 있다.
- **재료:**
  - 종이, 펜, 가소성 물질, 1/8인치 혹은 1/4인치 폼 혹은 펠트, 열 소스, 2인치 혹은 3인치 탄력 테이프, 탄력 랩, 연성, 저밀도 폼, 고무 점착제, 테이핑 가위.
- **환자의 자세:** 테이핑 테이블 혹은 벤치에 앉아 다리 그리고 무릎의 기능 위치에 선다.
- **준비:** 종이 형태의 패드 디자인에 의한 구조를 시작한다(그림 1-14). 다음 자르고, 틀을 형성하고, 무릎의 부상 부위 지역 위에 가소성 물질의 모형을 놓는다. 저밀도 폼을 패드의 표면 안에 부드럽고 붙인다(그림 1-15). 미리 자르고, 미리 디자인한 패드 또한 이용 가능하다. 물에 담근 후에, 무릎에 재료의 틀을 형성한다.
- **적용:**

1단계: 무릎의 패드에 2인치 혹은 3인치 탄력 테이프 혹은 점착 랩을 미리 붙인 테이프의 재료 위에 붙이고, 혹은 직접 피부에 붙인다 ◀▶. 스트립(strip) 혹은 원의 형태로 사용한다(그림 6-23A).

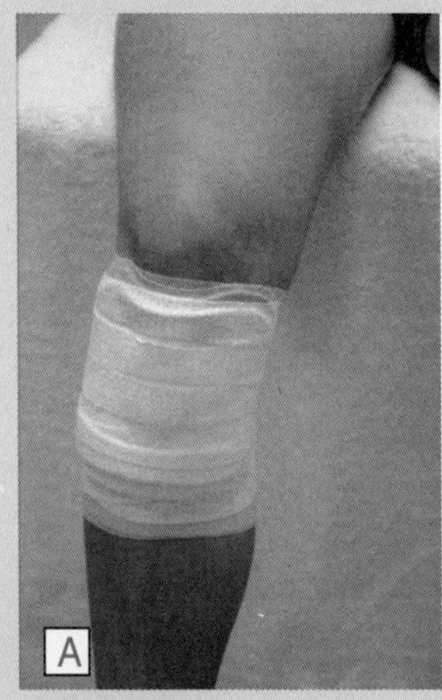

그림 6-23

2단계: 다른 기능은 무릎의 패드에 압박 랩핑 기법을 이용한다(그림 6-8 그리고 6-23B).

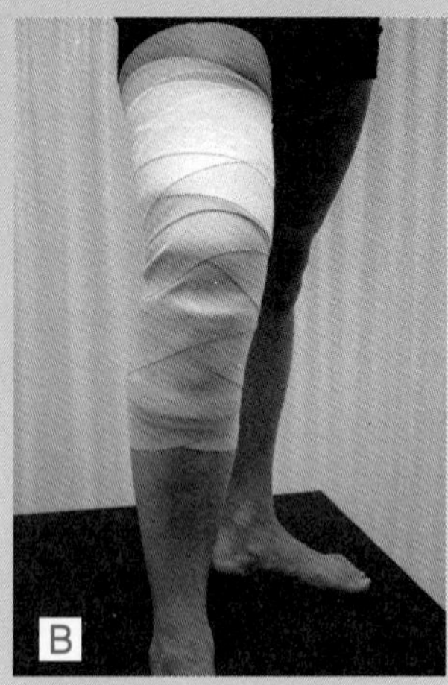

그림 6-23 (계속)

압박 랩 패드 기법(Compression wrap pad) 그림 6-24

- **목적:** 압박 랩 패드 기법은 무릎의 타박상의 유혈에 급성 치료와 부드러움, 절제, 혹은 과도한 팽창, 염좌, 반월 연골 절제, 골절, 탈구/아탈구, 활액낭염 그리고 과도한 상태를 감소시켜 주는데 도움을 준다(그림 6-24).
- **재료:**
  - $^1/_4$인치 $^1/_2$인치 열린 셀 폼, 테이핑 가위.
- **환자의 자세:** 테이핑 테이블 혹은 벤치에 앉아 가장자리로 다리를 뻗는다.
- **준비:** 움직임을 줄이기 위해 점착 테이프 스프레이, 테이프 스트립(strip) 혹은 피부에 직접 고정을 적용한다.
- **적용:**

1단계: 전면 무릎의 패드 교차로 안쪽에서 가쪽 관절 라인으로 그리고 무릎 상주머니(suprapatellar pouch)에서 정강뼈 혹까지 패드를 교차하여 늘린다(그림 6-24A).

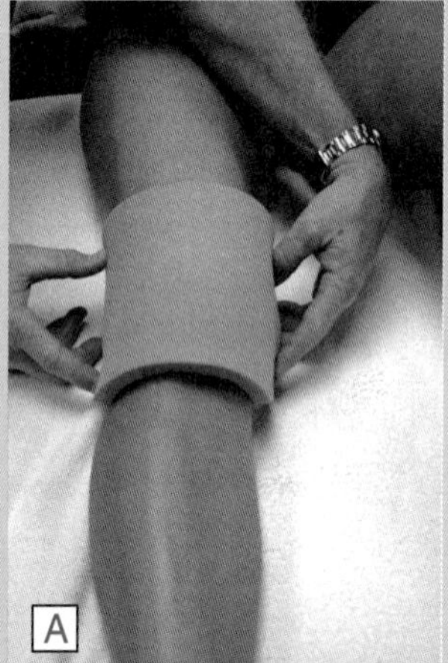

2단계: 패드는 전면 무릎 위에 위치하고 압박 랩 기법으로 고정한다(그림 6-8, 6-9, 6-10 그리고 6-24B).

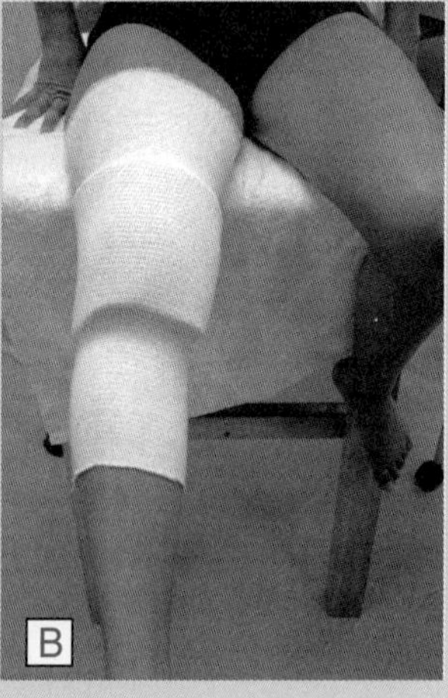

그림 6-24

힐 리프트(Heel lift)

목적: 발뒤꿈치를 들어 올리는 기법은 스트레스를 줄이고 무릎뼈 아래 타박상을 치료한다. 발뒤꿈치 들어 올리는 것은 발 후부 그리고 스트레스를 줄이는 것은 아마도 무릎이 신장될 때 발생한다.

- 발뒤꿈치 들어 올리는 패드는 $^1/_2$인치 혹은 1인치 펠트, 혹은 점착성 도움은 발뒤꿈치 패드를 구입할 수 있다.
- 발뒤꿈치 혹은 구두 안쪽 부위(liner area)에 덮인 패드는 절단 가능하다.
- 적응성의 변화를 방지하기 위해 각각의 운동화나 구두에 패드를 사용해야 한다.
- 뒷발 혹은 운동화 안쪽에 패드를 적용시킨다.

도넛 모양의 패드(Donut pads)

목적: Donut 패드 기법은 많은 양의 스트레스를 줄이고 타박상과 활액낭염을 치료할 때 사용된다.

- 그 패드는 $^1/_8$인치 혹은 $^1/_4$인치 폼 혹은 펠트 혹은 미리 잘라 놓은 점착성 도움으로 그들을 구입할 수 있다.
- 다른 기능은 미리 잘라놓은 점탄성의 도넛 모양의 다양한 사이즈로 구매 할 수 있다.
- 패드를 즉시 피부의 전면 무릎뼈, 후면 무릎뼈, 아족낭(pes anserinus), 혹은 반막모양근주머니(semimembranosus bursa), 후면 무릎뼈 두꺼운 패드, 종아리뼈 신경에 점착성 거즈 물질(그림 3-13), 혹은 원의 형태로 느슨하게 2인치 탄력 테이프를 적용할 수 있다.
- 패드의 고정은 압박 랩핑 기법으로 고정할 수 있다(그림 6-8, 6-9, 그리고 6-10).

강제적인 패딩(Mandatory padding)

무릎의 강제적인 보호 장비는 여러 스포츠 종목 중에서 NCAA 그리고 NFHS에 의하여 요구된다. 야구, 필드하키, 축구, 아이스하키, 그리고 소프트볼은 모든 경쟁자가 경기하는 동안에는 보호 패딩을 반드시 입어야 한다. 이러한 패딩 기법은 다양한 기성제품 디자인을 이용할 수 있다. 13장에서 패딩 기법에 대하여 설명할 것이다.

창의성이 있는 질문 6

지난 주 a tile layer는 그의 발의 원위 방향으로 종아리의 가쪽 외관에 아픔과 마비가 온다는 것을 알았다. 업무가 끝나는 날 그 통증은 좋지 않다는 것을 알았다. 최근 그의 회사는 모든 종업원들의 종아리 무릎에 아주 강한 통증이 나타났다.

질문 : 이 상황을 어떻게 관리 할 수 있는가?

임상사례

여러 주가 지난 후 론 다우벤미어(Ron Daubenmir)는 오른쪽 전면 무릎에 점증적으로 쑤시는 통증을 경험했다. 론은 Helmik Hight School의 과학 교사이고, 토요일마다 지역 자전거 클럽 활동을 하는 회원이었다. 그는 학교에서 계단을 오르거나 서있는 시간이 길어지면서 처음 통증을 느꼈다. 지금 그 통증은 걷고, 달리고, 구부리는 동작을 할 때 마다 나타났다. 한 주는 5에서 6마일을 달리고, 자전거를 20에서 35마일을 타고, 30에서 50마일은 토요일에 자전거 클럽에서 타곤 하였다. 그러나 그의 스케줄은 건강하고 유연하게 운동을 하기에는 그럴 만한 시간이 없었다. 론은 클럽에서 자전거를 즐기고 전면 무릎의 통증을 치료하는 데에는 시간을 할애할 수 없었다. 지난 토요일에 자전거를 즐기는 동안, 그는 다른 사람들이 수행하는 단계를 근육의 피로와 오른쪽 무릎의 통증 때문에 수행하지 못했다.

론은 다음 주 스포츠 의학 직원으로부터 방과 후에 찾아 가기를 지원받았고 축구 경기장에서 걷기를 결심하였다. 그는 트레이닝 방에 들어가 운동트레이너인 Angela Waybright와 고등학교에 대해 이야기 했다. 론으로부터 병력을 얻은 후에, Angela는 최근 평가에 대해 그에게 말했다. 평가 하는 동안, 안젤라(Angela)는 오른쪽 무릎뼈의 가쪽 면에 발견하였고, 가쪽 지대(retinaculum)의 단단함, 그리고 무릎뼈의 가쪽 tracking을 발견하였다. 무릎뼈 넙다리 구(groove) 안에 무릎뼈의 압박은 또한 통증을 일으킨다. 양측 동작의 테스트는 오른쪽 후면 다리 근육의 유연하지 못하다는 점을 발견하였다. 매뉴얼 근력 테스트는 오른쪽 안쪽 넙다리네갈래근 그리고 엉덩이 모음근의 약점을 나타냈다. 론은 트레이드밀에서 동적인 평가를 하고, 안젤라는 걷고 달리는 동안 오른쪽 발이 모음을 초과한다는 것을 발견하였다. 오후에 재활 클리닉 트레이닝 방에 도착했고, 론의 담당 의사가 그녀의 조사결과를 논하기 시작하였다. 안젤라는 론과 지속적인 대화를 하고, 그녀가 끝났을 때, 그 의사는 론을 실험하였다. 그 평가 과정은 명백하게 같은 조사결과였고, 의사 그리고 안젤라는 론이 PFSS로부터 통증 받는 것에 동의했다. 의사는 론에게 지금의 상태에서 치료 프로그램을 이해하기를 추천했다. 안젤라와 의사는 론에게 휴식 공간, 통증이 발생하는 활동을 피하고, 단단한 조직을 위한 유연한 운동, 재활 훈련 그리고 강력함이 근력의 부족, 조직 비정상을 바로 잡고, 치료 증후를 위한 방식의 운동을 결정하였다. 어느 테이핑 기법이 구조의 비정상과 긴장 완화 그리고 PFSS에 관련된 통증의 지지와 올바르게 해줄 것인가? 브레이싱 기법은 압박, 긴장을 줄이고 지지와 올바르게 비정상 조직을 바로 잡아 주는데, 이러한 것은 론의 지속적인 자전거 클럽에 참여할 수 있게 허락하는가?

랩업 (Wrap Up)

- 한 방향, 다방향, 회전, 그리고 압박의 세기: 비정상의 조직: 약한 조직의 부족 그리고 비유연성: 반복적인 긴장은 무릎의 부상을 초래한다.
- 맥코넬(McConnell) 테이핑 기법은 무릎뼈 넙다리부위의 연결은 할 때 지지를 제공해 준다.
- 바깥쪽 양측(collateral) 'X' 그리고 과신전 테이핑 기법은 염좌를 치료할 때 동작의 범위를 감소시키고 유지를 제공한다.
- 무릎뼈 건 스트랩 테이핑 그리고 브레이싱 기법은 무릎뼈 그리고 결골 혹에 건의 긴장을 완화해 주는 기법이다.
- 탄력 랩 그리고 부종 조절 슬리브(control swelling), 그리고 삼출을 부상 후에 한다.
- 무릎 브레이스의 보호는 방어를 제공해 주고 그리고 여러 부상으로부터 보호해 주며, 재활 브레이스는 부상과 수술 후에 동작을 보호해 주며, 기능 브레이스는 손상과 수술 후에 안정성을 제공해 준다.
- 네오프렌슬리브와 슬리브는 무릎의 압박과 유지를 제공해 준다.
- 보장구와 함께 네오프렌 슬리브는 압박, 긴장 완화, 비정상 조직의 수정은 날카롭고 고질적인 부상을 치료 할 때 제공된다.
- 기능 회복 그리고 발뒤꿈치 들어 올림 패딩 기법은 지지와 충격 흡수 그리고 비정상 조직을 올바르게 해주는 제공을 한다.
- 연성, 저밀도: 강성, 고밀도: 도넛(donut): 그리고 열가소성 플라스틱 패딩 기법은 충격 흡수, 보호 그리고 압박과 긴장을 줄이는데 제공 된다.
- 의무적인 보호 장비는 여러 스포츠 NCAA 그리고 NFHS에 의하여 무릎에 요구된다.

■ 웹사이트 참고

American Academy of Orthopaedic Surgeons
http://www.aaos.org/

- This Web site allows you to search for information on the mechanism, treatment, and rehabilitation of knee injuries.

International Society of Arthroscopy, Knee Surgery and Orthopaedic Sports Medicine
http://www.isakos.com/

- This site provides access to ISAKOS Meeting abstracts and summaries.

United States National Library of Medicine
http://www.nlm.nih.gov/

- This Web site provides access to knee injury prevention, treatment, and rehabilitation information among a variety of populations.

WorldOrtho
http://www.worldortho.com/

- This site provides you with access to full online textbooks, pictures, and other educational materials.

■ 참고문헌

1. Acierno, SP, D'Ambrosia, C, Solomonow, M, Baratta, RV, and D'Ambrosia, RD: Electromyography and biomechanics of a dynamic knee brace for anterior cruciate ligament deficiency. Orthopedics 18:1101–1107, 1995.
2. Albright, JP, Powell, JW, Smith, W, Martindale, A, Crowley, E, Monroe, J, Miller, R, Connolly, J, Hill, BA, Miller, D, Helwig, D, and Marshall, J: Medial collateral ligament knee sprains in college football: Brace wear preferences and injury risk. Am J Sports Med 22:2–11, 1994.
3. Albright, JP, Powell, JW, Smith, W, Martindale, A,

Crowley, E, Monroe, J, Miller, R, Connolly, J, Hill, BA, Miller, D, Helwig, D, and Marshall, J: Medial collateral ligament knee sprains in college football: Effectiveness of preventive braces. Am J Sports Med 22:12–18, 1994.
4. Albright, JP, Saterbak, A, and Stokes, J: Use of knee braces in sport: Current recommendations. Sports Med 20:281–301, 1995.
5. American Academy of Orthopaedic Surgeons. http://www. aaos.org/wordhtml/papers/position/1124.htm, Position statement, 2004.
6. Anderson, MK, Hall, SJ, and Martin, M: Sports Injury Management, ed 2. Lippincott Williams & Wilkins, Philadelphia, 2000.
7. Anderson, K, Wojtys, EM, Loubert, PV, and Miller, RE: A biomechanical evaluation of taping and bracing in reducing knee joint translation and rotation. Am J Sports Med 20:416–421, 1992.
8. Baker, BE, VanHanswyk, E, Bogosian, S, IV, Werner, FW, and Murphy, D: The effect of knee braces on lateral impact loading of the knee. Am J Sports Med 17:182–186, 1989.
9. Baker, BE, VanHanswyk, E, Bogosian, S, IV, Werner, FW, and Murphy, D: A biomechanical study of the static stabilizing effect of knee braces on medial stability. Am J Sports Med 15:566–570, 1987.
10. Beard, DJ, Kybeed, PJ, Ferguson, CM, and Dodd, CA: Proprioception after rupture of the ACL: An objective indication of the need for surgery. J Bone Joint Surg 75:311–315, 1993.
11. BenGal, S, Lowe J, Mann, G, Finsterbush, A, and Matan, Y: The role of the knee brace in the prevention of anterior knee pain syndrome. Am J Sports Med 25:118–122, 1997.
12. Bernstein, J: Meniscal tears of the knee: Diagnosis and individualized treatment. Phys Sportsmed 28:83, 2000.
13. Beynnon, BD, Fleming, BC, Churchill, DL, and Brown, D: The effect of anterior cruciate ligament deficiency and functional bracing on translation of the tibia relative to the femur during nonweightbearing and weightbearing. Am J Sports Med 31:99–105, 2003.
14. Beynnon, BD, Fleming, BC, Labovitch, R, and Parsons, B: Chronic anterior cruciate ligament deficiency is associated with increased anterior translation of the tibia during the transition from non-weightbearing to weightbearing. J Orthop Res 20:332–337, 2002.
15. Beynnon, BD, Pope, MH, Wertheimer, CM, Johnson, R, Fleming, B, Nichols, C, and Howe, J: The effect of functional knee-braces on strain on the anterior cruciate ligament in vivo. J Bone Joint Surg 74A:1298–1312, 1992.
16. Beynnon, BD, Ryder, SH, Konradsen, L, Johnson, RJ, Johnson, K, and Renström, PA: The effect of anterior cruciate ligament trauma and bracing on knee proprioception. Am J Sports Med 27:150–155, 1999.
17. Bizzini, M, Childs, JD, Piva, SR, and Delitto, A: Systematic review of the quality of randomized controlled trials for patellofemoral pain syndrome. J Orthop Sports Phys Ther 33:4–20, 2003.
18. Bockrath, K, Wooden, C, Worrell, T, Ingerson, CD, and Farr, J: Effects of patella taping on patella position and perceived pain. Med Sci Sports 25:989–992, 1993.
19. Borsa, PA, Lephart, SM, and Fu, FH: Muscular and functional performance characteristics of individuals wearing prophylactic knee braces. JNATA 28:336–340, 1993.
20. Branch, TP, and Hunter, RE: Functional analysis of anterior cruciate ligament braces. Clin Sports Med 9:771–797, 1990.
21. Branch, TP, Hunter, R, and Donath, M: Dynamic EMG analysis of anterior cruciate deficient knees with and without bracing during cutting. Am J Sports Med 17:35, 1989.
22. Branch, TP, Indelicato, PA, Riley, S, and Miller, G: Kinematic analysis of anterior cruciate deficient subjects during side-step cutting with and without a functional knee brace.
Clin J Sports Med 3:86, 1993.
23. Cawley, PW: Post-operative knee bracing. Clin Sports Med 9:763–770, 1990.
24. Cawley, PW, France, EP, and Paulos, LE: The current state of functional knee bracing research: A review of the literature. Am J Sports Med 19:226–233, 1991.
25. Cawley, PW, France, EP, and Paulos, LE: Comparison of rehabilitative knee braces: A biomechanical investigation.
Am J Sports Med 17:141–146, 1989.
26. Cerny, K: Vastus medialis oblique/vastus lateralis muscle activity ratios for selected exercises in persons with and without patellofemoral pain syndrome. Phys Ther 75:672–682, 1995.
27. Clark, DI, Downing, N, Mitchell, J, Coulson, L, Syzpryt, EP, and Doherty, M: Physiotherapy for anterior knee pain: A randomised controlled trial. Ann Rheum Dis 59:700–704, 2000.
28. Colville, MR, Lee, CL, and Ciullo, JV: The Lenox Hill brace: An evaluation of effectiveness in treating knee instability. Am J Sports Med 14:257–261, 1986.
29. Conway, A, Malone, T, and Conway, P: Patella alignment/tracking alteration: Effect on force output and perceived pain. Isokinet Exerc Sci 2:9–17, 1992.
30. Cook, FF, Tibone, JE, and Redfern, FC: A dynamic analysis of a functional brace for anterior cruciate ligament insufficiency. Am J Sports Med 17:519–524, 1989.
31. Crossley, K, Bennell, K, Green, S, Cowan, S, and McConnell, J: Physical therapy for patellofemoral pain: A randomized, double-blinded, placebo-controlled trial. Am J Sports Med 30:857–865, 2002.
32. Crossley, K, Bennell, K, Green, S, and McConnell, J: A systematic review of physical interventions for patellofemoral pain syndrome. Clin J Sport Med 11:103–110, 2001.
33. Crossley, K, Cowan, SM, Bennell, KL, and McConnell, J: Patellar taping: Is clinical success supported by scientific

evidence? Man Ther 5:142–150, 2000.
34. Cushnaghan, J, McCarthy, R, and Dieppe, P: The effect of taping the patella on pain in the osteoarthritic patient. BMJ 308:753–755, 1994.
35. Daley, BJ, Ralston, JL, Brown, TD, and Brand, RA: A parametric design evaluation of lateral prophylactic knee braces. J Biomech Eng 115:131–136, 1993.
36. DeVita, P, Lassiter, T, Jr, Hortobagyi, T, and Torry, M: Functional knee brace effects during walking in patients with anterior cruciate ligament reconstruction. Am J Sports Med 26:778–784, 1998.
37. Erickson, AR, Yasuda, K, Beynnon, B, Johnson, R, and Pope, M: An in vitro dynamic evaluation of prophylactic knee braces during lateral impact loading. Am J Sports Med 21:26–35, 1993.
38. Ernst, GP, Kawaguchi, J, and Saliba, E: Effect of patellar taping on knee kinetics of patients with patellofemoral pain syndrome. J Orthop Sports Phys Ther 29:661–667, 1999.
39. Finestone, A, Radin, EL, Lev, B, Shlamkovitch, N, Wiener, M, and Milgrom, C: Treatment of overuse patellofemoral pain: Prospective randomized controlled clinical trial in a military setting. Clin Orthop 293:208–210, 1993.
40. France, EP, Cawley, PW, and Paulos, LE: Choosing functional knee braces. Clin Sports Med 9:743–759, 1990.
41. France, EP, and Paulos, LE: Knee bracing. J Am Acad Orthop Surg 2:281–287, 1994.
42. France, EP, Paulos, LE, Jayaraman, G, and Rosenberg, TD: The biomechanics of lateral knee bracing: Part II: Impact response of the braced knee. Am J Sports Med 15:430–438, 1987.
43. Fujiwara, LM, Perrin, DH, and Buxton, BP: Effects of three lateral knee braces on speed and agility in experienced and non-experienced wearers. Athl Train JNATA 25:160–161, 1990.
44. Fulkerson, JP: Diagnosis and treatment of patients with patellofemoral pain. Am J Sports Med 30:447–456, 2002.
45. Gigante, A, Pasquinelli, FM, Paladini, P, Ulisse, S, and Greco, F: The effects of patellar taping on patellofemoral incongruence: A computed tomography study. Am J Sports Med 29:88–92, 2001.
46. Gilleard, W, McConnell, J, and Parsons, D: The effect of patellar taping on the onset of vastus medialis obliquus and vastus lateralis muscle activity in persons with patellofemoral pain. Phys Ther 78:25–32, 1998.
47. Grace, TG, Skipper, BJ, Newberry, JC, Nelson, MA, Sweetser, ER, and Rothman, ML: Prophylactic knee braces and injury to the lower extremity. J Bone Joint Surg 70-A:422–427, 1988.
48. Greene, DL, Hamson, KR, Bay, RC, and Bryce, CD: Effects of protective knee bracing on speed and agility. Am J Sports Med 28:453–459, 2000.
49. Handfield, T, and Kramer, J: Effect of McConnell taping on perceived pain and knee extensor torques during isokinetic exercise performed by patients with patellofemoral pain syndrome. Physiother Can Winter:39–44, 2000.
50. Harrison, EL, Sheppard, MS, and McQuarrie, AM: A randomized controlled trial of physical therapy treatment programs in patellofemoral pain syndrome. Physiother Can 51:93–100, 1999.
51. Herrington, L, Payton, C: Effects of corrective taping of the patella on patients with patellofemoral pain. Physiotherapy 83:566–572, 1997.
52. Hewson, GF, Mendini, RA, and Wang, JB: Prophylactic knee bracing in college football. Am J Sports Med 14:262–266, 1986.
53. Hilyard, A: Recent developments in the management of patellofemoral pain: The McConnell programme. Physiotherapy 76:559–565, 1990.
54. Houston, ME, and Goemans, PH: Leg muscle performance of athletes with and without knee support braces. Arch Phys Med Rehabil 63:431–432, 1982.
55. Jessell, TM, and Kelly, DD: Somatic sensory system IV: Central representation of pain and analgesia. In Kandel, ER, Schwartz, JH, and Jessell, TM (eds): Principles of Neural Science, ed 3. Elsevier Science Publishing, New York, 1991, pp 385–399.
56. Jonsson, H, and Karrholm, J: Brace effects on the unstable knee in 21 cases: A roentgen stereophotogrammetric comparison of three designs. Acta Orthop Scand 61:313–318, 1990.
57. Kartus, J, Stener, S, Kohler, K, Sern, N, Eriksson, BI, and Karlson, J: Is bracing after anterior cruciate ligament reconstruction necessary? A 2-year follow-up of 78 consecutive patients rehabilitated with or without a brace. Knee Surg Sports Traumatol Arthrosc 5:157–161, 1997.
58. Kowall, MG, Kolk, G, Nuber, GW, Cassisi, JE, and Stern, SH: Patellar taping in the treatment of patellofemoral pain. Am J Sports Med 24:61–66, 1996.
59. Kramer, JF, Dubowitz, T, Fowler, P, Schachter, C, and Birmingham, T: Functional knee braces and dynamic performance: A review. Clin J Sport Med 7:32–39, 1997.
60. Larsen, B, Andreasen, E, Urfer, A, Mickelson, MR, and Newhouse, KE: Patellar taping: A radiographic examination of the medial glide technique. Am J Sports Med 23:465–471, 1995.
61. Lephart, SM, Kocher, MS, Fu, FH, Borsa, PA, and Harner, CD: Proprioception following ACL reconstruction. J Sports Rehabil 1:188–196, 1992.
62. Liggett, CL, Tandy, RD, and Young, JC: The effect of prophylactic knee bracing on running gait. J Athl Train 30:159–161, 1995.
63 Liu SH, Lunsford T, Gude S, and Vangsness, CT: Comparison of functional knee braces for control of anterior tibial displacement. Clin Orthop 303:203–210, 1994.
64. Liu, SH, and Mirzayan, R: Current review: Functional knee bracing. Clin Orthop Relat Res 317:273–281, 1995.

65. Losse, GM, Howard, ME, and Cawley, PW: Effect of functional knee bracing on neurosensory function in the lower extremity in a group of anterior cruciate deficient knees. American Academy of Orthopedic Surgeons. 63rd Annual Meeting, Atlanta, GA, February 1996.
66. Marans, HJ, Jackson, RW, Piccinin, J, Silver, RL, and Kennedy, DK: Functional testing of braces for anterior cruciate ligament-deficient knees. Can J Surg 34:167–172, 1991.
67. McConnell, J, http://www.mcconnell-institute.com/kneearticle.html, Management of patellofemoral pain, 1999.
68. McConnell, J: A novel approach to pain relief pre-therapeutic exercise. J Sci Med Sport 3:325, 2000.
69. McConnell, JS: The management of chondromalacia patellae: A long term solution. Austr J Physiother 32:215–233, 1986.
70. McNair, PJ, Stanley, SN, and Strauss, GR: Knee bracing: Effects on proprioception. Arch Phys Med Rehabil 77:287–289, 1996.
71. Miller, MD, Hinkin, DT, and Wisnowski, JW: The efficacy of orthotics for anterior knee pain in military trainees: A preliminary report. Am J Knee Surg 10:10–13, 1997.
72. Mishra, DK, Daniel, DM, and Stone, ML: The use of functional knee braces in the control of pathologic anterior knee laxity. Clin Orthop 241:213–220, 1989.
73. Morrison, JB: The mechanics of the knee joint in relation to normal walking. J Biomech 3:51–61, 1970.
74. Munns, SW: Knee orthoses. Phys Med Rehabil: State of the Art Reviews 14:423–433, 2000.
75. National Collegiate Athletic Association, http://www.ncaa.org/library/sports_sciences/sports_med_handbook/2003-04/index.html, Sports medicine handbook, 2003-2004.
76. National Federation of State High School Associations: 2004 Football Rules Book. Indianapolis, IN: National Federation of State High School Associations; 2004.
77. Osternig, LR, and Robertson, RN: Effects of prophylactic knee bracing on lower extremity joint position and muscle activation during running. Am J Sports Med 21:733–737, 1993.
78. Palumbo, PM, Jr: Dynamic patellar brace: a new orthosis in the management of patellofemoral disorders: A preliminary report. Am J Sports Med 9:45–49, 1981.
79. Paluska, SA, and McKeag, DB: Prescribing functional braces for knee instability. Phys Sportsmed 27:117–118, 1999.
80. Paluska, SA, McKeag, DB, and Roberts, WO: Using patellofemoral braces for anterior knee pain. Phys Sportsmed 27:81–82, 1999.
81. Paulos, LE, Cawley, PW, and France, EP: Impact biomechanics of lateral knee bracing: The anterior cruciate ligament. Am J Sports Med 19:337–342, 1991.
82. Powers, CM: Rehabilitation of patellofemoral joint disorders: A critical review. J Orthop Sports Phys Ther 5:345–354, 1998.
83. Powers, CM, Landel, R, Sosnick, T, Kirby, J, Mengel, K, Cheney, A, and Perry, J: The effects of patellar taping on stride characteristics and joint motion in subjects with patellofemoral pain. J Orthop Sports Phys Ther 26:286–291, 1997.
84. Powers, CM, Shellock, FG, Beering, TV, Garrido, DE, Goldbach, RM, and Molnar, T: Effect of bracing on patellar kinematics in patients with patellofemoral joint pain. Med Sci Sports Exerc 31:1714–1720, 1999.
85. Prentice, WE: Arnheim's Principles of Athletic Training, ed 11. McGraw-Hill, Boston, 2003.
86. Prentice, WE, and Toriscelli, T: The effects of lateral knee stabilizing braces on running speed and agility. JNATA 21:112–113, 1986.
87. Ramsey, DK, Lamontange, M, Wrentenberg, PF, Valentin, A, Engström, B, and Németh, G: Assessment of functional knee bracing: An in vivo three-dimensional kinematic analysis of the anterior cruciate deficient knee. Clin Biomech 16:61–70, 2001.
88. Rink, PC, Scott, RA, Lupo, RL, and Guest, SJ: A comparative study of functional bracing in the anterior cruciate deficient knee. Orthop Rev 18:719–727, 1989.
89. Risberg, MA, Holm, I, Steen, H, Eriksson, J, and Ekeland, A: The effect of knee bracing after anterior cruciate ligament reconstruction: A prospective, randomized study with two years' follow-up. Am J Sports Med 27:76–83, 1999.
90. Roberts, JM: The effect of taping on patellofemoral alignment-a radiological pilot study. Manipulative Therapists Association of Australia Conference, Adelaide, 1989, pp 146–151.
91. Rovere, GD, Haupt, HA, and Yates, CS: Prophylactic knee bracing in college football. Am J Sports Med 15:111–116, 1987.
92. Salvaterra, G, Wang, M, Mourehouse, C, and Buckley, W: An in vitro biomechanical study of the static stabilizing effect of lateral prophylactic knee bracing on medial stability. J Athl Train 28:113–119, 1993.
93. Sauers, EL, and Harter, RA: Efficacy of prophylactic knee braces: Current research perspectives. Athl Ther Today 3:14–20, 1998.
94. Sforzo, GA, Chen, NM, Gold, CA, and Frye, PA: The effect of prophylactic knee bracing on performance. Med Sci Sports Exerc 21:254–257, 1989.
95. Shelton, WR, Barrett, GR, and Dukes, A: Early season anterior cruciate ligament tears. Am J Sports Med 25:656–658, 1997.
96. Sitler, M, Ryan, J, Hopkinson, W, Wheeler, J, Santomier, J, Kolb, R, and Polley, D: The efficacy of a prophylactic knee brace to reduce knee injuries in football: A prospective, randomized study at West Point. Am J Sports Med 18:310–315, 1990.
97. Soma, CA, Vangsness, CT, Cawley, PW, and Liu, SH: Functional knee braces: The effects of rate of force application on anterior tibial translation in custom fit versus premanufactured braces. American Academy of

Orthopedic Surgeons. 62nd Annual Meeting, Orlando, FL, May 1995.
98. Somes, S, Worrell, TW, Corey, B, and Ingersol, CD: Effects of patellar taping on patellar position in the open and closed kinetic chain: A preliminary study. J Sports Rehabil 6:299–308, 1997.
99. Stephens, DL: The effects of functional knee braces on speed in collegiate basketball players. J Orthop Sports Phys Ther 22:259–262, 1995.
100. Tegner, Y, and Lysholm, J: Derotation braces and knee function in patients with anterior cruciate ligament tears. Arthroscopy 1:264–267, 1985.
101. Teitz, CC, Hermanson, BK, Kronmal, RA, and Diehr, PH: Evaluation of the use of braces to prevent injury to the knee in collegiate football players. J Bone Joint Surg 69-A:2–9, 1987.
102. Timm, KE: Randomized controlled trial of Protonics on patellar pain, position, and function. Med Sci Sports Exerc 30:665–670, 1998.
103. Torzilli, PA, Deng, X, and Warren, RF: The effect of joint-compressive load and quadriceps muscle force on knee motion in the intact and anterior cruciate ligament-sectioned knee. Am J Sports Med 22:105–112, 1994.
104. Washington, RL, Bernhardt, DT, Gomez, J, Johnson, MD, Martin, TJ, Rowland, TW, and Small, E: Technical report: Knee brace use in the young athlete. Pediatrics 108:503–507, 2001.
105. Wilson, LQ, Weltman, JY, Martin, DE, and Weltman, A: Effects of a functional knee brace for ACL insufficiency during treadmill running. Med Sci Sports Exerc 30:655–664, 1998.
106. Wojtys, EM, and Huston, LJ: "Custom-fit" versus "off-the-shelf" ACL functional braces. Am J Knee Surg 14:157–162, 2001.
107. Wojtys, EM, Kothari, SU, and Huston, LJ : Anterior cruciate ligament functional brace use in sports. Am J Sports Med 24:539–546, 1996.
108. Worrell, T, Ingersoll, CD, Bockrath-Pugliese, K, and Minis, P: Effect of patellar taping and bracing on patellar position as determined by MRI in patients with patellofemoral pain. J Athl Train 1998;33:16–20, 1998.
109. Worrell, TW, Ingersoll, CD, and Farr, J: Effect of patellar taping and bracing on patellar position: An MRI case study. J Sport Rehabil 3:146–153, 1994.
110. Wu, GKH, Ng, GYF, and Mak, AFT: Effects of knee bracing on the sensorimotor function of subjects with anterior cruciate ligament reconstruction. Am J Sports Med 29:641–645, 2001

대퇴, 힙 그리고 골반
(Thigh, Hip, and Pelvis)

제 7 장

학습목표

1. 대퇴, 힙, 그리고 골반에 자주 발생되는 상해에 대하여 논의한다.
2. 대퇴, 힙, 그리고 골반에 발생되는 상해에 대한 예방, 처치, 그리고 재활에 요구되는 테이프, 랩, 브레이스, 그리고 패드의 사용 방법에 대한 시범을 보인다.
3. 대퇴, 힙, 그리고 골반 상해에 관한 재활운동 프로그램 안에서의 요구되는 알맞은 테이핑, 랩핑, 브레이싱 그리고 패딩 기술을 설명하며 시범을 보인다.

손상과 상태 (Injuries and Conditions)

스포츠 활동이나 일을 수행하는 과정에서 대퇴, 힙, 그리고 골반부에 급성이거나 만성적 상해가 발생될 수 있다. 스포츠 활동 중에 발생되는 상해로는 대퇴와 힙 타박상이 대부분이지만, 상해의 정도(심각성)는 다양하다. 많은 운동선수들은 가벼운 타박상을 입은 후 보조 패딩을 처치한 후 시합이나 훈련에 바로 복귀할 수 있으나, 이와 반대로 손상의 정도가 심한 타박상의 경우는 입원치료가 요구되기도 한다. 스포츠 활동이나 작업을 수행하는 과정에서 대퇴나 힙 근육에 좌상이 발생될 수 있으며 이러한 좌상의 원인으로는 아주 빠른 몸의 움직임이 대표적인 원인이다. 대퇴, 힙, 그리고 골반에 가해지는 반복적인 스트레스는 이러한 신체부분에 만성적인 염증 또는 스트레스성 골절을 일으킬 수가 있다. 대퇴, 힙, 그리고 골반부에서 일반적으로 발생되는 상해는 다음과 같다:

- 타박상
- 좌상
- 과사용으로 인한 손상과 상태

타박상 (Contusions).

대퇴, 힙, 골반에 발생되는 타박상의 원인은 직접적인 외력에 의해 발생된다. 이러한 신체부위는 보호 패딩이 요구되지 않는 많은 스포츠에서 발생되기 쉽다. 대퇴부의 전형적인 타박상〔**찰리호올스**(charleyhorse)〕은 대퇴 앞부분 또는 외측부에서 발생된다(도해 7-1). 축구에서 발생되는 타박상을 예로, 문지기(골기퍼 바로 앞에 있는 선수)가 골을 넣으려고 돌진하는 상대편 선수를 제압하기 위한 과정에서 상대선수의 무릎에 거나 또는 대퇴 앞부분 또는 외측부에 반복적이며 직접적인 타격에 의해 발생될 수 있다.[1,6,13] 골화성근염은 부적절하게 적용된 온열요법과 강한(무리한) 자극의 관절 수동운동, 또는 대퇴사두근 타박상 이후 불완전 회복기에 성급한 복귀 등에 의해 타박성이 골화성근염으로 발전될 수 있다.[8,9] 직접적인 타격이나 힙부분으로 떨어짐에 의해 복부부위의 연조직 상해를 동반한 장골릉 타박상〔**힙 포인터**(hip pointer)〕이 발생될 수 있다(도해 7-2 그리고 12-12). 이러한 타박상은 선수간의 몸싸움이나 접촉이 많은 스포츠 활동 시 많이 발생된다.

좌상 (Strains)

스포츠 활동이나 작업 활동시 대퇴, 힙 그리고 골반부에 발생되는 좌상은 다양한 기전에 의해 발생된다. 빠른 스트레치(과신장), 수축, 또는 방향전환, 지나친 신장성 부하, 피로, 그리고 근 약화와 불균형 등은 대퇴사두근, 슬괵근, 내전근, 둔근, 장요근 부분에 좌상을 발생시킬 수 있다(도해 7-1, 7-2, 7-3 참조). 복근의 자세와 양쪽 하퇴길이의 차이 정도 등은 슬괵근 좌상 발생의 원인이 될 수 있다. 좌상은 슬괵근에 더 자주 발생

세부사항

찰리호올스라는 이름은 말들을 사용하여 땅을 경작하던 20세기 초에, 뉴욕의 에벗 농장의 찰리라고 알려진 말을 지칭한 것으로 메이저 리그 야구선수들에 의해 만들어졌다. 찰리는 만성적 절뚝거림으로 고통을 받았다; 어떤 운동선수가 대퇴 타박상에 의해 절뚝거리게 된 경우, 다른 사람들은 대퇴부에 타박상을 입은 선수가 다리를 절뚝거리는 모습이 찰리라는 말과 같다 라고 말한다.[10]

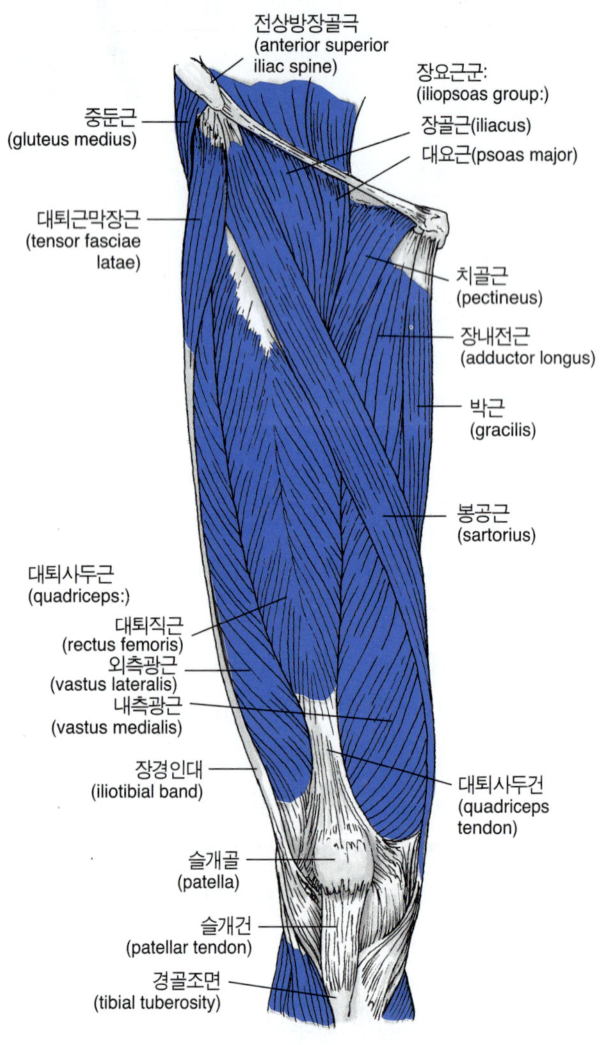

도해 7-1 앞대퇴의 천층 근.

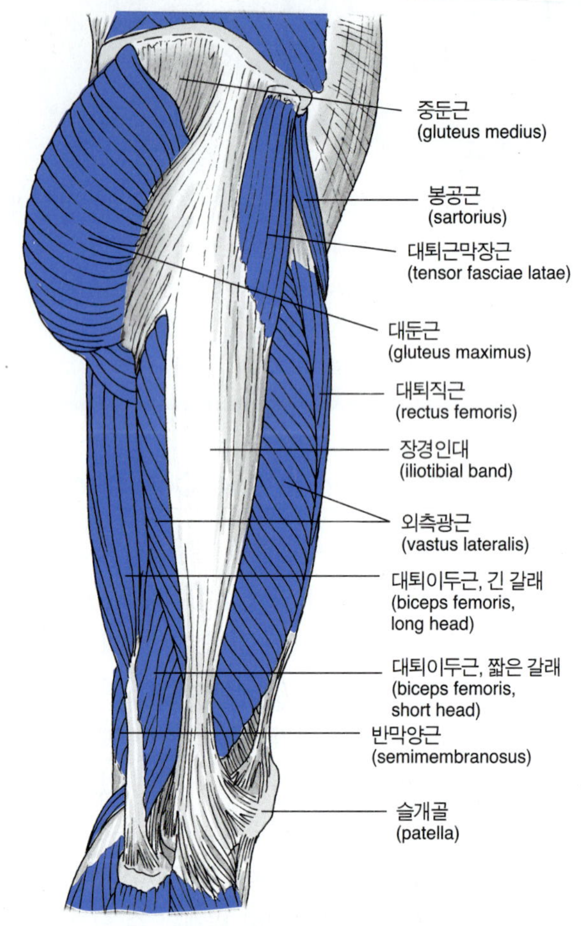

도해 7-2 외측부 대퇴와 힙의 천층 근.

된다. 이러한 상해는 대체적으로 만성적인 병력을 지니고 있다.[3,4] 예를 들면, 대퇴사두근 좌상은 배구선수가 넷에서 스파이크를 하기 위해 점프를 할 때, 대퇴사두근에 폭발적인 수축이 생성되면서 좌상이 발생된다. 슬괵근 좌상은 스프린터가 피니쉬 라인에서 보폭의 길이를 증가시킬 때, 슬괵근에서는 지나친 스트레치(과신장)가 되면서 좌상이 발생된다.

과사용 (Overuse)

구조적 이상과 반복적인 스트레스는 힙, 대퇴 그리고 골반부에 과사용 상해의 원인이 될 수 있다. 반복적으로 비탈길을 달리거나, 잘못된 트레이닝, 양다리 길이의 차이, 그리고 증가된(벌어진) **Q각도** 등은 대전자 부위에 **대전자활액낭염**을 유발시킬 수 있다.[2] 단 한 번의 직접적인 타격이 대전자 부분에 가해졌을 경우, **대전자활액낭**에 만성적인 염증을 유발하여 활액낭염을 유발할 수도 있다.[14] 치골염의 원인은 내전근 또는 치골결합부 윗쪽의 복직근으로 부터의 반복적인 압력 때문이며,[2] 이러한 상황은 반복적인 트위스트나 활동방향 전환시 발생된다. 럭비선수들에게 있어서 반복적인 발차기나 한발로 회전하는 반복적인 경험에 의해 치골염을 유발시킬 수 있다. 대퇴, 힙 그리고 골반의 피로성 골절은 과부하나 잘못된 트레이닝, 무월경, 소월경, 그리고 잘못된 식습관 등에 의해 발생될 수 있다. 예를 들면, 적절한 운동과 휴식, 그리고 칼로리와 영양소 섭취없이 반복적으로 장거리 달리기를 하였을 경우에 피로성 골절을 유발하는 원인이 될 수 있다.

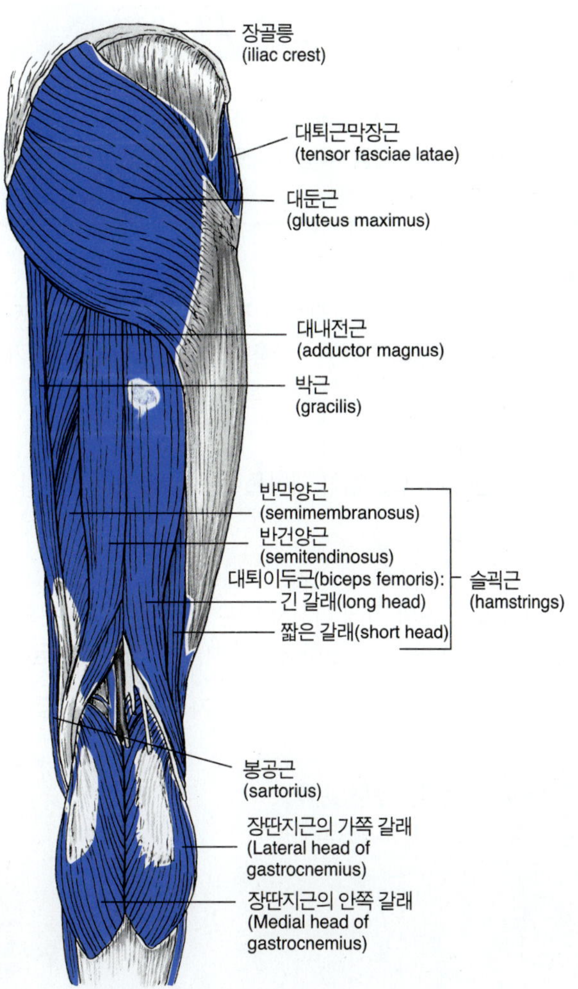

도해 7-3 뒤쪽 대퇴와 힙부위 천층 근.

테이핑 기법

테이핑 기술은 대퇴, 힙 그리고 골반부에 보호하는 목적으로 패딩을 사용하여 고정하고, 그 다음으로는 대퇴사두 타박상 또는 힙 포인터에 사용된다. 보호 패딩 기술에 대한 설명은 패딩 부분에 설명되어 있다.

원형의 대퇴(Circular thigh) 그림 7-1

- **목적:** 대퇴의 원형(둥근형) 기술은 대퇴에 보호 패딩을 고정하는 것으로 비교적 약한 지지력을 제공한다(그림 7-1). 이 기술은 기성제품이나 주문 제작형 패드를 사용하여 훈련으로 복귀 시, 충격을 흡수하고 더 나아가 대퇴사두근 타박상과 골화성근염에 대한 상해예방에 사용된다.
- **재료:**
  - Pre-tape 재료나 자가 점착 랩, 3인치 탄력 테이프, 점착 테이프 스프레이, 테이핑 가위

  옵션:
  - $1\frac{1}{2}$인치 비탄력 테이프
- **환자의 자세:** 테이핑 테이블 위에 서거나 또는 벤치 위에 다치지 않은 다리 쪽에 대부분의 체중을 싣게한 다음, 다친 다리 쪽은 자연스럽게 놓고 무릎을 약간 굽힌다. 동시에 패딩을 하는 다리 뒤꿈치를 든 자세로 패딩을 하는 동안 이 자세를 유지한다.
- **준비:** 대퇴에 점착 테이프 스프레이를 살포한 후, pre-tape 재료 또는 자가 점착 랩을 감는다.
- **적용:**

  1단계: 패드를 상해가 입은 부위에 놓는다. 3인치 탄력 테이프를 사용하여 패드의 끝부분에 직접 고정시킨다(그림 7-1A).

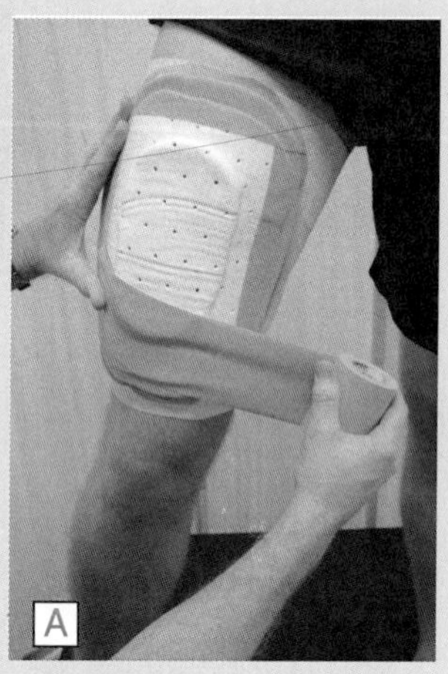

그림 7-1

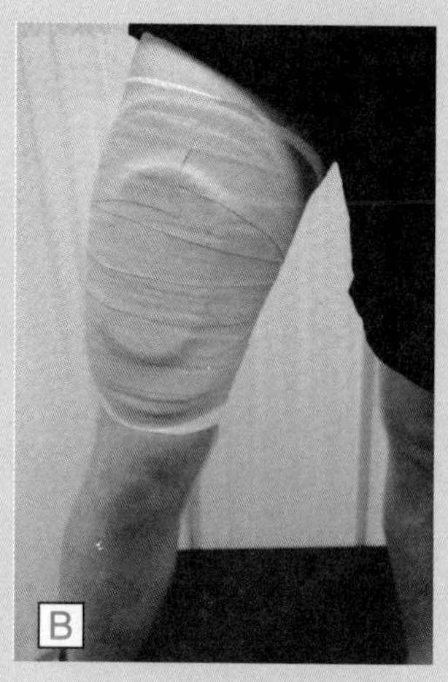

2단계: 계속해서 중간 정도의 압력을 사용하여 무릎 바로 위에서 시작하여 대퇴 위쪽으로 대퇴부위를 감싸준다. 이때 테이프 너비의 $^1/_2$ 정도가 겹치도록 한다 (그림 7-1B 참조). 패드가 자극되는 것을 예방하기 위해 패드의 윗부분을 고정하고 패드 전체를 감싼다. 감싼 부분에 불필요한 공간, 주름, 또는 불규칙한 압력 등의 발생은 피한다.

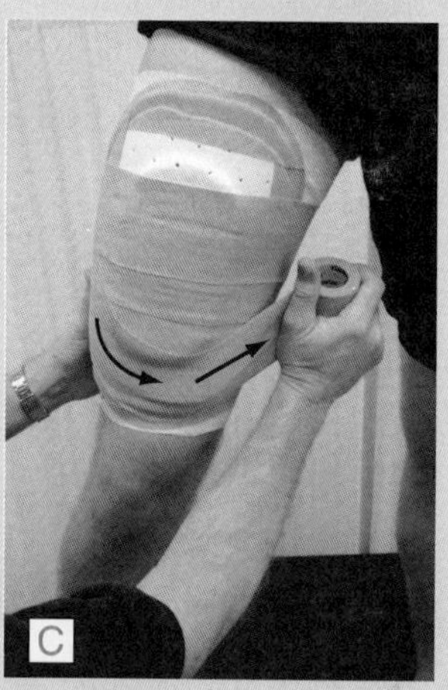

3단계: 패드가 움직이는 것을 예방하기 위해 탄력 테이프를 아래 부분에서 윗부분으로 압력을 가하면서 원형으로 감싸거나, 탄력 테이프를 윗부분의 대퇴 피부에 부분적으로 붙인다 (그림 7-1C).

옵션: *패드를 더욱 견고하게 고정시키기 위해서 $1^1/_2$인치의 비탄력 테이프를 패드 주위에 한 두 번씩 느슨하며 감싼다* .

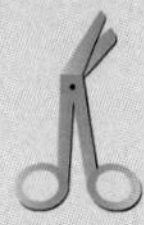

도움말: 본 테이핑이 완전히 끝날 쯤에, 스트립(strip)을 경사지게 먼쪽으로 감을 때 중등도 느낌으로 먼 부위를 가로질러 적용한다. 몸쪽 방향으로 계속해서 진행하면서 원형 패턴으로 마무리하라(그림 7-1D).

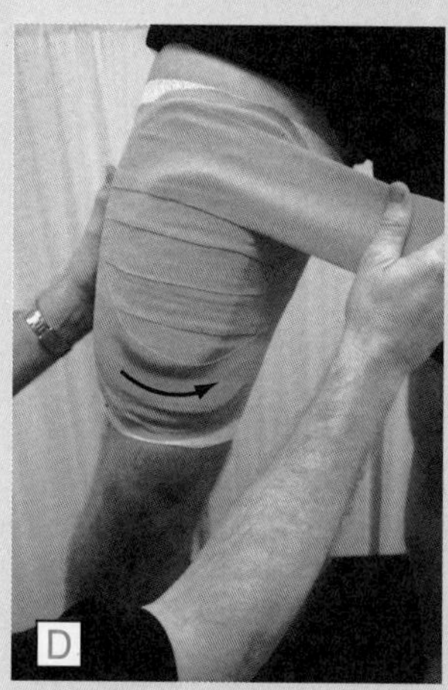

그림 7-1 *(계속)*

이와 같은 테이핑은 추가적인 압력을 주어 패드의 끝부분이 느슨해짐을 지지해주어 움직임을 최소화하기 위한 것이다.

힙 포인터(장골릉 좌상) 테이핑(Hip pointer tape) 그림 7-2

▶ **목적:** 힙 포인터 테이핑을 사용하는 목적은 충격 흡수시 장골릉에 발생될 타박상에 대한 예방과 타박상 이후 처치를 목적으로 사용하며, 주문 제작형 패드나 기성제품을 사용하여 만든 패드를 장골릉에 고정한다(그림 7-2).

▶ **재료:**
- 2인치 또는 3인치의 두터운 탄력 테이프, 점착 테이프 스프레이, 테이핑 가위

▶ **환자의 자세:** 테이핑 책상 위에 서거나, 벤치 또는 바닥에 다치지 않은 다리 쪽으로 대부분의 체중을 싣고 다친 쪽의 다리는 중립의 자세를 취한 후, 무릎을 약간 굽힌다. 동시에 테이핑을 하는 쪽의 뒤꿈치는 약간 들고 테이핑이 끝날 때까지 이 자세를 유지한다.

▶ **준비:** 힙 포인터 기술은 피부에 직접 테이핑한다.

▶ **적용:**

(1단계:) 패드를 붙일 위치와 4~6인치 정도 지나는 힙의 위쪽, 허리 부위에 점착 테이프 스프레이를 뿌린다(그림 7-2A). 스프레이가 건조될 때까지 기다린다.

(2단계:) 패드와 패드의 길이보다 4~6인치의 길이로 2 또는 3인치의 두터운 탄력 테이프를 여러 개 잘라 놓는다. 패드를 부상 부위에 붙인다.

(3단계:) 앵커는 첫 번째 테이프를 복부 또는 패드의 끝 부분으로 부터 앞쪽 힙 4~6인치 지점에 고정시킨다(그림 7-2B). 앵커를 테이핑하는 동안 테이프는 잡아당기지 않는다.

(4단계:) 계속해서 준비된 다음 테이프를 패드의 끝에 붙인다. 패드의 끝부분에서, 한 손으로는 패드를 복부나 힙의 앞면에서 잡고, 다른 손으로는 적정한 압력을 가한 상태에서 테이프를 패드 위로 지나게 하여 고정한다(그림 7-2C).

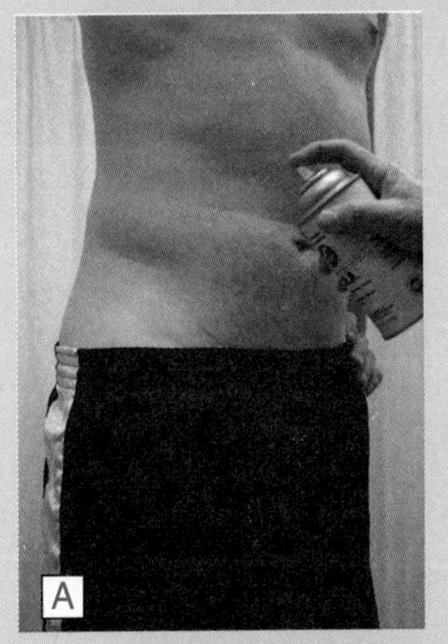

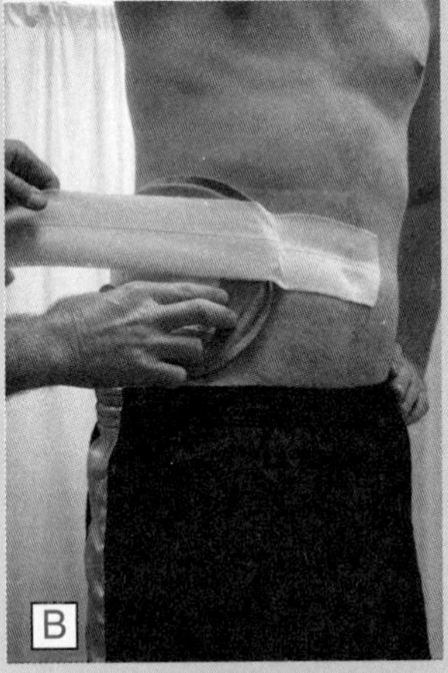

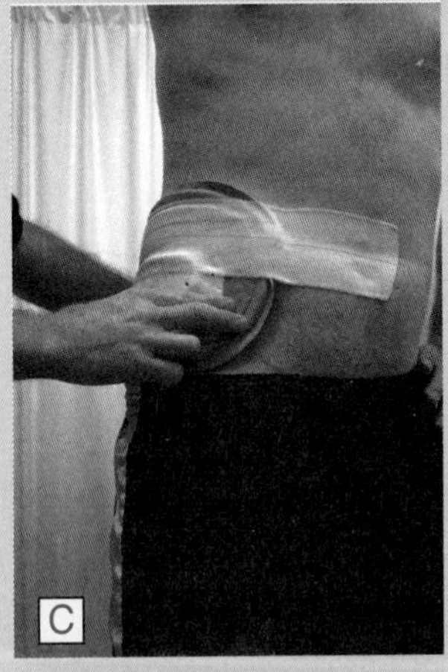

그림 7-2

5단계: 테이프로 패드를 완전히 고정한 후, 테이프에 압력을 풀고 허리부위를 가볍게 쓰다듬 듯이 하여 패드를 고정한다(그림 7-2D). 이 기술은 테이프의 풀어서 당겼다가 다시 풀어주는(release-stretch-release) 과정으로 이어지는 것으로 그림 1-13A-G에 설명이 되어있다.

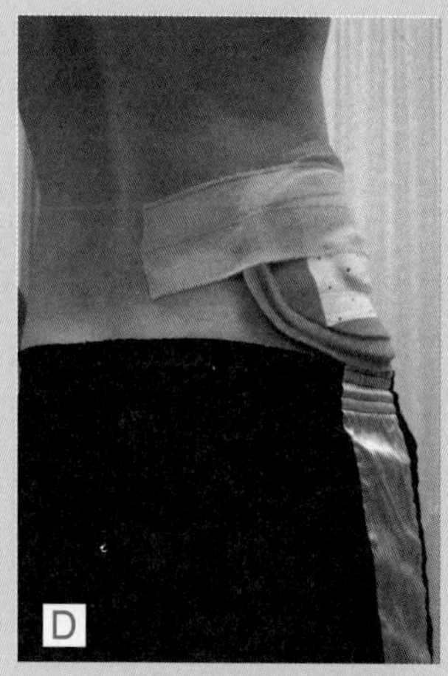

6단계: 계속해서 같은 방법으로 테이프를 추가하여 패드를 고정하고, 이때 테이프 너비의 $^{1}/_{2}$ 정도가 겹치도록 한다(그림 7-2E).

7단계: 패드는 충분한 테이프를 사용하여 고정시킨다.

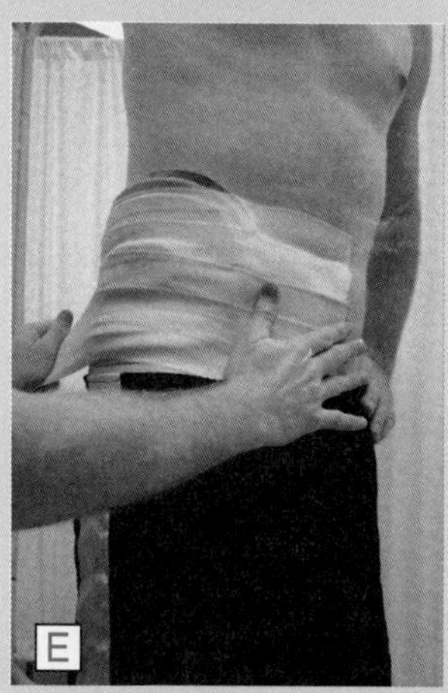

그림 7-2 *(계속)*

랩핑 기법

랩핑 기법을 사용하는 목적은 상해 부분에 대한 압박과 지지력을 제공하며 대퇴나 힙 그리고 골반부에 보호패딩을 고정시키는 목적에서 사용되기도 한다. 또한 대퇴, 힙, 골반의 신체부위 상해예방을 위해 사용되는 동시에 대퇴사두근 타박상과 좌상; 슬굴곡근, 내전근, 힙 굴곡근 그리고 대둔근 좌상; 장골릉 타박상; 그리고 골화성근염 등에 대한 처치로 사용된다.

압박 랩 기법 1(Compression wrap technique one) 그림 7-3

- **목적:** 본 압박 랩핑 테크닉을 사용하는 목적은 가벼운 대퇴 타박상과 좌상시 가벼운 정도에서 중간 정도의 부종을 조절하는데 사용된다(그림 7-3).
- **재료:**
  - 대퇴 두께에 따라서 결정하며, 보통 4인치 또는 6인치 너비의 5야드 길이의 탄력 랩, 금속 클립, $1^{1}/_{2}$인치 비탄력 또는 2인치 또는 3인치 탄력 테이프, 테이핑 가위

  옵션:
  - $^{1}/_{2}$인치 또는 $^{1}/_{2}$인치의 폼 또는 펠트 제품
  - 4인치 또는 6인치 너비의 자가 점착 랩
- **환자의 자세:** 테이핑 책상 위에 서거나, 벤치 또는 바닥에 다치지 않은 다리 쪽으로 대부분의 체중을 싣고 다친 쪽의 다리는 통증이 없는 자세를 취한 후, 무릎을 약간 굽힌다. 동시에 테이핑을 하는 쪽의 뒤꿈치는 약간 들고 테이핑이 끝날 때까지 이 자세를 유지한다.
- **준비:** 움직임을 최소화하기 위해 점착 테이프 스프레이를 뿌리거나, 테이프를 더 붙이거나 또는 앵커들을 직접 피부에 붙인다(그림 1-7 참조).

옵션: $^{1}/_{4}$인치 또는 $^{1}/_{2}$인치 폼 또는 펠트 패드를 자른 후, 이것을 다친 부분의 피부에 직접 사용함으로써 추가적인 압박을 제공함으로 정맥혈의 환류를 돕는다.

적용:

1단계: 대퇴 원위(끝부분) 부분에서 시작하여 대퇴전체로 직접 피부(환부)를 감싸면서 랩을 고정시킨다 (그림 7-3A).

옵션: 만약 탄력 랩이 없다면, 4인치 또는 6인치의 자가 점착 랩을 사용한다.

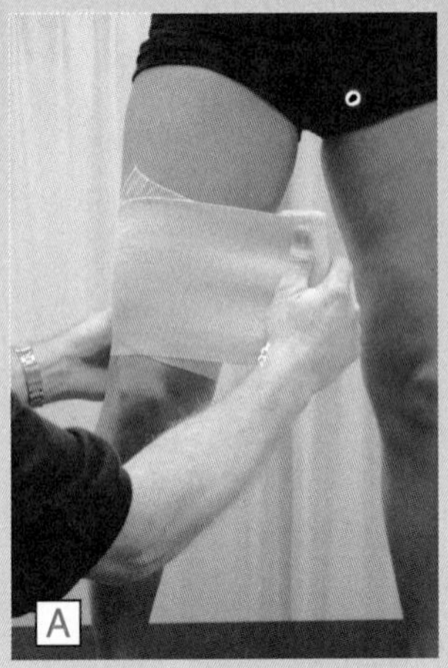

2단계: 계속해서 근위-원위 방향으로(아래-위) 나선형 형태로 랩을 감고, 이때 랩 너비의 $^{1}/_{2}$ 정도가 겹치도록 한다(그림 7-3B). 원위부분과 상해부위를 강하게 감싸면서 압박을 가한다. 상해부분 위부터는 약하게 압력을 가하면서 계속 이어간다.

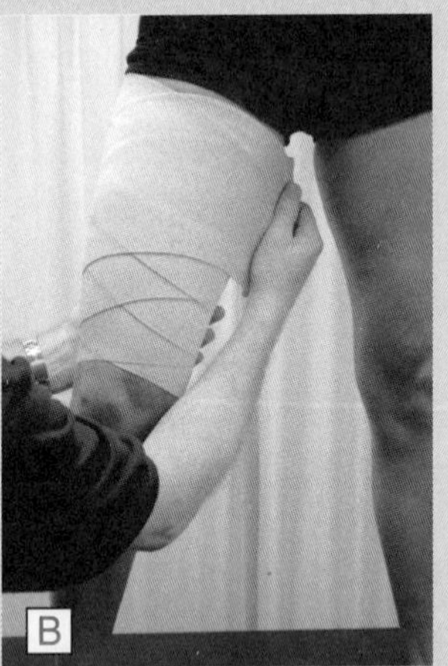

3단계: 대퇴 근위까지 랩을 완성한 뒤, 마무리는 점착성이 있는 테이프나, 금속 클립, 또는 $1^{1}/_{2}$인치 비탄력 테이프나 2인치 또는 3인치 탄력 테이프로 가볍게 고정한다 (그림 7-3C).

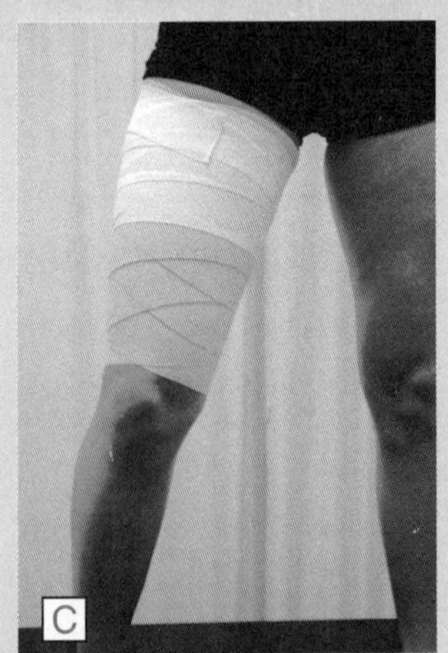

그림 7-3

압박 랩 기법 2 (Compression wrap technique two) 그림 7-4

목적: 2° 나 3° 정도의 대퇴 타박상과 좌상의 경우는 부종의 정도가 매우 심할 수 있다. 이 압박 랩핑 테크닉의 적용 범위는 발, 발목, 하퇴, 무릎, 그리고 대퇴부위에 발생된 중간 정도에서 심한 경우의 부종을 조절하는 기술로 사용되며 또한 상해 후 2차적으로 발생되는 부종이 원위부위로 이동하는 것을 예방하는데 사용된다(그림 7-4).

▶ **재료:**
- 4인치 또는 6인치 너비의 10야드 길이의 탄력 랩, 금속 클립, $1^1/_2$인치 비탄력 또는 2인치 또는 3인치 탄력 테이프, 테이핑 가위

옵션:
- $^1/_4$인치 또는 $^1/_2$인치 폼 또는 펠트

▶ **환자의 자세:** 테이핑 책상 또는 벤치에 앉아 다리를 바깥쪽으로 향한 상태에서 다리를 편다(신장시킨다). 이때 무릎에서 통증을 느끼지 않아야 한며, 약간 굴곡된 자세로, 발목은 90° 의 배측굴곡 자세를 유지한다.

▶ **준비:** 흘러내림을 방지하기 위해 점착 테이프 스프레이, 테이프 스트립(strip)을 사용하거나, 앵커들을 피부에 직접 실시하여 고정한다.

옵션: *부종을 조절하기 위해서는 $^1/_4$인치 또는 $^1/_2$인치 폼 또는 펠트 패드를 자른 후, 이것을 피부의 상해 부위에 직접 적용한다.*

▶ **적용:**

(1단계:) 탄력 랩을 사용하여 발의 원위 부분인 발바닥, 발, 발목, 하퇴, 그리고 무릎 방향으로 압박 랩을 직접 피부 위에 앵커를 한다(그림 6-9 참조).

(2단계:) 대퇴 중간쯤에서, 계속해서 대퇴 근위 부위까지 나선형의 랩을 실시한다 (그림 7-4A). 원위 부위에서는 충분한 강도의 롤(감는) 압박을 주면서 실시해야 하지만, 근위 부위로 진행하면서는 압박의 강도를 약간 낮춘다.

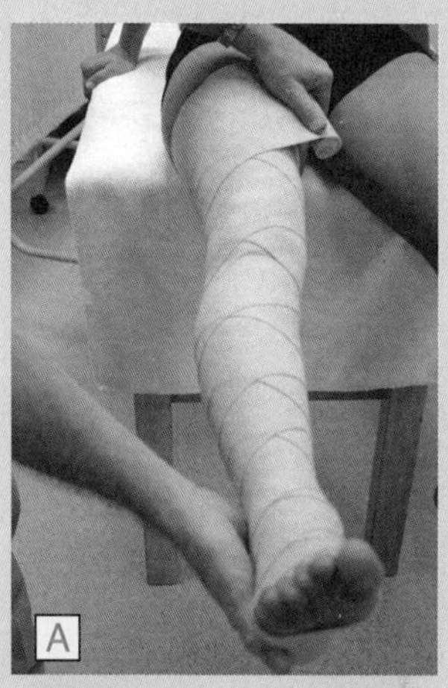

(3단계:) 대퇴 근위까지 랩을 완성한 뒤, 마무리는 점착성이 있는 테이프나, 금속 클립, 또는 $1^1/_2$인치 비탄력 테이프나 2인치 또는 3인치 탄력 테이프로 가볍게 고정한다 (그림 7-4B).

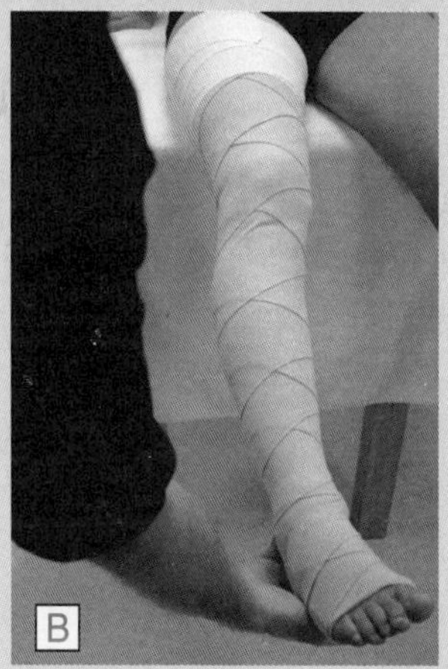

그림 7-4

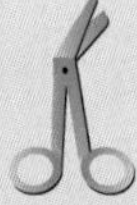

도움말: 대퇴사두근 타박상을 처치할 경우, 대퇴사두근을 신장시키기 위해 무릎의 위치는 통증이 없는 굴곡 자세를 유지한다. 압박, 아이스 백을 고정, 그리고 대퇴와 하퇴 근위부위를 감싸면서 무릎 굴곡을 지탱하기 위해서 4인치 또는 6인치 너비의 10야드 길이 탄력 랩을 사용한다.

압박 랩 기법 3 (Compression wrap technique three) 그림 7-5

▶ **목적:** 대퇴부의 경미하거나 중등도의 부종을 조절하기 위해서는 탄력 슬리브를 사용하여 압박을 한다(그림 7-5). 본 랩의 장점은 특정한 사용방법 없이 누구나 사용할 수 있는 기술이다.

- **재료:**
  - 5인치 너비의 탄력 슬리브, 테이핑 가위

  옵션:
  - $^{1}/_{4}$인치 또는 $^{1}/_{2}$인치 폼 또는 펠트

- **환자의 자세:** 테이핑 테이블 또는 벤치 위에 앉은 후 다리는 신장시킨 채로 테이블이나 벤치 끝 부분(바깥부분)으로 놓는다.

- **준비:** 탄력 슬리브의 길이는 무릎 바로 윗부분에서 대퇴 근위까지 해당되는 길이를 자른다. 슬리브의 길이를 두 배로 증가하여 사용할 경우, 추가적인 압력을 더할 수 있다.

  옵션: *$^{1}/_{4}$인치 또는 $^{1}/_{2}$인치 폼 또는 펠트 패드를 상해부위에 직접 사용하게 되면 정맥환류를 돕는다.*

- **적용:**

1단계: 대퇴에 슬리브를 착용한 후 원위부에서-근위부 방향으로 잡아당긴다. 만약 두 배 길이의 슬리브를 착용할 경우에는, 슬리브의 끝부분을 잡고 첫 번째 층 위로 당긴다 (그림 7-5). 여기에서는 앵커는 불필요하다; 슬리브는 세탁과 재활용이 가능하다.

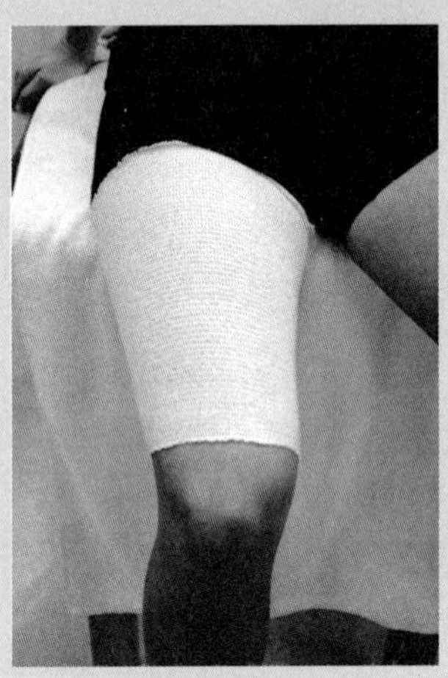

그림 7-5

대퇴사두근 좌상 랩(Quadriceps strain wrap) 그림 7-6, 7-7

- **목적:** 대퇴사두근 좌상 기술은 좌상을 처치할 때 압박을 제공하며 또한 경미한 정도에서 중간 정도의 지지를 제공하는데 사용한다. 이 기술은 대퇴사두근 타박상 또는 골화성근염에 대한 보호 패딩을 고정하기 위해서도 사용된다. 개인 선호도와 사용되는 재료 공급의 가능성에 따라 두 가지 방법이 제시되어 있다. 보호패딩을 사용한 기술의 설명은 패딩 단원에 제시되어 있다 (그림 7-18).

대퇴사두근 좌상에 대한 기술 1 (Quadriceps strain technique one)

- **재료:**
  - 4인치 또는 6인치 너비의 5야드 길이의 탄력 랩, 금속 클립, $1^{1}/_{2}$인치 비탄력 테이프, 2인치 또는 3인치 탄력 테이프, 테이핑 가위

- **환자의 자세:** 테이핑 테이블 위에 서거나 또는 벤치에 다치지 않은 다리 쪽으로 대부분의 체중을 싣고, 다친 쪽의 다리는 중립 자세로 무릎을 약간 굽힌다. 랩핑을 실시하는 동안 뒤꿈치는 약간 들며 끝날 때까지 이 자세를 유지한다.

- **준비:** 흘러내림을 방지하기 위해 점착 테이프 스프레이, 테이프 스트립을 사용하거나, 앵커들을 피부에 직접 실시하여 고정한다. 패드를 고정하기 위해서는 패드를 상해부분에 위치시킨다.

적용:

1단계: 대퇴 가쪽 원위부(하단)에서 직접 환부에 탄력 랩의 끝을 늘리면서 고정한 뒤, 계속해서 대퇴 전체를 안쪽 방향으로 감싸면서 고정한다(그림 7-6A).

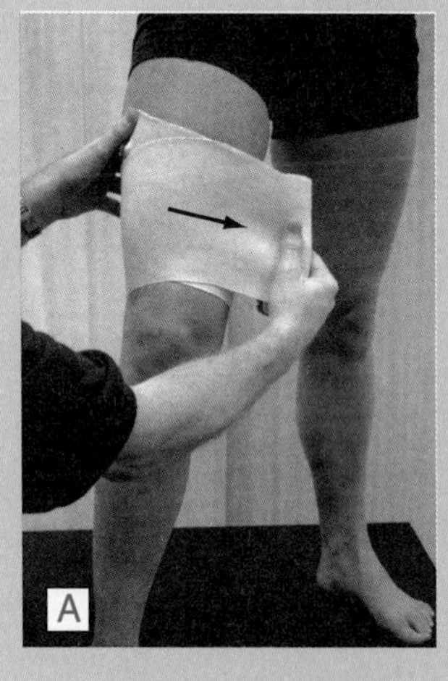

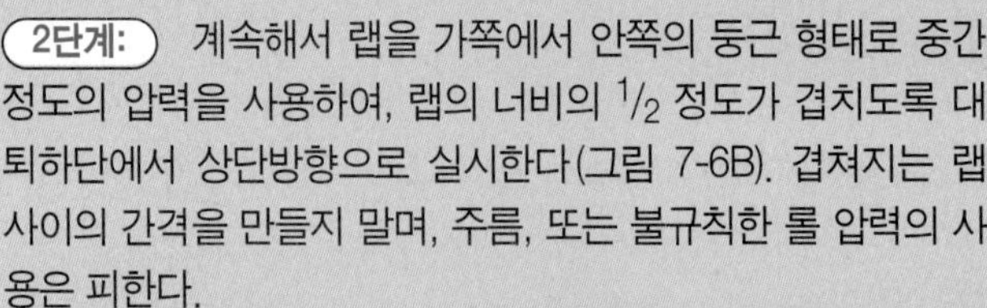

2단계: 계속해서 랩을 가쪽에서 안쪽의 둥근 형태로 중간 정도의 압력을 사용하여, 랩의 너비의 $^{1}/_{2}$ 정도가 겹치도록 대퇴하단에서 상단방향으로 실시한다(그림 7-6B). 겹쳐지는 랩 사이의 간격을 만들지 말며, 주름, 또는 불규칙한 롤 압력의 사용은 피한다.

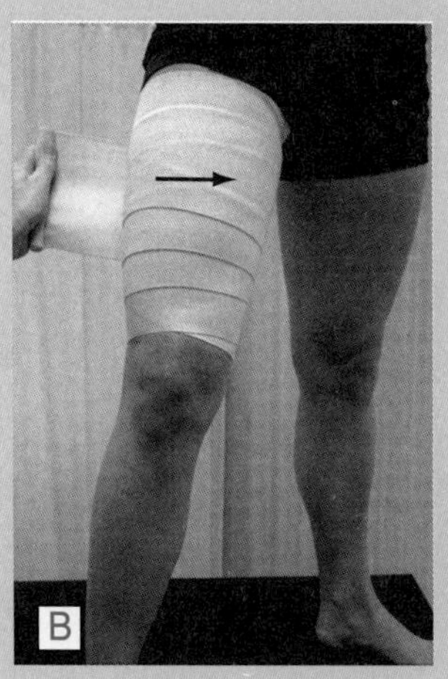

3단계: 대퇴 상단부분에서 랩핑을 끝낸다. 랩은 상해부분의 아래와 윗부분에 걸쳐 실시해야 된다. 비스포츠 활동 또는 비근로 활동 시, 랩핑의 끝은 벨크로(찍찍이), 금속 클립, 또는 $1^{1}/_{2}$ 인치의 비탄력 테이프를 약하게 사용하여 고정한다 ◀▶ (그림 7-6C).

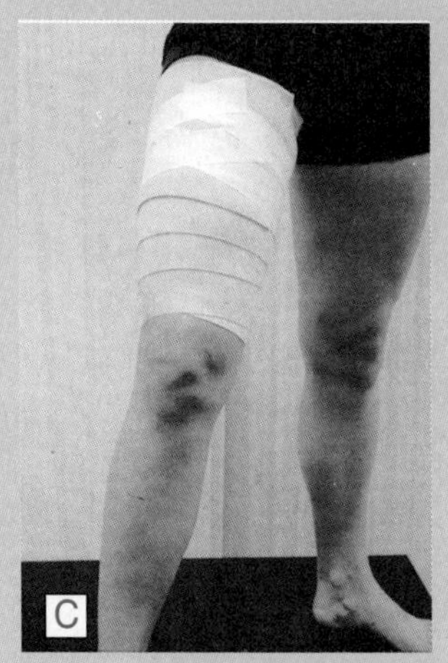

그림 7-6

(4단계:) 스포츠 활동 또는 근로 활동 시에는, 2인치 또는 3인치 탄력 테이프를 사용하여 대퇴 가쪽 하단에서 실시하여 2~4번 정도 계속해서 가쪽에서-안쪽으로 원형 형태의 감을 때 중등도 조임의 느낌으로 고정하며, 대퇴의 상단부에서 마감한다(그림 7-6D). 점착성을 확실히 하기 위해, 헐렁한 탄력 테이프의 끝을 랩핑하기 보다는 원형 테이프 형태로 고정한다. 추가적인 고정 장치는 불필요하다.

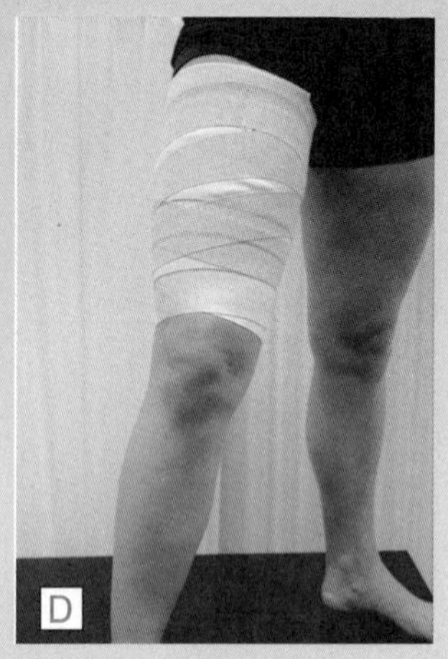

그림 7-6 *(계속)*

대퇴사두근 좌상에 대한 기술 2 (Quadriceps strain technique two)

재료:

- 4인치 또는 6인치 너비의 10야드 길이의 탄력 랩, 금속 클립, $1^1/_2$인치 비탄력 테이프, 2인치 또는 3인치 탄력 테이프, 테이핑 가위

환자의 자세: 테이핑 테이블 위에 서거나, 벤치, 또는 바닥에 다치지 않은 다리 쪽으로 대부분의 체중을 싣고, 다친 쪽의 다리는 중립자세로 무릎을 약간 굽힌다. 랩핑을 실시하는 동안 이 자세를 유지한다.

준비: 흘러내림을 방지하기 위해 점착 테이프 스프레이, 테이프 스트립을 사용하거나, 앵커들을 피부에 직접 실시하여 고정한다. 만약 패드를 사용한다면, 패드를 상해부분에 위치시킨다.

적용:

(1단계:) 랩을 대퇴 가쪽 하단에서 직접 환부에 고정시킨 후 대퇴사두근 좌상 기술 1을 실시한다.

(2단계:) 대퇴부 상단에서, 계속 이어진 랩을 가쪽에서 안쪽 방향으로 약한 압력을 가하면서 가쪽 힙과 복부를 가로지른다(그림 7-7A). 계속 이어지는 랩은 허리부위를 감싸면서 대퇴 상단부로 되돌아 온다(그림 7-7B). 탄력 랩에 가해지는 압력이 아래 복부나 뒤의 연부조직을 제한하거나 자극하지 않도록 관찰하면서 조절한다.

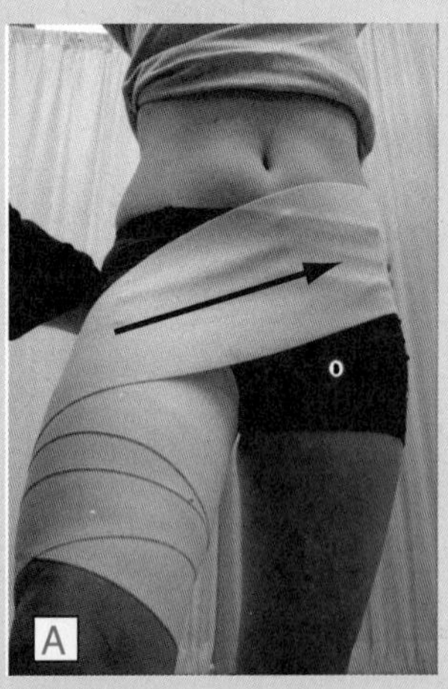

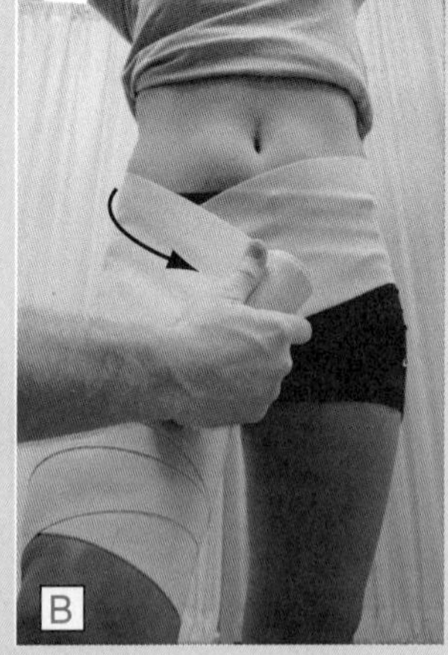

그림 7-7

(3단계:) 그 다음은, 1~2번의 추가적인 원형 형태를 대퇴 중간에서-상단까지 실시한 후 허리를 감싼다(그림 7-7D).

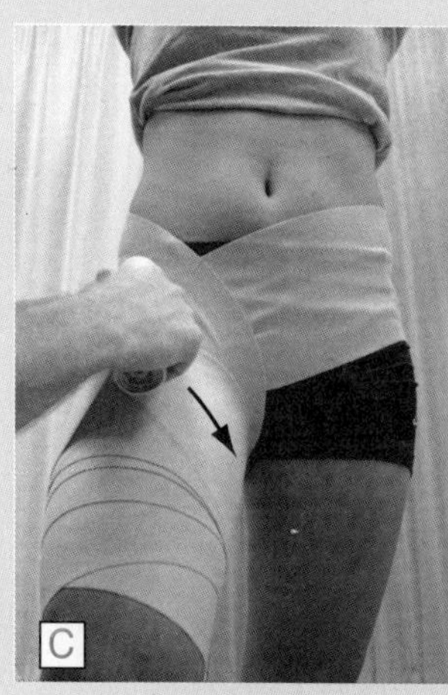

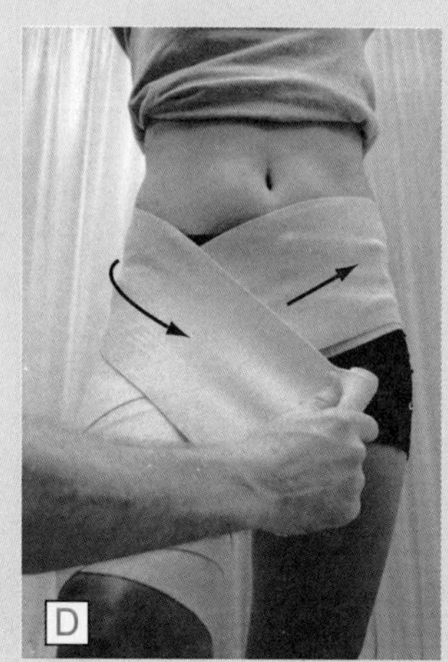

(4단계:) 대퇴 중간부분에서 랩을 마무리한다. 비스포츠 활동 또는 비근로 활동 시, 벨크로(찍찍이), 금속 클립 또는 $1^1/_2$인치 비탄력 테이프를 사용하여 고정하여 마무리한다 . 스포츠 활동 또는 근로 활동 시에는, 2인치 또는 3인치 탄력 테이프를 사용하여 대퇴 가쪽 하단에서 실시하여 2~4번 정도 계속해서 가쪽에서 안쪽으로 원형 형태의 중간 정도의 롤 압박을 주어 고정하여 마감한다.

(5단계:) 대퇴상단에서, 탄력 테이프는 중간 정도의 롤압력을 사용하여 계속 허리를 감싸면서 실시하고, 마무리는 대퇴 중간에서 원형 테이프 형태로 고정한다(그림 7-7E). 추가적인 고정은 불필요하다.

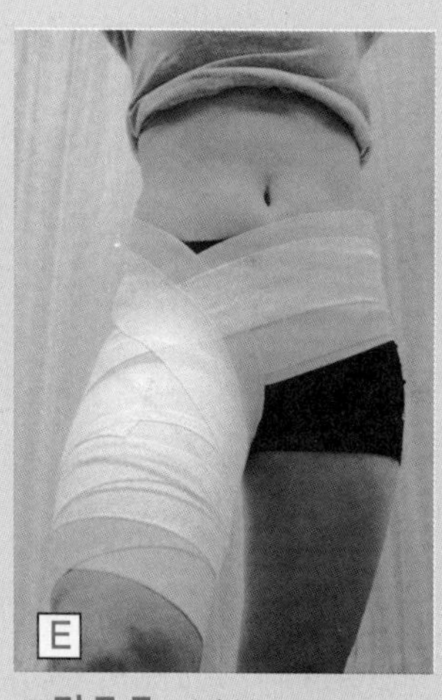

그림 7-7 *(계속)*

슬괵근 좌상 랩(Hamstrings strain wrap) 그림 7-8, 7-9

- **목적:** 슬괵근 좌상 기술은 슬괵근 좌상은 처치할 때 압박과 가벼운 정도에서 중간 정도의 원형 지지를 제공하기 위해 사용된다. 개인 선호도와 사용되는 재료 공급의 가능성에 따라 두 가지 방법이 제시되어 있다.

슬괵근 좌상 기술 1 (Hamstrings strain technique one)

- **재료:**
  - 4인치 또는 6인치 너비의 5야드 길이의 탄력 랩, 금속 클립, $1^1/_2$인치 비탄력 테이프, 2인치 또는 3인치 탄력 테이프, 테이핑 가위
- **환자의 자세:** 테이핑 테이블 위에 서거나 또는 벤치에 다치지 않은 다리 쪽으로 대부분의 체중을 싣고, 다친 쪽의 다리는 중립 자세로 무릎을 약간 굽힌다. 랩핑을 실시하는 동안 뒤꿈치를 약간 들어 올린 상태의 자세를 마무리 될 때까지 유지한다.

- **준비:** 흘러내림을 방지하기 위해 점착 테이프 스프레이, 테이프 스트립(strip)을 사용하거나, 앵커들을 피부에 직접 실시하여 고정한다.
- **적용:**

1단계: 슬괵근 안쪽 좌상을 처치할 때, 앵커는 대퇴 하단에서부터 시작하여, 대퇴 후면의 안쪽의 환부와 이어서 대퇴 가쪽을 감싼다(그림 7-8A).

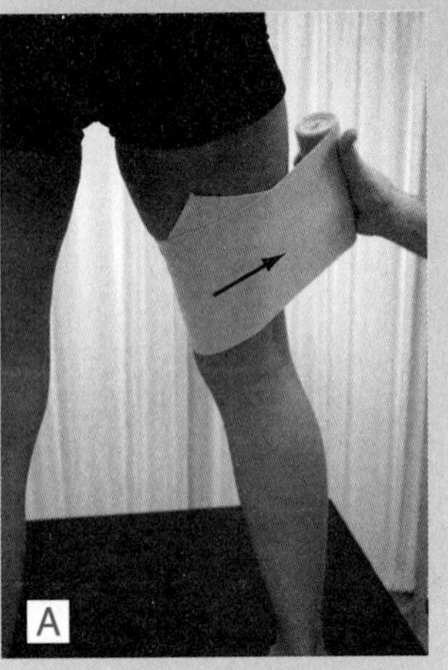

2단계: 계속 이어서 감을 때 중등도 조임의 느낌으로 안쪽에서 가쪽방향의 둥근 형태로 감싸 올린다. 랩 너비의 $^1/_2$ 정도가 겹치도록 대퇴하단에서 상단방향으로 실시한다(그림 7-8B). 겹쳐지는 랩 사이의 간격을 만들지 말며, 주름 또는 불규칙한 롤 압력의 사용은 피한다.

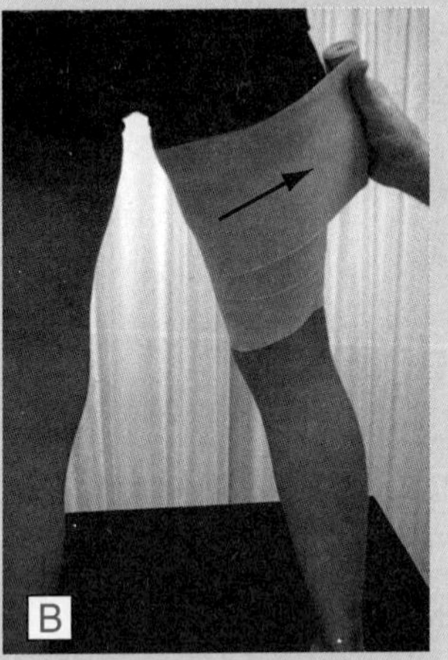

3단계: 랩의 마무리는 상해부분 위와 아래 부분을 포함하여 대퇴 상단부위에서 실시한다. 랩의 마지막 마무리는 그림 7-6C 또는 7-6D에서 설명된 바와 같다. 그러나 $1^1/_2$인치 비탄력 또는 2인치 또는 3인치 탄력 테이프는 안쪽에서 가쪽의 둥근 형태로 실시한다(그림 7-8C). 추가적인 고정은 불필요하다.

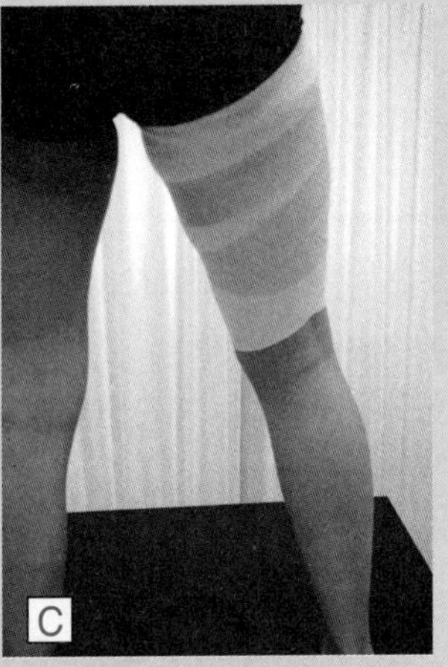

그림 7-8

(4단계:) 대퇴 가쪽부 굴곡근 좌상을 처치할 경우, 앵커는 대퇴 하단에서부터 시작하여, 대퇴 후면의 가쪽의 환부와 계속 이어서 대퇴 안쪽을 감싼다(그림 7-8D).

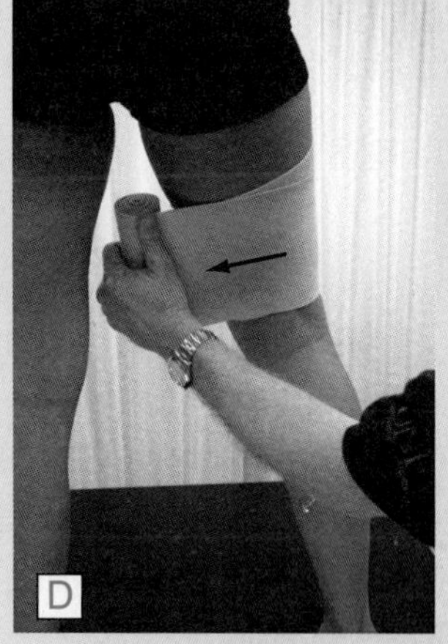

(5단계:) 계속 이어서 감을 때 중등도 조임의 느낌으로 가쪽에서 안쪽 방향의 둥근 형태로 감싸 올린다. 랩 너비의 $1/2$ 정도가 겹치도록 대퇴하단에서-상단방향으로 실시한다(그림 7-8E).

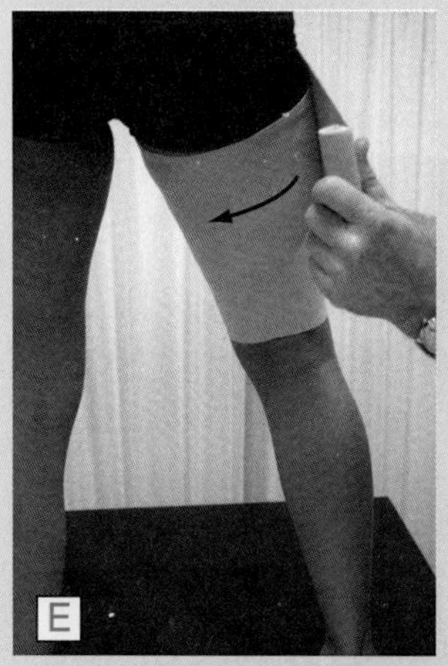

(6단계:) 랩의 마지막 마무리는 그림 7-6C 또는 7-6D에서 보여준 것같이 대퇴 상단부위에서 실시한다. 이때 $1^1/_2$인치 비탄력 또는 2인치 또는 3인치 탄력 테이프는 가쪽에서 안쪽의 둥근 형태로 실시한다(그림 7-8F).

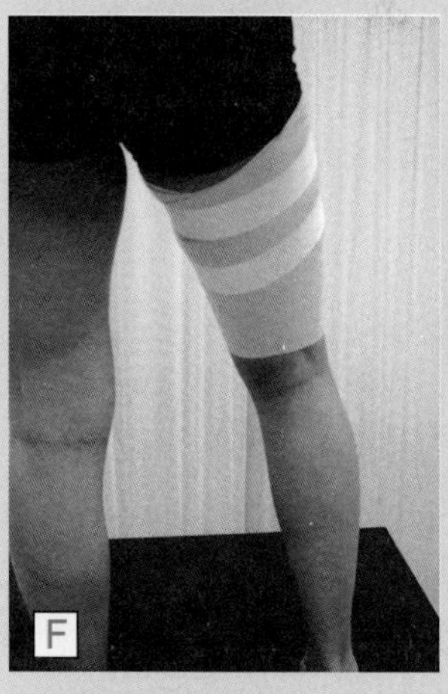

그림 7-8 *(계속)*

슬괵근 좌상 기술 2 (Hamstrings strain technique two)

재료:

- 4인치 또는 6인치 너비의 10야드 길이의 탄력 랩, 금속 클립, $1^1/_2$인치 비탄력 테이프, 2인치 또는 3인치 탄력 테이프, 테이핑 가위

- **환자의 자세:** 테이핑 테이블 위에 서거나, 벤치, 또는 바닥에 다치지 않은 다리 쪽으로 대부분의 체중을 싣고, 다친 쪽의 다리는 중립자세로 무릎을 약간 굽힌다. 랩핑을 실시하는 동안 이 자세를 유지한다.
- **준비:** 흘러내림을 방지하기 위해 점착 테이프 스프레이, 테이프 스트립(strip)을 사용하거나, 또는 앵커를 피부에 직접 실시하여 고정한다.
- **적용:**

(1단계:) 대퇴 안쪽부 굴곡근 좌상을 처치할 때, 앵커는 대퇴 하단에서부터 시작하여, 대퇴 후면의 안쪽에 고정하고 기술 1을 실시한다.

(2단계:) 대퇴 상단부에서는, 계속 이어서 랩을 안쪽에서 가쪽 방향으로 하여 가쪽부 힙을 가로지른 후, 허리를 중간 정도의 압력으로 감싼 후(그림 7-9A), 대퇴 상단부로 되돌아온다(그림 7-9B). 연부조직에 대한 제한과 스트레스적인 자극을 예방하기 위해 사용되는 감는 압력을 주의 깊게 관찰한다.

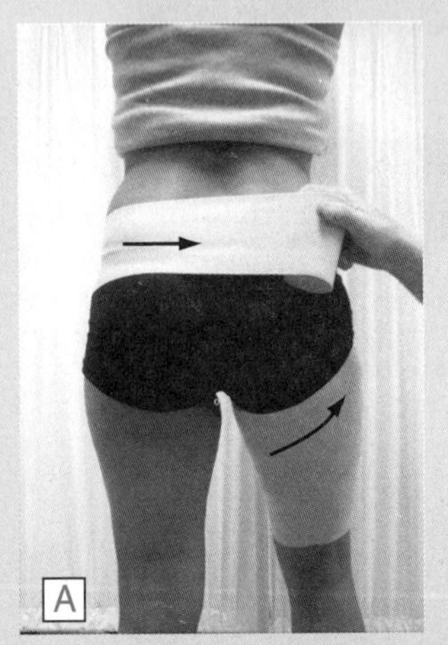
A

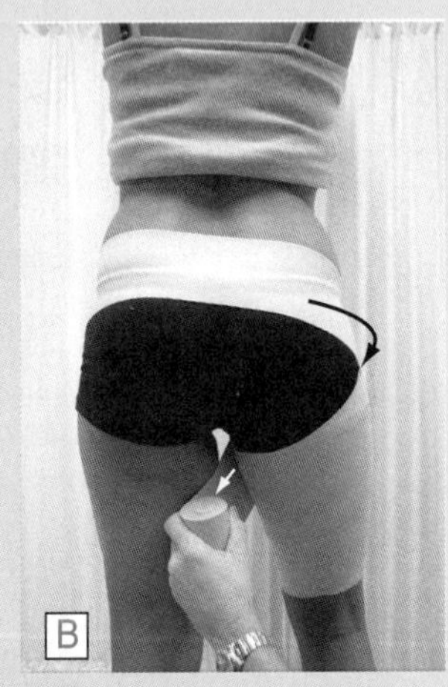
B

(3단계:) 그 다음, 1-2번 추가적으로 대퇴 안쪽에서 상단 허리부위를 둥근 형태로 감싼다(그림 7-9C).

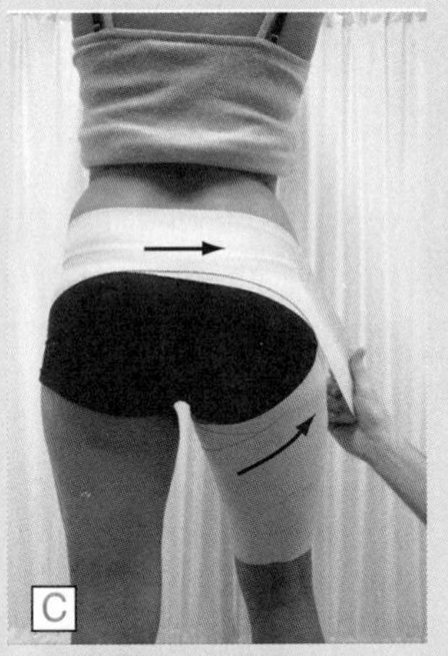
C

(4단계:) 대퇴 중간부위를 고정한다. 비스포츠 활동 또는 비근로 활동시에는 벨크로(찍찍이), 금속 클립, 또는 $1^1/_2$ 비탄력 테이프를 사용하여 고정한다 ⇄. 그러나 스포츠나 근로 활동시에는, 2인치 또는 3인치 탄력 테이프를 대퇴 후면의 안쪽에 사용하여 고정하고 중간 정도의 압력으로 2-4번 계속하여 안쪽에서 가쪽 방향의 둥근 형태로 대퇴를 감싼다(그림 7-9D).

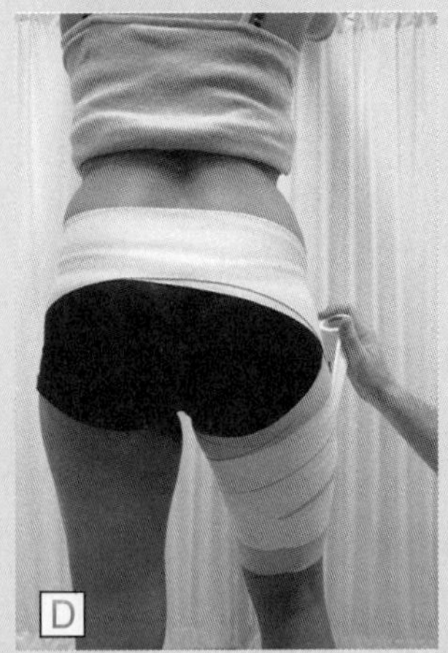
D

그림 7-9

5단계: 대퇴 상단부에서, 탄력 테이프를 중간 정도의 압력으로 사용하여 허리부위를 감싼다. 테이프를 대퇴 중간에 둥근 형태로 적용하여 고정한다(그림 7-9E). 추가적인 고정은 불필요하다.

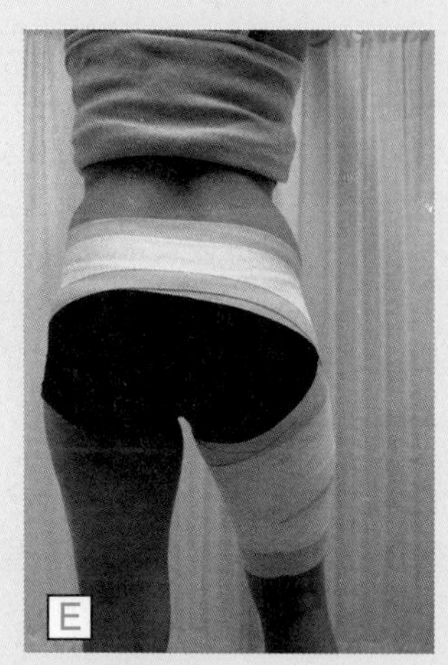

6단계: 대퇴 가쪽 굴국근 좌상 처치 시, 앵커는 대퇴 하단에서부터 시작하여, 대퇴 후면의 가쪽 환부에 직접 고정하고 기술 1을 실시한다.

7단계: 대퇴 상단부에서는, 계속 이어서 랩을 가쪽에서 안쪽 방향으로 하여 가쪽부 힙을 가로지른 후, 허리부위를 중간 정도의 롤 압력으로 감싼 후(그림 7-9F), 대퇴 상단부로 되돌아온다(그림 7-9G).

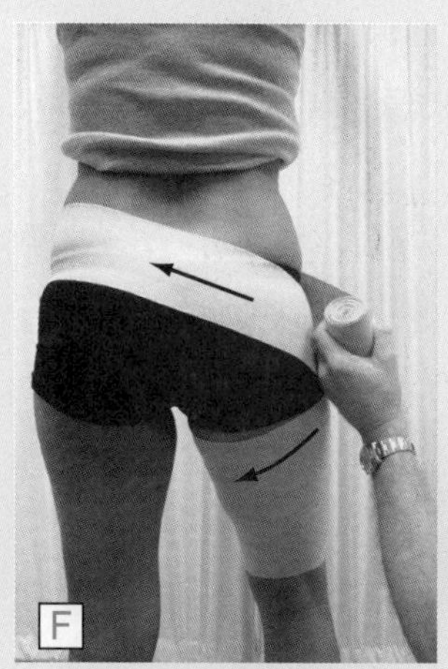

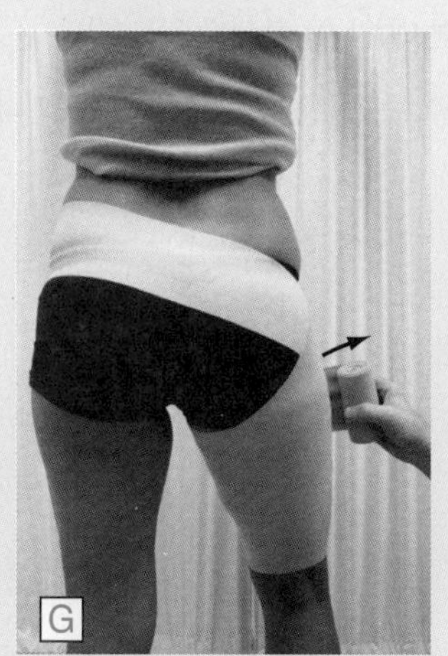

8단계: 그 다음, 1-2번 추가적으로 대퇴 안쪽에서 상단 허리부위를 둥근 형태로 감싼다(그림 7-9H). 마무리는 대퇴 중간에서 벨크로(찍찍이), 금속 클립, 또는 $1\frac{1}{2}$ 비탄력 테이프를 사용하여 고정하거나 , 그림 7-9D와 그림 7-9E에 설명된 내용을 참고한다. $1\frac{1}{2}$인치 비탄력 또는 2인치 또는 3인치 탄력 테이프를 가쪽에서-안쪽 방향의 둥근 형태로 실시하여 마무리한다(그림 7-9I).

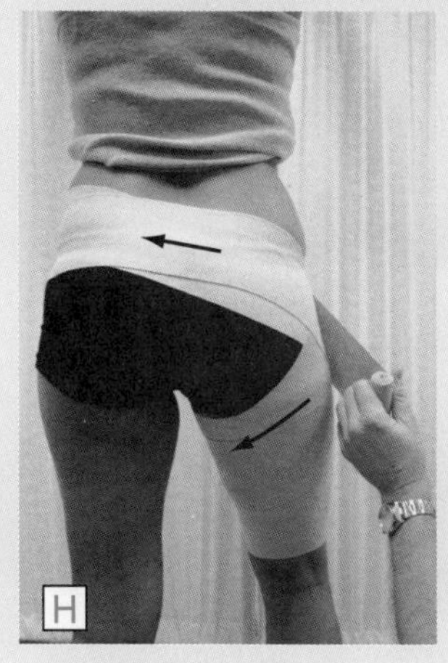

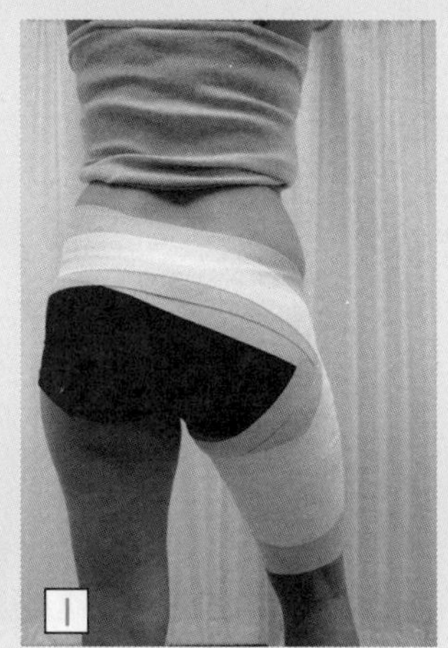

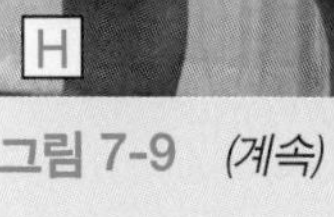

그림 7-9 *(계속)*

만약/그렇다면...

스포츠 활동 시, 만약 기술 1의 대퇴사두근과/또는 슬괵근 좌상 랩핑 기술이 하단부로 흘러내려 갔을 경우, 그러면 흘러내려 가는 것을 최소화하기 위하여 허리부위와 일체화를 만들기 위하여 기술 2의 적용을 고려한다.

내전근 좌상 랩(Adductor strain wrap) 그림 7-10

- **목적:** 내전근 좌상 기술은 내전근 좌상을 처치할 경우, 힙 내전근에 압박과 경미한 정도에서 중간 정도의 지지를 제공하기 위해 사용된다.
- **재료:**
  - 4인치 또는 6인치 너비의 10야드 길이의 탄력 랩, 금속 클립, $1\frac{1}{2}$인치 비탄력 테이프, 2인치 또는 3인치 탄력 테이프, 테이핑 가위
- **환자의 자세:** 테이핑 테이블 위에 서거나, 벤치, 또는 바닥에 다치지 않은 다리 쪽으로 대부분의 체중을 싫고, 다친 쪽의 다리는 내회전 자세로 무릎을 약간 굽힌다. 랩핑을 실시하는 동안 이 자세를 유지한다.
- **준비:** 흘러내림을 방지하기 위해 점착 테이프 스프레이, 테이프 스트립(strip)을 사용하거나, 앵커들을 피부에 직접 실시하여 고정한다.
- **적용:**

1단계: 탄력 랩의 끝부분을 대퇴 가쪽 하단에서 환부로 직접 앵커(고정)한 후, 계속해서 안쪽 방향으로 앵커를 감싼다(그림 7-10A).

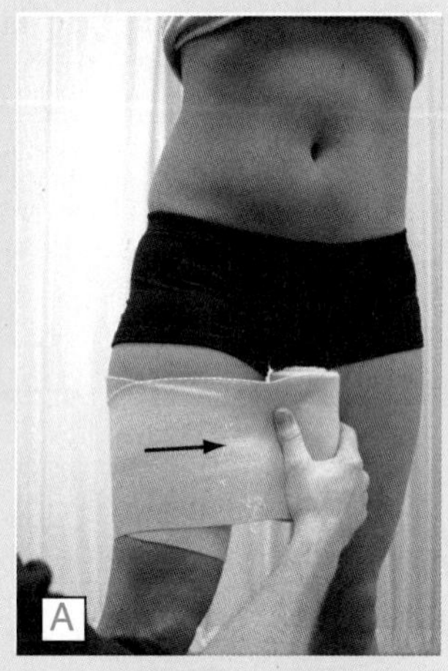

2단계: 다리의 내회전을 지지하기 위한 것으로, 1단계에 계속 이어서, 랩을 중간 정도의 압력으로 가쪽에서 안쪽 방향의 둥근 형태로 감는다(그림 7-10B). 랩은 하단에서 상단 방향으로 실시하고 랩이 겹치는 부분은 랩 너비의 $\frac{1}{2}$ 정도를 유지한다. 이 과정에서 랩과 랩 사이의 간격, 주름, 또는 불규칙한 감는 압력 사용 등이 발생하지 않도록 유의한다.

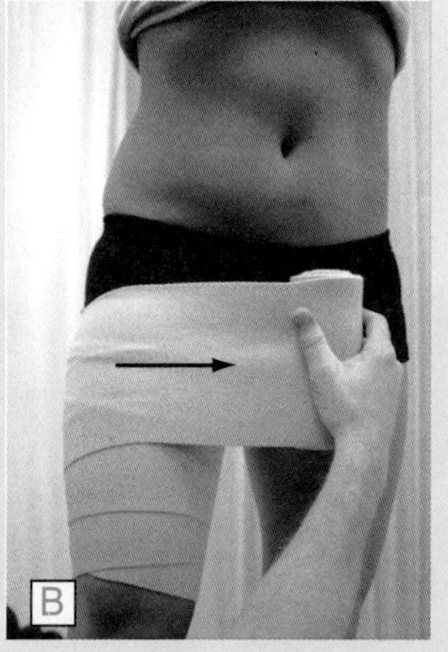

그림 7-10

3단계: 대퇴 상단부에서, 가벼운 압력을 사용하여 가쪽에서-안쪽 방향으로 계속 감다가 가쪽 힙, 복부, 그리고 허리부위를 가로지른다(그림 7-10C). 다음 단계로, 계속해서 하단부에서 대퇴 안쪽 상부를 지나면서 중간 정도의 압력을 사용하여 내회전 방향으로 당긴 다음, 계속해서 대퇴 상부를 감싼다(그림 7-10D). 복부하단, 허리 그리고 대퇴 안쪽부의 연조직에 대한 불필요한 제한과 자극 유발을 예방하기 위하여 일정한 감는 압력을 사용하도록 점검한다.

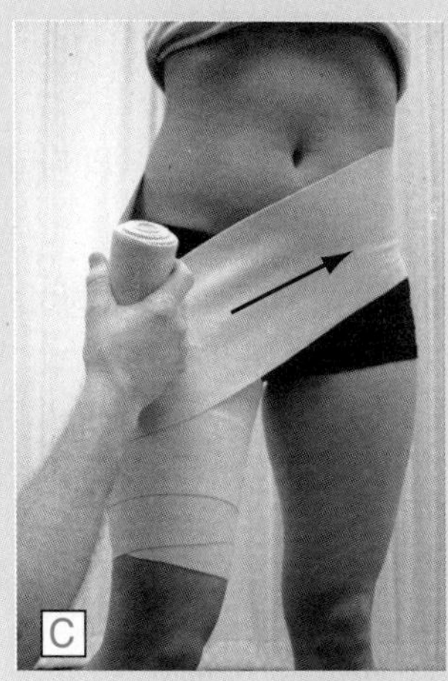
C

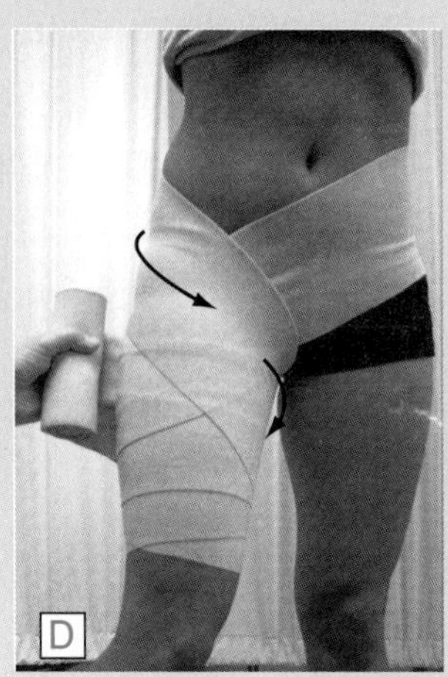
D

4단계: 다리의 안쪽회전을 지지하지 위하여 대퇴부위 중간에서 상단부에 둥근 형태로 1번의 랩을 실시한 후, 허리를 감고 그 다음으로 대퇴 안쪽 상단을 지난다(그림 7-10E). 이것을 1-2번을 추가하여 실시한다.

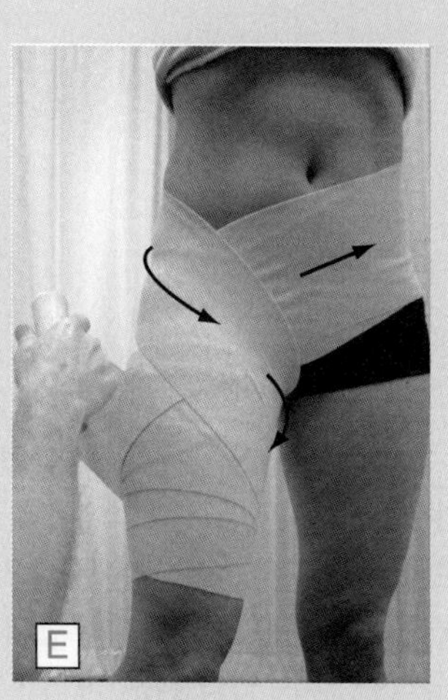
E

5단계: 랩의 마무리는 대퇴 중간에서 한다. 비스포츠 활동 또는 비근로 활동 시에는 벨크로, 금속 클립, 또는 1인치 비탄력 테이프로 고정한다 ⇄ .

6단계: 스포츠 활동 시 또는 근로 활동 시에는 2인치 또는 3인치 탄력 테이프로 고정한다. 다시 다리의 내회전을 지지하기 위하여 랩을 대퇴 가쪽하단에서 시작하여 2~4번 계속해서 가쪽에서 안쪽의 둥근 형태로 대퇴부위를 중간 정도의 감는 압력을 사용하여 감는다. 이어서 탄력 테이프를 사용하여 힙과 허리부위를 가벼운 정도의 압력을 사용하여 감싼 후, 중간 정도의 압력을 사용하여 내회전 방향으로 당기면서 대퇴 안쪽 상단을 가로지른 후, 대퇴를 감싸고 대퇴 중간에서 둥근 형태로 테이프를 마무리하여 고정한다(그림 7-10F). 추가적인 고정은 필요하지 않다. 내전근 좌상 랩핑 기술이 정확히 적용되었을 때는, 환자는 다리가 안쪽으로 회전하여 당겨지는 느낌을 느낀다.

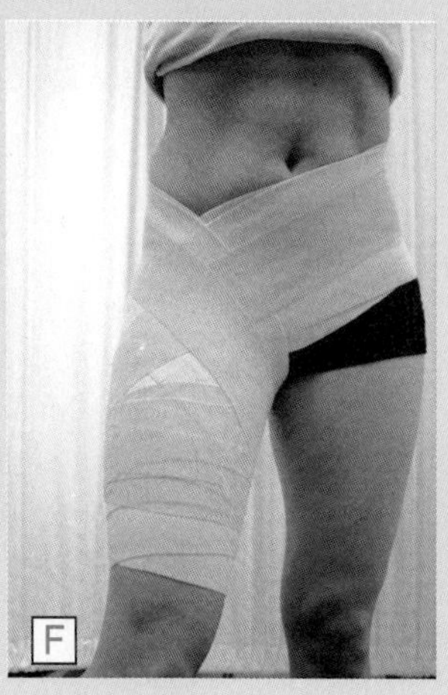
F

그림 7-10 *(계속)*

힙 굴곡근 좌상 랩(Hip flexor strain wrap) 그림 7-11

- **목적:** 힙 굴곡근 좌상 기술은 장요근에 좌상이 발생되어 처치를 할 경우에 힙 굴곡근에 압력과 가벼운 정도에서 중간 정도의 지지를 제공한다(그림 7-11).
- **재료:**
  - 4인치 또는 6인치 너비의 10야드 길이의 탄력 랩, 금속 클립, $1\frac{1}{2}$인치 비탄력 테이프, 2인치 또는 3인치 탄력 테이프, 테이핑 가위
- **환자의 자세:** 테이핑 테이블 위에 서거나, 벤치, 또는 바닥에 다치지 않은 다리 쪽으로 대부분의 체중을 싫고, 다친 쪽의 다리는 중립 자세로 무릎을 약간 굽힌다. 랩핑을 실시하는 동안 이 자세를 유지한다.
- **준비:** 흘러내림을 방지하기 위해 점착 테이프 스프레이, 테이프 스트립(strip)을 사용하거나, 앵커들을 피부에 직접 실시하여 고정한다.
- **적용:**

(1단계:) 랩의 시작(앵커)은 대퇴 안쪽 중간에서 환부에 직접 고정한 후, 이어서 가쪽 방향으로 대퇴부위를 돌면서 앵커(시작 부분)부분을 감싼다(그림 7-11A).

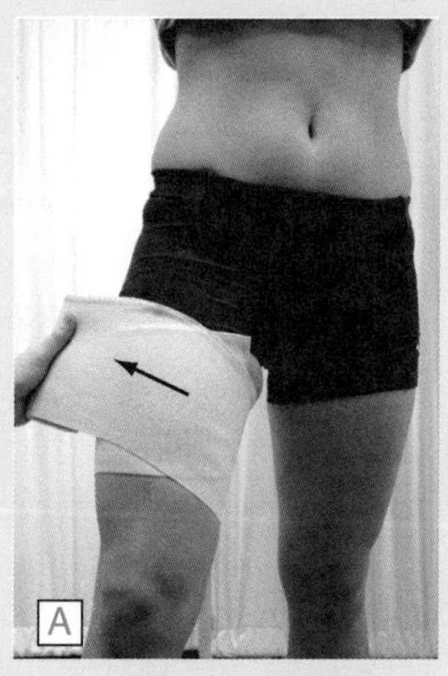

(2단계:) 계속해서 중간 정도의 압력을 사용하여 안쪽에서 가쪽방향으로 둥근 형태로 대퇴부위를 감싼다. 하단에서 상단 방향으로 실시하고, 겹치는 부분은 랩의 너비의 $\frac{1}{2}$ 정도 겹치게 한다(그림 7-11B). 이 과정에서 랩과 랩 사이의 간격, 주름, 또는 불규칙한 감는 압력 사용 등이 발생하지 않도록 유의한다.

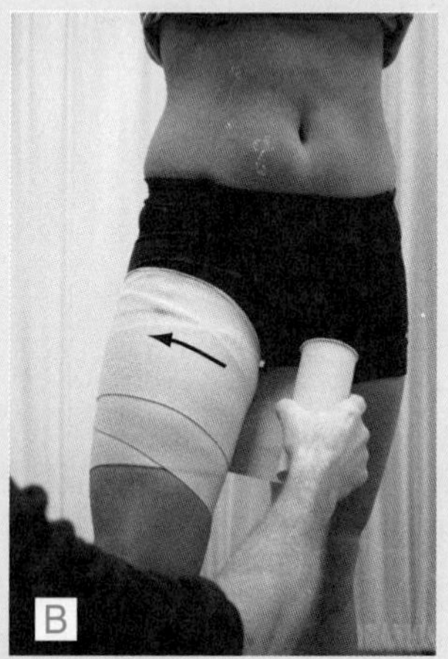

그림 7-11

3단계: 대퇴 상단부에서 랩은 안쪽에서 가쪽 방향으로 그리고 가쪽 힙 방향으로 중간 정도의 압력을 사용하여 위로 당긴다(그림 7-11C). 계속해서 가벼운 압력을 사용하여 허리를 감싼 후, 대퇴 상단부로 되돌아온다. 연조직에 불필요한 제한과 자극을 피하기 위해 알맞은 감는 압력을 사용하는데 유의한다.

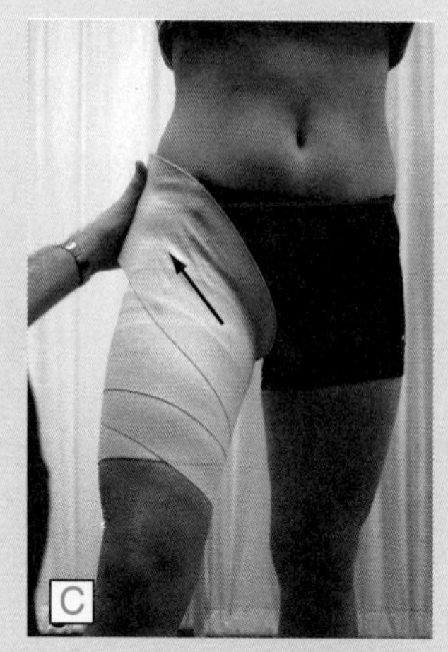

4단계: 대퇴 중간에서 상단부분에 1번의 둥근 형태로 감싼 후, 중간 정도의 압력을 사용하여 가쪽부 힙을 가로질러 위로 당긴 후, 허리를 감싼 후, 대퇴 상단부로 되돌아온다(그림 7-11D). 이 과정을 1-2번 반복한다.

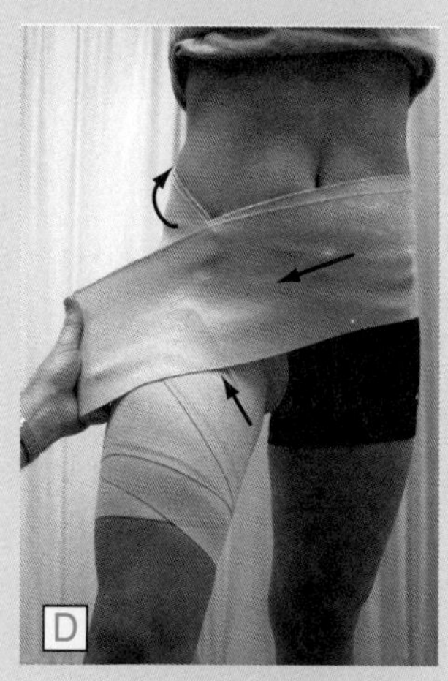

5단계: 마무리는 대퇴 중간에서 실시한다. 비스포츠 활동 또는 비근로 활동 시에는 벨크로, 금속 클립 또는 1인치 비탄력 테이프로 고정한다 .

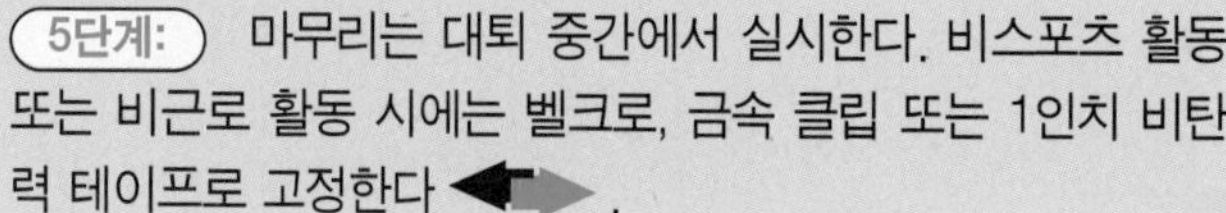

6단계: 스포츠 활동 시 또는 근로 활동 시에는 2인치 또는 3인치 탄력 테이프를 사용하여 대퇴 중간부위에서 고정한다. 2-4번 계속해서 안쪽에서-가쪽방향으로 둥근 형태로 중간 정도의 압력을 사용하여 감는다. 계속해서 대퇴 상단부에서 탄력 테이프를 중간 정도 압력을 사용하여 가쪽부 힙을 가로질러 위로 당긴 후, 가벼운 압력을 사용하여 허리부위를 감싼 후, 마무리는 대퇴 중간에서 원형 테이프 형태로 실시한다(그림 7-11E). 추가적인 고정은 필요하지 않다.

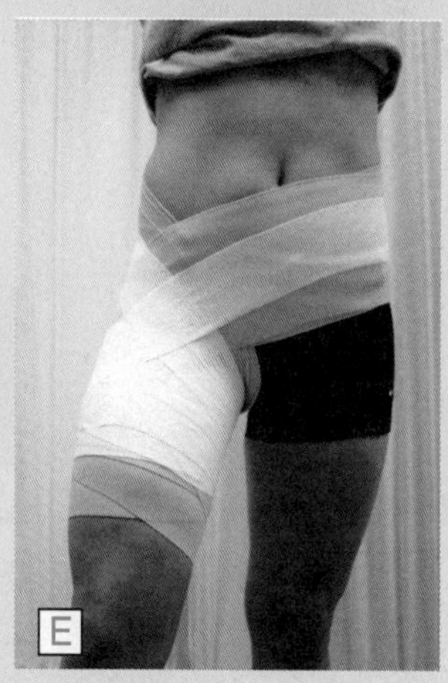

그림 7-11 *(계속)*

둔근 좌상 랩(Gluteal strain wrap) 그림 7-12

- **목적:** 둔근 좌상 기술은 둔근에 좌상이 발생되어 처치를 할 경우에 압박과 가벼운 정도에서 중간 정도의 지지와 둔근부가 신장되는 것을 제한하는데 사용된다(그림 7-12).
- **재료:**
  - 4인치 또는 6인치 너비의 10야드 길이의 탄력 랩, 금속 클립, $1^1/_2$인치 비탄력 테이프, 2인치 또는 3인치 탄력 테이프, 테이핑 가위

- **환자의 자세:** 테이핑 테이블 위에 서거나, 벤치, 또는 바닥에 다치지 않은 다리 쪽으로 대부분의 체중을 싣고, 다친 쪽의 다리는 중립 자세로 무릎을 약간 굽힌다. 랩핑을 실시하는 동안 이 자세를 유지한다.
- **준비:** 흘러내림을 방지하기 위해 점착 테이프 스프레이, 테이프 스트립(strip)을 사용하거나, 앵커들을 피부에 직접 실시하여 고정한다.
- **적용:**

1단계: 랩의 시작은 대퇴 가쪽 상단부에서 직접 환부에 실시한 후, 계속해서 안쪽 방향으로 이동하며 대퇴부위를 돌아 시작부분인 앵커를 감싼다(그림 7-12A).

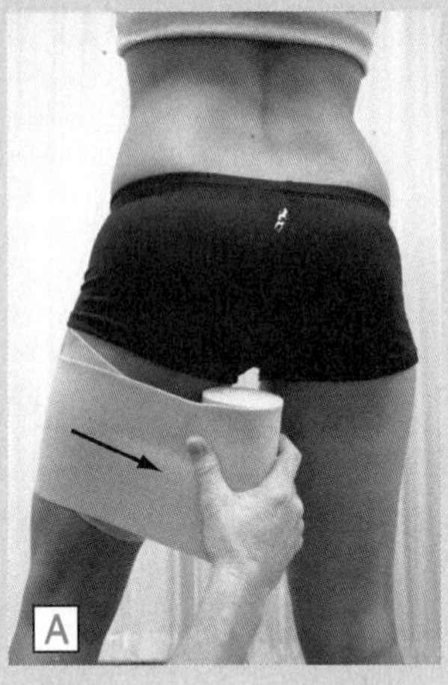

2단계: 대퇴 앞면에서, 랩은 중간 정도의 압력을 사용하여 가쪽에서-안쪽 방향으로 그리고 가쪽 힙을 가로지나, 엉덩이 상단과 허리부위를 감싼다(그림 7-12B). 이어서 가벼운 압력을 사용하여 허리와 가쪽 힙을 감싼 후, 중간 정도의 압력을 사용하여 엉덩이 안쪽부 하단으로 당겨 내린 후, 대퇴 안쪽을 감싼다(그림 7-12C). 그런 후에 대퇴 앞면에서 마무리한다. 연조직의 불필요한 제한과 자극을 피하기 위하여 감는 압력을 알맞게 조절한다.

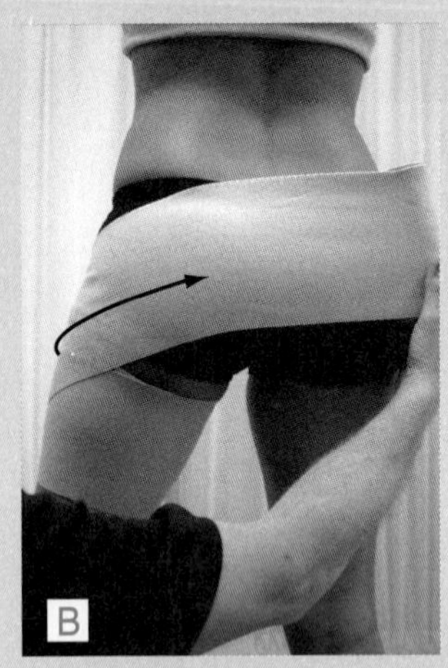

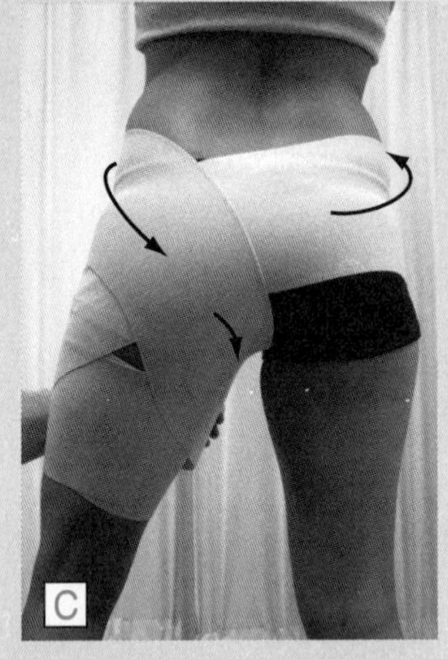

3단계: 이 과정을 2~4번 정도 반복한다. 랩이 겹치는 정도는 랩 너비의 $^1/_2$ 정도로 유지한다(그림 7-12D). 랩과 랩이 겹치는 사이의 간격, 주름, 또는 불규칙한 감는 압력 사용 등이 발생하지 않도록 유의한다.

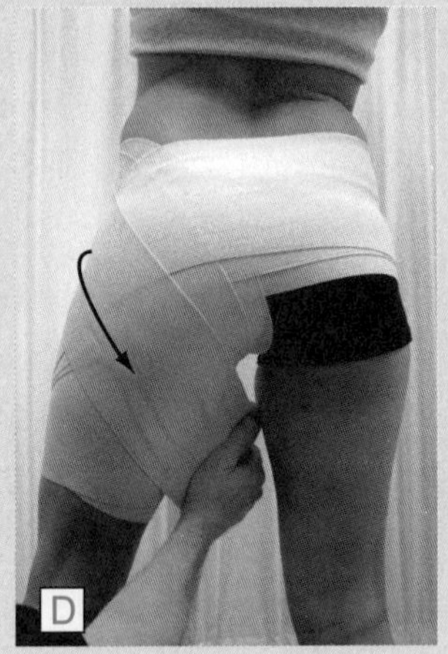

그림 7-12

4단계: 대퇴 상반부에서 랩의 마무리를 실시한다. 비스포츠 활동 또는 비근로 활동 시에는 벨크로, 금속 클립, 또는 1인치 비탄력 테이프로 고정한다. 스포츠 활동 시 또는 근로 활동 시에는 2인치 또는 3인치 탄력 테이프를 사용하여 대퇴 가쪽 상단부에서 마무리하고, 2~3번 계속하여 가쪽에서-안쪽방향으로 둥근 형태로 중간 정도의 감는 압력을 사용하여 대퇴부위를 감싼다(그림 7-12E).

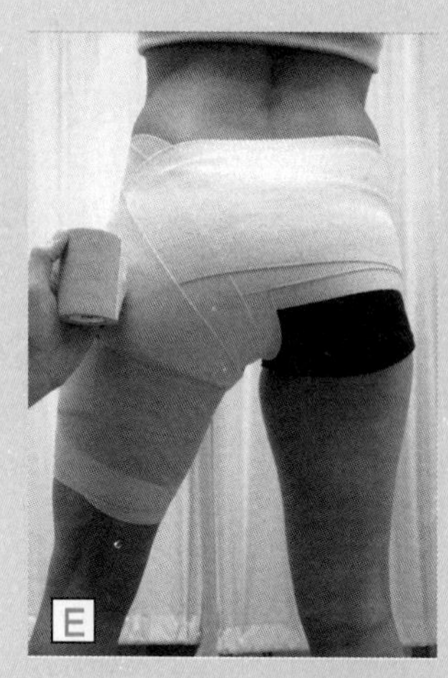

5단계: 대퇴 앞면부에서, 계속해서 가벼운 정도의 감는 압력으로 탄력 테이프를 가쪽 힙과 엉덩이 상단을 가로지른 후, 허리를 감싼 다음, 엉덩이 안쪽 하단부를 지난 후, 중간 정도의 압력을 사용하여 아래로 당겨 내리면서 대퇴부위를 감싼다(그림 7-12F). 마무리는 대퇴 상단부에서 둥근 테이프 형태로 마무리 한다. 추가적인 고정은 필요하지 않다.

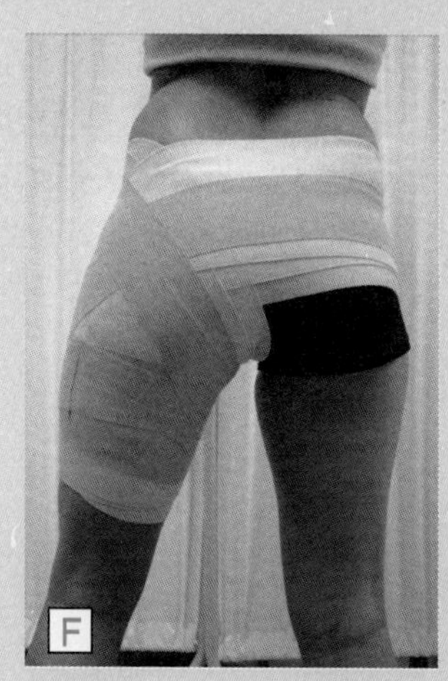

그림 7-12 *(계속)*

힙 포인터 랩(Hip pointer wrap) 그림 7-13, 7-14

- **목적:** 힙 포인터 기술은 기성제품 패드나 주문 제작에 의해 만들어진 패드를 사용하여 장골릉의 가해지는 충격을 흡수하는 목적과 장골릉 타박상 예방과 타박상 처치를 목적으로 사용된다. 개인의 선호도와 재질의 이용가능 정도에 따라 교체할 수 있는 두 가지 방법이 설명되어 있다.

힙 포인터 기술 1 (Hip pointer technique one)

- **재료:**
  - 4인치 또는 6인치 너비의 5야드 길이의 탄력 랩, 2인치 또는 3인치 탄력 테이프, 테이핑 가위
- **환자의 자세:** 테이핑 테이블 위에 서거나, 벤치, 또는 바닥에 다치지 않은 다리 쪽으로 대부분의 체중을 싫고, 다친 쪽의 다리는 중립 자세로 무릎을 약간 굽힌다. 랩핑을 실시하는 동안 이 자세를 유지한다.
- **준비:** 흘러내림을 방지하기 위해 점착 테이프 스프레이, 테이프 스트립(strip)을 사용하거나, 앵커들을 피부에 직접 실시하여 고정한다.

▶ **적용:**

1단계: 패드를 상해가 발생된 부분에 위치시킨다. 힙의 앞면부에서 직접 환부에 랩을 사용하여 패드를 포함한 허리부위를 감싸 고정한다 (그림 7-13A).

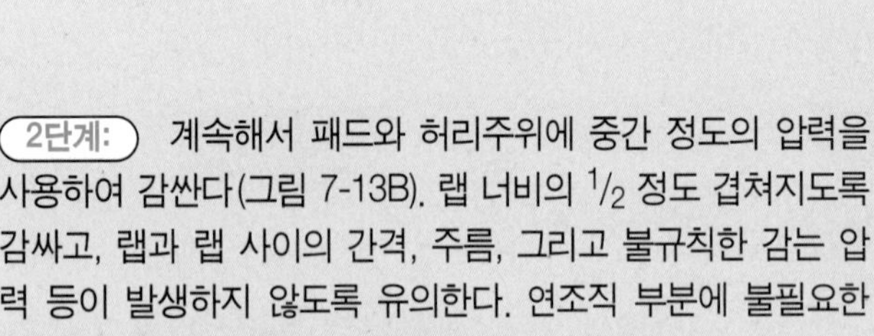

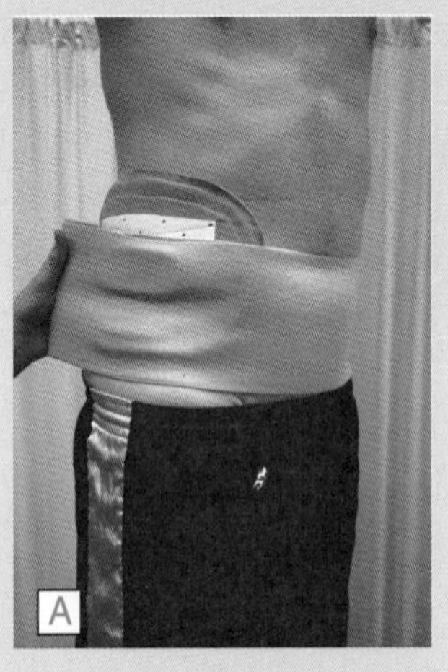

2단계: 계속해서 패드와 허리주위에 중간 정도의 압력을 사용하여 감싼다(그림 7-13B). 랩 너비의 $^{1}/_{2}$ 정도 겹쳐지도록 감싸고, 랩과 랩 사이의 간격, 주름, 그리고 불규칙한 감는 압력 등이 발생하지 않도록 유의한다. 연조직 부분에 불필요한 제한과 자극이 발생되지 않도록 압력에 주의한다.

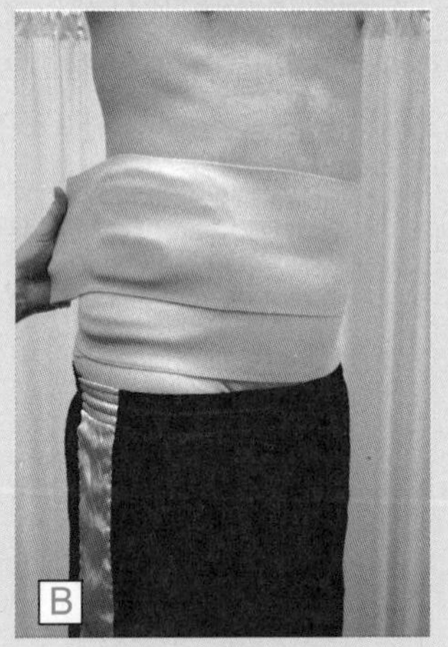

3단계: 2인치나 3인치의 탄력 테이프를 사용하여 랩의 마무리를 한다. 중간 정도의 감는 압력을 사용하여 테이프를 2-3번 계속해서 둥근 형태로 패드와 허리부위를 감싼다 (그림 7-13C). 테이프의 느슨한 끝부분이 잘 점착되도록 둥근 테이프 형태 적용하여 마무리한다. 추가적인 고정은 요구되지 않는다.

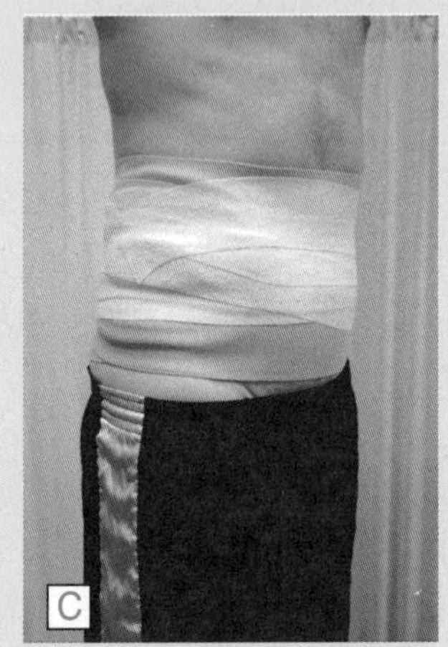

그림 7-13

힙 포인터 기술 2 (Hip pointer technique two)

▶ **재료:**

- 4인치 또는 6인치 너비의 10야드 길이의 탄력 랩, 2인치 또는 3인치 탄력 테이프, 테이핑 가위

▶ **환자의 자세:** 테이핑 테이블 위에 서거나, 벤치, 또는 바닥에 다치지 않은 다리 쪽으로 대부분의 체중을 싣고, 다친 쪽의 다리는 중립 자세로 무릎을 약간 굽힌다. 랩핑을 실시하는 동안 이 자세를 유지한다.

▶ **준비:** 흘러내림을 방지하기 위해 점착 테이프 스프레이, 테이프 스트립(strip)을 사용하거나, 앵커들을 피부에 직접 실시하여 고정한다.

▶ **적용:**

(1단계:) 패드를 상해가 발생된 부분에 위치시킨다. 대퇴 중간 안쪽부에서 직접 환부에 랩의 끝부분을 당겨서 고정한 다음, 힙 굴곡근 좌상 기술을 패드 위에 실시한다. 이때 좌상 시 사용되는 기술인 중간 정도의 감는 압력으로 위쪽으로 당기는 기술은 필요하지 않다.

(2단계:) 랩의 고정은 2인치나 3인치의 탄력 테이프 사용하여 고정한다. 1-2번의 지속적인 둥근 형태로 안쪽에서-가쪽방향으로 중간 정도의 감는 압력을 사용하여 대퇴, 힙 그리고 허리부위를 감싼다. 마무리는 대퇴 중간부위에서 둥근 테이프 형태로 실시하여 마감한다(그림 7-14A). 추가적인 앵커(마감)은 요구되지 않는다.

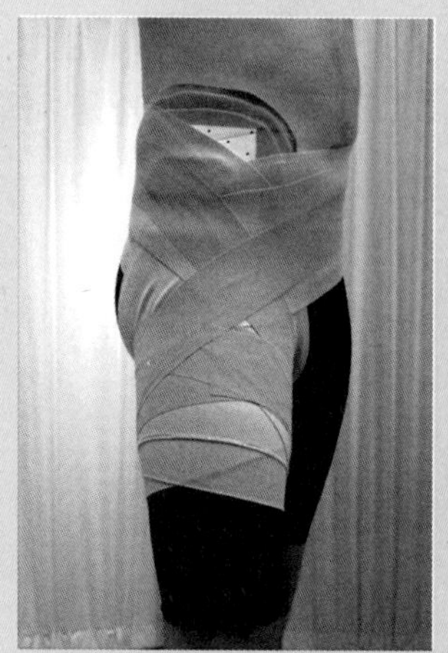

그림 7-14

> *만약/그렇다면...*
>
> 만약 기성제품 패드나 주문 제작한 패드를 고정하기 위해 힙 포인터 기술 1 또는 2을 사용하였으나, 활동하는 동안 패드가 원위치에서 벗어나게 된 경우, 그러면 힙 포인터 테이핑 기술을 사용할 것을 고려하라; 패드는 직접 환부에 강한 탄력 테이프를 사용하여 고정한다면 패드가 흘러내리는 것을 최소화 할 수 있을 것이다.

브레이싱 기법

브레이스 기술은 대퇴, 힙, 그리고 골반부에 발생되어 처치를 하는 과정과 재활과정에서 상해 부위에 압박과 지지를 제공해 준다. 타박상이나 좌상 그리고 과상용에 따른 상해를 처치하는 과정과 재활과정에서 압박을 제공하기 위해 네오프렌 슬리브(탄력이 강한 합성섬유로 만들어 착용할 수 있는 긴 소매모양의 보호대)나 숏트(짧은 소매모양의 보호대)가 사용된다. 복합 브레이스는 대퇴나 힙에 발생된 좌상을 처치할 경우 압박과 지지력을 동시에 제공한다.

네오프렌 슬리브(Neoprene sleeve) 그림 7-15

▶ **목적:** 네오프렌 슬리브는 대퇴사두근 좌상과 타박상, 슬괵근 좌상, 그리고 골화성근염을 처치할 때 압박과 가벼운 지지를 제공한다(그림 7-15).

> **세부사항**
>
> 재활, 운동, 일, 그리고 일상적인 활동 시 슬리브를 사용한다.

▶ **설계:**
- 기성제품으로 누구에게나 잘 맞는 디자인으로 사이즈는 대퇴 너비에 따라 정해져 있다.
- 몇몇의 슬리브 디자인으로 상해 부위에 추가적인 압박을 제공하기 위해 슬리브에 타원형의 네오프렌 패드가 장착되어 있는 것도 있다.

▶ **환자의 자세:** 테이핑 테이블이나 벤치 위에 앉은 후, 다리는 신장시킨 상태로 테이블 끝부분에 위치시키거나, 의자에서는 무릎을 약 45° 굴곡하여 준비시킨다.

▶ **준비:** 환부로 직접 네오프렌 슬리브를 착용시킨다. 추가적인 고정은 필요하지 않다.

▸ **적용:**

1단계: 슬리브를 양쪽으로 잡고 넓은 부분의 끝을 발위로 착용시킨다. 슬리브가 대퇴로 위치될 때까지 위로 잡아 올린다(그림 7-15). 사용 후에는 세탁과 재활용을 할 수 있다.

2단계: 만약 슬리브에 타원형 패드가 장착된 것이라면, 패드를 상해부위에 위치시켜 추가적인 압박을 제공한다.

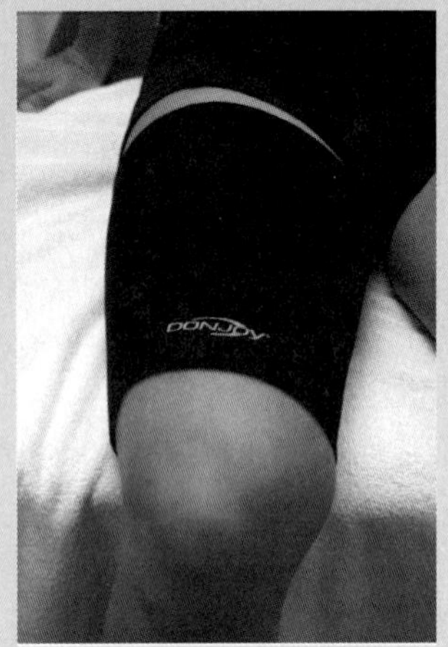

그림 7-15

창의성이 있는 질문 1

4주 전 배구경기 중에 외측 공격수에게 2°의 슬괵근 좌상이 발생되었다. 선수의 상해는 아무런 어려움 없이 회복되고 있었다. 재활운동 프로그램으로 수중재활운동이 추가되었다. 그러나 선수는 물에 대한 두려움이 있었고, 선수는 운동을 하는 동안 그녀의 대퇴에 보조기를 사용하길 원했다.

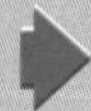 **질문 : 당신은 이 선수의 대퇴에 지지력을 제공하기 위해 어떠한 기술을 적용하겠습니까?**

네오프렌 숏트(반바지 형)(Neoprene shorts) 그림 7-16

▸ **목적:** 네오프렌 숏트는 대퇴사두근, 슬괵근, 내전근, 둔근, 그리고 장요근 좌상; 대퇴사두근 타박상; 골화성 근염; 대전자 활액낭염; 그리고 치골염을 처치할 때 압박과 가벼운 지지를 제공한다(그림 7-16).

세부사항

재활, 운동, 일, 그리고 일상적인 활동 시 숏트를 사용할 수 있다.

▸ **설계:**
- 기성제품으로 누구에게나 잘 맞는 디자인으로 사이즈는 허리둘레에 따라 정해져 있다.
- 디자인에 따라서 대퇴 중간에서-대퇴하단에서 허리까지 길이로, 벨크로가 장착되어 있거나 탄력 허리밴드가 장착되어 있는 것이 있다.

▸ **환자의 자세:** 의자에 앉거나 서서 준비한다.

▸ **준비:** 환부에 직접 네오프렌 숏트를 착용하거나 보조기 또는 거들 위에 착용한다. 추가적인 고정은 필요하지 않다.

▶ **적용:**
(1단계:) 양발을 반바지에 넣은 후, 반바지가 대퇴와 허리 부분에 위치할 때까지 위쪽 방향으로 당겨 입는다(그림 7-16). 반바지와 허리밴드는 필요에 따라 적당히 조절한다. 반바지는 세탁이 가능하며 재활용할 수 있다.

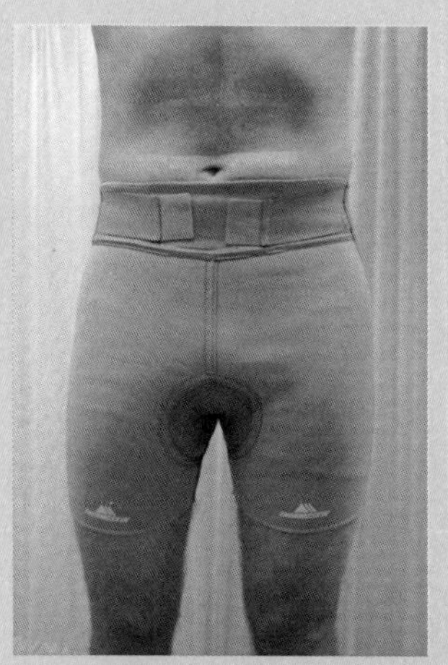

그림 7-16

대퇴, 힙 그리고 골반 상해에 대한 복합 브레이스(Thigh, hip, and pelvis combination braces) 그림 7-17

▶ **목적:** 대퇴, 힙, 그리고 골반부위 상해를 위한 복합 브레이스의 사용 목적은 대퇴사두근, 슬괵근, 내전근, 그리고 장요근의 좌상을 처치할 때, 압박과 가벼운 정도에서 중간 정도의 지지력을 제공하며, 근육의 신장과 지나친 관절가동범위를 제한하는데 있다(그림 7-17).

▶ **설계:**
- 기성제품의 브레이스는 누구에게나 잘 맞는 디자인으로 사이즈는 허리둘레에 따라 정해져 있다(그림 7-17A).
- 디자인은 대퇴 중간에서-대퇴 하단에서 허리까지의 브레이스(길이가 짧거나 긴 것을 의미)가 있으며, 재질은 네오프렌 또는 면/스판덱스로 만들어 진다. 제품의 종류에 따라서 허리부분이 탄력밴드로 만들어져 있거나, 사이즈 조절이 가능한 버클 형으로 생산된다.
- 탄력이 있는 줄에 벨크로가 부착된 디자인의 제품은 상해의 정도에 따라 다양하게 응용이 가능하다.
- 고무줄이 부착된 디자인의 제품은 띠의 조절이 가능하다. 띠의 조절에 의해 고무줄의 탄력을 조절할 수가 있다.

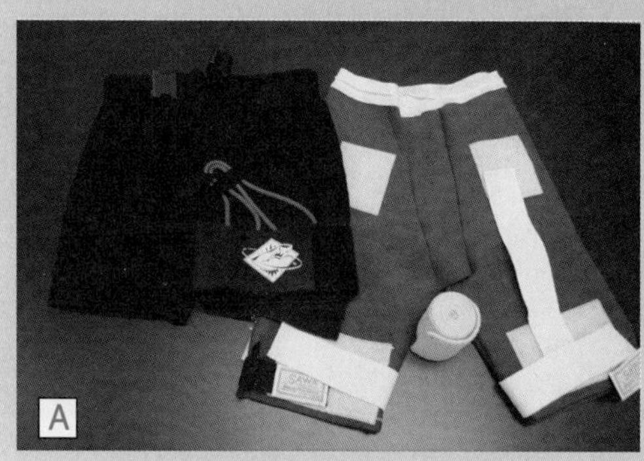

그림 7-17A 대퇴, 힙, 그리고 골반 상해에 대한 복합 브레이스. (왼쪽) 브레이스에 고무줄 띠 부착형. (오른쪽) 브레이스에 탄력 띠 부착형.

▶ **환자의 자세:** 의자에 앉거나 서서 준비한다.

▶ **준비:** 복합 브레이스를 환부에 직접 착용하거나 운동보조기구 또는 거들 위에 착용한다. 추가적인 고정은 불필요하다.

브레이스 착용에 대한 특정한 사용방법은 각 디자인에 포함되어 있다. 올바른 착용과 효과적인 지지력을 얻기 위해서는, 각 제품사의 사용방법을 단계별로 주의 깊게 따른다. 다음에 소개된 단계별 적용지침서는 일반적인 브레이스 사용에 해당된다.

▶ **적용:**

1단계: 양발을 반바지 안으로 넣은 후, 브레이스가 대퇴, 힙, 골반, 그리고 허리까지 착용되도록 위로 당겨 올린다(그림 7-17B). 필요하다면, 개인에 따라 반바지와 허리밴드를 몸에 맞게 조절한다. 브레이스는 세탁이 가능하며 재활용이 가능하다.

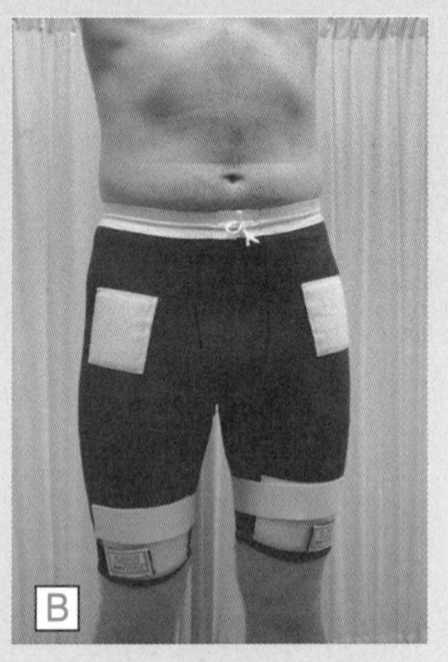

B

2단계: 브레이스 디자인의 특성에 따라서 스트랩(strap)의 사용과 조절은 달라진다. 내전근 좌상을 처치할 경우, 지금까지 소개한 디자인의 종류 중에서 하나를 선택하여 착용한 후, 계속해서 탄력 끈을 이용하여 대퇴, 힙, 좌골, 그리고 허리부분을 가쪽에서 안쪽의 형태로 랩(감싼다)을 한다. 대퇴에서 벨크로를 사용하여 스트랩을 고정한다(그림 7-13C). 내전근의 좌상을 처치하기 위하여 대퇴의 하단부에 2개의 탄력 끈을 사용하여 교차시키는 형태로 실시한다(그림 7-17D). 장요근의 좌상을 처치하기 위해서는 탄력 끈을 수직의 형태로 대퇴 앞면에 실시를 하거나(그림 7-17E), 슬괵근 좌상을 처치할 경우에는 대퇴 뒷면에 탄력 끈을 수직형태로 적용한다(그림 7-17F). 필요에 의해 반바지에 끈이나 위치를 다시 조절한다.

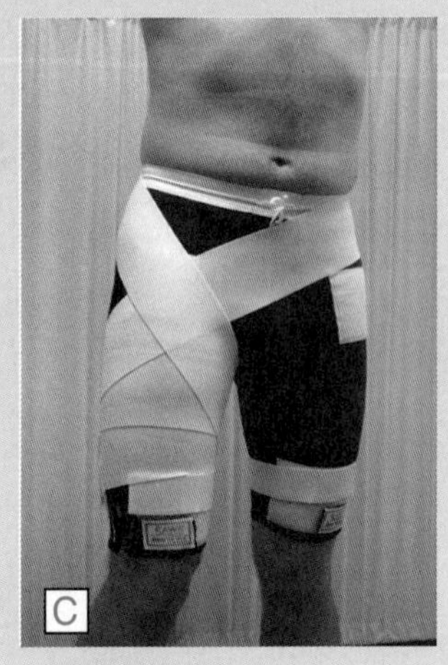

C

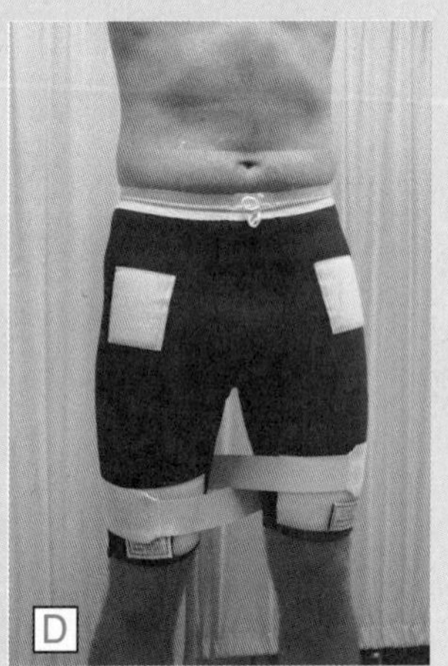

D

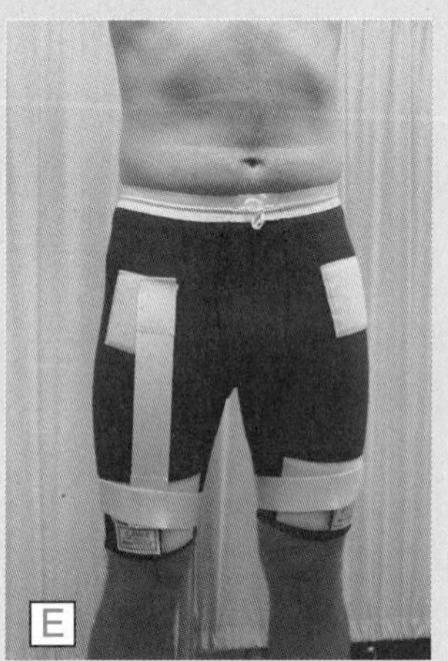

E

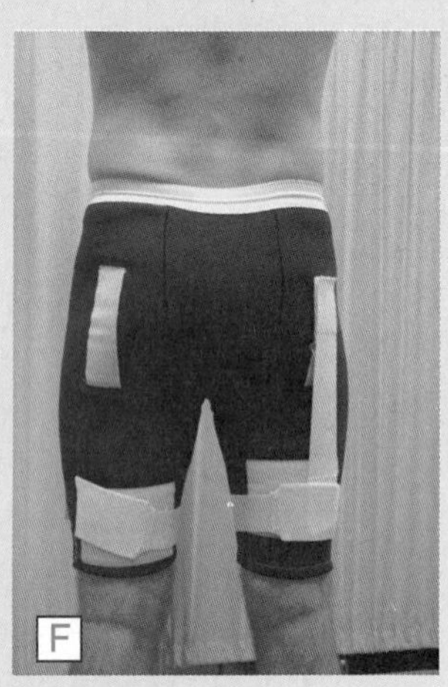

F

3단계: 다른 디자인의 사용과 더불어, 내전근의 좌상을 처치하기 위해, 고무벤드에 알맞은 양의 긴장도가 성립될 때까지 스트랩을 조이거나 또는 느슨하게 조절한다(그림 7-17G). 필요에 따라서 반바지나 스트랩을 다시 조절한다.

만약/그렇다면...

만약 선수가 스포츠 활동에 복귀하는 기간에 내전근 좌상에 대한 보완이 **필요하다면,** 대퇴, 힙, 그리고 골반 상해를 위한 복합 브레이스의 사용을 고려해야 한다; 네오프렌 재질의 반바지 사용이 가능하나, 조절 가능한 탄력 끈과/또는 고무줄이 부착된 복합 브레이스를 사용할 경우에는 보다 더 강한 지지력과 극도의 관절가동범위를 제한할 수 있다.

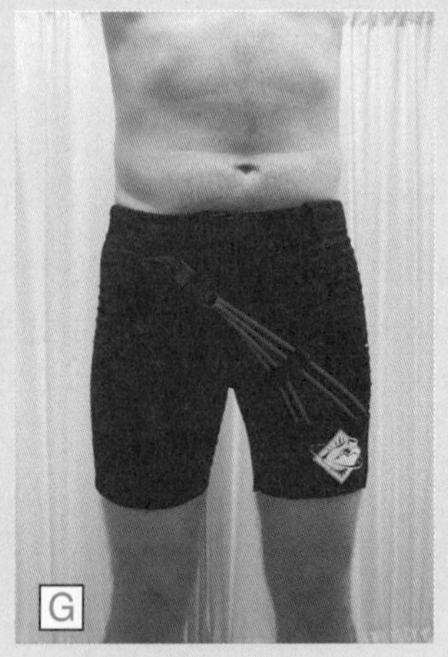

G

그림 7-17 *(계속)*

보조 기구에 의한 기능 회복 훈련(Orthotics)

목적: 보조기구는 대뇌, 힙, 그리고 골반 상해와 신체이상상태 등을 처치할 때 보완, 충격흡수, 그리고 비정상적이 신체구조를 교정하는 역할을 제공한다.

- 부드러운 재질의 보장구(그림 3-16 참조)는 충격을 흡수하고 압력을 최소화함으로써 스트레스성 골절과 활액염을 치유하고 예방하는데 사용된다. 뒤꿈치용 컵, 정식규격의 네오프렌, 실리콘 그리고 탄력의 신발 안창 등의 구입은 특별 주문 제작없이 언제든 가능하다.
- 약간 단단한 것(그림 3-17)과 아주 단단한 재질(그림 3-18)의 보장구는 신체구조의 이상을 보완하거나 교정–예를 들면, 다리 길이가 다르거나 무릎과 골반의 Q각도가 큰 경우–을 처치하는데 사용된다. 이러한 종류는 주문 제작 또는 상시 구입이 가능하다.

창의성이 있는 질문 2

대학 내의 구내매점에서 야구경기 중, 한 남자가 얼음에 미끄러지면서 순간적으로 오른쪽 대퇴사두근에 예리한 통증을 느꼈다. 의사의 진단후, 정형외과에서 가벼운 대퇴사두근 좌상에 대한 치료를 받았다. 치료는 정상적으로 진행되었고, 그 환자는 오른 다리에 압박과 지지를 위해 탄력 랩을 실시한 후 일에 복귀하였다. 그러나 탄력 랩의 효력은 1~2시간 후에 점차적으로 감소된다.

질문 : 당신이라면 이러한 상황에 어떻게 처치하겠습니까?

패딩 기법

대퇴, 힙, 그리고 골반부의 상해예방과 상해처치를 위한 패딩 기술에 필요한 패딩 종류는 다양하며 손쉽게 구입이 가능하다. 또한 특수 제작주문에 의한 패딩 기술에 사용되는 재질은 폼과 열가소성의 재질이 사용된다. 고등학교 간 그리고 대학별 미식축구 경기시 대퇴, 힙, 그리고 골반부위에 패딩착용의 의무화가 요구된다. 이와 관련된 자세한 패딩 기술은 제13장에서 논의될 것이다.

연구 요약

많은 연구결과에 따르면, 대퇴부 타박상 상해 이후 스포츠로 복귀시 보호용 패딩사용은 3~6개월 정도 사용하라고 권장한다.[4,6,7,12] 일반적 패딩이거나 맞춘 패딩이거나에 상관없이, 패딩 사용은 상해부분을 보호하며 덮어준다; 충격 분산; 편안함 제공; 그리고 활동 중 상해부분에서 고정.[7] 패드 사용은 반복적인 부상과 근골화염 발생의 위험을 감소시킨다.

기성제품(Off-the-shelf) 그림 7-18

목적: 일반적인 패딩 기술은 충격을 흡수하고 대퇴부, 장골릉 타박상 그리고 근골화염의 발생 예방하는 보호 목적이다(그림 7-18). 패딩 기술에 따라 필요한 패딩은 다양한 종류가 시판되고 있다.

세부사항

일반적인 패드는 야구, 농구, 필드하키, 미식축구, 아이스 하키, 라크로스, 축구, 소프트볼, 배구, 그리고 레슬링 선수들이 대퇴, 힙, 그리고 골반 상해후 상해 부위 충격을 흡수하기 위해 흔히 사용된다.

설계:

- 주문 제작형과 일반형 사이즈 종류는 대퇴부나 허리둘레를 측정하거나, 아니면 나이에 따라서 미리 사이즈를 결정하여 상품을 만든다.
- 몇몇의 일반형 대퇴 패드는 매우 두텁고 강한 개방과 폐쇄형 폼으로 감싼 것으로 안쪽에는 플라스틱이 삽입된 종류이다. 패드는 대퇴부에 알맞게 곡선형으로 되어 있으며; 몇몇은 비닐로 코팅되어 있다. 일반형 힙과 골반 패드 종류는 개방과 폐쇄형의 폼으로 만들어져 있다(그림 7-18A).
- 몇몇의 주문 제작형 패드 종류는 겉 표면이 플라스틱 재질로 구성되어 있으며 대퇴와 힙의 굴곡 형태에 따라 만들어 졌다. 겉면은 다시 개방과 폐쇄형의 폼 재질로 강화되어 모든 방향에서 발생될 수 있는 충격을 흡수하게 디자인되어 있다(그림 7-18B).
- 또 다른 종류의 대퇴와 힙 패드는 상해 발생후 사용할 수 있게 특수제작된 것이 있다. 이러한 패드는 대퇴, 힙, 그리고 골반을 감쌀 수 있게 구성되어 다른 것 보다 크기가 크며 패딩이 추가적으로 강화된 것들이다(그림 7-18C). 다른 형태의 디자인으로는 네오프린 재질의 끈에 마무리는 벨크(찍찍이)로가 부착되어 패드를 고정시키게 디자인되어 있다.
- 또 다른 형태로 강한 재질의 덮개와 폼 그리고 소맷자락으로 이어진 종류가 있다.
- 아이스하키와 같이 몇몇의 운동 바지 디자인은 대퇴, 힙 그리고 골반부에 패드 부착이 가능하다.

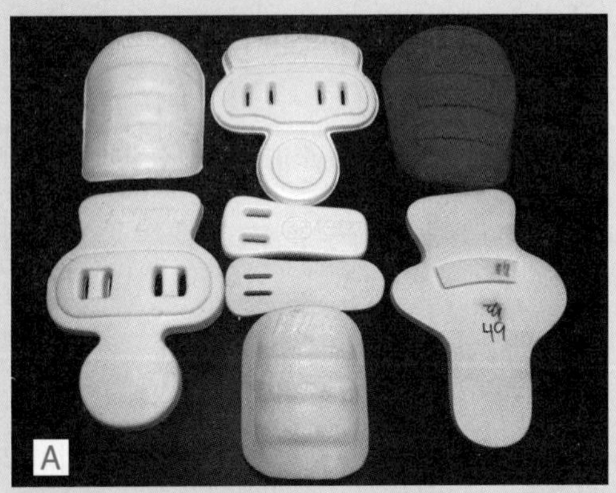

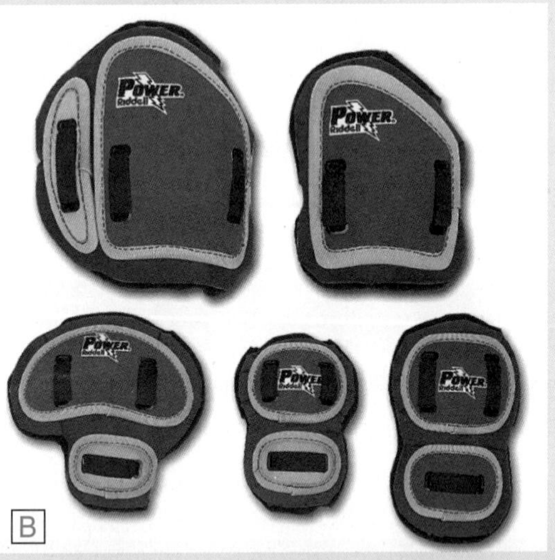

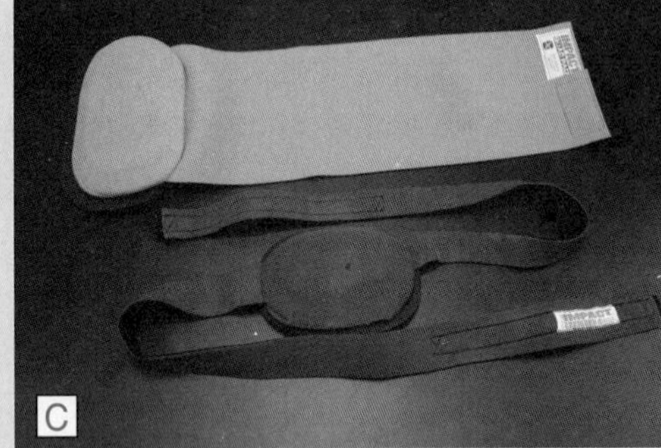

그림 7-18 A 대퇴, 힙, 그리고 골반 패드의 다양한 일반용 사이즈 . **B**(위) 대퇴 패드의 개별 사이즈 (Courtesy of Riddell, Elyria, OH), (아래) 힙과 골반 패드의 개별 사이즈(Courtesy of Riddell, Elyria, OH). **C** 상해 후 대퇴, 힙과 골반을 위한 패드.

환자의 자세: 테이핑 테이블이나 벤치 위에 앉거나, 그냥 서서 다치지 않은 다리 쪽으로 체중을 옮기고, 다친 다리는 중립자세로 무릎을 약간 굽힌다. 이 자세는 패딩 작업이 완료될 때까지 유지한다.

준비: 기성제품의 패드를 해당하는 신체부위의 pre-tape 재료한 부분 또는 직접 환부에 부착하거나 몸에 꽉 끼는 옷 안 또는 운동복 안에 부착시킨다.

적용:

(1단계:) 테이핑 기술과 함께, 패드를 상해부분에 위치시키고 pre-tape 재료과 탄력 테이프로 타원형을 그려가며 대퇴에 부착시킨다(그림 7-1A-D). 힙 포인터 기술을 사용하여 패드를 장골릉 환부에 직접 탄력 테이프로 부착시킨다(그림 7-2A-E).

2단계: 또한 패드는 직접 대퇴환부에 대퇴좌상랩 기술 1과 2(그림 7-18D)를 사용하여 부착할 수도 있다. 힙 포인터 기술 1과 2를 사용하여 패드를 장골릉 환부에 직접 부착시킨다.

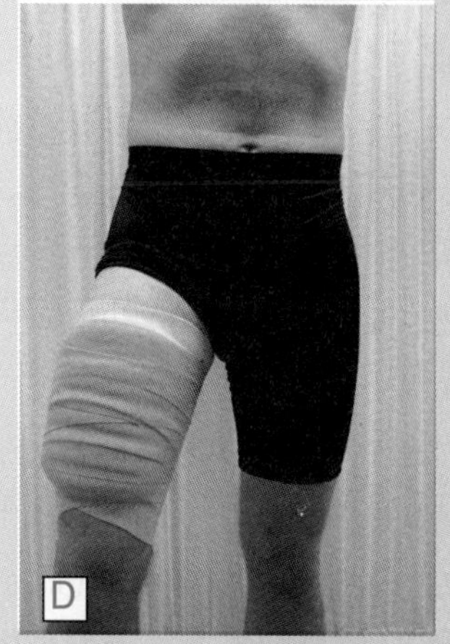

3단계: 스트랩(strap) 디자인을 사용하여, 패드를 환부에 직접 위치시켜 네오프린 재질의 스트랩으로 대퇴와 힙 부분을 함께 고정하여 마무리한다.

4단계: 패드 착용은 꽉 끼는 스판덱스나 라이크라 재질의 반바지 안에 위치시켜 고정할 수 있다.

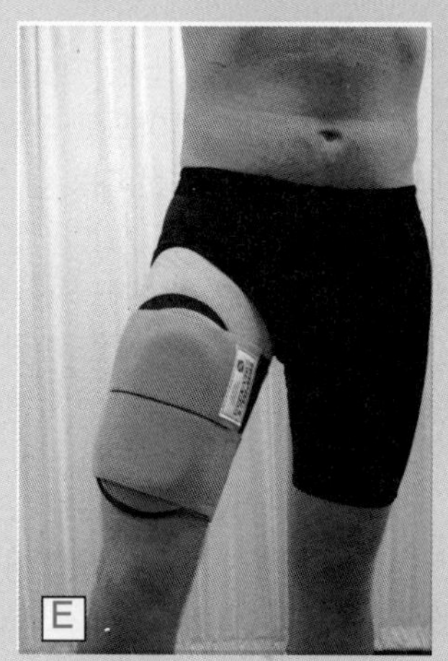

5단계: 패드 주머니가 달려있는 나일론이나 폴리에스테르 거들 사용으로 대퇴, 힙, 골반부에 패드를 부착할 수 있다(그림 7-18F). 이러한 형태의 거들은 미식축구 선수들의 유니폼으로 일상적으로 입고 있다.

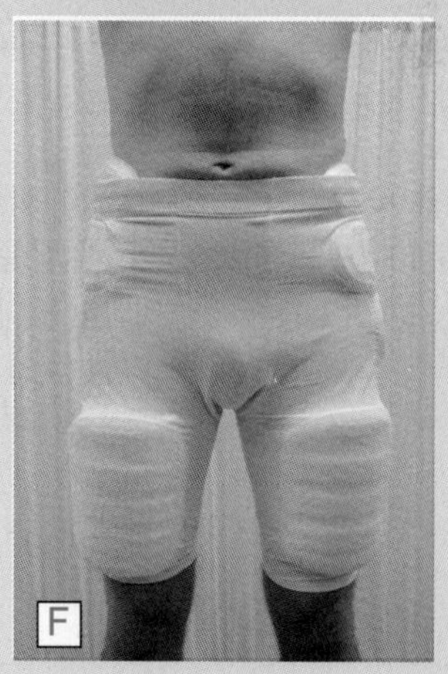

그림 7-18 *(계속)*

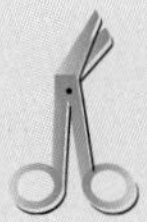

도움말: 일반형의 패드가 양쪽으로 디자인되어 있을 경우, 사용하기 전에 각각의 위치에 올바르게 부착되었는지를 점검한 후 사용한다; 일반적으로 각이 있는 쪽의 패드는 대퇴 안쪽에 위치시킨다.

주문 제작형(Custom-made) 그림 7-19

- **목적:** 열가소성 재질의 패드는 충격을 흡수하고 대퇴나 장골릉 타박상과 근골화염 발생 예방과 처치를 목적으로 한다(그림 7-19). 주문 제작형 패드는 기성제품의 구입이 불가능할 때 사용된다.

- **재료:**
  - 종이, 펜, 열가소성 재료, $^{1}/_{8}$인치 또는 $^{1}/_{4}$인치 폼 또는 펠트, 열을 만드는 재료. 2~3인치 탄력 테이프, 탄력 랩, 부드럽고 저강도 폼, 고무 시멘트, 테이핑 가위

- **환자의 자세:** 테이핑 테이블이나 벤치 위에 앉거나, 또는 그냥 서서 다치지 않은 다리 쪽으로 체중을 옮기고, 다친 다리는 중립 자세로 무릎을 약간 굽힌다. 이 자세는 패딩 작업이 완료될 때까지 유지한다.

- **준비:** 패드의 모양을 종이 위에 그린다(그림 1-14). 열가소성 재료를 상해부위의 대퇴, 힙, 골반 위에 올려놓고 자른 다음 모양을 만든다. 부드러운 저강도의 폼을 열가소성 재료 안쪽으로 붙인다(그림 1-15).

- **적용:**

(1단계:) 테이핑 기술과 함께, 패드를 상해부분에 위치시키고 pre-tape 재료과 탄력 테이프로 타원형을 그려가며 대퇴에 부착시킨다. 또한 패드는 직접 대퇴환부에 대퇴좌상랩 기술 1과 2를 사용하여 부착할 수도 있다. 힙 포인터 기술 1과 2를 사용하여 패드를 장골릉 환부에 직접 부착시킨다. 또한 이러한 패드 부착은 꽉 끼는 스판덱스나 라이크라 재질의 반바지 안에 또는 선수용 거들을 사용하여 고정할 수 있다.

(2단계:) 타박상 예방을 보호 목적으로 한 겹의 열가소성 재료에 시멘트가 합쳐진 것 또는 일반형 대퇴, 힙, 또는 골반패드를 한 겹 더 추가하여 탄력 테이프로 고정하여 사용할 수 있다(그림 7-19).

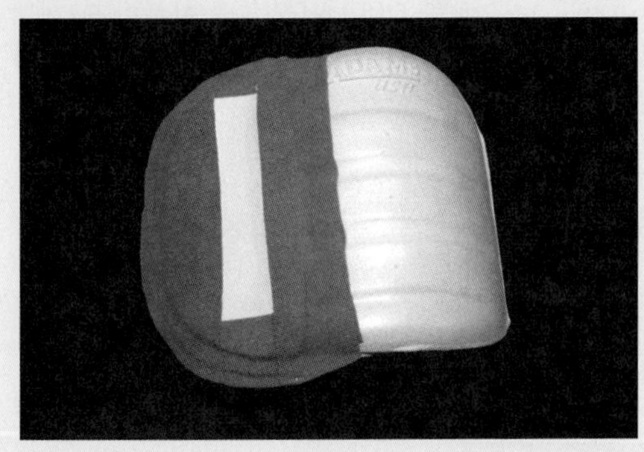

그림 7-19

의무적 패딩(법적으로 요구되는 패딩)(Manatory padding)

- NCAA[11]와 NFHS[12]에서는 선수들이 미식축구 경기나 시합시 대퇴, 힙, 골반부에 해당하는 보호용 패딩사용을 의무적으로 착용하도록 하였다. 대부분의 패드는 일반용의 구입이 가능하며 세트로 구입이 가능하다. 이러한 보호용 패드 사용에 대한 보다 깊이 있는 논의는 13장에 논의되어 있다.

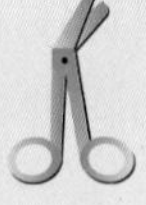

도움말: 미식축구 선수들이 의무적으로 착용하는 대퇴, 힙, 그리고 골반 패드 사용을 유심히 살펴보면, 많은 미식축구 선수들은 착용감의 편의를 위하여 패드를 작게 잘라서 사용하는 것을 관찰하게 되는데, 이러한 습관은(작게 자름) 패드의 보호 효과를 감소시킨다.

창의성이 있는 질문 3

경기연맹 챔피온쉽 경기가 약 8분 남아있던 중, 우리 농구팀의 센터가 상대편 선수의 레이업 슛을 방어하다 상대편 선수의 무릎으로 우리선수의 대퇴 전면부에 타격을 입었다. 경기장 밖에서의 상해평가 결과 대퇴사두근 전면부에 일상적 민감성을 나타냈다. 부상선수는 다치지 않은 쪽과 비교하여 완전한 관절가동범위, 근력, 기능능력 나타낸 결과, 가벼운 타박상으로 평가되었다. 팀 닥터도 위의 평가에 동의하였다.

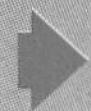 **질문 : 얼마 남지 않은 시합에서, 당신은 이러한 상황에서 어떠한 기술을 적용할 것입니까?**

임상사례

첫 번째 피리어드가 거의 끝날 무렵, 데이비스 주니어 대학 하키팀의 디펜스맨인 로버트 그린니가 점수를 얻기 위해 퍽을 갖고 있는 중, 상대편 선수가 그를 골대 안쪽으로 밀어 붙였다. 순간 대퇴 오른쪽 앞부분이 골대에 정면으로 부딛쳤다. 경기가 멈춰졌고, 줄리에 크녹스라는 트레이너가 로버트의 상해정도를 평가하기 위해 아이스 링크로 진입하였다. 줄리에는 경기장 밖의 벤치에서 상해기전을 목격했고, 로버트로부터 경기 도중 발생된 사항에 대한 기타 정보를 수집하기 시작했다. 현장에서의 상해평가가 실시된 후, 로버트는 팀닥터가 기다리고 있는 락커룸에서 진료를 받았다.

줄리에 트레이너는 로버트 선수가 팀닥터에게 진료를 받는 과정에 과거 유사한 상해경험유무에 대한 질문을 계속하였다. 결과, 로버트는 지난해에 대퇴 오른쪽 전면에 2번의 타박상 경험이 있었다고 진술했다. 팀닥터의 진료결과 로버트는 대퇴 오른쪽 전면에 3급 타박상이 발생되었다. 로버트 선수에게 체중을 부담을 주진 않는 목발이 주어졌다. 줄리에 트레이너는 즉각적으로 처치를 시작했다. 이 부상자의 대퇴부에 부종을 억제하기 위한 압박방법으로 어떠한 랩핑 기술이 가장 적당하겠는가?

로버트는 여러 번에 걸친 팀닥터 진료와 일반적인 운동치료 프로그램 실시 후, 스포츠로 복귀가 허락되었고 아이스링크에서 특정 포지션에 대한 훈련을 실시하였다. 트레이너와 팀닥터는 선수가 훈련시 대퇴부 보호 패딩을 반드시 착용할 것을 권장하였다. 이 부상선수의 오른쪽 대퇴사두근의 충격을 흡수하기 위해 사용되어야 할 패딩 기술은 어떤 것이라고 생각되는가?

점진적으로 운동량을 늘려가던 로버트는 최근 훈련후 오른쪽 대퇴사두에 통증이 증가되는 것을 느꼈다. 줄리에 트레이너의 상해평가 결과, 가벼운 부종과 대퇴사두근에 부분적 민감함이 나타났다. 로버트의 근력과 유연성 테스트 결과 이상이 없었다. 트레이너는 선수를 팀닥터에게 진료를 의료하였다. X-레이 결과, 아무런 이상이 발견되지 않았다. 팀닥터는 로버트에게 과거 병력이 있었다는 사실을 참고로, 타박성이 근골화염으로 이환되었을 가능성에 관심을 두었다. 팀닥터는 트레이너를 만나 다음과 같은 지침서를 주었다: 1) 주의 깊게 관찰하고 부종 감소, 2) 근력과 유연성을 유지, 그리고 3) 추가적인 보호 패딩사용 고려한다. 팀닥터는 위의 사항이 지켜졌을 때 스포츠로 복귀를 허용하였다. 위의 상해와 관련하여 부종 조절을 위한 가장 좋은 랩핑 기술은 무엇입니까? 마지막으로 어떠한 보호 패딩 기술이 상해 악화를 예방하는데 가장 적절한 방법은 무엇입니까?

랩업 (Wrap Up)

- 대퇴, 힙, 골반부에 발생되는 급성과 만성 상해는 한 번 또는 반복적으로 직접 타격을 받거나, 인체구조적 이상, 반복적인 스트레스와 긴장, 그리고 갑작스런 근 이완과 수축, 또는 근력 약화의 결과로 발생될 수 있다.
- 원형의 대퇴와 힙 포인터 테이핑 기술은 지지력을 제공하며 보호 패딩을 고정하는데 사용된다.
- 압박 랩핑 기술은 상해 후 발생되는 경미한 부종에서 심한 부종까지의 부종조절을 위한 압력을 제공하는데 사용한다.
- 대퇴사두근 좌상 랩핑 기술은 압력과 지지력을 제공하고 보호 패딩을 고정하는데 사용할 수 있다.
- 대퇴이두근, 내전근, 고관절굴곡근, 그리고 둔부 좌상 랩핑 기술은 압력과 지지력을 제공한다.
- 힙 포인터 랩핑 기술은 장골릉에 보호 패딩을 고정하는데 사용된다.
- 네오프린 슬리브(소매)와 반바지, 그리고 대퇴, 힙, 골반부 사용을 통합 브레이스는 가벼운 압력과 지지력을 제공하는데 사용된다.
- 부드러운 재질의 보장구, 중강도 보장구, 그리고 매우 단단한 재질의 보장구는 지지력과 충격 흡수, 그리고 신체교정이 필요한 부분에 사용된다.
- 다양한 강한 강도의 개방과 폐쇄형 폼, 플라스틱과 열가소성 재질의 보호 장비는 충격을 흡수하고, 상해 발생예방과 치료 그리고 상해 후 컨디션 회복을 위한 보호 역할을 제공한다.
- NCAA와 NFHS는 미식축구 훈련과 시합시, 대퇴, 힙 그리고 골반부에 대한 보호장비 사용의 의무화를 권장하고 있다.

■ 웹사이트 참고

About

http://about.com/

- This Web site allows you to search for information about a variety of thigh, hip, and pelvis injuries and conditions.

SportsInjuryClinic.net

http://www.sportsinjuryclinic.net/

- This Web site has an injury index that can be searched for treatment and rehabilitation information about a variety of thigh, hip, and pelvis injuries and conditions.

The American Orthopaedic Society for Sports Medicine

http://www.aossm.org/

- This site provides access to The American Journal of Sports Medicine.

WorldOrtho

http://www.worldortho.com/

- This site provides access to full online textbooks, pictures, and other educational materials.

■ 참고문헌

1. Ackerman, LV: Extra-osseous localized non-neoplastic bone and cartilage formation (so-called myositis ossificans): Clinical and pathological confusion with malignant neoplasms. J Bone Joint Surg Am 40:279–298, 1958.
2. Anderson, K, Strickland, SM, and Warren, R: Hip and groin injuries in athletes. Am J Sports Med 29:521–533, 2001.
3. Clanton, TO, and Coupe, KJ: Hamstring strains in athletes: Diagnosis and treatment. J Am Acad Orthop Surg 6:237–248, 1998.
4. Ekstrand, J, and Gillquist, J: Soccer injuries and their mechanisms: A prospective study. Med Sci Sports Exerc 15:267–270, 1983.
5. Estwanik, JJ, and McAlister, JA, Jr: Contusions and the formation of myositis ossificans. Phys Sportsmed 18:52–64, 1990.
6. Jackson, DW, and Feagin, JA: Quadriceps contusions in young athletes. J Bone Joint Surg Am 55:95–105, 1973.
7. Kaeding, CC, Sanko, WA, and Fischer, RA: Myositis ossificans: Minimizing downtime. Phys Sportsmed 23:77–82, 1995.
8. Larson, CM, Almekinders, LC, Karas, SG, and Garrett, WE: Evaluating and managing muscle contusion and myositis ossificans. Phys Sportsmed 30:41–50, 2002.
9. Michelsson, JE, Granroth, G, and Andersson, LC: Myositis ossificans following forcible manipulation of the leg: A rabbit model for the study of heterotopic bone formation. J Bone Joint Surg Am 62:811–815, 1980.
10. Morris, AF: Sports Medicine: Prevention of Athletic Injuries. Wm. C. Brown Publishers, Dubuque 1984.
11. National Collegiate Athletic Association, http://www.ncaa.org/library/sports_sciences/sports_med_handbook/2003-04/index.html, Sports medicine handbook, 2003–2004.
12. National Federation of State High School Associations. 2004 Football Rules Book. Indianapolis, IN: National Federation of State High School Associations;2004.
13. Ryan, JB, Wheeler, JH, Hopkinson, WJ, Arciero, RA, and Kolakowski, KR: Quadriceps contusions: West Point update. Am J Sports Med 19:299–304, 1991.
14. Starkey, C, and Ryan, JL: Evaluation of Orthopedic and Athletic Injuries, ed 2. FA Davis, Philadelphia, 2002.

어깨와 팔(위팔)
(Shoulder and Upper Arm)

제 8 장

학습목표

1. 어깨와 팔에 흔히 발생되는 상해와 상해상태에 관하여 논의한다.
2. 어깨와 팔에 대한 상해예방, 치료, 그리고 재활에 필요한 테이핑, 랩핑, 브레이싱, 그리고 패딩 기술을 시범 보인다.
3. 어깨와 팔의 상해운동치료 프로그램이 진행되는 과정에서 사용되어질 올바른 테이핑, 랩핑, 브레이싱, 그리고 패딩 기술을 설명하고 시범 보인다.

손상과 상태 (Injuries and Conditions)

어깨와 팔에 발생될 수 있는 급성과 만성상해 그리고 상해조건은 직접과 간접적인 압력, 무리한 관절가동범위 사용, 그리고 반복적인 스트레스에 의한 결과로 나타날 수 있다. 어깨는 해부학적 구조상 다양한 관절가동범위의 움직임이 가능하다; 어깨 주변 근육들에 의해서 견관절의 안정을 유지하고 있다. 다양한 관절의 움직임과 뼈, 인대, 그리고 건의 안정성이 낮은 이유로 견관절은 항상 상해 위험에 놓여있다. 달리기 선수가 달리는 도중, 어깨 바깥부분으로 걸려 넘어지거나 팔이 바깥으로 쭉 뻗쳐진 상태에서 넘어질 경우, 타박상, 염좌, 탈구/부분탈구, 또는 골절이 발생될 수 있다. 어깨 위로 팔을 반복적으로 던지는 스포츠의 경우 좌상의 원인과 과사용에 따른 상해발생과 상해조건 유발의 결과를 가져올 수 있다. 어깨와 팔에서 흔히 발생되는 상해는 다음과 같다:

- 타박상
- 염좌
- 탈구/불완전탈구
- 골절
- 좌상
- 파열
- 과사용으로 인한 손상과 상태

타박상 (Contusions).

스포츠 활동 중 어깨와 팔에 흔히 발생되는 타박상은 눌리는 힘에 의하여 유발된다. 어깨 바깥부분으로 넘어지거나 어깨에 직접 타격이 가해지게 되면 가쪽 쇄골(**숄더 포인트**)(도해 8-1)부분에 타박상이 발생될 수 있다. 팔 근육(위팔)에 급성 혹은 주기적이며 반복적으로 가해지는 직접타격은 부종, 통증, 그리고 관절가동범위 이상을 가져올 수 있다. 일상적으로 전면부 위팔 가쪽에 상해가 발생되면, 삼각근, 상완근 상완이두근 그리고 상완삼두근, 그리고 상완골(도해 8-2와 8-3) 등에 영향이 가해졌다. 미식축구 선수 위팔 근위부에 타박상이 발생되는 상황을 예를 들면, 선수가 연습 중에, 유니폼 소매를 자름으로써 선수가 달릴 때 보호용 어깨패드 컵이 움직이게 됨으로 팔에 직접타격을 받을 수 있게 노출시켜 상해를 유발하게 한다. 팔 근육에 반복으로 가해지는 타격은 근골화염을 유발시킬 수 있거나, 또는 상완에 지속적으로 가해지는 충격은 **외골증(뼈돌출증)**〔exotosis (tackler' s exostosis)〕을 일으킬 수 있다.

염좌 (Sprains)

어깨 염좌는 눌리는 힘과 전단력, 과도한 관절가동범위, 그리고 과사용이 원인이 되어 발생된다. 강한 외전, 과도한 외회전과 과신전, 는 직접 타격의 영향이 후면 상완골로 전달된 결과로 **관절상완관절(GHJ)** 염좌(도해 8-4)가 발생될 수 있다. 예를 들면, 염좌의 발생은 미식축구 라인백커가 택클을 하면서 오른팔만을 사용함에 따라 팔은 과도한 외전, 외회전, 그리고 신전을 하게 됨에 따라 상해가 발생된다. **흉쇄관절(SCJ)** 염좌의 원인은 넘어지면서 팔이 밖으로 뻗어진 상태에서 간접적인 타격이 쇄골에 가해졌거나, 가쪽 어깨가 직접 눌리거나 당겨지거나 비틀림에 의해 염좌가 발생된다. 견쇄관절

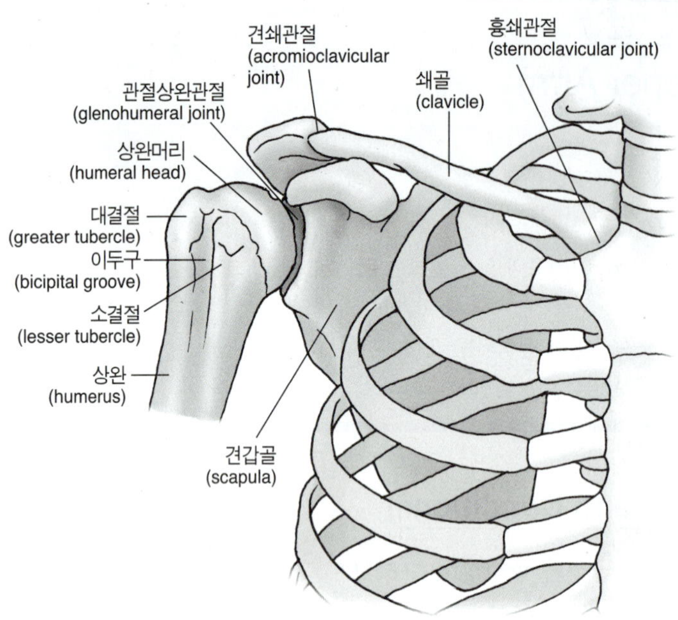

도해 8-1 전면에서의 어깨 골격과 관절.

(ACJ) 염좌는 견봉돌기 부분이 쇄골로부터 밀려나거나, 쇄골이 견봉으로 부터 밀려나옴에 따른 결과로 발생될 수 있다. 이에 대한 상해기전은 넘어지면서 손은 밖으로 뻗어진 상태고, 팔굽은 굴곡된 상태이거나, 어깨 가쪽부분의 견봉에 직접타격이 가해졌거나; 또는 반복적 타격과 어깨관절의 과굴곡(반복적으로 어깨 위로 팔을 들어 올리는 동작)에 의해 행해지는 동작에 의해 상해가 유발된다. 흉쇄관절 염좌는 택클과 빈번히 운동장 바닥에 넘어지는 결과로 발생되는 상해로, 선수간 신체 충돌이나 접촉이 많은 스포츠에서 흔히 발생된다.

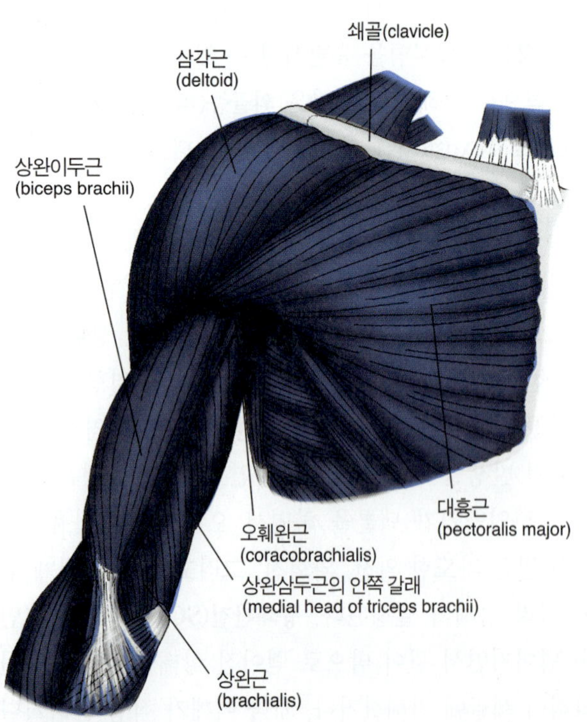

도해 8-2 전면에서의 어깨와 위팔 천층근육들(바깥 표면에 위치한 근육들).

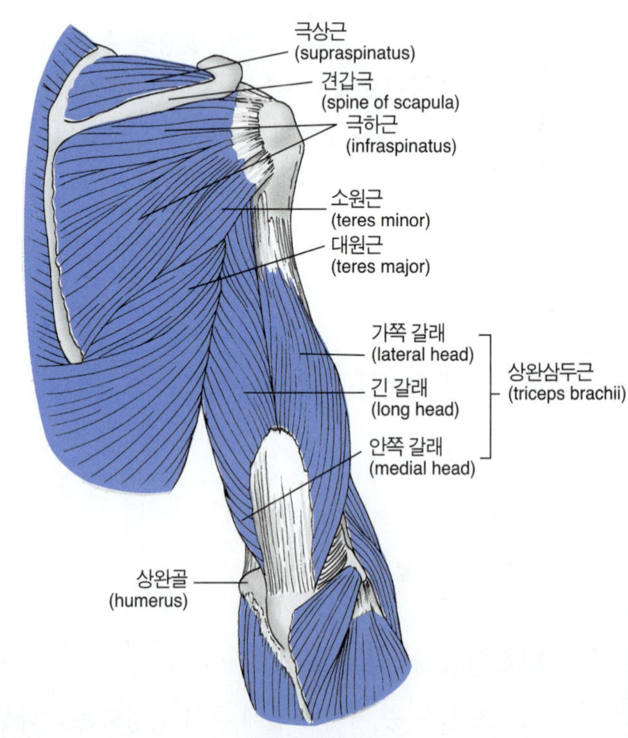

도해 8-3 전면에서의 어깨와 위팔 심층근육들(깊은 면에 위치한 근육들).

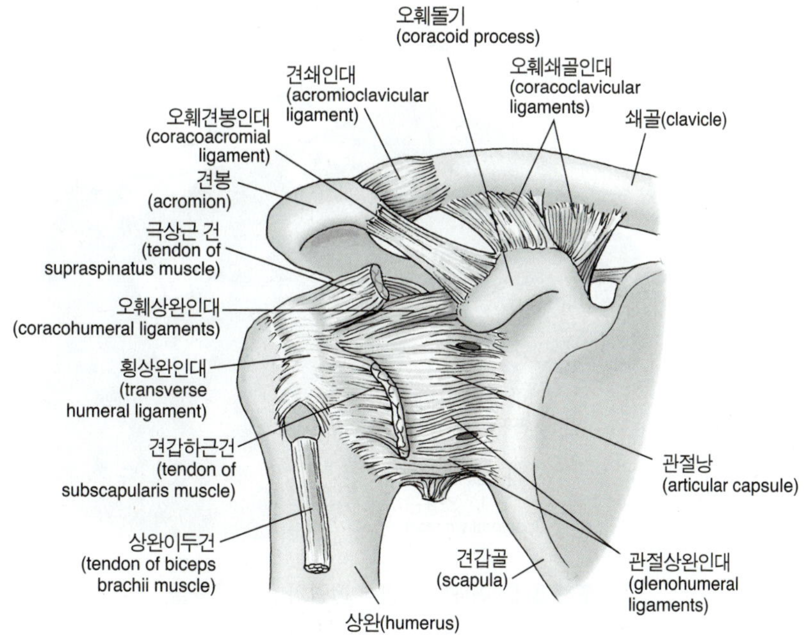

도해 8-4 전면에서의 관절상완(GH)관절과 견쇄관절(AC).

탈구/아탈구 (Dislocations / subluxations)

관절상완(GH)관절의 탈구와 불완전 탈구는 스포츠 현장에서 흔히 발생되는데 그 이유는 관절가동범위가 방대한 반면, 이를 보조해 주는 인대가 불충분하기 때문이다. 급성과 만성 상해 기전은 모두 탈구나 부분탈구와 관련되어 있다. 대부분의 관절상완 탈구는 **전면 탈구**(anterior dislocations)와 **부분탈구**(subluxations)로 발생되는데 이것의 원인으로는 관절의 과도한 외전, 외회전, 그리고 상완의 과신전을 들 수 있다.[8] 이 상해기전은 관절상완(GH)관절 좌상 상해기전과 같다. 어깨후면 또는 후면가쪽에 직접적 타격이 가해질 경우에도 전면 탈구와 또는/부분탈구가 나타날 수 있다.

상완이 극도로 내전되고 내회전된 상태에서 어깨 전면에 직접적인 힘이 가해질 경우, 또는 넘어지면서 팔이 내회전되어 밖으로 뻗어진 경우는 **후면 탈구**(posterior dislocations)와 또는 **부분 탈구**(subluxations)의 결과를 가져온다. 후면탈구/부분탈구 발생의 예를 들면, 오른손잡이 야수가 그의 왼쪽으로 날아가는 공을 백핸드로 잡은 뒤 관절상완(GH)관절이 정면으로 벽에 충돌되었고, 이때 오른쪽 상완은 극도로 내회전되어 있었다. 하향 탈구와 하향부분탈구는 드물게 발생된다.

급성 탈구와/또는 부분탈구 발생 후에, 관절상완관절은 앞면, 뒤면, 하향, 그리고 복합적 방향의 불안정을 나타낼 수 있다. **앞면 탈구**(inferior dislocations)/**부분탈구**(subluxations)의 발생 빈도가 높은 이유로, 견관절 앞면 불안정이 가장 많다. 견관절의 불안전성은 만성상해로 반복적인 충격이 관절상완관절에 발생되어 나타난 결과이기도 하다.

야구나 소프트볼 투구, 테니스 서비스, 그리고 수영과 같은 운동의 동작은 팔이 어깨 위에서 실행됨에 따른 반복적 힘과 스트레스는 어깨 불안정성을 유발할 수 있다. 관절상완관절의 전면 급성 탈구나 전면 만성 불안정성은 전면 관절순 부분의 **반컬트 상해**(Bankart lesion), 후면 상완두 부분의 **힐사크스 상해**(Hill-Sachs lesion)결과를 나을 수 있거나, 또는 전면과 후면 상부 관절순 부위의 **상부전후면 관절순 상해**(SLAP)를 유발할 수 있다. 후면 불안정성의 원인은 가벼운 충격이 반복적으로 가해졌기 때문이며 결과적으로 전면 상완두부분의 **역 힐사크스 상해**(reverse Hill-Sachs lesion)의 원인이 될 수 있다.[16] 하부와 상부 불안정성 발생은 드물게 일어나고 어깨의 골격 구조에 의해 제한되어 있다. 또한 급만성 탈구와 부분탈구는 여러 방향의 불안정(한 방향 이상의 불안정성)을 야기시킬 수 있다.

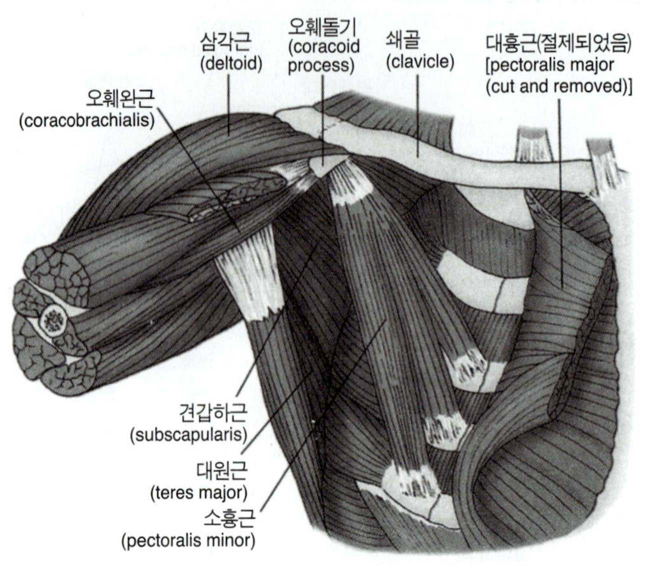

도해 8-5 어깨와 상완부 전면의 심층 근육들.

골절 (Fractures)

골절의 발생은 쇄골, 견갑골 그리고 상완에서 발생될 수 있다. 팔이 밖으로 멀리 뻗혀진 상태로 넘어지거나 어깨 가쪽부로 넘어지거나, 또는 직접적인 타격이 쇄골에 가해지면 쇄골골절이 발생될 수 있다. 가장 흔히 발생되는 골절 부분은 쇄골 중간의 2/3 지점이다.[13] 쇄골골절 상황을 예로 들면, 사이클 선수가 넘어지면서 몸이 위로 던져진(붕뜬) 상태에서 팔이 밖으로 뻗어진 자세로 지면에 떨어지면서 발생된다. 견갑골 골절은 직접타격의 결과로 발생되며 주로 팔이 밖으로 뻗어진 자세로 지면에 떨어지거나, 아주 강한 근수축, 그리고 탈구와 부분탈구로 발생될 수 있다. 넘어지면서 팔 또는 위팔이 밖으로 뻗어진 자세로 지면에 떨어지면서 타격이 직접적으로 어깨에 가해지거나, 어깨 탈구로 인해 상완골절이 발생될 수 있다.

좌상 (Strains)

어깨 좌상은 **어깨회전근**(rotator cuff)인 소원근, 극하근, 극상근, 그리고 견갑하근에 주로 영향을 미친다(도해 8-5). 좌상은의 원인은 반복적으로 가해지는 타격과 과부하 때문이다; 구조적 압축력과 만성적 염증이 동반된 어깨충돌증후근; 관절상완 불안정; 팔이 밖으로 뻗어진 자세로 넘어짐.[9] 좌상발생의 예를 들면, 어린 야구투수가 적절한 회복기간 없이 공을 반복적으로 던짐으로써 발생될 수 있다.

파열 (Ruptures)

상완이두근의 파열은 저항에 대한 강한 단축성 수축 또는 신장성 수축이 원인이 되어 발생된다. 파열이 가장 잘 발생되는 부분은 이두근 간구에 근접한 건의 원위부분이다. 체조선수의 이두근 파열을 예로 들면, 체조선수가 링에서 팔꿈치를 굴곡한 상태로 연습을 하는 도중, 왼손 그립을 놓이는 실수를 하였다. 링에서 떨어지는 순간 선수는 다시 그립을 잡으려고 재시도하는 과정에서 아주 강한 신장성 수축이 왼쪽 상완이두근에 발생하여 좌상이 유발되었다.

과사용 (Overuse)

과사용 상해와 상태는 반복적 스트레스와 어깨회전근의 병리 그리고 충돌이 원인이 되어 발생된다. 회전근 상해 또는 이두건염의 원인은 반복되는 과부하와 스트레스, 근력불균형과 회전근의 약화, 그리고 어깨충돌증후근 때문이다.

테이핑 기법

상해예방, 상해처치, 그리고 어깨와 상완의 상태에 따라 적용할 수 있는 테이핑 기술은 여러 가지다. 또한 모든 테이핑 기술은 상완과 어깨에 일반적 패드와 주문 제작용 패드를 고정하는데 사용된다. 보호용 패딩 기술은 패딩분야에 설명되어 있다.

원형의 상완(Circular upper arm) 그림 8-1

- **목적:** 원형의 상완 기술은 가벼운 지지력과 보호용 패딩을 고정하는데 사용된다(그림 8-1). 상완 타박상, 근골화염, 외골증 예방과 처치를 위한 기술로 충격흡수를 위해 기성제품과 주문 제작용 패드를 함께 사용한다.

- **재료:**
  - Pre-tape 재료 또는 자가 점착 랩, 2~3인치 탄력 테이프, 점착 테이프 스프레이, 테이핑 가위

  옵션:
  - $1^1/_2$인치 비탄력 테이프

- **환자의 자세:** 테이핑 테이블이나 벤치에 앉거나, 다치지 않은 팔쪽으로 선자세로 팔꿈은 90° 굴곡한 상태에서 상완이두근과 삼두근에 중등도의 등척성 수축을 한다.

- **준비:** 상완부에 점착 테이프 스프레이를 뿌린다.

- **적용:**

1단계: Pre-tape 재료이나 자가 점착 랩을 상완주위에 둥근 모양으로 감는다 .

2단계: 상해 부분에 패드를 올려놓는다. 2~3인치 탄력 테이프로 사용하여 패드 양끝부분을 고정 시킨다(그림 8-1A).

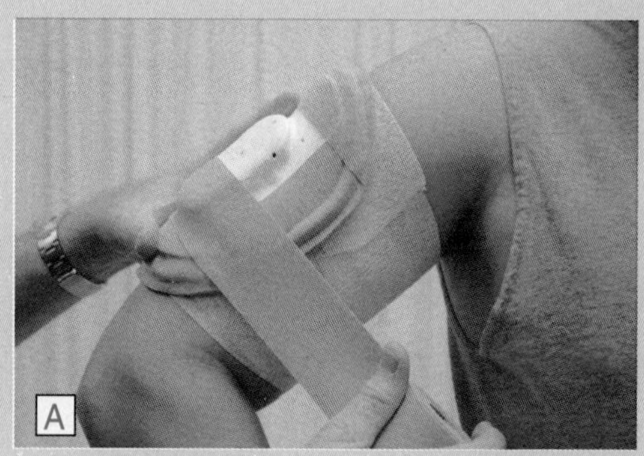

3단계: 계속해서 상완부위를 둥근 형태로 상완 아래에서 위로 중등도의 압력을 사용하여 감어 올린다. 테이프가 겹치는 정도는 사용하는 테이프 너비의 $^1/_2$이 겹치도록 한다 (그림 8-1B). 패드를 전체적으로 감싸고 앞가쪽으로 움직이지 않게 고정시킨다. 공간, 주름 또는 불균형적 압력이 생기지 않게 주의한다.

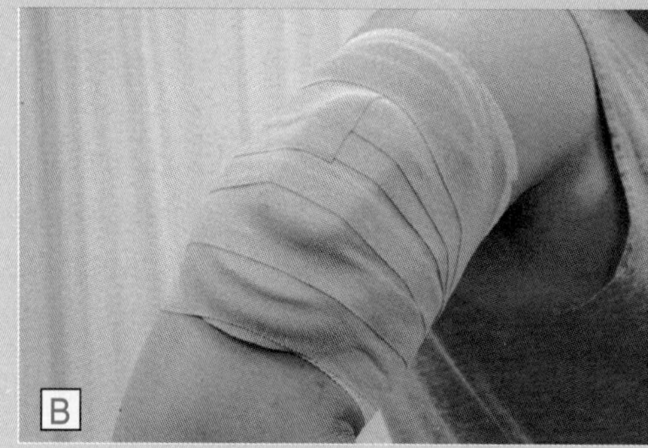

그림 8-1

4단계: 패드의 움직임을 예방하기 위하여, 패드 아래 부분에 한 번의 원형의 탄력 테이프를 아래에서 위 방향으로 당겨 실시하거나(그림 8-1C), 상완 위부분에 원형으로 테이프를 직접 피부에 실시한다.

옵션: *추가적 고정이 필요하다면, $1^{1}/_{2}$인치 비탄력 테이프로 1~2번 패드 주변을 원형으로 느슨하게 감싸준다* ◀▶ .

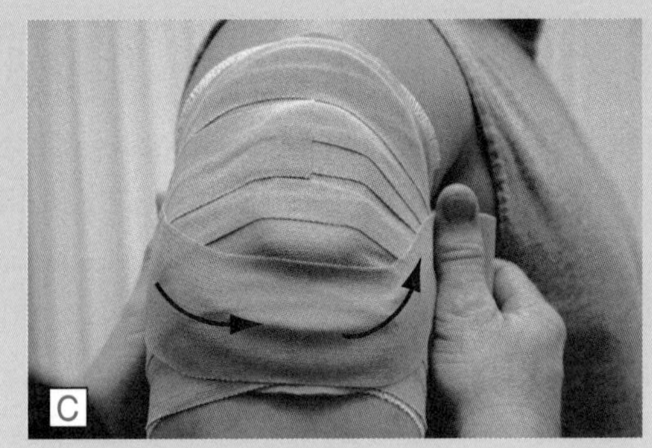

그림 8-1 *(계속)*

어깨 포인터/견쇄관절 염좌 테이프(Shoulder pointer/AC joint sprain tape) 그림 8-2

- **목적:** 어깨 포인터/견쇄관절 염좌 기술사용의 목적은 어깨에 가해지는 충격을 흡수함으로 타박상과 견쇄관절 염좌 예방과 처치를 위해 기성제품과 주문 제작용 패드를 고정시키데 있다.
- **재료:**
  - 2인치 또는 3인치 무거운 탄력 테이프, 점착 테이프 스프레이, 테이핑 가위
- **환자의 자세:** 선 자세로 다친 쪽 손을 가쪽부에 편안히 올려놓는다.
- **준비:** 어깨 포인터/견쇄관절 염좌 기술은 피부에 직접 실시한다.
- **적용:**

1단계: 패드를 놓일 위치에 점착 테이프 스프레이를 뿌리고 어깨 앞뒤로 여유 있게 4~6인치 테이프를 붙인다. 스프레이가 마를 때까지 기다린다.

2단계: 패드를 덮을 수 있을 정도의 길이로 2~3인치 무거운 탄력 테이프를 여러 가닥 자른다(양쪽 패드 끝을 4~6인치 지날 정도 길이). 상해부위에 패드를 놓는다. 어깨 뒤쪽을 먼저 고정하기 위해 패드의 끝부분에서 약 4~6인치 길이로 테이프를 적용하여 가볍게 쓰다듬듯이 붙인다(그림 8-2A). 고정을 시키기 위해 사용되는 테이프는 당기지 않으면서 실시한다.

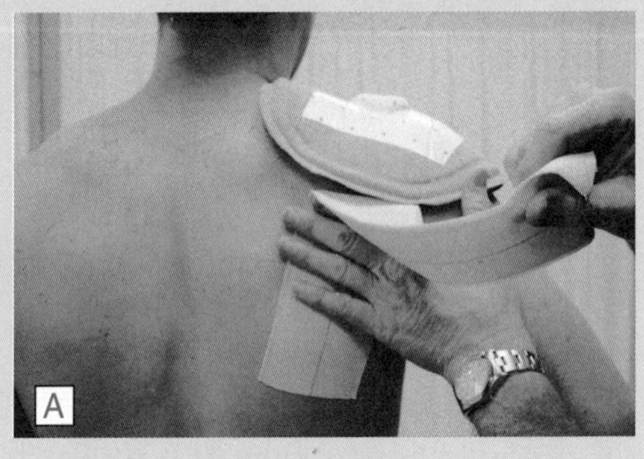

3단계: 계속해서 패드 끝부분에 테이프를 붙인다. 한 손으로는 어깨 후면의 패드 끝부분을 잡고 다른 손으로는 테이프에 압력을 주어 패드 위에서 당겨 내린다(그림 8-2B).

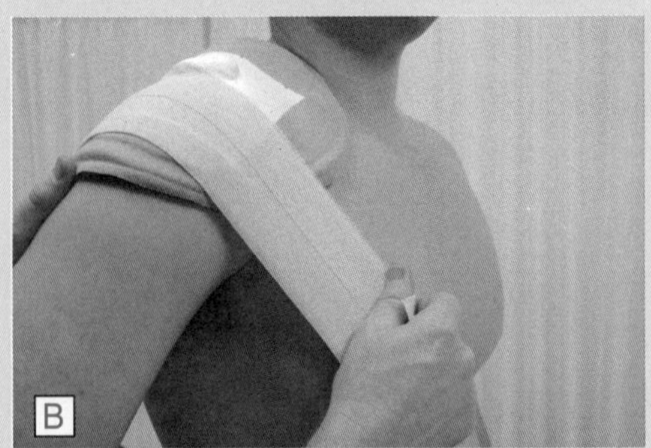

그림 8-2

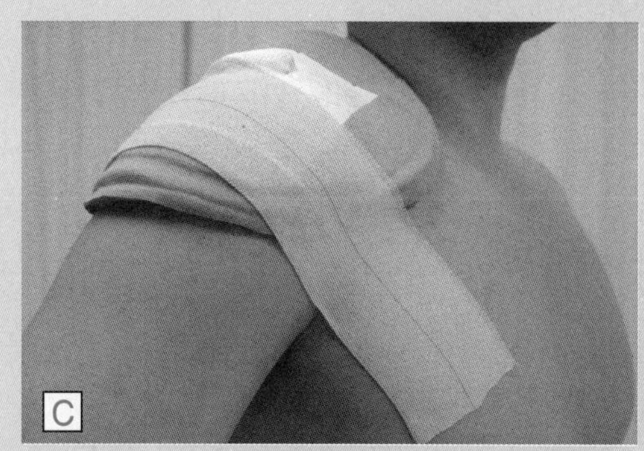

4단계: 패드가 테이프에 의해 완전히 커버되면, 테이프에 압력을 풀고, 어깨 전면에 쓰다듬어 고정한다(그림 8-2C). 이 기술의 압력 분배는 풀고-당기고-풀고의 순서로 이어지게 되며 설명은 그림 1-13A-G에 서술되어 있다.

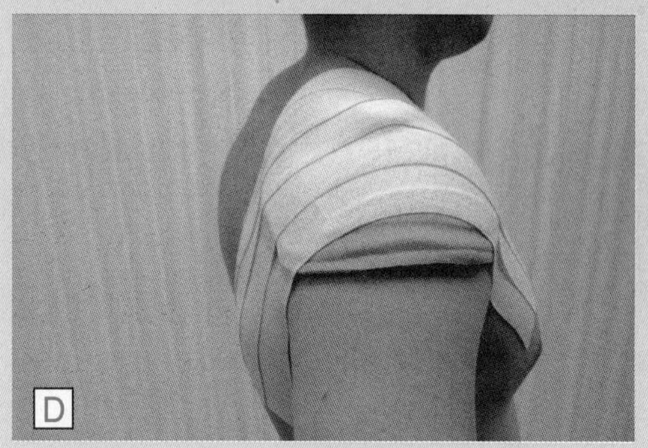

그림 8-2 *(계속)*

5단계: 위와 같은 방법을 사용하여 계속해서 추가하며, 추가되는 테이프와 테이프 간격은 테이프 너비의 반이 겹치게 하여 실시하다(그림 8-2D). 패드가 완전히 커버될 수 있도록 충분한 테이프를 사용한다.

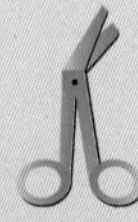

도움말: 테이프 접착제로부터 피부를 보호하려면, 테이프를 떼어내기 전에 우선적으로 접착제 제거용 스프레이 뿌린다.

랩핑 기법

랩핑 기술은 상완의 타박상; 근골화염; 외골증; 어깨 포인터; 관절상완, 흉쇄, 그리고 견흉관절 염좌; 탈구와 부분탈구; 쇄골, 견갑골,그리고 상완골절; 어깨회전근 좌상; 파열;그리고 건염 등의 상해예방과 상해처치를 위하여 압박, 지지력, 그리고 고정을 위해 사용된다. 랩핑 기술은 어깨와 상완 보호용 패드를 고정하는데 사용된다.

압박 랩 기법 1(Compression wrap technique one) 그림 8-3

- **목적:** 상완에서 실시되는 압박 랩 기술 1은 타박상과 근/건파열 후 가벼운 정도에서 중등도의 부종을 감소시키는데 사용된다(그림 8-3).
- **재료:**
  - 상완의 길이에 따라 다르지만 보통 3~4인치 너비에 길이 5야드 길이 탄력 랩, 금속 클립, $1^1/_2$인치 비탄력 테이프 또는 2~3인치 탄력 테이프, 테이핑 가위

  옵션:
  - $^1/_4$ 또는 $^1/_2$인치 폼 또는 펠트
  - 3~4인치 너비 자가 점착 랩
- **환자의 자세:** 테이핑 테이블 또는 벤치 위에 앉거나, 또는 다친 팔 쪽으로 선자세에서 팔꿈치는 통증없는 상태에서 굴곡된 자세로 위치한다.
- **준비:** 압박 랩이 흘러내리지 않도록 하기 위해, 점착 테이프 스프레이, 테이프, 또는 피부에 직접 고정한다(그림 1-7 참조).

  옵션: *부종을 조절하기 위해 $^1/_4$인치 또는 $^1/_2$인치 폼 또는 펠트 패드를 염증부위의 피부위에 직접 붙인다.*

▶ **적용:**

1단계: 상완 하단부(원위부) 환부에 직접 압박 랩의 끝부분을 당겨 둥글게 감아 고정한다 (그림 8-3A).

옵션: *만약 탄력 랩이 없다면, 3~4인치 자가 점착 랩을 사용해도 된다.*

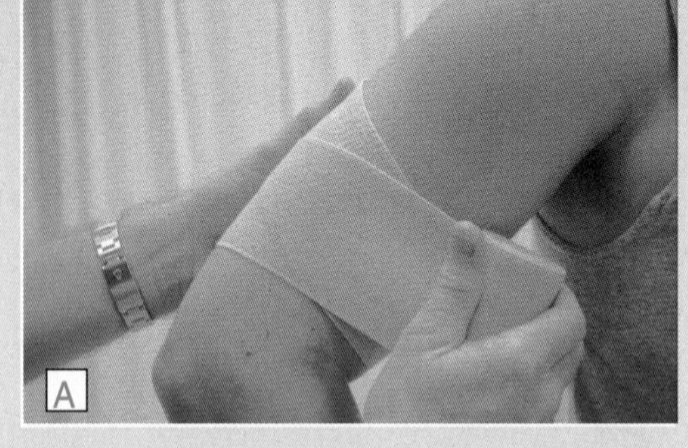

2단계: 계속해서 하단에서 상단방향으로 나선형으로 랩 너비의 반이 겹치도록 감아올린다(그림 8-3B). 압력 배분은 하단과 상해부분에서는 강하게 압력을 주어 감고, 상단부에서는 중등도의 압을 주어 실시한다.

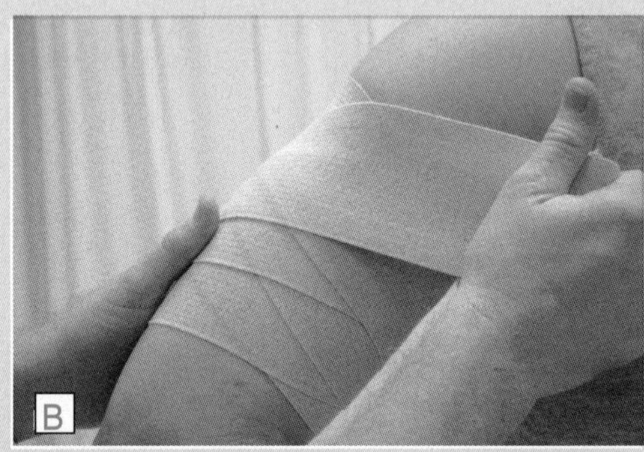

3단계: 상완의 상부에서 랩을 마무리한다. 고정은 벨크로나 금속 클립 또는 $1^1/_2$인치 비탄력 또는 2~3인치 탄력 테이프를 사용하여 고정한다 (그림 8-3C). 편의를 위하여 테이프의 끝은 앞가쪽에서 마무리한다.

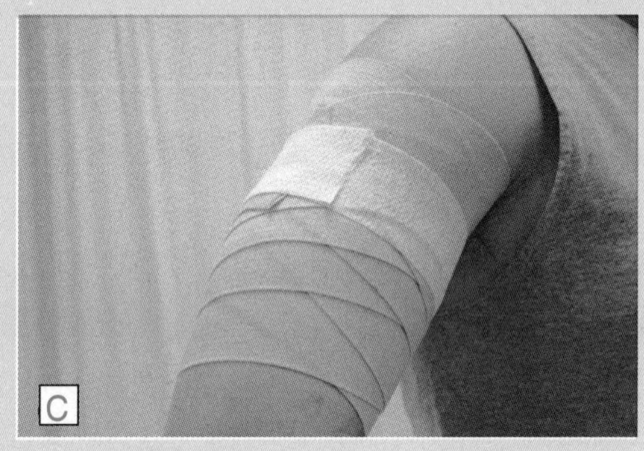

그림 8-3

압박 랩 기법 2(Compression wrap technique two) 그림 8-4

▶ **목적:** 이 기술은 상완부에 2~3° 타박상과 파열 상해 처치시 중등도~심각한 정도의 부종을 조절하기 위해 사용된다. 이 기술은 상해후 부종이 하단으로 이동하는 것을 막아준다(그림 8-4).

▶ **재료:**

- 4~6인치 너비의 10야드 길이 탄력 랩, 금속 클립, $1^1/_2$인치 비탄력 테이프 또는 2~3인치 탄력 테이프, 테이핑 가위

옵션:

- $^1/_4$인치 또는 $^1/_2$인치 폼 또는 펠트

▶ **환자의 자세:** 테이핑 테이블 또는 벤치 위에 앉거나, 또는 다친 팔 쪽으로 선자세에서 팔꿈치는 통증 없는 상태에서 굴곡된 자세로 위치한다.

▶ **준비:** 압박 랩이 흘러내리지 않도록 하기 위해, 점착 테이프 스프레이, 테이프, 또는 피부에 직접 고정한다.

옵션: *정맥환류를 돕기 위해 $^1/_4$인치 또는 $^1/_2$인치 폼 또는 펠트 패드를 염증부위의 피부 위에 직접 붙인다.*

적용:

1단계: 손목 환부에 직접 탄력 랩으로 앵커(시작점)를 실시한 후 둥글게 앵커를 감싼다 (그림 8-4A).

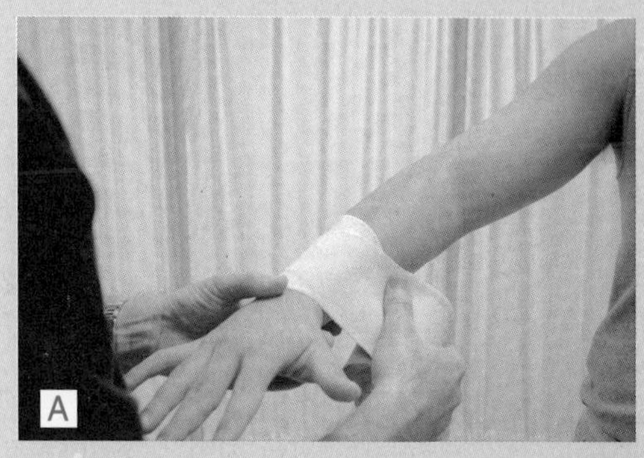

2단계: 나선형 형태로 하단에서 상단방향으로 랩의 너비가 $^1/_2$정도 겹치게 하여 위로 감아올린다(그림 8-4B).

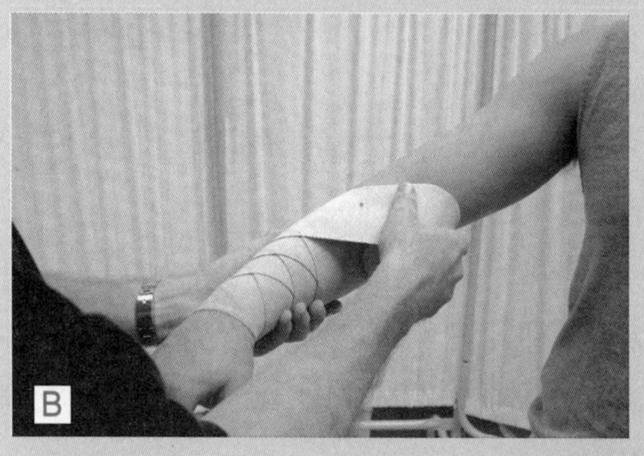

3단계: 계속해서 팔꿈치를 지나 상완 하단까지 랩을 실시한다(그림 8-4C).

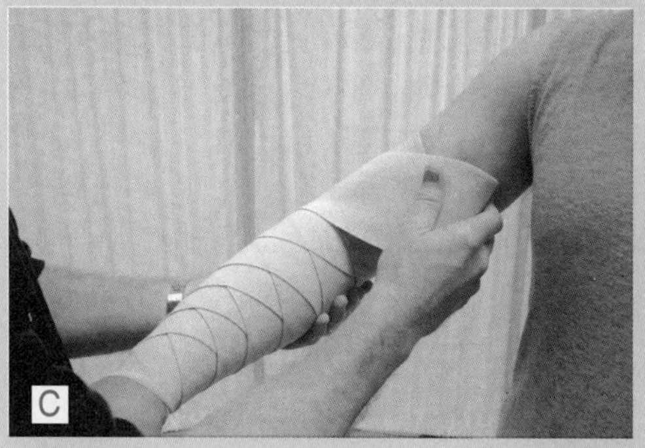

4단계: 상완 하단 지점에서 본 기술2를 압박 랩1을 적용하여 마친다(그림 8-4D). 압력 배분은 하단과 상해부분에서는 강하게 압력을 주어 감고 상단부에서는 중등도의 압을 주어 실시한다.

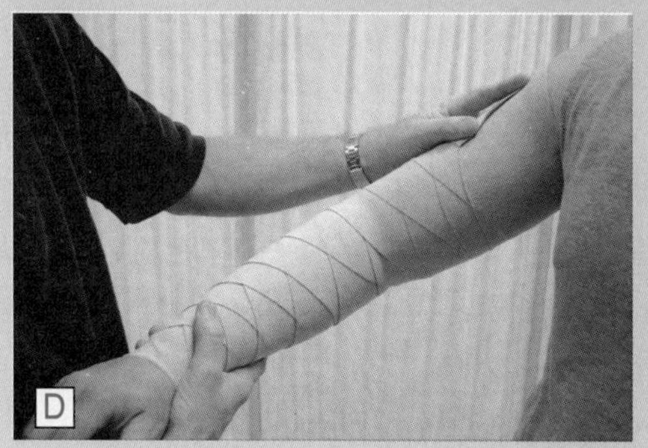

5단계: 상완의 상부에서 랩을 마무리한다. 고정은 벨크로나 금속 클립 또는 $1^1/_2$인치 비탄력 또는 2~3인치 탄력 테이프를 사용하여 고정한다 (그림 8-4E). 편의를 위하여 테이프의 끝은 앞가쪽에서 마무리한다.

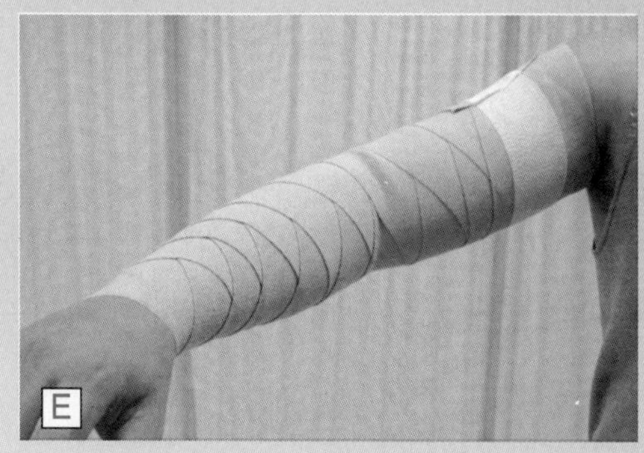

그림 8-4

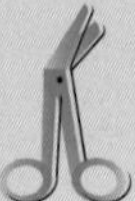

도움말: 장시간에 걸친 압박 랩 사용으로 인해 팔오금(팔꿈치 전면부)부 피부에 자극을 유발할 수 있다 . 이러한 피부자극을 예방하려면 랩을 실시하기 전에 팔오금부분에 얇은 폼 패드를 사용하면 예방할 수 있다.

압박 랩 기법 3(Compression wrap technique three) 그림 8-5

- **목적:** 탄력 스리브은 상완 타박상과 파열 상해 후 발생되는 저/중등도 부종을 조절하는데 사용된다(그림 8-5). 이 기술은 압박 랩 1과 2의 방법과는 다른데, 그 이유는 사용설명서를 살펴본 후에 타인의 도움 없이 개인적으로 실시 및 제거할 수 있기 때문이다.
- **재료:**
  - 상완의 길이에 따라 차이가 있으나 보통 3~5인치 너비의 탄력 슬리브, 테이핑 가위

  옵션:
  - $^1/_4$인치 또는 $^1/_2$ 인치 폼 또는 펠트
- **환자의 자세:** 테이핑 테이블 또는 벤치 위에 앉거나, 또는 다친 팔 쪽으로 선자세에서 팔꿈치는 통증 없는 상태에서 굴곡된 자세로 위치한다.
- **준비:** 슬리브 롤에서 필요한 길이 (팔꿈치에서 상완 또는 손목에서 상완까지) 만큼 자른다.

  옵션: 부종을 조절하기 위해 $^1/_4$인치 또는 $^1/_2$인치 폼 또는 펠트 패드를 염증부위의 피부 위에 직접 붙인다.
- **적용:**

  1단계: 슬리브 안으로 손을 놓고 상완 쪽으로 당겨 올리거나 팔의 하단에서 상단으로 당긴다. 만약 길이가 두 배인 것을 사용할 경우, 끝부분을 당겨 처음 실시한 것(첫겹) 위에 겹쳐지게 하여 이중 겹을 제공한다(그림 8-5). 앵커는 여기에서 필요하지 않다. 탄력 슬리브는 세탁하여 다시 사용할 수 있다.

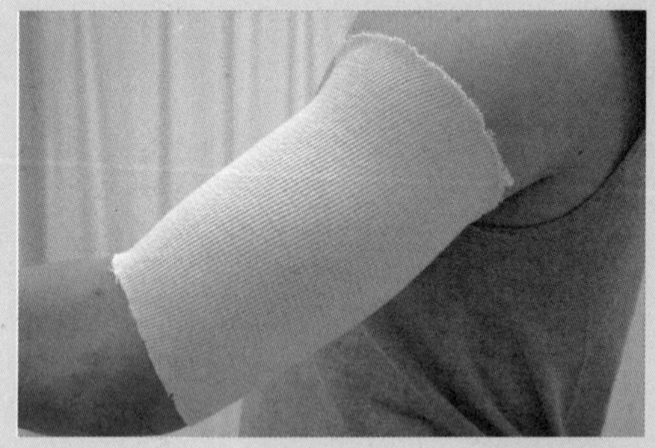

그림 8-5

원형 상완 랩(Circular upper arm wrap) 그림 8-6

- **목적:** 원형 상완 랩 기술사용의 목적은 상완에 압박과 가벼운 지지력을 제공하며, 일반용 패드와 주문 제작용 패드를 고정하는데 사용하여 충격을 흡수함으로써 상완 타박상, 근골화염, 그리고 외골증의 상해를 예방하고 처치하는데 있다(그림 8-6).
- **재료:**
  - 상완의 길이에 따라 차이가 있으나 보통 3~6인치 너비의 5야드 길이 탄력 랩, 2~3인치 탄력 테이프, 테이핑 가위

  옵션:
  - 3~4인치 너비의 자가 점착 랩
  - $1^1/_2$인치 비탄력 테이프
- **환자의 자세:** 테이핑 테이블이나 벤치에 앉거나 혹은 다치지 않은 팔쪽의 선자세로 팔꿈은 90° 굴곡한 상태에서 상완이두근과 삼두근에 중등도의 등척성 수축을 한다.
- **준비:** 흘러내리지 않도록 하기 위해, 점착 테이프 스프레이, 테이프, 또는 피부에 직접 고정한다.

▸ **적용:**

(1단계:) 패드를 상해부위에 위치시킨다. 패드 하단부분에서 환부에 직접 랩을 시작(앵커)하여 원형으로 앵커를 감싼다 ⬅➡ (그림 8-6A).

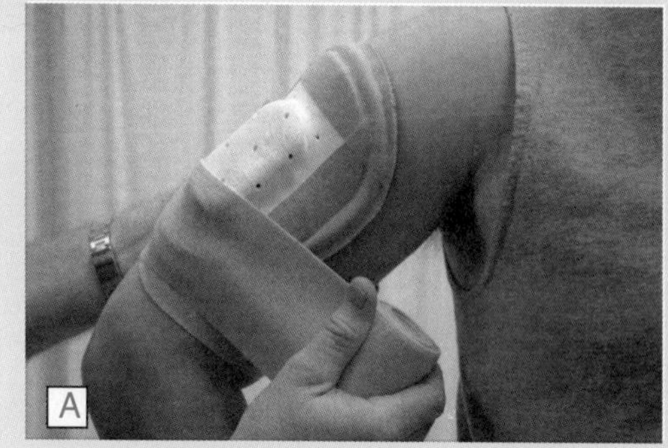

(2단계:) 이어서 중등도의 압력상태를 유지하여 랩을 원형을 그리면서 하단에서 상단방향으로 랩 너비의 $^1/_2$이 겹치게 하여 감싸 올린다(그림 8-6B). 불필요한 공간, 주름, 또는 롤에 일정치 않은 강도가 발생되지 않게 주의하여 실시한다.

옵션: *만약 탄력 테이프가 없다면, 3~4인치 자가 점착 랩을 사용할 수 있다.*

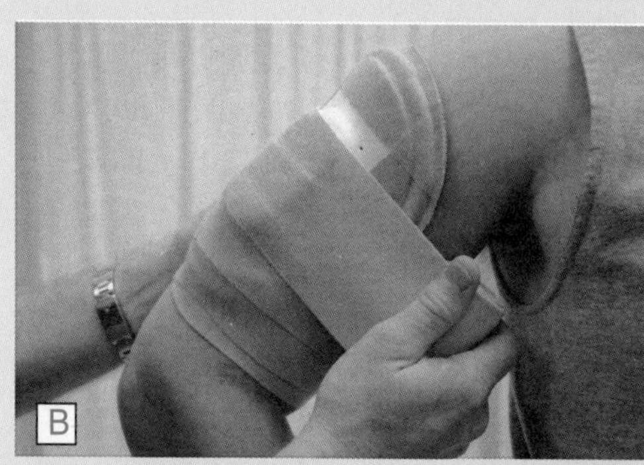

(3단계:) 패드를 완전히 감싼 후 랩의 끝마무리는 패드의 상단부에서 실시한다. 마지막 마무리는 2~3인치 탄력 테이프를 패드의 끝부분에 위치시켜 중등도의 강도로 계속해서 2~3회 원형을 반복하고, 불필요한 자극을 예방하기 위해 상완 가쪽에서 마감한다 ⬅➡ (그림 8-6C). 패드의 움직임을 최소화하기 위해, 패드의 끝부분에서 원형을 만드는 탄력 테이프를 하단에서 상단방향으로 압을 주어 실시하고, 마지막 끝부분은 강도를 낮추어 고정한다. 상단부에서 실시된 마지막 탄력 테이프는 부분적으로 환부에 적용하면서 실시할 수 있다.

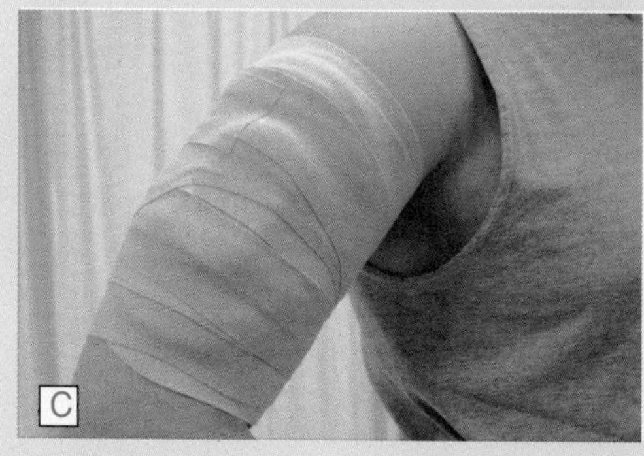

그림 8-6

옵션: *패드 고정을 위하여 추가적으로 $1^1/_2$ 인치 비탄력 원형 테이프를 상완주위에 느슨하게 적용할 수 있다* ⬅➡ .

어깨 스파이커(Shoulder spica) 그림 8-7

▸ **목적:** 어깨 스파이커(나선형 붕대)는 가벼운 지지력과 어깨 포인터와 견쇄관절 염좌를 예방하고 처치를 위해 사용되는 충격을 완화용 기성제품 패드와 주문 제작형 패드를 고정시키는데 있다(그림 8-7).

▸ **재료:**

- 4~6인치 너비의 길이 10야드 탄력 랩, 2~3인치 탄력 테이프, 테이핑 가위

▸ **환자의 자세:** 선 자세로 다친 쪽 손을 가쪽 힙 위에 편안히 놓는다.

▸ **준비:** 기성제품 패드나 주문 제작용 패드를 상해부위에 직접 위치시킨다.

적용:

1단계: 랩의 끝부분을 당겨 상완 중앙에서 상단방향의 가쪽으로 환부에 직접 앵커를 실시한 다음 상완 주위를 안쪽 방향으로 하여 앵커(시작 지점)를 원형으로 감싼다(그림 8-7A 참조).

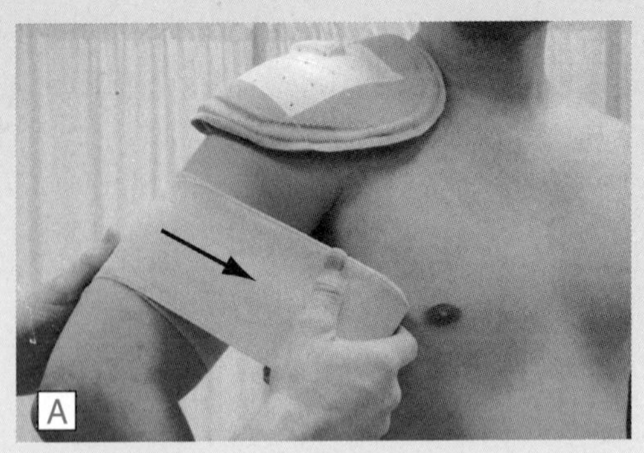

2단계: 상완 후면 지점에서, 랩을 안쪽 방향으로 계속하여 가쪽 어깨와 패드를 감싼다. 이때 다치지 않은 쪽 가슴과 겨드랑이 아래를 지난 다음, 등 위를 가로 지른다(그림 8-7B). 이어서 다친 쪽 어깨, 겨드랑이 아래, 그리고 상완을 감싼다(그림 8-7C). 랩을 감는데 사용하는 강도는 중간 정도로 한다.

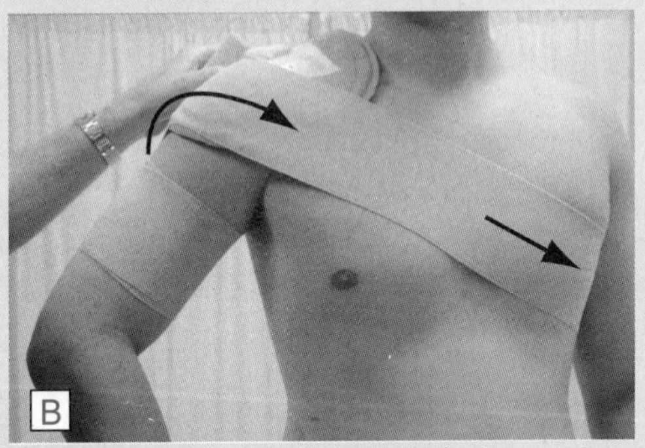

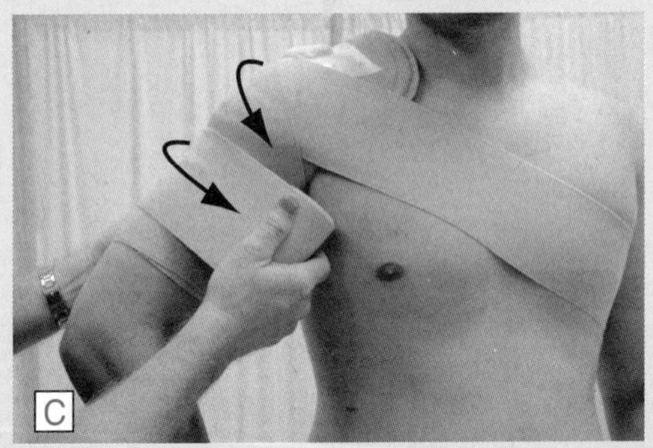

3단계: 이 과정을 2~4번 정도 반복하며, 패드의 중간부분이 조금 노출되게 겹쳐 실시한다(그림 8-7D). 겨드랑이 부분에 발생될 수 있는 불편함과 압박발생을 예방하기 위해 랩의 강도에 주의하며 실시한다.

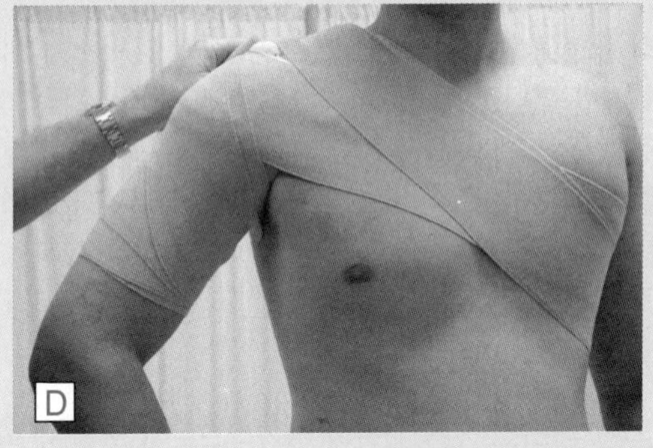

4단계: 다친 어깨 위나 등 위, 또는 가슴에서 랩을 마무리한다. 2~3인치 탄력 테이프를 노출된 패드 위에 놓고 고정시킨 후(그림 8-7E), 1~2번의 스파이커를 랩과 패드 위에 중등도의 압을 사용하여 실시한다(그림 8-7F).

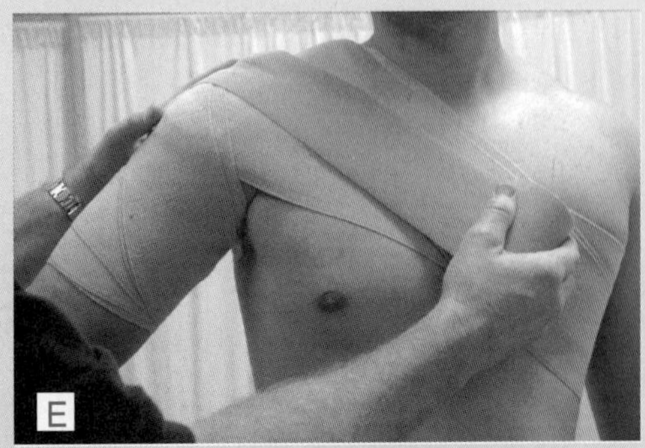

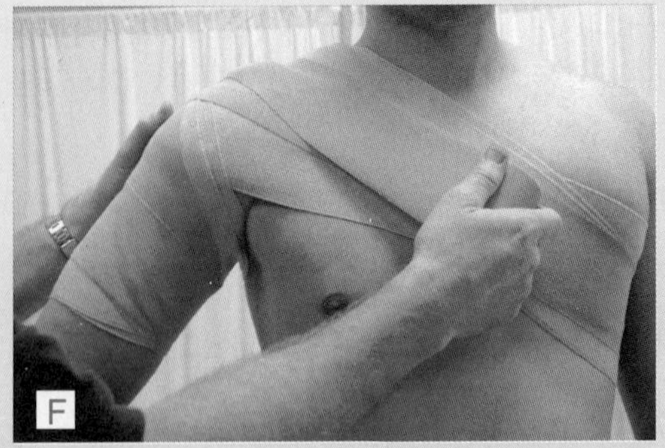

그림 8-7

5단계: 패드 위에서 원형 테이프 형태로 테이프를 고정하여 마감한다(그림 8-7G). 추가적 앵커(고정)는 필요하지 않다.

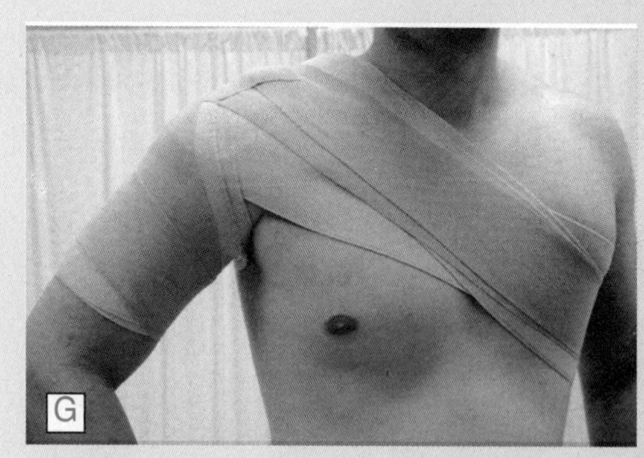

그림 8-7 (계속)

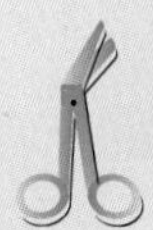

도움말: 확실히 해야될 사항은, 패드 중간 부분을 노출해 두어야 하는데, 그 이유는 스파이커 기술을 실시할 때 탄력 테이프의 접착면이 직접 패드에 접착되어, 흘러내림을 예방할 수 있게 하기 때문이다.

창의성이 있는 질문 1

시즌 전 첫째 주 훈련 도중, 라크로스팀의 공격수가 왼쪽 어깨 포인터로 고통을 호소했다. 몇 일간의 치료를 받은 후, 선수는 어깨부위에 일반패드를 피부에 직접 붙인 후 탄력 테이프로 고정한 다음 연습에 복귀하였다. 매일 하루에 2번씩의 훈련에 참가하였고, 패드도 하루에 두 번씩 계속 사용하였다. 그런데 접착용 스프레이와 접착테이프로 인해 피부에 문제가 발생하게 되었다.

질문 : 당신은 이러한 상황에서는 어떠한 방법을 사용할 수 있을까요?

4S(스파이커, 슬링, 스와쓰, 그리고 서포트) 랩 그림 8-8 [4S(spica, sling, swathe, and support) wrap]

- **목적:** 4S 기술을 사용하는 목적은 가벼운 정도에서 중등도의 지지력을 제공하고 염좌, 좌상, 탈구, 부분탈구, 파열, 그리고 골절 상해의 처치 시 상해부분을 고정하는데 사용한다(그림 8-8). 4S랩 기술은 어쌔와 상완 상해와 상해상태에 대한 즉각적인 처치 시 슬링과 스와쓰로 교체하여 사용할 수 있다.
- **재료:**
  - 4~6인치 너비의 길이 10야드 탄력 랩, 2~3인치 탄력 테이프, 테이핑 가위
- **환자의 자세:** 앉거나 선 자세로 다친 쪽 팔을 통증이 없는 자세로 팔꿈치는 굴곡된 상태로 복부에 놓는다.
- **준비:** 피부에 직접 4S를 실시하거나 스판 재질의 옷 위에 실시한다.
- **적용:**

1단계: 상완 가쪽 중간에서 앵커를 시작하고 1~2 어깨 스파아카를 중등도의 압력을 사용하여 실시한다(그림 8-8A).

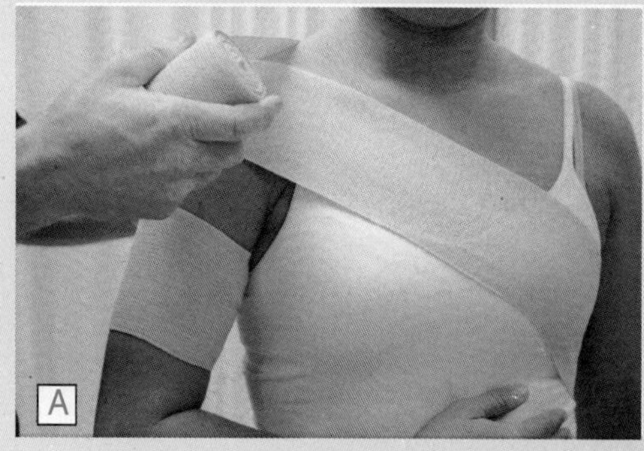

그림 8-8

(2단계:) 다친 쪽 상완 뒷면에서, 다친 어깨 위에서 계속해서 랩을 실시하여, 상완 아래, 팔꿈치 밑으로 지나게 한 다음, 상완 위로 이동한 후 어깨 위에서 마무리한다(그림 8-8B). 이 방법을 1~2번씩 중등도의 압력을 사용하여 전완 하단부로 각각 옮겨가며 슬링모형을 만들며 반복한다(그림 8-8C).

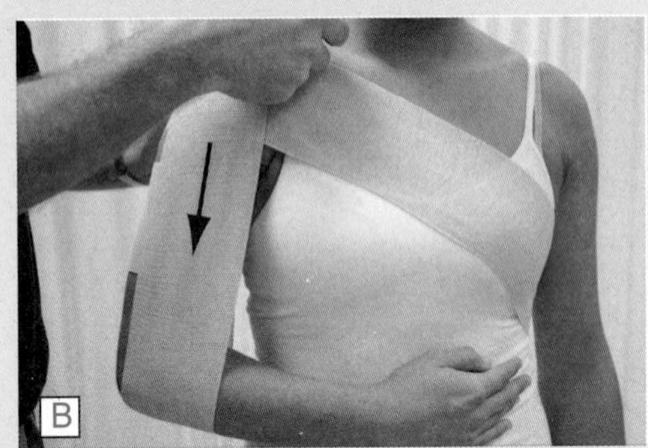

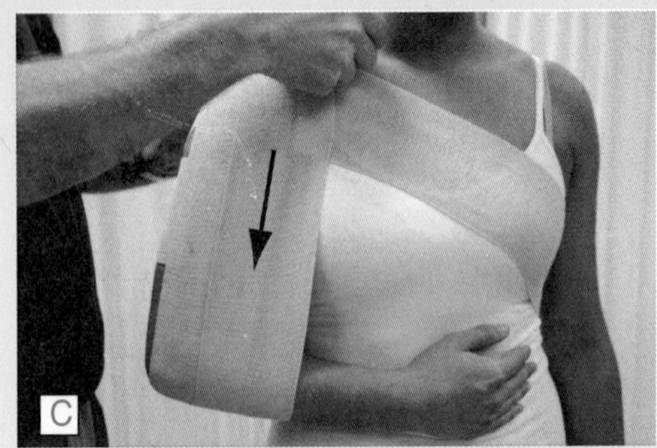

(3단계:) 다음 단계로 계속해서 랩을 다친 쪽 어깨에서 가슴을 가로질러 다친 쪽 손까지 감싼 후, 허리 중간에서 아래주위, 그리고 상완 하단부를 가로질러 감싼다(그림 8-8D). 전완, 손목, 그리고 손을 계속해서 감싼 다음, 다시 중등도의 강도를 사용하여 몸통을 감싼다(그림 8-8E).

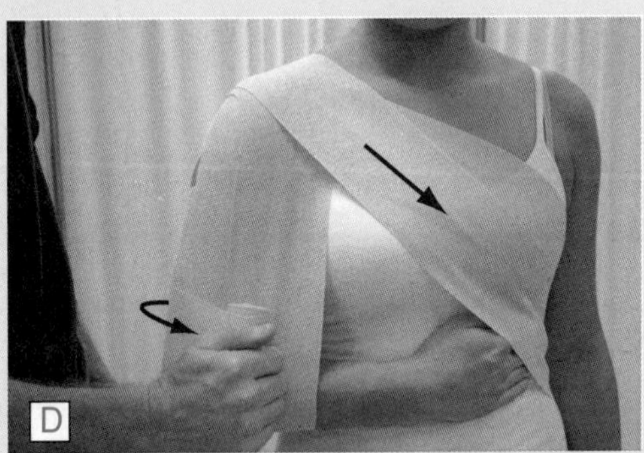

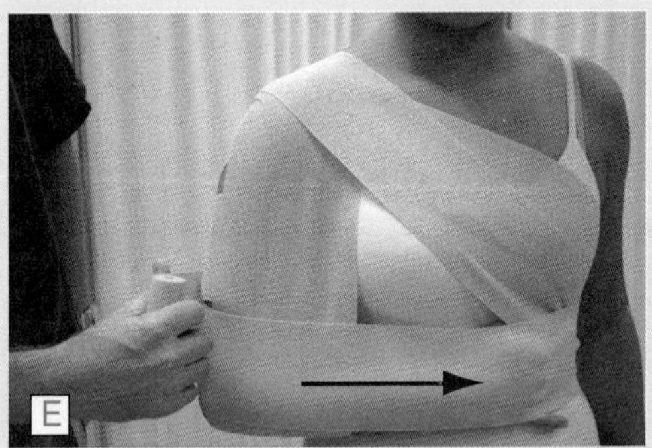

(4단계:) 스와쓰 모양을 만들며 전완에서 마감한다(그림 8-8F). 혈액순환 점검을 위해 손가락을 노출시킨 후 마무리한다.

(5단계:) 고정을 위해 다친 어깨에 2~3인치 탄력 테이프를 사용하여 고정하고, 스파이커, 슬링 그리고 스와쓰를 중등도의 압력을 사용하여 실시하여 전완 또는 손목에서 마무리한다(그림 8-8G). 추가적인 고정(앵커)은 필요하지 않다.

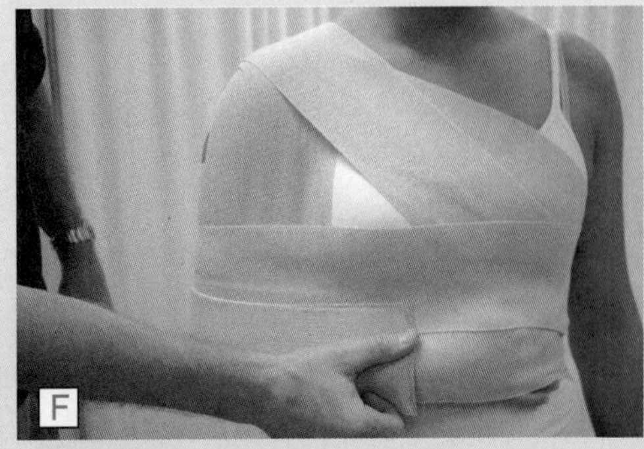

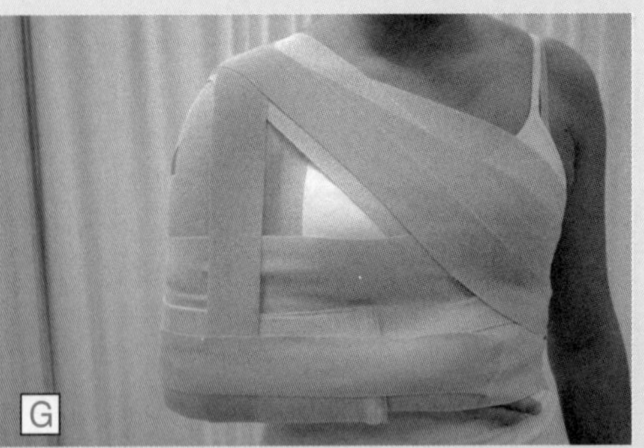

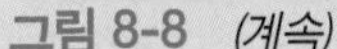
그림 8-8 *(계속)*

8자형 랩(피규어 에잇 랩)(Figure-of-eight wrap) 그림 8-9

- **목적:** 8자형 방법은 가벼운 정도에서 중등도의 지지력과 흉쇄관절 염좌와 쇄골골절 후 안정을 시키기 위한 처치 방법으로 몸을 고정하기 위해 사용된다(그림 8-9). 이 방법은 염좌나 골절 상해에 따른 견갑골의 원위치 복귀 대한 즉각적인 처치를 위해 사용된다.
- **재료:**
  - 4~6인치 너비의 길이 10야드 탄력 랩, 2~3인치 탄력 테이프, 테이핑 가위
- **환자의 자세:** 앉거나 선 자세로 다친 쪽 팔을 통증이 없는 자세에서 팔꿈치는 굴곡된 상태로 허리에 놓는다.
- **준비:** 피부에 직접 8자를 실시하거나 스판 재질의 옷 위에 실시한다.
- **적용:**

1단계: 다치지 않은 어깨 위에서 랩의 끝부분을 당겨 앵커(랩을 시작)를 실시하고 계속해서 후방 쪽 겨드랑이 아래, 다시 앵커를 감싼다(그림 8-9A).

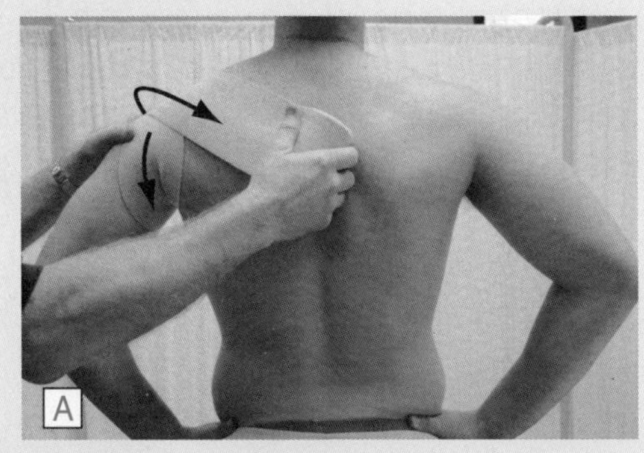

2단계: 랩은 중등도의 압력을 사용하여 계속해서 등 위를 가로질러, 다친 어깨 쪽 겨드랑이 아래, 그리고 위로 향하게 한 다음, 어깨를 가로지른 후, 중등도의 강도를 사용하여 후방으로 당긴다(그림 8-9B).

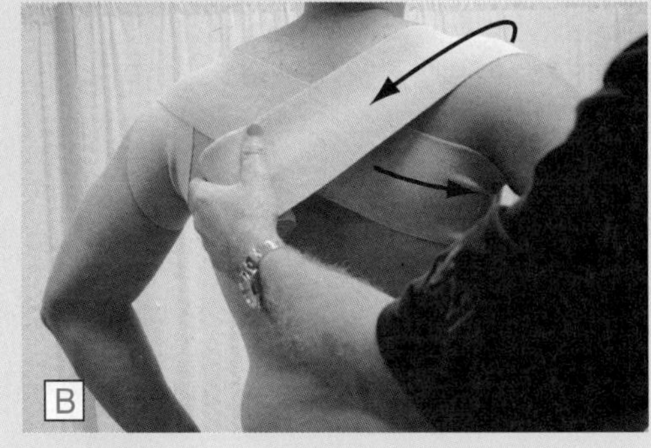

3단계: 계속해서 다친 쪽 어깨에서 이어진 후, 등 위를 가로질러, 다치지 않은 어깨의 겨드랑이 밑을 지난다음, 중등도 압을 사용하여 어깨를 가로질러 뒤쪽으로 당긴다(그림 8-9C).

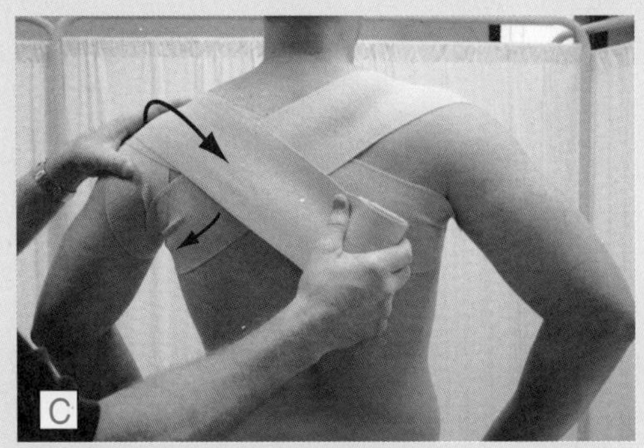

그림 8-9

(4단계:) 8자를 2~4번씩 반복한다. 등 위에서는 보여지는 8자형의 모양은 "X" 형과 비슷하다. 겨드랑이 부분에 나타날 수 있는 조여짐과 불편함을 예방하려면 랩의 강도에 주의한다.

(5단계:) 마감을 위한 앵커는 2~3인치 탄력 테이프를 사용하여 다치지 않은 어깨쪽 위에서 실시하고, 견갑골의 원위치 복귀를 위한 보조로 중등도 압을 사용하여 8자를 1번 실시한다. 테이프의 마지막 앵커는 등 위의 테이프 8자형 위에서 실시한다. 추가적인 앵커는 필요하지 않다(그림 8-9D).

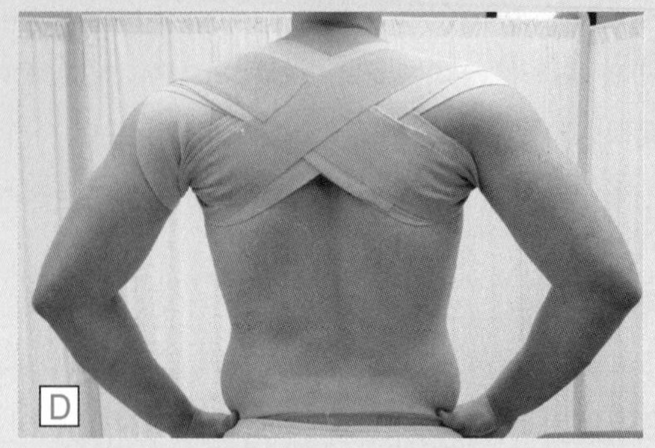

그림 8-9 *(계속)*

만약/그렇다면...

만약 쇄골골절 환자의 정밀 검사를 위해 응급실로 이동하기 전, 상해를 보호하기 위하여 상해부분 지지와 고정이 필요한 경우, 브레이스 방법보다 8자형 랩 방법을 고려하십시오; 대부분의 병원에서는 상해평가를 위해서 환자에게 처치된 지지 및 고정 재질을 자르기 때문에 이러한 상해 조건에서 랩을 실시할 경우, 시간 절약과 경제적 효과가 크다.

스와쓰(Swathe wrap) 그림 8-10

- **목적:** 슬링과 함께 실시된 스와쓰 랩 방법은 가벼운 정도에서 중등도의 지지력을 제공하며 염좌, 탈구, 부분탈구, 불안정성, 상해, 골절, 좌상, 파열, 그리고 과사용에 따른 상해와 신체상태 등에 대한 처치 시 팔을 몸통에 밀착시켜 고정시키는데 사용된다(그림 8-10).
- **재료:**
  - 4~6인치 너비의 길이 10야드 탄력 랩, 금속 클립, 2~3인치 탄력 테이프, 테이핑 가위
- **환자의 자세:** 앉거나 선 자세로 다친 쪽 팔을 통증이 없는 자세에서 팔꿈치는 굴곡된 상태로 몸 측면에 놓는다.
- **준비:** 손, 손목, 전완, 그리고 팔꿈치를 슬링에 위치시킨다(그림 8-11B, C 참조). 스와쓰를 슬링 위로 실시한다.
- **적용:**

(1단계:) 다친 팔의 팔꿈치 위로 랩의 끝을 늘려 앵커를 실시한다(그림 8-10A).

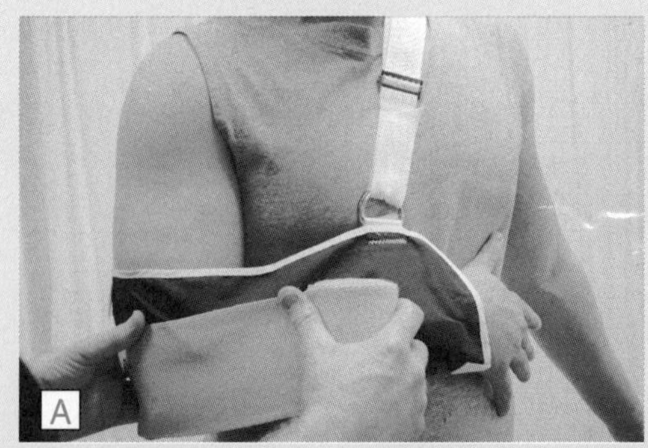

그림 8-10

(2단계:) 랩을 실시하는 방향은 가쪽에서 안쪽 방향으로 전완, 손, 그리고 손가락의 순서로 중등도의 탄력을 사용하여 실시한다. 이어서 등을 지나 다시 팔꿈치로 돌아오게 랩을 실시한다(그림 8-10B).

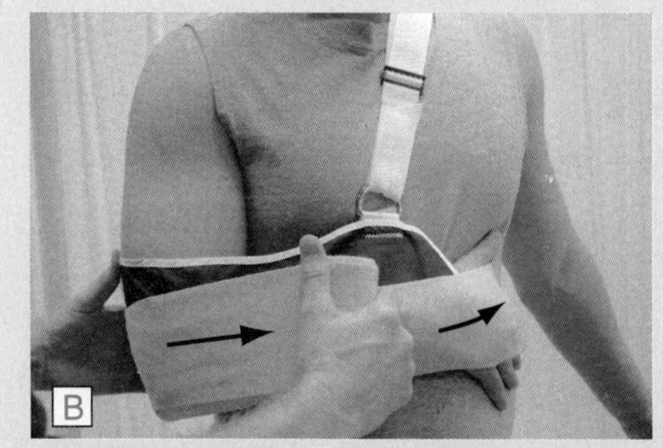

(3단계:) 계속해서 상완과 몸통을 2~3번 중등도의 탄력을 사용하여 감싼다. 혈액순환 상태를 점검하기 위해 손가락 끝은 그대로 노출시킨다.

(4단계:) 엄지손가락 끝과 두 번째 손가락 사이에 롤을 놓고 끝을 편다(그림 1-2B).

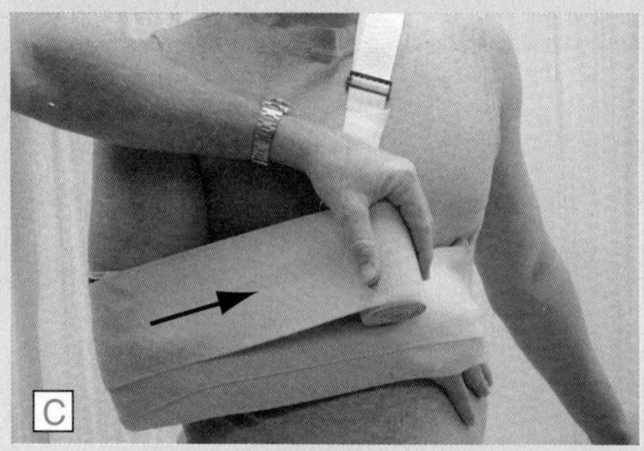

(5단계:) 마무리는 벨크로, 금속 클립, 또는 한 번의 가쪽에서 안쪽 방향의 원형 랩에 중등도의 탄력을 사용한 2~3인치 탄력 테이프을 사용하여 고정한다(그림 8-10D). 더 이상의 고정은 필요하지 않다.

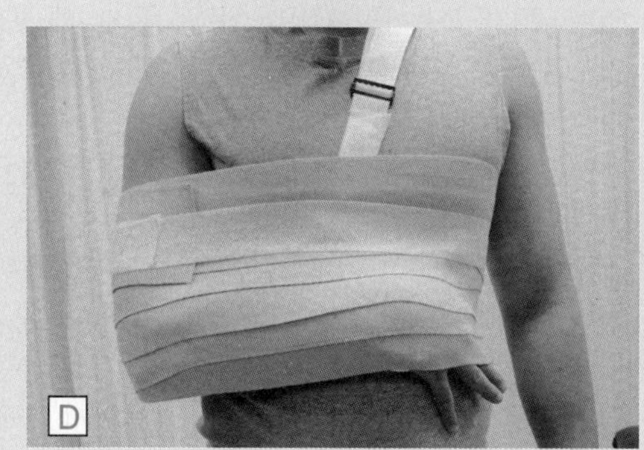

그림 8-10 *(계속)*

브레이싱 기법

어깨와 상완에 사용되는 브레이싱 기법은 지지력, 안정성, 압박, 고정, 그리고 관절가동범위를 제한하기 위해 사용된다. 종류는 기성제품과 주문 제작형이 있으며, 이것의 사용 목적은 타박상, 염좌, 탈구/부분탈구, 골절, 좌상, 파열, 그리고 과사용에 따른 상해와 신체상태 등을 처치하며 예방하는데 있다.

슬링(Sling) 그림 8-11, 8-12

- **목적:** 슬링 사용의 목적은 어깨와 팔의 상해나 수술 후 신체의 움직임의 제한과 확실한 지지력을 제공하기 위함이다. 슬링은 타박상, 염좌, 탈구, 부분탈구, 불안정성, 상해, 골절, 좌상, 파열, 그리고 과사용 상해와 신체상태 등에 대한 처치에 사용된다. 상해 후 그리고/또는 수술 후 신체움직임을 제한하고 지지하기 위한 목적에 사용될 두 가지 슬링 방법이 설명되어 있다.

슬링 방법 1(Sling technique one)

▶ **목적:** 본 슬링 방법은 어깨, 상완, 팔꿈치, 전완, 손목, 그리고 손에 확실한 지지력과 신체움직임에 대한 제한을 위한 방법으로 상해 후 또는 수술 후 단계별 재활과정에서 사용될 수 있다(그림 8-11). 일반적으로 이 방법은 슬링 방법 2보다는 경제적이다.

> **세부사항**
>
> 어깨나 팔에 추가적인 지지력을 제공하고 움직임을 제한하기 위한 목적으로, 슬링을 실시한 후 그 위에 스와쓰 랩 방법을 적용하는 것에 대하여 고려하십시오.

▶ **설계:**

- 일반적인 제품은 상완의 길이에 따라 적정한 크기를 선택하여 구입할 수 있으나, 보통 주두에서 다섯 번째 손가락뼈까지의 길이를 측정하여 크기를 결정한다.
- 슬링에 사용되는 재질로는 면, 포플린, 폴리에스테르가 사용되는 주머니 모양의 팔꿈치 끝이 막혀있고, 손가락 끝이 노출(열림) 또는 막혀있다. 적정한 크기로 조절할 수 있는 나일론 또는 면 재질의 스트랩 주머니에 포함되어 있으며, 금속 또는 플라스틱 링을 사용하여 슬링을 몸에 고정할 수 있다(그림 8-11A).
- 편안함을 주기 위해 스트랩(strap)에 패드가 추가된 종류도 있다.
- 많은 종류의 슬링의 주머니 끝에 링 또는 스트랩이 연결되어 있는데 이는 손목, 손, 그리고/또는 손가락에 지지력을 제공하기 위함이다.
- 또 다른 종류로는 스트랩이 두 개 있는 것으로 이것은 전완의 상단과 하단을 보조하여 움직임을 제한하는데 있다.
- 이 슬링 방법을 정확히 실시할 경우, 몸통에서 어깨의 내회전을 제한하는데 사용된다.
- 다른 종류로는 어깨와 팔에 대한 추가적인 지지가 필요한 경우 스와쓰도 가능하다.

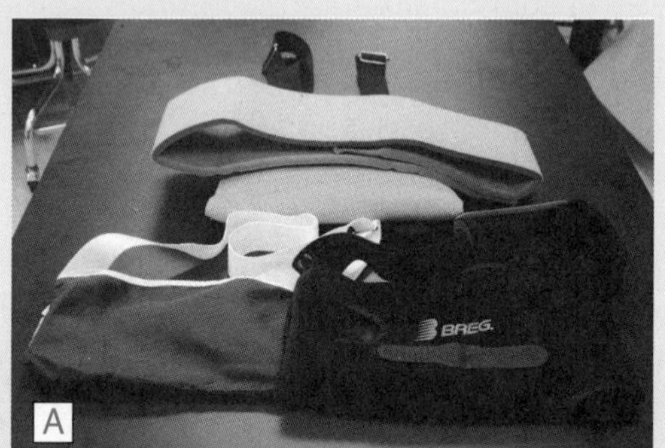

그림 8-11A 슬링 종류(위) 슬링과 스와쓰, (아래) 일반형의 스링 삽입

▶ **환자의 자세:** 앉거나 선 자세로 다친 쪽 팔을 통증이 없는 자세에서 팔꿈치는 굴곡된 상태로 몸 측면에 놓는다.

▶ **준비:** 슬링은 환부에 그대로 실시하거나 옷 위에 실시할 수 있다. 실시방법은 각 슬링사용방법에 포함되어 있다. 다음의 지침내용은 일반적 슬링과 관련하여 설명되어 있다.

▶ **적용:**

(1단계:) 앞면 주머니의 스트랩(strap)을 느슨하게 하여 시작한다.

(2단계:) 손, 손목, 전완, 그리고 팔꿈치를 주머니 안으로 넣고 슬링의 막힌 부분위에 손가락, 손, 그리고 계속해서 주머니를 팔꿈치 쪽으로 당긴다. 상해부분의 움직임을 최소화하기 위하여 다른 사람의 도움을 요청하여 실시할 수도 있다(그림 8-11B).

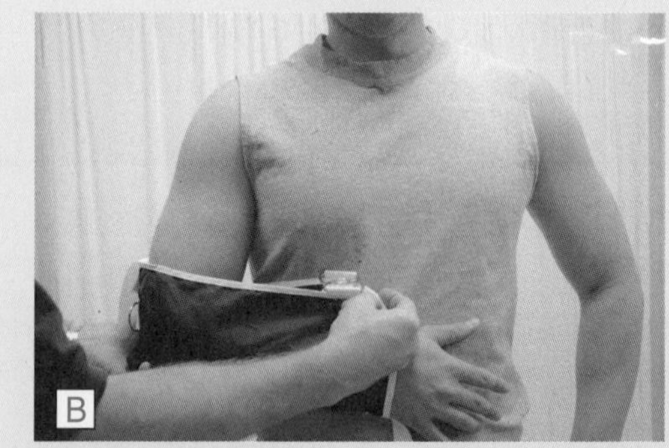

그림 8-11

(3단계:) 팔꿈치는 주머니의 끝부분에 놓는다.

(4단계:) 팔꿈치 쪽에 있는 스트랩(strap)을 등 위쪽 방향의 대각선으로 가로질러 반대쪽 어깨와 목을 거친 다음, 대각선 모양으로 가슴을 지나 주머니 앞에 있는 고리에 연결한다(그림 8-11C). 팔의 높이는 의사가 지시하는 상황에 따라 끈으로 조절한다. 마지막 고정은 벨크로가 있는 끈이나 버클을 사용한다. 어깨나 목 부분의 피로를 예방하기 위해 패딩을 그림(그림 8-11 E)과 같이 사용한다.

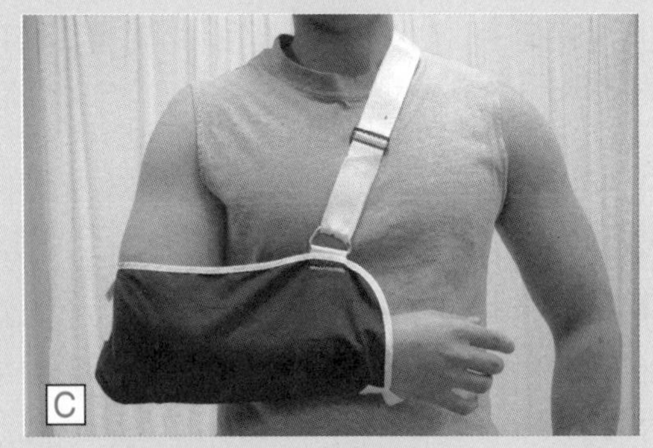

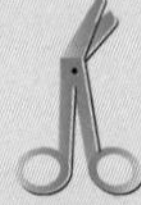

도움말: 길이는 약 6~8인치, 너비는 $1/2$인치 또는 사용될 스트랩 보다 약간 넓게, 재질은 쿠션이 있는 폼이나 패드를 자른다. 그리고 패드는 어깨나 목 주변에 스트랩 밑에 위치시킨다. 또 다른 방법으로는 패드 안을 절개한 후 이것을 스트랩에 끼워 넣어 사용할 수 있다. 첫째, 패드를 적당한 크기로 자른다. 그런 다음, 스트랩을 끼워 넣을 정도의 너비로 패드의 양쪽 끝을 수직으로 절게한다(그림 8-11D). 스트랩을 패드에 끼워 넣은 다음 어깨나 목 부분에 패드를 위치시킨다(그림 8-11E). 패드를 양면 접착제를 사용하여 스트랩에 직접 붙여 사용할 수도 있다.

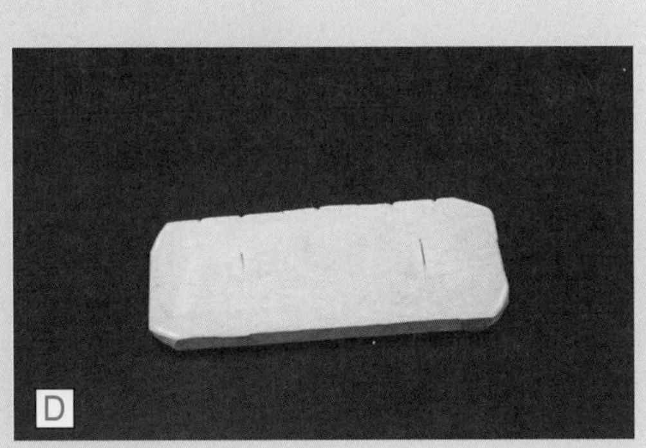

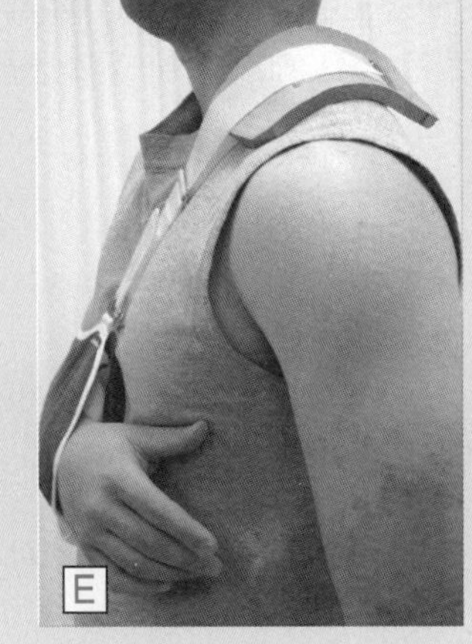

그림 8-11 *(계속)*

슬링 방법 2 (Sling technique two)

- **목적:** 슬링 테크닉 2는 어깨, 상완, 팔꿈치, 전완, 손목, 그리고 손(그림 8-12)에 완벽한 지지력과 신체를 고정하기 위하여 사용한다. 이 기술은 어깨탈구, 아탈구, 그리고 수술 후 사용되는 방법으로 장기간 신체의 움직임을 제한(고정)하기 위하여 사용된다.
- **설계(제품의 종류):**
  - 일반적인 디자인으로 가슴둘레 크기나 전완의 길이에 따라 생산된 제품의 종류가 있다.
  - 주머니와 스트랩은 부드러운 켬과 나일론 재료를 사용한다; 대부분의 제품은 스트랩에 패드 포함이 가능하다.
  - 이러한 제품을 사용할 경우, 패드나 공기주입이 가능한 베개는 상해나 수술정도에 따라 어깨관절의 외전 각도 조절을 제한하는데 사용된다(그림 8-12A).

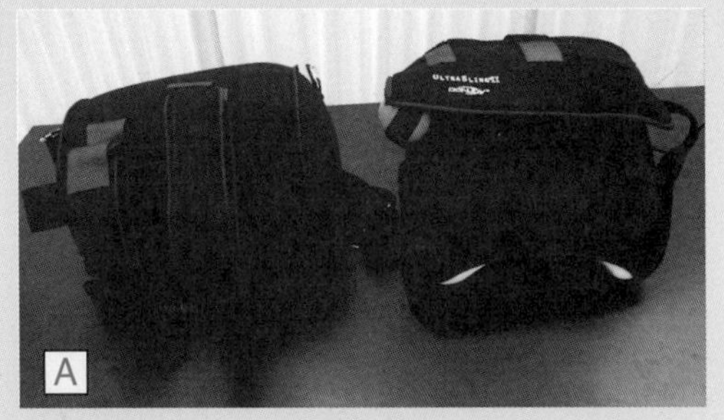

그림 8-12A 슬링. (좌) 공기주입이 가능한 베개. (우) 패딩이 된 베개와 운동 공(볼) 삽입.

- 다른 제품들 중 주머니에 패드 또는 베개에 벨크로가 부착된 것이 있다. 또 다른 제품들 중 끈으로 전완을 패드 또는 베개에 부착하는 것도 있다.
- 조절이 가능한 끈은 주머니, 패드 그리고 베개를 슬링과 어깨와 허리에 사용할 수 있다.
- 다른 제품들 중 손목, 손과 손가락에 지지력을 제공하려는 목적으로 주머니 끝에 고리나 끈을 포함하고 있는 것도 있다. 몇몇 제품의 끈은 어깨 후방 움직임을 제한하기 위해 사용되는 것도 있다.

환자의 자세: 다친 쪽 팔을 통증이 없는 자세로 몸쪽에 위치시킨 후, 팔꿈치는 굽히고 자세는 앉거나 서 있는다.

준비: 의사의 지시나 재활운동 단계에 알맞게 어깨를 외전시킨 후 패드나 베개를 조절하여 준비한다. 슬링을 피부에 직접 또는 의복 위에 착용한다.

슬링 제품을 구입하여 사용할 경우 제작사의 사용방법을 참고한다. 아래에 소개된 것은 일반적으로 널리 사용하고 있는 제품의 사용방법을 활용한 것이다.

적용:

1단계: 우선 스트랩을 느슨히 하고 슬링을 펼쳐놓는다.

2단계: 스트랩의 적용은 제품이 특성에 따른다. 몇몇 제품은 다치지 않은 어깨 위에 어깨끈을 위치시킨다(그림 8-12B).

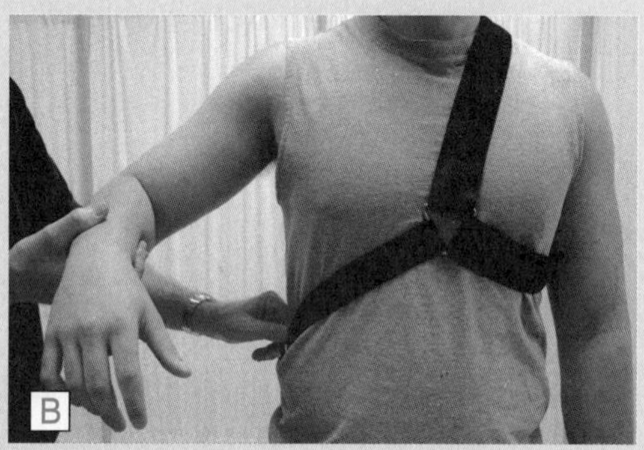

3단계: 패드 혹은 베개를 다친 어깨와 팔의 밑에 놓고 고정 벨트와 연결한다(그림 8-12C).

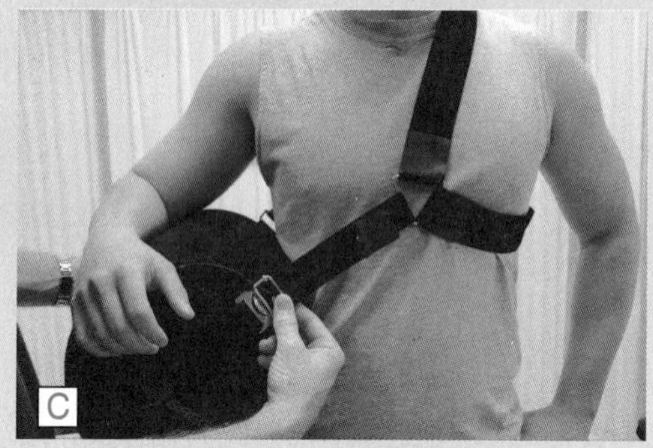

4단계: 전완과 손목을 패드나 베개에 벨크로 스트랩으로 고정한다(그림 8-12D).

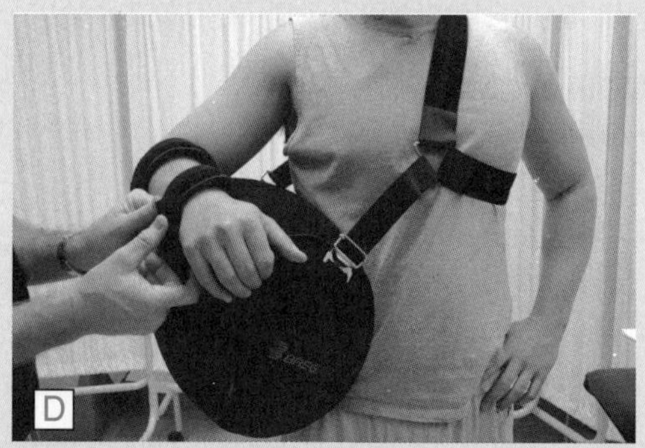

그림 8-12 *(계속)*

5단계: 다음은 스트랩으로 허리를 고정한다(그림 8-12E). 필요에 따라 스트랩을 다시 조정한다.

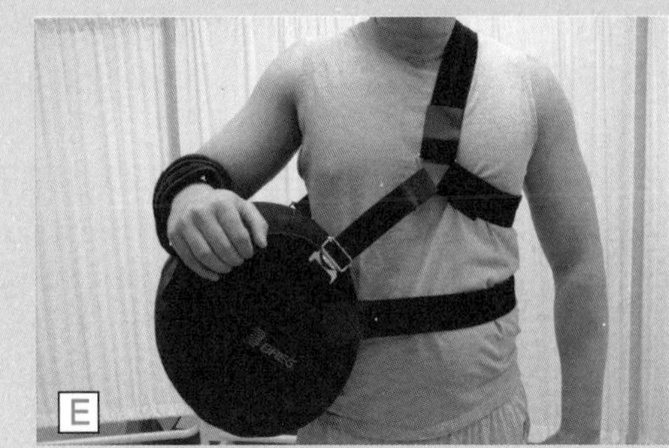

그림 8-12 (계속)

만약/그렇다면...

만약 어깨회전근 재건 수술후 2주 동안 어깨와 팔을 35° 외전상태로 고정이 필요한 경우, 그러면 슬링 테트닉 1을 사용하지 피하고, 슬링 테크닉 2를 사용하라. 그 이유는 슬링 테크닉 2는 어깨와 팔을 특정 범위의 외전 상태로 2주간 고정이 필요할 경우를 목적으로 고안된 것이기 때문이다.

창의성이 있는 질문 2

지역의 한 건축회사 중역은 우측 어깨수술 후 외과의사로부터 조심스럽게 주의를 기울이는 한계에서 심폐기능향상 운동을 할 수 있도록 허락을 얻었다. 열정적으로 달리는 것을 좋아하며 테니스 선수인 회사 중역은 현재 수술후 슬링과 스와쓰를 착용하고 있다. 외과의사는 슬링과 스와쓰를 2주간 더 착용하라고 권고하고 있다. 중역의 계획은 점심시간을 이용하여 실내 고정자전거를 탄 후 회사로 돌아올 계획이었다. 그러나 그는 수술 후 착용하고 있는 슬링과 스와쓰가 운동하는 동안 더러워질까봐 걱정을 하고 있다.

질문 : 심폐기능강화 운동을 하는 동안 팔의 지지와 고정을 목적으로 사용될 수 있는 브레이스는 어떤 종류가 적당할까요?

기성제품 어깨 안정보호기구들(Off-the-shelf shoulder stabilizers) 그림 8-13

목적: 기성제품 어깨 안정 브레이스는 중등도에서 고강도의 지지와 관절가동범위를 제한하여 염좌, 탈구, 아탈구, 불안정성, 좌상과 과사용에 다른 상해와 컨디션에 따른 상해처치와 예방을 목적으로 사용한다(그림 8-13). 이러한 브레이스는 일반적으로 어깨관절의 외전과 외회전의 움직임을 제한하는 동시에 굴곡, 신전, 그리고 수평에서의 내전을 정상적으로 할 수 있게 도와준다. 다른 종류의 브레이스는 개개인의 상해 또는 상태에 따라 특정하게 요구되는 상황에 따라 여러 관절 범위를 제한할 수 있도록 디자인되어 있는 것도 있다.

설계(제품의 종류):

- 기성제품 브레이스는 가능한 두 가지 기본 디자인이 있다: 몸통 조끼에 팔 커프가 있는 것과 각각(낱개형)의 팔 커프로 구성된 것.
- 몸통 조끼형 브레이스는 네오프렌, 갠버스, 가죽, 또는 폴리에스테르 재질로 만들어져 있으며 가슴과 상완둘레를 개개인에 따라 조절이 되는 것도 가능하다(그림 8-13A).
- 어떤 조끼형 디자인은 몸통을 지나 다친쪽 어깨와 연결하는 동안 다른 것은 여러 개의 스트랩을 이용하여 상복부를 지나 어깨와 연결한다. 조절이 가능한 스트랩이나 띠는 몸에 알맞게 하게 위해 사용된다.
- 여러 디자인의 팔 커프는 조끼와 함께 사용된다. 다른 디자인은 플라스틱 또는 금속 링을 사용하여 팔 커프를 조끼에 연결하여 사용하게 디자인되어 있다.
- 또 다른 조끼형 디자인은 네오프린 스트랩을 사용하는데 이것은 특정한 상해나 상해상태에 따라 다양한 형태로 적용하여 사용된다.
- 몸통형 조끼 브레이스는 선수보호장비 안쪽 또는 유니폼 속에 입을 수 있다.

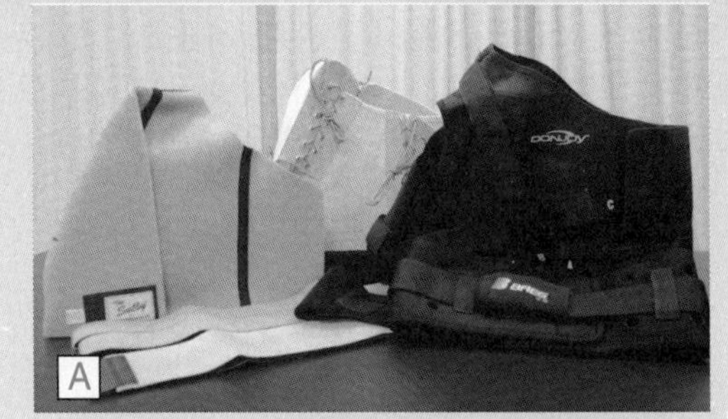

그림 8-13A 몸통 조끼형 어깨 안정장치들 삽입.

- 개별 팔 커프 브레이스는 누구에게나 맞도록 디자인되어 있으며 네오프렌, 가죽 또는 나일론으로 만들어져 있다 (그림 8-13B).
- 조절이 가능한 커프는 상완으로 연결되고 미식축구 어깨 패드에 띠나, 나사 또는 버클로 고정되어진다.

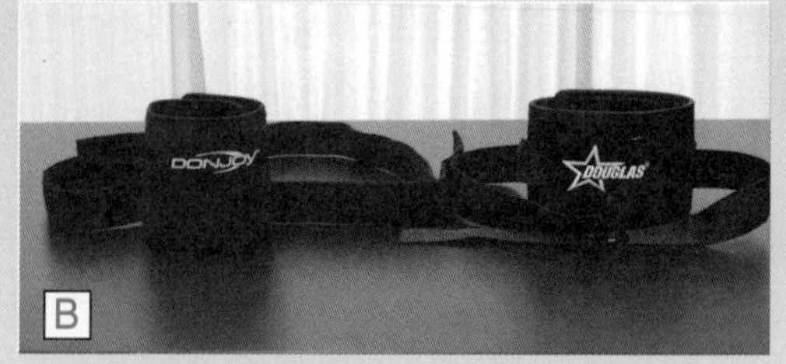

그림 8-13B 개별 팔 커프 어깨 안정장치들 삽입.

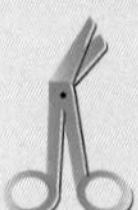

도움말: 조절이 가능한 주문형 어깨 안정장치용 커프에 영구적으로 미식축구 어깨 패드를 가슴판에 접착하려면 제조업체에 주문을 한다; 가슴판(플레이트)에 구멍을 내는 것은 보호정도를 약하게 만들 수 있으며 패드안전 보증을 무효화할 것이다.

환자의 자세: 다친 쪽 팔을 몸 측면에 놓고 서 있는다.

준비: 몸통 조끼형 브레이스를 피부 위에 직접 입거나 피부의 마찰을 줄이려면 상의 옷 위에 입는다. 개별 커프 브레이스를 사용할 때 커프를 가슴판에 고정한다. 커프를 직접 피부나 셔츠 위에 입는다.

제조사의 사용방법은 브레이스를 구입할 때 포함되어 있으며, 이러한 형태의 디자인을 적용할 때 사용한다. 다음의 사용방법은 일반적인 브레이스를 사용할 때 관계된다.

적용:

1단계: 몸통 조끼형 브레이스의 사용은 모든 스트랩을 느슨하게 준비한다.

2단계: 다른 디자인을 사용할 경우, 다친 팔을 커프 안에 넣고 조끼를 어깨와 몸통 주위를 감싼다(그림 8-13C).

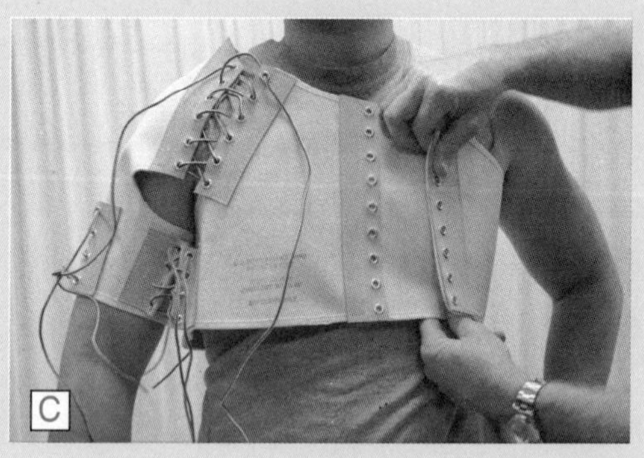

3단계: 스트랩, 버클, 또는 띠를 사용하여 조끼와 커프를 원하는 정도의 관절가동범위를 정하여 조절한 다음 고정한다(그림 8-13D). 만약 여러 개의 띠로 된 디자인을 사용한다면, 특정상해와 상해의 정도에 따라서 스트랩으로 알맞은 관절가동범위를 제한하여 조절한다(그림 8-13E).

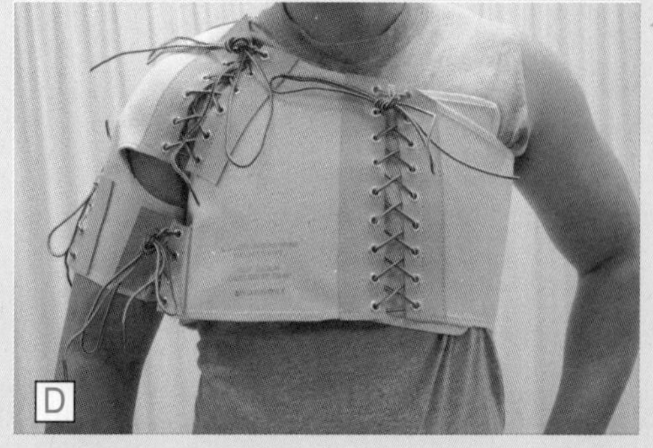

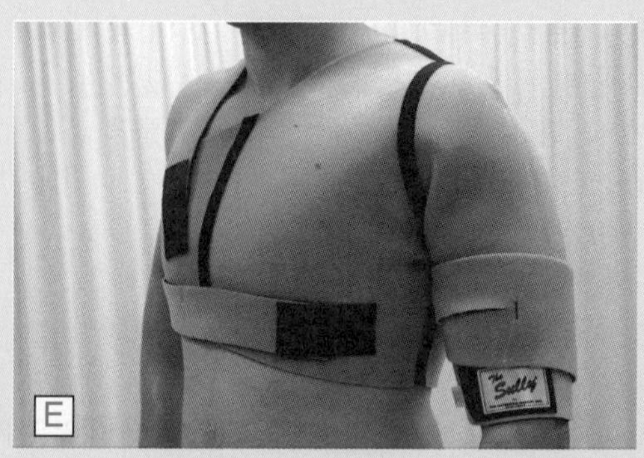

그림 8-13 *(계속)*

4단계: 다른 조끼형 브레이스를 사용시 조끼를 어깨와 몸통에 착용한 후 그림과 같이 고정한다(그림 8-13F). 그런 다음 커프를 상완에 착용한 후 그림과 같이 고정한다(그림 8-13G).

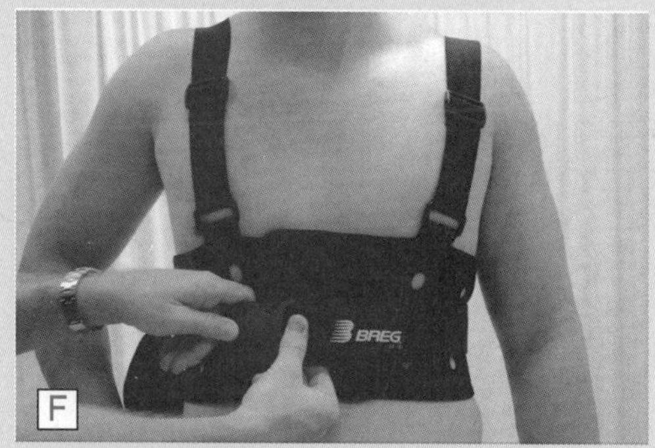

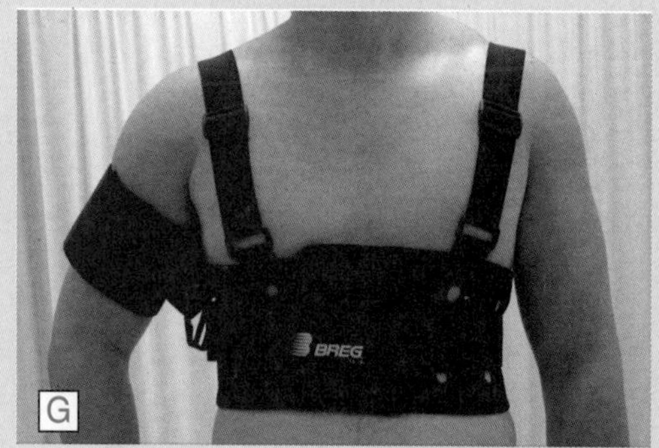

5단계: 날개의 커프형을 사용할 경우 어깨패드에 착용하여 고정한다. 그런 다음 커프는 위쪽 상완, 상완이두근의 윗부분에 착용한다 (그림 8-13H).

6단계: 커프와 스트랩을 사용하여 알맞은 관절가동범위를 조절한 후 펠크로 또는 버클로 고정한다(그림 8-13I).

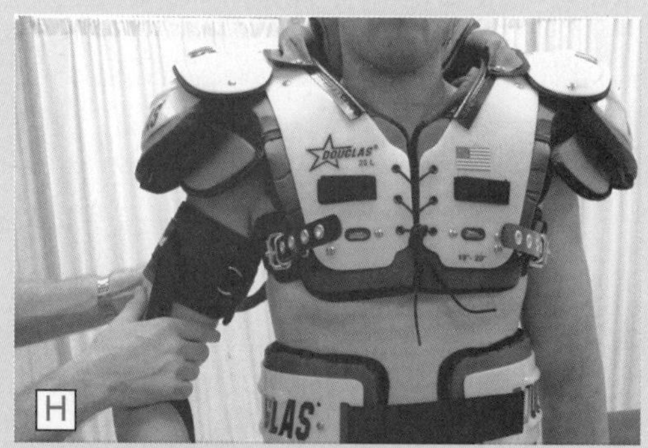

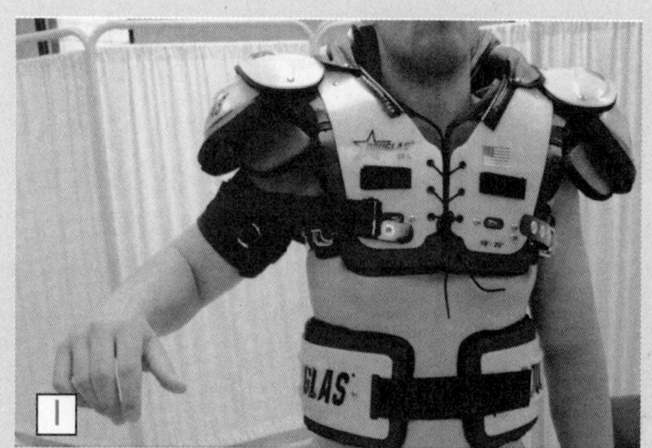

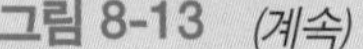
그림 8-13 *(계속)*

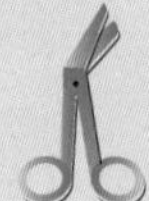

도움말: 커프를 매일 착용할 경우 사람에 따라 피부에 부작용이 나타날 수 있다. 이러한 부작용을 예방하기 위해 3~4인치의 자가 접착용 랩을 상완 위에 느슨히 감아서 사용한다 . 이때 사용하는 랩의 범위는 커프보다 약간 넓게 적용한다. 랩 위를 커프로 고정한다.

만약/그렇다면...

만약 한 미식축구선수의 불안전한 어깨관절(GH관절) 처치에 관절가동범위 제한이 **요구되었다면,** 그러면 날개형 커프 디자인 사용을 선택하라; 몸통 조끼형 브레이스도 효과적이나 날개형 커프 디자인은 날씨가 덥고 습한 경우 착용시 더 편리하게 디자인되어 있다.

주문 제작형 어깨 안전장치들(Custom-made shoulder stabilizer) 그림 8-14

▶ **목적:** 주문 제작형 어깨 안정 브레이스는 염좌, 탈구, 아탈구, 불안정성, 좌상과 과사용에 다른 상해와 컨디션에 따른 상해처치와 예방을 목적으로 사용되고 중등도에서 고강도의 지지와 관절가동범위를 제한하여 (그림 8-14). 주문 제작형 브레이스는 상점에서 브레이스 구입(기성제품)이 불가능할 경우 사용될 수 있다.

▶ **재료:**

- 1인치 너비와 60인치 길이의 나일론 벨프에 D-링의 고정형 버클(미식축구 선수용 바지에 일반적으로 사용된 것), $^{1}/_{4}$인치 또는 $^{1}/_{2}$인치 폼(부드러운 플라스틱), 3~4인치 자가 점착 랩, 2~3인치 탄력 테이프, 테이핑 가위

▶ **환자의 자세:** 선 자세로 다친쪽 팔을 몸의 측면에 위치시키고 팔꿈치는 90° 로 굴곡한 상태에서 상완이두근과 삼두근을 중등도의 등척성 수축을 한다.

▶ **준비:** 4인치 정도의 상완 위쪽을 완전히 보호하기 위해 $^{1}/_{4}$인치 또는 $^{1}/_{2}$인치 폼 패드를 잘라 놓는다. 끈을 벨트에 끼워서 앞쪽에 있는 어깨패드 끈과 연결한 후 다치지 않은 쪽의 가슴판(플레이트)에 있는 D-링에 고정한다(그림 8-14A). 그리고 통증을 유발하는 관절가동범위를 찾아낸다. 일반적으로 어깨관절의 외전과 외회전에서 통증이 나타난다. 외전시 통증을 나타내는 지점을 찾아내기 위해서는 견갑골과 몸통을 우선 안정시켜야 한다. 한 손을 반대쪽 전완 하단부분에 놓고 천천히 팔을 통증이 나타날 때까지 외전시킨다. 통증을 유발하는 외회전 지점을 찾을 때는, 다친 쪽 어깨를 90° 외전시키고 팔꿈치는 90° 굴곡한다. 견갑골과 몸통을 안정시키기 위해서는 팔을 팔꿈치와 전완 말단부에서 잡는다. 그런 다음 천천히 팔을 통증이 일어날 대까지 외회전시킨다. 통증이 발생되는 관절범위를 찾은 후, 어깨를 통증이 없는 범위에 위치시킨 후 브레이스를 착용하는 동안 이 자세를 유지시킨다.

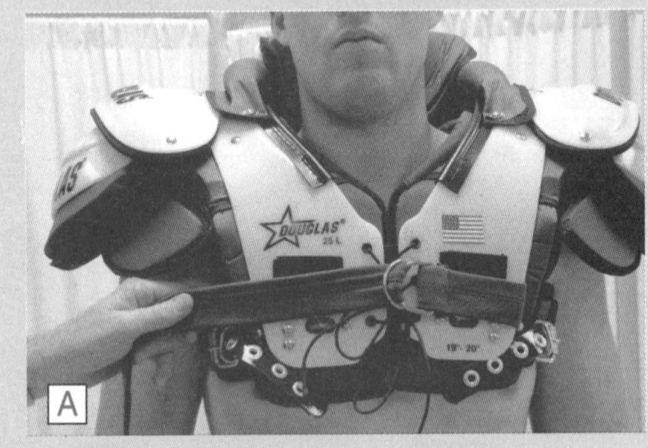

▶ **적용:**

1단계: 어깨 패드를 착용한 다음 고정시킨다.

2단계: 상완 윗부분의 피부 위에 직접 폼패드를 올려 놓는다. 3~4인치의 자가 접착용 랩으로 가벼운 압력을 사용하여 원형을 그리며 패드를 고정한다 (그림 8-14B). 사용된 패드에 의해 피부에 발생될 수 있는 부작용이 예방된다.

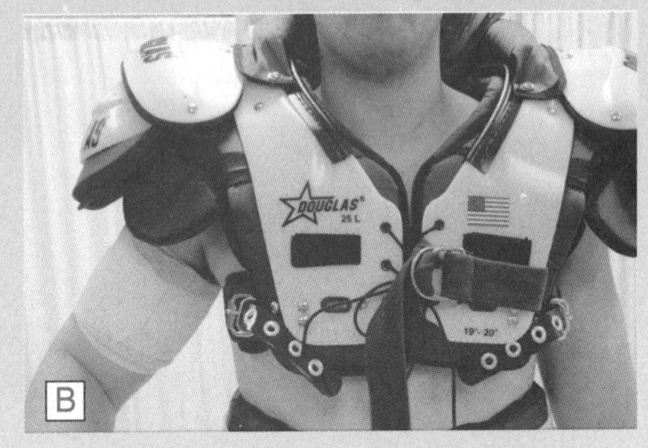

3단계: 중간 정도의 압력을 사용하여 상완 위쪽과 폼패드 위로 벨트를 단단하게 조여 당기고, 벨트 주변에 남아 있는 랩도 당겨준다 (그림 8-14C). 어깨통증이 없는 위치가 어디인지 관찰한다.

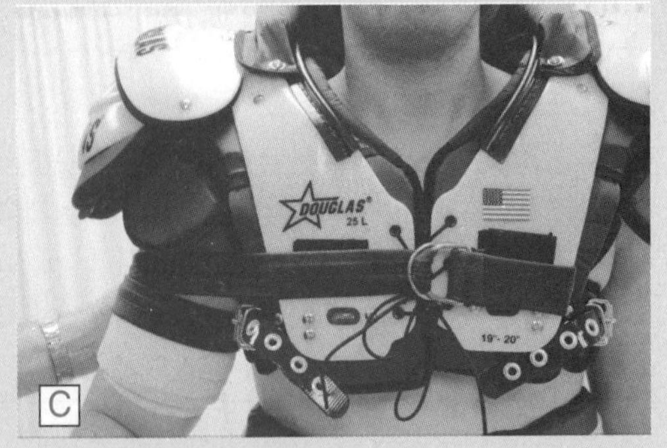

그림 8-14

4단계: 2~3인치 탄력 테이프를 사용하여 벨트 끝부분을 고정하고 중간 정도의 압력으로 3~4회 둥글게 감싼다 (그림 8-14D). 불편함을 예방하기 위해 상완 측면에서 테이프를 마감한다. 추가적인 고정은 불필요하다.

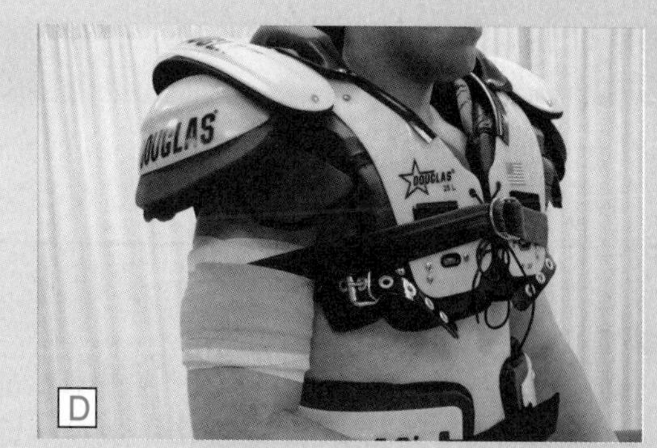

그림 8-14 *(계속)*

연구 요약

어깨안정을 위한 브레이스는 어깨관절(GH 관절)에서의 관절가동범위를 제한함으로써 추가적인 상해예방을 목적으로 디자인 되었다. 어깨안정을 위한 브레이스와 그 효과에 대한 연구는 미비한 실정이다.[3] 어깨 안정과 보호을 목적으로 제작된 디자인에 관한 몇몇의 연구가 실행되었으나 결과는 복합적으로 나타났다. 11명의 메이져 리그 아마츄어 하키 선수들을 대상으로 몸통 조끼형 브레이스를 재활과정에 착용하게 한 결과, 상해의 재발생은 일어나지 않았다. 재활과정은 휴식, 근육자극, 그리고 웨이트 트레이닝이 포함되어 있었다.[14] 모든 연구대상자는 어깨탈구 또는 아탈구의 병력이 있었다; 재활기간의 스포츠로의 복귀 시기는 3~7주간이었다.

세 개의 몸통 조끼형 안전장비의 기능에 대한 어깨관절에서 전방 굴곡, 외전, 그리고 외회전 제한능력에 대하여 등속성 운동을 통하여 검증하였다.[3] 연구결과로 세 개의 모든 브레이스는 운동전 미리 정해 놓은 가동범위와 비교해서 운동 후 느슨해졌으며 전방 굴곡도 증가되었다. 또 다른 결과로 세 개의 브레이스는 운동 후 외전이 가능하게 만들어졌으나 실험 결과 외전이 잘 되지 않았다. 그러므로 어깨 안전장비 브레이스를 선택할 경우 고려해야 될 사항은 다음과 같다.[3] 첫째로, 상해기전의 파악은 필요한 특정한 관절가동범위 제한을 결정하는데 도움이 될 것이다. 둘째로, 각종 스포츠에 대한 해박한 지식은 어떤 동작 "예로 머리위에서의 동작"이 해당 스포츠에서 필수적으로 요구되는 움직임이라는 것을 파악한다. 셋째로, 다양한 브레이스 디자인을 알림(보급)에 따라 의료진에게 브레이스에 대한 다양한 정보를 제공하고 정보에 따른 선택을 가능하게 하며 환자의 상태에 따라 최적의 브레이스를 사용할 수 있게 한다.

하체 관절에 관한 테이핑과 브레이스 기술에 따른 관절의 교정과 보호 효과 연구는 활발하게 진행된 반면, 이들에 관한 상체에 있어서의 효과 연구는 매우 부족하다. 많은 연구원들 연구결과 어깨상해와 불안전성에 있어서 수동적 관절교정은 부정적 영향을 나타냈다.[7,15,17] 여러 연구원들은 어깨를 중점으로, 네오프렌 재질의 몸통 조끼형 브레이스가 수동적 관절교정의 효과에 대한 연구를 하였다.[2] 어깨의 불안정성 병력이 있는 연구대상자를 대상으로 브레이스 착용시킴에 따라 능동적 관절 교정이 전체 외회전에서 10° 증가된 것으로 나타났다. 정상인을 대상으로 조끼 브레이스를 착용한 결과 어깨 외회전이 제한된 반면, 불안정성 병력을 갖고 있는 대상자에게는 아무런 효과를 나타내지 않았다. 연구원들의[2] 제안에 의하면, 브레이스로부터 어깨 피부에 더해지는 것이 증가됨이 능동 관절 교정감이 증가되는 원인일 것이라고 하였다. 자극에 대한 이러한 증진은 고유수용기를 강화하고 탈구나 아탈구의 재발생을 감소시킨다. 다른 연구원들의 연구결과에 나타나 있듯이 탄력 랩과 브레이스를 사용은 피부자극을 강화시킨 것으로 나타났다.[5,6] 어깨 안정장비 브레이스 착용에 따른 고유수용기 효과에 관한 더 많은 연구가 요구된다.

팔(8)자형(휘규어 오브 에잇) 브레이스(Figure-of-eight brace) 그림 8-15

- **목적:** 팔자형 브레이스는 중등도에서 고강도의 지지력과 쇄골로 세로방향성 견인을 제공하도록 디자인 되었다(그림 8-15). 이 기술은 견쇄관절(SC관절)의 염좌나 쇄골 골절을 처치할 경우 견갑골을 되돌리는데 사용된다.

연구 요약

연구원들의 연구결과에 따르면, 쇄골골절 시 슬링 또는 팔자형 브레이스 사용에 따른 치유기간과 기능적인 면에 같은 효과가 나타났다고 보고하였다.[1]

- **설계:**
  - 팔자형 브레이스는 가슴둘레에 따라 적절한 크기 선택이 가능하다.
  - 브레이스는 두 개의 폼과 스토키넷으로 감싸진 나일론 스트랩으로 구성되어 있고, 강도 조절장치인 버클, 플라스틱 링, 또는 벨크로 잠금장치가 등 위쪽에 함께 연결이 되어있다.
- **환자의 자세:** 선 자세로 팔꿈치는 굴곡하여 손을 옆에 놓는다.
- **준비:** 팔자형 브레이스를 직접 피부나 의복을 입은 위에 착용한다.
  특정한 사용방법은 각각의 브레이스에 포함되어 있다. 다음에 설명된 착용방법은 가장 일반적인 디자인의 사용방법이다.
- **적용:**

1단계: 브레이스를 등 위쪽에 놓는다(그림 8-15A).

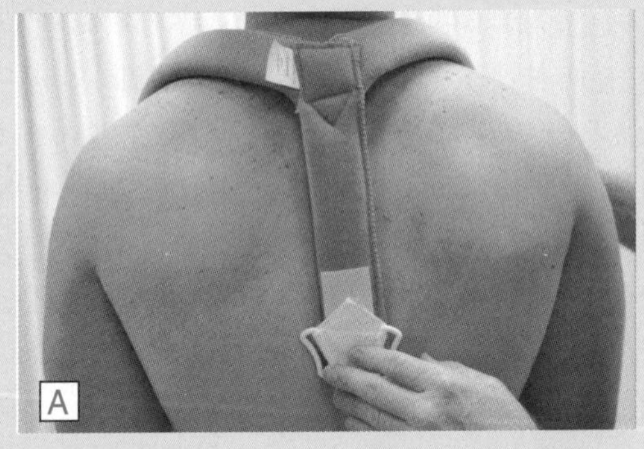

2단계: 스트랩을 앞쪽 양어깨에 교차시킨 후, 양쪽 겨드랑이 밑으로 향한 후, 고정은 등 위에 있는 버클, 링, 또는 마감장치를 통해서 고정시킨다(그림 8-15B).

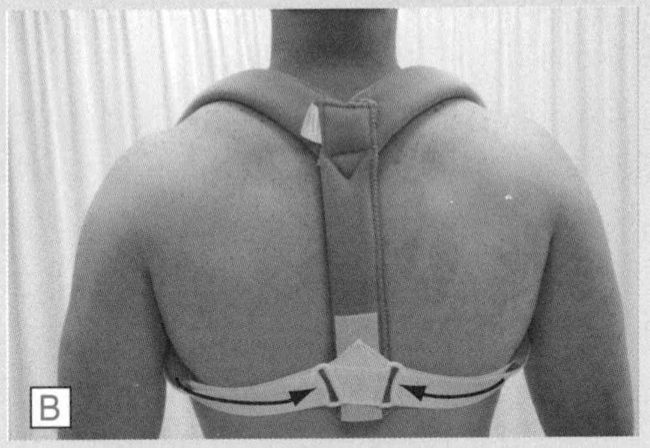

3단계: 스트랩을 이용하여 적절한 강도를 조절하고 의사의 진단에 따라 절절한 각도로 견갑골의 되돌림을 조절한다(그림 8-15C). 상완동맥이나 상완신경의 눌림을 예방하기 위해 스트랩의 강도를 관찰한다.

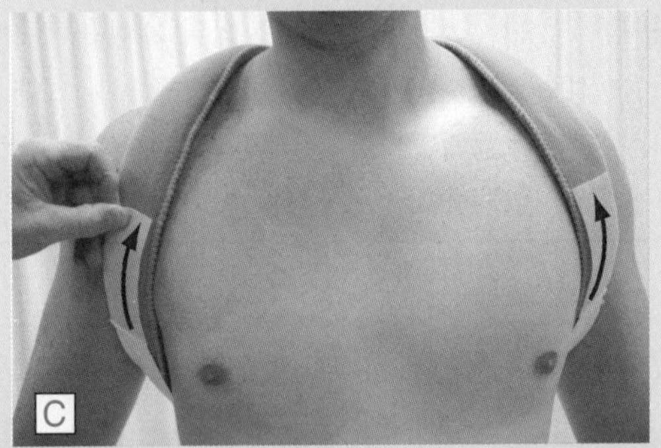

그림 8-15

견쇄관절(AC관절) 브레이스(Acromioclavicular joint brace) 그림 8-16

▶ **목적:** 견쇄관절 브레이스는 견쇄관절 염좌를 처치할 때 저강도에서 고강도의 지지력, 압박, 그리고 고정을 제공한다(그림 8-16).

▶ **설계:**

- 견쇄관절 브레이스는 누구나 잘 맞게 만들어져 있으며 슬링 기법 1과 비슷하다.
- 면, 포플린, 또는 폴리에스텔 재질의 주머니에 조절이 가능한 나이론이나 면 스트랩으로 만들어져 있다.
- 브레이스의 스트랩은 종류에 따라 다치지 않은 쪽 어깨를 가로 지나게 되어 있는 것이 있고, 다친 어깨 쪽의 견쇄관절을 지나는 것이 있다.
- 또 다른 종류로 여러 개의 스트랩을 사용하게 하여 다친 쪽 어깨의 견쇄관절을 위와 가슴을 가로지르는 것이 있다.
- 다친 견쇄관절 위에 놓여지는 스트랩은 펠트로 만들어진 부분이며 이것의 기능은 관절에 저강도에서 중등도의 압박을 제공한다.

▶ **환자의 자세:** 앉거나 선 자세로 다친쪽 팔은 통증이 없는 범위에서 팔꿈치는 굴곡한 상태에서 몸의 측면에 위치시킨다.

▶ **준비:** 견쇄관절 브레이스를 직접 피부 위나 의복 위에 착용시킨다.
각 브레이스를 구입 시 사용방법은 포함되어 있다. 다음에 설명된 사용방법은 가장 일반적으로 사용되는 디자인이다.

▶ (1단계:) 모든 스트랩을 느슨하게 한다.

(2단계:) 스트랩의 착용은 특정 디자인에 따라 약간의 차이를 보인다. 디자인에 따라 스트랩을 짧게 그리고 패드는 다친 쪽 견쇄관절 위에 착용시킨다. 다음 순서로, 긴 스트랩을 연결하고 패드는 다친 쪽 어깨의 앞쪽으로 짧은 스트랩을 연결한다. 계속해서 긴 스트랩을 가슴 쪽으로 가로지르게 한 뒤, 다치지 않은 쪽의 겨드랑이 밑으로 보낸 뒤, 짧은 스트랩을 뒤쪽 또는 다치지 않은 어깨에 연결한다(그림 8-16A).

(3단계:) 계속해서 손, 손목, 전완, 그리고 팔꿈치를 그림 8-11B에 설명되어 있는 것같이 주머니 안에 넣는다. 다음으로 주머니를 짧은 스트랩과 긴 스트랩을 버클을 이용하여 연결한다(그림 8-16B). 의사의 지시에 따라 짧은 스트랩이 다친 쪽 견쇄관절에 적당한 압력이 가해지도록 조절한다.

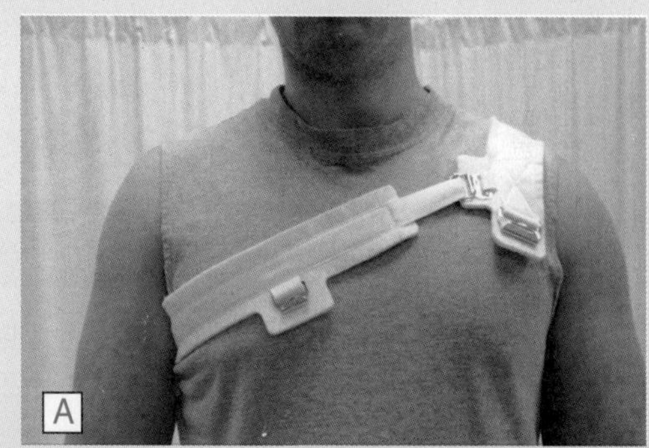

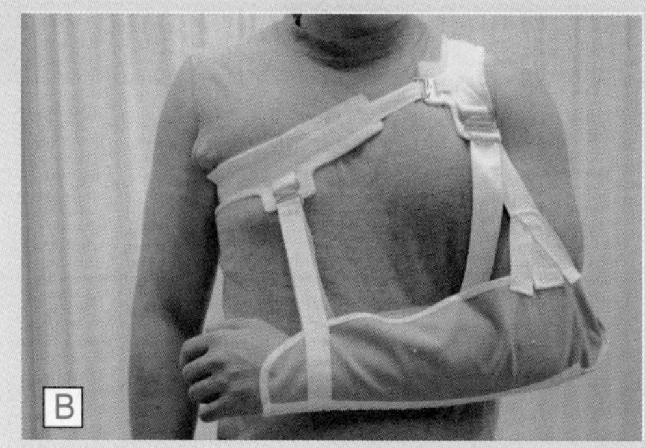

그림 8-16

네오프린 슬리브(Neoprene sleeve) 그림 8-17

▶ **목적:** 네오프린 슬리브는 염좌, 좌상, 그리고 과사용 상해와 컨디션 처치 시 압박과 가벼운 지지력을 제공한다(그림 8-17).

> **세부사항**
>
> 슬리브는 재활기간, 스포츠 활동, 일, 그리고 일상생활을 할 때 사용된다.

- **설계:**
  - 개개인의 가슴둘레에 따라 알맞은 크기로 구입이 가능하게 디자인 되어있다.
  - 슬리브는 상완 중간, 어깨 커버, 그리고 가슴부위를 감을 수 있는 종류로 구성된다. 그리고 벨크로 잠금장치에 의해 상완과 가슴에서 고정할 수 있다.
- **환자의 자세:** 선 자세로 다친 쪽 팔꿈치는 굴곡하여 몸의 측면에 놓는다.
- **준비:** 네오프렌 슬리브를 직접 피부 위에 착용한다.
- **적용:**

(1단계:) 슬리브를 어깨와 가슴 위에 놓는다. 그런 다음, 슬리브의 끝부분에 있는 벨크로 잠금장치를 사용하여 상완과 가슴에서 고정한다(그림 8-17). 필요에 따라서 슬리브를 조절한다.

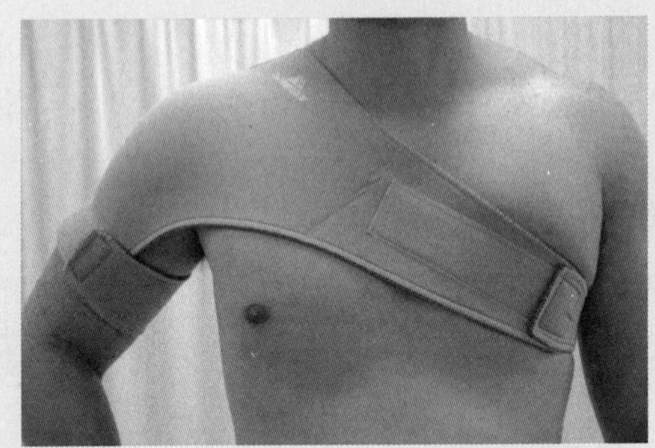

그림 8-17

패딩 기법

기성제품 패딩과 주문 제작형 패딩 테크닉 사용은 어깨와 상완부에 가해지는 충격을 흡수하고 상해처치 및 예방 그리고 컨디션 조절 보호에 활용된다. 다수의 고등학교와 대학간 스포츠 활동 시 어깨와 상완부위 패딩 사용을 의무화하고 있다. 의무적 패딩 기술에 관해서는 13장에서 논의될 것이다.

연구 요약

신체접촉과 충돌이 많은 스포츠에 참여하는 선수들의 경우 견쇄관절 염좌 후 스포츠로의 복귀 시 보호용 패딩을 착용한 후 참여해야한다.[4,12] 견쇄관절 위에 착용하는 기성제품 또는 주문 제작형 패딩은 상해의 재발생을 줄여준다.

기성제품(Off-the-shelf) 그림 8-18

- **목적:** 기성제품 패딩 테크닉의 사용 목적은 충격을 흡수하고 견쇄관절의 염좌, 숄더 포인터, 그리고 상완부 타박상, 골화성근염, 그리고 외골증의 처치나 예방에 대한 보호로 활용된다(그림 8-18).

세부사항

각각의 기성제품 패딩 테크닉은 의무적으로 보호장비와 함께 또는 패딩 자체로 사용할 수 있다.

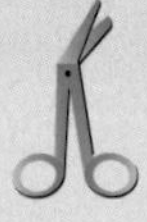

도움말: 필드하키, 미식축구, 아이스하키, 라크로스, 또는 축구와 같이 신체접촉이나 충돌이 많은 스포츠의 운동선수들과 일을 할 때, 어깨와 상완부에 사용할 여러 개의 기성제품 패드를 구입하라. 이러한 기성제품 패드는 주문 제작형 패드 보다 잘 맞고 시간적으로 빠르게 착용할 수 있으며 재활용이 가능하다.

설계:

- 정해진 크기에 따라 개인용과 일반용의 여러 가지 패딩 구입이 가능하다.
- 많은 견쇄관절 디자인은 바깥부분은 열가소성의 재질에 open-and closed-cell폼에 관절 위부분이 올라오게 만들어져 있다(그림 8-18A).
- 이들 중 몇몇의 디자인은 손을 사용하여 패드를 어깨로 착 달라붙게 할 수 있으나, 다른 디자인은 물속에 넣어 놓아야 한다.
- 대부분의 디자인은 네오프린 스트랩을 사용하여 패드를 어깨에 부착한다.
- 또 다른 디자인은 비스코엘라스틱 포리멀 또는 젤 재료에 면이나 나일론으로 감싸져 만들어졌고, 정해진 크기에 따라 구입이 가능하다(그림 8-18B).
- 이와 같은 패드는 미식축구용 어깨 패드와 함께 사용하도록 만들어졌다. 이 패드는 어깨 패드에 벨크로 부착에 의해 안에서 연결되도록 만들어져 있다.
- 또 다른 디자인 중 미식축구 어깨 패드 밑에 사용하는 것으로, 비닐로 감싸진 폼으로 골격형태로 만들어졌거나 closed-cell 폼으로 어깨와 윗 가슴 그리고 등을 보호하게 되어있다(그림 8-18C).
- 골격형 패드는 앞과 뒤에 줄이 있으며 고정은 탄력이 있는 스트랩을 사용하여 겨드랑이 밑에서 한다. Closed-cell 폼 디자인은 벨크로가 부착된 스트랩을 이용하여 가슴을 지나가면서 고정한다.
- 상완용 패드 디자인은 개방형과 폐쇄형 폼에 의해 감싸진 고강도 플라스틱으로 만들어져 있다(그림 8-18D). 이러한 패드는 상완부분이 오목하게 들어가 있다; 몇몇의 다른 종류는 미식축구 어깨 패드와 함께 사용하도록 만들어져 있다.
- 또 다른 형태의 상완용 패드는 고강도 외형에 폼이 안쪽에 부착되어 있으며 네오프렌 스트랩으로 만들어져 있다.

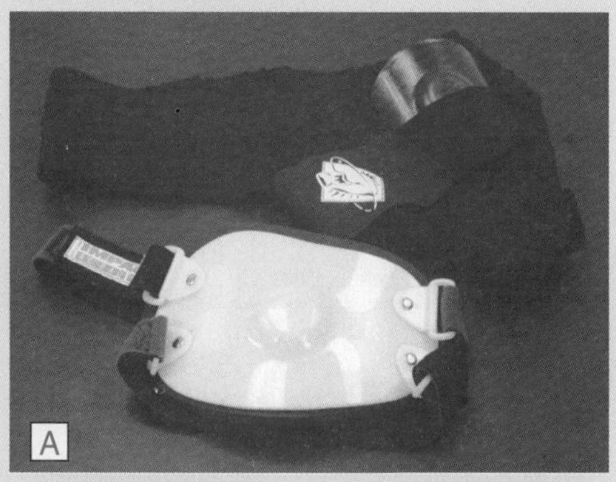

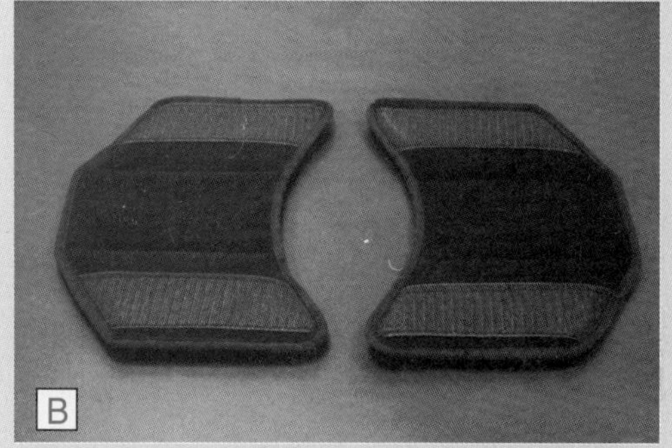

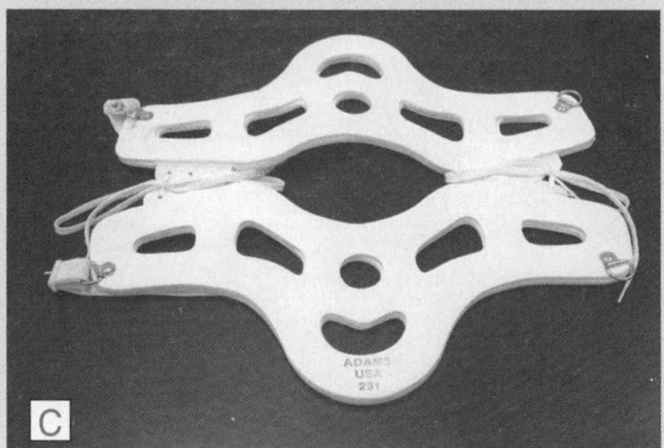

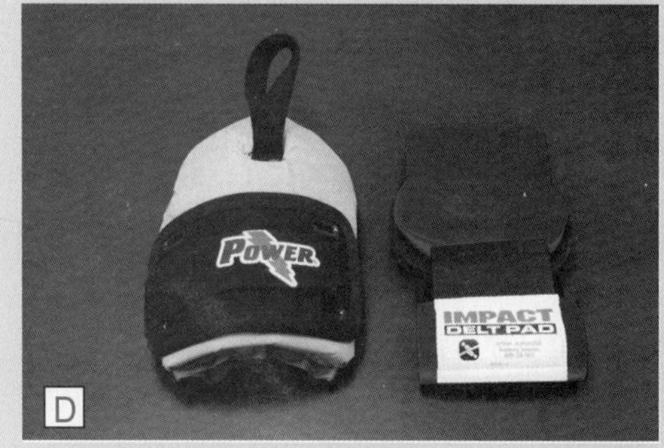

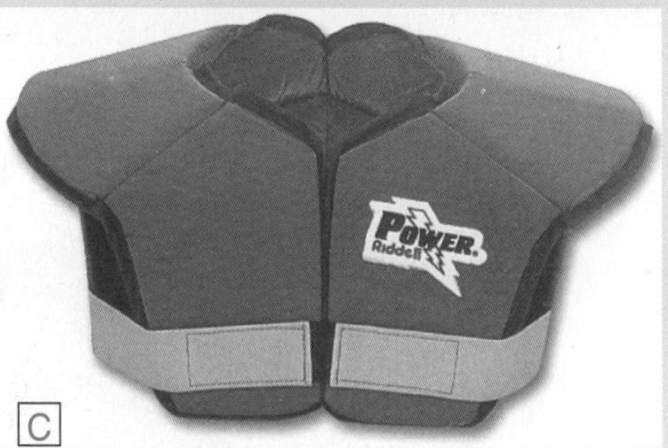

그림 8-18 A 견쇄관절 패드. (위) 패드 안에 네오프렌 슬리브형. (아래) 스트랩이 부착된 패드. B 비스코엘라스틱 포리머 패드. C (위) 골격형 패드. (아래) 패쇄형 폼 패드(Courtesy of Riddell, Elyria, OH). D 상완용 패드. (좌) 미식축구용 어깨 패드를 부착하여 사용 가능한 패드. (우) 스트랩이 있는 패드.

- **환자의 자세:** 선 자세로 다친 쪽 팔의 손을 측면에 휴식상태로 올려 놓는다.
- **준비:** 기성제품 패드를 직접 피부 위나 착 붙는 옷 위에 착용한다.
- **적용:**

1단계: 네오프렌 스트랩이 있는 디자인을 착용하기 위해서는 우선 상해부위에 패드를 올려 놓는다. 가장 일반적인 디자인을 사용할 경우, 스트랩을 가슴 주위와 겨드랑이 밑에서 감는다(그림 8-18E). 고정은 스트랩에 부착된 벨크로를 사용한다.

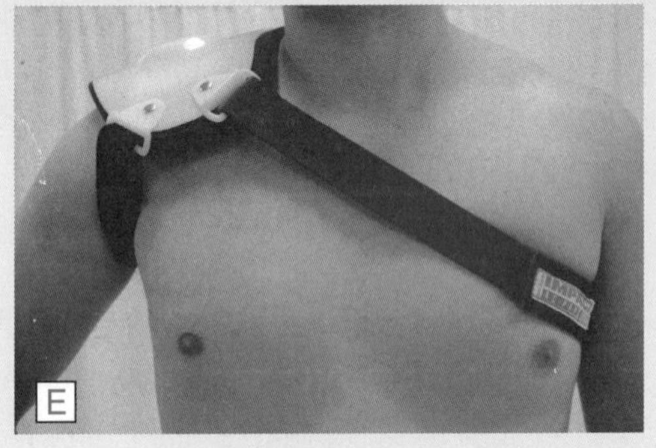
E

2단계: 비스코엘라스틱 폴리머와 젤 재료 패드를 이미 존재하고 있는 미식축구용 어깨 패드 안에 넣는다. 패드의 위치를 정한 다음 벨크로로 고정한다(그림 8-18F).

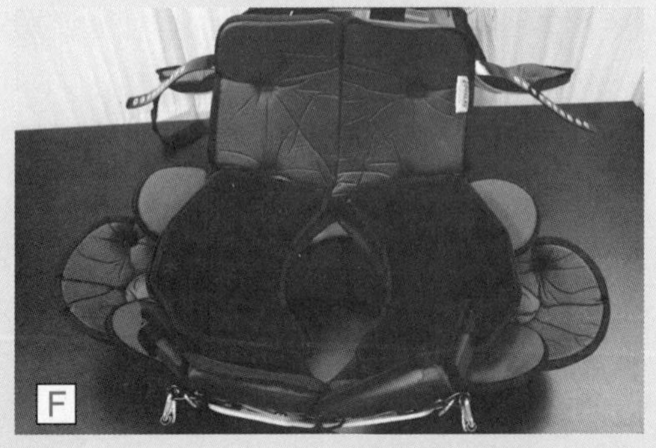
F

3단계: 골격형 패드는 머리 위에 놓은 상태로 공간에 양팔을 넣는다. 패드를 어깨, 가슴 그리고 등 쪽으로 당긴다(그림 8-18G).

4단계: 패쇄형 폼 패드를 사용할 경우, 패드를 어깨 위에 위치시키고 가슴 부위를 감싼다. 벨크로를 사용하여 고정한다.

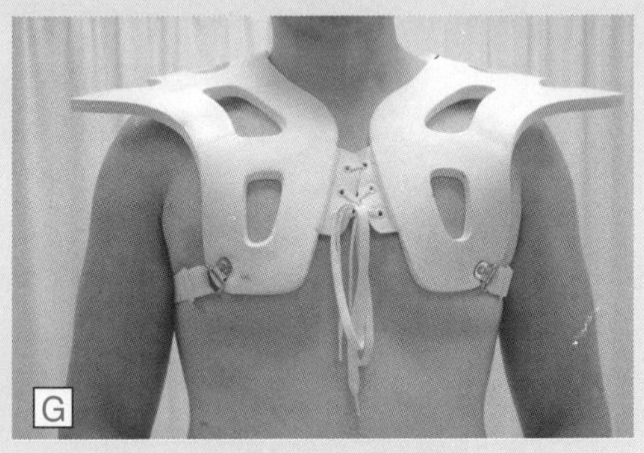
G

5단계: 상완용 패드를 사용할 경우, 패드를 미식축구용 어깨패드 컵에 스트랩을 사용하여 연결한다. 벨크로 스트랩을 사용하여 패드를 상완에 고정시킨다(그림 8-18H).

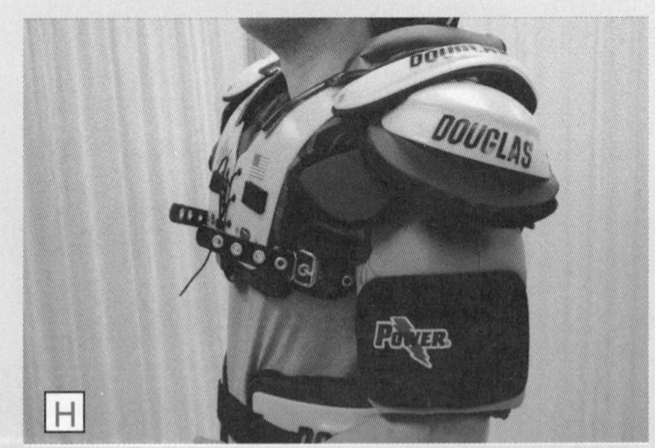

H

그림 8-18 *(계속)*

(6단계:) 다른 디자인을 사용할 경우, 패드를 상해부위에 올려 놓고 상완주변을 네오프렌 스트랩으로 감싼다. 벨크로로 고정한다(그림 8-18I).

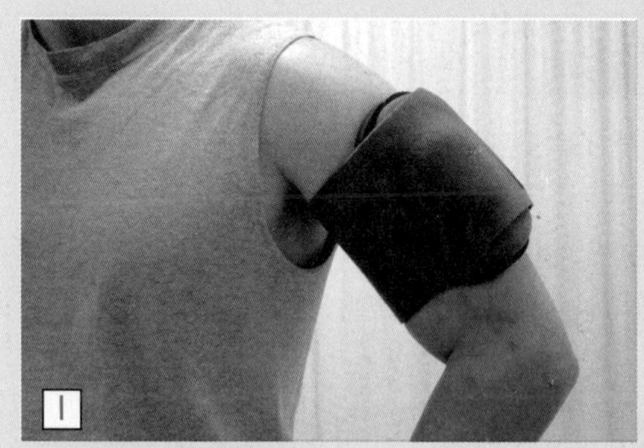

그림 8-18 *(계속)*

창의성이 있는 질문 3

9학년 이후, 고등학교 미식축구 팀의 중견 라인백커(선수)는 왼쪽 팔의 앞과 측면 상완부위에 다섯 번의 경미한 타박상을 입었다. 당신과 팀닥터는 이 기간 동안 선수와 함께하였다; 선수는 상해부위의 보호를 위하여 여러 가지 다른 패드를 착용하였었다. 패드 디자인은 가장 효과적인 보호를 제공하였고, 운동 중 패드는 최저로 흘러내렸다. 이 특수한 디자인은 어깨 패드 컵에 부착하여 스트랩으로 상완에 연결하였다.

 **질문 : 당신은 이러한 상황에 어떻게 대처하겠는가?**

주문 제작형(Custom-made) 그림 8-19

- **목적:** 써모(보온)플라스틱 재료와 폼은 충격흡수와 견쇄관절(AC)의 염좌, 어깨 포인터, 상완 타박상, 근골화염, 뼈 돌출증의 예방과 처치를 위한 보호를 제공한다(그림 8-19). 기성제품의 구입이 불가능할 경우 주문 제작형을 사용한다.
- **재료:**
  - 종이, 펠트 팁 펜, 보온프라스틱 재료, $^{1}/_{8}$인치 또는 $^{1}/_{4}$인치 폼 또는 펠트, 보온자료, 2인치 또는 3인치 탄력 테이프, 탄력 랩, 부드럽고 저강도 폼, 고무 시멘트, 테이핑 가위.
- **환자의 자세:** 상해가 있는 팔의 손을 힙 가쪽에 편안히 놓고 선다.
- **준비:** 패드 패턴을 종이 위에 그린다(그림 1-14), 다음엔 보온프라스틱 재료를 자르고, 접고, 모양을 만들어 상해가 있는 부위인 어깨나 상완에 놓는다. 부드럽고 저강도의 폼을 재료의 안에 접착시킨다(그림 1-15).
- **적용:**

(1단계:) 패드를 견쇄관절이나 어깨포인더의 어깨 끝/견쇄관절 염좌 테이핑 기술(그림 8-2A-D) 또는 어깨 스파이커 랩 기술(그림 8-7A-G; 그림 8-19) 붙인다.

(2단계:) 상완의 경우, 패드를 상완테이핑 원형으로 붙인다(그림 8-1A-C) 또는 랩 기술을 사용한다(그림 8-6A-C).

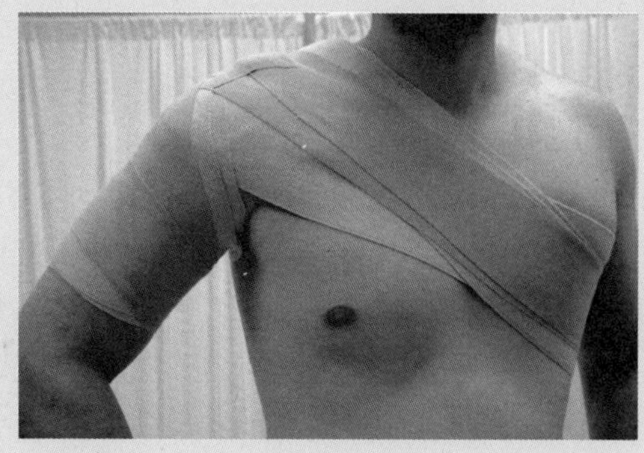

그림 8-19

창의성이 있는 질문 4

대학야구 유격수인 선수가 더블플레이(병살)중 베이스 런너와 던지는 어깨의 견봉과 충돌을 하였다. AT실에서 당신과 팀닥터의 상해평가 후, 유격수에게 1°의 견쇄관절 염좌가 발생된 것으로 진단하였다. 팀닥터에 따르면 선수가 경기로 복귀할 수 있는 기준은 완전한 관절가동범위, 양측비교 근력의 완전회복, 그리고 상해 전과 같이 공을 던지는 모션이 완전히 회복된 후에 할 수 있다고 하였다. 또한 팀닥터는 추가적인 상해를 예방하기 위하여 선수가 경기로의 회복 후에도 보호패딩을 사용할 것을 요구하였다.

질문 : 이 선수의 상해를 보호하기 위한 적당한 패딩 기술은 무엇일까요?

의무적인 패딩(Mandatory Padding)

- 보호장비는 여러 고등학교 스포츠와 대학 스포츠에서 요구된다. NCAA와 NFHS에서는 펜싱, 풋볼, 아이스 하키, 라크로스에 참여하는 선수들은 어깨나 상완을 보호하는 보호패딩을 모든 연습이나 경기 중에 착용해야한다고 요구하고 있다. 이러한 패드는 보통 기성제품으로 구입이 가능하다; 특정스포츠와 포지션에 따른 다양한 보호용 패드가 디자인되어 있다. 13장에서 이러한 패딩기술에 대한 더 깊은 논의를 할 것이다.

임상사례

Tanner Compton은 레이싱 스케줄 중간쯤 피트(타이어 교환) 중에 오른쪽 상완와 관절(GH)(어깨관절) 탈구를 처음 경험하게 되었다. Tanner은 RN 레이스 팀의 뒷 타이어 캐리어로 정비를 위한 도중 정차 때 상해를 입었다. Tanner이 타이어를 들어 올리는 순간 에어 호스가 타이어와 그의 오른쪽 손목을 감싼 것을 보지 못했다. Tanner이 피트웰에서 재빠르게 옮겨놓는 순간 레이스 차 뒤에 교차되어, 에어 호스는 심하게 당겨졌고 Tanner의 오른 어깨는 외전상태에서 외회전 힘이 가해졌다. Tanner은 피트월 뒤로 이동하여 Jordan Young이란 레이싱 팀의 AT에게 상해평가를 받았다. 평가결과 급성 전방 상완와 관절 탈구로 나타났다. Jordan은 Tanner의 어깨를 움직이지 않게 고정한 후, 좀 더 자세한 의사의 진찰을 위해 의료센터로 옮겼다. 당신은 즉각적인 처치가 필요한 이러한 경우, 상완와 관절의 지지와 고정을 하기 위하여 어떤 종류의 랩핑 또는 브레이싱 테크닉을 사용할 것입니까?

정형외과의사는 X-ray 촬영과 어깨의 움직임을 최소화하도록 지시했다. Tanner은 이어지는 정형외과 전문의와 검진을 받기위해 검진 날짜를 정한 후, 레이싱 팀원과 함께 집으로 돌아왔다. 외과전문의는 검진을 한 후 추가적인 X-ray와 MRI 촬영을 지시하였다. MRI 판독 결과는 음성으로 나타났다; 외과전문의는 Tanner에 대한 처치를 비수술적 재활을 하도록 결정하였고 어깨관절을 약 3주 동안 고정하도록 지시하였다. 이 재활기간 동안 상완와 관절 지지와 고정을 위해 어떤 종류의 랩핑이나 브레이싱 테크닉을 사용할 수 있을까?

Tanner은 재활프로그램 동안 아무런 이상을 나타내지 않고 회복이 잘 되어가고 있었고 상해 후 약 20주 후에는 기능훈련을 시작하였다. 회복기에 재검진을 실시한 결과, Tanner의 오른 어깨관절은 경미한 전방 불안전성을 나타냈다. AT인 Jordan은 기능훈련 프로그램으로 75파운드 무게의 타이어를 레이싱 카의 뒤의 큰 너트 쪽으로 들고, 나르고, 셋팅하는 것까지 포함하였다. 이러한 기능훈련은 선자세와 무릎을 꿇는 자세로 실시되며, 상완와 관절의 굴곡, 신전, 외전, 내전, 내회전과 외회전이 요구되는 훈련이다. 외과의사와 Jordan은 재활과정과 레이싱 팀으로 복귀했을 때 완벽한 역할수행과 재상해 발생의 위험을 줄이기 위하여 브레이스의 착용을 권장하였다. 이러한 사례의 경우, 지지와 관절가동범위의 제한을 위하여 어떤 종류의 브레이스 테크닉 사용이 도움이 될까요?

Tanner은 상해 후 23주에 레이싱 팀에 합류하여 모든 활동을 하게 되었다. Jordan은 Tanner에게 남아 있는 시즌 동안 계속해서 근력과 유연성 유지를 위한 프로그램을 권장하였다. 레이싱 팀에서의 Tanner의 역할수행을 위해 당신은 어떤 종류의 브레이싱 테크닉을 권장하겠습니까?

랩업 (Wrap Up)

- 어깨와 상완에 발생되는 타박상, 염좌, 탈구, 아탈구, 골절, 좌상, 파열, 그리고 과사용에 따른 상해와 그 밖의 상태는 압박과 전단력, 과도한 관절가동, 강한 근 수축력과 반복적 스트레스가 원인이 될 수 있다.
- 상완과 어깨 포인터/견쇄관절 염좌에 대한 원형 테이핑 테크닉은 지지력과 보호 패딩의 고정을 도와준다.
- 탄력 랩과 슬리브 그리고 자가 점착 랩의 기능은 압박과 부종을 감소시켜 주는데 있다.
- 상완과 어깨 원형 스파이카 랩핑 테크닉은 지지력과 패딩의 고정을 위하여 사용한다.
- 4S, 8-자형, 그리고 스와쓰 랩핑 테크닉은 어깨와 상완의 지지와 움직임 제한(고정)을 위해 사용된다.
- 슬링, 8-자형, 그리고 견쇄관절 브레이싱 테크닉은 상해 후와 수술 후 관절 지지와 움직임 제한에 사용된다.
- 어깨 안정 브레이싱 테크닉은 상완와 관절의 지지와 관절가동범위 제한에 사용된다.
- 네오플렌 슬리브는 압박력과 가벼운 지지를 제공하는데 사용된다.
- 기성제품과 주문 제작형 패딩 테크닉은 개방 및 패쇄형 폼과 단단하고 강도가 강한 그리고 비스코엘라스틱 폴머와 젤 재질로 만들어져 충격 흡수와 보호력을 제공한다.
- 몇몇의 스포츠 종목 중 어깨와 상완에 대한 보호용 패딩 사용의 의무화가 NCAA와 NFHS에 의해 요구되고 있다.

■ 웹사이트 참고

American Academy of Orthopaedic Surgeons
http://www.aaos.org/
- This site provides access to information regarding the treatment and rehabilitation of shoulder and upper arm injuries and conditions.

The Hughston Clinic
http://www.hughston.com/
- This site allows access to the Hughston Health Alert newsletter and online articles about a variety of injuries and conditions.

United States National Library of Medicine
http://www.nlm.nih.gov/
- This Web site provides access to shoulder and upper arm injury prevention, treatment, and rehabilitation information among a variety of populations.

Virtual Hospital
http://www.vh.org/index.html
- This Web site is a digital health sciences library that allows you to search for information about shoulder and upper injuries and conditions.

■ 참고문헌

1. Andersen, K, Jensen, PO, and Lauritzen, J: Treatment of clavicular fractures: Figure-of-eight bandage versus a simple sling. Acta Orthop Scand 58:71–74, 1987.
2. Chu, JC, Kane, EJ, Arnold, BL, and Gansneder, BM: The effect of a neoprene shoulder stabilizer on active joint-reposition sense in subjects with stable and unstable shoulders. J Athl Train 37:141–145, 2002.
3. DeCarlo, M, Malone, K, Gerig, B, and Hunker, M: Evaluation of shoulder instability braces. J Sport Rehabil 4:143–150, 1996.
4. Johnson, RJ: Acromioclavicular joint injuries: Identifying and treating "separated shoulder" and other conditions. The Physician and Sportsmedicine 29:31–35, 2001.
5. Khabie, V, Schwartz, MC, Rokito, AS, Gallagher, MA, Cuomo, F, and Zuckerman, JD: The effect of intraarticular anesthesia and elastic bandaging on elbow proprioception. J Shoulder Elbow Surg 7:501–504, 1998.
6. Lephart, SM, Kocher, MS, Fu, FH, Borsa, PA, and Harner, CD: Proprioception following anterior cruciate ligament reconstruction. J Sport Rehabil 1:188–196, 1992.
7. Lephart, SM, Warner, JP, Borsa, PA, and Fu, FH: Proprioception of the shoulder joint in healthy, unstable, and surgically repaired shoulders. J Shoulder Elbow Surg 3:371–380, 1994.
8. Magee, DJ, and Reid, DC: Shoulder injuries. In Zachazewski, JE, Magee, DJ, Quillen, WS (eds): Athletic Injuries and Rehabilitation. WB Saunders, Philadelphia, 1996.
9. Meister, K, and Andrews, JR: Classification and treatment of rotator cuff injuries in the overhead athlete. J Orthop Sports Phys Ther 18:413–421, 1993.
10. National Collegiate Athletic Association, http://www.ncaa.org/library/sports_sciences/sports_med_handbook/2003-04/ 2003-04_sports_med_handbook.pdf, Sports medicine handbook, 2003–2004.
11. National Federation of State High School Associations. 2004-05 Ice Hockey Rules Book. Indianapolis, IN: National Federation of State High School Associations, 2004.
12. Prentice, WE: Rehabilitation Techniques for Sports Medicine and Athletic Training, ed 4. McGraw-Hill, Boston, 2004.
13. Prentice, WE: Arnheim's Principles of Athletic Training, ed 11. McGraw-Hill, Boston, 2003.
14. Sawa, TM: An alternate conservative management of shoulder dislocations and subluxations. J Athl Train 4:366–369, 1992.
15. Smith, RL, and Brunolli, J: Shoulder kinesthesia after anterior glenohumeral joint dislocation. Phys Ther 69:106–112, 1989.
16. Starkey, C, and Ryan, JL: Evaluation of Orthopedic and Athletic Injuries, ed 2. FA Davis, Philadelphia, 2002.
17. Warner, JJ, Lephart, S, and Fu, FH: Role of proprioception in pathoetiology of shoulder instability. Clin Orthop 330:35–29, 1996.

팔꿈치와 팔뚝
(Elbow and Forearm)

제 9 장

학습목표

1. 팔꿈치와 팔뚝에 많이 발생하는 일반적인 부상 및 증상에 대해 알아 본다.
2. 팔꿈치와 팔뚝의 부상을 예방, 치료, 재활할 때 쓰는 테이핑, 랩핑, 브레이싱, 패딩 기술의 시범을 보인다.
3. 치료적 운동 프로그램에서 팔꿈치와 팔뚝에 쓰는 테이핑, 랩핑, 브레이싱, 패딩 기술을 설명하고 시범을 보인다.

손상과 상태 (Injuries and Conditions)

직접적인 힘이나 과도한 범위의 동작, 반복적이고 가중된 스트레스는 팔꿈치와 팔뚝의 급성 및 만성 부상과 증상을 일으킬 수 있다. 타박상, 골절, 활액낭염은 직접적인 충격이나 낙상에 의해 생길 수 있다. 많은 스포츠 활동이나 작업 활동 중에 외반, 내반, 돌아가는 힘이 생길 수 있는데, 이것은 염좌, 탈구 또는 골절로 이어질 수 있다. 근육 조직에 과부하가 가거나 반복적으로 수축되면 염좌, 파열, 과용의 부상과 증상에 이를 수 있다. 팔꿈치와 팔뚝에 흔한 부상으로는 다음과 같은 것들이 있다:

- 타박상
- 염좌
- 좌상
- 파열
- 탈구
- 골절
- 활액낭염
- 과사용으로 인한 손상과 상태
- 찰과상

타박상 (Contusions)

팔꿈치와 팔뚝의 타박상은 직접적인 힘에 의해 생기게 되는데 주로 뼈가 돌출된 부위에 발생한다. **주두**(olecranon)는 밖으로 노출되어 있고, 연조직의 보호를 받고 있지 않기 때문에 흔하게 부상이 발생하는 부위이다(도해 9-1). 부딪히고 접촉하는 스포츠에서, 직접적인 충격은 팔뚝의 타박상으로 이어질 수 있다. 팔뚝의 요골 쪽은 위치적 특성상 상대 선수나 장비와 접촉되어 부상을 입기 쉬운 곳이다. 예를 들어, 풋볼 전위선 끝 선수가 패스를 잡아서 오른 팔에 볼을 끼고 필드를 내달리다 태클을 당하게 되면, 후미 방어수 헬맷으로부터 오른쪽 팔꿈치와 팔뚝에 충격을 받게 되어 주두 또는 요골쪽 팔뚝에 타박상이 발생할 수 있는 것이다.

염좌 (Sprains)

팔꿈치 염좌는 급성 또는 만성적인 힘을 받아 생긴다. 내뻗은 팔에 가해지는 급성 외반, 내반, 또는 돌아가는 힘이나 낙상은 팔꿈치에 과신전을 초래하여 척골측부인대(ulnar collateral ligament), **요측측부인대**(radial collateral ligament), **윤상인대**(annular ligament)에 부상을 일으킬 수 있다(도해 9-2).

팔꿈치의 과신전은 예를 들어, 그라운드에 뒤로 넘어질 때 충격을 줄이기 위해 팔을 뻗는 경우에 일어날 수 있다. 더 흔하게는, 척골측부인대의 염좌는 반복적인 외반력에 의해 초래되는데, 머리 위로 던지는 동작 중에 이런 일이 발생한다.[17] 예를 들어, 야구, 소프트볼 또는 테니스 선수에게 안쪽 팔꿈치 통증의 병력이 있다면, 이는 팔을 과하게 썼을 가능성이 있음을 시사하는 데, 던지는 동작 중에 안쪽 팔꿈치에 가해지는 외반력이 극심한 단계인 나중의 코킹과 초기의 가속 단계에서 부상을 입을 수 있다. 몸통에 대한 팔의 위치가 팔꿈치를 내반력으로부터 보호하여 요측측부인대 부상은 흔하지 않다.

좌상 (Strains)

팔꿈치와 팔뚝의 좌상은 스포츠 활동 및 작업 활동 중의 다양한 메커니즘에 의해 초래된다. 상완근, 상완

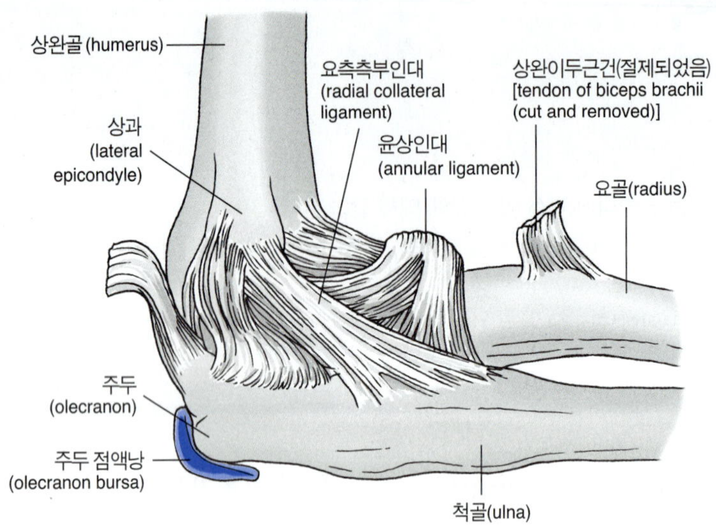

도해 9-1 팔꿈치 가쪽의 인대.

이두근, 상완요골근 좌상은 반복적인 작은 외상과 하중, 넘어지면서 팔을 뻗어 디뎠을 때, 또는 과격한 구심성 또는 원심성 수축에 의해 초래될 수 있다(도해 9-3). 상완근 또는 상완요골근의 좌상은 건설 근로자가 팔꿈치를 구부린 채로 위에서 던진 커다란 못 상자를 받으려고 하다가 생길 수 있다. 이렇게 되면 과도한 동심 수축이 초래될 수 있는 것이다. 상완삼두근 좌상 또한 과격한 구심성 또는 원심성 수축으로부터 초래될 수 있다(도해 9-4).

파열 (Ruptures)

저항을 하는 중 강하게 원심성으로 수축하게 되면 상완이두근이 파열될 수 있다. 힘줄이 인접하여 붙어있을 때 전형적으로 이런 부상을 입는다.

탈구 (Dislocations)

팔을 뻗어 외반이나 돌아가는 힘을 받은 경우뿐 아니라, 과신전된 팔꿈치로 넘어졌을 때 팔꿈치 탈구를 일으킬 수 있다. 탈구가 되면, 척골 또는 요골이 전방, 후방 또는 가쪽으로 돌아갈 수 있다. 탈구는 흔히 골절 및 인대와 근육 외상을 동반한다. 예를 들어, 장대높이뛰기 선수가 장대를 잘못 디뎌 랜딩 핏의 옆에 떨어져서 오른팔을 뻗쳐 떨어진 경우, 과신전과 회전 스트레스를 초래하여 탈구가 일어날 수 있다.

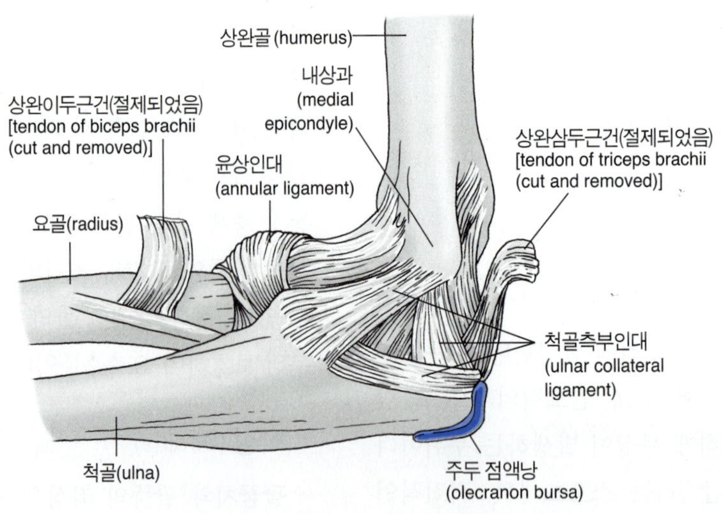

도해 9-2 팔꿈치 안쪽의 인대.

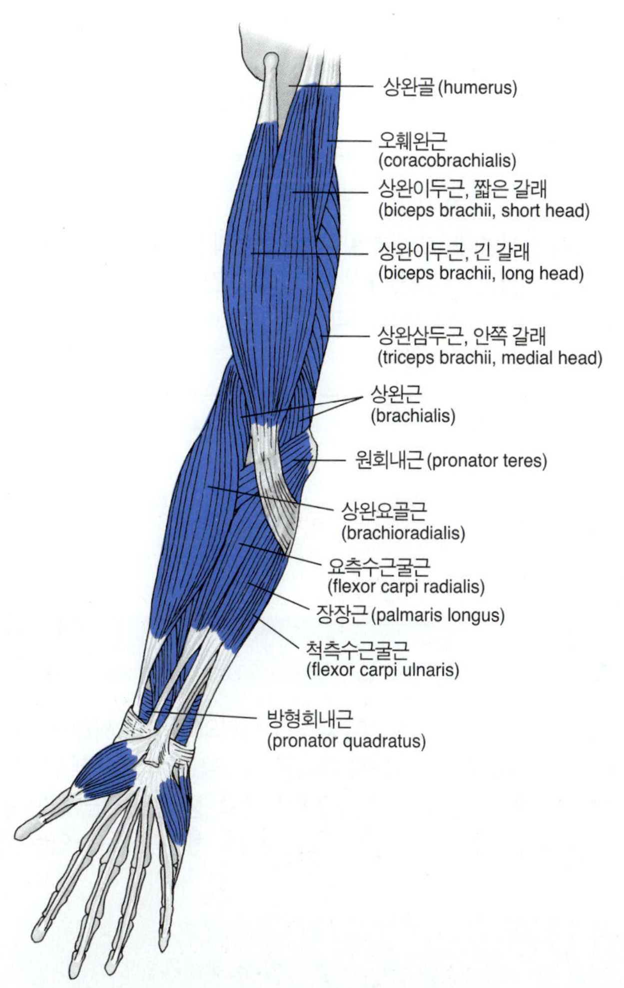

도해 9-3 상완, 팔꿈치, 팔뚝 앞쪽의 천층 근.

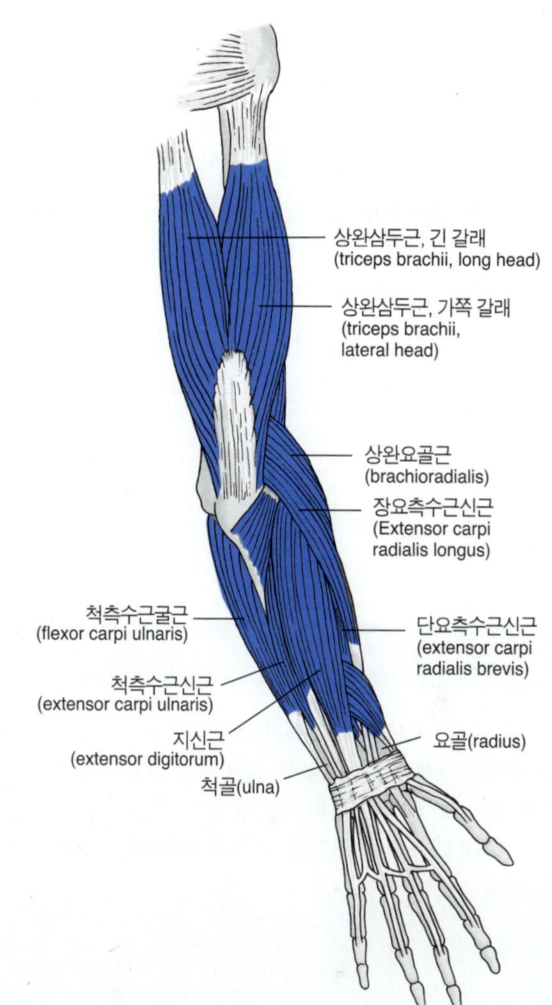

도해 9-4 상완, 팔꿈치, 팔뚝 뒤쪽의 천층 근.

골절 (Fractures)

팔꿈치와 팔뚝의 골절에는 요골, 척골, 주두 등이 관련될 것이다. 팔을 뻗어서 또는 팔꿈치를 굽혀서 넘어진 경우, 직접적인 힘, 외반, 내반, 인장 스트레스 등이 골절을 일으킬 수 있다.

활액낭염 (Bursitis)

주두 점액낭(olecranon bursa)은 급성 또는 만성적인 외상을 통해 감염될 수 있다. 구부린 팔꿈치 위로 넘어지거나 주두에 직접적으로 힘이 가해지면, 급성 주두 활액낭염을 일으킬 수 있다. 반복적인 압박과 마찰 또는 감염은 만성적인 주두 활액낭염으로 발전할 수 있다. 활액낭염은 적절한 패딩을 갖추지 않은 채 레슬링을 하거나, 읽거나 쓰면서 책상에 기대는 것과 같은 활동으로 초래될 수 있다.

과사용 (Overuse)

과부하나 반복적인 스트레스, 잘못된 동작은 팔꿈치 및 팔뚝의 과용 부상과 증상으로 이어질 수 있다. **외상과염**(**테니스 엘보우**, lateral epicondylitis, tennis elbow)은 손목 신근조직의 원심성 과부하, 잘못된 동작, 잘못 맞추어진 장비 등으로부터 생길 수 있다. 단요측수근신근이 가장 흔하게 관련되는 부위이다. 예를 들면, 외상과염은 라켓볼 선수가 백핸드를 개선하기 위해 적당한 휴식을 취하지도 않고, 몇 주간 매일 연습을 하는 경우에 생길 수 있다. 반복적인 손목 굴절, 팔뚝 회내, 팔꿈치에 대한 외반 스트레스 등과 잘못된 훈련, 부적절한 기술 사용 등은 **내상과염**(**골퍼 엘보우**, medial epicondylitis, golfer's elbow)을 일으킬 수 있다. 흔히 관련되는 부위는 원회내근과 요측수근굴근이다.[16] 내상과염은 커브볼 던지는 법을 배우는 주니어 리그 투수에게 생기기도 한다. 이런 동작은 반복적인 손목 굴절과 팔꿈치에 대한 외반 스트레스를 준다. 반복적인 근수축은 흔히 고정적이기도 한데, 팔뚝 구분 내에 염증을 초래할 수 있다(**전완부목**, forearm splints).

찰과상 (Abrasions)

팔꿈치와 팔뚝의 찰과상은 운동을 하는 중에 아주 흔하다. 운동을 하는 동안 팔꿈치 후방과 팔뚝의 척골 쪽에 가해지는 문지르고 마찰하는 힘이 찰과상으로 이어질 수 있다(**털프 번**, turf burn).

> **세부사항**
>
> 보통 상과염이라고 부르는 증세는 보통의 염증이 진행된다기보다는 퇴행성을 내포한다.[9,10] 그 결과, 이런 증상을 설명하는 데는 건염(tendinitis)이 아니라, 건병리증(tendininosis)이라는 용어를 쓰는 경우가 많다.[17]

테이핑 기법

테이핑 기술을 써서 근육 조직과 연조직을 지지해주고, 거기 가해지는 스트레스를 감소시키며 과도한 범위의 동작을 제한하고 부상과 증상을 예방 및 치료할 때 팔꿈치와 팔뚝을 못 움직이게 한다. 염좌가 발생하면 몇 가지 테이핑 기술을 써서 과도한 범위의 동작을 줄이고, 팔꿈치와 팔뚝을 못 움직이게 한다. 과용으로 인한 부상 및 증상에는 다른 기술을 써서 수축 중 손목 신근 또는 굴근 근조직에 가해지는 긴장을 줄인다. 타박상을 예방 및 치료하기 위해 팔꿈치와 팔뚝에 앵커 보호 패딩을 하는데 쓸 수 있는 기술도 있다.

과신전(Hyperextension) 그림 9-1, 9-2, 9-3

목적: 염좌를 치료할 때 팔꿈치의 과신전 및 연조직 신전을 제한하기 위해 과신전 기술을 쓴다. 이 기술을 쓸 때 서로 바꿔 쓸 수 있는 세 가지 방법을 설명해 놓았다. 개인의 선호에 따라 선택한다.

과신전 기술 1 (Hyperextension technique one)

재료:

- Pre-tape 재료, 얇은 폼 패드, 2인치 또는 3인치 중량 탄력 테이프, 점착 테이프 스프레이, 피부 윤활제, 테이핑 가위

옵션:

- 4인치 또는 6인치 너비 5야드 길이 탄력 랩

환자의 자세: 테이핑할 팔을 몸 옆에 놓은 채로 테이핑 테이블이나 벤치에 앉거나 선다. 통증을 유발하는 신전 범위를 판정한다. 관련된 어깨를 안정되게 하고 팔뚝을 외전해 둔다. 팔꿈치 앞쪽을 지지하면서 손을 손목 위에 놓는다. 팔꿈치를 통증이 올 때까지 천천히 뻗는다. 통증이 오는 동작 범위를 정했으면 그 팔꿈치를 통증이 없는 범위에 두고 테이핑 하는 동안 그 자세를 유지한다. 또한 상완과 팔뚝 근육조직은 온건한 정도로 계속 등척성 수축을 유지한다.

준비: 상완의 기부 근처에서부터 팔뚝 중간까지 팔을 면도한다. 이 기술은 피부에 직접 시행하거나 pre-tape 재료 한 층 위에 시행한다. 얇은 폼 패드를 주와(cubital fossa) 위에 덮어 자극을 방지한다. 피부 윤활제도 쓸 수 있다. 점착 테이프 스프레이를 상완 중앙 쪽에서부터 팔뚝 가운데까지 도포한다.

적용:

(1단계:) 2인치 또는 3인치 중량 탄력 테이프를 보통 정도로 당기면서 상완 상부 근처와 팔뚝 가운데, 두 지점에 고정시키고 주변을 돌려 감는다 ⬅➡ (그림 9-1A).

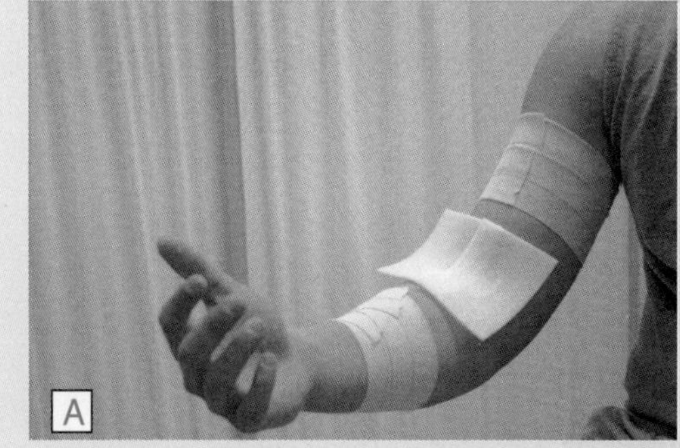

(2단계:) 2인치 또는 3인치 중량 탄력 테이프를 써서 상완 가쪽 기부 근처에 고정시키고, 주와를 가로질러 계속 나아가서 팔뚝 안쪽 가운데에 테이프를 고정시킨다(그림 9-1B). 팔꿈치가 통증이 없는 자세를 취하고 있는지 모니터하고 보통 정도의 강도로 테이프를 감는다.

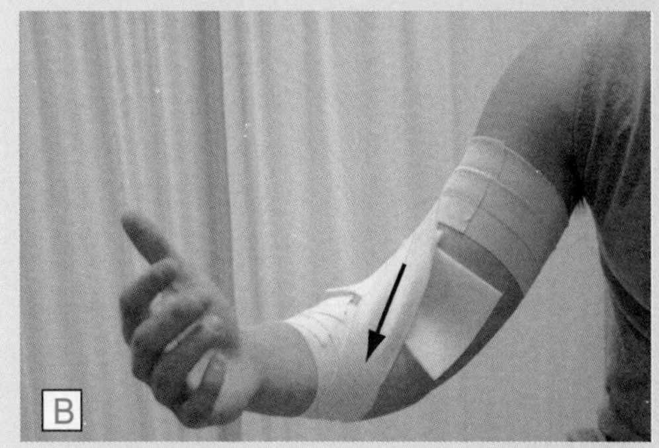

(3단계:) 2인치나 3인치 중량 탄력 테이프의 다른 자락을 상완 상부 근처 안쪽에서 시작해서 주와를 가로질러 팔뚝 가쪽 가운데에서 고정시킨다(그림 9-1C). 이 테이프 자락은 주와 위에서 X자를 이루어야 한다.

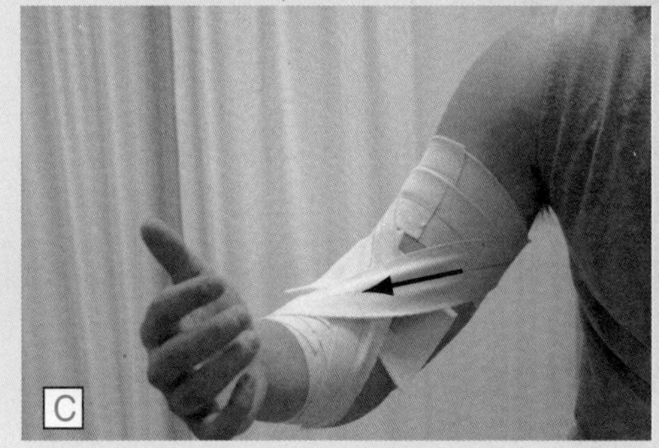

그림 9-1

(4단계:) 다음 자락을 상완 상부 근처 앞쪽에서 시작해서 주와를 가로질러 팔뚝 전방 가운데 고정시킨다(그림 9-1D). 이 스트립(strip)은 테이프 너비 $^{1}/_{3}$이 겹쳐져서 더 많이 지지해 주도록 반복할 수 있다.

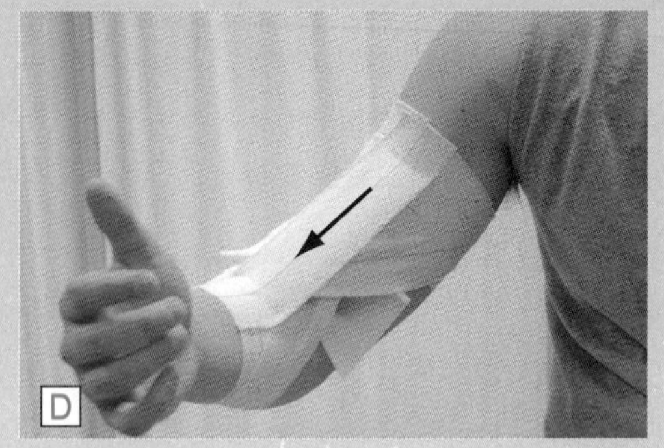

(5단계:) 상완 상부 근처 지점과 팔뚝 가운데에서 2인치 또는 3인치 중량 탄력 테이프를 가지고 테이프 너비의 $^{1}/_{2}$이 각자 부드럽게 당겨 겹쳐지도록 둥글게 만나는 패턴을 3회 내지 4회 감아준다 (그림 9-1E). 이렇게 닫히는 패턴은 주와를 에워싸거나 주와를 죄면 안된다. 비탄력 테이프로 고정시키지 않아도 된다.

옵션: *4인치 또는 6인치 너비에 5야드 길이 탄력 랩을 원형 패턴으로 보통 강도를 주어 이 테이핑의 가까운 쪽에서 먼 쪽으로 감아 주면 테이프가 움직이거나 풀리는 경우를 줄일 수 있다 . 2인치 또는 3인치 탄력 테이프를 원형 패턴으로 부드럽게 당겨 고정시킨다. 이 고정 부위를 팔뚝 전방 가쪽 가운데에 위치하게 하여 테이프 때문에 자극을 받지 않도록 방지한다 (그림 9-1F).*

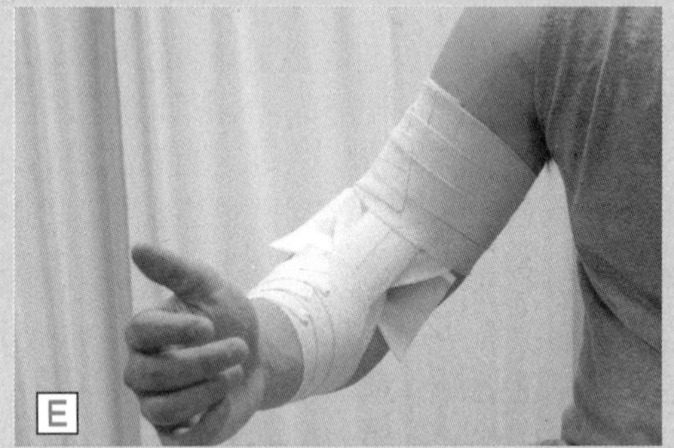

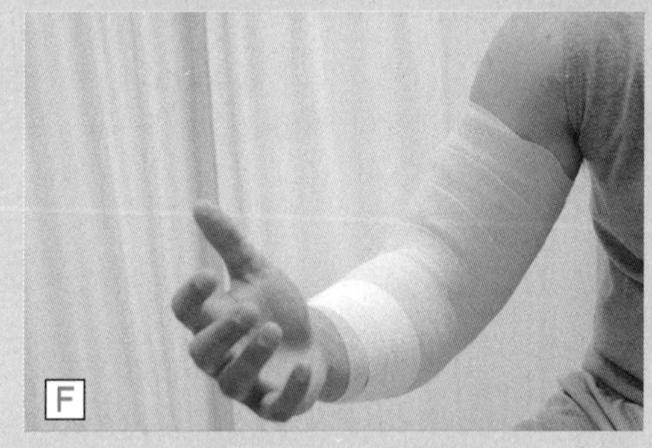

그림 9-1 *(계속)*

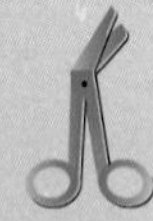

도움말: 팔꿈치 또는 팔뚝 테이핑, 랩핑, 브레이싱 또는 패딩 기술을 부적절하게 쓰면 연조직을 압박할 수있고 요골신경, 정중신경, 척골신경이 팔꿈치를 표면 쪽으로 지날 때 이들 신경을 압박할 수 있다. 이렇게 되면 감각신경 분포에 영향을 미치게 될 것이다. 처치 후 손, 손가락이 저리면 즉시 테이프를 제거하고 상태를 살핀다.

과신전 기술 2 (Hyperextension technique two)

- **재료:**
  - Pre-tape 재료, 얇은 폼 패드, 2인치 또는 3인치 중량 탄력 테이프, 점착 테이프 스프레이, 피부 윤활제, 테이핑 가위

  옵션:
  - 4인치 또는 6인치 너비 5야드 길이 탄력 랩
- **환자의 자세:** 테이핑할 팔을 몸 옆에 놓은 채로 테이핑 테이블 또는 벤치에 앉거나 선다. 팔을 뻗어서 통증이 생기는 부위를 판정한다. 이 범위를 판단하고 나면 관련된 팔꿈치를 통증이 없는 범위에 두고 테이핑하는 동안 이 자세를 유지한다. 상완과 팔뚝 근육 조직의 보통 정도 등척성 수축을 유지한다.

- **준비:** 상완 상부 근처에서 팔뚝 가운데까지 팔을 면도한다. 피부에 직접 테이핑하거나 pre-tape 재료 한 층 위에다 테이핑한다. 얇은 폼 패드를 주와 위에 놓아 자극을 방지한다. 피부 윤활제도 쓸 수 있다. 점착 테이프 스프레이를 상완 중앙 가까운 부위에서 팔뚝 가운데까지 도포한다.

- **적용:**

1단계: 그림 9-1A에 나온 대로 고정시킨다.

2단계: 2인치 또는 3인치 중량 탄력 테이프를 상완 상부 근처 안쪽 전방에다 고정시키고, 계속해서 주와를 가로질러 팔뚝 안쪽 전방 가운데에 고정시킨다(그림 9-2A). 보통 정도로 당기면서 테이핑한다. 팔꿈치 자세가 통증이 없는지 모니터한다.

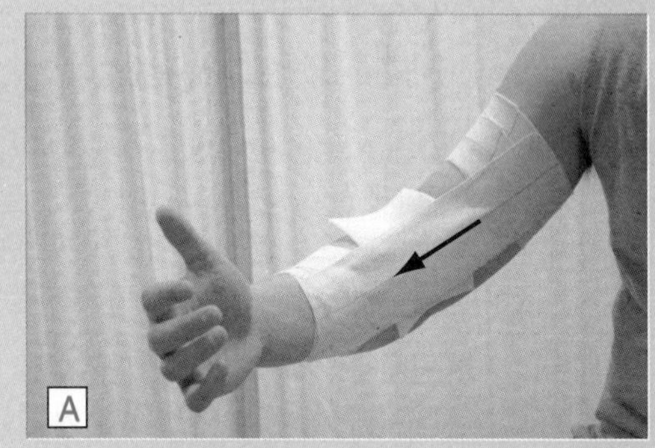

3단계: 2인치 또는 3인치 중량 탄력 테이프의 다음 자락을 상완 상부 근처 전방에 놓고 첫 부분은 테이프 너비의 반쯤이 겹쳐지게 하면서 주와를 건너서 팔뚝 전방 가운데에 고정시킨다(그림 9-2B).

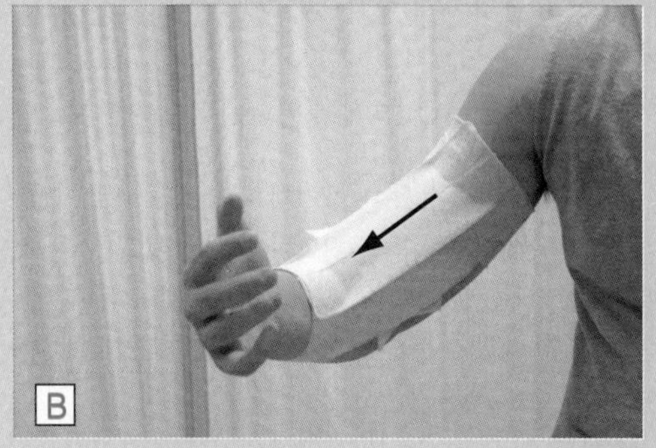

4단계: 두 번째 테이프 자락은 너비 절반쯤이 겹쳐지게 하면서 상완 상부 근처 가쪽 전방에서부터 놓아서 주와를 건너 팔뚝 가쪽 전방 가운데에 고정시킨다(그림 9-2C).

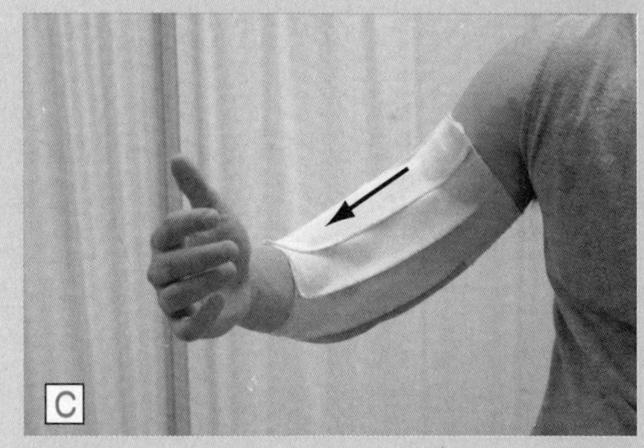

5단계: 2인치 또는 3인치 중량 탄력 테이프를 가지고 셋 또는 넷의 원형 클로저 패턴을 부드러운 정도로 당기면서 상완 중앙 가까이와 팔뚝 가운데에 테이핑한다 ⇄ (그림 9-2D). 비탄력 테이프로 고정시킬 필요는 없다. 주와에 당김이 있는지 모니터한다.

옵션: *이 테이핑 위에다 몸통 가까운 쪽에서 먼 방향으로 4인치 또는 6인치 너비에 5야드 길이 탄력 랩을 감을 때 중등도의 느낌을 주면서 원형 패턴으로 테이핑하여 테이핑이 움직이거나 풀리는 것을 방지하는 방법을 고려해 본다. 탄력 테이프를 가지고 고정시켜 팔뚝 전측면 가운데에서 마무리한다* ⇄ .

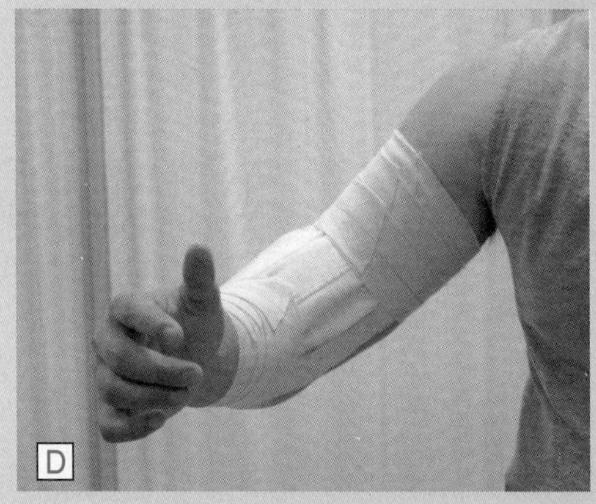

그림 9-2

과신전 기술 3 (Hyperextension technique three)

재료:

- Pre-tape 재료, 얇은 폼 패드, 4인치 또는 6인치 너비 고저항 엑서사이즈 밴드, 2인치 또는 3인치 중량 탄력 테이프, 점착 테이프 스프레이, 피부 윤활제, 테이핑 가위

옵션:

- 4인치 또는 6인치 너비 5야드 길이 탄력 랩

환자의 자세: 테이핑할 팔을 몸 옆에 놓은 채로 테이핑 테이블이나 벤치에 앉거나 선다. 통증을 유발하는 신전 범위를 판정한다. 관련된 어깨를 안정되게 하고 팔뚝을 외전해 둔다. 팔꿈치 앞쪽을 지지하면서 손을 손목 위에 놓는다. 팔꿈치를 통증이 올 때까지 천천히 뻗는다. 통증이 오는 동작 범위를 정했으면 그 팔꿈치를 통증이 없는 범위에 두고, 테이핑 하는 동안 그 자세를 유지한다. 또한 상완과 팔뚝 근육조직은 중등도로 계속 등척성 수축을 유지한다.

준비: 상완의 기부 근처에서부터 팔뚝 중간까지 팔을 면도한다. 이 기술은 피부에 직접 시행하거나 pre-tape 재료 한 층 위에 시행한다. 얇은 폼 패드를 주와(cubital fossa) 위에 덮어 자극을 방지한다. 피부 윤활제도 쓸 수 있다. 점착 테이프 스프레이를 상완 중앙 쪽에서부터 팔뚝 가운데까지 도포한다.

적용:

1단계: 그림 9-1A에 나온 대로 고정시킨다.

2단계: 4인치 또는 6인치 너비 고저항 엑서사이즈 밴드 한 조각을 상완 상부 근처 앞쪽에 대고, 2인치 또는 3인치 중량 탄력 테이프를 부드럽게 당겨서 원형 패턴으로 감아주면서 위에서 고정시킨 부위 위쪽으로 밴드가 약 2-3인치 가량 나오도록 남긴다 (그림 9-3A).

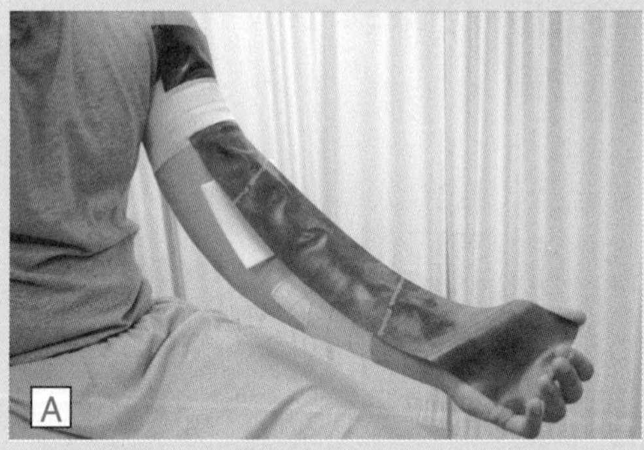

3단계: 보통 정도로 밴드를 당겨서 주와를 건너 팔뚝 전측 가운데에 2인치 또는 3인치 중량 탄력 테이프를 가지고 부드러운 정도의 인장을 주어 감는다 (그림 9-3B). 팔꿈치 자세가 통증이 없는 자세인지 모니터한다. 밴드를 고정 부위 약 2~3인치 밑에서 자른다. 탄력 엑서사이즈 밴드 두 번째 조각을 첫 번째 조각 바로 위에다 대어 더욱 지지해 줄 수도 있다.

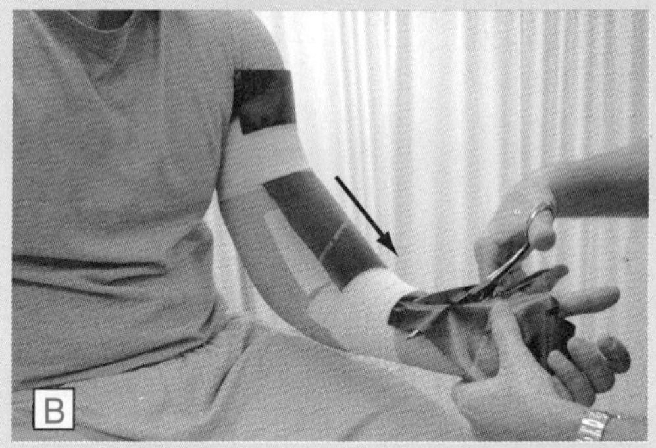

4단계: 상완에서 밴드 남는 부분을 테이프 고정부 위로 접고 2인치 또는 3인치 중량 탄력 테이프를 가지고 부드럽게 당겨주면서 원형 클로저 패턴으로 3~4번 감아서 밴드를 덮어준다 (그림 9-3C).

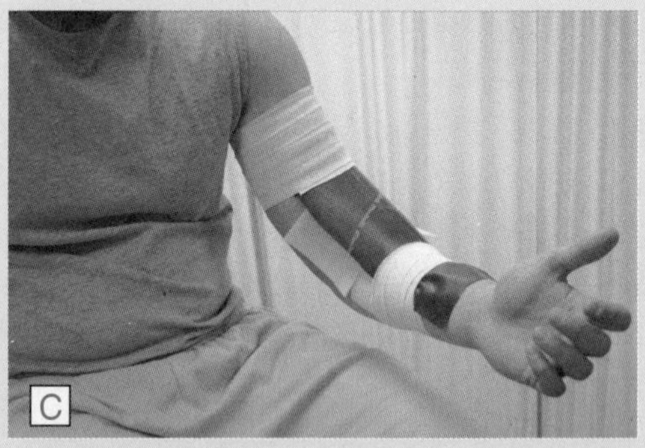

그림 9-3

(5단계:) 남는 밴드를 팔뚝 고정부 위로 접어서 2인치 또는 3인치 중량 탄력 테이프를 가지고 부드럽게 당겨서 원형 클로저 패턴을 3~4번 감아주어 밴드를 덮어준다 (그림 9-3D). 주와 부분을 모니터한다. 비탄력 테이프로 고정시킬 필요는 없다.

옵션: *이렇게 처치한 위로 4인치 또는 6인치 너비에 5야드 길이 탄력 랩을 중간 정도의 강도로 당겨 몸 가까운 쪽에서 먼 쪽으로 감아 주어 테이프가 움직이거나 풀리는 것을 방지한다 . 탄력 테이프로 고정하여 팔뚝 전측면 가운데에서 끝낸다 .*

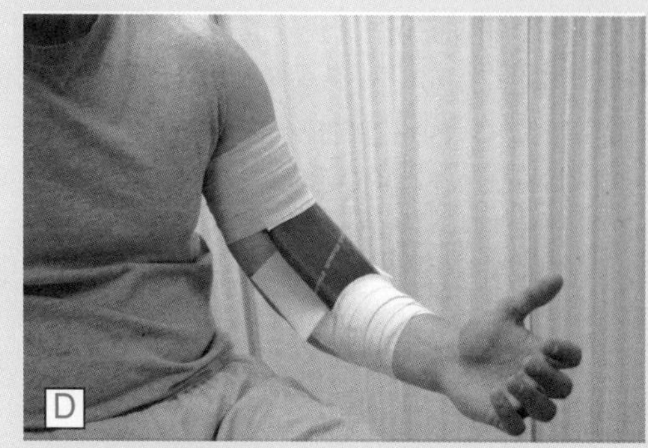

그림 9-3 *(계속)*

창의성이 있는 질문 1

고교 레슬링 선수가 수 주전 오른쪽 팔꿈치에 고신전 부상을 입었다. 이 선수는 재활을 마치고 난 후 팔꿈치에 고신전 테이핑 기술을 써서 더 부상을 입지 않도록 방지하고 연습에 복귀했다. 45분 간의 연습 후에 주와를 가로지르는 X자 및 세로 방향 탄력 테이프 자락이 끝에서부터 풀려서 이 테이핑의 효과를 떨어뜨리기 시작했다.

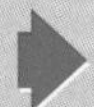 **질문 : 이런 상황에서 선택할 수 있는 방법에는 어떤 것이 있나?**

콜래트럴 "X"(Collateral "X") 그림 9-4

- **목적:** 콜래트럴 X 기술은 요측측부인대 염좌를 치료하여 팔꿈치를 지지해 주고, 팔꿈치에 가해지는 경미한 정도에서 중등도까지의 내반력에 대해 보호해 주고자 할 때 쓰인다.
- **재료:**
  - Pre-tape 재료, 2인치 또는 3인치 중량 탄력 테이프, 점착 테이프 스프레이, 테이핑 가위

  옵션:
  - 4인치 또는 6인치 너비 5야드 길이 탄력 랩
- **환자의 자세:** 해당 팔을 몸 옆에 놓고 팔꿈치는 약간 구부린 채로 테이핑 테이블 또는 벤치에 앉거나 선다. 상완과 팔뚝 근육 조직에 보통 정도의 등척성 수축을 유지한다.
- **준비:** 상완 상부 근처에서부터 팔뚝 가운데까지 팔을 면도한다. 피부에 직접 테이핑하거나 pre-tape 재료 한 층 위에다 테이핑한다. 점착 테이프 스프레이를 상완 상부 근처로부터 팔뚝 가운데까지 도포한다.
- **적용:**

(1단계:) 2인치 또는 3인치 중량 탄력 테이프를 상완 상부 근처와 팔뚝 가운데에다 감을 때 부드러운 조임의 느낌으로 고정시킨다 (그림 9-4A).

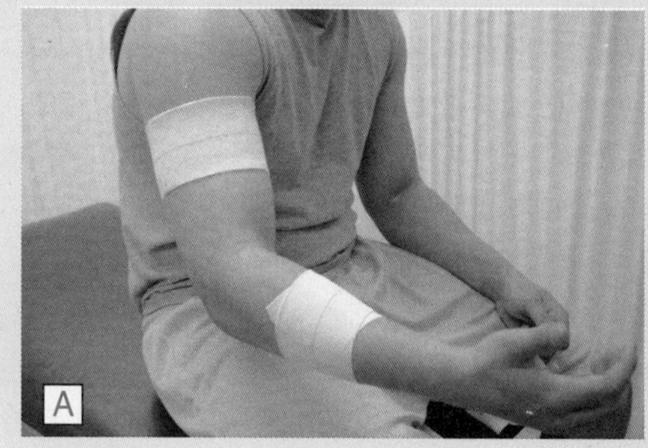

그림 9-4

2단계: 2인치 또는 3인치 중량 탄력 테이프의 첫 자락을 가지고 상완 상부 근처 가쪽에 고정시킨다. 계속해서 몸통으로부터 먼 쪽으로 감을 때 중등도의 조임의 느낌으로 팔꿈치 관절 위로 지나가 팔뚝 후방 가운데에다 고정시킨다(그림 9-4B).

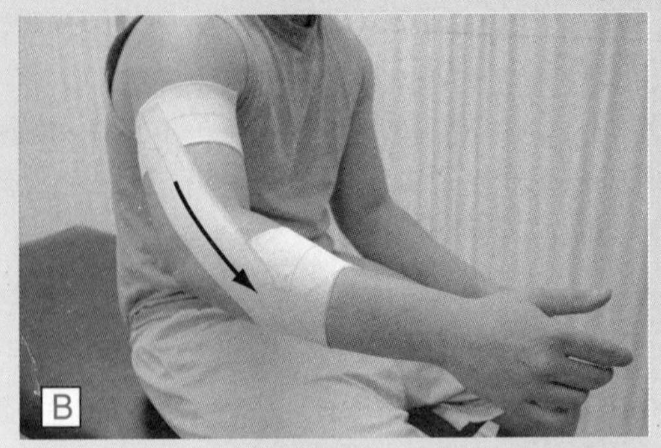

3단계: 상완 전측 또는 상부 근처에다 두 번째 자락을 고정시키고 몸통에서 먼 쪽으로 감을 때 중등도의 조임의 느낌으로 관절을 지나서 팔뚝 전측 가운데에서 마쳐서 요측측부인대 위로 X자를 형성한다(그림 9-4C).

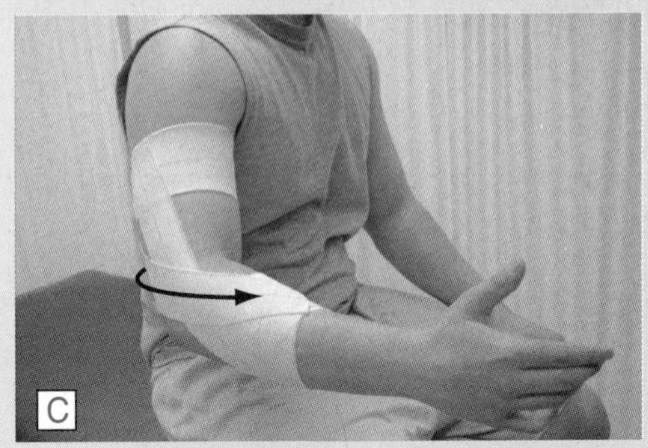

4단계: 상완 상부 근처 가쪽에서 세 번째 자락을 시작해서 감을 때 중등도의 조임의 느낌으로 관절을 지나 팔뚝 가쪽 가운데에서 고정시킨다(그림 9-4D).

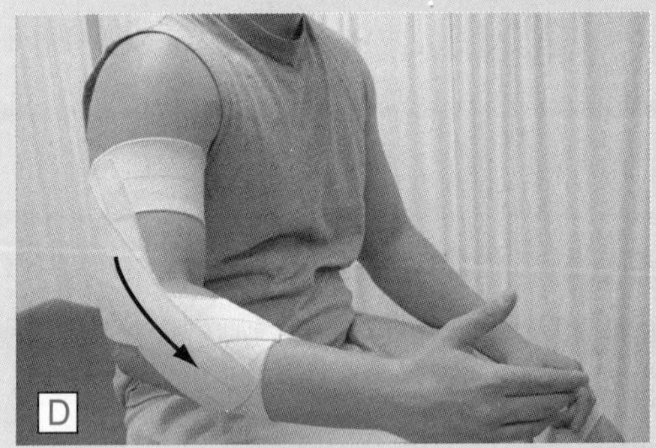

5단계: 테이프 자락을 반복적으로 테이핑하면서 테이프 너비의 $^{1}/_{3}$이 겹쳐지게 한다(그림 9-4E).

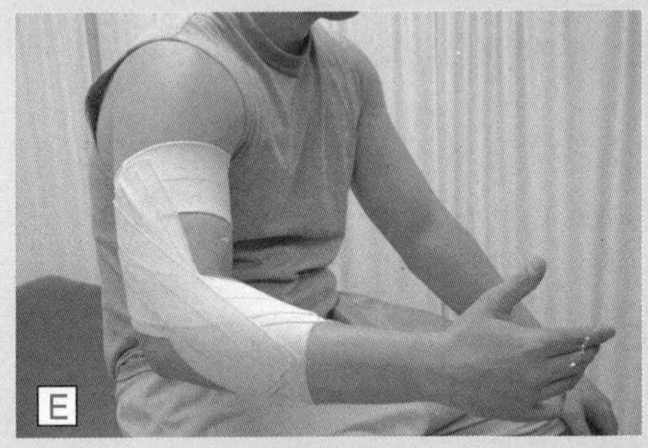

6단계: 상완 상부 근처와 팔뚝 가운데에서 2인치 또는 3인치 중량 탄력 테이프를 가지고 3회 또는 4회 원형 클로저 패턴이 나오도록 감아주는데, 테이프 너비의 절반이 겹쳐지도록 하고 부드러운 정도로 당기면서 테이핑한다 (그림 9-4F). 클로저 패턴은 주와 부분을 에워싸거나 수축시켜서는 안된다. 비탄력 테이프로 고정시킬 필요는 없다.

옵션: *이 테이핑 위에다 4인치 또는 6인치 너비에 5야드 길이 탄력 랩을 몸통 가까운 쪽에서 먼 쪽으로 중간 정도로 당겨 원형 패턴으로 감아 주어 테이프가 움직이거나 풀리는 것을 줄여준다 . 탄력 테이프를 고정시켜 팔뚝 가운데 앞가쪽에서 끝낸다 .*

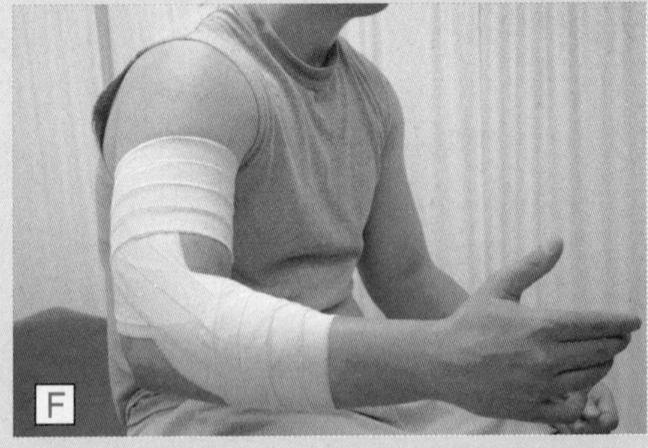

그림 9-4 *(계속)*

외상과염 스트랩(Lateral epicondylitis strap) 그림 9-5, 9-6

- **목적:** 이 스트랩(strap) 기술은 외상과염을 치료하면서 상완골의 손목 신근 조직 기시 부분에서 외상과에 대한 당김이나 긴장을 줄여주려고 사용된다. 이 스트랩은 테이핑으로 만들 수도 있고 기성제품을 구매할 수도 있다. 기성제품 디자인은 브레이싱 부분에서 설명하겠다. 이 기술을 적용하는 데 서로 바꾸어 쓸 수 있는 방법 두 가지가 설명되어 있다. 각기 다른 이 방법들은 개인의 선호와 공급된 물품에 따라 편리하게 선택한다.

외상과염 스트랩 기술 1 (Lateral epicondylitis strap technique one)

- **재료:**
  - Pre-tape 재료 또는 자가 점착 랩, 1인치 또는 2인치 중량 탄력 테이프, 테이핑 가위
- **환자의 자세:** 해당 팔을 몸 옆에 놓고 테이핑 테이블 또는 벤치에 앉거나 서서 스트랩할 팔꿈치를 약간 구부리고 팔뚝은 중립(neutral) 자세로 둔다.
- **적용:**

(1단계:) 1인치 또는 2인치 중량 탄력 테이프로 상완골 외상과로부터 $^{3}/_{4}$인치 정도 떨어진 팔뚝 가쪽부에 고정시킨다(그림 9-5A). 계속해서 팔뚝 주변을 원형으로 가쪽에서 안쪽으로 둘러 고정시킨 지점으로 다시 돌아온다(그림 9-5B).

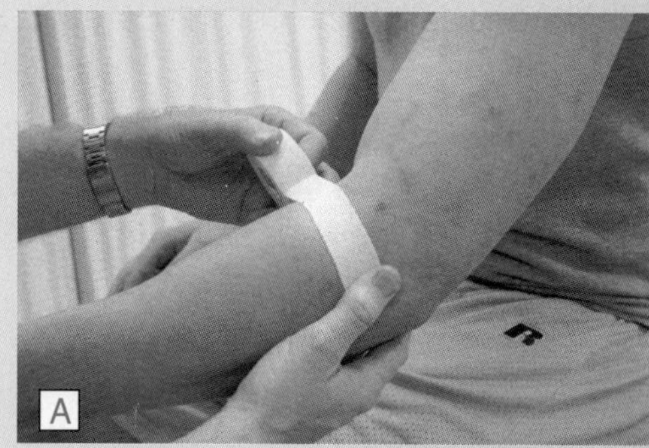

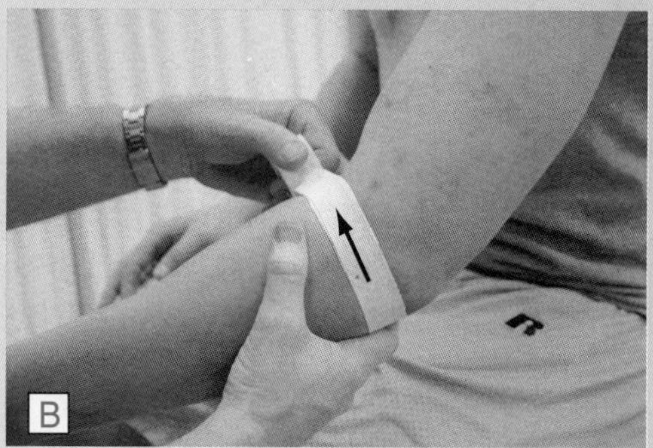

(2단계:) 겹치지 않으면서 테이프를 팔뚝 주위로 3회 또는 4회 계속해서 원형으로 둘러주어 팔뚝 가쪽에서 마무리한다(그림 9-5C). 비탄력 테이프 자락을 덧붙일 필요는 없다.

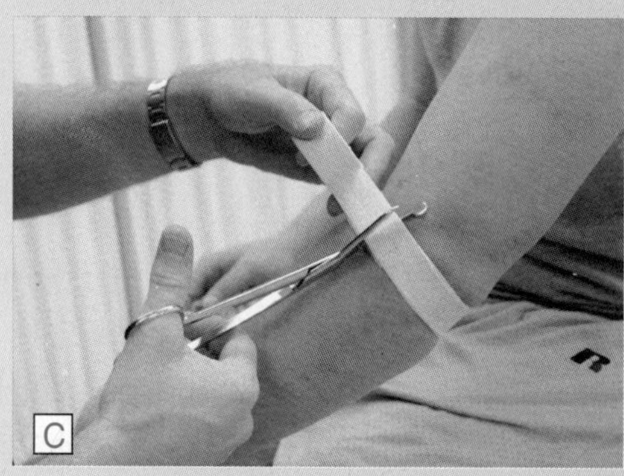

그림 9-5

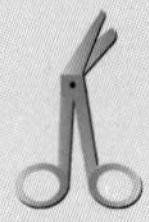

도움말: 탄력 테이프를 감을 때 통증을 덜어주면서도 적당한 조임의 느낌은 사람마다 다를 것이다. 개인마다 이전에 통증이 왔던 활동을 수행하게 하여 테이프의 조임의 느낌을 확인한다. 필요하다면 테이프 당기는 정도를 다시 조절한다.

연구 요약

팔뚝 기시부의 정확한 자리에 테이핑 스트랩(strap)이나 기성제품 브레이스를 놓는 것이 매우 중요하지만, 문헌에서 이것이 충분하게 다루어지고 있지는 않았다.[11] 몇몇 연구에서는 상완골 외상과쪽으로 3/4인치 떨어진 지점이라고 제안하고 있다.

외상과염 스트랩 기술 2 (Lateral epicondylitis strap technique two)

재료:

- Pre-tape 재료 또는 자가 점착 랩, 1인치 비탄력 테이프

환자의 자세: 해당 팔을 몸 옆에 놓고 테이핑 테이블 또는 벤치에 앉거나 서서 처치할 팔꿈치를 약간 구부리고 팔뚝은 중립 자세를 취한다.

준비: 피부에 직접 처치하거나 pre-tape 재료 또는 자가 점착 랩 위에 처치한다.

적용:

(1단계:) 1인치 비탄력 테이프를 상완골 외상과로부터 약 3/4인치 떨어진 지점 가쪽 팔뚝에 놓은 후, 가쪽에서 안쪽으로 팔뚝을 둥글게 둘러서 앵커 지점으로 돌아온다(그림 9-6A). 당기는 정도는 사람에 따라 다르게 될 것이다.

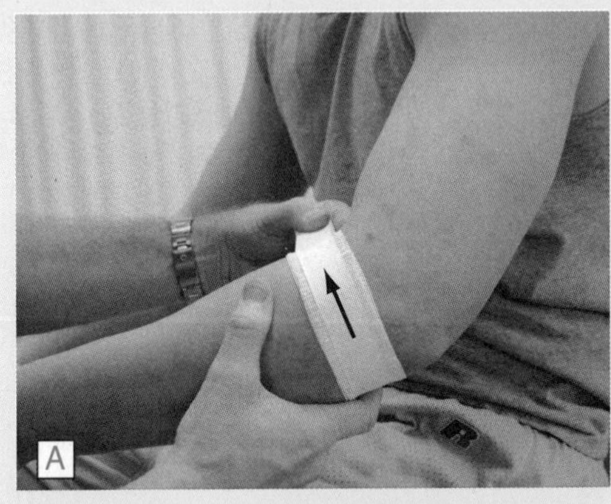

(2단계:) 계속해서 팔뚝을 3회 내지 4회 둘러 감으면서 겹치지 않게 하고 가쪽 팔뚝에 고정시킨다(그림 9-6B). 또 다시 고정지을 필요는 없다. 필요한 경우 테이프 당김 정도를 다시 조정한다.

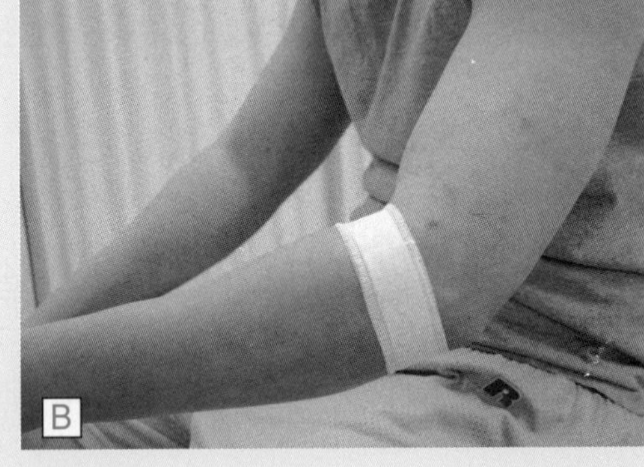

그림 9-6

8자형 엘보우 테이프(Figure-of-eight elbow tape) 그림 9-7

목적: 8자형 엘보우 기술은 부드럽게 지지해 주면서 보호 패딩을 테이핑 할 용도로 사용한다(그림 9-7). 팔꿈치 타박상 및 주두 활액낭염을 예방 또는 치료할 때 기성제품이나 주문 제작 패딩을 써서 충격을 흡수하도록 하는 기술이다. 보호 패딩 기술은 패딩 부문에서 설명한다.

재료:

- Pre-tape 재료 또는 자가 점착 랩, 2인치 또는 3인치 탄력 테이프, 점착 테이프 스프레이, 테이핑 가위

옵션:

- 1 1/2인치 비탄력 테이프

- **환자의 자세:** 해당 팔을 몸 옆에 놓고 테이핑 테이블 또는 벤치에 앉거나 서서 팔꿈치를 약간 구부린다. 상완과 팔뚝 근육 조직은 보통 정도의 등척성 수축 상태를 유지하도록 한다.
- **준비:** 피부에 직접 처치하거나 pre-tape 재료 또는 자가 점착 랩 위에 처치한다. 점착 테이프 스프레이를 상완의 팔꿈치 가까운 쪽 및 팔뚝의 상완 가까운 쪽에 도포한다.
- **적용:**

1단계: 2인치 또는 3인치 탄력 테이프를 가지고 팔뚝의 상완 가까운 쪽 가쪽에 고정시킨 다음 계속해서 가쪽에서 안쪽 방향으로, 부드러운 정도 내지는 보통 정도의 강도로 당겨 감아 고정 부분을 둘러 싼다(그림 9-7A).

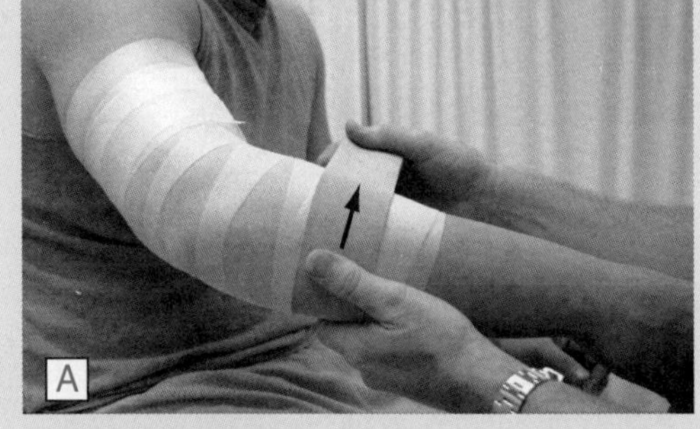

2단계: 안쪽 팔뚝 주위로 계속 진행하여 테이프를 보통 정도의 강도로 패드를 가로질러 상완의 가쪽, 몸통에서 먼 쪽으로 당겨준다(그림 9-7B).

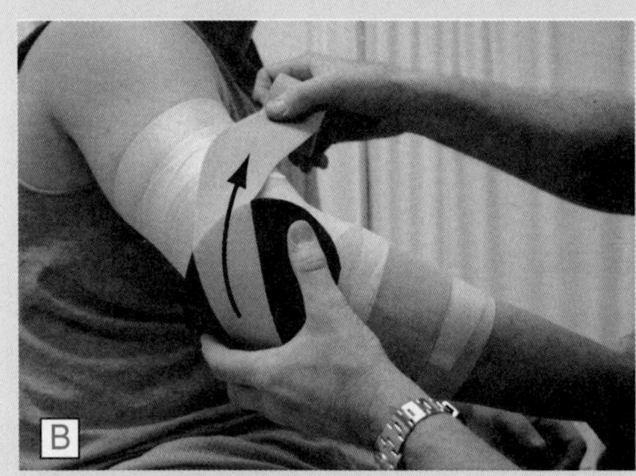

3단계: 상완의 몸통에서 먼 쪽을 가쪽에서 안쪽으로 향하는 방향으로 에워싸는데 감는 강도는 약한 정도에서 중간 정도로 한다(그림 9-7C).

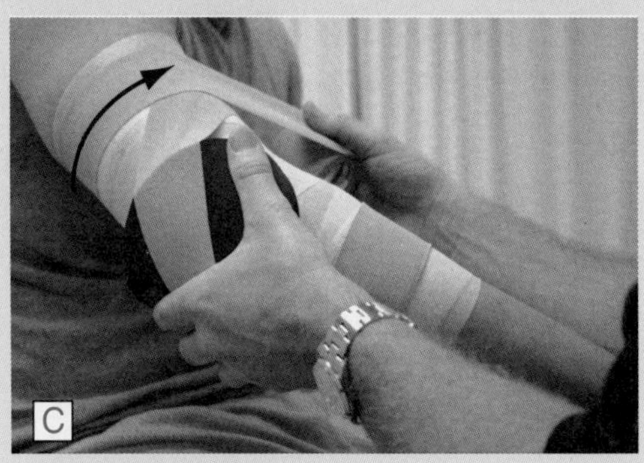

4단계: 상완의 몸통에서 먼 쪽 안쪽으로 계속하면서 테이프를 보통 강도로 당겨 패드를 가로질러 팔뚝 가쪽으로 간다(그림 9-7D). 테이프는 패드와 팔꿈치 전방에서 X자를 형성해야 한다.

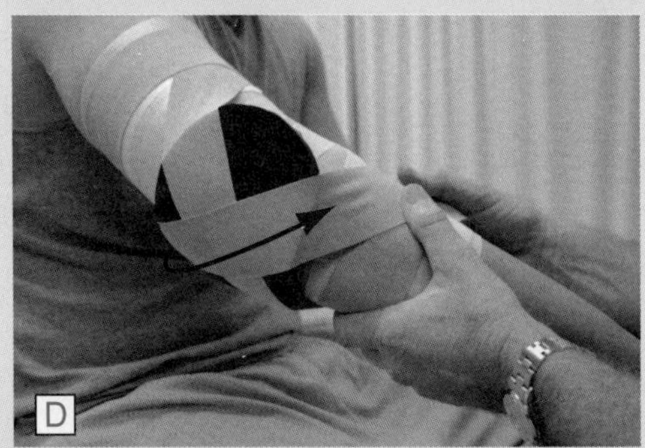

그림 9-7

(5단계:) 8자형 패턴을 반복하면서 테이프 너비의 $^1/_3$에서 $^1/_2$이 겹치도록 감는다(그림 9-7E). 팔뚝의 몸통 가까운 쪽 안쪽에서 8자형 패턴을 유지하면서 맞추어 고정시킨다. 이 패턴이 주와를 에워싸거나 주와를 압박해서는 안된다.

옵션: *$1^1/_2$인치 비탄력 테이프를 몸통 가까운 쪽 팔뚝 주변으로 느슨하게 1회 내지 2회 감아서 더 고정시키기도 한다* ⟺ .

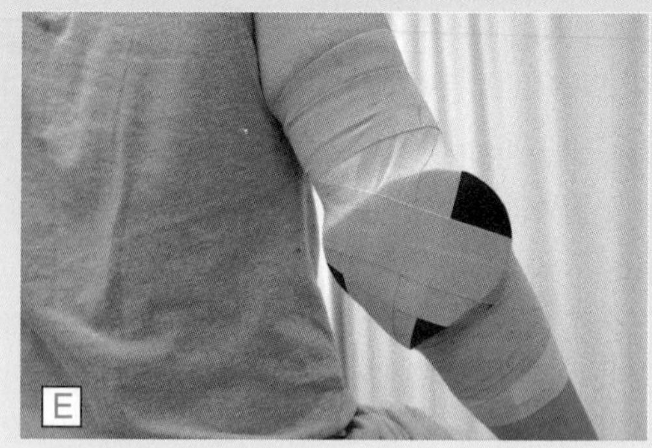

그림 9-7 *(계속)*

원형 팔뚝(Circular forearm) 그림 9-8

- **목적:** 원형 팔뚝 기술은 팔뚝 타박상을 예방 및 치료할 때, 부드럽게 지지해 주는 한편, 기성제품 또는 주문 제작 패드를 고정시켜 충격을 흡수하고자 할 때 쓴다(그림 9-8)
- **재료:**
  - Pre-tape 재료 또는 자가 점착 랩, 2인치 또는 3인치 탄력 테이프, 점착 테이프 스프레이, 테이핑 가위

  옵션:
  - $1^1/_2$인치 비탄력 테이프
- **환자의 자세:** 관련있는 팔을 몸 옆에 놓고 테이핑 테이블 또는 벤치에 앉거나 서서 팔꿈치는 살짝 구부린다. 팔뚝 근육 조직은 보통 정도의 등척성 수축 상태를 유지한다.
- **준비:** 점착 테이프 스프레이를 팔뚝에 도포한다.
- **적용:**

(1단계:) Pre-tape 재료 또는 자가 점착 랩을 팔뚝 주위로 원형으로 감아 준다 ⟺ .

(2단계:) 부상을 입은 부위 위에 패드를 놓는다. 2인치 또는 3인치 탄력 테이프를 패드 가쪽 몸통에서 먼 쪽으로 직접 올려서 고정시키고 이 앵커를 감싸 준다(그림 9-8A).

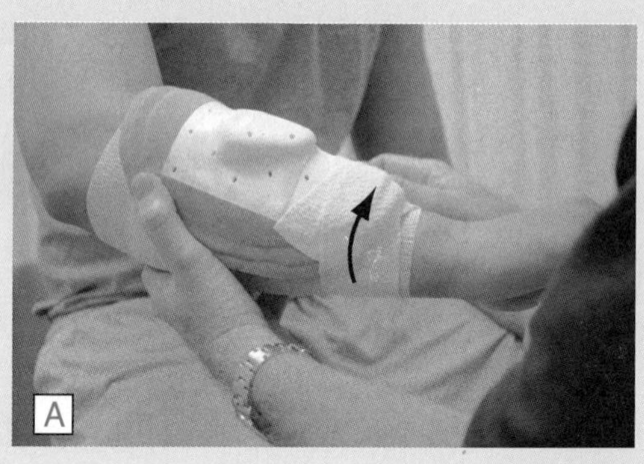

(3단계:) 테이프를 보통 강도로 당겨 팔뚝 주변으로, 가쪽에서 안쪽 방향으로 둥글게 감아 주면서 테이프 너비의 반이 겹치게 한다(그림 9-8B). 테이프를 몸통에서 먼 쪽에서 가까운 쪽으로 감아서 패드 전체를 덮어 준다.

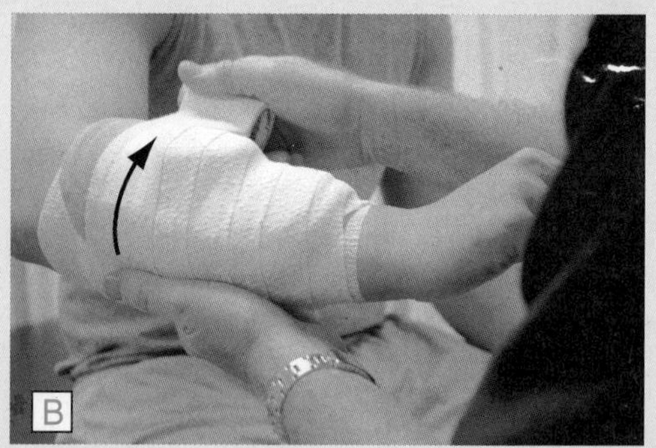

그림 9-8

(4단계:) 원형 패턴을 유지하며 패드 상단 부분에서 고정시킨다(그림 9-8C). 틈이 벌어지거나 주름이 지지 않게 하고, 당기는 강도는 일관되게 해야 한다. 되도록 패드가 움직이지 않도록 하려면 테이프 자락을 몸통 가까운 쪽으로 피부에 감아 준다.

옵션: *$1^1/_2$인치 비탄력 테이프를 패드 주변에 둘러 느슨하게 1회 또는 2회 원형으로 감아 고정시켜 패드 상단에서 끝나게 한다 (그림 9-8D).*

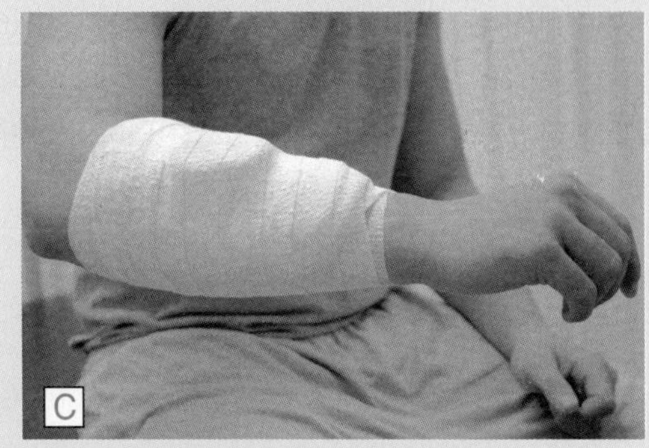

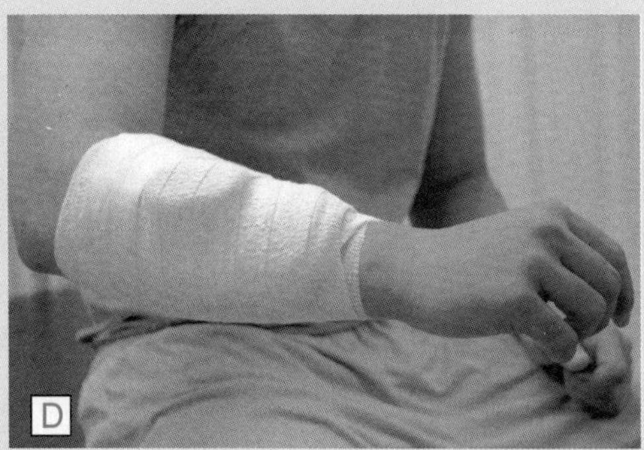

그림 9-8 *(계속)*

나선형 팔뚝(Spiral forearm) 그림 9-9

- **목적:** 팔뚝 스프린트를 치료할 때 약한 정도에서 보통 정도의 압박을 주기 위해 나선형 팔뚝 기술을 쓴다(그림 9-9). 사례를 보면 염증이 발생한 부위를 압박해 주면 통증 정도가 감소할 수 있다. 그러나, 사람에 따라 이 기술을 써서 통증이 더 증가될 수도 있다. 처치 후 활동을 하면서 통증이 증가하는지를 모니터한다.
- **재료:**
  - 2인치 또는 3인치 탄력 테이프, 점착 테이프 스프레이, 테이핑 가위

  옵션:
  - 2인치, 3인치 또는 4인치 너비 5야드 길이 탄력 랩
- **환자의 자세:** 해당되는 팔을 몸 옆에 놓고 테이핑 테이블 또는 벤치에 앉거나 서서 팔꿈치를 살짝 구부리고 팔뚝은 보통 정도의 등척성 수축 상태로 중립 자세를 취한다.
- **준비:** 팔뚝을 면도하고 점착 테이프 스프레이를 팔뚝에 도포한다. 피부에 곧바로 테이핑한다.
- **적용:**

(1단계:) 2인치 또는 3인치 탄력 테이프를 가지고 몸통에서 먼 쪽으로 가쪽 팔뚝에 고정시킨다. 계속 진행하여 가쪽에서 안쪽 패턴으로 이 고정부를 감싸 준다(그림 9-9A).

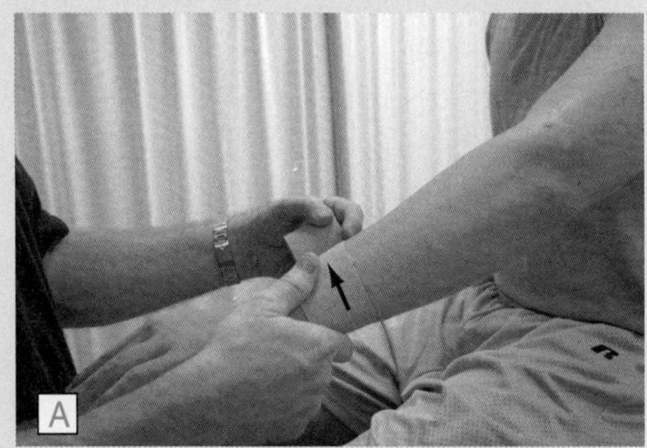

그림 9-9

2단계: 계속해서 2인치 또는 3인치 탄력 테이프를 나선형으로 몸통에서 먼 쪽에서 가까운 방향으로 감아 주는데, 보통 정도로 당겨준다(그림 9-9B). 테이프는 너비의 절반이 겹쳐지게 한다.

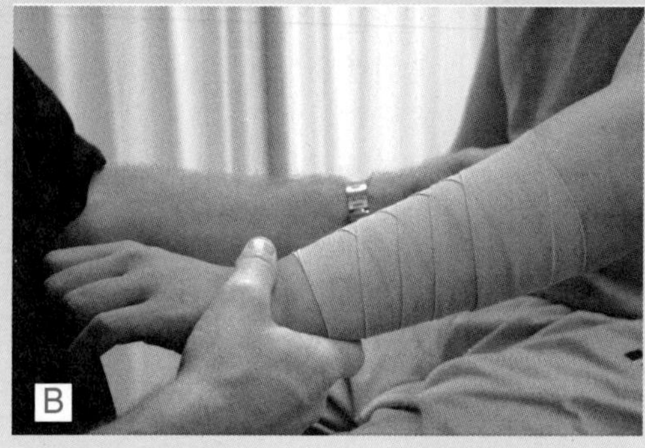

3단계: 패턴을 유지하면 몸통에서 가까운 쪽 안쪽 팔뚝에서 고정시킨다(그림 9-9C). 고정부를 더 만들 필요는 없다. 테이프 강도가 일정해야 하고 주와를 압박하지 않도록 한다.

옵션: *2인치나 3인치 또는 4인치 너비에 5야드 길이 탄력 랩을 원형 패턴으로 처치한 테이프 위에 감아서 테이프가 움직이거나 풀리지 않도록 방지해 준다. 감는 강도는 보통 정도로 한다 ◀▶. 탄력 테이프를 가지고 몸통에서 가까운 쪽 안쪽 팔뚝 위로 고정시켜 준다 ◀▶.*

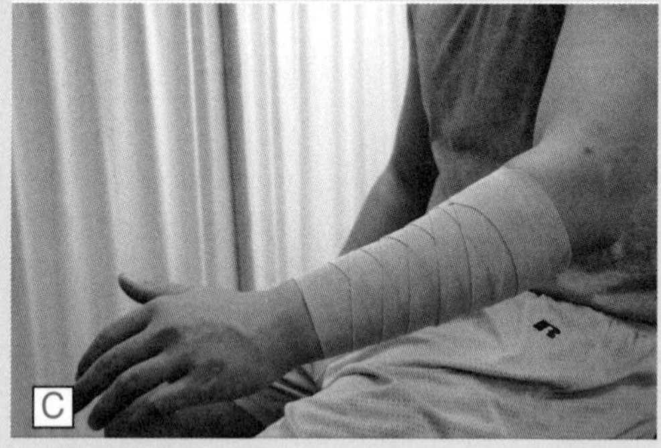

그림 9-9 *(계속)*

탄력 재료(Elastic material) 그림 9-10

- **목적:** 찰과상을 예방 및 치료할 때 팔꿈치 전방과 팔뚝의 척골 쪽을 덮어 주는데 탄력 재료를 쓴다(그림 9-10)
- **재료:**
  - 점착 거즈 (잘라져 있는 조각 또는 롤에서 잘라 씀), 테이핑 가위

  옵션:
  - 점착 테이프 스프레이
- **환자의 자세:** 해당 팔을 몸 옆에 놓고 테이핑 테이블 또는 벤치에 앉거나 서서 팔꿈치는 약간 구부린다.
- **준비:** 점착 거즈를 잘라내어 띠로 만들어 팔꿈치 전방 및/또는 팔뚝 척골면을 덮어 준다. 점착 거즈를 피부 위에 바로 또는 상처 소독 드레싱 위에 댄다. 옷이나 다른 표면에 닿아서 가장자리가 말려 올라가는 것을 방지하기 위해 거즈 조각의 모든 가장자리를 둥글려 준다.

  옵션: *점착 테이프 스프레이를 해당 부위에 도포하여 더 잘 붙게 한다.*
- **적용:**

  1단계: 점착 거즈의 이형지를 떼어내고 바로 피부 위에 붙인다(그림 9-10A).

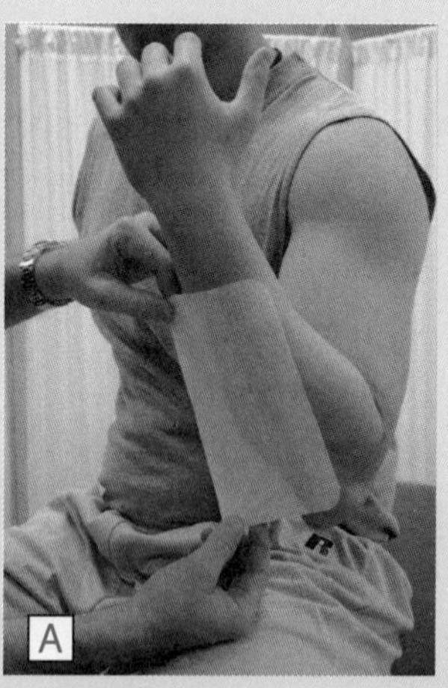

그림 9-10

2단계: 거즈를 팔꿈치와 팔뚝에 매끈하게 펴 붙인다(그림 9-10B). 앵커는 더 이상 필요없다.

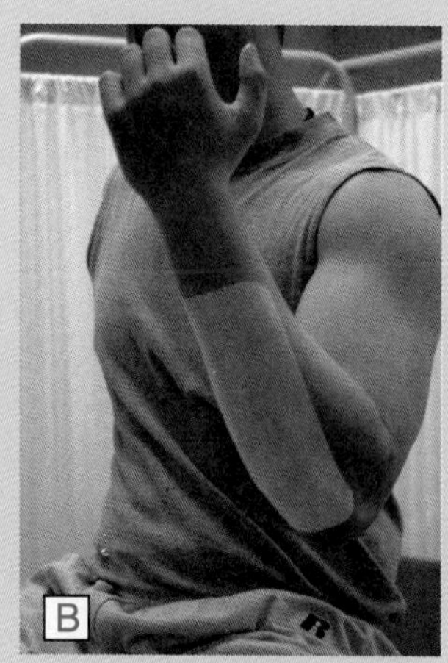

그림 9-10 *(계속)*

후방 스프린트(Posterior splint) 그림 9-11

- **목적:** 후방 스프린트 기술은 탈구를 치료할 때 적응 절차 및 수술후 절차에 이어 팔꿈치를 못 움직이게 할 때 쓴다(그림 9-11). 이 기술은 사용하는 재료 면에서 4장에서 설명하는 후방 스프린트(그림 4-9 참조)와 동일하다. 이 기술을 적용하는 방법으로 비품에 따라 바꾸어 선택할 수 있는 두 가지를 설명하겠다.

> **세부사항**
>
> 움직이지 못하게 안정시켜 놓는 기간은 보통 의사가 각 개인을 진단하고 나서 결정한다. 완전히 못 움직이게 하는 처치는 캐스트 테크니션과 의사가 스타키넷 위에 딱딱한 캐스트 테이프를 쓰는 방법으로 한다.

- **설계:**
  - 기성제품의 딱딱한 스프린트는 미리 잘라져 있고 패딩이 된 디자인이다. 스프린트는 단단한 섬유 유리 물질 여러 겹으로 되어 있고, 2, 3, 4, 5인치 너비 10, 12, 15, 30, 35, 45인치 길이에 천과 폼 패딩으로 덮여 있다.

후방 스프린트 기술 1 (Posterior splint technique one)

- **재료:**
  - 딱딱한 패딩 스프린트 기성제품, 물, 타월, 4인치 너비 10야드 길이 탄력 랩 두 개, 금속 클립, $1^1/_2$인치 비탄력 테이프
- **환자의 자세:** 해당 팔을 몸 옆으로 하고 테이핑 테이블 또는 벤치에 앉거나 서서 팔뚝은 중립 자세를 취한다. 또는 해당 팔을 가장자리 밖으로 뻗고 테이블이나 벤치에 엎드려 팔뚝은 중립 자세를 취한다. 팔꿈치는 의사가 지시하는 대로 바람직한 각도로 굽힌다. 처치하는 동안 이 자세를 유지한다.
- **준비:** 패딩된 스프린트를 몰딩해서 피부에 직접 댄다.
- **적용:**

1단계: 포장에서 스프린트를 꺼내어 70-75° F(21-24° C) 물에 담가 화학반응이 시작되게 한다. 스프린트를 꺼내어 타월 위에 길이 방향으로 놓는다.

2단계: 스프린트와 타월을 함께 재빨리 말아서 물기를 제거한다(그림 9-11A).

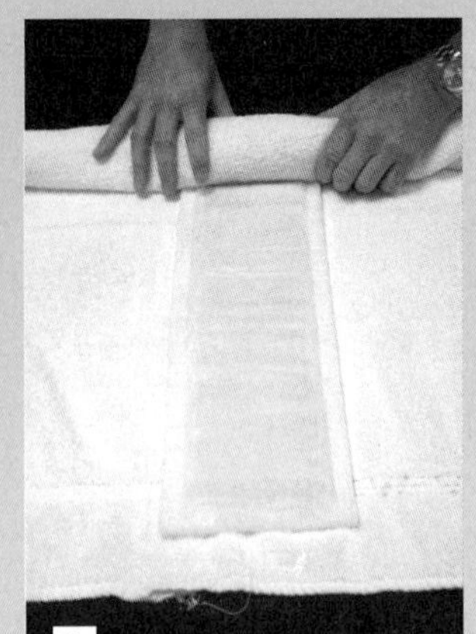

3단계: 스프린트를 상완의 기부로부터 손목 방향으로 댄다(그림 9-11B).

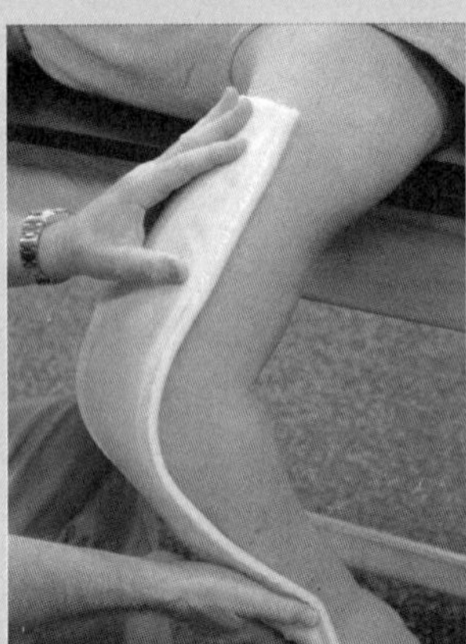

4단계: 4인치 너비 10야드 길이 탄력 랩을 나선형 패턴으로 감아 스프린트를 몸의 윤곽선을 따라 성형해 준다. 랩을 감는 강도는 보통 정도로 한다 (그림 9-11C). 계속 몰딩하면서 손으로 스프린트의 모양을 잡아준다. 팔꿈치 구부린 자세를 모니터한다. 10~15분이면 섬유 유리가 경화되어야 한다. 탄력 랩은 제거한다.

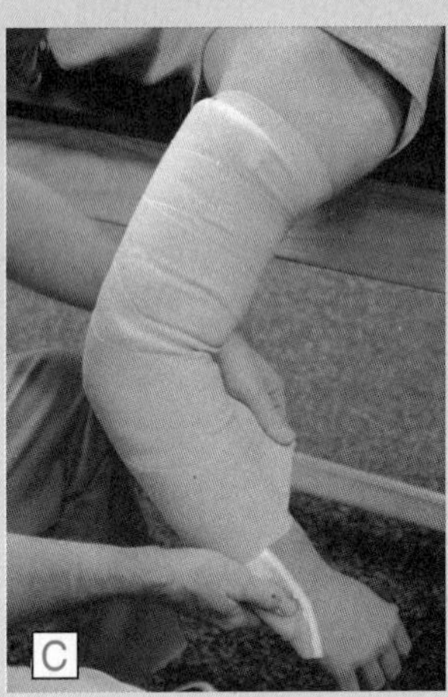

5단계: 또 다른 4인치 너비 10야드 길이 탄력 랩을 써서 스프린트를 상완, 팔꿈치, 팔뚝, 손목에 나선형으로 부착시킨다. 감는 강도는 보통으로 하고 몸통에서 먼 쪽에서 가까운 쪽으로 감는다 (그림 9-11D). 랩을 금속 클립으로 고정시키거나 $1^1/_2$인치 비탄력 테이프로 느슨하게 붙인다. 개인에 따라 일상적인 활동을 위해 슬링이 필요할 수도 있다.

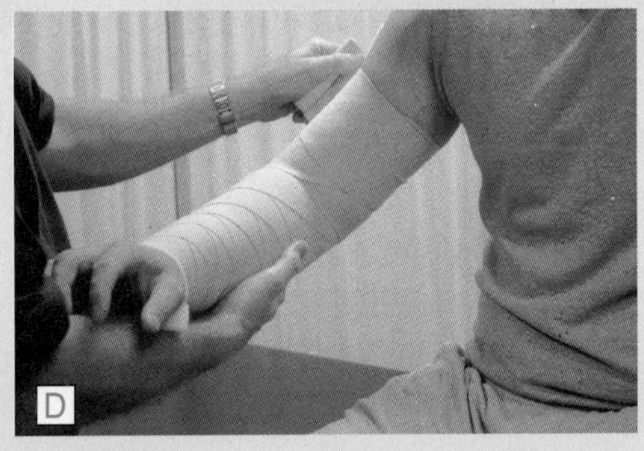

그림 9-11

후방 스프린트 기술 2 (Posterior splint technique two)

재료:

- 3인치, 4인치 또는 5인치 너비 딱딱한 캐스트 테이프, 스타키넷, 글러브, 4인치 너비 10야드 길이 탄력 랩, 금속 클립, $1^1/_2$인치 비탄력 테이프, 테이핑 가위

환자의 자세: 테이핑 테이블이나 벤치에 기대어 해당되는 팔을 가장자리 밖으로 뻗고 팔뚝은 중립 자세를 취한다. 또는 테이핑 테이블이나 벤치에 앉아 해당되는 팔을 몸 옆에 놓고 팔뚝은 중립 자세를 취한다. 팔꿈치는 의사의 지시에 따라 원하는 각도로 구부려둔다. 처치하는 동안 이 자세를 유지한다.

준비: 상완 상부로부터 손목까지 스타키넷 한 층을 댄다.

적용:

1단계: 캐스트 테이프를 파우치에서 꺼내어 70-75° F(21-24° C) 물에 담근다. 이 테이프를 상완 상부 후방에 대고 팔꿈치와 팔뚝을 지나 손목에서 끝나도록 몸통에서 먼 쪽으로 진행해 댄다(그림 9-11E).

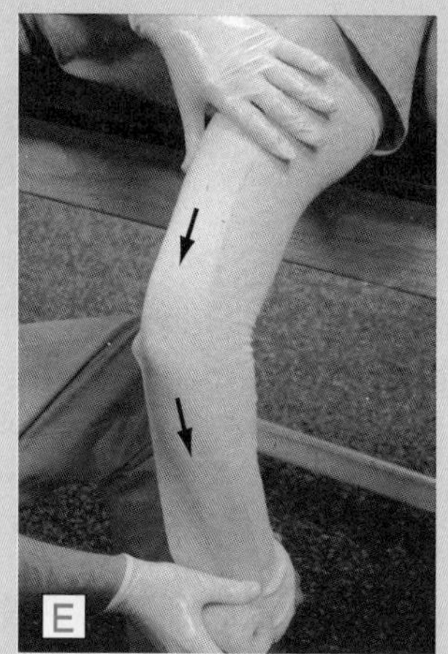

2단계: 손목에서 테이프를 뒤집어서 상완 상부 쪽을 향해 이미 대 둔 테이프 자락 위로 계속 진행한다(그림 9-11F). 4~5 겹을 댈 때까지 이 과정을 반복한다. 필요하면 다른 캐스트 테이프 롤을 또 쓴다. 테이프를 장갑낀 손으로 몰딩한다. 팔꿈치 구부린 자세를 모니터한다. 경화는 10~15분 후 완료되어야 한다.

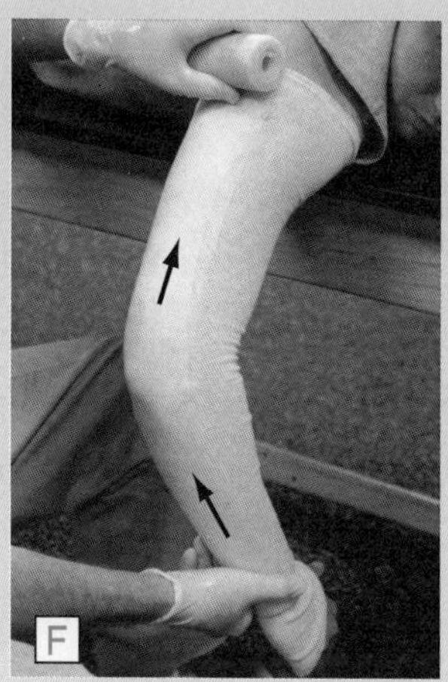

3단계: 스타키넷을 손목, 팔뚝, 팔꿈치, 상완 전방에서 길이 방향으로 잘라 스프린트 위로 접어서 피부를 자극으로부터 보호한다(그림 9-11G).

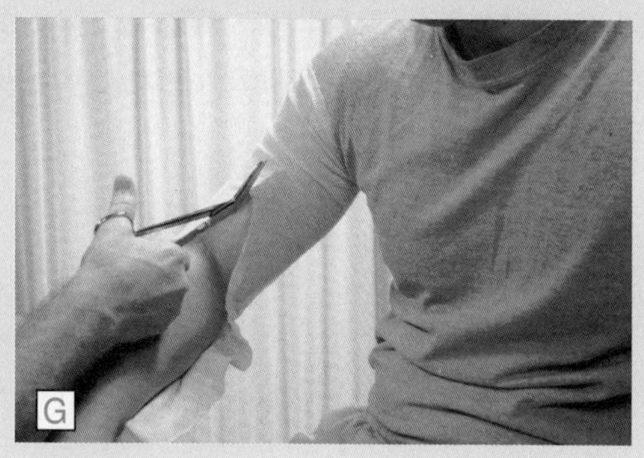

그림 9-11 *(계속)*

4단계: 4인치 너비 10야드 길이 탄력 랩을 써서 스프린트를 나선형으로 감아준다. 방향은 몸통에서 먼 쪽에서 가까운 쪽으로 돌리고 당기는 강도는 보통 정도로 한다 (그림 9-11H). 금속 클립으로 랩을 고정시키거나 $1^1/_2$인치 비탄력 테이프로 느슨하게 붙인다. 일상 활동을 위해 슬링이 필요할 수도 있다.

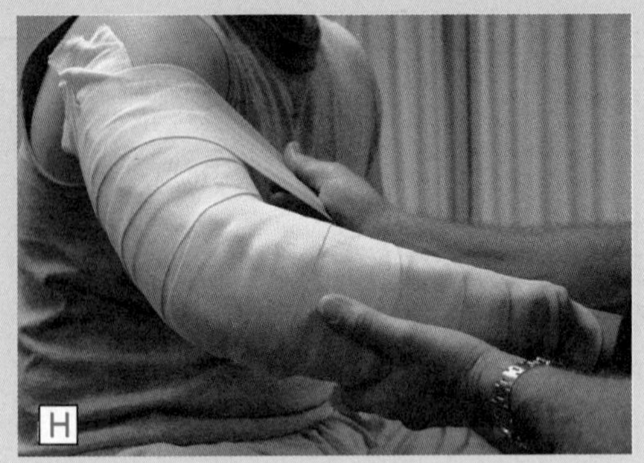

그림 9-11 *(계속)*

랩핑 기법

타박상, 염좌, 좌상, 파열, 탈구, 주두 활액낭염을 예방 및 치료할 때 압박 및 지지, 팔꿈치와 상완에 보호 패딩을 고정시킬 용도로 랩핑 기술을 쓴다. 부상 후에 상완, 팔꿈치, 팔뚝, 손에 기계적인 압력을 가하기 위해 쓰는 압박 랩핑 기술이 다섯 가지가 있다. 부기와 삼출물 존재 정도에 따라 어느 기술이냐를 선택한다.

압박 랩 기법 1(Compression wrap technique one) 그림 9-12

- **목적:** 팔꿈치의 타박상, 염좌, 좌상, 파열, 탈구, 주두 활액낭염을 치료할 때 경미하거나 보통 정도의 부기 및 삼출을 다스리기 위해 압박 랩 기술 1을 쓴다(그림 9-12)
- **재료:**
  - 4인치 또는 6인치 너비에 5야드 길이 탄력 랩, 금속 클립, $1^1/_2$인치 비탄력 또는 2인치 또는 3인치 탄력 테이프, 테이핑 가위

  옵션:
  - $^1/_4$인치 또는 $^1/_2$인치 폼 또는 펠트
  - 3인치 또는 4인치 너비 자가 점착 랩
  - $^1/_4$인치 또는 $^1/_2$인치 오픈셀 폼
- **환자의 자세:** 해당되는 팔을 몸 옆에 놓고 테이핑 테이블 또는 벤치에 앉거나 서서 팔꿈치는 통증이 없는 범위에서 구부린다.
- **준비:** 랩이 움직이는 것을 방지하기 위해서 점착 테이프 스프레이 또는 테이프를 쓰거나 피부 위에 바로 고정시킨다(그림 1-7 참조).

  옵션: *$^1/_4$인치 또는 $^1/_2$인치 폼 또는 펠트 패드를 잘라서 염증 부위 피부에 곧바로 붙여 정맥 순환을 돕는다.*
- **적용:**

  1단계: 랩의 뻗어나간 끝 부분을 팔뚝 중앙을 둘러 피부에 바로 붙여 고정부를 둘러싼다 (그림 9-12A).

  옵션: *탄력 랩을 구할 수 없을 때는 3인치 또는 4인치 자가 점착 랩을 써도 된다.*

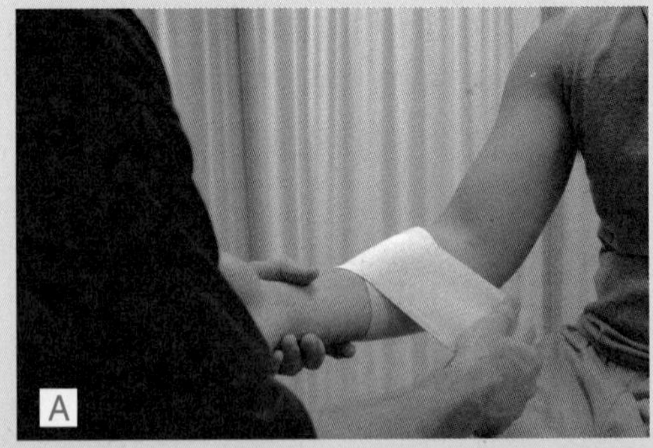

그림 9-12

2단계: 계속해서 랩을 나선형으로 감으면서 몸통에서 먼 쪽에서 가까운 쪽으로 이동한다. 이 때 랩 너비의 $^1/_2$은 겹치게 한다(그림 9-12B). 몸통에서 먼 쪽과 염증 부위에서는 최대로 강하게 당겨 감고, 몸통 가까운 쪽으로 옮겨 가면서 점차 랩을 감는 강도를 줄인다.

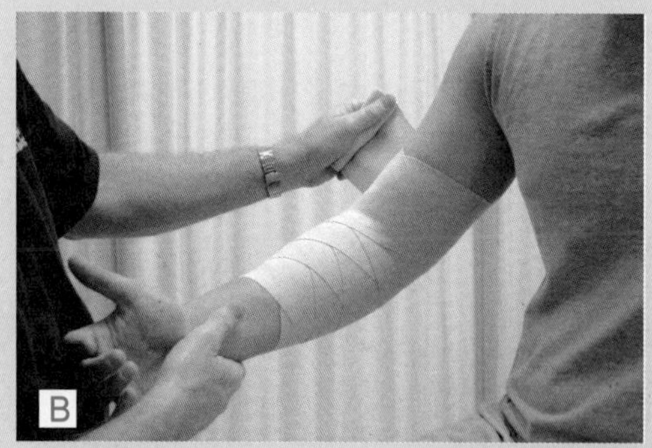

3단계: 상완 가운데에서 나선형 패턴을 끝마치면서 벨크로나 금속 클립으로 고정시키든가 $1^1/_2$인치 비탄력 테이프나 2인치/3인치 탄력 테이프를 느슨하게 감아 준다 (그림 9-12C). 상완 전방측면에서 테이프를 맞춰서 자극을 방지한다.

옵션: $^1/_4$인치 또는 $^1/_2$인치 오픈셀 폼 패드를 상완골외상과로부터 상완골내상과까지 뻗치도록 팔꿈치 후방 위로 덮을 수도 있다. 이렇게 하면 주두 돌기 주변을 더욱 압박해 주게 된다 (그림 9-28A 참조). 이 패드는 주두 활액낭염을 치료할 때 특히 유용하다. 패드를 피부 위에 바로 붙이고 압박 랩으로 덮어준다(그림 9-12D).

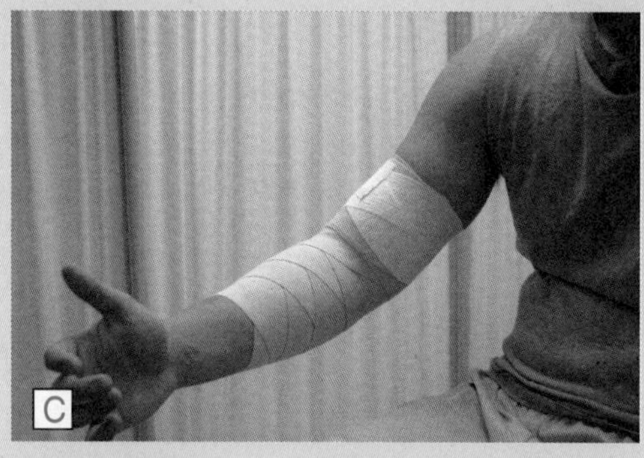

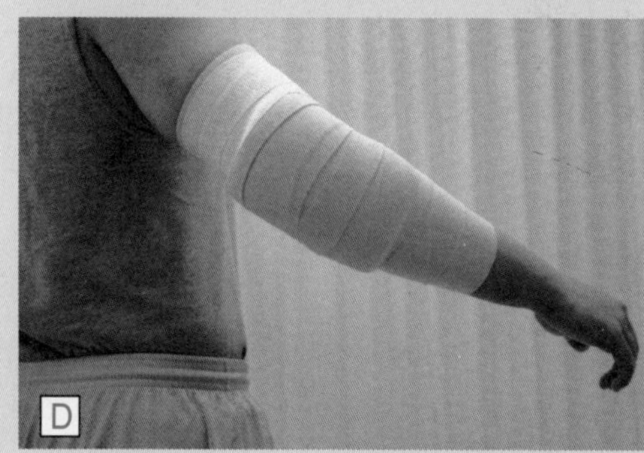

그림 9-12 *(계속)*

압박 랩 기법 2(Compression wrap technique two) 그림 9-13

- **목적:** 팔뚝 타박상과 좌상을 치료할 때 경미하거나 보통 정도의 부기를 다스리기 위해 이 압박 랩 기술을 쓴다(그림 9-13).
- **재료:**
  - 3인치 또는 4인치 너비에 5야드 길이 탄력 랩, 금속 클립, $1^1/_2$ 비탄력 테이프 또는 2인치나 3인치 탄력 테이프, 테이핑 가위

  옵션:
  - $^1/_4$인치 또는 $^1/_2$인치 폼 또는 펠트
  - 3인치 또는 4인치 너비 자가 점착 랩
- **환자의 자세:** 해당되는 팔을 몸 옆에 놓고 테이핑 테이블 또는 벤치에 앉거나 서서 팔꿈치는 통증이 없게 구부린 자세를 취한다.
- **준비:** 랩이 움직이는 것을 방지하기 위해서 점착 테이프 스프레이 또는 테이프를 쓰거나 피부에 직접 고정시킨다.

  옵션: 부기를 다스리는 데 도움을 주기 위해 $^1/_4$인치 또는 $^1/_2$인치 폼 또는 펠트 패드를 잘라 염증 부위 피부에 바로 붙인다.

- **적용:**

(1단계:) 랩 끝을 피부에 직접 대서 손목을 둘러 고정시키고 그 고정부를 에워싼다 (그림 9-13A).

옵션: *탄력 랩이 없으면 3인치 또는 4인치 자가 점착 랩을 써도 된다.*

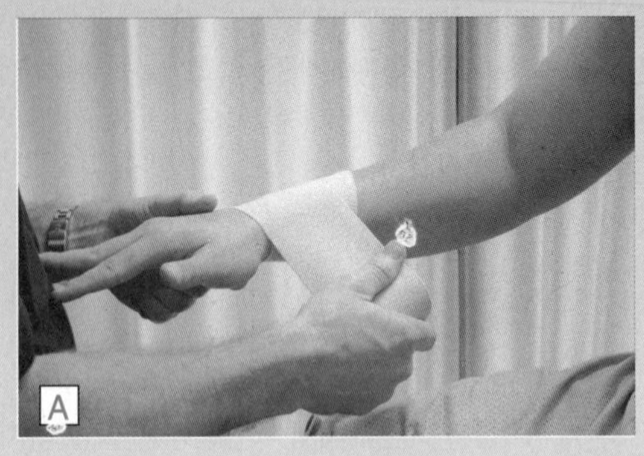

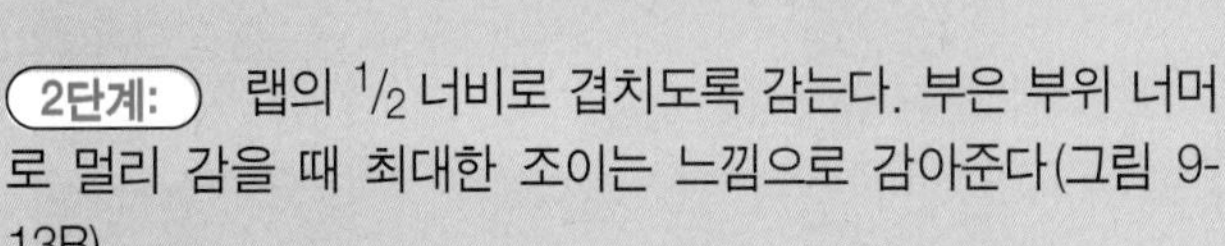

(2단계:) 랩의 $^{1}/_{2}$ 너비로 겹치도록 감는다. 부은 부위 너머로 멀리 감을 때 최대한 조이는 느낌으로 감아준다(그림 9-13B).

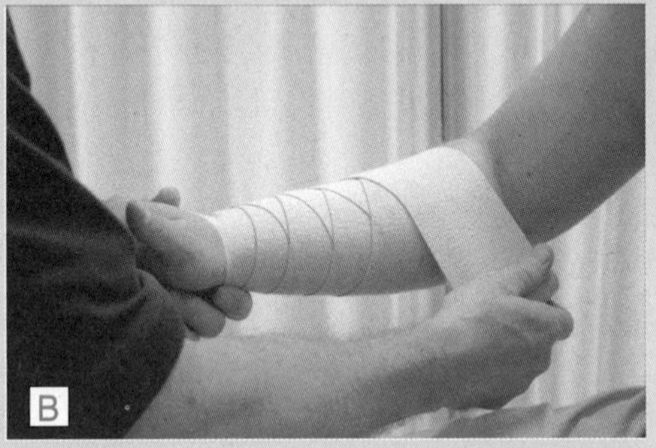

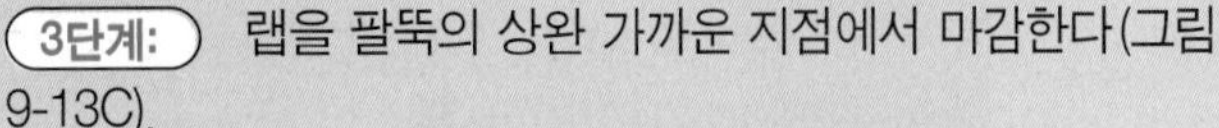

(3단계:) 랩을 팔뚝의 상완 가까운 지점에서 마감한다(그림 9-13C).

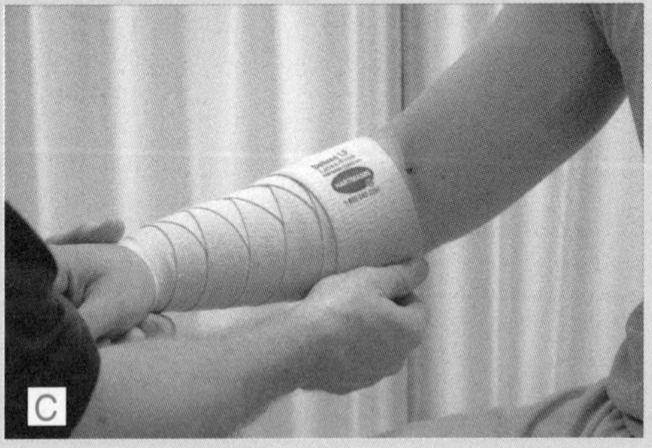

(4단계:) 랩을 팔뚝의 상완 가까운 지점에서 고정시킨다. 벨크로나 금속 클립을 쓰거나, $1^{1}/_{2}$인치 비탄력 테이프 또는 2인치 또는 3인치 탄력 테이프를 느슨하게 감아서 팔뚝의 상완 가까운 지점 앞가쪽에서 마감한다 (그림 9-13D).

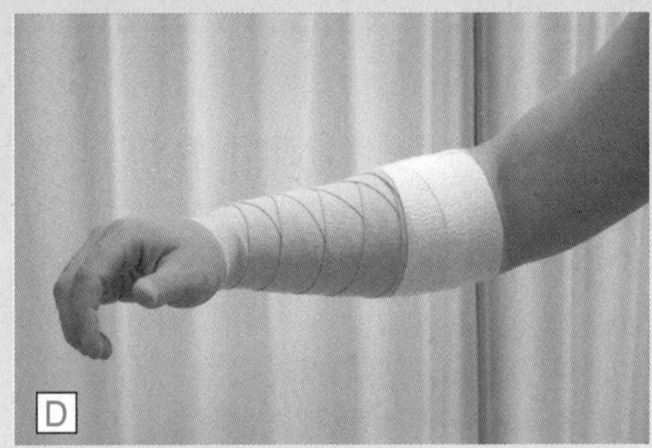

그림 9-13

압박 랩 기법 3(Compression wrap technique three) 그림 9-14

- **목적:** 2급 및 3급 팔뚝 타박상 및 좌상을 치료할 때 보통에서 심한 정도의 부기를 다스리기 위해 압박 랩 기술 3을 쓴다. 이 기술은 부상 후 부기가 몸 말단으로 이동해 가는 것을 방지한다(그림 9-14).

재료:

- 3인치 또는 4인치 너비에 5야드 길이 탄력 랩, 금속 클립, $1^1/_2$인치 비탄력 테이프나 2인치 또는 3인치 탄력 테이프, 테이핑 가위

옵션:

- $^1/_4$인치 또는 $^1/_2$인치 폼 또는 펠트

환자의 자세: 해당되는 팔을 몸 옆에 놓고 테이핑 테이블 또는 벤치에 앉거나 서서 팔꿈치는 통증이 없는 정도로 구부린 자세를 취한다.

준비: 랩이 움직이는 것을 방지하기 위해서 점착테이프 스프레이 또는 테이프를 사용하거나 피부에 직접 고정시킨다.

옵션: *$^1/_4$인치 또는 $^1/_2$인치 폼 또는 펠트 패드를 잘라 염증 부위 피부에 직접 대어 정맥 순환을 돕는다.*

적용:

1단계: 손등에 원형 패턴으로 랩을 감아 고정시키는데 위치는 2-5지 손가락 중수지절관절(MCP joint) 바로 아래(손가락 끝 쪽으로) 부위로 하고 손 압박 랩 기술을 적용한다(그림 10-11, 9-14A).

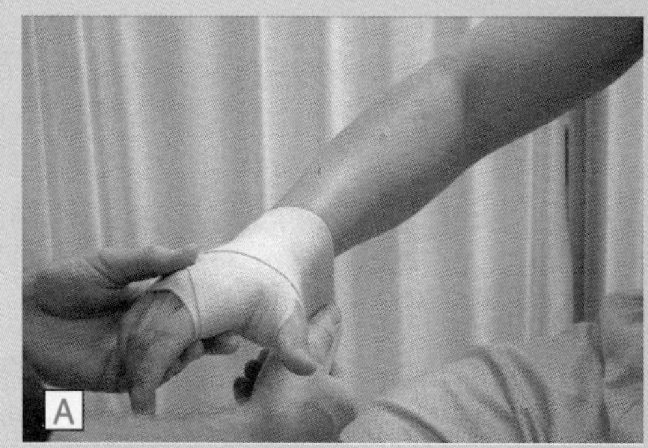

2단계: 손목에서 압박 랩 2 기술로 마무리한다(그림 9-13, 9-14B).

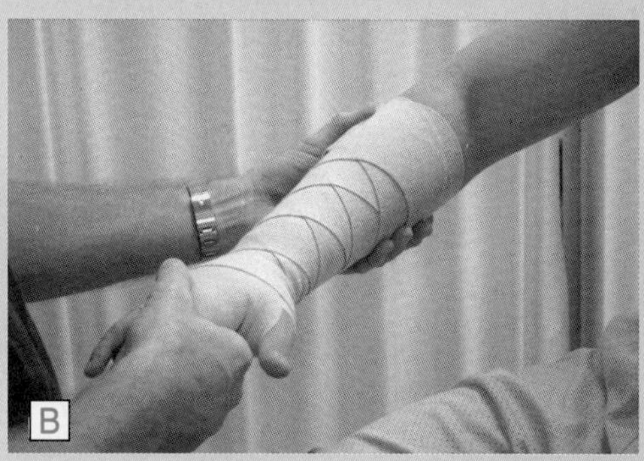

3단계: 팔뚝에서 상완 가까운 지점에 벨크로나 금속 클립을 사용해서 고정시키거나 $1^1/_2$인치 비탄력 테이프 또는 2인치/3인치 탄력 테이프를 느슨하게 감아준다 (그림 9-14C). 팔뚝의 상완 가까운 지점 전측면에서 테이프를 끝낸다.

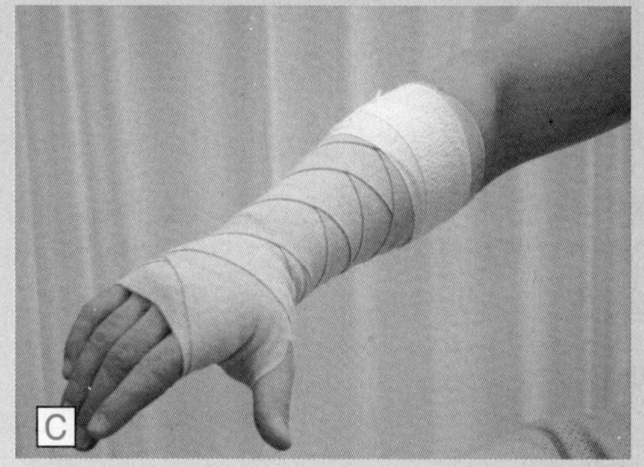

그림 9-14

압박 랩 기법 4 (Compression wrap technique four) 그림 9-15

목적: 2급 및 3급 팔꿈치 타박상, 염좌, 좌상, 파열, 탈구, 주두 활액낭염을 치료할 때 이 압박 랩 기술을 쓴다. 이 기술은 보통에서 심한 정도의 부기를 다스리고, 부상 후 부기가 몸 말단 쪽으로 이동하는 것을 방지한다(그림 9-15).

재료:

- 4인치 또는 6인치 너비에 10야드 길이 탄력 랩, 금속 클립, $1\frac{1}{2}$인치 비탄력 테이프 또는 2인치 또는 3인치 탄력 테이프, 테이핑 가위

옵션:

- $\frac{1}{4}$인치 또는 $\frac{1}{2}$인치 폼 또는 펠트
- $\frac{1}{4}$인치 또는 $\frac{1}{2}$인치 오픈셀 폼

환자의 자세: 해당되는 팔을 몸통 옆에 놓고 테이핑 테이블 또는 벤치에 앉거나 서서 팔꿈치는 통증이 없게 구부린 자세를 취한다.

준비: 랩이 움직이는 것을 방지하기 위해서 점착 테이프 스프레이 또는 테이프를 쓰거나 피부에 직접 고정시킨다.
옵션: *$\frac{1}{4}$인치 또는 $\frac{1}{2}$인치 폼 또는 펠트 패드를 잘라서 염증 부위 피부에 바로 올려 놓아 부기를 다스리는 데 도움이 되게 한다.*

적용:

1단계: 팔꿈치와 팔뚝에 대한 이 랩 기술은 그림 8-4에서 보여주고 있는 상완 압박 기술과 동일하다(그림 9-15A). 몸통에서 먼 쪽에서는 최대의 강도로 감다가 몸통 쪽으로 가까이 진행하면서 강도를 줄인다. 이 기술은 손가락의 MCP 관절에서 손가락 끝 쪽으로 바로 아래 지점에서 시작하면 된다. 손 압박 랩 기술을 쓴다(그림 9-15B).

옵션: *팔꿈치 후방 위로 $\frac{1}{4}$인치 또는 $\frac{1}{2}$인치 오픈셀 폼 패드를 써서 압박을 더 주어 정맥 순환을 돕도록 하는 방법을 고려해 본다.*

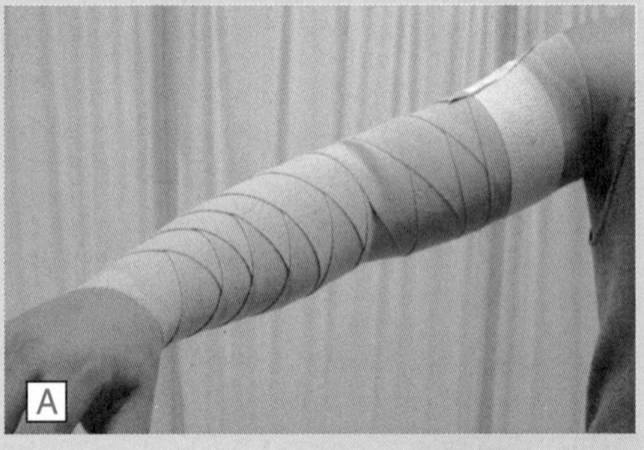

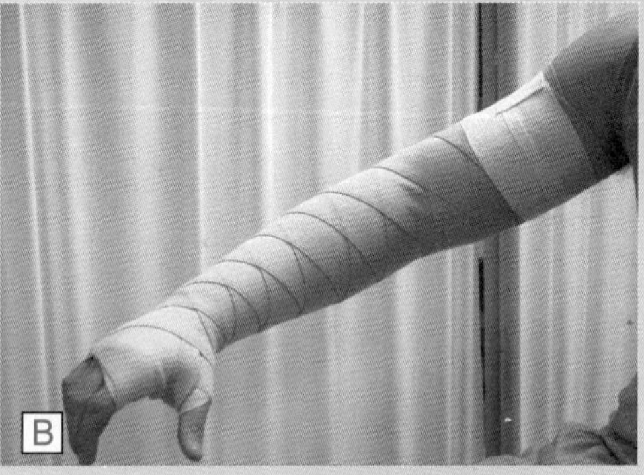

그림 9-15

압박 랩 기법 5(Compression wrap technique five) 그림 9-16

목적: 팔꿈치와 팔뚝 타박상, 염좌, 좌상, 파열, 탈구, 주두 활액낭염을 치료할 때 경미한 정도에서 보통 정도의 부기와 삼출을 다스리기 위해 탄력 슬리브를 쓴다(그림 9-16). 적절하게 배우기만 한다면 이 압박 랩 기술은 개인이 도움을 받지 않고, 스스로 적용하고 제거할 수 있다.

재료:

- 상완과 팔뚝 사이즈에 따라 3인치 또는 5인치 너비 탄력 슬리브 중 선택, 테이핑 가위

옵션:

- $\frac{1}{4}$인치 또는 $\frac{1}{2}$인치 폼 또는 펠트
- $\frac{1}{4}$인치 또는 $\frac{1}{2}$인치 오픈셀 폼

환자의 자세: 해당되는 팔을 몸통 옆에 두고 테이핑 테이블 또는 벤치에 앉거나 서서 팔꿈치를 통증이 없게 구부린다.

준비: 롤에서 슬리브를 잘라서 팔뚝 가운데에서 상완 가운데까지, 손목에서 팔뚝의 상완 가까운 쪽까지, 손의 MCP 관절에서 팔뚝의 상완 가까이까지, 손목에서 상완 상부까지, 또는 손의 MCP 관절에서 상완 상부까지 펼쳐 댄다. 좀 더 압박을 주기 위해 두 배 길이로 슬리브를 잘라 쓴다.

옵션: *1/4인치 또는 1/2인치 폼 또는 펠트 패드를 잘라 염증 부위 피부에 직접 대어 정맥 순환을 돕는다.*

적용:

1단계: 슬리브를 손가락 위로 대고 팔뚝, 팔꿈치 또는 상완으로, 사지 말단에서 몸통에 가까운 방향으로 끌어올린다(그림 9-16A). 손을 포함하는 처치를 할 때에는 엄지가 나오도록 테이핑 가위로 슬리브에 작은 구멍을 낸다(그림 9-16B). 이중 길이의 슬리브를 쓸 때에는 몸통 말단 쪽의 끝을 첫 번째 층 위로 끌어 올려 층이 겹치도록 한다. 고정시킬 필요는 없다. 슬리브는 세척하여 다시 쓸 수 있다.

옵션: *1/4인치 또는 1/2인치* 오픈셀 폼 패드를 잘라 팔꿈치 후방에 대어 더 압박을 할 수도 있다.

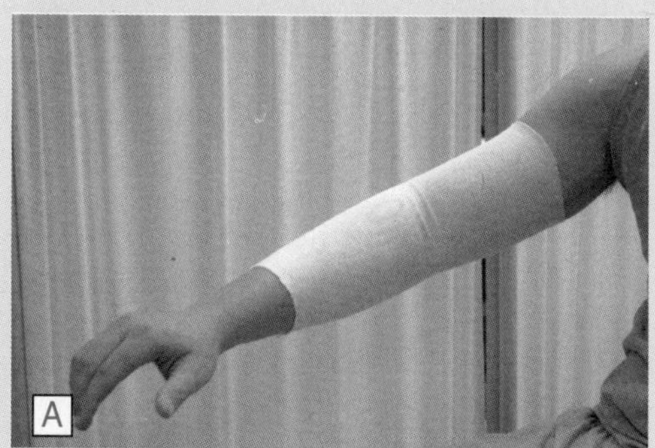

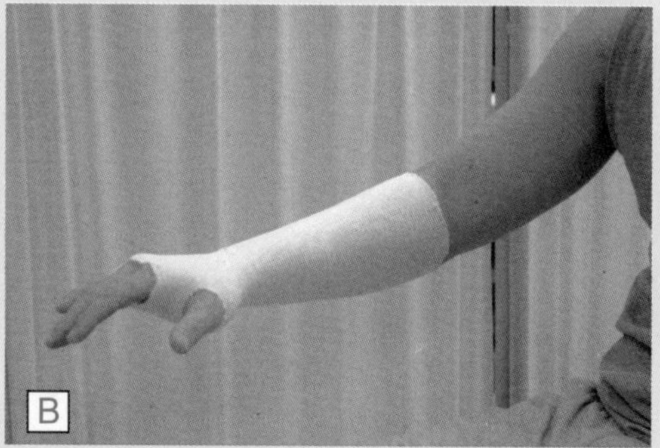

그림 9-16

창의성이 있는 질문 2

SWAT팀의 저격수가 다가올 전국 경기에 대비해 연습을 해왔다. 경기 중 한 종류에서는 장시간 팔꿈치 위로 엎드리는 자세를 취해야 한다. 이 선수는 오른쪽 팔꿈치 후방에 통증을 느끼기 시작했고 의사의 진찰을 받았다. 이 저격수는 오른쪽 팔꿈치 주두 활액낭염이라는 진단을 받았고, 상태가 악화되지 않는다면 연습을 계속해도 좋다고 허락을 받았다.

질문 : 이 증상을 치료하기 위해 어떤 기술을 쓸 수 있는가?

원형 엘보우 랩(Circular elbow wrap) 그림 9-17

목적: 팔꿈치 타박상 및 주두 활액낭염을 예방 및 치료할 때 해당 부위를 부드럽게 지지하고 압박해 주며 충격을 흡수하는 기성제품 및 주문 제작 패드를 고정시키기 위해 원형 엘보우 기술을 쓴다(그림 9-17).

재료:

- 3인치, 4인치 또는 6인치 너비 5야드 길이의 탄력 랩, 2인치 또는 3인치 탄력 테이프, 테이핑 가위

옵션:

- 3인치 또는 4인치 너비 자가 점착 랩
- 1 1/2인치 비탄력 테이프

환자의 자세: 해당 팔을 몸 옆으로 하여 테이핑 테이블 또는 벤치에 앉거나 서서 팔꿈치를 살짝 구부린다. 상완과 팔뚝 근육조직에 보통 정도의 등척성 수축을 유지한다.

준비: 처치한 것이 움직이는 것을 방지하기 위해서 점착 테이프 스프레이 또는 테이프를 쓰거나 피부에 바로 고정시킨다.

적용:

(1단계:) 패드를 부상입은 부위 위에 놓는다. 랩의 끝자락을 패드의 손가락 쪽 끝 부분 밑 피부 위에서 바로 고정시켜서 이 고정부를 둘러싼다 (그림 9-17A).

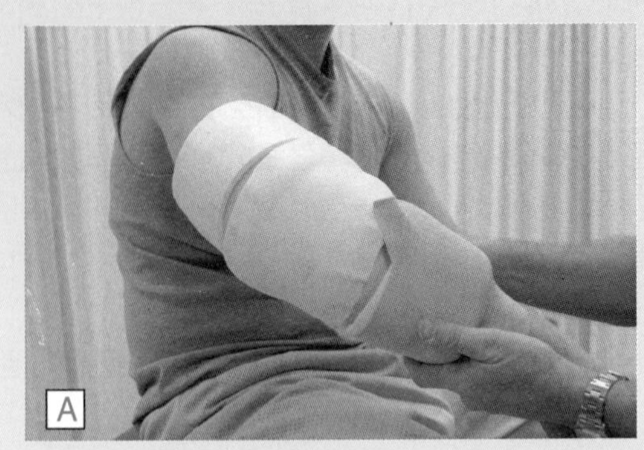

(2단계:) 중등도로 원형 패턴을 이루면서 말단 쪽에서 몸통 가까운 쪽으로 계속해서 랩을 감아 준다. 랩 너비의 절반을 겹치게 한다(그림 9-17B). 랩으로 패드를 완전히 덮어 주고 상완에서 끝마무리한다. 틈이나 주름이 생기지 않도록 하고 감는 강도가 일정해야 한다.

옵션: *탄력 랩이 없으면 3인치 또는 4인치 너비 자가 점착 랩을 써도 된다.*

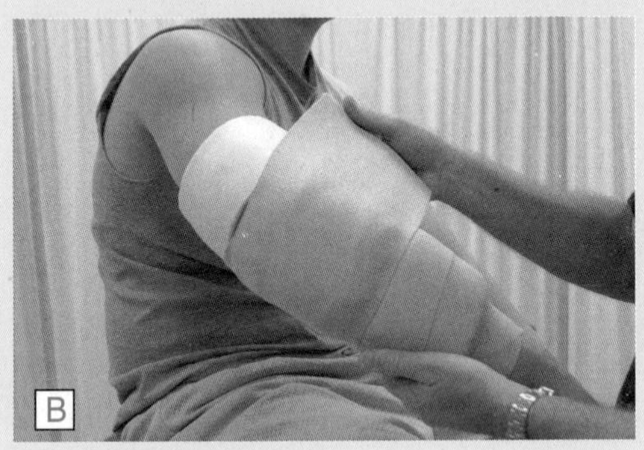

(3단계:) 2인치 또는 3인치 탄력 테이프를 가지고 랩의 느슨한 끝에다 고정시키고 2회 내지 3회 연속하여 원형 패턴으로 감는데 당기는 강도는 보통으로 한다. 상완 가쪽에서 테이프 감기를 끝내어 자극을 방지한다 (그림 9-17C). 패드를 더 지지해 주고 움직이는 것을 방지하기 위해 팔뚝의 상완 가까운 부위 가쪽에 2인치 또는 3인치 탄력 테이프로 붙이고 8자형 테이핑 기술을 쓴다.

옵션: *$1^1/_2$인치 비탄력 테이프 하나 내지 두 자락을 상완 주변 탄력 테이프 위로 느슨하게 붙여 놓는다 . 상완 가쪽에서 이 테이프를 마무리한다.*

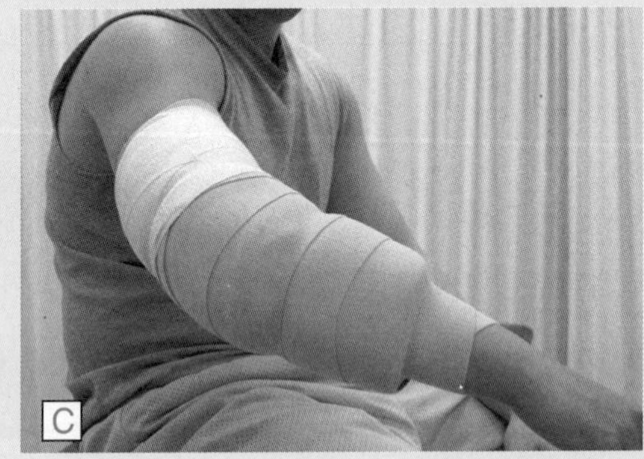

그림 9-17

원형 팔뚝 랩(Circular forearm wrap) 그림 9-18

목적: 원형 팔뚝 기술은 타박상을 치료할 때 압박 및 부드러운 지지를 해주고, 충격을 흡수하는 기성제품 및 주문 제작 패드를 팔뚝에 부착시키는 데 쓴다(그림 9-18).

재료:

- 3인치 또는 4인치 너비 5야드 길이 탄력 랩, 2인치 또는 3인치 탄력 테이프, 테이핑 가위

옵션:

- 3인치 또는 4인치 너비 자가 점착 랩
- $1^1/_2$인치 비탄력 테이프

환자의 자세: 해당되는 팔을 몸 옆으로 놓고 테이핑 테이블 또는 벤치에 앉거나 서서 팔꿈치를 구부린다. 팔뚝 근육 조직은 보통 정도의 등척성 수축을 유지한다.

준비: 처치한 것이 움직이는 것을 방지하기 위해 점착 테이프 스프레이 또는 테이프를 쓰거나 피부 위에 바로 고정시킨다.

적용:

1단계: 부상을 입은 부위 위에 패드를 댄다. 팔뚝 가쪽에서 패드의 손가락 쪽 끝 밑 피부에다 바로 랩을 붙이고 이 고정부를 가쪽에서 안쪽 방향으로 둘러 싼다(그림 9-18A).

옵션: *탄력 랩이 없으면 3인치 또는 4인치 너비 자가 점착 랩을 쓸 수도 있다.*

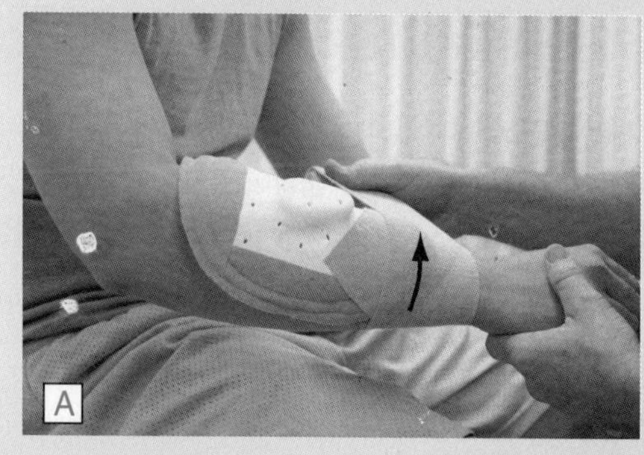

2단계: 계속해서 랩을 원형 패턴으로 가쪽에서 안쪽 방향으로 감는다. 너비의 절반은 겹치게 하고 감는 강도는 보통 정도로, 방향은 말단 쪽에서 몸통 쪽으로 한다(그림 9-18B). 패드를 랩으로 덮고 팔뚝의 상완 가까운 지점에서 끝낸다. 틈이나 주름을 피하고 감는 강도는 일정하게 한다.

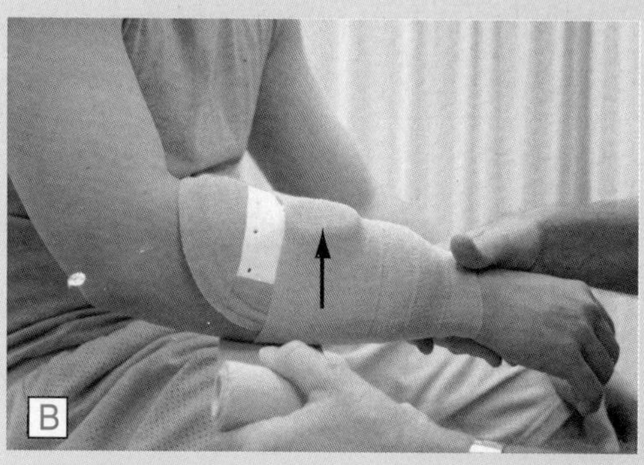

3단계: 고정을 위해 2인치 또는 3인치 탄력 테이프를 패드의 몸통 쪽 가쪽에 대고, 가쪽에서 안쪽 방향으로 원형 패턴으로 감아 준다. 당기는 강도는 중간 정도로 하고, 원형 패턴을 유지하면서 팔뚝의 상완 가까운 지점 가쪽에서 끝내서 자극을 방지한다(그림 9-18C).

옵션: *$1^1/_2$인치 비탄력 탄력 테이프 조각 하나 혹은 둘을 가지고 팔뚝의 상완 근처 지점 주변에서 탄력 테이프 위로 느슨하게 감아서 붙여준다 ⬅➡ . 이 고정부를 팔뚝 가쪽에서 끝낸다.*

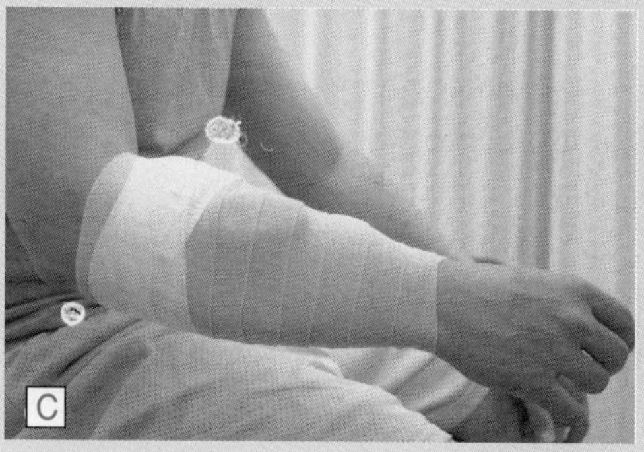

그림 9-18

만약/그렇다면...

만약 팔꿈치에 부상을 입은 후 압박 랩이 **필요하다면,** 실제 적용하기에 앞서 부상과 사용할 기술의 용도를 신중하게 고려해 보도록 한다. 심한 부기와 삼출을 치료할 때는 기술 1을 사용하여 부기/삼출이 몸의 말단, 손 쪽으로 옮겨가게 할 수 있는 반면에, 기술 4를 사용하면 손목 또는 MCP 관절 바로 아래 부분으로부터 상완 상부까지 압박을 주어 말단으로 부기가 옮겨가는 것을 줄이게 된다.

브레이싱 기법

기성제품 및 주문 제작 디자인에서 팔꿈치와 팔뚝을 위한 브레이싱 기술이 몇 가지 있다. 일부 브레이싱 기술은 염좌, 탈구, 수술 후 절차에서 해당 부위를 못 움직이게 하거나 지지, 압박하기 위해, 동작 범위를 제한하기 위해 쓰인다. 또 다른 브레이싱 기술은 과용 부상 및 증상을 치료할 때 압박을 주고 구조적 비정상을 교정하기 위해 쓰일 수 있다.

재활 브레이싱(Rehabilitative) 그림 9-19

목적: 재활 브레이스는 팔꿈치 염좌, 탈수, 수술후 처치를 치료할 때 부드러운 정도에서 보통 정도로 지지해 주거나 못 움직이게 하거나, 동작 범위를 보호해 주는 데 쓴다(그림 9-19). 이러한 디자인은 플라스터나 섬유유리 캐스트 또는 스프린트를 대신할 수 있다. 브레이스는 치료나 재활을 위해 뗄 수 있으며, 움직이는 시기를 앞당기도록 동작 범위를 조정할 수 있다.

> **세부사항**
>
> 이 디자인을 몇 가지 압박 랩 기술과 조합하여 사용하는 방법을 고려해 보자(그림 9-12, 9-15, 9-16)

설계:

- 브레이스는 미리 결정된 사이즈로 우측형, 좌측형, 통합형이 나와 있다. 사이즈는 상완 가운데 둘레나 팔뚝 길이로 표시한다.
- 대부분의 디자인은 폼이나 폴리에틸렌 재질로 상완 및 팔뚝 랩 또는 커프스로 구성된다. 한쪽 또는 양쪽 알루미늄 바가 부착되어 있다.
- 일부 디자인에서는 랩이나 커프스에 직접 부착된 플라스틱 재질 안에 바가 들어가 있다. 다른 디자인은 벨크로 스트랩(strap)을 써서 바를 부착시켜 놓았다.
- 대부분의 디자인에는 다축 경첩이 하나 붙어 있어 동작 범위를 조절하고 잠글 수 있다. 동작 범위를 손쉽게 설정할 수 있는 이지-투-유스 다이얼이 장착된 디자인도 있다.
- 알루미늄 바에 들어가 있는 스트랩은 상완과 팔뚝에 브레이스를 고정시켜 준다.
- 분리할 수 있는 슬링이 장착된 디자인도 나와 있다.
- 브레이스의 말단 쪽 끝에 바가 장착되어 있는 디자인은 손목과 손을 지지해 주고 못 움직이게 해 준다.

환자의 자세: 해당되는 팔꿈치를 통증이 없는 범위에 놓고 테이핑 테이블이나 벤치에 앉는다.

준비: 브레이스 동작 범위를 의사가 지시한 대로 또는 치료 운동 프로그램에 정해진 대로 구부리고 펴는 범위로 설정한다. 브레이스를 피부에 곧바로 대거나 딱 맞는 셔츠 위에 댄다.

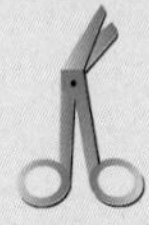

도움말: 브레이스를 댄 후에 실제 굽히고 펴는 범위를 고니오미터로 점검하여 정확하게 설정되었는지 확인한다.

브레이스를 대기 위한 구체적인 설명서가 각 디자인마다 들어 있다. 다음의 일반적인 처치 방법은 대부분의 디자인에 적용된다.

적용:

1단계: 스트랩(strap)을 풀고 브레이스를 펴서 처치를 시작한다.

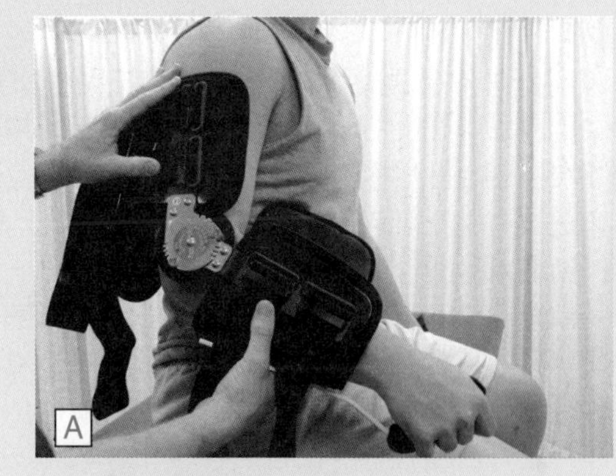

2단계: 브레이스를 해당 상완, 팔꿈치, 팔뚝 아래에 댄다. 경첩을 관절 라인에 맞추고, 바는 안쪽 또는 가쪽 상완 및 팔뚝에 맞춘다(그림 9-19A). 필요한 경우 랩이나 커프스의 자리를 다시 잡아 준다. 일부 디자인의 경우에는 손을 부착된 말단 바에 놓는다.

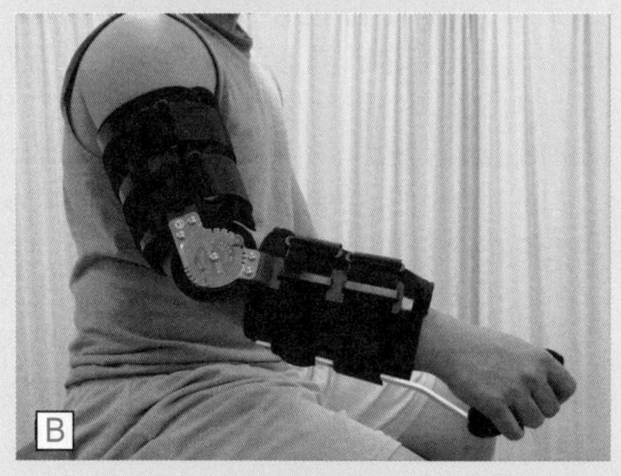

3단계: 상완 및 팔뚝을 둘러 싼 랩이나 커프스를 채운다. 상완의 말단 지점에서 스트랩(strap)을 팽팽하게 당기고 채운다. 그 다음으로, 팔뚝의 상완 가까운 지점 스트랩을 채운다. 이렇게 교대식 패턴으로 나머지 스트랩도 계속 채워 준다(그림 9-19B).

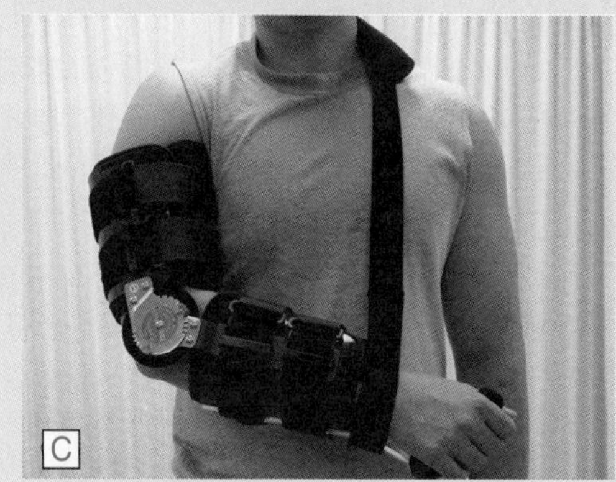

4단계: 슬링 디자인을 쓸 때는 팔꿈치 후방 또는 상완 전방에 위치한 스트랩을 반대편 어깨와 목으로 넘기고, 가슴을 가로질러 말단 브레이스 또는 손목으로 가서 채운다(그림 9-19C).

그림 9-19

기능적 브레이싱(Functional) 그림 9-20

- **목적:** 기능적 브레이스는 염좌, 탈구, 수술후 처치를 다룰 때 팔꿈치에 보통 정도의 안정성을 주기 위해 디자인되었다(그림 9-20). 기능적 브레이싱 디자인은 보통 척골측부인대, 요측측부인대, 윤상인대에 부상을 입고 나서 외반, 내반, 회전 및 과신전 스트레스를 조절하기 위해서 사용된다.

세부사항

기능적 브레이스는 보통 필드하키, 풋볼, 아이스하키, 라크로스, 레슬링과 같은 스포츠 종목 선수들에게 팔꿈치 안정성을 주기 위해 사용되지만, 작업 및 평상적인 활동에도 유용할 수 있다. 브레이스의 휘지 않는 재질은 NCAA[12] 및 NFHS[13] 규정에 맞게 패딩이 되어야 한다.

설계:

- 이러한 브레이스들은 우측형 또는 좌측형 및 통합형이 기성제품 및 주문 제작 디자인으로 나와 있다.
- 기성제품 디자인은 상완 중앙 둘레를 기준으로 사이즈가 미리 나누어져 있다. 착용하는 동안 미세하게 사이즈를 맞출 수 있다.
- 일부 디자인은 안쪽 및 가쪽 경첩 알루미늄 바가 달린 원피스의 네오프렌 슬리브로 구성된다. 몸통 가까운 쪽과 말단 쪽 포켓 또는 파우치가 이 바를 슬리브에 고정시킨다. 벨크로 여밈이 달린 나일론 스트랩(strap)이 달려 있어 바를 더 지지해 주고 브레이스를 채워 준다.
- 슬리브 디자인의 다수는 상완에 맞출 수 있는 부분이 있고, 주와가 열려 있으며 경첩 밑에 상과 패드가 위치해 있다.
- 또 다른 디자인들은 가쪽 경첩이 달린 알루미늄 바가 장착된 상완 및 팔뚝 커프스로 구성되어 있다. 이 커프스를 고정하는 데 나일론 스트랩이 사용된다.
- 대부분의 기성제품 디자인은 동작 범위를 조절할 수 있게 하는 다중 경첩이 달려 있다. 과신전 블록의 디자인도 나와 있다.
- 일부 디자인은 과신전을 방지하기 위해 스트랩이 더 달려 있다.
- 보호 기능이 추가되도록 팔꿈치 후방 패딩이 달려 있는 기성제품 브레이스가 많이 나와 있다.
- 주문 제작 디자인은 상완, 팔꿈치, 팔뚝을 제조사 직원이나 정형외과 테크니션이 캐스팅해서 특정 개인에 맞추어 제작된다. 브레이스를 만들고 나서는 사이즈 조정이 제한적이다.
- 이러한 브레이스는 주문 제작한 기능적 무릎(knee) 디자인 (그림 6-14 참조)과 유사하며 프레임이나 쉘, 상과 패드, 라이너, 스트랩으로 구성된다.
- 프레임은 동작 범위를 통제할 수 있게 하는 단일축 또는 다축 경첩이 달린 카본 컴포짓(carbon composite)과 카본/그래파이트 라미네이트 물질로 만들어진다. 대부분의 디자인에는 과신전 블록이 포함되어 있다.
- 상과 패드와 라이너는 스웨이드나 샤무아 가죽으로 만든다. 일부 디자인은 핏과 편안함을 높여주는 공기압 패드가 포함되어 있다. 벨크로 여밈이 달린 나일론 스트랩이 브레이스를 고정시킨다.

환자의 자세: 해당되는 팔을 몸 옆으로 하고, 테이핑 테이블 또는 벤치에 앉거나 서서 팔꿈치는 구부린다.

준비: 브레이스의 굽히고 뻗는 동작 범위를 필요한 대로 설정한다. 기능적 브레이스를 피부에 바로 댄다. 모든 스트랩을 푼다.

디자인마다 기능적 브레이스 착용 설명서가 들어 있다. 올바른 착용 및 사용을 위해서 순서대로 설명서를 따른다. 다음의 일반적 착용 방법 설명은 대부분의 기능적 브레이스에 적용된다.

적용:

(1단계:) 다수의 슬리브 디자인은 더 큰 쪽 끝을 손가락과 손 위에 댄다. 경첩 중앙이 관절 라인에 맞추어 질 때까지 슬리브를 몸통 방향으로 끌어 올린다(그림 9-20A). 상완 랩 디자인을 쓸 때는 상완을 둘러 싸고 이 부분을 벨크로로 고정한다.

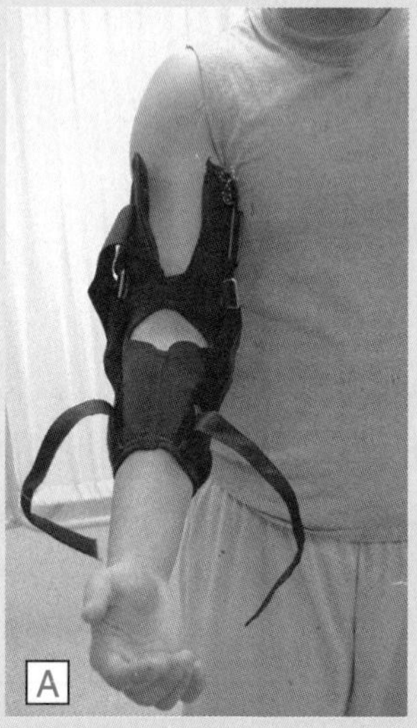

그림 9-20

2단계: 스트랩(strap) 착용 방법은 특정 슬리브 디자인에 따라 다르다. 대부분의 스트랩은 스트랩을 당겨서 벨크로로 고정하는 방법을 쓴다(그림 9-20B).

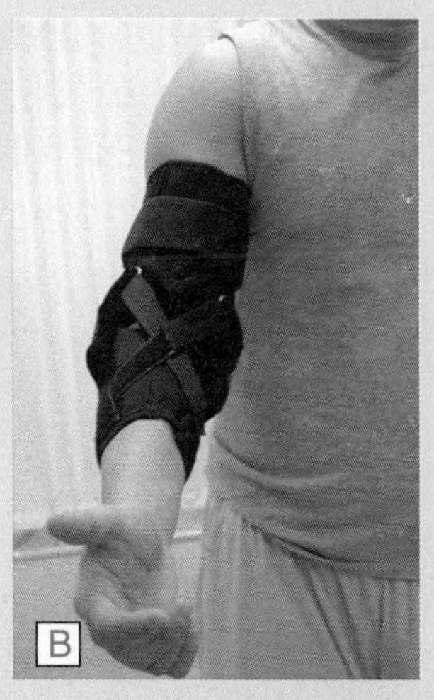

3단계: 다른 기성제품 디자인은 커프스를 상완과 팔뚝에 차는 방법을 쓴다. 경첩은 관절 라인 위에 중심을 맞춘다(그림 9-20C).

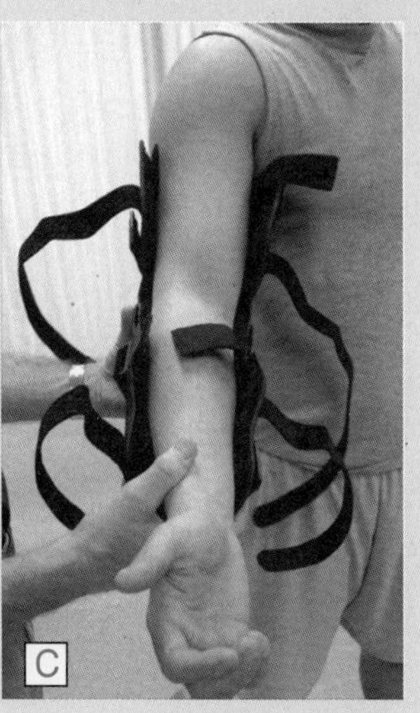

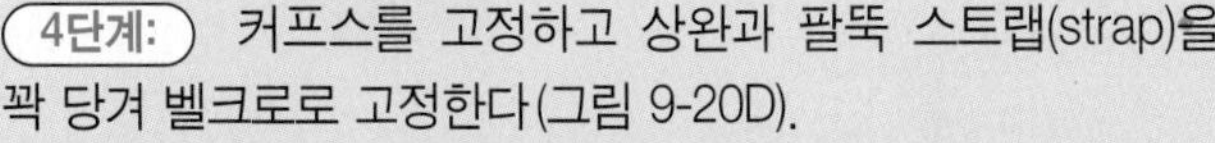

4단계: 커프스를 고정하고 상완과 팔뚝 스트랩(strap)을 꽉 당겨 벨크로로 고정한다(그림 9-20D).

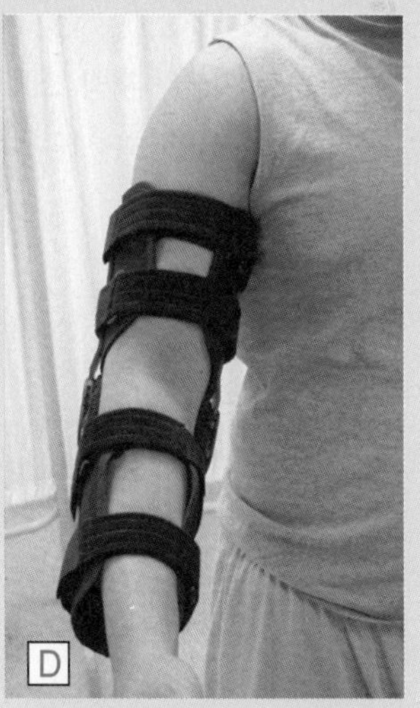

그림 9-20 *(계속)*

5단계: 주문 제작 디자인은 브레이스를 말단에서 몸통 방향으로 상완, 팔꿈치, 팔뚝으로 당겨 올리는 것으로 착용을 시작한다(그림 9-20E). 경첩은 관절 라인의 약 $^1/_2$인치 위에 오게 한다.

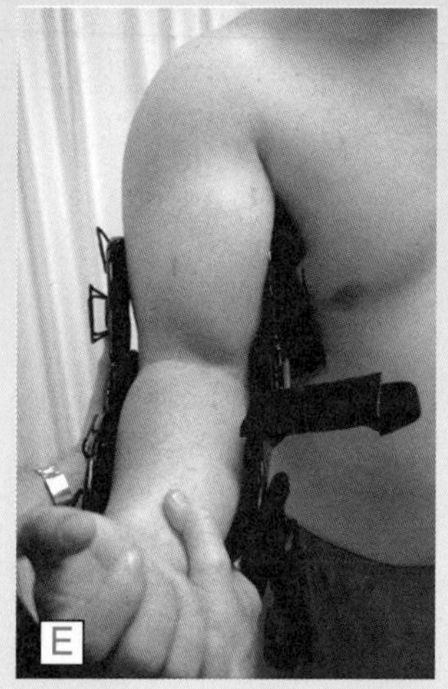

6단계: 스트랩(strap)을 하는 방법은 브레이스 디자인마다 다르다. 어떤 디자인은 상완 상부 전방 스트랩을 고정하고 나서(그림 9-20F), 말단 쪽 팔뚝 전방 스트랩을 고정한다(그림 9-20G).

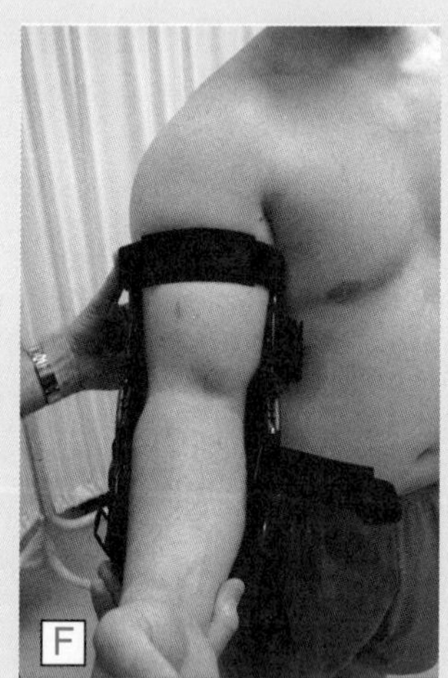

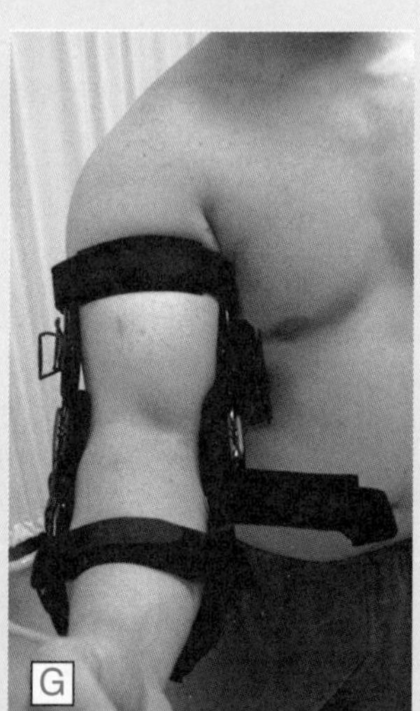

7단계: 다음으로 상완 후방 스트랩(strap)을 고정한다(그림 9-20H). 계속해서 팔뚝 후방 스트랩을 고정한다(그림 9-20I).

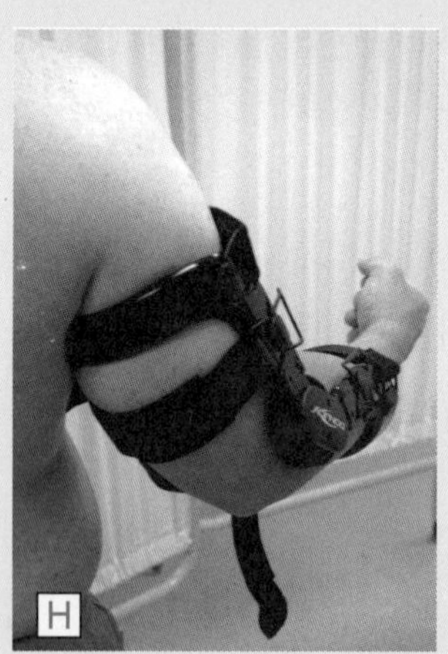

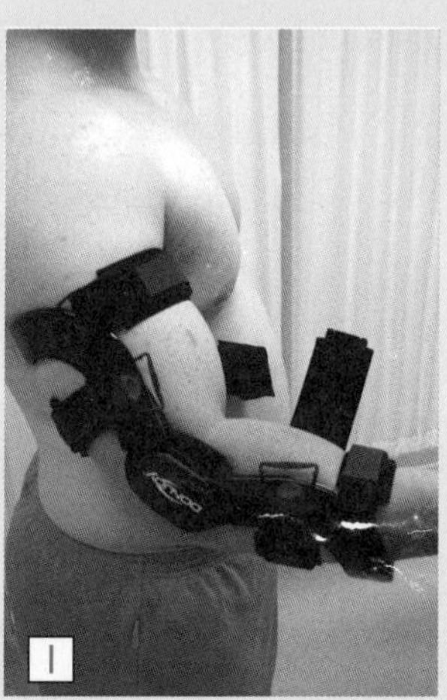

그림 9-20 *(계속)*

8단계: 말단 쪽 상완 전방 스트랩(strap)을 고정한다(그림 9-20J). 마지막으로, 팔뚝 상완 가까운 쪽 전방 스트랩을 고정한다(그림 9-20K).

9단계: 착용한 사람에게 활달하게 팔꿈치를 굽혔다 펴게 하여 잘 착장되었는지 확인한다. 필요하다면 스트랩을 다시 조여 주거나 브레이스의 위치를 다시 잡아 준다.

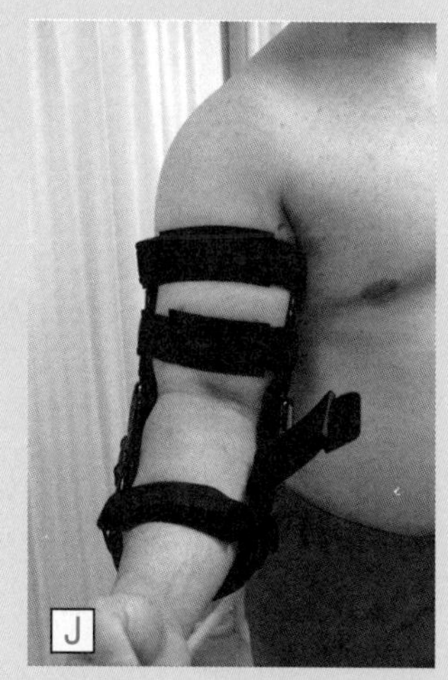

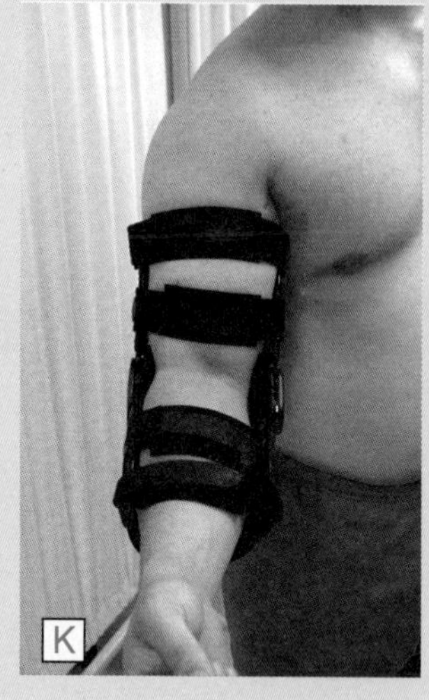

그림 9-20 *(계속)*

경첩 바가 달린 네오프렌 슬리브(Neoprene sleeve with hinged bars) 그림 9-21, 9-22

- **목적:** 경첩 바가 달린 무릎용 네오프렌 슬리브 디자인은 (그림 6-17 참조) 팔꿈치 염좌, 탈구, 수술후 처치를 치료할 때 압박 및 약한 정도에서 보통 정도의 지지를 해 주는 데 쓸 수 있다. 기성제품 엘보우 브레이스 디자인이 없을 때 또는 예산상 이런 디자인을 구매할 수 없을 때 이 기술을 사용한다. 이 기술을 사용하는 방법 두 가지 중 개인의 선호와 갖추고 있는 비품 등에 따라 편한 쪽을 선택한다.

> **세부사항**
>
> 재활 활동, 운동, 작업, 일상적인 활동에서 브레이스를 사용한다. 모든 휘어지지 않는 재질에는 패딩을 대고, 보통 경첩은 NCAA 및 NFHS 규정을 만족한다.

경첩 바가 달린 네오프렌 슬리브 기술 1 (Neoprene sleeve with hinged bars technique one)

- **재료:**
  - 경첩 바가 달린 기성제품 네오프렌 슬리브

  옵션:
  - 2인치 또는 3인치 탄력 테이프 또는 자가 점착 랩, 테이핑 가위
- **환자의 자세:** 해당되는 팔을 몸 옆으로 하고 테이핑 테이블 또는 벤치에 앉거나 서서 팔꿈치는 살짝 구부린 자세를 취한다.
- **준비:** 브레이스의 동작 범위를 원하는 굽히고 뻗는 범위로 설정한다. 경첩 바가 달린 네오프렌 슬리브를 피부 위에 바로 댄다. 스트랩(strap)을 푼다.

적용:

1단계: 브레이스의 더 큰 쪽 끝을 손가락과 손 위에 댄다. 계속해서 팔꿈치를 지나 몸통 방향으로 당겨 올린다. 경첩은 관절 라인 위에 오게 하고 슬개골 구멍은 주두 위에 오게 한다(그림 9-21A).

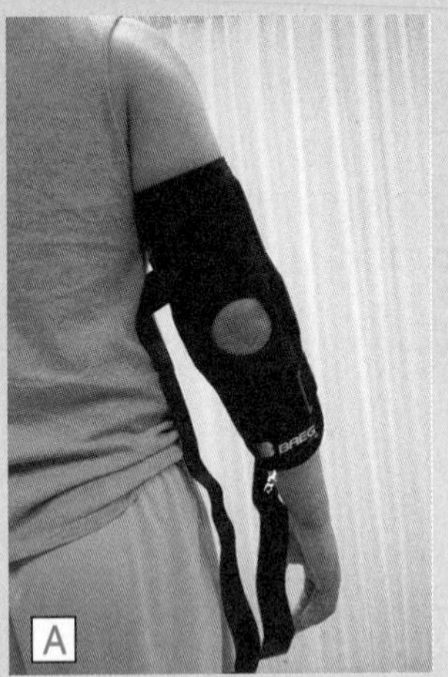

2단계: 스트랩(strap)을 당겨 벨크로로 고정한다(그림 9-21B).

옵션: *2인치 또는 3인치 탄력 테이프나 자가 점착 랩을 상완과 팔뚝 주위로 감아 더 고정시켜 준다. 감는 강도는 보통 정도로 한다 (그림 9-21C).*

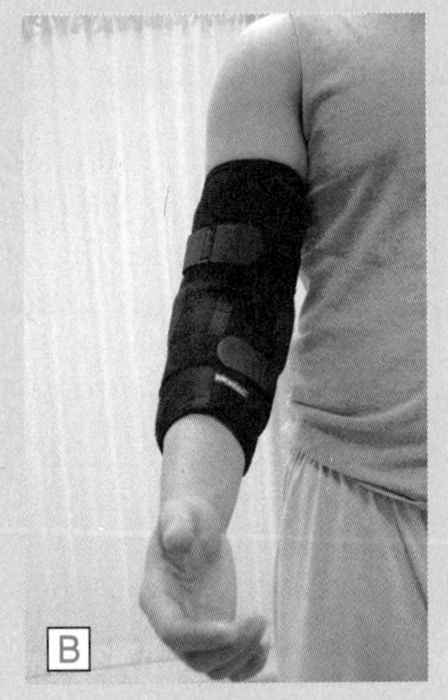

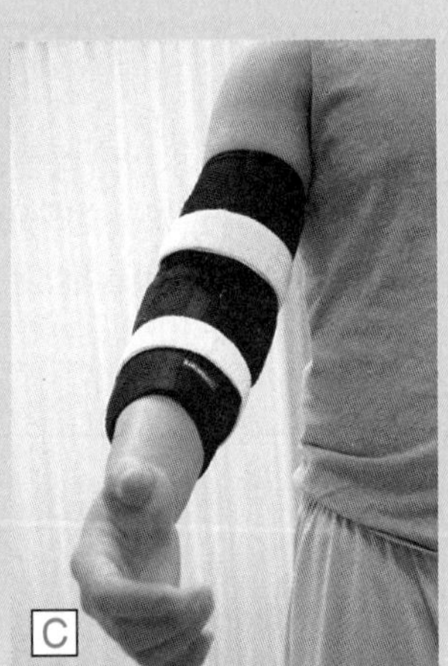

그림 9-21

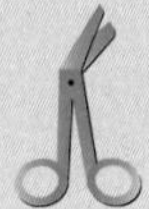

도움말: 경첩 바가 달린 무릎용 네오프렌 슬리브 브레이스는 허벅지와 무릎 둘레를 기준으로 사이즈가 나뉘어 제작된다. 상완과 팔뚝 둘레 치수의 차이 때문에, 기성제품 무릎 브레이스 XS, S, M 사이즈는 일반적으로 팔꿈치용으로 필요하다.

경첩 바가 달린 네오프렌 슬리브 기술 2 (Neoprene sleeve with hinged bars technique two)

재료:

- 경첩 바가 달린 기성제품 네오프렌 슬리브, 2인치 또는 3인치 중량 탄력 테이프, $^1/_4$인치 또는 $^1/_2$인치 폼, 점착 테이프 스프레이, 테이핑 가위

옵션:

- Pre-tape 재료, 자가 점착 랩, 또는 네오프렌 엘보우 슬리브
- $1^1/_2$인치 비탄력 테이프

환자의 자세: 해당되는 팔을 몸 옆으로 하고 테이핑 테이블 또는 벤치에 앉거나 서서 팔꿈치는 약간 구부린 채로 둔다. 상완과 팔뚝 근육 조직은 보통 정도의 등척성 수축 상태를 유지한다.

준비: 오른쪽 가쪽 팔꿈치에 쓰려면 오른쪽 무릎 브레이스의 포켓이나 파우치에서 경첩달린 안쪽 알루미늄 바를, 왼쪽 가쪽 팔꿈치에 쓰려면 가쪽 바를 꺼낸다. 브레이스 동작 범위를 원하는 범위로 굽히고 펼 수 있게 설정한다. 점착 테이프 스프레이를 상완과 팔뚝에 도포한다. 알루미늄 바를 피부에 곧바로 댄다.

옵션: *Pre-tape 재료, 자가 점착 랩, 또는 네오프렌 슬리브를 상완과 팔뚝 위에 대서 자극을 줄인다.*

적용:

(1단계:) 알루미늄 바의 안쪽 표면을 $^1/_4$인치 또는 $^1/_2$인치 폼으로 패딩한다(그림 9-22A). 관절돌기 패드가 경첩에 붙어 있을 경우에는 그대로 둔다.

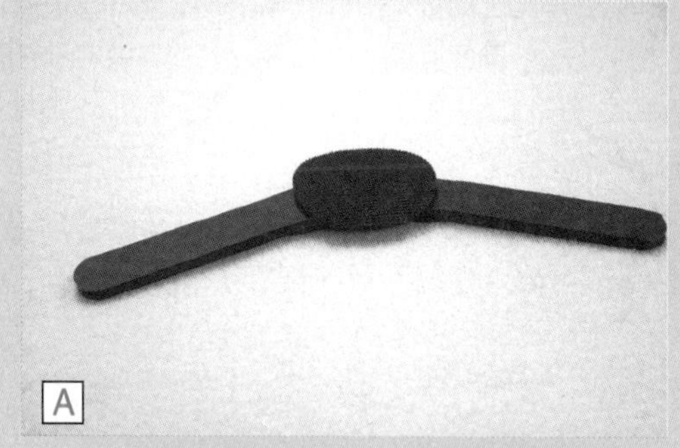

(2단계:) 본 예에서는 자가 점착 랩을 한 겹 상완과 팔뚝 주변에 두른다 (그림 9-22B).

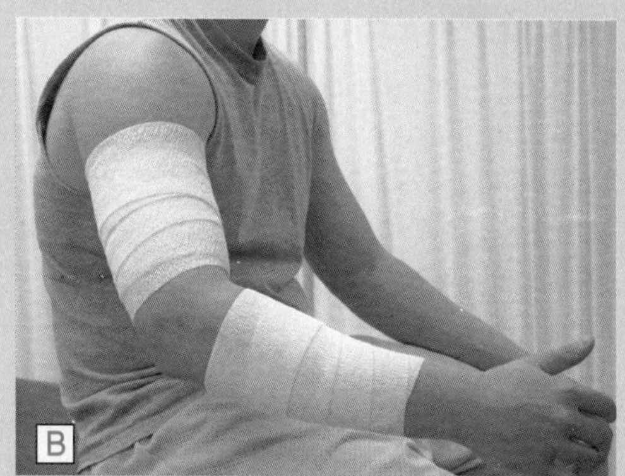

(3단계:) 몸통 쪽으로는 상완 가쪽 위로, 말단 쪽으로는 팔뚝 가쪽 위로 바를 펴고서 경첩을 팔꿈치의 가쪽 관절 라인 위에 중앙이 오도록 댄다(그림 9-22C). 바를 안쪽 상완과 팔뚝 위로 펴고서 경첩 바를 관절 라인 안쪽 위로 대어서 더 지지를 해 줄 수도 있다.

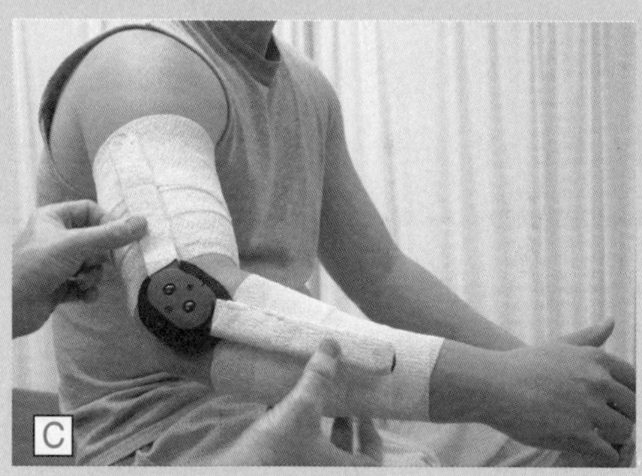

(4단계:) 2인치 또는 3인치 중량 탄력 테이프를 브레이스 바의 말단쪽 끝에 직접 대고, 계속해서 원형으로 상완을 둘러 준다. 감는 강도는 보통 정도로 하고, 가쪽에서 안쪽 방향 패턴으로 한다. 테이프 너비의 절반이 겹치게 하고 바 전체를 덮어 주며, 가쪽 상완에서 바에 가까운 쪽 테이프 패턴 위에서 고정시켜 준다(그림 9-22D). 틈이나 주름이 생기지 않게 하고 돌려 감는 강도를 일정하게 한다.

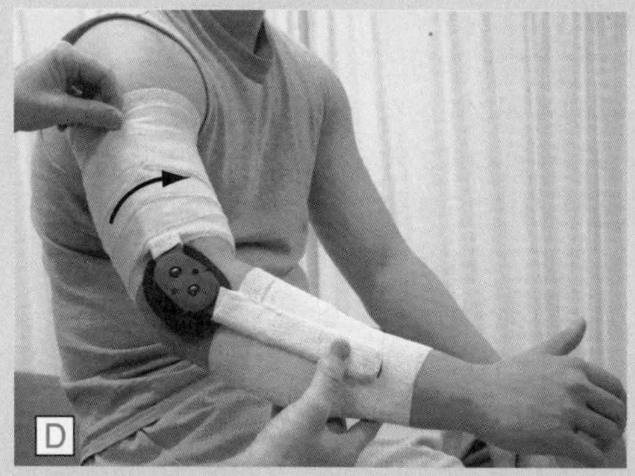

그림 9-22

5단계: 2인치 또는 3인치 중량 탄력 테이프를 몸통 가까운 쪽 브레이스 바에 붙이고, 계속해서 팔뚝을 둥글게 감아 나간다. 당기는 강도는 중간 정도로 하고, 가쪽에서 안쪽 방향 패턴으로 한다(그림 9-22E). 테이프 패턴 위에서 가쪽 팔뚝에 있는 바의 끝을 향해 고정한다.

옵션: *$1\frac{1}{2}$인치 비탄력 테이프를 가지고 상완과 팔뚝을 둘러 한두 조각 더 느슨하게 감아 붙인다* .

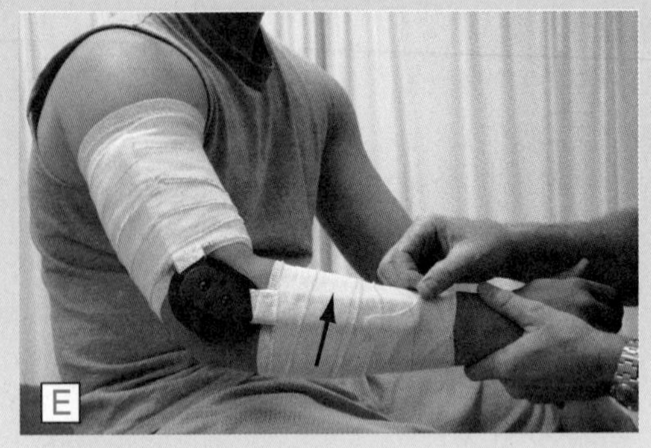

그림 9-22 *(계속)*

만약/그렇다면...

만약 경첩 바가 달린 네오프렌 슬리브 기술 1을 **쓴다면** 손쪽 끝은 팔뚝에 꼭 맞지 않아서 움직일 우려가 많다. 그런 경우에는 기술 2의 사용을 고려해 본다. 중량 탄력 테이프는 상완과 팔뚝에 잘 맞아서 바를 확실히 고정시켜 줄 것이다.

만약/그렇다면...

만약 과신전 테이핑 기술 1, 2, 3을 쓰는 것이 염좌 후 활동에 복귀할 때 과신전을 제한하는 데 **효과적이지 않다면,** 기능적 브레이스나 경첩 바가 달린 네오프렌 슬리브 기술 1 또는 2를 써서 지지도 더 많이 해 주고 과신전도 더 많이 제한하는 방법을 고려해 본다.

창의성이 있는 질문 3

창문 청소부가 바쁜 하루를 끝내면서 발판에서 내려오다가 안전 줄에 발이 걸렸다. 청소부는 오른쪽 팔을 뻗어서 넘어졌고, 후방 팔꿈치 탈구와 3급 척골측부인대 염좌의 부상을 입었다. 수술과 재활 이후 작업에 복귀하게 된다. 의사는 부상 부위를 지지해 주기 위해 앞으로 다섯 달 동안 팔꿈치에 브레이싱을 하라고 권하고 있다.

질문 : 이 경우에 어떤 브레이싱 기술이 적당할까?

상과염 스트랩(Epicondylitis strap) 그림 9-23

- **목적:** 가쪽 또는 안쪽 상과염을 치료할 때 손목 굴근이나 신근 조직의 긴장을 줄여주는 상과염 스트랩(strap) 브레이스 디자인이 많이 나와 있다(그림 9-23). 이러한 디자인은 보통 카운터포스 브레이스라고 부른다.[15] 이 스트랩을 운동, 작업 또는 일상적인 활동에서 쓴다.
- **설계:**
  - 이 스트랩(strap)은 통합형으로 그리고 팔뚝의 상완 가까운 지점 둘레를 기준으로 하는 사이즈 별로 기성제품 구매할 수 있다. 통합형 사이즈로 몇 가지 디자인이 나와 있다.
  - 대부분의 디자인은 D-링 벨크로 여밈이 달린 폼 복합물질이나 네오프렌으로 만들어져 있다.
  - 일부 디자인은 비탄력 폼 재질로 구성되어 있다.
  - 상과염 스트랩은 적당한 네오프렌, 폼, 에어셀, 비스코탄력체, 젤, 패딩된 플라스틱, 또는 패딩된 플라스틱/금속 버트리스가 스트랩에 들어가 있다.
  - 일부 브레이스는 가쪽 또는 안쪽 상과염 전용으로 디자인되어 있는 반면에, 또 어떤 브레이스는 양쪽 증상 모두에 쓸 수가 있다.
- **환자의 자세:** 해당되는 팔을 몸 옆에 놓고 테이핑 테이블 또는 벤치에 앉거나 서서 팔꿈치는 약간 구부려 놓고 팔뚝은 중립 자세를 취한다.
- **준비:** 상과염 스트랩을 피부에 바로 처치한다. 고정은 필요하지 않다.

적용:

1단계: 버트리스를 상완골 외상과에서 손쪽으로 $^{3}/_{4}$인치 가량 떨어진 가쪽 팔뚝 지점에 대어 외상과염 스트랩(strap) 디자인을 착용한다(그림 9-23A)).

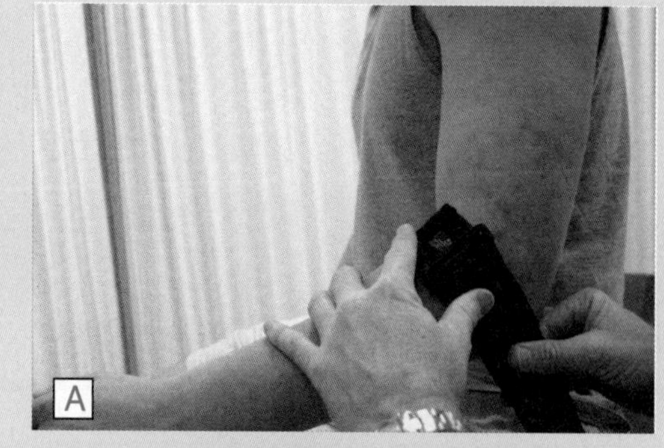

2단계: 스트랩을 팔뚝의 상완 가까운 부분 둘레에 또는 D 링과 앵커를 통해 잘 맞게 싼다(그림 9-23B)

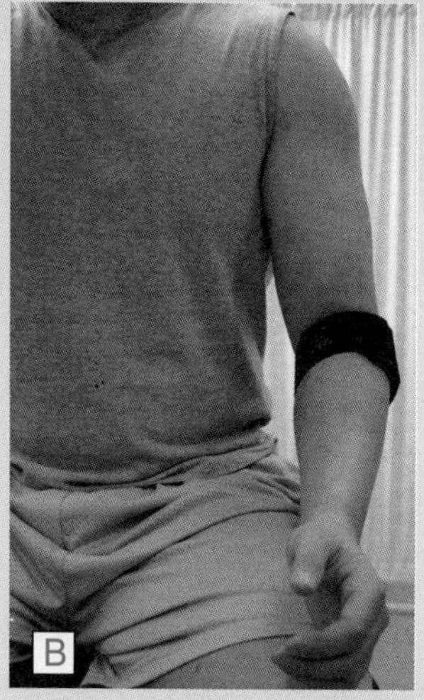

3단계: 버트리스를 상완골 내상과에서 손쪽으로 약간 떨어진 안쪽 팔뚝에 대어 내상과염 스트랩 디자인을 착용한다(그림 9-23C).

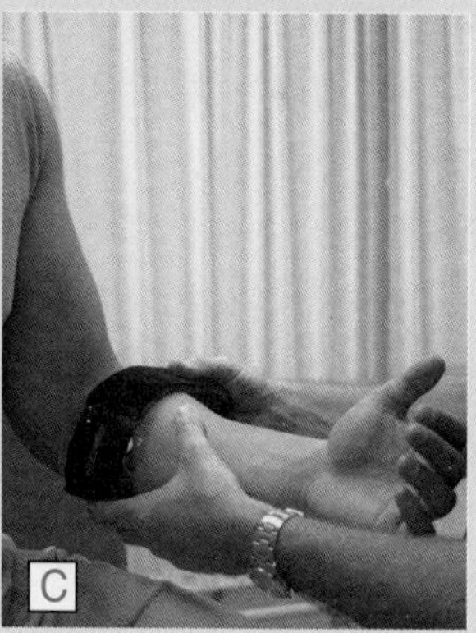

4단계: 스트랩을 싸서 고정시킨다(그림 9-23D).

5단계: 이전에 통증이 왔던 활동을 해 보게 한다. 필요한 경우, 스트랩의 장력을 재조절한다.

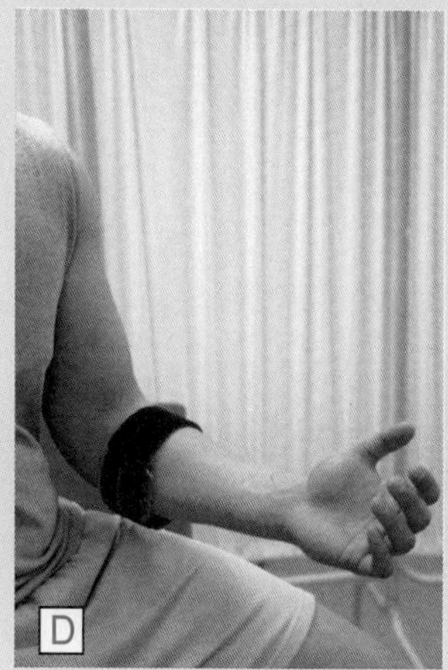

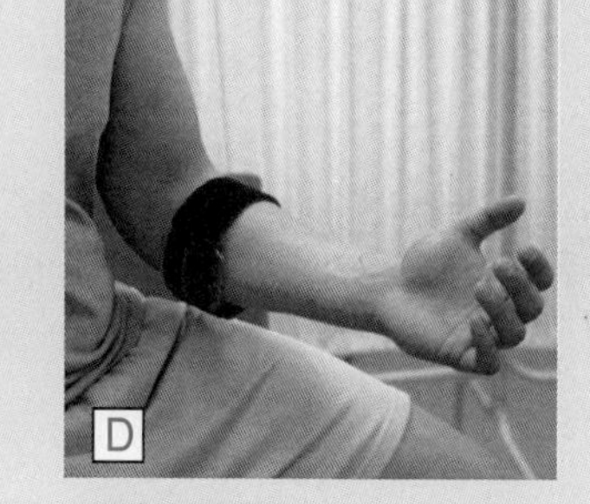

그림 9-23

창의성이 있는 질문 4

육상팀의 투창 선수가 지난 3주간 외상과염 치료를 받아 왔다. 이 선수가 카운터포스 브레이스를 착용하여 던지는 동작과 관련한 통증을 경감시키고 활동에 복귀하였다. 연습 중에 브레이스를 착용한지 며칠이 지난 후 브레이스가 헐거워지고 가쪽 팔뚝에 통증이 다시 돌아왔다. 테이핑 스트랩(strap)을 착용해 보았지만, 이런 증상을 완화시키는 데는 효과가 없었다.

 **질문 : 이런 상황에서 무엇을 할 수 있을까?**

연구 요약

팔뚝용 브레이싱 기술이 처음 소개된 것은 1971년이었다.[3] 현재는 외상과염에 대한 다양한 치료와 재활 프로그램에서 다른 양식과 결합하여 많은 기술이 사용되고 있다. 팔뚝 근육 조직의 근전도 활동, 근력, 통증에 대한 카운터포스 브레이스[15]의 효과에 대해서는 많은 연구가 시행되었다. 이러한 연구들은 서로 모순된 결과들을 보여 주었다.

문헌에 나와 있는 브레이스의 작용에 대한 이론적인 메커니즘은 몇 가지가 있다. 많은 연구자들[4,5,7,19]은 브레이스가 근육 확장을 줄이고 근육 수축력을 감소시킴으로써 상부 쪽 근건접합부에서 긴장을 완화시킨다고 제안하였다. 또 다른 학자들은[8,14,16,21] 브레이스가 총신근건 기시부 공간을 확장시켜 인위적으로 두 번째의, 더 넓은 근육 기시부를 만든다고 믿는다. 이러한 확장이 스트레스를 건강한 조직 또는 밴드로 향하게 하여 외상과에 가해지는 스트레스를 줄여줄 가능성이 있다.

브레이스를 착용한 팔뚝 근육조직의 근전도 조사에서는 이를 긍정하는 방향의 발견이 나왔다. 외상과염 증세가 없는 일군의 테니스 선수에 대한 검사에서 브레이스를 하지 않은 그룹보다 브레이스를 착용한 그룹이 백핸드 및 서브 동작을 할 때 척측수근신근과 요측수근신근 근전도 활동이 낮게 나타난 것이다.[6] 브레이스 착용은 또한 대조군에 비해 실험군에서 단요측수근신근과 총수지신건의 근전도 활동을 상당히 감소시키는 것으로 나타났다.[19] 이러한 발견에도 불구하고, 카운터포스 브레이싱와 연관된 근전도 활동 감소가 외상과염의 임상적인 개선과 연관됨이 드러나지는 않았다.[11]

카운터포스 브레이스와 테이핑 기술이 외상과염과 연관된 통증에 미치는 효과에 대해서는 상반된 결과가 관찰되었다. 학자들은 브레이스 두 개 및 플라시보 하나를 쓴 외상과염이 있는 실험군이 물건을 쥐는 동작을 할 때 브레이스를 착용하지 않은 대조군에 비해 통증 지각의 시각적인 아날로그 척도에 어떤 유의미한 효과를 미치지 않음을 보여 주었다.[22] 브레이스를 착용하면 실험대상의 통증 지각 수준이 증가하였다. 또 다른 학자들은 외상과염이 있는 실험군 사이에서 브레이스를 사용했을 때 통증 지각의 시각적 아날로그 척도에 아무런 유의미한 변화를 관찰하지 못했다.[21] 주사 요법과 병용했을 때 브레이스는 외상과염을 앓고 있는 실험자 12명 중 10명에서 통증을 덜어 주는 것으로 보고되었다. 하지만 어느 정도까지인지는 설명되지 않았다.[3] 다이아몬드형 테이핑 기술은 외상과염이 있는 실험군에서 플라시보를 쓰거나 테이프를 쓰지 않은 대조군에 비해 압통 임계 점수를 낮추는 것으로 관찰되었다.[20] 그러나, 이러한 결과는 통계적으로 중요하지는 않았다. 이 테이핑 기술은 외상과를 둘러 다이아몬드 패턴으로 피부에 바로 붙인 비탄력 테이프 네 자락으로 구성된 것이었다. 각 테이프 자락을 붙이면서 연조직은 상과를 향해 테이프에 수직 방향으로 밀린다.

몇몇 연구에서는 브레이싱과 테이핑이 무통 악력에 미치는 효과를 살폈다. 브레이스 착용에서 악력의 변화는 브레이스를 착용하지 않은 그룹에 비해 외상과염이 있는 실험군에서 4% 내지 5% 증가하는 것으로 나타났다.[2,21,22] 다이아몬드 테이핑 기술을 썼을 때 즉시 그리고 처치 30분 후에 24%의 악력 증가가 나타났다.[20] 카운터포스 브레이스가 팔뚝의 상완 가까운 쪽 부분에 그 둘레를 돌아 압력을 가한다는 점, 그리고 테이핑 기술이 후배측 팔꿈치 및 팔뚝의 상완 가까운 부분에 압력을 집중시킨다는 점을 주목하자. 연조직과 신근 근육 덩어리에 가하는 압력 및 힘의 차이에 대한 연구를 더 살펴보아야 할 필요가 있다.

외상과염 치료에서 카운터포스 브레이스를 언제 어떻

게 쓰는지에 대한 권고는 문헌마다 다르다. 브레이스는 치료의 급성 단계에서 쓰라고 권하는 학자들도 있고,[3,5] 통증이 오는 활동에서만 쓰라는 제안,[3] 보통 정도의 증상이 존재한다면 모든 활동에서 쓰라는 제안, 심한 증상이 있다면 모든 경우(잘 때만 빼고)에 쓰라는 제안,[18] 증상이 1년 정도 잦아들면, 사용하라는 제안[3] 등이 있다. 대부분의 학자들은 카운터포스 브레이싱이 포괄적인 치료 프로그램의 부속 요소라는 데 동의한다.[11]

브레이스로 팔뚝에 얼마나 긴장을 가해야 하는가는 여전히 알려져 있지 않다. 이전 연구에서는 팔뚝 근위부에 얼마나 맞게 하느냐에 대해 편안하게(comfortably),[3,21] 잘 맞게(snugly)[18,19] 착용하라는 용어로 설명해 왔다. 어떤 학자들은 착용 압력 40 mmHg에서 50 mmHg가 최적의 기계적 효과를 낼 수 있다고 제안했다.[11] 브레이스 장력이 과하면, 부종 및 전골간신경 증후군을 초래하여 신경내 혈류에 영향을 미치고, 심한 팔뚝 통증을 유발하며 손 근육을 약화시킬 수 있음을 알아 두자.[1] 본 장의 테이핑 부분에서 언급했듯이, 외상과에서 3/4인치 아래 지점에 브레이스를 위치시키는 것이 외상과염 치료에서 팔뚝에 대해 더 선호되는 배치이다.[19,21] 내상과에 대해서는 문헌에서 구체적인 착용법 조언을 찾지 못했다.

외상과염 치료에서 카운터포스 브레이싱의 효과에 관해 연구 결과가 이처럼 엇갈리고 있는 한편 계속 쓰이고 있기도 하다. 브레이스는 포괄적인 치료 운동 프로그램 내에서 사용되어야 하며, 각 개인은 브레이스의 적절한 착용법과 사용법에 대해 교육받아야 한다. 브레이스의 착용 장력과 위치, 최적의 착용 기간, 장기적인 임상 효과에 대해서 더욱 연구가 필요하다.

네오프렌 슬리브(Neoprene sleeve) 그림 9-24

- **목적:** 네오프렌 슬리브는 타박상, 염좌, 좌상, 파열, 탈구, 활액낭염, 찰과상, 과용 부상 및 증상을 예방하고 치료할 때 압박을 주고 부드럽게 지지해 주기 위해 쓴다(그림 9-24). 네오프렌 슬리브는 재활, 운동, 작업, 일상적 활동에서 쓰인다.
- **설계:**
  - 기성제품 슬리브는 통합형 핏 디자인으로 팔꿈치 관절 둘레를 기준으로 정해진 사이즈 별로 제작된다.
  - 대부분의 디자인은 상완 가운데에서 팔뚝 가운데에 이른다. 일부 디자인은 지지 및 보호 기능을 더하기 위해 팔뚝 원위부까지도 이른다.
  - 많은 디자인에서 후방 팔꿈치에 보호 패딩이 있는 반면에, 또 다른 디자인들은 더욱 압박해 주기 위해 실리콘 삽입물을 사용한다.
  - 일부 디자인에는 벨크로 여밈이 달린 가쪽 또는 안쪽 상과염 스트랩(strap)이 있다.
  - 주와 부분이 열려 있는 디자인도 몇 가지 나와 있다.
- **환자의 자세:** 해당되는 팔을 몸 옆에 놓고 테이핑 테이블 또는 벤치에 앉거나 서서 팔꿈치를 살짝 구부린다.
- **준비:** 네오프렌 소매를 피부에 직접 댄다. 고정은 필요치 않다.
- **적용:**

(1단계:) 슬리브의 양쪽을 잡고 더 큰 말단을 손가락과 손에 씌운다. 소매가 팔꿈치에 이를 때까지 기부 방향으로 당긴다(그림 9-24A).

(2단계:) 버트리스의 자리를 잡아서 상과염 슬리브 디자인을 착용한 후 스트랩(strap)을 감싸서 고정한다.

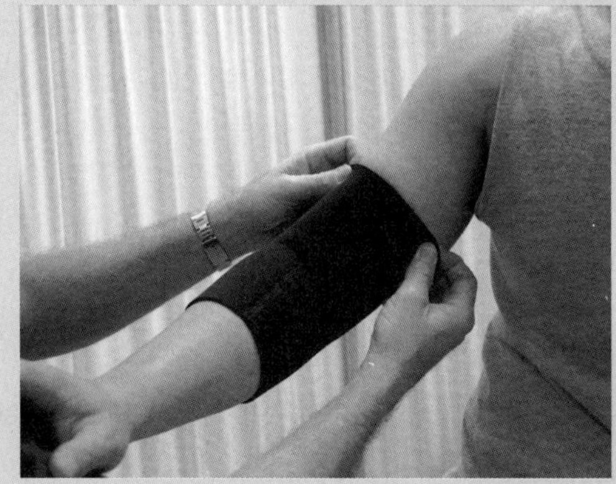

그림 9-24

슬링(Slings)

- **목적:** 팔꿈치와 팔뚝 부상 및 증상을 치료할 때 슬링을 써서 지지하고 못 움직이게 한다.
  - 염좌, 좌상, 파열, 탈구, 골절, 활액낭염, 과용 부상과 증상을 치료하는 데 슬링 기술 1(그림 8-11 참조)을 쓴다. 이 기술은 수술 후 처치에도 쓰일 수 있다.

패딩 기법

기성제품 및 주문 제작 패딩 기술을 팔꿈치와 팔뚝 부상 및 증상을 치료할 때 충격을 흡수하고 보호하는 역할을 한다. 팔꿈치 또는 팔뚝 패딩은 몇 가지 주니어 및 대학 리그 스포츠에서 반드시 갖추게 되어 있다. 이러한 의무 착용 기술은 13장에서 더 자세하게 논하겠다.

기성제품(Off-the-shelf) 그림 9-25, 9-26

- **목적:** 충격을 흡수하고 보호하는 기성제품 패딩 기술은 다양한 디자인으로 나와 있다. 타박상, 활액낭염, 찰과상, 과용 부상과 증세를 예방 및 치료할 때 이러한 기술을 쓴다. 이러한 패딩 디자인 중 다수는 6장(그림 6-21, 6-22 참조)에서 설명한 기술과 유사하다. 다음은 두 가지 기본 디자인에 대한 설명이다.

소프트, 저밀도 (Soft, Low-Density)

> **세부사항**
>
> 소프트, 저밀도 패드는 보통 야구, 농구, 필드하키, 풋볼, 아이스하키, 라크로스, 소프트볼, 발리볼, 레슬링과 같은 종목 선수들의 팔뚝과 팔꿈치에 가해지는 충격을 흡수하는 데 쓴다. 패드는 작업 및 일상 활동에도 쓸 수 있다.

- **설계:**
  - 패드는 상완, 팔뚝 또는 팔꿈치 관절 둘레 또는 체중을 기준으로 하여 미리 정해진 사이즈별로 통합형 핏 디자인으로 나온다(그림 9-25A).
  - 많은 디자인이 겉은 폴리에스터/스판덱스 또는 직조한 천으로 덮고 벨크로 여밈의 탄력 스트랩(strap)이 달려있는 고충격 오픈 및 클로즈 셀 폼으로 제작된다.
  - 일부 패드는 직조한 천이나 네오프렌 재질로 되어 있고 네오프렌은 팔꿈치와 팔뚝 안쪽면에 위치해 있어 운동 장비에서 필요한 점착성 표면을 제공해 준다.
  - 다른 디자인은 네오프렌이나 천 슬리브의 후방 팔꿈치 위로 고충격 폼이 들어 있다.
  - 일부 디자인은 주와 공간이 열려 있는 반면에 닫혀 있는 디자인도 있다.

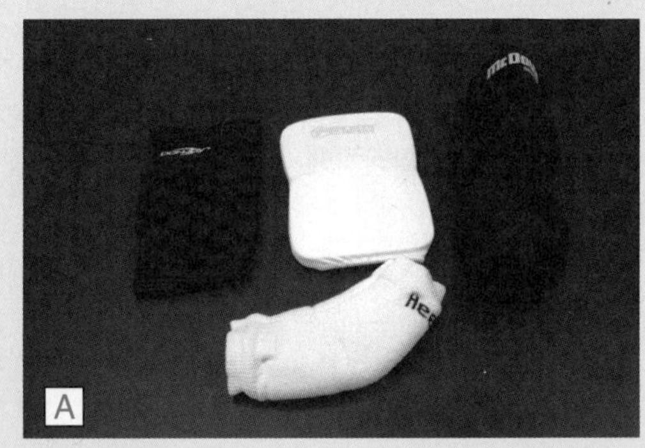

그림 9-25A 다양한 소프트 저밀도 패드.

- **환자의 자세:** 해당되는 팔을 몸 옆에 놓고 테이핑 테이블 또는 벤치에 앉거나 서서 팔꿈치를 살짝 구부린다.

- **준비:** 소프트 저밀도 디자인을 바로 피부 위에 대거나 꼭 맞는 옷 위에 댄다.
- **적용:**

(1단계:) 패드의 더 큰 쪽 끝을 손가락과 손 위에 놓는다. 몸통 방향으로 팔꿈치와 팔뚝 위로 당긴다(그림 9-25B). 일부 디자인을 사용할 때는 스트랩(strap)을 고정시킨다.

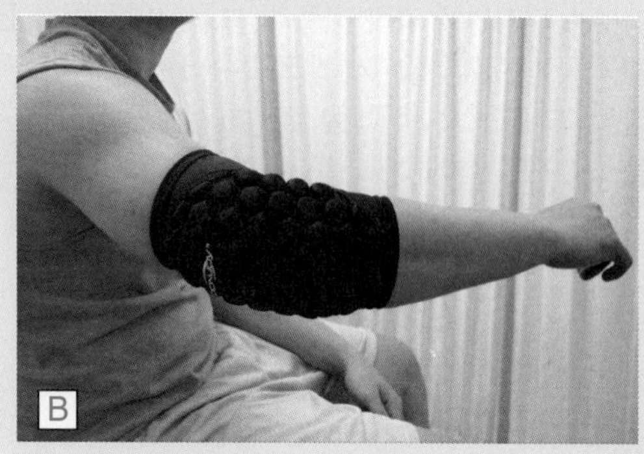

그림 9-25 *(계속)*

하드, 고밀도 (Hard, High-Density)

세부사항

하드, 고밀도 패드는 보통 야구, 농구, 필드하키, 풋볼, 아이스하키, 라크로스, 스키, 소프트볼, 발리볼, 레슬링과 같은 같은 선수들의 팔꿈치와 팔뚝에 가해지는 충격을 흡수하기 위해 쓰인다. 패드는 또한 작업 및 일상적 활동에도 쓰일 수 있다.

- **설계:**
  - 이 종류의 패드는 상완, 팔뚝 또는 팔꿈치 관절 둘레 치수에 따라 또는 연령에 따라 통합형 및 우측형 또는 좌측형으로 나와 있다(그림 9-26A).
  - 많은 디자인이 비닐 또는 천 재질에 들어가 있는 오픈 또는 클로즈드 셀 폼으로 안을 댄 플리카보네이트 또는 플라스틱 외피로 구성되어 있다. 이러한 패드는 상완, 팔꿈치, 팔뚝의 윤곽을 따라 미리 모양이 잡혀 있다.
  - 대부분의 패드는 안쪽 및 가쪽 상완, 팔꿈치, 팔뚝을 더 보호하도록 덮어 주는 보호 물질을 포함하도록 디자인된다.
  - 일부 패드는 원피스로 되어 있어 동작 범위와 안락함을 최대한으로 허용한다.
  - 하드 고밀도 패드는 용도에 따라 다양한 길이로 나와 있다.
  - 하드 고밀도 패드는 벨크로 또는 버클로 여미는 조절이 가능한 다양한 나일론 스트랩(strap)으로 상완, 팔꿈치, 팔뚝에 부착한다.

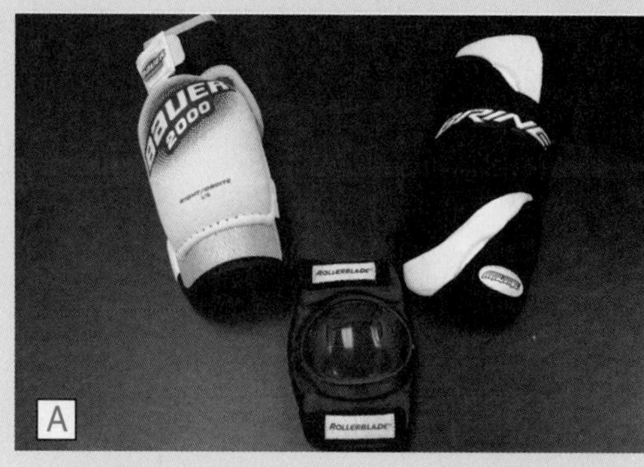

그림 9-26A 다양한 하드 고밀도 패드(좌) 아이스하키용(중) 인라인 스케이팅용. (우) 라크로스용.

- **환자의 자세:** 해당되는 팔을 몸 옆에 놓고 테이핑 테이블 또는 벤치에 앉거나 서서 팔꿈치를 살짝 구부린다.
- **준비:** 하드 고밀도 디자인을 피부에 바로 대거나 꼭 맞는 옷 위로 댄다.

▶ **적용:**

1단계: 패드를 팔꿈치 후방에 댄다. 스트랩(strap) 사용 여부는 디자인에 따라 다르다. 보통은 스트랩을 전방 상완과 팔뚝을 가로질러 당겨서 밸크로나 버클 여밈으로 패드 위에서 고정한다(그림 9-26B). 잘 맞게 하기 위해 필요한 경우 스트랩을 다시 조정한다.

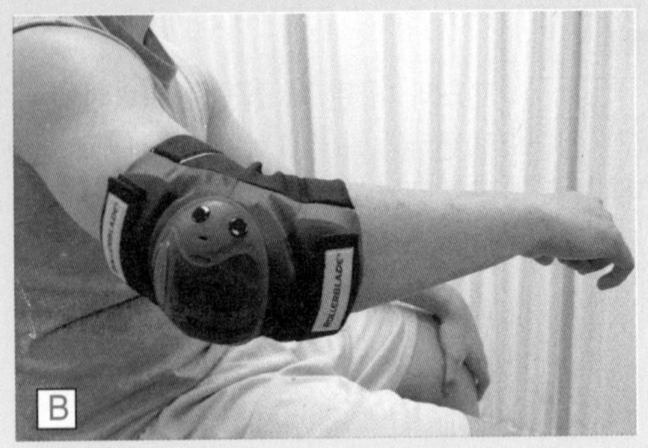

그림 9-26 *(계속)*

주문 제작형(Custom-made) 그림 9-27

열가소성 물질을 써서 기성제품 패드를 만들어서 팔꿈치와 팔뚝 타박상 치료할 때 충격을 흡수하고 보호 기능을 한다(그림 9-27).

▶ **재료:**

- 종이, 펠트 팁 펜, 열가소성 물질, $^1/_8$인치 또는 $^1/_4$인치 폼 또는 펠트, 열원, 2인치 또는 3인치 탄력 테이프, 탄력 랩, 소프트 저밀도 폼, 러버시멘트(고무풀), 테이핑 가위

▶ **환자의 자세:** 해당되는 팔을 몸 옆에 놓고 테이핑 테이블 또는 벤치에 앉거나 서서 팔꿈치는 기능적인 자세를 취한다.

▶ **준비:** 종이 패턴으로 패드를 디자인한다(그림 1-14 참조). 열가소성 물질을 잘라 팔꿈치 또는 팔뚝의 부상을 입은 부위에 대고 몰딩하여 모양을 잡는다. 소프트 저밀도 폼을 이 열가소성 물질 안쪽에 댄다(그림 1-15 참조).

▶ **적용:**

1단계: 패드를 부상을 입은 부위에 대고 8자형 또는 원형 팔뚝 테이핑 기술이나 원형 팔꿈치 또는 원형 팔뚝 랩핑 기술로 부착시킨다(그림 9-27A). 모든 휘지 않는 물질은 NCAA 및 NFHS 규정에 맞게 패딩한다.

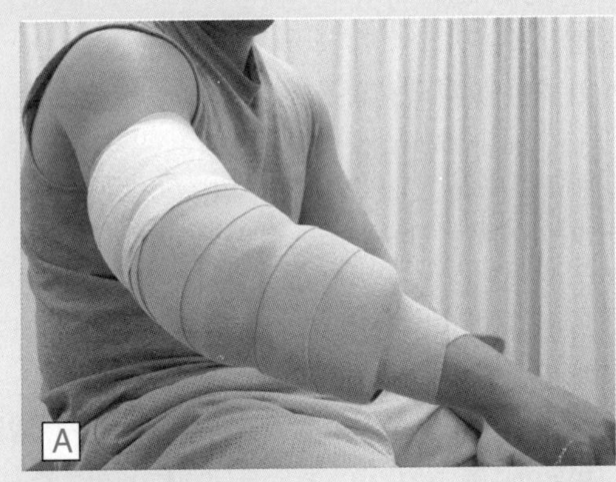

2단계: 열가소성 물질은 또한 몰딩하여 시멘트나 탄력 테이프로 기성제품 팔꿈치/팔뚝 패드에 부착해서 타박상에 대비한 보호 기능을 추가할 수 있다(그림 9-27B).

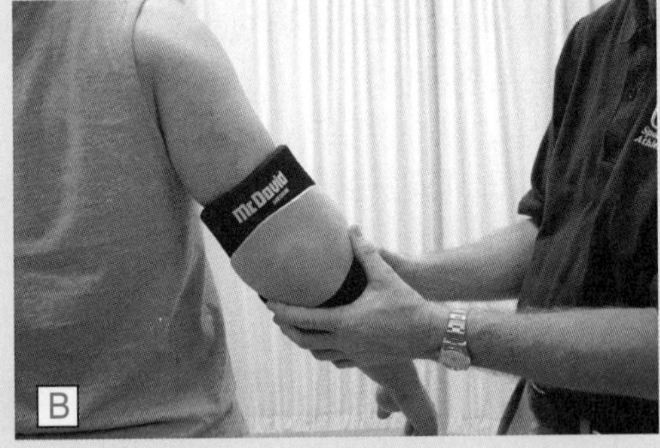

그림 9-27

압박 랩 패드(Compression wrap pad) 그림 9-28

- **목적:** 압박 랩 패드를 써서 팔꿈치 타박상, 염좌, 좌상, 파열, 탈구, 활액낭염을 치료할 때 경미하거나 보통, 또는 심한 정도의 부기와 삼출을 완화시킨다(그림 9-28).
- **재료:**
  - $^{1}/_{4}$인치 또는 $^{1}/_{2}$인치 오픈셀 폼, 테이핑 가위
- **환자의 자세:** 해당되는 팔을 몸 옆에 놓고 테이핑 테이블 또는 벤치에 앉거나 서서 팔꿈치를 통증이 없게 구부린다.
- **준비:** 움직이는 것을 방지하기 위하여 점착 테이프 스프레이 또는 테이프를 쓰거나 피부에 바로 고정한다.
- **적용:**

1단계: 패드를 상완골 외상과에서 상완골 내상과까지 후방 팔꿈치를 지나 펼쳐서 덮어 주는데, 주두로부터 3인치 가량 떨어지게 한다(그림 9-28A).

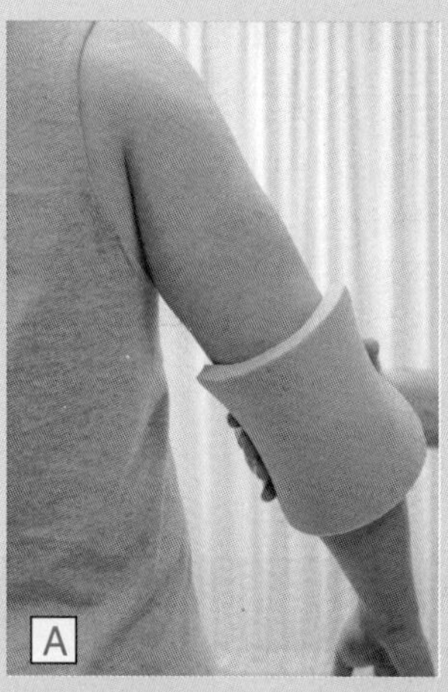

2단계: 패드를 후방 팔꿈치 위에 놓고 압박 랩 기술을 적용하여 고정한다(그림 9-28B).

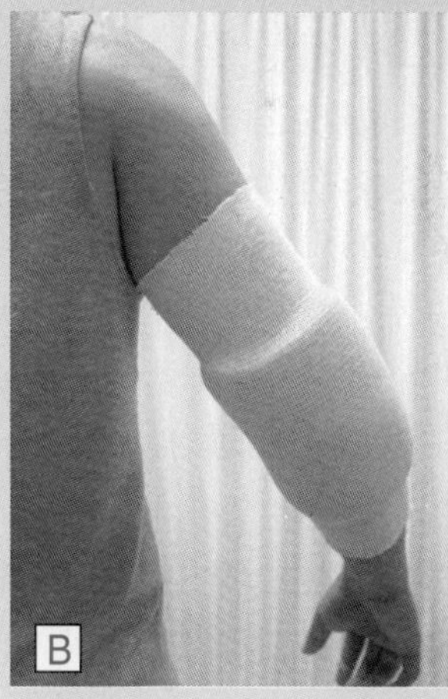

그림 9-28

의무 착용 패딩(Mandatory padding)

NCAA[12]와 NFHS[13]는 모든 필드하키, 아이스하키, 라크로스 연습과 경기에서 선수들이 팔꿈치 또는 팔뚝에 보호 패딩을 사용하도록 요구한다. 이러한 패딩 기술은 다양한 기성제품 디자인으로 나와 있다. 이들 기술에 대해서는 13장에서 더 살펴보기로 한다.

창의성이 있는 질문 5

지역의 정형외과 클리닉에서 왼쪽 무릎 재활 치료를 받는 조경 감독관이 팔꿈치 패드 사용에 문제가 있다고 얘기하였다. 주말에 롤러블레이드를 탈 때마다 패드가 팔뚝으로 미끄러져 내려간다는 것이다. 그녀는 스포츠용품점에서 패드를 교환하고 다른 것으로 착용하였다. 다음 주말, 이 패드 역시 팔뚝으로 미끄러져 내려갔다. 그녀는 패드 때문에 화가 나서 팔꿈치에 아무런 보호 장비를 하지 않을까 생각하고 있다.

질문 : 이 상황을 어떻게 해결할까?

만약/그렇다면...

만약 비정상적으로 주두나 점액낭이 큰 사람에게 하드 고밀도 패딩 기술이 필요하다면, 주문 제작 디자인을 만드는 것을 고려해 보자. 기성제품 패드는 미리 정해진 사이즈의 통합형 핏 디자인으로 만들어지기 때문에 적절한 보호 기능을 제공할 수 없을 수도 있다.

임상사례

시즌 두 번째 경기에서 베테랑 로데오 선수 리오 리건은 첫 회전에서 황소 등에서 내동댕이 쳐졌다. 리오는 황소를 매고 있는 로프에서 오른손을 떼기는 했지만 좌측 팔을 뻗어 바닥을 짚으며 넘어져서 좌측 팔꿈치 후가쪽 탈구를 겪게 되었다. 이 순회 경기를 함께 도는 ATC 제이 패트릭이 리오를 진단했다. 제이는 좌측 팔꿈치를 못 움직이도록 조치했고 리오는 지역 병원으로 후송되었다. 응급실에서 정형외과 의사가 영상 검사를 비롯하여 진료를 하고 팔꿈치 통증을 크게 줄여 주었다. 검사 결과 골절은 없지만, 척골측부인대에 2급 염좌가 드러났다. 의사는 리오의 좌측 팔꿈치를 90° 구부려 못 움직이게 하고, 집 근처 정형외과 의사에게 후속 진료를 받는 것으로 귀가하도록 허락하였다. 이 경우에 압박, 지지, 못 움직이게 하기 위해서 어떤 테이핑, 랩핑, 브레이싱 기술을 쓸 수 있는가?

다음 날, 리오는 고향의 정형외과 의사에게 진료를 받았다. 의사는 이전의 영상 검사를 검토하고 임상 평가를 실시하고는 최초 진단에 동의하였다. 이 의사는 리오가 비수술적 재활 프로그램을 거친 후 이전 활동에 복귀할 수 있을 것이라고 믿었다. 리오는 팔꿈치를 90°로 굽힌 채 못 움직이도록 해 놓고, 사흘을 더 보낸 후 Power 정형병원에서 재활을 시작하였다. 부상 5일 후, 못 움직이게 한 것을 풀렀다. 의사는 척골측부인대가 다소 이완되지 않았나 염려하여 리오에게 재활 기간 동안 팔꿈치에 외반 및 과신전 스트레스가 가지 않도록 보호하라고 권했다. 이 기간에 팔꿈치의 과도한 동작 범위를 제한하고 지지해 주기 위해서 어떤 브레이싱 기술이 적당한가?

리오는 별 문제없이 재활 기간을 견디고 팔꿈치와 주변 관절은 유연성, 힘, 역동적 안정성이 증가되었다. 의사는 리오의 치료 진전에 만족하고 부상 11주 후쯤 로데오 활동에 들어가도 좋다고 허락했다. 소를 타는 동안 어떤 브레이싱 기술이 팔꿈치에 안정성을 주겠는가?

리오는 자신을 위해 선택된 브레이싱 기술을 쓰면서 로데오 경기에 복귀하였다. 복귀 첫 주에 몇 번을 좌측 팔꿈치로 떨어졌다. 그 때마다 좌측 팔꿈치는 브레이스 안에서 구부린 자세였다. 팔꿈치 후방에 통증과 부기가 존재했다. 리오는 의사의 진찰을 받고 급성 주두 활액낭염 진단을 받았다. 의사는 리오가 더 이상의 부상에 대한 보호 조치만 한다면, 로데오를 계속해도 좋다고 허락했다. 부기를 다스리기 위해 어떤 랩핑 기술을 쓸 수 있으며, 이 사례를 다루는 데 있어 충격 흡수를 위해 어떤 테이핑 및 패딩 기술이 적당한가?

랩업 (Wrap Up)

- 팔꿈치와 팔뚝의 급성 및 만성 부상 및 증상은 직접적인 힘이나 비정상적인 동작 범위, 강력한 근육 수축, 과부하 또는 반복적인 스트레스로 인해 초래된다.
- 과신전 및 콜래트럴 X 테이핑 기술은 팔꿈치를 지지해 주고 동작 범위를 줄여 준다.
- 외상과염 스트랩(strap) 테이핑과 상과염 브레이싱 기술은 손목 신근 또는 상완골 상과에 있는 굴근의 긴장을 완화시켜 준다.
- 8자형 및 원형 팔뚝 테이핑 기술은 해당 부위를 지지해 주고 보호 패딩을 고정시켜 준다.
- 나선형 팔뚝 테이핑 기술은 압박을 해 준다.
- 후방 스프린트와 슬링은 부상/수술 후에 못 움직이게 하는 기능을 한다.
- 탄력 랩과 슬리브는 부기와 삼출을 다스리는 압박 기능을 제공한다.
- 원형 팔꿈치 및 팔뚝 랩핑 기술은 보호 패딩을 지지하고 고정하는 데 쓸 수 있다.
- 재활 브레이스는 지지 기능, 못 움직이게 하는 역할, 동작 범위 보호 등의 기능을 제공하는 데 반해, 기능적 브레이스는 부상/수술 후 안정성을 제공한다.
- 네오프렌 슬리브와 경첩 바가 달린 슬리브 브레이싱 기술은 팔꿈치를 압박 및 지지해 준다.
- 소프트 저밀도 및 하드 고밀도 기성제품과 주문 제작 패딩 기술은 충격 흡수, 보호, 압박 기능을 제공한다.
- NCAA와 NFHS는 몇몇 스포츠 종목에서 팔꿈치 또는 팔뚝 보호 장비를 의무적으로 사용하도록 요구하고 있다.

■ 웹사이트 참고

CCHA Digital Library
http://cchs-dl.slis.ua.edu/index.html

- This site provides you access to the University of Alabama CCHA Health Sciences Digital Libraries Program to search for information about elbow and forearm injuries and conditions.

emedicine
http://www.emedicine.com/

- This site allows you to search for information about acute and chronic injuries and conditions of the elbow and forearm.

The Hughston Clinic
http://www.hughston.com/

- This site allows access to the Hughston Health Alert newsletter and online articles about a variety of elbow and forearm injuries and conditions.

The Physician and Sportsmedicine Online
http://www.physsportsmed.com/index.html

- This Web site provides access to The Physician and Sportsmedicine, which contains a variety of clinical sports medicine manuscripts.

■ 참고문헌

1. Enzenauer, RJ, and Nordstrom, DM: Anterior interosseous nerve syndrome associated with forearm band treatment of lateral epicondylitis. Orthopedics 14:788–790, 1991.
2. Forbes, A, and Hopper, D: The effect of counterforce bracing on grip strength in tennis players with painful elbows. Aust J Physiother 36:4, 1990.
3. Froimson, AI: Treatment of tennis elbow with forearm support band. J Bone Joint Surg 53:183–184, 1971.
4. Galloway, M, DeMaio, M, and Mangine, R: Rehabilitative techniques in the treatment of medial and lateral epicondylitis. Orthopedics 15:1089–1096, 1992.
5. Gellman, H: Tennis elbow (lateral epicondylitis). Orthop Clin North Am 23:75–82, 1992.
6. Groppel, JL, and Nirschl, RP: A mechanical and electromyographical analysis of the effects of various joint counterforce braces on the tennis player. Am J Sports Med 14:195–200, 1986.
7. Jansen, CW, Olson, SL, and Hasson, SM: The effect of use of a wrist orthosis during functional activities on surface electromyography of the wrist extensors in normal subjects. J Hand Ther 10:283–289, 1997.
8. Kivi, P: The etiology and conservative treatment of humeral epicondylitis. Scand J Rehabil Med 15:37–41, 1982.
9. Kraushaar, BS, and Nirschl, RP: Tendinosis of the elbow (tennis elbow): Clinical features and findings of histological, immunohistochemical, and electron microscopy studies. J Bone Joint Surg Am 81:259–278, 1999.
10. Ljung, BO, Forsgren, S, and Friden, J: Substance P and calcitonin gene-related peptide expression at the extensor carpi radialis brevis muscle origin: Implications for the etiology of tennis elbow. J Orthop Res 17:554–559, 1999.
11. Meyer, NJ, Pennington, W, Haines, B, and Daley, R: The effect of the forearm support band on forces at the origin of the extensor carpi radialis brevis: A cadaveric study and review of literature. J Hand Ther 15:179–185, 2002.
12. National Collegiate Athletic Association, http://www.ncaa.org/library/sports_sciences/sports_med_handbook/2003-04/2003-04_sports_med_handbook.pdf, Sports medicine handbook, 2003–2004.
13. National Federation of State High School Associations. 2004–05 Field Hockey Rules Book. Indianapolis, IN: National Federation of State High School Associations, 2004.
14. Nirschl, RP: Tennis elbow. Orthop Clin North Am 4:787–800, 1973.
15. Nirschl, RP: The etiology and treatment of tennis elbow. J Sports Med 2:308–328, 1974.
16. Nirschl, RP: Prevention and treatment of elbow and shoulder injuries in the tennis player. Clin Sports Med 7:289–308, 1988.
17. Nirschl, RP, and Kraushaar, BS, http://www.physsportsmed.

com/issues/1996/05_96/nirschl.htm, Assessment and treatment guidelines for elbow injuries, 1996.
18. Priest, JD: Tennis elbow: The syndrome and a study of average players. Minn Med 59:367–371, 1976.
19. Snyder-Mackler, L, and Epler, M: Effect of standard and Aircast tennis elbow bands on integrated electromyography of forearm extensor musculature proximal to the bands. Am J Sports Med 17:278–281, 1989.
20. Vicenzino, B, Brooksbank, J, Minto, J, Offord, S, and Paungmali, A: Initial effects of elbow taping on pain-free grip strength and pressure pain threshold. J Orthop Sports Phys Ther 33:400–407, 2003.
21. Wadsworth, CT, Nielson, DH, Burns, LT, Krull, JD, and Thompson, CG: Effect of the counterforce armband on wrist extension and grip strength and pain in subjects with tennis elbow. J Orthop Sports Phys Ther 11:192–197, 1989.
22. Wuori, JL, Overend, TJ, Kramer, JF, and MacDermid, J: Strength and pain measures associated with lateral epicondylitis bracing. Arch Phys Med Rehabil 79:832–837, 1998.

손목
(Wrist)

제 10 장

학습목표

1. 손목에서 흔히 발생하는 상해나 질환(conditions)에 대하여 논의해 보자.
2. 상해의 예방, 치료, 재활을 위해 손목에 사용하는 테이핑(taping), 랩핑(wrapping), 브레이싱(bracing), 패딩(padding) 방법을 실습해보자.
3. 운동치료 프로그램에 있어서 손목에 적절한 테이핑, 랩핑, 브레이싱, 패딩 기술을 논의하고 실습해 보자.

손상과 상태 (Injuries and Conditions)

손목의 급성과 만성 상해와 질환은 누르는 힘의 작용, 과도한 가동범위, 반복된 스트레스에 의해 발생되어진다. 손목의 정상적인 가동범위와 안정성은 운동, 일, 일상적인 활동에서 요구되어진다. 타박, 염좌, 골절, 탈구와 과사용의 상해와 질환으로 인한 관절 가동범위의 감소는 누르는 힘의 작용, 팔이 과신전되어 낙상하는 경우, 과도한 가동범위의 움직임과(또는) 반복된 스트레스에 의해 야기될 수도 있다. 염좌, 골절, 탈구는 과도한 관절의 움직임과 비트는 힘(shearing forces)에 의해 발생할 수 있고, 결과적으로 손목의 안정성을 떨어뜨릴 수 있다. 흔히 손목의 상해는 다음과 같다.

- 타박상
- 염좌
- TFCC
- 골절
- 탈구
- 결절종
- 과사용으로 인한 손상과 상태

타박상 (Contusions)

흔하지 않지만, 누르는 힘의 작용에 의해서 손목에 타박상이 일어난다. 스틱을 가지고 운동을 하는 선수는 상대의 스틱으로 손목을 부딪쳐서 상해를 입을 수 있다. 예를 들어, 아이스하키 포워드는 의무적으로 정상적인 장갑을 착용하여 손목을 보호하지만, 골대에 슛하는 동안에 스틱에 맞을 수 있다.

염좌 (Sprains)

손목의 염좌는 운동과 업무적 활동에서 몇가지 원인으로 흔하게 일어난다. 팔이 과신전되어 낙상하는 경우, 회전되는 힘(rotary forces), 비정상적인 가동범위로 먼쪽 **요척골부위**(radioulnar)와 **손목관절**(radiocarpal joint)의 인대와 관절낭 조직의 손상을 일으킬 수 있다(도해 10-1). 예를 들어, 레슬링에서 매치는 동작에서 팔을 펴서 손목이 과신전되어 땅을 짚을 때 염좌가 일어난다.

TFCC 상해
[Triangular Fibrocartilage Complex (TFCC)]

TFCC는 팔을 펴고 회전되는 스트레스와 과도한 범위의 움직임이 일어날 때 나타난다. 닫힌 사슬운동(closed kinetic chain) 자세에서 상체 운동을 하는 선수들에게 많이 일어난다.[20] 예를 들어, 체조의 마루운동에서 손목을 과도한 힘과 비정상적인 가동범위로 움직일 때 TFCC가 일어나기 쉽다.

골절 (Fractures)

먼쪽 요골골절은 팔을 펴고 떨어졌을 때 발생할 수 있다. 팔을 펴고 비틀리는 힘을 받으면 주상골(scaphoid)과 갈고리뼈(hamate)의 골절이 일어날 수 있다.

탈구 (Dislocations)

먼쪽 요척골관절에서 손목의 탈구가 일어날 수 있으면 골절과 연부조직의 손상이 동반될 수 있다. 또한 과도한 신전(extension), 회내(pronation), 회외(supina-

요척관절
(radioulnar joint)
척골(ulna)
요골
(radius)
척골경상돌기
(ulnar styloid process)
요골수근관절
(radiocarpal joint)
반달뼈(lunate)
주상골(scaphoid)
콩알뼈(pisiform)
대능형골(trapezium)
삼각골(triquetrum)
소능형골(trapezoid)
갈고리뼈(hamate)
유두골(capitate)
I
II
III
IV
V
상완근
(metacarpals)

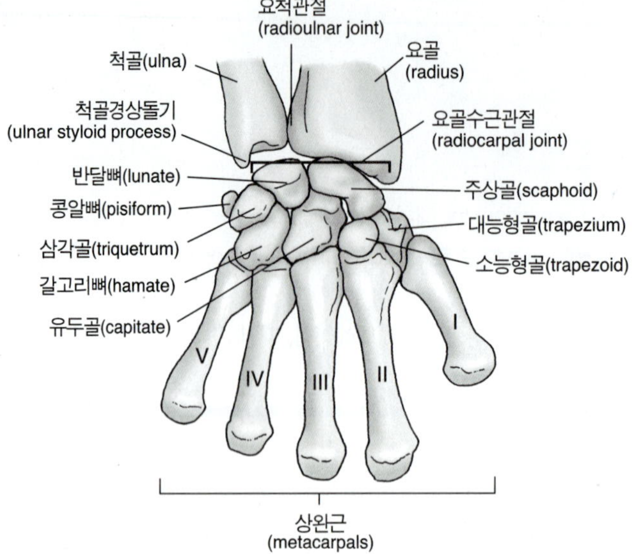

도해 10-1 후면에서의 뼈와 손목관절.

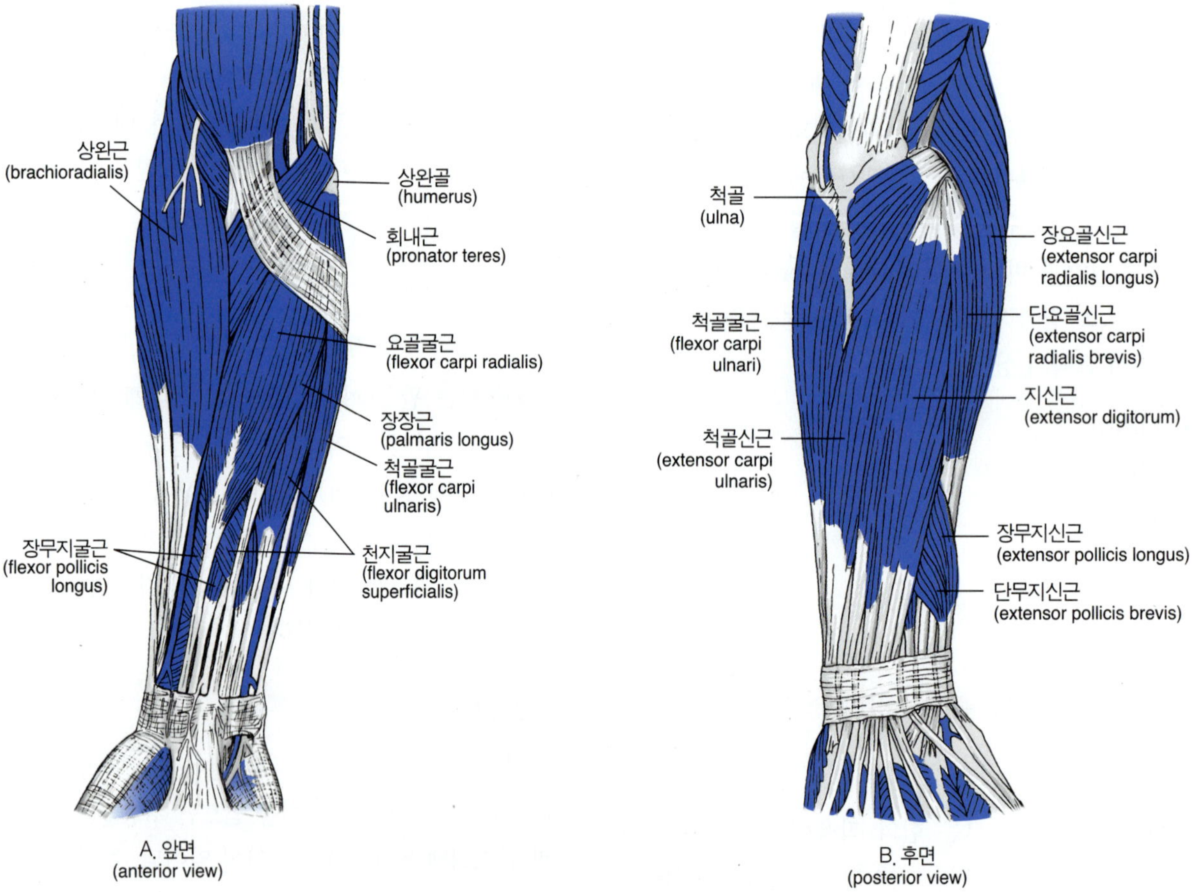

상완근
(brachioradialis)
상완골
(humerus)
회내근
(pronator teres)
요골굴근
(flexor carpi radialis)
장장근
(palmaris longus)
척골굴근
(flexor carpi
ulnaris)
장무지굴근
(flexor pollicis
longus)
천지굴근
(flexor digitorum
superficialis)
A. 앞면
(anterior view)
척골
(ulna)
장요골신근
(extensor carpi
radialis longus)
단요골신근
(extensor carpi
radialis brevis)
척골굴근
(flexor carpi
ulnari)
지신근
(extensor digitorum)
척골신근
(extensor carpi
ulnaris)
장무지신근
(extensor pollicis longus)
단무지신근
(extensor pollicis brevis)
B. 후면
(posterior view)

도해 10-2 천층에서의 전완과 손목.

tion)가 원인이 될 수 있다.

결절종염 (Ganglion Cysts)

결절종염은 염좌나 반복된 과신전에 의해서 손목의 손등이나 **손바닥쪽**(palmar)에 생긴다. 손등쪽에 있는 것이 더 흔하다. 예를 들어, 반복적으로 과신전하여 과부하로 매일 웨이트 리프트(weightlift) 훈련을 하면 낭염이 발생할 수 있다.

과사용 (Overuse)

과사용 상해와 질환은 손목에 과도하고 반복된 스트레스에 의해 일어난다. 운동이나 일을 할 때 손바닥과 손목의 손바닥쪽에 반복적인 힘이 주어지면 손가락굽힘근 건염이 야기되어진다(도해 10-2). 요골쪽 손목굽힘근과 척골쪽 손목굽힘근 건염은 라켓운동에서 종종 보이는 과도한 손목 굽힘에 의해 발생한다. 과도하게 그립을 잡거나 요골과 척골쪽으로 굽히는 동작(deviation)은 **데 퀘바인 건활막염**(de Quervain's tenosynovitis)을 일으킨다. 또, 일정하게 그립을 잡아 반복된 동작이 요구되는 과도한 망치질도 건활막염을 일으킬 수 있다.

신경죄임증후군과 신경압박증후군은 반복된 손목의 굽힘과 신전, 직접적인 힘이 의해, 비정상적인 구조, 반복된 압박에 의해 발생되고, 정중신경, 요골신경, 척골신경에 영향을 미칠 수 있다. 정중신경의 압박은 **손목굴근증후군**(carpal tunnel syndrome)을 일으킨다.[22] 예를 들어, 노젓기 동작(rowing)을 할 때 과도한 손목의 굴곡과 신전은 손목굴근 증후군을 일으킬 수 있다.

테이핑 기법

몇 가지 테이핑 방법은 손목을 지지하고, 가동 범위를 제한하고, 보호 패드를 고정해준다. 여러 가지 방법들은 염좌, TFCC(triangular fibrocartilage complex), 골절, 탈구의 예방, 치료와 과도한 가동범위를 제한하고, 지지하는데 사용되어진다. 적절하게 적용을 하면, 이런 방법들은 다양한 강도의 지지하는 힘을 제공한다. 같은 방법을 두 사람에게 적용하여도 효과는 다르게 나타난다. 테이핑을 결정할 때 테이핑의 목적, 부상, 개인, 활동을 고려해야 한다. 다른 테이핑 방법은 손목을 고정하거나 보호 패드를 고정하는데 사용되어진다. 가리키는 것처럼 많은 이 방법들이 손과 엄지손가락 상해와 질환에 사용된다.

원형 손목감기(Circular wrist) 그림 10-1, 10-2

- **목적:** 원형 손목감기 테이핑 방법은 손목을 가볍게 지지해 주고, 가동범위를 제한하고, 보호패드를 고정하기 위해서 사용한다. 이 방법은 타박상, 염좌, 골절, 탈구를 예방하고 치료하기 위해서 사용한다. 보호패드 방법은 패딩(padding) 부분에서 설명된다. 두 가지 방법은 개인의 선호도와 사용 가능성에 따라 손목감기 방법의 적용으로 사용되어진다.

원형 손목감기방법 1 (Circular wrist technique one)

- **재료:**
  - $1^{1}/_{2}$인치 또는 2인치 비탄력 테이프

  옵션:
  - Pre-tape 재료 또는 자가 점착 랩
- **환자의 자세:** 손목을 자연스러운 자세(neutral position)로 놓고, 손가락을 벌리고, 테이핑 테이블이나 의자에 앉는다.

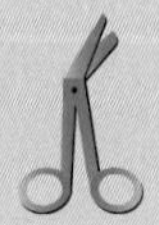

도움말: 환자의 팔을 뻗어 손가락을 벌려서 당신의 배주위에 놓게 하여 손목의 자연스러운 자세를 유지한다. 이 자세는 환자의 팔이 테이핑하는 동안 움직임을 줄여준다.

- **준비:** 손목감기방법을 피부에 직접 적용한다.

  옵션: *손목주변의 마찰을 줄여주기 위해서 pre-tape 재료 또는 자가 점착 랩을 적용한다* .
- **적용:**

  (1단계:) $1^{1}/_{2}$인치 또는 2인치 비탄력 테이프를 **자뼈경상돌기**(ulnar styloid process) 위에 고정시켜라(그림 10-1A).

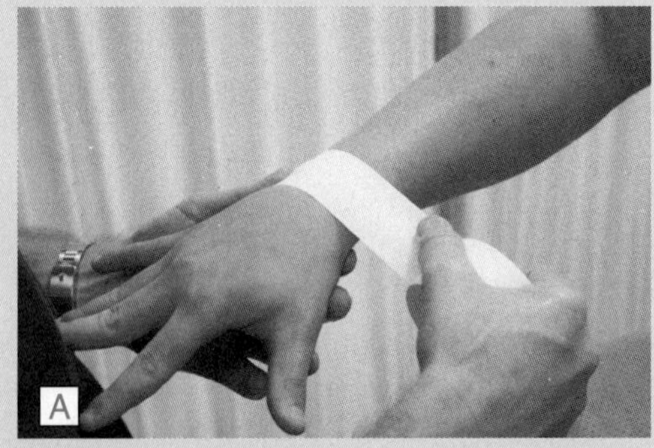

그림 10-1

(2단계:) 손목 둘레에 가운데서 바깥쪽 방향으로 감을 때 중등도 조임의 느낌으로 테이핑을 감고, 다시 앵커로 돌아온다(그림 10-1B).

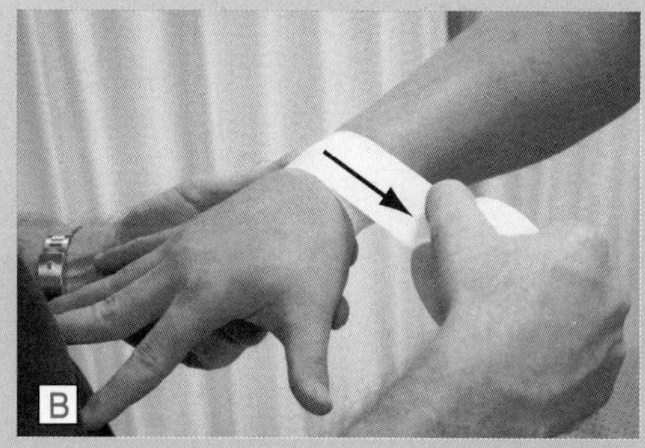

(3단계:) 4~5번 더 손목 둘레를 감고, 마지막 스트립(strip)에서 테이프 너비 정도나 너비의 1/2이 겹치도록 감는다(그림 10-1C) 적당한 롤 장력으로 각각의 스트립을 감거나 계속 이어서 감는다.

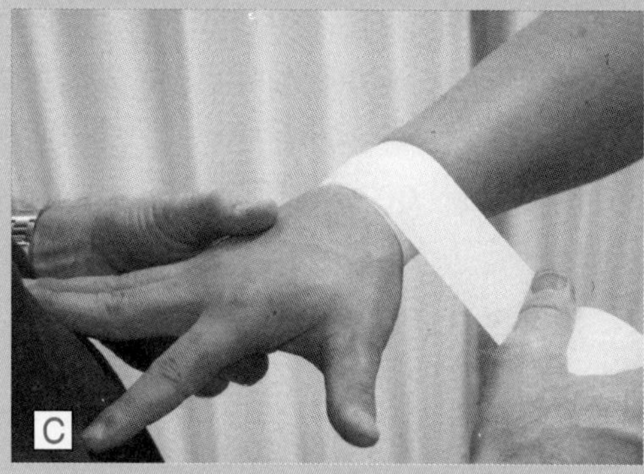

(4단계:) 활동하는 동안 장비에 닿아서 풀리지 않도록 하기 위해 손목의 손등 쪽에서 감아서 마무리를 한다(그림 10-1D).

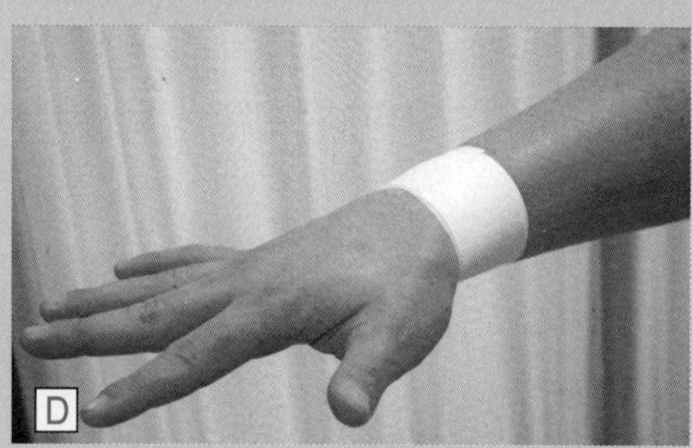

그림 10-1 *(계속)*

원형 손목감기방법 2 (Circular wrist technique two)

- **재료:**
  - 2인치 또는 3인치 탄력 테이프(elastic tape), 테이핑 가위

  옵션:
  - Pre-tape 재료 또는 자가 점착 랩, $1^1/_2$인치 또는 2인치 비탄력 테이프
- **환자의 자세:** 손목을 자연스러운 자세로 놓고, 손가락을 벌리고, 테이핑 테이블이나 의자에 앉는다.
- **준비:** 원형 손목감기방법을 피부에 직접 적용한다.

  옵션: *손목 주변의 마찰을 줄여주기 위해서 pre-tape 재료 또는 자가 점착 랩을 적용한다* .
- **적용:**

(1단계:) 2인치 또는 3인치 탄력 테이프를 자뼈경상돌기 위에 고정하고, 감을 때 중등도 조임의 느낌으로 바깥 쪽에서 가운데 방향으로 손목을 감는다(그림 10-2A).

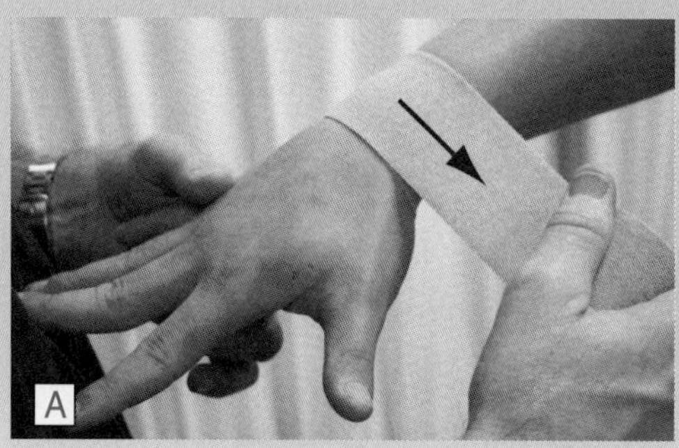

그림 10-2

2단계: 이전 스트립(strip) 위에서 4~5번 더 손목 둘레를 감고, 테이프 너비의 $^1/_2$이 겹치도록 감는다(그림 10-2B). 다시, 적당한 롤 장력으로 각각의 스트립을 감거나 계속 이어서 감는다.

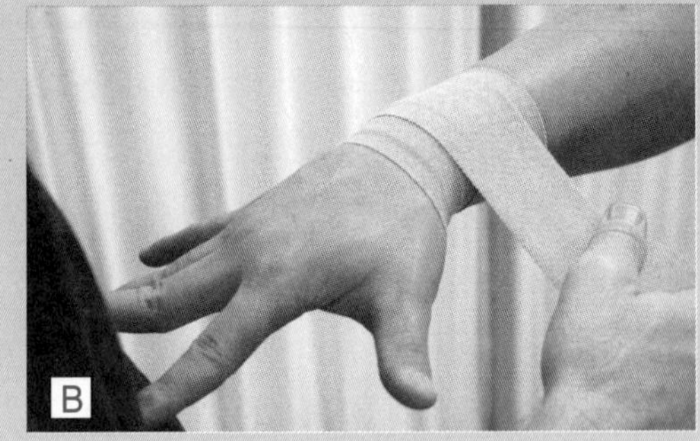

3단계: 부가적으로 지지하거나 보호패드를 고정하기 위해서 손바닥과 손목 둘레에 테이핑을 적용할 수 있다(그림 10-2C). 이 스트립은 엄지손가락과 손에 압박을 주지 않아야 한다.

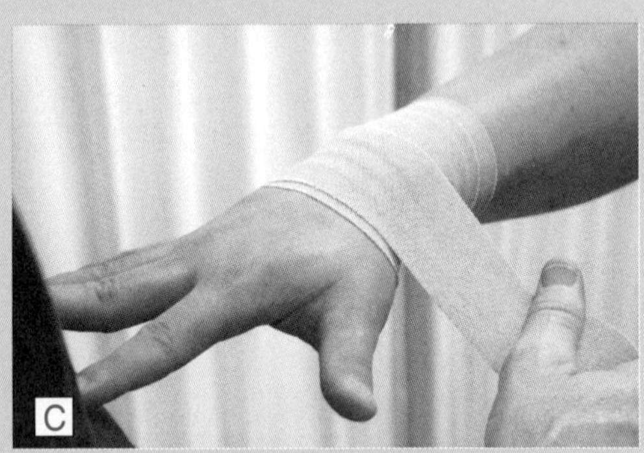

4단계: 손목의 손등 쪽에 앵커를 적용한다(그림 10-2D).

옵션: *추가적으로 지지하기 위해서는 $1^1/_2$인치 또는 2인치의 비탄력 테이프로 바깥쪽에서 가운데 방향으로 적당한 롤 장력을 이용하여 손목둘레를 2~3번 감아준다.*

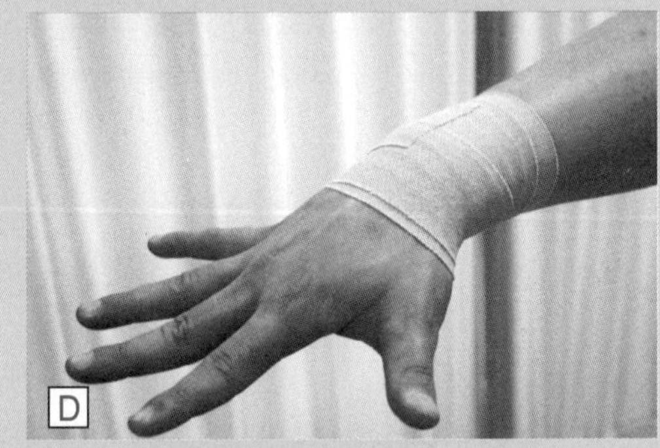

그림 10-2 *(계속)*

8자 테이핑(Figure-of-eight tape) 그림 10-3

- **목적:** 8자 테이핑 손목 테이핑 방법은 타박, 염좌, TFCC 상해, 골절, 탈구를 예방하고 치료할 때 적당한 지지를 해주고, 가동범위를 제한하고, 주문 제작형(custom-made) 브레이스와 기성제품(off-the-shelf)과 주문 제작된 패딩을 고정해준다(그림 10-3).
- **재료:**
  - $1^1/_2$인치 또는 2인치 비탄력 테이프

  옵션:
  - Pre-tape 재료
  - 2인치 탄력 테이프 또는 자가 점착 랩, 테이핑 가위
- **개인의 위치:** 손목을 자연스러운 자세(neutral position)로 놓고, 손가락을 벌리고, 테이핑 테이블이나 의자에 앉는다.
- **준비:** 8자 테이핑을 피부에 직접 적용한다.

  옵션: *손목주변의 마찰을 줄여주기 위해서 pre-tape 재료 또는 자가 점착 랩을 적용한다* ⬅➡ .

적용:

1단계: $1\frac{1}{2}$인치 비탄력 테이프를 자뼈경상돌기에 고정하고, 적당한 롤 장력으로 바깥쪽에서 가운데 방향으로 손목을 감는다.

옵션: *2인치 탄력 테이프나 자가 점착 랩은 손의 압박을 막기 위해 사용할 수 있다.*

2단계: 자뼈경상돌기에서 손등 위로 가운데 방향으로 가서(그림 10-3A), **엄지손가락 사이 공간**을 지나서, 먼쪽 손바닥을 가로지른다(그림 10-3B). 엄지손가락 사이 공간을 지날 때 압박을 막기 위해 테이프를 살짝 접어준다. 적당한 롤 장력을 이용하여 테이프를 적용하고, **손허리손가락 관절**을 남겨둔다.

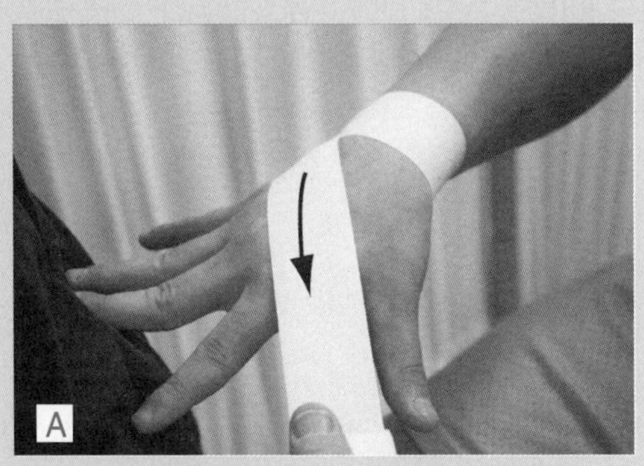

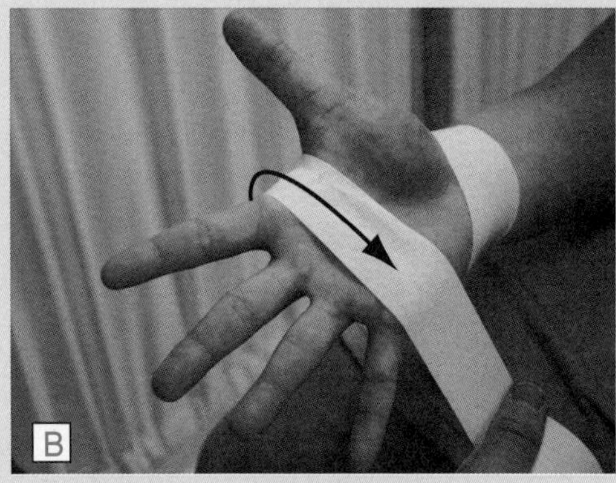

3단계: 그 다음, 적당한 롤 장력으로 먼쪽 노뼈에서 손등 위로 5번째 손허리뼈에서 나와서(그림 10-3C), 손목을 감고 다시 자뼈경상돌기로 돌아온다(그림 10-3D).

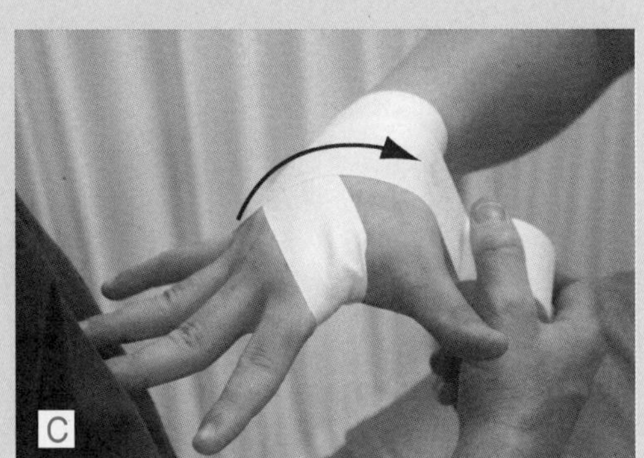

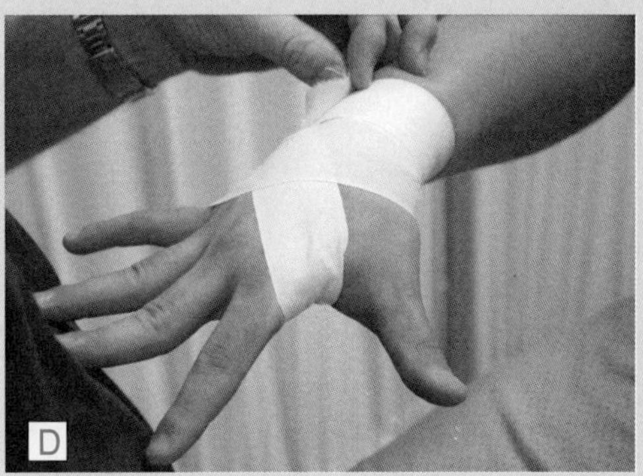

4단계: 8자 테이핑 패턴으로 반복하여 감고, 테이프 너비의 $\frac{1}{3}$ 정도 겹치게 하고, 손목의 손등에서 고정한다(그림 10-3E) 이 패턴은 손과 엄지손가락의 압박을 주지 않아야 한다.

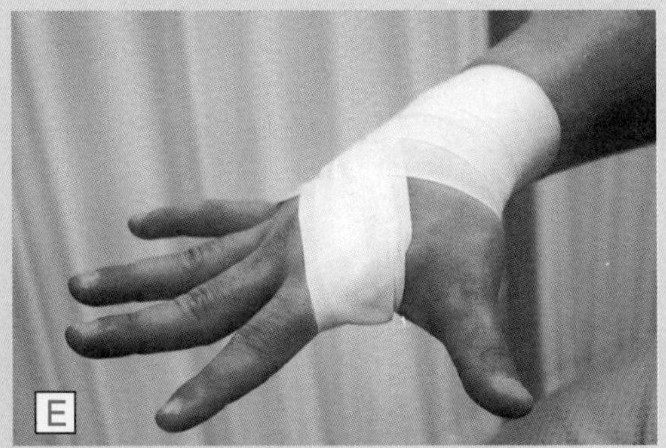

그림 10-3

팬 테이핑(Fan tape) 그림 10-4

- **목적:** 팬 테이핑은 염좌, TFCC 상해, 골절, 탈구를 예방하고 치료할 때 적절한 지지와 과도한 굴곡과 신전을 제한하기 위해 사용한다.

- **재료:**
  - $1\frac{1}{2}$인치 또는 2인치 비탄력 테이프, 2인치 탄력 테이프, 테이핑 가위

  옵션:
  - Pre-tape 재료 또는 자가 점착 랩, 점착 테이프 스프레이

- **개인의 위치:** 손목을 자연스러운 자세로 놓고, 손가락을 벌리고, 테이핑 테이블이나 의자에 앉는다. 아래팔을 테이블에 두어 아픈 가동범위를 정한다. 팔꿈치는 90° 로 구부려 손등이 바닥을 향하게 하여 테이블의 가장자리에 손목을 놓는다. 아픈 굴곡 범위를 결정하기 위해서, 아래팔을 고정하고 손등쪽 손가락에 손을 두고 천천히 손과 손목을 아플 때까지 구부린다. 손바닥쪽 손가락에 손을 두고 아픈 신전 범위를 정하기 위해서 천천히 손과 손목이 신전하게 천천히 움직인다. 아픈 가동범위를 정했으면, 손목을 아프지 않은 범위로 놓고, 테이핑을 할 동안 이 자세를 유지한다.

- **준비:** 팬 테이핑은 피부에 직접 적용한다.

  옵션: *점착 테이프 스프레이와 pre-tape 재료 또는 자가 점착 랩을 손과 손목 주위에 사용하여, 추가적 점착력을 제공하고, 마찰을 줄여준다.*

- **적용:**

  1단계: $1\frac{1}{2}$인치 또는 2인치 비탄력 테이프로 가벼운 롤 장력을 이용하여 먼쪽 손, 적정한 손허리손가락 관절의 몸쪽의 둘레에 앵커와 아래팔 먼쪽부에 앵커를 적용한다(그림 10-4A) .

  옵션: *압박을 막기 위해 2인치 탄력 테이프를 손과 아래팔에 앵커로 사용해도 된다.*

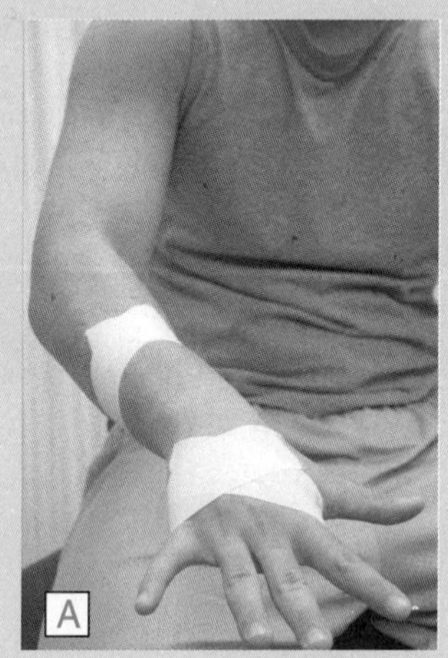

  2단계: 손목의 굴곡을 제한하기 위해서, $1\frac{1}{2}$인치 또는 2인치 비탄력 테이프를 손등 바깥에서 고정하여 손과 손목을 지나 몸쪽 방향으로 지나가서 먼쪽 아래팔에 고정시킨다(그림 10-4B). 손목이 안 아픈 자세에 있는지 주시하고, 적당한 롤 장력으로 테이프를 적용한다.

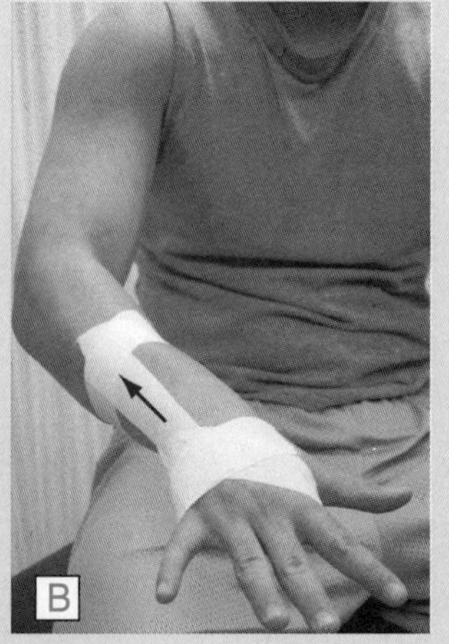

그림 10-4

3단계: 다음 스트립(strip)은 처음 한 테이핑 너비의 $^1/_3$을 겹치게 하여 손등에서 시작한다. 손과 손목을 계속 교차시키고, 먼쪽 아래팔에서 고정한다(그림 10-4C).

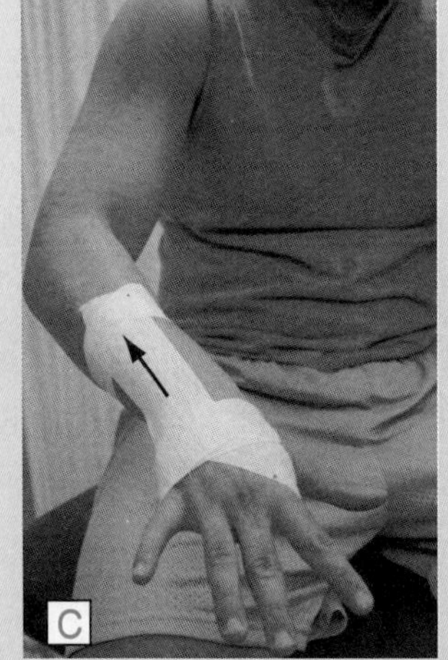

4단계: 4~5번 적당한 롤 장력으로 계속해서 스트립(strip)한다(그림 10-4D). 손등쪽을 덮기에 충분한 스트립을 한다. 팬 테이핑은 엄지손가락을 압박하지 않아야 한다. 먼쪽 손에서 먼쪽 아래팔까지의 거리는 측정할 수 있고, 한 스트립의 팬으로 만든다 .

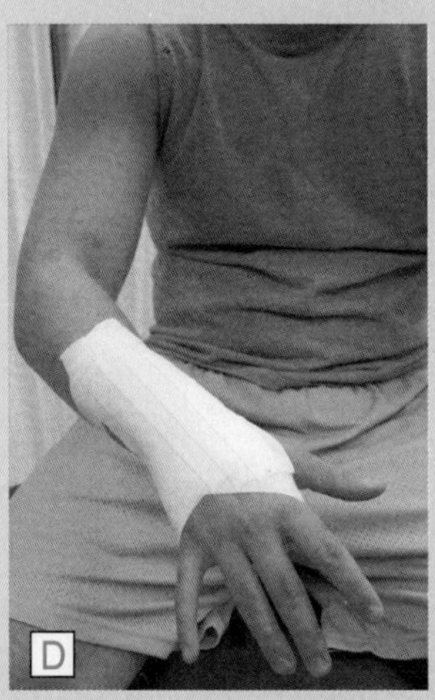

5단계: 손목 신전을 제한하기 위해서, $1^1/_2$인치 또는 2인치 비탄력 테이프를 손바닥 바깥에서 스트립(strip)하여 고정한다(그림 10-4E) 먼쪽에서 몸쪽 방향으로 겹치게 스트립을 반복한다(그림 10-4F) 손목이 안 아픈 자세에 있는지 주시한다.

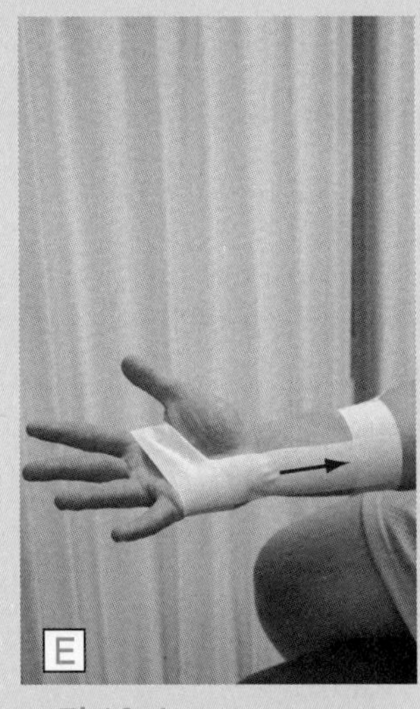

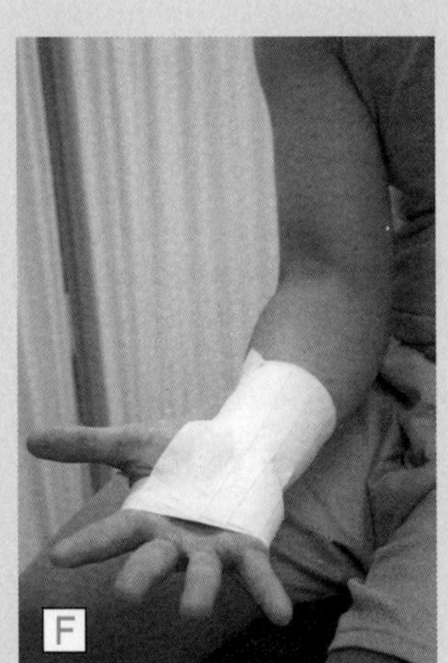

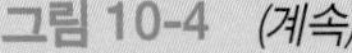

그림 10-4 *(계속)*

6단계: 먼쪽 손과 아래팔에, $1^1/_2$인치 또는 2인치 비탄력 테이프 또는 2인치 탄력 테이프로 적당한 롤 장력으로 2-4번 마무리 스트립(strip)을 한다 (그림 10-4G). 마무리 스트립은 엄지손가락에 압박을 주지 않아야 한다. 만약 필요하다면 테이프가 엄지손가락 사이 공간을 지날 때 테이프를 살짝 접어준다.

7단계: 모든 방향에 제한을 두기 위해서는 손등과 손바닥에 팬 테이핑을 사용한다. 손목감기나 8자 테이핑 방법은 스트립을 고정하고 부가적인 지지를 위해 적용할 수 있다.

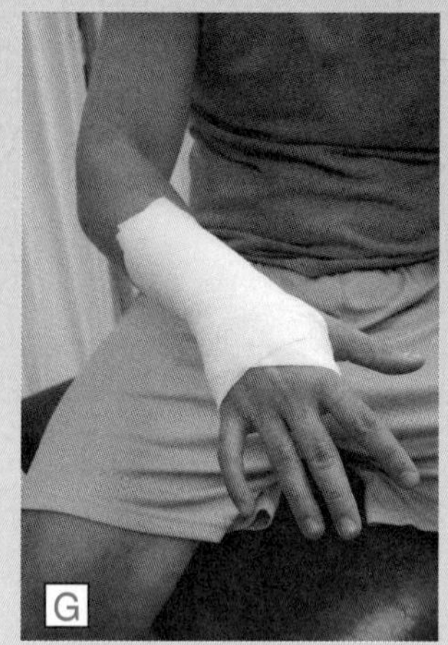

그림 10-4 *(계속)*

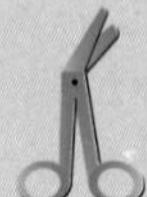

도움말: 먼쪽 손에서 먼쪽 아래팔까지의 길이를 측정하여, $1^1/_2$인치 또는 2인치 비탄력 테이프를 잘라서 테이블이나 의자에 붙여놓아 사용한다. 테이프 너비의 $^1/_3$을 겹치게 3~4인치 정도 너비의 팬이 만들어지게 스트립한다. 손으로 스트립을 매끈하게 붙인다. 테이블이나 의자에서 첫 번째 스트립을 떼어 팬을 제거하기 시작한다.

손에서 아래팔까지의 두 배 길이로 스트립을 하여 두개의 팬을 만든다. 스트립을 겹치게 하고, 테이블이나 의자에서 팬을 옮겨서 계속 테이핑을 적용한다. 비점착성 마무리로 함께 하고 반으로 팬을 자른다. 한 스트립은 손등쪽 손에, 다른 한 스트립은 손바닥쪽 손에 사용한다.

스트립 테이핑(Strip tape) 그림 10-5, 10-6

목적: 스트립 테이핑 방법은 염좌, TFCC 상해, 골절, 탈구를 예방하고 치료할 때, 적당한 지지와 과도한 굴곡과 신전의 제한을 제공한다. 각자의 선호도와 사용할 수 있는 것에 따라 선택한다.

스트립 테이핑 1 (Strip tape technique one)

재료:

- $1^1/_2$인치 또는 2인치 비탄력 테이프, 2인치 탄력 테이프, 4인치 너비의 두꺼운 저항운동밴드, 테이핑 가위

옵션:

- Pre-tape 재료 또는 자가 점착 랩, 점착 테이프 스프레이

개인의 위치: 손목을 자연스러운 자세로 놓고, 손가락을 벌리고, 테이핑 테이블이나 의자에 앉는다. 아픈 가동범위를 정한다. 아픈 가동범위를 정했으면, 손목을 아프지 않은 범위로 놓고, 테이핑을 할 동안 이 자세를 유지한다.

준비: 스트립 테이핑 방법을 피부에 직접 적용한다.

옵션: *점착 테이프 스프레이와 pre-tape 재료 또는 자가 점착 랩을 손과 손목 주위에 사용하여, 부가적으로 점착을 도와주고, 마찰을 줄여준다* .

적용:

1단계: 그림 10-4A에 나와 있는 것과 같이 앵커를 적용한다.

2단계: 손목의 굴곡을 제한하기 위해서, 손등 위에 4인치 너비의 두꺼운 저항운동밴드를 2인치 탄력 테이프의 가벼운 롤 장력으로 고정한다 ⟷. 앵커를 지나서 몸에서 멀리 밴드를 2~3인치 펼쳐서 남긴다(그림 10-5A).

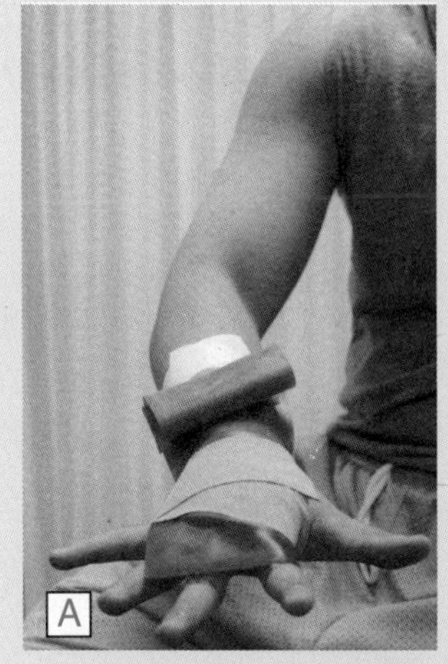

3단계: 밴드를 몸쪽으로 적당한 강도로 손과 손목을 지나도록 당기고, 가벼운 롤 장력으로 먼쪽 아래팔에 2인치의 탄력 테이프를 사용하여 고정한다 ⟷ (그림 10-5B). 손목이 아프지 않은 자세에 있는지 주시하고, 밴드를 앵커를 지나서 약 2~3인치를 잘라낸다. 두 번째 탄력 운동밴드는 첫 번째 위에 추가적으로 지지하기 위해서 직접적으로 적용할 수 있다.

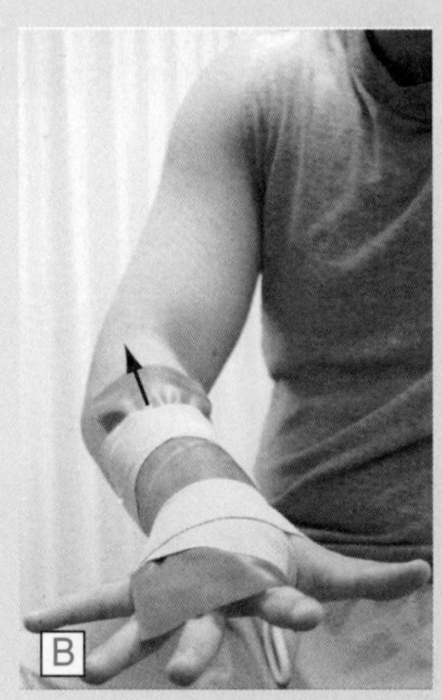

4단계: 손목의 신전을 제한하기 위해서, 손바닥 위에 4인치 너비의 두꺼운 저항운동밴드를 앵커를 지나서 몸에서 멀리 밴드를 2~3인치 펼쳐서 남겨서 2인치 탄력 테이프의 가벼운 롤 장력으로 고정한다 ⟷. 밴드를 손과 손목이 지나도록 적당한 강도로 당겨 먼쪽 아래팔에 고정한다 ⟷ (그림 10-5C). 밴드를 2~3인치를 앵커를 지나 잘라낸다. 손목이 아프지 않은 자세에 있는지 주시한다. 만약 필요하다면, 두 번째 탄력운동밴드를 적용한다.

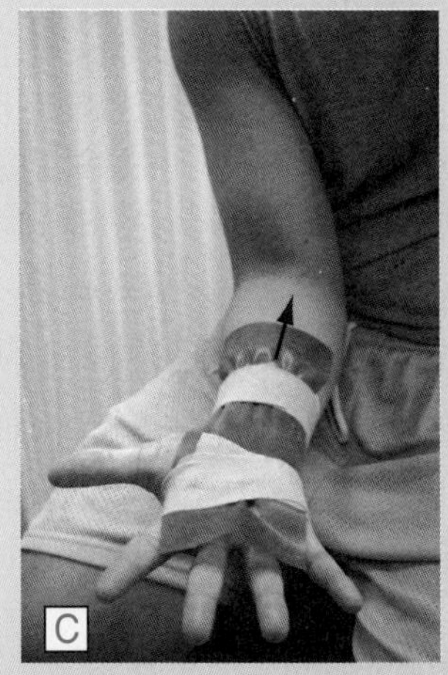

그림 10-5

(5단계:) 남은 밴드를 먼쪽 손과 아래팔 앵커 위에 접어서 1 $1/_2$인치 또는 2인치 비탄력 테이프 또는 2인치 탄력 테이프로 각각 또는 연속적으로 2~3번 돌려서 마무리 스트립(strip)을 한다 (그림 10-5D). 테이프는 적당한 롤 장력을 이용한다.

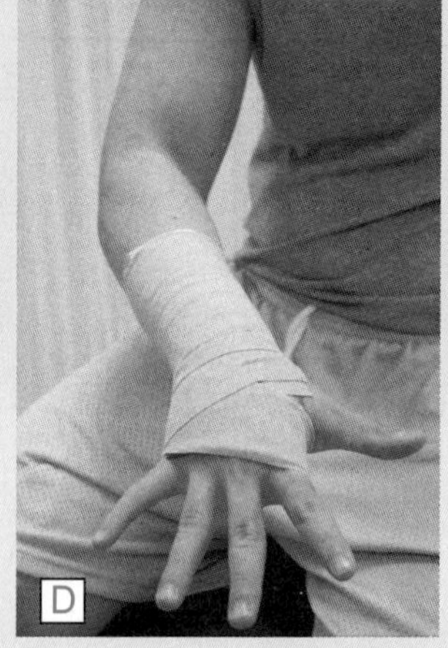

(6단계:) 운동밴드를 고정하고, 부가적으로 지지해 주기위해서 손목감기 또는 8자 테이핑 방법을 사용한다(그림 10-5E). 손과 엄지손가락 사이 공간이 압박되지 않도록 주시한다. 여러 방향으로 움직임을 제한하기 위해서, 손등과 손바닥에 탄력운동밴드를 사용한다.

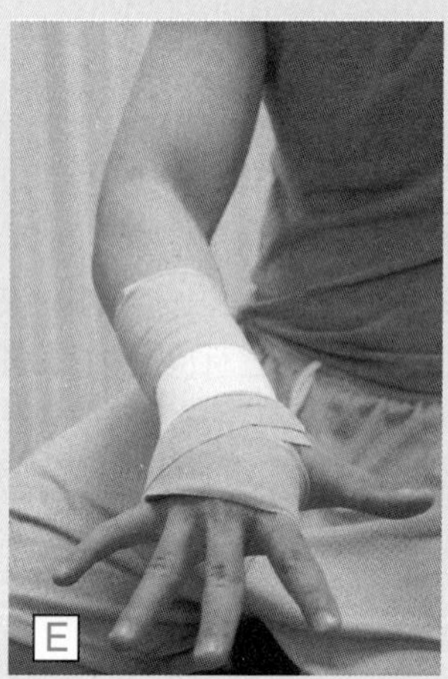

그림 10-5 *(계속)*

스트립 테이핑 2 (Strip tape technique two)

- **재료:**
  - $1^1/_2$인치 또는 2인치 비탄력 테이핑, 2인치 탄력 테이핑, 2인치 또는 3인치 너비의 두꺼운 몰스킨(moleskin), 테이핑 가위

  옵션:
  - Pre-tape 재료 또는 자가 점착 랩, 점착 테이프 스프레이
- **개인의 위치:** 손목을 자연스러운 자세에 두고 손가락을 벌리고 테이핑 테이블 또는 의자에 앉는다. 아픈 가동범위를 정한다. 아픈 가동범위를 정했으면, 손목을 아프지 않은 범위로 놓고, 테이핑을 할 동안 이 자세를 유지한다.
- **준비:** 스트립(strip) 테이핑 방법을 피부에 직접 적용한다.

  옵션: *점착 테이프 스프레이와 pre-tape 재료 또는 자가 점착 랩을 손과 손목 주위에 사용하여, 부가적으로 점착을 도와주고, 마찰을 줄여준다* .

적용:

1단계: 그림 10-4A에 나와 있는 것처럼 앵커(anchor)를 사용한다.

2단계: 먼쪽 손에서부터 먼쪽 아래팔 앵커까지 2인치 또는 3인치의 두꺼운 몰스킨 스트립(strip)을 측정하여 자른다.

3단계: 손목의 굴곡을 제한하기 위하여, 손과 손목에 교차되도록 스트립을 당겨 손등에 몰스킨 스트립을 사용하고, 먼쪽 아래팔에 부착한다(그림 10-6A) 손목은 아프지 않은 자세에 있는지 주시한다.

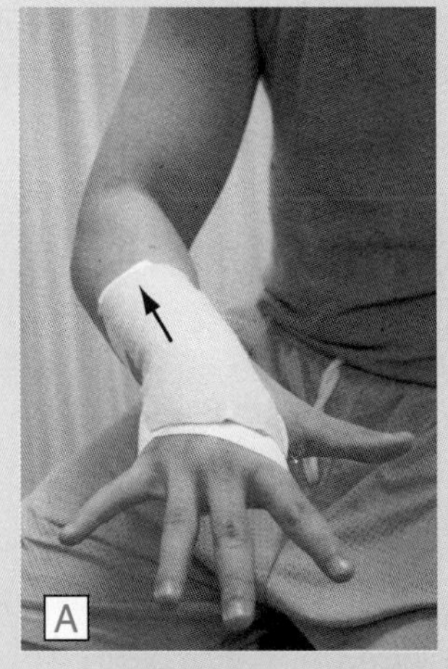

4단계: 2인치의 탄력 테이프을 사용해서 몰스킨을 가벼운 장력으로 먼쪽 손과 아래팔에 고정한다 (그림 10-6B).

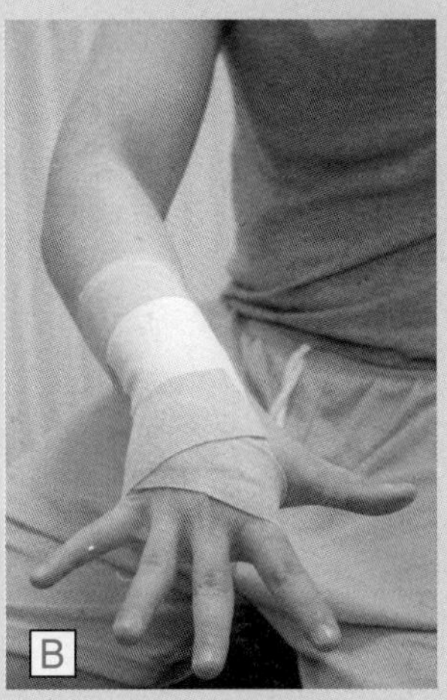

5단계: 손목의 신전을 제한하기 위해서, 몰스킨을 손바닥에서 적용하여 손과 손목위로 적당한 장력으로 이어서 먼쪽 아래팔에 고정한다(그림 10-6C). 2인치 탄력 테이프를 가벼운 롤 장력으로 먼쪽 손과 아래팔을 고정한다 (그림 10-6D). 손목은 아프지 않은 자세에 있는지 주시한다.

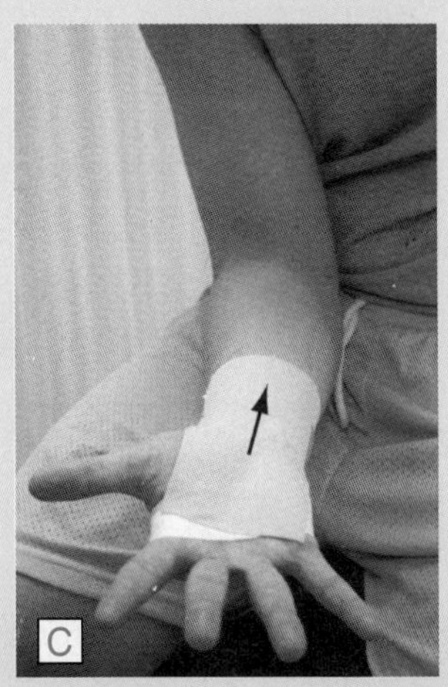
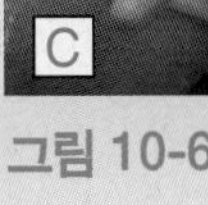

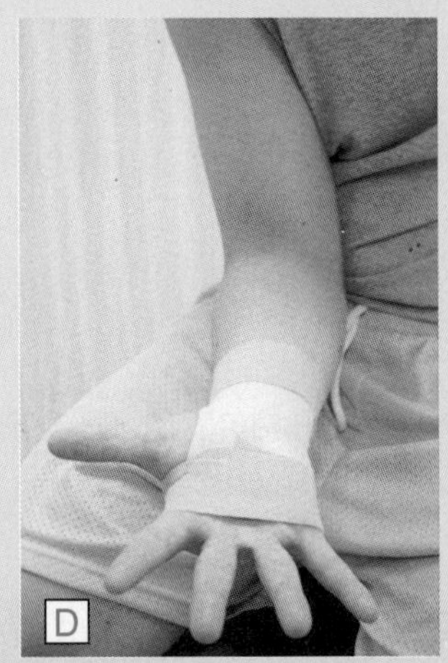

그림 10-6

(6단계:) $1\frac{1}{2}$인치 또는 2인치 비탄력 테이프 또는 2인치 탄력 테이프로 손과 아래팔 주위에 적당한 롤 장력으로 2~3번 각각 또는 연속적으로 돌려서 마무리 스트립(strip)을 한다 (그림 10-6E).

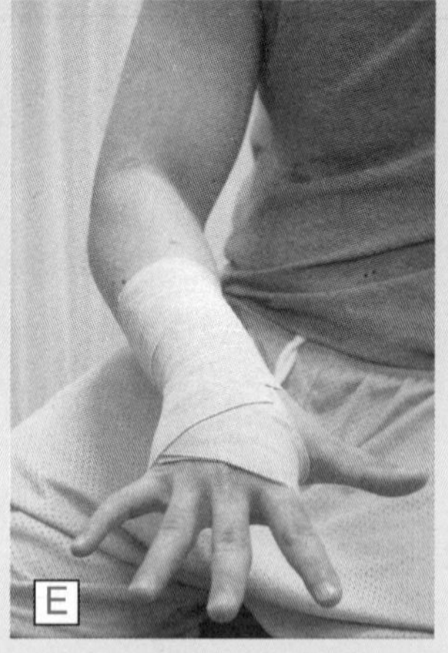

(7단계:) 몰스킨을 적용하고, 손목감기 또는 8자 테이핑을 적용하여 추가적으로 지지를 해준다(그림 10-6F). 손과 엄지손가락 사이 공간이 압박되지 않도록 주시한다. 여러 방향으로 움직임을 제한하기 위해서, 양쪽에 몰스킨을 사용한다.

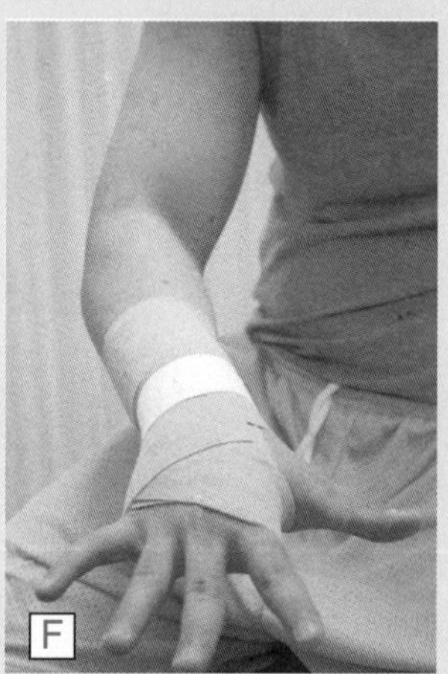

그림 10-6 *(계속)*

"X"자 테이핑("X" tape) 그림 10-7

- **목적:** "X"자 테이핑 방법은 염좌, TFCC 상해, 골절, 탈구를 예방하고 치료할 때 적당한 지지를 제공하고, 과도한 굴곡과 신전을 제한한다.
- **재료:**
  - $1\frac{1}{2}$인치 또는 2인치 비탄력 테이프, 2인치 탄력 테이프, 테이핑 가위

  옵션:
  - Pre-tape 재료 또는 자가 점착 랩, 점착 테이프 스프레이
- **개인의 위치:** 손목을 자연스러운 자세에 두고 손가락을 벌리고 테이핑 테이블 또는 의자에 앉는다. 아픈 가동범위를 정한다. 아픈 가동범위를 정했으면, 손목을 아프지 않은 범위로 놓고, 테이핑을 할 동안 이 자세를 유지한다.
- **준비:** "X" 자 테이핑 방법을 피부에 직접 적용한다.

  옵션: *점착 테이프 스프레이와 pre-tape 재료 또는 자가 점착 랩을 손과 손목 주위에 사용하여, 부가적으로 점착을 도와주고, 마찰을 줄여준다 .*

적용:

1단계: 그림 10-4A에 나와 있는 것처럼 앵커를 적용한다.

2단계: 손목의 굴곡을 제한하기 위해서, $1\frac{1}{2}$인치 또는 2인치 비탄력 테이프를 두 번째 손허리손가락 관절에서 몸쪽으로 손등에 비스듬히 고정한다. 손과 손목을 적당한 롤 장력으로 교차하여 이어가고 바깥쪽의 먼쪽 아래팔에 고정한다(그림 10-7A) 손목은 아프지 않은 자세에 있는지 주시한다.

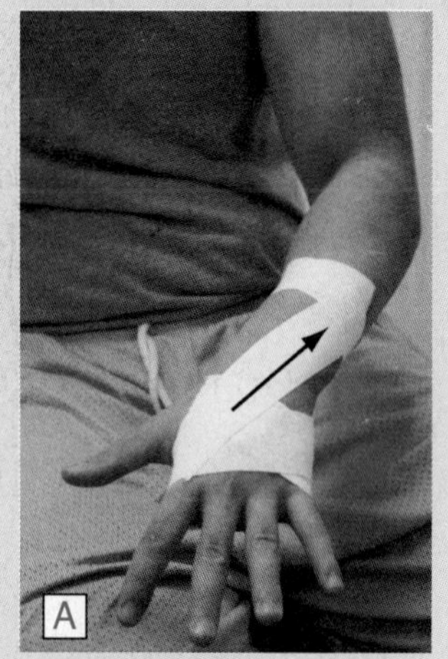

3단계: 다섯 번째 손허리손가락 관절에서 몸쪽으로 손등 위로 다음 스트립(strip)을 한다. 손과 손목을 교차하여 계속하고 가운데 먼쪽 아래팔에서 마무리한다(그림 10-7B).

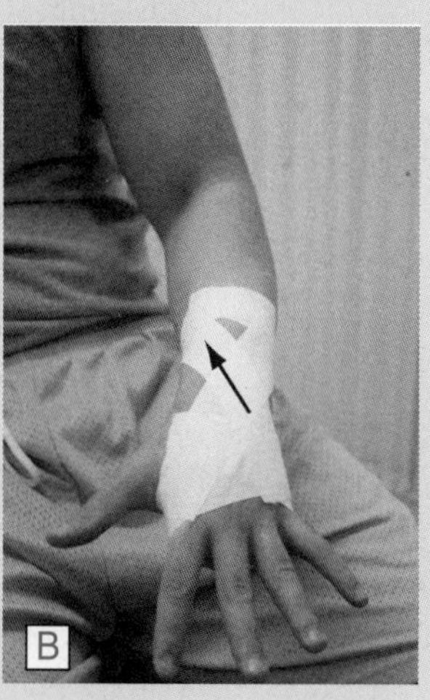

4단계: 테이프 너비의 $\frac{1}{3}$을 겹치게 하고 적당한 롤 장력을 이용하여 "X" 자 패턴으로 2~4번 추가적으로 스트립을 사용한다(그림 10-7C). 손목은 아프지 않은 자세에 있는지 주시한다.

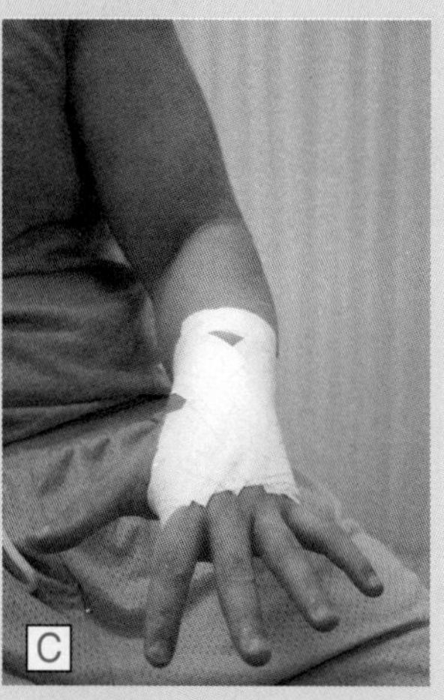

그림 10-7

5단계: 손목의 신전을 제한하기 위해서, $1^1/_2$인치 또는 2인치의 비탄력 테이프를 손바닥에서 두 번째 손허리손가락 관절에서 몸쪽으로 비스듬하게 둔다. 손과 손목을 교차하여 계속하고, 적당한 롤 장력으로 가운데 먼쪽 아래팔에 고정한다(그림 10-7D).

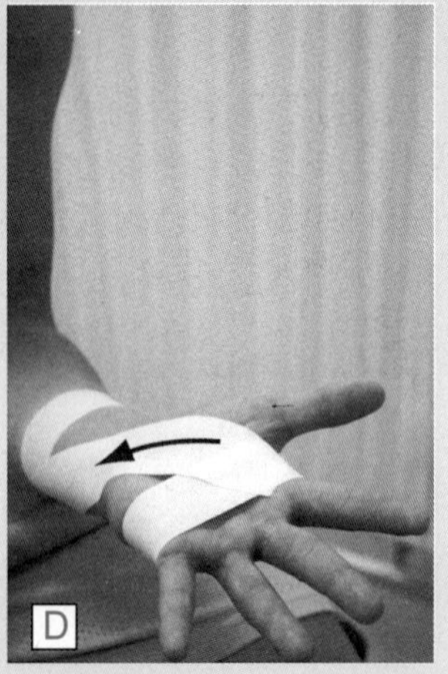

6단계: 손과 손목에서 교차하여, 다섯 번째 손허리손가락 관절에서 몸쪽으로 손바닥에서 스트립(strip)을 적용하고, 바깥쪽의 먼쪽 아래팔에 고정한다(그림 10-7E).

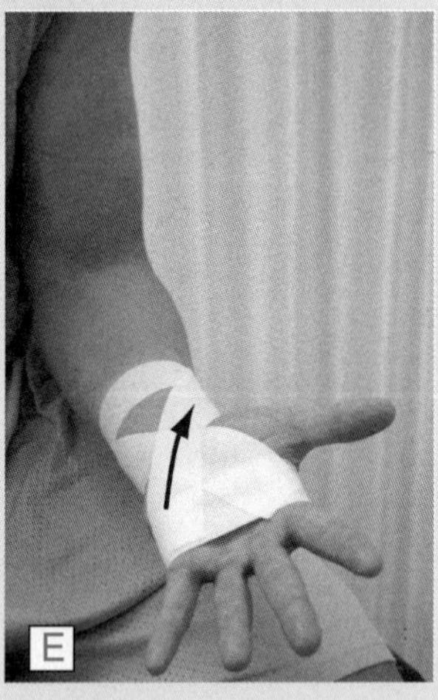

7단계: 테이프 너비의 $^1/_3$을 겹치게 하고, 적당한 롤 장력을 이용하여 "X" 자 패턴으로 2-4번 추가적으로 스트립을 적용한다(그림 10-7F) 손목은 아프지 않은 자세에 있는지 주시한다.

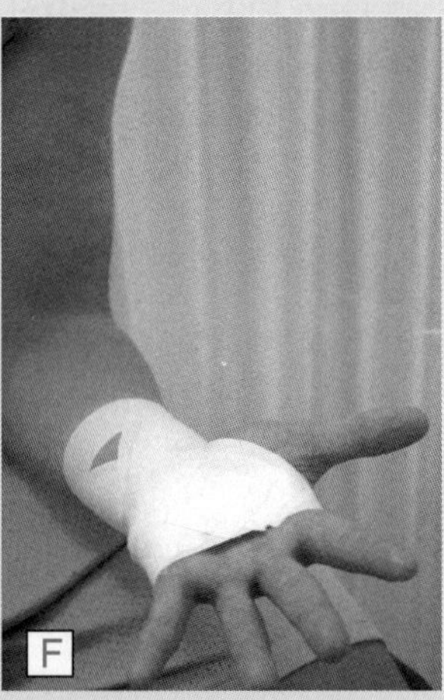

그림 10-7 *(계속)*

8단계: $1^1/_2$인치 또는 2인치 비탄력 테이프 또는 2인치 탄력 테이프를 이용하여, 손과 아래팔 둘레를 돌려 감는 패턴으로 적당한 롤 장력으로 2~3번 마무리 스트립(strip)을 한다 (그림 10-7G).

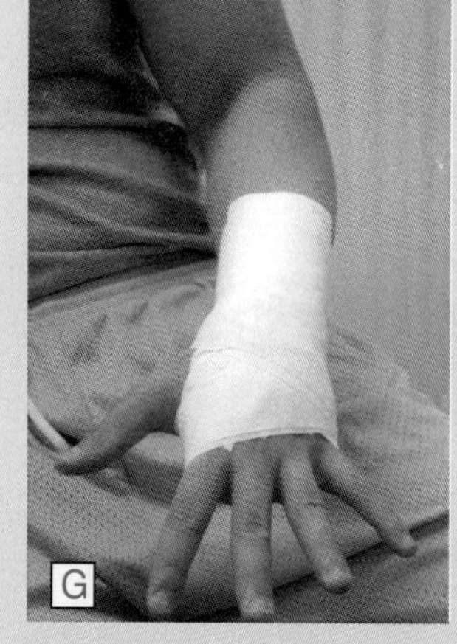

9단계: 스트립(strip)을 고정하고 부가적으로 지지를 하기 위하여 손목감기 또는 8자 테이핑을 적용한다(그림 10-7H). 손과 엄지손가락 사이 공간이 압박되지 않도록 주시한다. 여러 방향으로 움직임을 제한하기 위해서, 손등과 손바닥에 "X" 자 스트립을 사용한다.

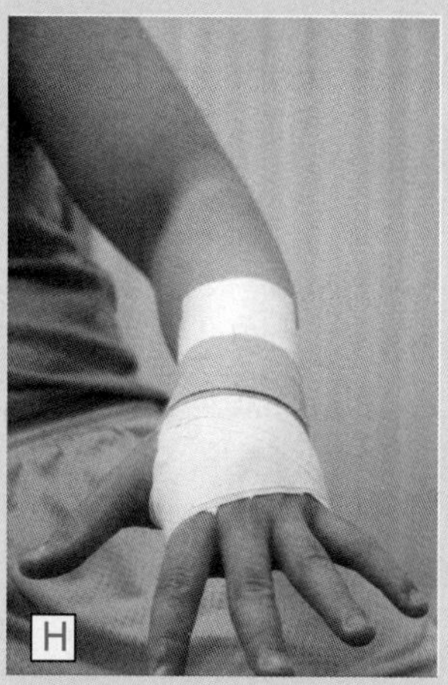

그림 10-7 *(계속)*

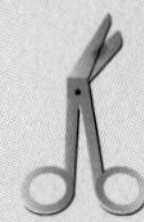

도움말: 먼쪽 손과 먼쪽 아래팔에 길이를 측정하여 테이핑 테이블 또는 의자에 "X" 자 스트립을 미리 만들어 놓는다. 반대쪽 끝에 테이프를 반듯하게 펴서 붙이고 따로 둔다. 초과된 테이프는 테이핑 가위로 손질한다.

창의성이 있는 질문 1

오스트레일리아의 규정 축구시즌(Australian rules football season) 중반에, 하프포워드(half forward)가 시합도중 떨어져서 오른 손목 염좌가 일어났다. 어느 정도의 재활 기간 후 기성제품 기능 브레이스를 하도록 허락을 받고, 게임에 복귀하였다. 첫 게임에서 하프포워드는 그의 오른팔이 쭉 펴지면서 떨어졌으나 계속 시합을 뛰어야한다.

 **질문 : 부가적인 안정성을 주기 위해서 하프타임에 어떤 테이핑 방법을 사용할 수 있습니까?**

만약/그렇다면...

만약 선수가 손목에 테이핑을 요구하고, 전에 다쳤던 적이 **없다면,** 비탄력 테이프로 손목감기 테이프를 적용할 것을 고려한다. 이 방법은 가볍게 지지해 주고, 빨리 적용할 수 있고, 덜 비싼 비탄력 테이프가 요구되어진다.

브레이스 앵커(Brace anchor) 그림 10-8

▶ **목적:** 염좌, 탈구, 과사용으로 인한 상해와 질환을 치료할 때, 주문 제작된 브레이스를 고정하고 적당한 지지와 손과 손목을 고정해주기 위해서 브레이스 고정 방법을 사용한다(그림 10-8).

▶ **재료:**
- 재료 : 2인치 또는 3인치 탄력 테이프, pre-tape 재료, 테이핑 가위

옵션:
- 자가 점착 랩

▶ **환자의 자세 :** 손과 손목을 자연스러운 자세로 놓고 테이핑 테이블 또는 의자에 앉는다. 의사의 지시에 따라, 굴곡이나 신전의 원하는 범위에 손목을 둔다. 테이핑 하는 동안 이 자세를 유지한다.

▶ **준비 :** Pre-tape 재료를 먼쪽 손과 먼쪽 아래팔 둘레에 적용한다 ◀▶ .

▶ **적용 :**

(1단계:) 손등 또는 손바닥의 손, 손목, 아래팔에 주문 제작된 브레이스를 둔다.

(2단계:) 2인치 또는 3인치 탄력 테이프를 몸쪽의 브레이스에 직접 고정하고 적당한 롤 장력으로 가볍게 아래팔 둘레를 3~4번 겹치지 않게 감는다 ◀▶ (그림 10-8A). 마찰과 풀어짐을 막기 위해서 손등쪽 아래팔에 감는 패턴으로 마무리한다.

옵션: *만약 탄력 테이프를 이용할 수 없다면, 감는 패턴으로 pre-tape 재료 없이, 자가 점착 랩을 사용한다.*

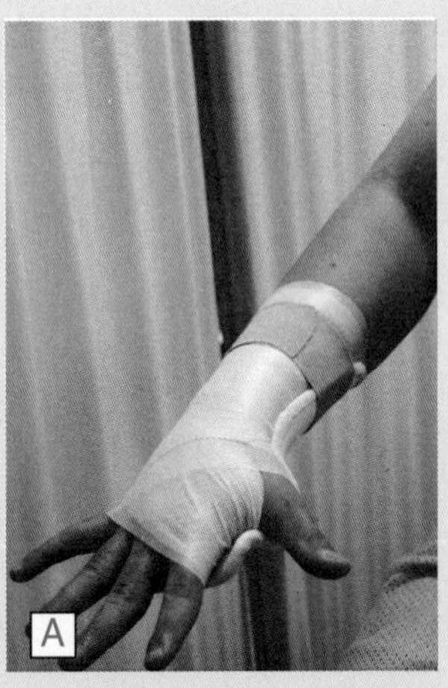

(3단계:) 그 다음에 2인치 또는 3인치 탄력 테이프로 몸에서 먼 쪽의 브레이스의 끝을 고정을 하고, 적당한 롤 장력으로 가볍게 먼쪽 손 주위를 3~4번 돌려 감는다 ◀▶ (그림 10-8B). 손등에서 패턴을 고정한다.

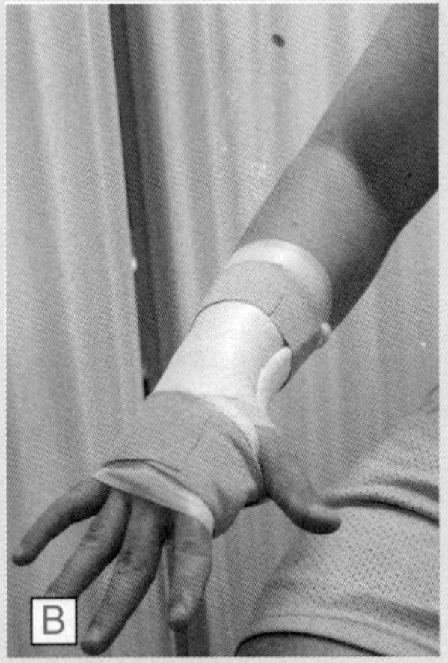

그림 10-8

손목 반 캐스트(Wrist semirigid cast) 그림 10-9

▶ **목적:** 반 캐스트 방법은 염좌, TFCC 상해, 골절, 탈구의 치료 시 최대의 지지를 해주고 손목의 가동범위를 제한한다(그림 10-9). 캐스트는 전문적인 건강관리사가 해야 한다. 캐스트는 운동, 일을 할 때 사용하고, 제거하여 나중에 다시 사용할 수 있다.

▶ **재료:**
- 2인치 또는 3인치 반캐스트 테이프, 장갑, 물, 자가 점착 랩, $^1/_8$인치 폼(foam) 또는 펠트(felt), 2인치 탄력 테이프, 테이핑 가위

옵션:

- 열가소성 물질(thermoplastic material), 열원(a heating source)

- **환자의 자세:** 손과 손목을 의사의 지시에 따라 고정시킬 자세에 놓고, 손가락을 벌리고 테이핑 테이블 또는 의자에 앉는다.
- **준비:** 마찰의 발생을 줄이기 위해서, $^1/_8$인치 폼 또는 펠트를 엄지손가락의 손바닥 면과 뼈의 돌출부에 사용한다.
- **적용:**

1단계: 손과 손목, 먼쪽 아래팔에 가볍게 적당한 롤 장력으로 자가 점착 랩을 2~3층으로 적용한다 (그림 10-9A). 랩은 8자 패턴으로 적용한다.

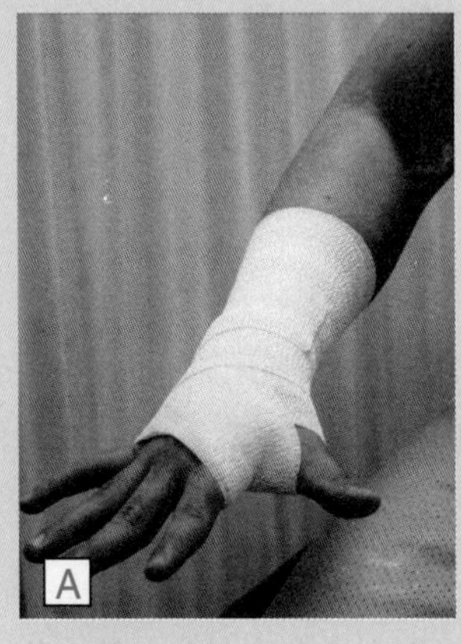

2단계: 2인치 또는 3인치 반 캐스트 테이프로 바깥쪽 먼쪽 아래팔에 고정하고, 적당한 롤 장력으로 바깥에서 가운데로 돌려 감고, 먼쪽에서 몸쪽 방향으로 테이프 너비의 $^1/_2$을 겹치게 하여 적용한다(그림 10-8B).

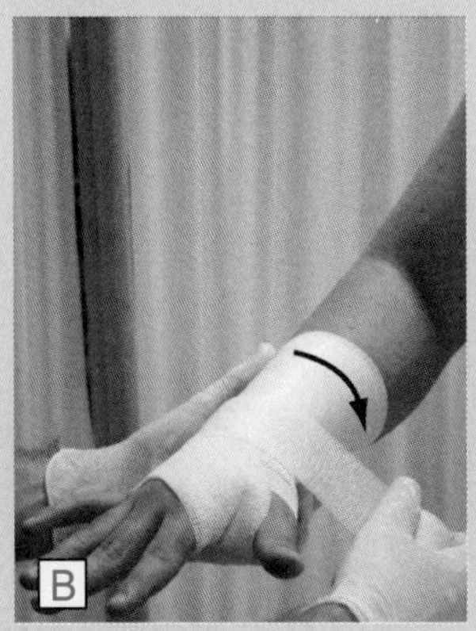

3단계: 손목에서 손과 손목을 포함하여 적당한 롤 장력으로 8자 패턴으로 테이프를 사용한다(그림 10-9C) 두 번째에서 다섯 번째의 손허리손가락 관절사이에서 몸쪽으로 테이프를 적용한다. 개인의 크기에 따라서, 압박을 막기 위해서 엄지손가락 사이 공간을 지날 때 캐스트 테이프를 늘이거나 부분적으로 자르는 것이 필요하다.

옵션: *부가적으로 지지하기 위해서 손등과(또는) 손바닥의 손과 손목에 열가소성 물질에 주조하여 혼합한다(그림 10-9D).*

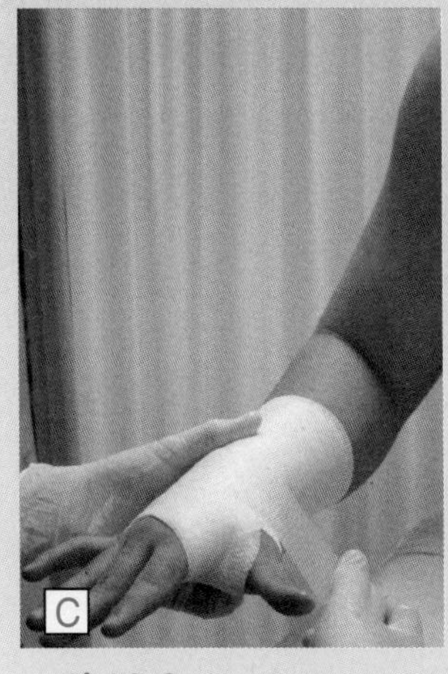

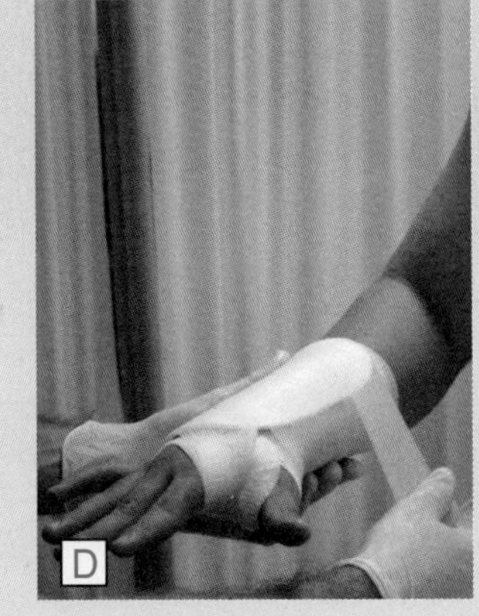

그림 10-9

4단계: 손, 손목, 먼쪽 아래팔을 테이프 너비의 $^1/_2$에서 $^1/_3$이 겹치도록 8자로 번갈아 연속해서 돌려 감는다(그림 10-9E).

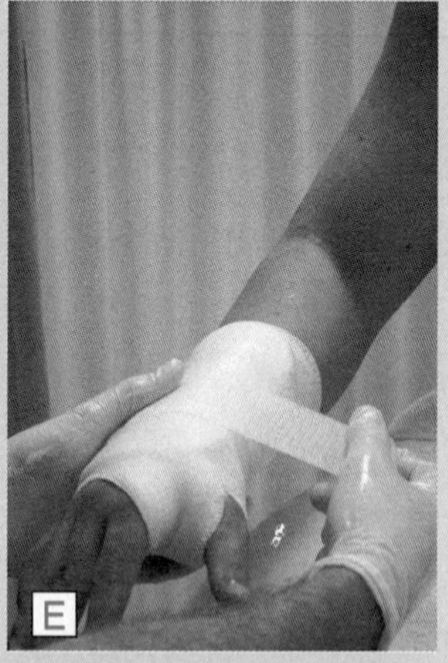

5단계: 손목의 손등/ 먼쪽 아래팔에 테이프 패턴으로 마무리하여 매끈하게 하고, 손에 캐스트의 형태를 만든다(그림 10-9F).

6단계: 모든 운동연습과 시합을 위해서 고밀도이고, 최소한 $^1/_2$인치의 두께를 가진 밀폐기포(closed-cell) 폼으로 반 캐스트를 덮는다(그림 10-19A-B).

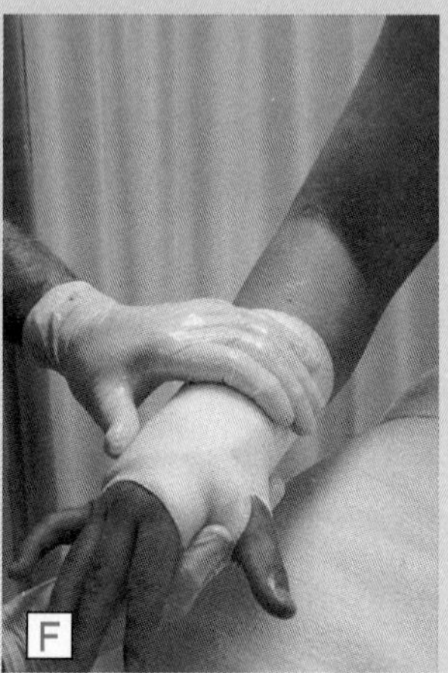

7단계: 캐스트를 제거할 때는 자뼈 또는 노뼈면에 따라 테이핑 가위로 잘라내어 제거한다(그림 10-9G). 다친 부위의 반대쪽 면을 선택한다.

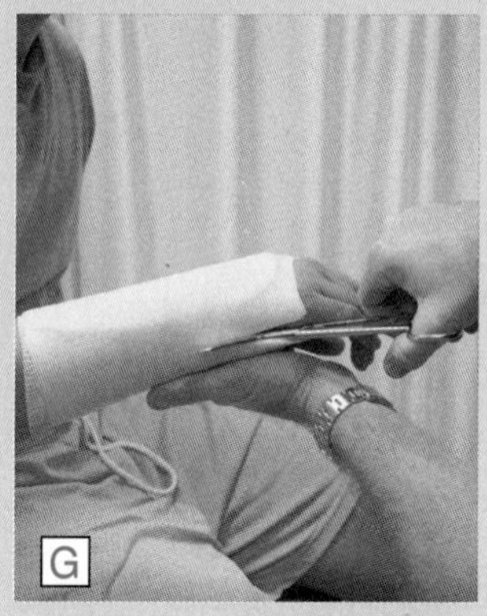

8단계: 다시 사용하기 위해서 손, 손목, 먼쪽 아래팔에 자가 점착 랩을 2~3층으로 적용한다. 손, 손목, 아래팔을 캐스트에 두고, 2인치의 탄력 테이프 또는 자가 점착 랩으로 적당한 롤의 장력을 이용해서 감는 패턴으로 고정한다 (그림 10-9H).

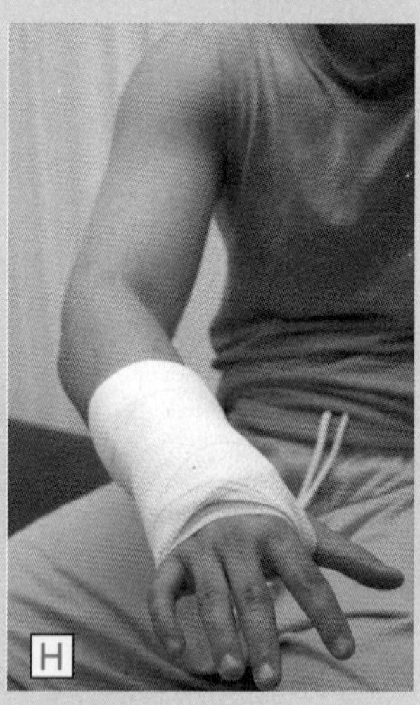

그림 10-9 *(계속)*

후방 부목(Posterior splint) 그림 10-10

- **목적:** 후방 부목은 염좌, TFCC 상해, 골절 탈구, 과사용으로 인한 상해와 질환의 치료시 손과 손목에 고정을 시키기 위해서 사용한다(그림 10-10). 부목은 더 자세한 의사의 진단을 받기 전에 임시로 고정을 할 때 사용한다. 이 방법은 9장에 같은 재료 목록이 사용된다(그림 9-11 참조). 교환 가능한 두 가지 방법은 이용 가능한 방법으로 편의를 도모하여 적용해서 설명된다.

> **세부사항**
>
> 고정기간은 보통 의사가 개개인별로 진단해주는 것에 따라 결정된다. 캐스트 기술자와 의사는 단단한 캐스트 테이프를 메리야스(stockinet) 위에 적용하여 완전한 고정을 한다.

- **설계:**
  - 미리 잘라진 패드가 대어 설계된 기성제품의 단단한 부목을 구매한다. 그 부목은 10, 12, 15, 30, 35, 45인치의 길이에 2, 3, 4, 5인치 너비로 된 편물(fabric)과 폼 패딩으로 덮여진 여러 층의 단단한 섬유유리로 만들어진다.

후방부목법 1 (Posterior splint technique one)

- **재료:**
  - 단단하고 패드 대어진 기성제품 부목, 물, 수건, 길이 5인치에 너비 4인치의 탄력 랩, 금속 클립, $1\frac{1}{2}$인치 비탄력 테이프
- **환자의 자세:** 손과 손목을 자연스러운 자세에 놓고 테이핑 테이블 또는 의자에 앉는다. 의사의 지시에 따라 손목을 굴곡 또는 신전의 원하는 범위에 둔다. 테이핑하는 동안 이 자세를 유지한다.
- **준비:** 패드 대어진 부목을 피부에 직접 대서 만들어 사용한다.
- **적용:**

1단계: 부목의 포장을 제거하고 화씨 70~75°F의 물에 담근다. 물에서 부목을 꺼내어 수건 위에 둔다. 여분의 물을 제거하기 위해서 빠르게 부목과 수건을 함께 말아 놓는다(그림 10-10A).

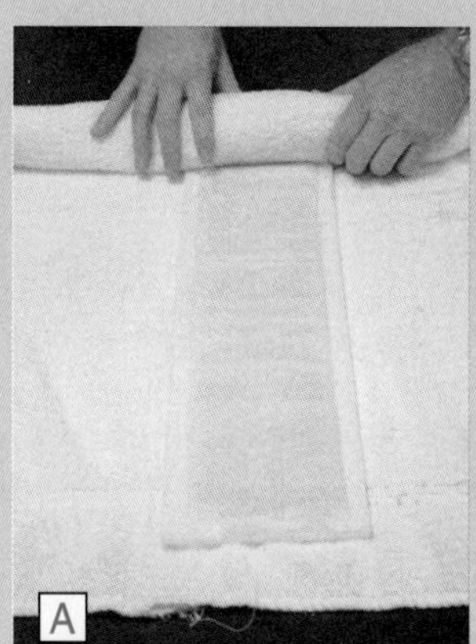
A

2단계: 두 번째에서 다섯 번째 손허리손가락 관절에서 적당하게 몸쪽에서 몸쪽 아래팔 중간부분까지 부목을 댄다(그림 10-10B). 부목은 대부분 손, 손목, 아래팔의 손바닥쪽에서 흔하게 사용되어진다.

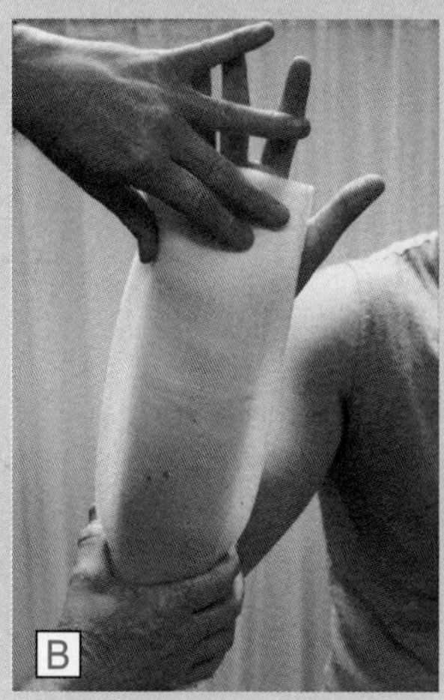
B

그림 10-10

(3단계:) 손, 손목, 아래팔의 형태에 맞게 주조한 부목을 길이 5야드에 너비 4인치의 탄력 랩을 적당한 롤 장력으로 나선형 패턴으로 감는다 (그림 10-10C). 손으로 부목의 주조하고 형태를 잡는다. 손목의 굴곡 또는 신전 자세를 주시한다. 10~15분 후에, 섬유유리가 건조되었을 것이다. 탄력 랩을 제거한다.

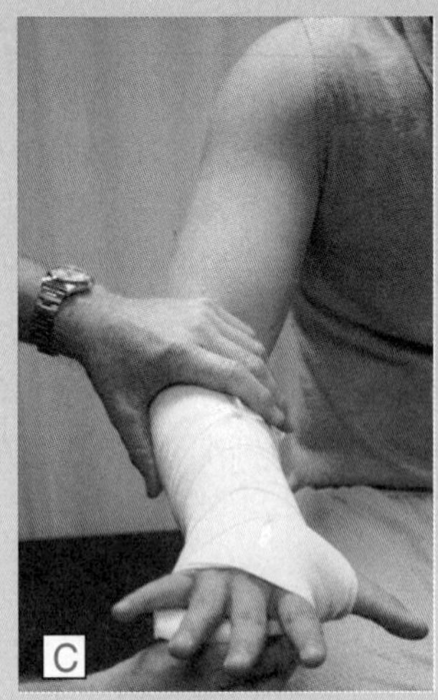

(4단계:) 또 다른 길이 5야드에 너비 4인치의 탄력 랩을 적당한 롤 장력으로 먼쪽에서 몸쪽으로 나선형 패턴으로 감아서 손, 손목, 아래팔에 부목을 고정한다 (그림 10-10D). 랩을 금속 클립 또는 $1^{1}/_{2}$인치 비탄력 테이프로 느슨하게 고정한다. 일상생활에서는 팔걸이가 요구되어질 수 있다.

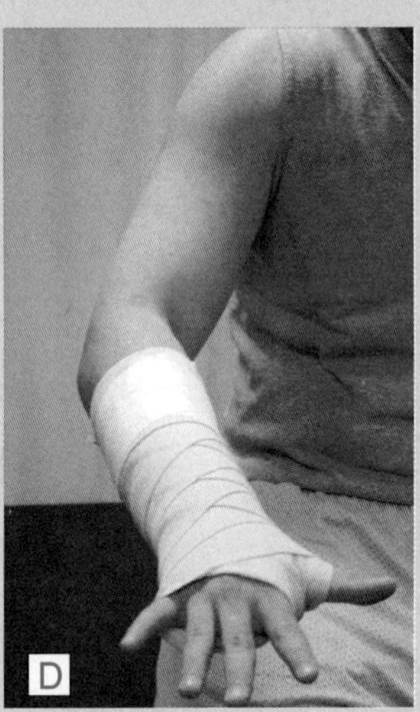

후방부목법 2 (Posterior splint technique two)

- **재료:**
  - 3인치, 4인치, 또는 5인치 너비의 단단한 캐스트 테이프, 메리야스, 장갑, 길이 5야드에 너비 4인치의 탄력 랩, 금속 클립, $1^{1}/_{2}$인치 비탄력 테이프, 테이핑 가위
- **환자의 자세**: 손과 손목을 자연스러운 자세로 놓고 테이핑 테이블 또는 의자에 앉는다. 의사의 지시에 따라 손목을 굴곡 또는 신전의 원하는 범위에 둔다. 테이핑 하는 동안 이 자세를 유지한다.
- **준비 :** 먼쪽 손가락에서 팔꿈치까지 메리야스 한 층을 적용한다.
- **적용:**

(1단계:) 주머니(pouch)에서 캐스트 테이프를 제거하고 화씨 70~75°F의 물에 담근다. 손의 손바닥쪽에서 두 번째에서 다섯 번째 손가락까지 바로 몸쪽의 손허리손가락 관절에서 고정한다. 손과 손목 위에 몸쪽 방향으로 테이프를 연속적으로 적용하고 아래팔의 중간 정도에서 마무리한다(그림 10-10E).

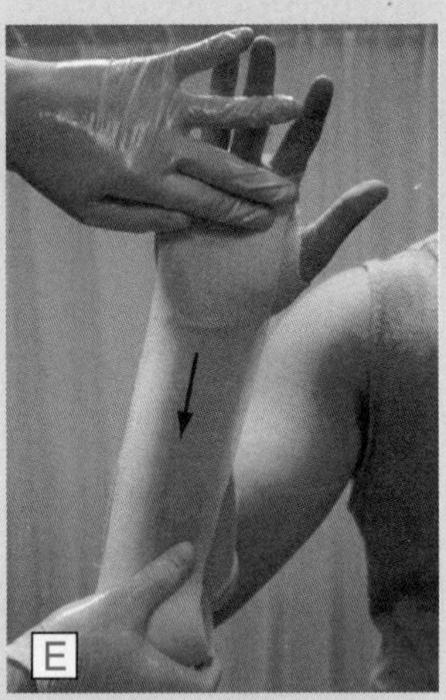

그림 10-10 *(계속)*

2단계: 몸쪽 아래팔의 중간 정도에서, 테이프를 반대로 뒤집어서 이전에 스트립(strip)한 위로 먼쪽 손으로 계속한다 (그림 10-10F). 테이프를 4~5층이 될 때까지 이것을 반복한다. 만약 필요하다면 추가적으로 캐스트 테이프의 롤을 사용하고, 장갑을 착용한 손으로 테이프를 주조한다. 손목의 굴곡 또는 신전 자세를 주시한다. 건조는 완전하게 10~15분을 한다.

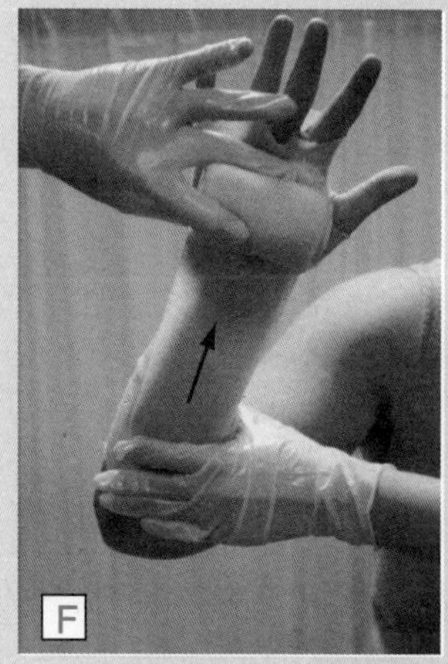

3단계: 테이핑 가위로 손, 손목, 아래팔의 손등쪽으로 메리야스를 길게 아래쪽으로 자른다. 피부를 마찰에서 보호하기 위해서 메리야스을 부목위로 접는다(그림 10-10G).

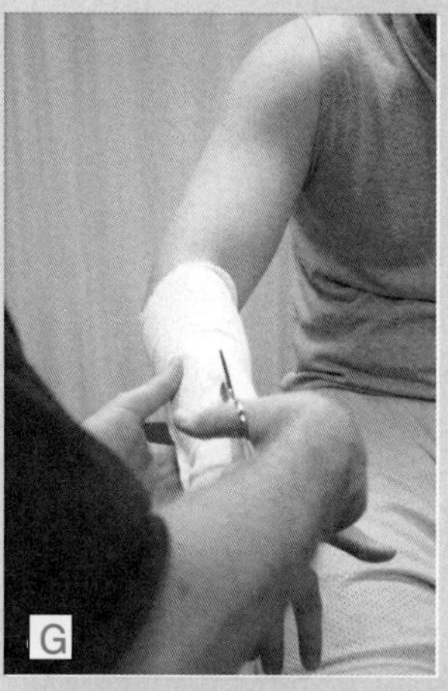

4단계: 길이 5야드에 너비 4인치의 탄력 랩을 적당한 롤 장력으로 먼쪽에서 몸쪽으로 나선형으로 감아 부목을 고정한다 (그림 10-10H). 랩을 금속 클립 또는 느슨하게 $1^1/_2$ 인치 비탄력 테이프로 고정하다. 일상생활에서는 슬링이 요구되어질 수 있다.

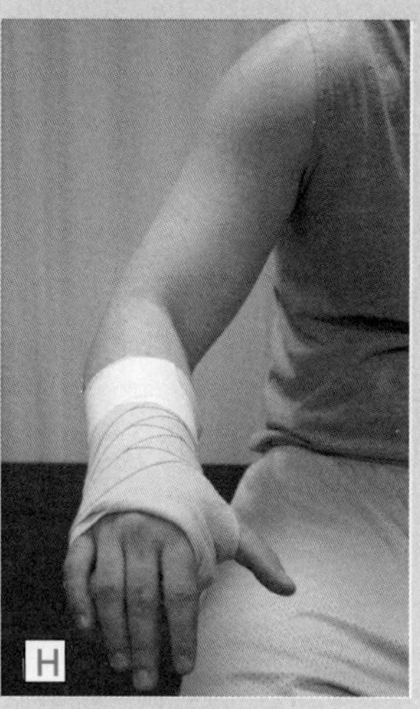

그림 10-10 *(계속)*

랩핑 기법

연부조직의 상해와 질환에 따른 부종 조절을 돕기 위해서 압박을 주려고 랩 방법을 사용한다. 또한 탄력 랩과 자가 점착 랩은 타박, 염좌, 골절, 탈구, 과사용 상해와 질환을 예방하고, 치료할 때 보호 패딩과 브레이스를 고정하는데 사용한다. 또 이 방법들은 가리키는 손 상해와 질환을 위해 사용할 수 있다.

압박 랩(Compression wrap) 그림 10-11

목적: 압박 랩 방법은 타박, 염좌, 탈구, 결절종의 치료시 가볍고, 중간 정도 또는 심한 부종과 염증을 줄이고 압력을 제공한다.

재료:

- 2인치, 3인치, 또는 길이 5야드에 너비 4인치 탄력 랩, 금속 클립, $1\frac{1}{2}$인치 비탄력 테이프 또는 2인치 탄력 테이프, $\frac{1}{8}$ 또는 $\frac{1}{4}$인치 폼 또는 펠트, 테이핑 가위

옵션:

- 자가 점착 랩
- $\frac{1}{4}$인치 또는 $\frac{1}{2}$인치 open-cell 폼

환자의 자세: 손목과 손을 아프지 않은 자세에 두고 손가락을 벌려 테이핑 테이블 또는 의자에 앉는다.

준비: 손과 손목의 일반적인 형태 때문에, 정맥 환류를 도와주기 위해서 $\frac{1}{8}$인치 또는 $\frac{1}{4}$인치 폼 또는 펠트를 염증 부위의 피부에 직접대어 준다. 패드는 결정종에 흡수에 압력을 주어서 특히 유용하다.

적용:

1단계: 먼쪽 두 번째에서 다섯 번째 손허리손가락 관절에서 바로 손의 손등쪽에 탄력 랩의 펼쳐진 끝을 고정하고, 손을 에워싼다 (그림 10-11A).

옵션: *만약 탄력 랩을 사용할 수 없다면, 자가 점착 랩을 사용할 수 있다.*

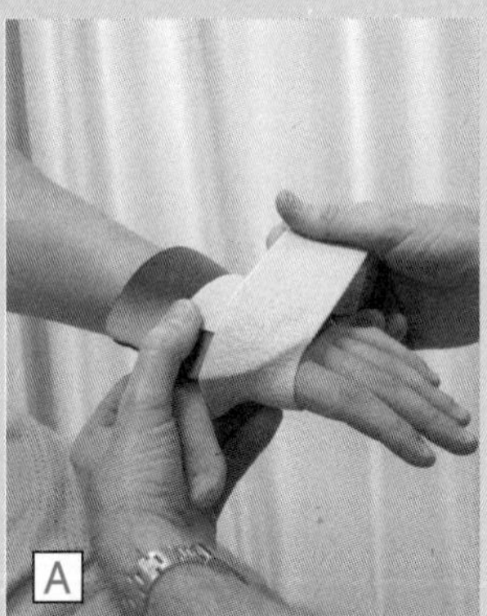

2단계: 랩 너비의 $\frac{1}{3}$에서 $\frac{1}{2}$ 정도 겹쳐지도록 하고, 손의 엄지손가락 사이 공간을 지나서 계속한다(그림 10-11B).

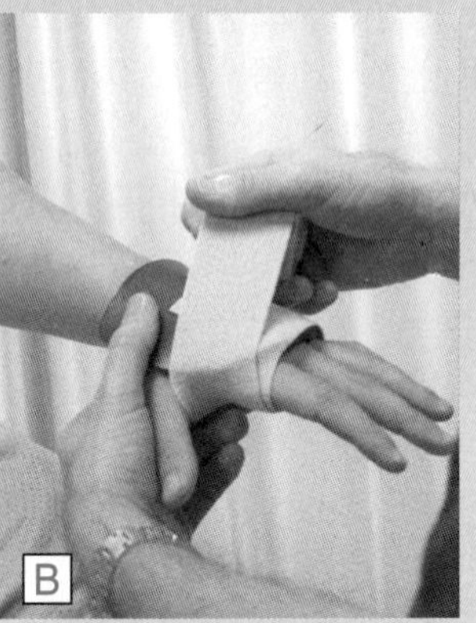

3단계: 그 다음, 손등을 교차하여 나아가고, 손목을 돌려 감고, 그런 다음 손등을 교차시키고, 손에 8자 감기를 한다(그림 10-11C).

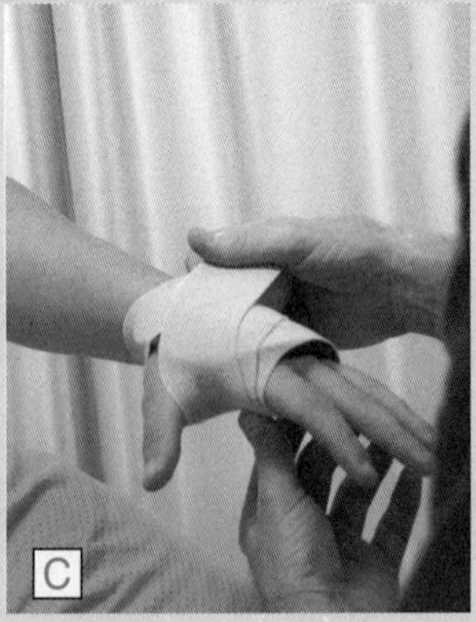

그림 10-11

4단계: 랩의 $^1/_3$에서 $^1/_2$ 정도 겹치도록 8자 감기를 반복한다(그림 10-11D) 드러난 부위를 모두 덮는다. 롤 장력은 먼쪽에서는 최대로, 몸쪽에서는 줄여서 한다.

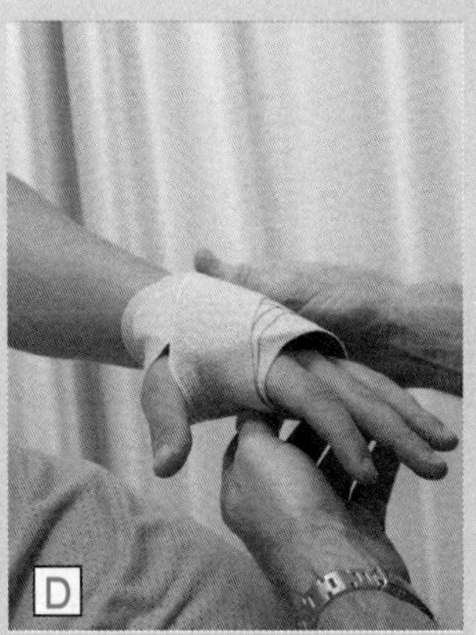

5단계: 손목에서, 몸에서 먼쪽에서 몸쪽의 방향으로 먼쪽 아래팔 위로 나선형으로 랩을 연속하여 감는다. 벨크로, 금속 클립, $^1/_2$인치 비탄력 테이프 또는 2인치의 탄력 테이프를 느슨하게 하여 아래팔의 손등쪽에서 고정한다 (그림 10-11E). 덜 움직이게 하기 위해서, 2인치 탄력 테이프 또는 자가 점착 랩을 느슨하게 손에 8자 감기를 한다 (그림 10-11F).

옵션: *부가적인 압박을 위해서, $^1/_4$인치 또는 $^1/_2$인치 open-cell 폼 패드를 손목의 손허리손가락 관절에서부터 손등 위에 둔다(그림 11-22 참조). 패드는 피부에 직접대고 압박 랩으로 덮는다.*

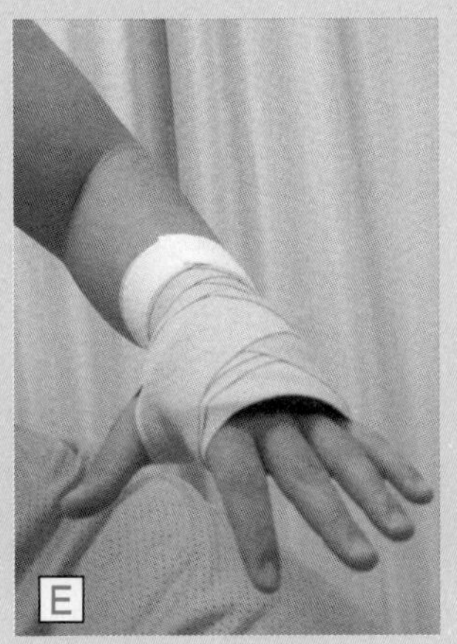

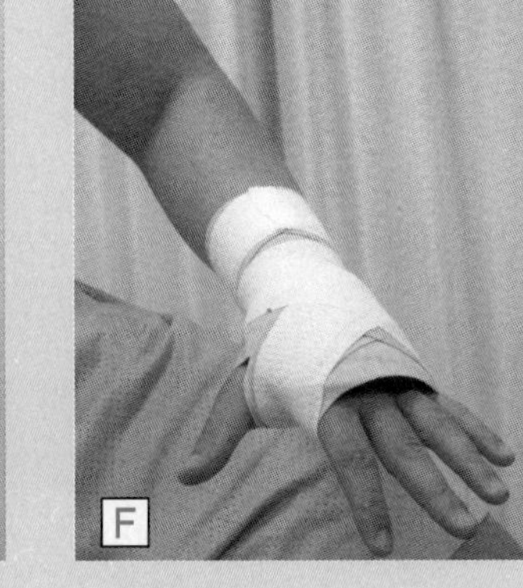

그림 10-11 *(계속)*

8자 랩 방법(Figure-of-eight wrap) 그림 10-12

- **목적:** 타박, 염좌, TFCC 상해, 골절, 탈구, 과사용으로 인한 상해와 질환을 예방하고 치료 할 때 압박과 가벼운 지지를 주고, 주문 제작된 브레이스와 보호패딩을 고정하기위해 8자 랩 방법을 사용한다(그림 10-12).
- **재료:**
  - 2인치, 3인치, 또는 길이 5야드의 너비 4인치 탄력 랩, 금속 클립, $1^1/_2$인치 비탄력 테이프 또는 2인치 탄력 테이프, 테이핑 가위

  옵션:
  - 자가 점착 랩
- **환자의 자세:** 손가락을 벌리고 손과 손목을 자연스러운 자세로 두고, 테이핑 테이블이나 의자에 앉는다.
- **준비:** 움직임을 덜 하기 위해서, 점착 테이프 스프레이, 테이프 스트립(strip) 또는 앵커를 직접 피부에 사용한다(그림 1-7 참조).

▶ **적용:**

(1단계:) 브레이스 또는 패드를 상해 부위에 둔다.

(2단계:) 자뼈경상돌기(ulnar styloid process) 위로 피부에 직접 탄력 랩을 고정하고, 적당한 롤 장력으로 8자 감기 방법을 적용한다(그림 10-12A).

옵션: *만약 탄력 랩을 사용할 수 없다면, 자가 점착 랩을 사용할 수 있다.*

(3단계:) 랩을 마무리하고, 벨크로, 금속 클립, 또는 $1^1/_2$인치 비탄력 테이프 또는 2인치 탄력 테이프를 느슨하게 적용하여 손목 또는 먼쪽 아래팔에 고정한다 ⇆ (그림 10-12B). 부가적으로 지지하기 위해서, 2인치 탄력 랩 또는 자가 점착 랩으로 느슨하게 손에 8자 테이핑을 한다.

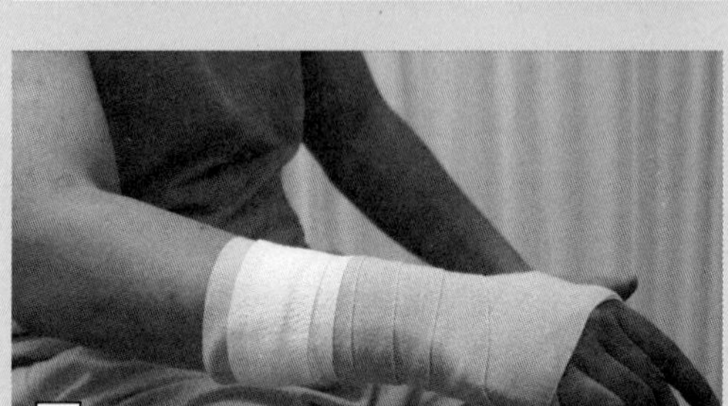

그림 10-12

만약/그렇다면...

만약 타박을 입은 후에, 손과 손목의 등위에 부종을 조절하기 위해서 탄력 랩 또는 자가 점착 랩을 **사용한다면,** 압박 랩 방법을 적용할 것을 고려한다. 폼 또는 펠트를 이용한 이 방법은 8자 랩 방법보다 더 넓은 지역에 압박을 제공한다.

브레이싱 기법

기성제품과 주문 제작된 브레이스는 여러 가지 디자인으로 손목에 사용할 수 있다. 브레이스는 3가지로 분류한다: 예방, 재활, 기능. 이 브레이싱 방법은 급성과 만성 상해와 질환을 예방하고 치료하기 위해서 사용한다. 이중 몇가지 브레이스는 손과 엄지손가락 상해와 질환을 위해서 사용하는 것을 알아두기 바란다.

예방(Prophylactic) 그림 10-13

▶ **목적:** 예방 브레이스는 심한 손목 상해를 예방하거나 줄이기 위해서 디자인되었다. 손목 보호대(wrist guard)라고 불리는 이 브레이스는 적당한 지지를 제공하고, 주로 손목의 염좌, TFCC 상해, 골절, 탈구로부터 보호하기 위해 사용되어진다.

세부사항

예방 브레이스는 흔히 자전거타기(biking), 인라인 스케이트, 스키, 스노우보드와 같은 스포츠에서 개인의 손목의 안정성을 위하여 사용되는 것뿐만 아니라, 일, 일반적인 활동에서도 유용하게 사용할 수 있다. 대부분의 브레이스는 운동, 일하는 장갑 위에 또는 아래에 사용할 수 있다. 예방 브레이스는 부가적인 안정성을 위해서 손목감기(그림 10-1, 10-2), 8자 테이핑(그림 10-3), 팬 테이핑(그림 10-4), 스트립(strip) 테이핑(그림 10-5,6), "X" 자 테이핑(그림 10-7)을 복합적으로 사용할 수 있다.

▶ **설계:**

- 기성제품 예방 브레이스는 두 번째부터 다섯 번째 손허리손가락 관절까지의 너비와 손목 둘레를 측정하여 맞는 사이즈를 정하여 오른손 또는 왼손잡이용으로 사용할 수 있다.
- 브레이스는 많은 양의 보호를 요구하는 것을 기본으로 여러 길이의 원모양 개방성 디자인으로 고안되어진다.
- 대부분의 디자인은 EVA 폼 또는 겔 패드와 방수 내층으로 하고 나일론 그물 물질을 외층으로 하여 만들어진다.
- 어떤 브레이스는 손목의 굴곡과(또는) 신전을 제한하기 위해서, 높은 밀도의 플라스틱 또는 알루미늄으로 된 손바닥과(또는) 손등에 바가 들어있는 외부 층을 가지고 있다.
- 다른 디자인은 손바닥 전체나 몸쪽에만 플라스틱, 가죽, 또는 케블라(Kevlar) 손바닥 패드로 구조되어진다.
- 대부분의 예방 브레이스는 나일론 스트립(strip)을 통하여 벨크로 클로져로 손, 손목, 아래팔에 부착되어진다.
- 어떤 디자인들은 장갑 디자인을 사용하는 반면에, 어떤 디자인들은 손가락과 엄지손가락의 가동범위를 제한하지 않는다.

▶ **환자의 자세:** 손과 손목을 자연스러운 자세에 두고 테이핑 테이블 또는 의자에 앉는다.

▶ **준비:** 브레이스를 피부에 직접 하거나 장갑 위에 착용한다. 예방 디자인을 착용할 때 구입시 들어있는 제작자의 지시를 따른다.

▶ **적용:**

1단계: 브레이스의 스트립(strip)을 느슨하게 하고 풀어서 착용을 시작한다.

2단계: 상해부위 손, 손목, 아래팔 위에 브레이스를 둔다. 바를 손등과(또는) 손바닥쪽에 손, 손목, 아래팔에 일자로 맞추어 놓는다(그림 10-13A). 필요하다면 브레이스의 위치를 다시 놓는다.

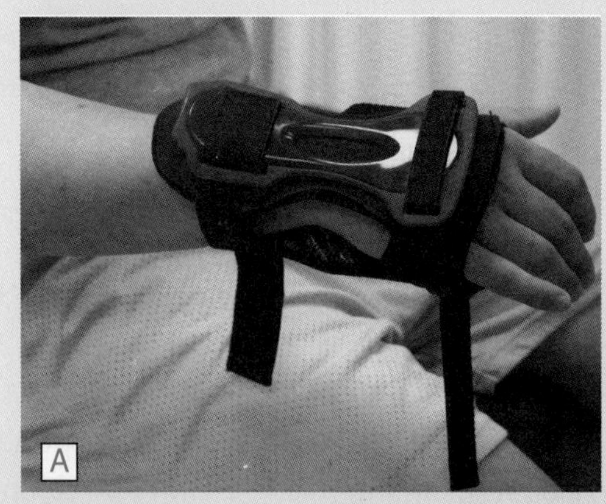

3단계: 손, 손목, 아래팔 둘레에 외층을 감는다. 대부분 스트립을 탄탄하게 당겨 벨크로로 고정하도록 디자인되어 있다(그림 10-13B).

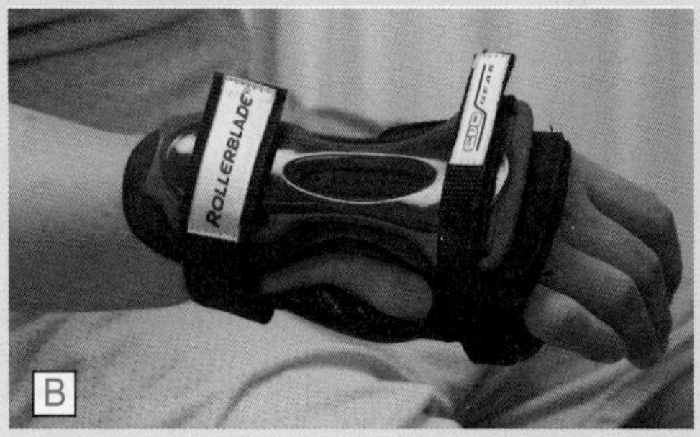

그림 10-13

연구 요약

다수의 연구에서 스노우보더와 인라인 스케이터 사이에서 손목의 상해가 높은 빈도로 발견되어진다. 기성제품으로 나온 손목 보호대는 심각한 상해로부터 보호하거나 줄이기 위한 시도로 많이 사용되어진다. 비록 예방적인 무릎과 발목 브레이싱 방법은 충분히 증명되었지만, 문헌에서 손목 보호대의 효과를 설명한 조사는 거의 없다.

기성제품으로 나온 손목 보호대의 보호적인 가치를 설명하는 연구자들은 긍정적인 결과를 만들어왔다. 시체의 연구는 상해의 유형에서 보호대를 사용에 차이를 나타내었다. 실험 중에 빠르게 중력의 힘을 이용해서 어떤 물것을 부딪쳤을 때, 보호대를 사용한 것이 안하는 것보다 관절낭 손상, 손목 골절, 인대 손상에 대하여 보호해주었다. 누르는 힘이 적용되는 동안 대조군과 비교하여 보호대 사용으로 손목의 배측 굴곡의 유의한 감소가 나타난다. 유도하여 눈 위에 떨어지는 동안, 가드에 맞는 검사물(specimens)이 가드가 없는 검사물보다 골절이 일어나기 위해서 현저하게 더 큰 힘이 요구된다. 다른 조사에서는 브레이스와 브레이스를 안한 검사물 사이에서 유사정적인(quasistatic) 힘이 사용되어 골절이 일어나기 위해서 요구되는 힘에 현저한 차이가 없다고 나타났다.

스노우보더 사이에서 예기되고, 임의로 추출한, 의학적인 실험에서 연구자들은 브레이스를 한 대상자는 8회의 부상이, 브레이스를 하지 않은 대상자는 29회의 부상이 보고되어 부상의 양에 있어서 유의한 차이가 있다고 증명했다. 10회의 스노우보딩 시즌에 미국의 서부에서 의학적인 편의를 조사하여 손목이 가장 흔하게 부상당하는 관절이라고 나타났다. 손목 보호대가 없는 사람은 상해를 입기 쉽기 때문에 보호대를 착용한 피험자가 거의 반 정도 되었다.

손목 보호대의 예방적인 효과는 여러 요소에 의해 결정된다. 그 중 하나는 보호대의 물질에 의해 얼마나 많은 양의 에너지를 흡수하는 것인가 이다. 너무 단단한 보호대는 브레이스의 먼쪽과(또는) 몸쪽의 끝에서 높은 스트레스를 만들 수 있다. 연구자들은 인라인 스케이터들의 단단한 보호대의 사용과 아래팔의 골절의 관계에 대해 보고해왔다. 최선의 손목 보호대는 스트레스 없이 최대한의 에너지를 흡수해야 한다.

종합적으로 대부분의 연구자들은 스노우보딩과 인라인 스케이팅의 활동에서 예방적인 손목 보호대를 사용하는 것이 상해의 빈도와 심한 정도를 낮출 수 있다고 동의한다. 하지만 미래의 연구자들은 손목부상의 기전과 손목 보호대의 기능적 역할을 전부 이해하고 미래의 보호대 디자인을 위해 뼈대를 제공하는 것이 필요하다.

만약/그렇다면...

만약 예방적 브레이스가 손목의 굴곡, 신전, 자뼈편위, 노뼈편위를 줄여주기 위해서 **필요하다면,** 개방형 디자인(open design)보다 더 큰 지지를 주기 위해서 폐쇄형 디자인(circumferential design)으로 고려한다.

재활(Rehabilitative) 그림 10-14

- **목적:** 재활 브레이스는 압박, 고정, 가볍게 적당한 지지를 주도록 디자인되었다. 또한 브레이스는 염좌, TFCC 상해, 골절, 탈구, 건염(tendinitis), 건활막염, 신경죄임증후군, 신경압박증후군, 수술 후 처치의 치료시 가동범위를 제한하고 비정상적인 구조를 바르게 해준다(그림 10-14) 브레이스는 단단한 캐스팅(casting)을 대신할 수 있고, 치료와 재활을 위해서 제거할 수 있다. 재활 브레이스 디자인은 압박 랩 방법과 함께 사용되어질 수 있다.

- **설계:**
  - 기성제품의 일반적인 주문 제작과 오른손 또는 왼손잡이용 브레이스는 손목의 둘레 또는 두 번째에서 다섯 번째 손허리손가락 관절의 너비를 기초에 두고 나와 있는 크기에서 사용할 수 있다.
  - 폐쇄형(circumferential) 디자인과 개방형(open) 디자인은 방법의 목적에 따라 다양한 길이로 이용할 수 있다.
  - 다른 브레이스는 탄력적인 반면에, 어떤 브레이스는 비탄력적으로 디자인되었다.

- 대부분 비탄력적인 디자인은 폴리에스테르/ 면 또는 얇은 판자 형태, 나일론/ 섬유, 캔버스(canvas), 부드러운 가죽 또는 나일론으로 외층을 하여 구멍 낸 스웨드 물질, 면 또는 스웨드(suede) 메리야스, 또는 폴리프로필엔 펠트 물질로 만든다.
- 비탄력 브레이스는 손목의 신전과(또는) 굴곡을 줄이기 위해서, 손등과(또는) 손바닥에 알루미늄 또는 플라스틱 바의 외층(outer shell)을 가진다.
- 비탄력 브레이스는 꼭 맞는 D-ring 클로져, 손잡이를 끈으로 묶기(pull-tab laces), 벨크로 스트랩으로 손, 손목, 아래팔에 고정한다.
- 탄력 디자인은 폴리프로필렌 펜트, 면, 또는 라이크라(lycra) 물질로 된 외층을 가지고 면, 나일론, 폴리에스테르 또는 네오플렌 물질로 구성되어 있다.
- 이 디자인의 대부분은 외층에 손등과(또는) 손바닥에 꼭 맞는 알루미늄이나 플라스틱 바를 이용할 수 있다.
- D-ring 클로져, 끈, 벨크로 스트랩(strap)은 브레이스를 손, 손목, 아래팔에 고정한다.
- 다른 디자인은 엄지손가락을 자연스러운 자세에 두기 위해서 엄지손가락을 나선형으로 감아 붙여 사용하는 반면에, 어떤 비탄력, 탄력 디자인은 손가락과 엄지손가락의 움직임을 제한하지 않는다.

세부사항

비탄력 브레이스는 흔히 손목을 자연스러운 자세 또는 **쿡업 자세**(cock-up position)에 두고 고정을 한다. 대부분 디자인은 상해 또는 질환에 따라 적합하게 사용한다. 또한 비록 대부분 탄력 디자인이 손목을 자연스러운 자세 또는 쿡업(cock-up) 자세에 고정하지만, 제한된 가동범위는 허락되어진다.

- **환자의 자세:** 아프지 않은 가동범위에서 연관된 손과 손목과 함께 테이핑 테이블 또는 의자에 앉는다.
- **준비:** 브레이스는 직접 피부에 적용한다. 재활 브레이스를 적용하기 위한 지시사항은 구입시 각 브레이스에 포함된다. 가이드라인에 따르는 것이 대부분 브레이스에서 적합하다.
- **적용:**

(1단계:) 스트랩(strap)을 느슨하게 하고, 브레이스를 풀어 놓는다.

(2단계:) 연관된 손, 손목, 아래팔 위에 브레이스를 적용한다. 손, 손목, 아래팔의 손등과(또는) 손바닥에 바를 정렬한다(그림 10-14A). 필요하다면 바를 개조하고 위치를 움직인다.

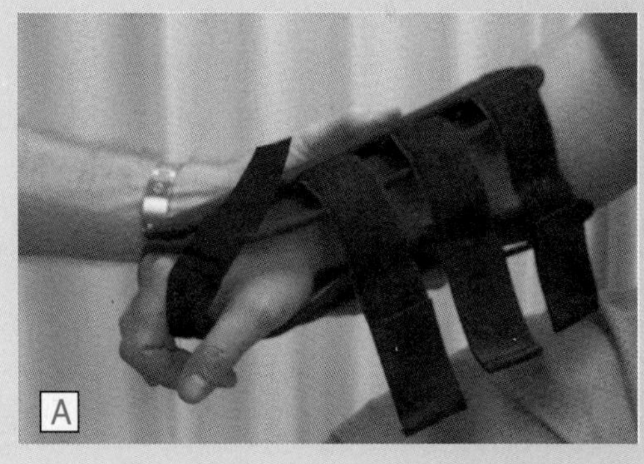

(3단계:) 손, 손목, 아래팔의 외층을 감싼다. 스트랩(strap) 적용은 특정한 브레이스 디자인에 따른다. 대부분 디자인의 적용은 손에서 스트랩을 당겨 고정하여 시작한다. 그 다음, 대부분 먼쪽 손목 스트랩을 당겨 고정한다. 몸쪽 방향으로 계속해거 남은 스트랩으로 고정한다(그림 10-14B). 다른 디자인을 사용할 때, 끈으로 단단하게 묶어 고정한다. 일상생활을 위해서 슬링이 요구되어진다.

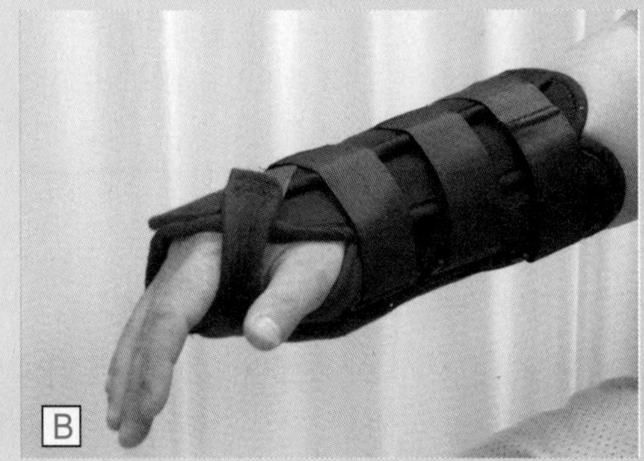

그림 10-14

창의성이 있는 질문 2

은퇴한 서커스 광대는 왼쪽 손목에 데퀘바인 건활막염(De Quervain' s tenosynovitis)으로 치료를 위해서 지역의 외래환자로 정형외과 진료를 받고 있다. 그는 일주일 전에 의사에게 기성제품 엄지손가락, 손, 손목 브레이스를 권고 받고, 그가 매일 낚시하는 것을 제한받았다. 은퇴한 광대는 브레이스 아래 부분의 가려움을 불평했다. 제거하고 보니 약간의 붉어짐과 부종이 왼쪽 손목 손등에 있었다. 의사는 원래 3주 동안 브레이스를 차라고 했다.

질문: 이 상황에서 당신은 어떻게 할 수 있습니까?

기능(Functional) 그림 10-15

- **목적:** 기능 브레이스는 염좌 TFCC 상해, 골절, 탈구, 건염, 건활막염, 신경죄임과 압박증후군, 수술 후 처치의 예방과 치료 시 손목에 압박과 적절한 안정성을 준다(그림 10-5) 이 디자인은 흔히 상해에 따라 일과 운동생활로 돌아가는 동안 사용되어진다.

세부사항

기능 브레이스는 야구, 농구, 다이빙, 펜싱, 필드하키, 풋볼, 체조, 아이스하키, 라크로스, 축구스키, 소프트볼, 배구, 레슬링과 같은 스포츠에서 선수들에게 손목의 안정성을 주기 위해서 사용될 뿐만 아니라, 일과 일상생활에서 사용할 수 있다. 기능 브레이스는 손목감기, 8자 테이핑, 팬 감기, 스트립(strip) 감기, "X" 자 감기 테이핑방법을 부가적으로 안정성을 주기위해서 사용된다.

- **설계:**
  - 기성제품 기능 브레이스는 손목 둘레 또는 두 번째에서 다섯 번째 손허리손가락 관절의 너비에 기본을 두고 양쪽이나 오른손 또는 왼손잡이용으로 구할 수 있다.
  - 이 브레이스는 폐쇄형(circumferential) 디자인과 개방형(open) 디자인은 다양한 길이로 이용할 수 있고 흔히 재활 브레이스보다 구조적으로 더 단순한 형태이고 무게가 가볍다.
  - 어떤 디자인은 과도한 가동범위를 제한하기 위해서 적합한 네오프렌과 교환 가능한 손등과(또는) 손바닥 형태의 삽입물 또는 알루미늄 바로 구성되어진다.
  - 다른 브레이스는 라이크라, 면 메리야스 또는 폴리프로필렌 펠트로 안을 대고 면/ 엘라스틱, 나일론, 또는 폴리에스데르 물질로 외층을 만들어진다. 조절 가능한 손등과(또는) 손바닥 알루미늄 또는 플라스틱 바, 금속 스프링 또는 고무 튜빙은 과도한 가동범위를 제한하기 위해서 사용되어진다.
  - 몇가지 디자인은 압력을 줄이기 위해서 브레이스의 손바닥쪽 면에 혼합된 점탄성 중합체 패드를 가지고 있다.
  - 벨크로 스트랩과 D-ring 클로져는 손, 손목, 아래팔에 브레이스를 고정하고 잘 맞게 조절해준다. 어쩐 디자인은 손, 손목, 아래팔에 브레이스를 고정하기 위해 한 스트랩을 사용한다.
  - 기능 브레이스의 대부분은 손가락과 엄지손가락에 제한을 주지 않는다.
- **환자의 자세:** 손목과 손을 자연스러운 자세로 놓고 테이핑 테이블 또는 의자에 앉는다.
- **준비:** 브레이스는 피부에 직접 댄다. 모든 스트랩은 느슨하게 한다.

  기능 브레이스의 착용은 구입시 브레이스에 포함된 제조자(manufacturer)의 지시에 따른다. 가이드라인에 따르는 것이 대부분의 브레이스에 적합하다.

- **적용:**

(1단계:) 대부분의 디자인은 연관된 손, 손목, 아래팔에 브레이스를 두고 적용한다. 손등과(또는) 손바닥 바에 정렬을 맞추고, 손, 손목, 아래팔 둘레에 외층을 감싸고, 스트랩(strap)으로 고정한다(그림 10-15A). 필요하다면 바를 다시 댄다.

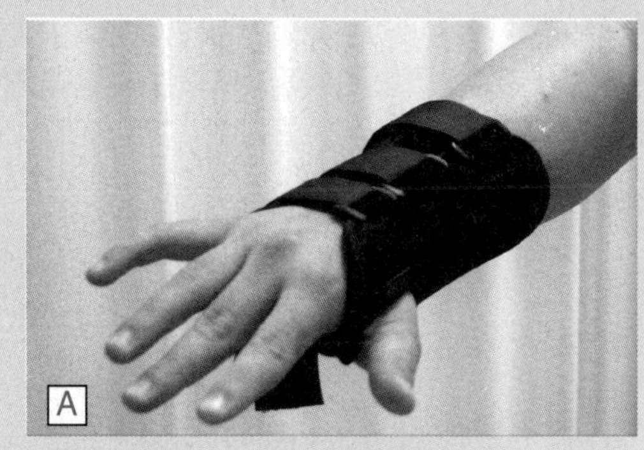

(2단계:) 다른 디자인을 사용할 때, 네오플렌 물질의 외층을 손가락 위에 두고, 손목 위에 자리 잡을 때까지 몸쪽 방향으로 당긴다(그림 10-15B). 스트랩을 고정한다.

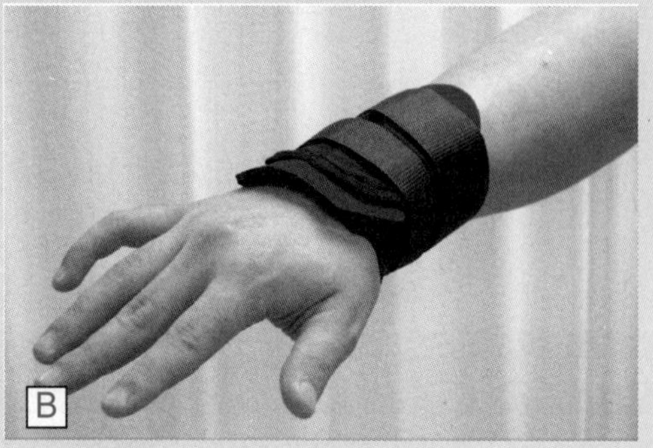

그림 10-15

창의성이 있는 질문 3

원자핵 실험 기술자는 지난달에 오른쪽 엄지손가락, 두 번째 손가락, 가운데 손가락 끝이 무감각하고 저리는 증상을 겪어왔다. 2주 전에 그녀는 의사를 찾아가서 손목굴증후군(carpal tunnel syndrome)이라는 진단을 받았다. 그녀는 오른쪽 손목을 자연스러운 자세에서 약간 신전시켜 고정하기 위해서, 기성제품 브레이스를 착용하였다. 그녀는 밤에만 브레이스를 착용하였다. 그녀의 사무실과 연구실을 인간환경 공학적인 변화를 주고 단 2주 동안 잘 치료를 했다. 그럼에도 불구하고 현재 그녀의 증상은 다시 돌아왔다. 실험 기술자는 오른쪽 손목에 통증이 있어서, 최근 국제 미팅 때문에 비행기 여행하는 동안 그녀의 여행 가방에 브레이스를 두어 손상되지 않을까 걱정하고 있다.

 **질문 : 이 상황에서 무엇을 할 수 있습니까?**

주문 제작형(Custom-made) 그림 10-16

- **목적:** 다양한 손목의 상해와 질환에서 적당한 지지, 고정, 가동범위의 제한, 비정상적 구조를 바로 잡아주기 위해서, 열가소성 물질로 주문 제작된 브레이스를 만든다(그림 10-16). 이 브레이스는 염좌, TFCC 상해, 골절, 탈구, 건염, 건활막염, 신경 죄임과 압박증후군, 수술 후에 예방과 치료시 사용한다. 이 방법은 기성제품 브레이스 디자인을 사용할 수 없을 때 효과적이다. 주문 제작된 브레이스는 재활, 일, 일상적인 활동에서 사용할 수 있다. 주문 제작된 브레이스는 압박 랩 방법과 같이 사용할 수 있다.

- **재료:**
  - 종이, 펠트 팁 펜(felt tip pen), 열가소성 물질, $^{1}/_{8}$인치 또는 $^{1}/_{4}$인치 폼 또는 펠트 또는 2인치 또는 3인치 몰스킨, 열원(heating source), 탄력 랩, 테이핑 가위

- **환자의 자세:** 손목과 손을 자연스러운 자세에 두고 테이핑 테이블 또는 의자에 앉는다.

- **준비:** 손허리손가락 관절부터 손목을 지나 먼쪽 아래팔에서 끝나게 손등 쪽을 종이 모양에 대고(그림 1-14 참조), 브레이스를 디자인한다. 손바닥 면은 손허리손가락 관절에서 시작하여 손목을 지나 먼쪽 아래팔에서 끝나게 한다. 모양은 손, 손목, 아래팔의 손등 또는 손바닥 표면 전체를 감싸고 손가락과 엄지손가락의 움직임을 제한하지 않아야 한다. 의사의 지시에 따라 손목 움직임의 범위를 만들어 그 부위를 물질을 맞추어 형태를 만든다.

- **적용:**

1단계: 마찰을 막기 위해서, 물질의 안쪽 표면에(그림 10-16) $^{1}/_{8}$인치 또는 $^{1}/_{4}$인치 폼 또는 펠트 또는 2인치 또는 3인치 몰스킨을 붙인다.

2단계: 브레이스를 손, 손목, 아래팔에 손등 또는 손바닥 쪽에 피부에 직접 대어둔다. 브레이스를 브레이스 고정 테이핑 방법 도는 8자 테이핑 방법 또는 랩 방법으로 고정한다.

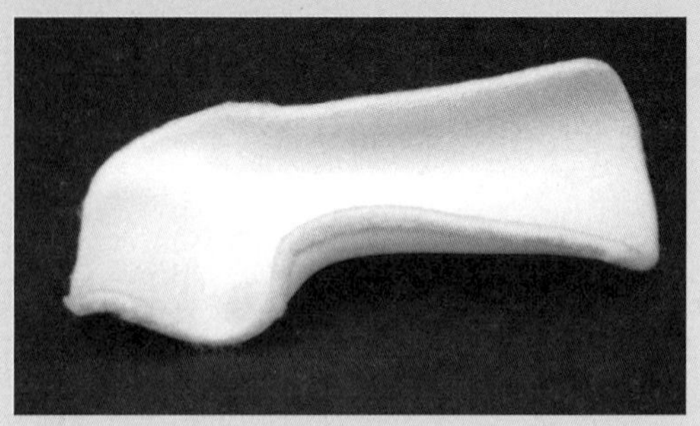

그림 10-16 두터운 면직물 안감으로 된 주문 제작용 온열플라스틱 손목과 손바닥 스프린트.

연구 요약

정중신경의 압박을 줄이기 위해서 대부분의 의사는 손목굴증후군의 치료시 손목을 자연스러운 자세로 스프린팅 할 것을 권고한다.[16,21,24] 자는 동안(밤 스프린팅) 손목을 스프린팅 하는 것은 흔히 조심스러운 치료 상태에서 처음에 시도된다.[16,18,21,24] 처음에 또는 밤 스트린팅이 성공하지 못하면 항상 스프린팅 하는 것을 지시해도 된다. 어떤 의사는 스프린팅은 증상이 나타났을 때 3개월 이내에 사용할 때 가장 효과적이라고 제안한다.[10]

몇몇의 연구는 손목굴증후군의 치료에서 스프린팅의 효과를 실험하였다. 독특한 브레이스 디자인을 사용하여, 밤 스프린팅을 4주 기간에 아무 치료도 안한 것과 비교하여 더 효과적으로 증상이 줄었다고 나타났다.[12] 브레이스의 구조는 두 번째와 다섯 번째의 손허리뼈 머리 위에 압력을 제공하고 세 번째와 네 번째 손가락을 신전시킨다. 다른 연구에서 밤 스프린팅만 하는 것보다 항상 브레이스를 하는 것이 더 큰 증상의 감소를 증명했다.[25] 하지만 연구자들은 항상 브레이스의 사용하는 것이 밤 스프린팅 하는 것보다 더 중요하다고 말하고 있다.

브레이싱 방법은 일반적으로 손목굴증후군의 조심스러운 치료에서 큰 역할을 한다. 브레이싱 방법의 선택과 사용은 개인의 증상과 치료 계획의 허용에 기본을 두어야 한다.

만약/그렇다면...

만약 기성제품 기능 브레이스가 과도하게 운동 또는 일로 특수한 움직임을 **제한한다면,** 주문 제작된 브레이스를 디자인할 것을 고려한다. 필요한 지지와(또는) 가동범위의 제한을 유지하여, 손목을 기능적인 자세로 두고 브레이스를 제작한다.

슬링 (Slings)

- **목적:** 슬링은 손목의 상해와 질환의 치료시에 지지와 고정을 준다.
  - 염좌, TFCC 상해, 골절, 탈구, 과사용 상해와 질환, 수술 후에 치료시 슬링 방법을 한번(그림 8-11 참조) 사용한다.

패딩 기법

충격을 흡수하고 압박과 반복된 스트레스를 줄이고 손목의 보호를 위해서 점탄성 중합체, 폼, 펠트, 열가소성 물질을 사용한다. 이 방법은 타박, 결절종염, 골절, 탈구, 손목굴증후군, 수술 후 예방과 치료시 사용된다.

점탄성 중합체(Viscoelastic polymers) 그림 10-17

- **목적:** 점탄성 중합체는 결절종염, 손목굴증후군의 예방과 치료시 충격을 흡수하고 압박 스트레스를 줄여준다(그림 10-17). 슬리브는 언제라도 세탁하여 재사용할 수 있다.
- **재료:**
  - 패딩을 기성제품 손목, 손 슬리브는 패딩과 패드를 나란히 놓는다(그림 10-14A).
- **환자의 자세:** 손목과 손을 자연스러운 자세에 두고 테이핑 테이블 또는 의자에 앉는다.
- **준비:** 점탄성 중합체 슬리브와 패드를 피부에 직접 적용한다.
- **적용:**

1단계: 슬리브를 손가락 위에 두고, 손과 손목에서 몸쪽 방향으로 당긴다(그림 10-17B). 추가로 고정하지 않는다.

2단계: 패드를 피부에 직접대고 8자 테이핑 방법 또는 랩핑 방법 또는 점착력 있는 거즈물질(adhesive gauze material)로 고정한다(그림 3-13, 그림 10-17C 참조).

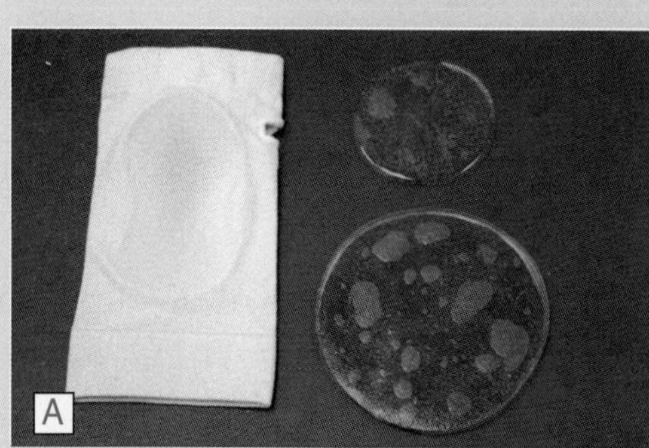

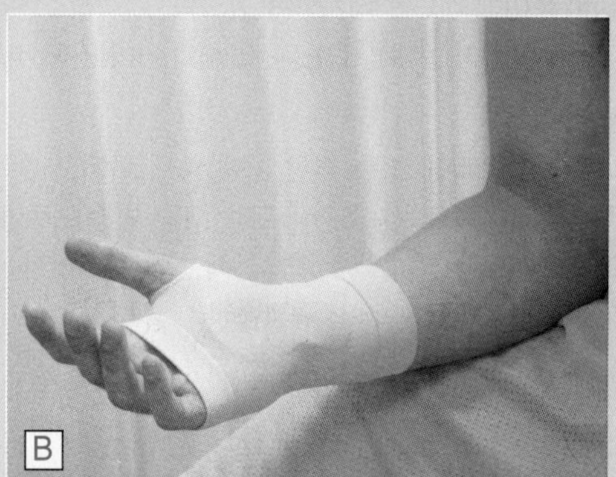

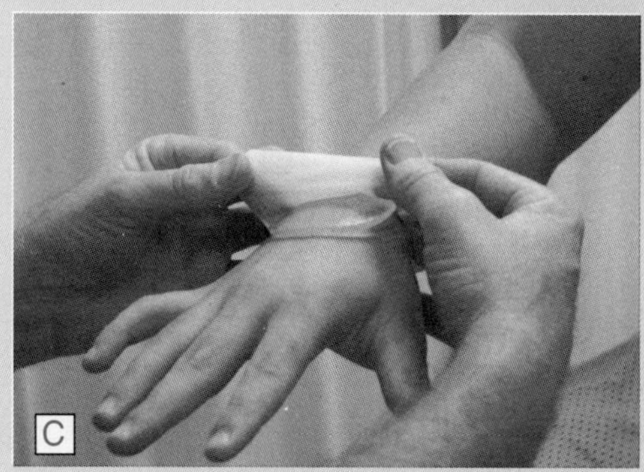

그림 10-17A 점탄성 중합체. (왼쪽) 손과 손목 슬리브. (오른쪽) 패드.

도우넛 패드(Donut pad)

▶ **목적:** 골절과 결절종염 치료시 스트레스를 바깥으로 분산시켜 부위 위에 많은 압력을 줄이기 위해서 도우넛 패드를 사용한다 (그림 3-27 참조).

- $^1/_8$인치 또는 $^1/_4$인치 폼 또는 펠트로 패드를 만들거나 점착물질이 안쪽 면에 있는 미리 잘라진 것을 구매한다.
- 또는 미리 잘라진 점탄성 도우넛 패드는 다양한 크기로 구매한다.
- 패드는 갈고리 뼈의 고리(hook of the hamate) 위의 피부에 직접 점착력 있는 거즈물질 또는 8자 테이핑 방법 또는 랩핑 방법으로 붙인다.

주문 제작형(Custom-made) 그림 10-18

▶ **목적:** 열가소성 물질로 만들어진 주문 제작된 패드는 손목 타박을 예방하고 치료시 충격을 흡수하고 보호해준다.

▶ **재료:**

- 종이, 펠트 팁 펜(felt tip pen), 열가소성 물질, $^1/_8$인치 또는 $^1/_4$인치 폼 또는 펠트, 열원(heating source), 2인치 또는 3인치 탄력 테이프, 탄력 랩, 부드럽고 저밀도의 폼, 고무 접합제(rubber cement), 테이핑 가위

▶ **환자의 자세:** 손, 손목, 아래팔을 기능적인 자세로 두고, 테이핑 테이블 또는 의자에 앉거나 서 있다.

▶ **준비:** 종이에 패드를 디자인한다(그림 1-14 참조). 열가소성 물질을 상해 부의 위에 손, 손목과(또는) 아래팔에 맞춰 자르고 만들어 형태를 잡는다. 물체의 안쪽 면에 부드럽고 저밀도의 폼을 붙인다(그림 1-15 참조).

▶ **적용:**

1단계: 상해 입은 부위 위에 패드를 대고 손목감기 또는 8자형 테이핑 방법 또는 8자형 랩핑 방법으로 붙인다(그림 10-18). 모든 연습과 시합 전에, 모든 유연한 물질패드를 NCAA[14]와 NFHS[15]에서 규정한다.

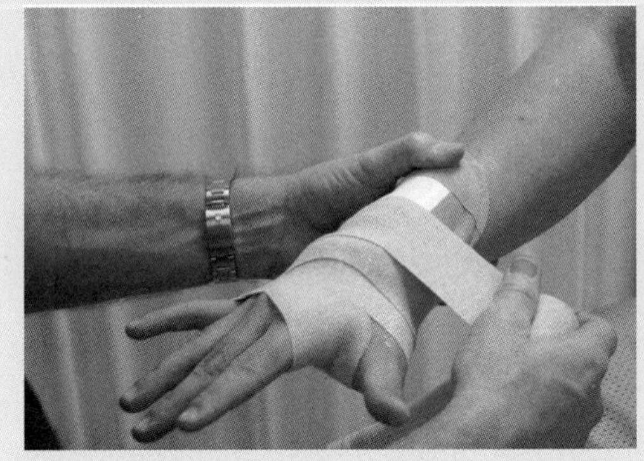

그림 10-18

캐스트 패딩(Cast padding) 그림 10-19

▶ **목적:** 의사의 동의하에 선수는 골절, 탈구 또는 수술 후에 손, 손목에 깁스 또는 반캐스트를 하고 일찍 활동에 복귀할 수 있다. NCAA와 NFHS 규칙은 부상당한 선수와 상대방을 상해로부터 보호하고자 캐스트 패딩을 요구한다(그림 10-19).

▶ **재료:**

- 종이, 펠트 팁 펜(felt tip pen), 고밀도 폐쇄기포 폼(high-density closed-cell form) 또는 최소 $^1/_2$인치 두께의 유사한 물질, 너비 2인치 또는 3인치에 길이 50야드의 탄력 랩, 2인치 또는 3인치 탄력 테이프, pre-tape 재료 또는 자가 점착 랩, 테이핑 가위

- **환자의 자세:** 손목과 손을 캐스트 할 자세에 두고 테이핑 테이블 또는 의자에 앉는다.
- **준비:** 캐스트 할 부위 위의 패드를 대기 위해서 종이에 그린다. 이 형태를 고밀도 폐쇄세포의 폼이나 유사한 물질에 그리고, 테이핑 가위로 패드를 자른다.
- **적용:**

(1단계:) 캐스트 위에 폼을 놓는다(그림 10-19A). 2인치 또는 3인치 탄력 랩, 2인치 또는 3인치 탄력 테이프 또는 자가 점착 랩으로 적당한 롤 장력으로 패딩을 고정한다 (그림 10-19B). 탄력 테이프를 사용할 때, 테이프의 점착성으로부터 폼을 보호하기 위해서 처음에 pre-tape 재료를 패드 위에 사용한다. 폼은 여러번 재활용할 수 있다.

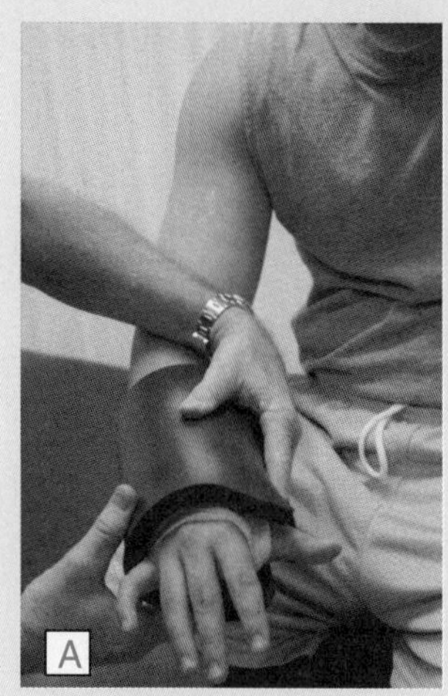

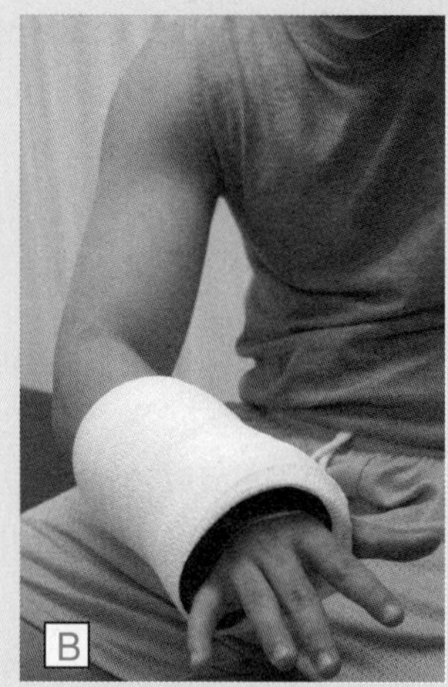

그림 10-19

창의성이 있는 질문 4

축구팀에 공격형 센터가 연습 후에 오른쪽 손목의 손등쪽에 통증을 호소하며 왔다. 평가결과 그 부위에 작고 분명하게 혹이 나타났다. 그는 마지막 시즌에 오른쪽 손목에 2°의 염좌가 있었으나 취미로 하는 웨이트리프팅을 포함하여 모든 활동에 복귀하였다. 팀 닥터는 선수를 진찰하고 결절종염(ganglion cyst)가 생겼음을 믿었다. 이 시기에 의사는 증상을 치료와 알고 있는 원인이 되는 요소로부터 보호하라고 권고했다.

질문 : 어떤 방법이 이 상황에서 적절하겠습니까?

만약/그렇다면...

만약 패딩이 캐스트 또는 반캐스트를 덥도록 요구되어진다면, 열가소성 폼을 사용하도록 고려한다. 열을 가하고 만든 후에 폼은 쉽게 재적용하도록 고려하여 캐스트의 형태를 유지한다.

임상사례

Tracey Haney 그녀의 회사 동료들과 토요일 아침에 인라인 스케이트를 타러 가기로 했다. Tracey는 전에 인라인 스케이트를 한 번도 타본 적이 없지만, 축구를 했던 경험이 빨리 배울게 해줄 거라고 믿었다. 그녀는 인라인 스케이팅 상점을 가서 스케이트, 팔꿈치와 무릎 패드 구입했지만, 손목 보호대는 안정감을 느끼지 못해서 구입하지 않았다.

토요일 아침에 Tracey는 공원에 도착해서 회사 동료들에게 교육과 조언을 받았다. 그녀는 즉시 아스팔트길에서 스케이트를 타기 시작했다. 스케이트를 통제하고 멈추는 실력이 부족했기 때문에, Tracey는 오른쪽 스케이트의 앞바퀴가 길의 작은 돌에 부딪혔을 때 곧 통제력을 잃어버렸다. 그녀는 손목에 과도한 신전상태로 힘이 가해지서 길바닥에 부딪히며, 오른쪽 팔이 과도하게 펴지며 떨어졌다. 그녀의 회사 동료들은 Tracey 부축해 주고, 의사를 찾아가 보라고 충고하였다. Tracey는 지역병원으로 운전을 할 수 있었고 응급실에서 보게 되었다. 주치의가 Tracey를 진찰하고 손목의 자뼈 위쪽에서 압통과 신전, 굴곡, 자뼈굴곡, 노뼈굴곡에서 통증이 있었다. X-Ray에서 뼈에 이상은 없었다. 의사는 그녀가 오른쪽 손목에 2도의 염좌를 입었다고 믿었다. 그는 오른손목을 고정하고, 병원 다음에 있는 Lozman Orthopedic Clinic에 그녀를 소개시켜주었다. 이때 어떤 테이핑 방법, 랩핑 방법, 브레이싱 방법이 압박, 지지, 고정을 제공하기 위해서 사용할 수 있습니까?

3일 후에 Tracey는 지난해 축구에 관련된 부상에서 Tracey의 PT/ AT였던 JoAnn Ochoa의 클리닉에 가보았다. JoAnn과 정형외과의사는 지역 고등학교 선수들을 집에서 주마다 진료하고 있었고, 마지막에 Tracey를 검사했다. 의사는 초기 진단과 동의하고 Tracey의 오른손목에 2주 동안 고정을 결정하였다. Tracey는 인라인 스케이트를 피하고 이 시기에 축구를 했다. 어떤 테이핑 방법, 랩핑 방법, 브레이싱 방법이 이 기간 동안 압박, 지지, 고정, 손목의 가동범위를 제한을 제공합니까?

Tracey는 진단의 추적검사를 위해 2주 고정 후에 클리닉에 다시 왔다. 의사는 가능한 능동적인 가동범위에 통증이 줄고 추적검사 X-Ray에서 골절이 없다는 것을 알았다. 의사는 Tracey가 2주간의 밤에 스프린트를 추가로 더하고, JoAnn과 함께 운동치료 프로그램을 시작하기를 권했다. 어떤 테이핑 방법, 랩핑 방법, 브레이싱 방법이 지지와 고정을 하기 위해서 운동치료동안에 사용하기 적절합니까?

운동치료 프로그램은 순조롭게 진행되었고, 의사는 Tracey가 만약 손목에 적당한 지지를 해준다면 그녀의 운동 활동에 복귀하는 것을 권고하였다. 인라인 스케이트와 축구 활동에서 지지를 제공하기 위해 어떤 테이핑 방법, 브레이싱 방법을 적용할 수 있습니까?

랩업 (Wrap Up)

- 누르고 비틀고 회전하고 반복적인 힘, 비정상적 가동범위, 구조적 비정렬은 손목에 급성, 만성 상해와 질환을 일으킬 수 있다.
- 손목감기, 8자 테이핑 방법은 지지, 가동범위의 제한을 제공하고 보호 패딩을 고정한다.
- 팬, 스트랩, "X" 자, 반캐스트 테이핑 방법은 지지해 주고 손목의 가동범위를 제한한다.
- 브레이스 고정 테이핑 방법은 손목에 브레이스를 붙일 때 사용되어진다.
- 후방 부목과 슬링은 상해와(또는) 수술 후에 고정을 해준다.
- 탄력 랩과 자가 점착 랩은 압박을 해주고 브레이스와 패드를 고정한다.
- 예방, 재활, 기능, 주문 제작된 브레이스 방법은 압박, 보호, 안정성, 고정을 제공한다. 가동범위 제한한다. 비정상적 구조를 바르게 한다.
- 점탄성, 도우넛, 주문 제작된 패딩 방법은 충격을 흡수하고, 스트레스를 줄이고 보호한다.
- 캐스트 패딩 방법은 상해를 입은 선수와 상대방을 연습과 시합 중에 보호하기 위해서, NCAA와 NFHS 규칙에 의해 요구되어진다.

■ 웹사이트 참고

American Physical Therapy Association

http://www.apta.org//AM/Template.cfm?Section=Home

- This Web site allows you access to information about the prevention, treatment, and rehabilitation of a variety of wrist injuries and conditions.

emedicine

http://www.emedicine.com/

- This site provides access to online manuscripts of acute

and chronic wrist injuries and conditions.

MDAdvice

http://www.mdadvice.com/

- This Web site provides information on various wrist injuries and conditions.

MDchoice

http://mdchoice.com

- This site allows you to search for information about wrist injuries and conditions, including photo links.

■ 참고문헌

1. Abu-Laban, RB: Snowboarding injuries: An analysis and comparison with alpine skiing injuries. CMAJ 145:1097–1103, 1991.
2. Cheng, SL, Rajaratnam, K, Raskin, KB, Hu, RW, and Axelrod, TS: Splint-top fracture of the forearm: A description of an in-line skating injury associated with the use of protective wrist splints. J Trauma 39:1194–1197, 1995.
3. Chow, TK, Corbett, SW, and Farstad, DJ: Spectrum of injuries from snowboarding. J Trauma 41:321–325, 1996.
4. Ellis, JA, Kierulf, JC, and Klassen, TP: Injuries associated with in-line skating from the Canadian hospitals injury reporting and prevention program database. Can J Public Health 86:133–136, 1995.
5. Giacobetti, FB, Sharkey, PF, Bos-Giacobetti, MA, Hume, EL, and Taras, JS: Biomechanical analysis of the effectiveness of in-line skating guards for preventing wrist fractures. Am J Sports Med 25:223–225, 1997.
6. Grant-Ford, M, Sitler, MR, Kozin, SH, Barbe, MF, and Barr, AE: Effect of a prophylactic brace on wrist and ulnocarpal joint biomechanics in a cadaveric model. Am J Sports Med 31:736–743, 2003.
7. Greenwald, RM, Janes, PC, Swanson, SC, and McDonald, TR: Dynamic impact response of human cadaveric forearms using a wrist brace. Am J Sports Med 26:825–830, 1998.
8. Heitkamp, H-C, Horstmann, T, and Schalinski, H: In-line skating: Injuries and prevention. J Sports Med Phys Fitness 40:247–253, 2000.
9. Idzikowski, JR, Janes, PC, and Abbott, PJ: Upper extremity snowboarding injuries: Ten-year results from the Colorado snowboard injury survey. Am J Sports Med 28:825–832, 2000.
10. Kruger, VL, Kraft, GH, Deitz, JC, Ameis, A, and Polissar, L: Carpal tunnel syndrome: Objective measures and splint use. Arch Phys Med Rehabil 72:517–520, 1991.
11. Malanga, GA, and Stuart, MJ: In-line skating injuries. Mayo Clin Proc 70:752–754, 1995.
12. Manente, G, Torrieri, F, Di Blasio, F, Staniscia, T, Romano, F, and Uncini, A: An innovative hand brace for carpal tunnel syndrome: A randomized controlled trial. Muscle Nerve 24:1020–1025, 2001.
13. Moore, MS, Popovic, NA, Daniel, JN, Boyea, SR, and Polly, DW: The effect of a wrist brace on injury patterns in experimentally produced distal radial fractures in a cadaveric model. Am J Sports Med 25:394–401, 1997.
14. National Collegiate Athletic Association, http://www.ncaa.org/library/sports_sciences/sports_med_handbook/2003-04/2003-04_sports_med_handbook.pdf, Sports medicine handbook, 2003–2004.
15. National Federation of State High School Associations. 2004 Football Rules Book. Indianapolis, IN: National Federation of State High School Associations, 2004.
16. Prentice, WE: Rehabilitation Techniques for Sports Medicine and Athletic Training, ed 4. McGraw-Hill, Boston, 2004.
17. Rønning, R, Rønning, I, Gerner, T, and Engebretsen, L: The efficacy of wrist protectors in preventing snowboarding injuries. Am J Sports Med 29:581–585, 2001.
18. Sailer, SM: The role of splinting and rehabilitation in the treatment of carpal and cubital tunnel syndrome. Hand Clin 12:223–241, 1996.
19. Schieber, RA, Branche-Dorsey, CM, Ryan, GW, Rutherford, GW, Stevens, JA, and O'Neil, BS. Risk factors for injuries from in-line skating and the effectiveness of safety gear. N Engl J Med 335:1630–1635, 1996.
20. Starkey, C, and Ryan, JL: Evaluation of Orthopedic and Athletic Injuries, ed 2. FA Davis, Philadelphia, 2002.
21. Steele, M, http://www.emedicine.com/emerg/topic83.htm, Carpal tunnel syndrome, 2004.
22. Sternbach, G: The carpal tunnel syndrome. J Emerg Med 17:519–523, 1999.
23. Sutherland, AG, Holmes, JD, and Myers, S: Differing injury patterns in snowboarding and alpine skiing. Injury 27:423–425, 1996.
24. Viera, AJ: Management of carpal tunnel syndrome. Am Fam Physician 68:265–272, 279–280, 2003.
25. Walker, WC, Metzler, M, Cifu, DX, and Swartz, Z: Neutral wrist splinting in carpal tunnel syndrome: A comparison of night-only versus full-time wear instructions. Arch Phys Med Rehabil 81:424–429, 2000.

손, 손가락 그리고 엄지손가락 (Hand, Fingers, and Thumb)

제 11 장

학습목표

1. 손과 손가락에 흔히 발생하는 부상과 증상에 대해 살펴본다.
2. 부상을 예방, 치료, 재활할 때 손과 손가락에 테이핑, 랩핑, 브레이싱, 패딩 기술의 시범을 보인다.
3. 치료적 운동 프로그램에서 손과 손가락에 쓰는 테이핑, 랩핑, 브레이싱, 패딩 기술을 설명하고 시범을 보인다.

손상과 상태 (Injuries and Conditions)

손과 손가락은 농구공을 잡는다든지 타이핑, 정원 일 등 운동, 작업, 일상 활동에서 필수적이다. 일상 활동에서 손과 손가락 역할의 중요성 때문에 부상도 빈번하게 발생한다. 장갑이 보호 기능을 하기는 하지만 전단력, 압박하는 힘, 과도한 범위의 동작은 종종 뼈 부위와 연조직 부상으로 이어진다. 손과 손가락에 흔한 부상에는 다음과 같은 것들이 있다:

- 타박상
- 염좌
- 탈구
- 골절
- 건 파열
- 물집, 수포

타박상 (Contusions)

손과 손가락 타박상은 뼈 부위 구조물에 대한 보호가 거의 없기 때문에 스포츠에서 아주 흔히 발생한다.[8] 타박상은 작업시에도 흔하다. 부종이 누적되는 것은 손바닥 보다는 손등에서 더 자주 볼 수 있는데, 장측 피부의 비탄력적 성격에 비해 배측 피부가 느슨하고 탄력이 있다는 차이점 때문이다.[4] 부상 메커니즘에는 전단력과 압박력이 포함된다. 예를 들면, 다이버가 공중에서 돌 때 손이나 손가락으로 다이빙 보드를 치게 되면, 구조물에 압축력이 가해지게 된다.

염좌 (Sprains)

염좌는 일반적으로 과신전이나 내반 또는 외반력의 결과로 발생한다.[1] 손가락 염좌는 측부인대 부상을 포함하며 대개 피막 및 건 조직과 관련된다(도해 11-1).

염좌는 중수수지관절(metacarpophalangeal, MCP), **근위지관절**(proximal interphalangeal, PIP), 또는 **원위지관절**(distal interphalangeal, DIP)에 발생할 수 있다. 척골측부인대 염좌(gamekeeper's thumb, **"사냥터지기 엄지병"**)는 기절골의 강한 외전 및 과신전에서 기인한다.[5] 예를 들어, 소프트볼 선수가 3루에 머리부터 슬라이딩하면서 엄지가 먼저 닿을 경우, 외전과 과신전을 초래하여 척골측부인대 염좌가 발생할 수 있다.

> **세부사항**
>
> 사냥터지기의 엄지라는 이름은 하는 일과 관련하여 외전/과신전 메커니즘을 겪을 수 밖에 없는 실제 사냥터지기의 상황으로부터 유래되었다. 사냥터지기는 손으로 새의 목을 비틀어야 한다.

탈구 (Dislocations)

탈구는 손가락의 MCP, PIP, DIP 관절에 발생할 수 있다. 원인은 손가락 끝에 가해지는 과도한 굴곡 또는 신전, 회전 또는 내리누르는 부하이다.[2] 자격을 갖춘 의료 전문가만이 정복(reduction)을 시행해야 한다. 탈구된 사람은 모두 의사를 찾아 방사선 검사를 받아 봐야 한다. 예를 들면 야구 경기에서 1루 덕아웃을 넘어 날아온 라인 드라이브 파울볼을 맨 손으로 잡은 야구 팬에게 PIP 관절 탈구가 일어날 수 있다. 이 경우 원위 손가락에 압축 부하를, PIP관절에는 과신전을 초래하게 된다.

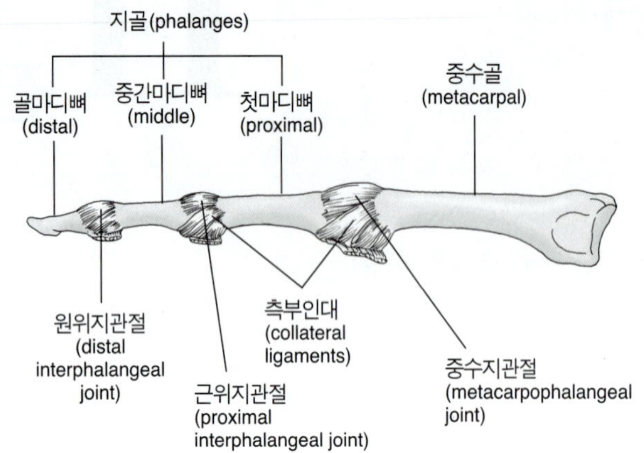

도해 11-1 손가락의 MCP, PIP, DIP 관절 뼈와 측부인대.

골절 (Fractures)

골절은 손목, 중수골, 지골에 발생하며 압축하는 또는 회전하는 힘에 의해 초래된다(도해 11-2).[8] 예를 들면, 골절을 일으킬 수 있는 압축력에는 덤벨을 손에 떨어뜨린다든지, 풋볼에서 태클을 하다가 상대 선수가 선수의 손가락 위로 넘어진다든지 하는 것이 있다.

건 파열 (Tendon Ruptures)

지신근 건이 원위 부착부에서 파열(mallet finger, **망치손가락/추지**)되는 것은 말절골의 견출 골절을 동반하는 경우가 많다. 말절골이 신전되어 있는 상태에서 손가락 끝에 직접 일격을 받아서 강한 힘으로 굴곡되는 것이다.[10] 예를 들어, 농구 선수가 손가락을 쫙 펴서 팀원으로부터 패스를 받을 때 공이 둘째 손가락 끝을 치게 되면, 말절골이 갑자기 강한 힘으로 굴곡되어 지신근 파열이 발생할 수 있는 것이다.

물집 (Blisters)

물집은 장비에 손을 써야 하는 운동이나 작업에서 흔히 보게 된다. 농구, 소프트볼, 조정, 웨이트 트레이닝과 같은 스포츠에서 손가락의 손바닥쪽에 전단력을 받으면 물집이 생길 수 있다.

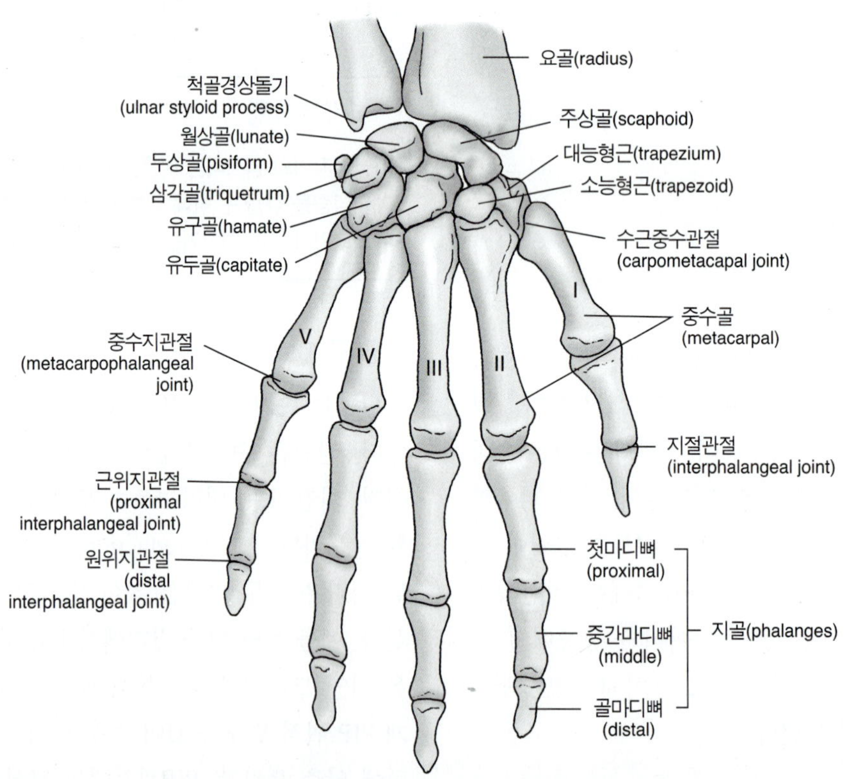

도해 11-2 손, 손가락의 뼈와 관절.

테이핑 기법

손과 손가락을 위한 테이핑 기술은 다양한 부상과 증상에 쓸 수 있다. 대부분의 기술은 염좌, 탈구 후, 골절 후 치료와 예방에서 해당 부위를 지지하고, 과도한 동작 범위를 줄여 줄 때 쓴다. 다른 기술들은 피부의 부상을 예방 및 치료하는 데 쓴다.

버디 테이프(Buddy tape) 그림 11-1

목적: 버디 테이프 기술을 써서 염좌, 탈구, 골절 부상 후 손가락의 측부 인대를 약한 정도에서 보통 정도로 지지해 준다. 이름이 풍기는 바와 같이, 다친 손가락을 버디 즉, 인접한 손가락 중 더 큰 손가락과 함께 테이핑해서 지지해 준다(그림 11-1).

재료:

- $^1/_2$인치 비탄력 테이프, $^1/_8$인치 폼 또는 펠트, 점착 테이프 스프레이, 테이핑 가위

옵션:

- 1인치 비탄력 또는 탄력 테이프

환자의 자세: 손과 손가락을 중립 자세로 놓고 테이핑 테이블이나 벤치에 앉는다.

준비: 점착 테이프 스프레이를 손가락에 도포한다. $^1/_8$인치 폼 또는 펠트를 테이핑 할 손가락 중 작은 쪽 길이에 맞춰 자른다. 버디 테이프 기술은 피부에 직접 쓰던가 해당 스포츠 종목에 맞는 글러브 위에 써도 된다.

적용:

1단계: $^1/_2$인치 비탄력 테이프를 근위부 끝에서부터 폼이나 펠트 주변으로 감아서 해부학적 배열을 유지하도록 손가락 사이에 폼이나 펠트가 놓이게 한다 (그림 11-1A).

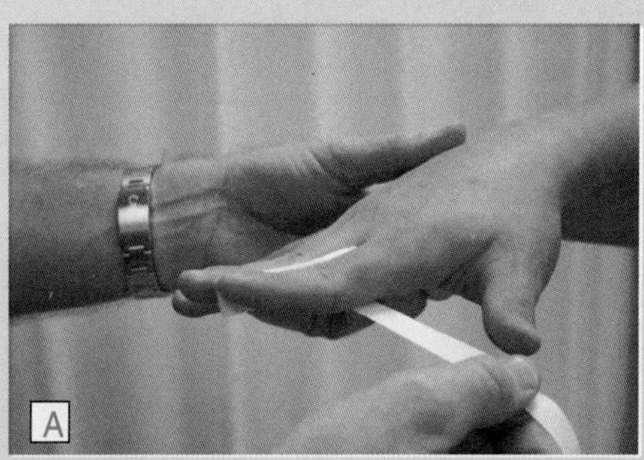

2단계: $^1/_2$인치 비탄력 테이프로 MCP와 PIP 관절 사이에서 손가락들을 둘러 싼다. 테이프를 당기는 강도는 보통 정도로 한다 (그림 11-1B). 이렇게 손가락을 묶어주는 록인(lock-in) 테이프 자락이 활동 중 땀이 나서 테이프 점착력에 영향을 미치기 시작해도 폼이나 펠트가 빠지거나 느슨해지는 것을 방지해 줄 것이다.

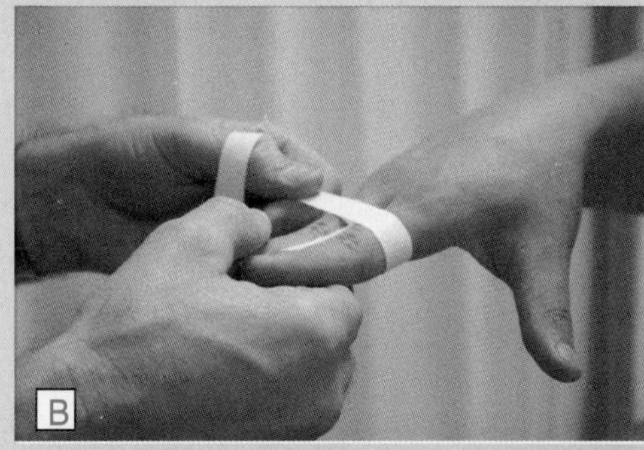

3단계: 손가락의 배열을 유지하면서 $^1/_2$인치 비탄력 테이프로 MDP와 PIP 관절 사이에서, 필요한 경우에는 말절골 주위로 손가락들을 함께 테이핑한다. 3 내지 5회 원형으로, 보통 정도의 장력으로 감아준다 (그림 11-1C). 테이프 자락을 손가락 배측에서 끝내서 활동 중에 장비에 접촉하여 풀리는 것을 방지한다.

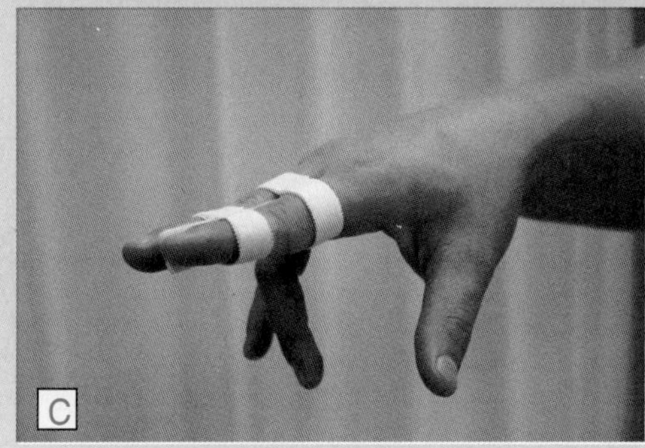

그림 11-1

옵션: *1인치 비탄력 테이프 또는 탄력 테이프를 더 큰 손가락에 원형으로 감아서 적당하게 지지해 주거나 조이는 것을 예방할 수 있다. 탄력 테이프의 사용으로 지지하는 정도를 더 줄여 주거나 동작 범위를 더 크게 줄 수 있다는 점을 알아두자.*

4단계: 이렇게 원형으로 테이프를 감고 나서 록인으로 더 감도록 한다.

도움말: 록인 테이핑을 추가하는 것은 손가락의 배측면 근위부 원형 테이핑 자락 아래로 테이프를 한 조각 붙이는 것으로 시작한다(그림 11-1D). 폼이나 펠트의 원위부 끝을 넘어 손가락 끝 방향으로 계속 진행한다. 당기는 강도는 보통 정도로 하고 손가락의 장측면 근위부의 원형 테이프 자락 아래로 고정시킴으로써 마친다(그림 11-1E). 고정 역할을 하도록 근위부에 원형으로 테이프 자락을 더 감아준다. 감는 강도는 보통 정도로 한다(그림 11-1F).

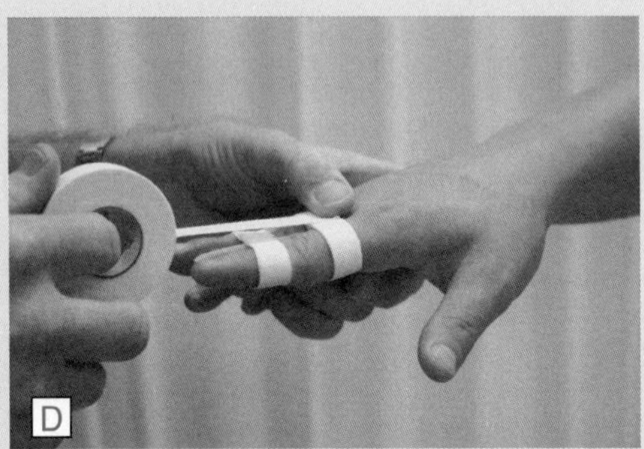
D

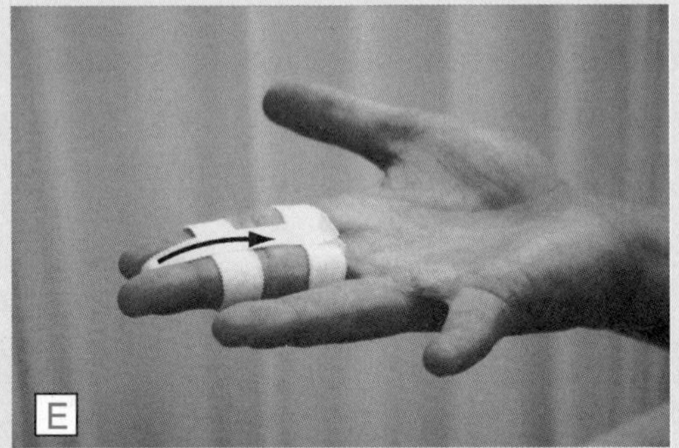
E

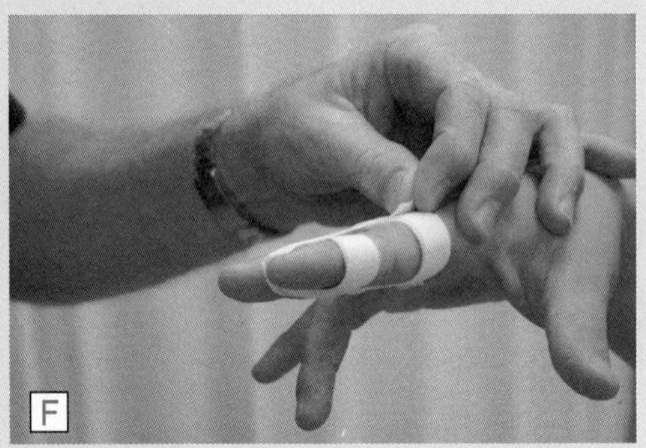
F

그림 11-1 *(계속)*

"X" 테이프("X" tape) 그림 11-2

- **목적:** X 기술은 또한 손가락의 염좌, 탈구, 골절 부상 이후에 PIP 관절의 측부 인대를 약하게 내지는 보통 정도로 지지하는 데 쓴다. 이 기술은 지지가 필요한 동시에 모든 손가락의 독립적인 동작을 원하는 사람에게 쓴다(그림 11-2).
- **재료:**
  - 1/2인치 비탄력 테이프, 점착 테이프 스프레이, 테이핑 가위
- **환자의 자세:** 테이핑 테이블이나 벤치에 앉아서 손과 손가락의 자세를 중립으로 취한다.
- **준비:** 해당되는 손가락에 점착 테이프 스프레이를 도포한다.

적용:

1단계: $^1/_2$인치 비탄력 테이프를 써서 PIP 관절의 가쪽(그림 11-2A) 및 안쪽(그림 11-2B) 관절 라인 위로 각을 바꾸어 가며 피부에 직접 테이프를 감아 준다. 테이프를 당기는 강도는 보통 정도로 하여 X자를 형성한다. 각 테이프 자락이 PIP 관절의 근위 및 원위부에 도달해야 하며, DIP나 MCP 관절로 넘어가서는 안된다.

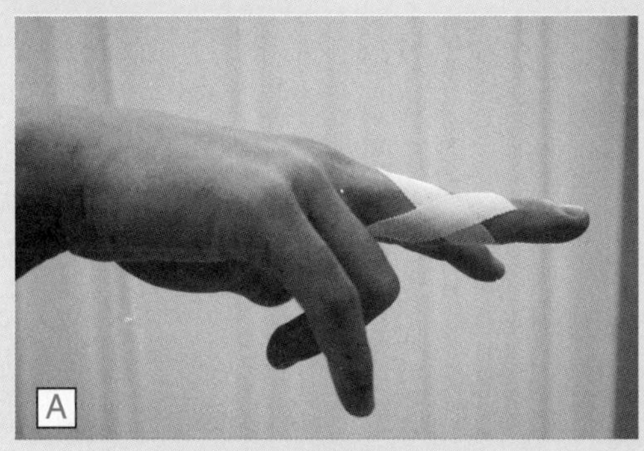

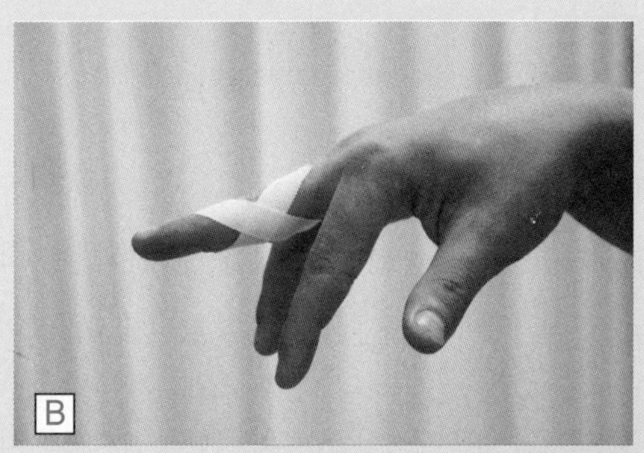

2단계: PIP 관절의 양면에다 X자 테이핑을 하면서 순서를 반복한다. 테이프의 $^1/_8$에서 $^1/_4$인치를 겹치게 한다(그림 11-2C).

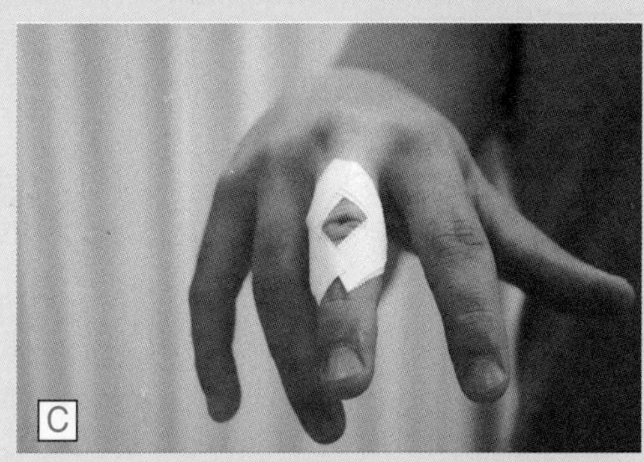

3단계: X 테이핑의 근위 및 원위부 말단에서 원형으로 고정을 시키되 테이프 당기는 강도는 보통 정도로 하고, 손가락의 등쪽에서 이 고정부의 끝을 남긴다 (그림 11-2D).

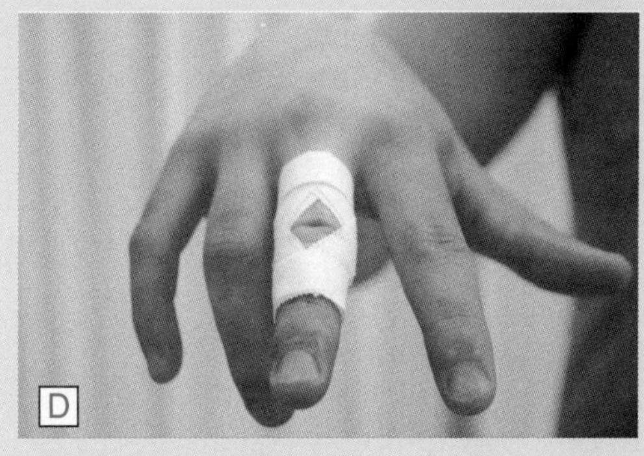

그림 11-2

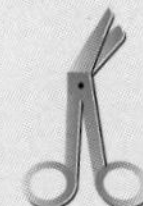

도움말: 손가락에 점착 테이프 스프레이를 바를 때 탈지면을 감은 어플리케이터를 쓴다. 이렇게 하면 점착제를 특정 부위에 집중시켜 주변 손가락에 번지게 발라지는 것을 방지하게 된다. 따뜻한 환경에서는 특히 점착제를 사용할 것이 권장된다.

창의성이 있는 질문 1

여자 농구팀의 가드가 연습 중 흘러나온 볼을 잡으려고 뛰어들다가, 왼쪽 네 번째 손가락 PIP 관절이 탈구되었다. 의사가 정복과 진단을 내린 후에 연습에 복귀하도록 조치되었다. 당신은 부상받은 손가락을 지지해 주기 위해 버디 테이프 기술을 사용한다. 잠시 후, 이 선수가 다가와 이 테이핑이 불편하다고 호소한다.

질문 : 이 상황에서 어떤 조치를 취할 수 있는가?

탄력 재료(Elastic material) 그림 11-3, 11-4, 11-5

- **목적:** 상처, 타박상, 수포를 치료할 때 손과 손가락의 상처 부위 드레싱을 덮고 패드를 대는 데 쓰는 방법이 몇 가지 있다. 여기에 쓰는 재료는 탄력을 가지고 있어야 하며 점착력이 뛰어나고 손과 손가락 동작에 방해가 되지 않아야 한다. 이 테이핑 기술을 쓰는 방법 세 가지를 설명하였다. 상처 또는 타박상의 부위에 따른 차이가 있다.

탄력 재료 기술 1 (Elastic material technique one)

- **재료:**
  - 점착 거즈, 테이핑 가위
- **환자의 자세:** 테이핑 테이블 또는 벤치에 앉아서 손과 손가락은 중립 자세를 취한다.
- **준비:** 점착 거즈를 피부에 바로 대어서 점착 테이프 스프레이 없이 사용한다.
- **적용:**

1단계: 상처의 소독 드레싱 또는 패드 위에 겹치도록 거즈를 $^{1}/_{2}$인치 내지는 1인치로 잘라서 피부에 고정시킬 수 있는 효과적인 베이스를 제공하도록 한다.

2단계: 소독제나 도넛 패드, 또는 마찰 감소 윤활제를 바른 후에 점착 거즈를 피부에 바로 올려 놓는다(그림 11-3).

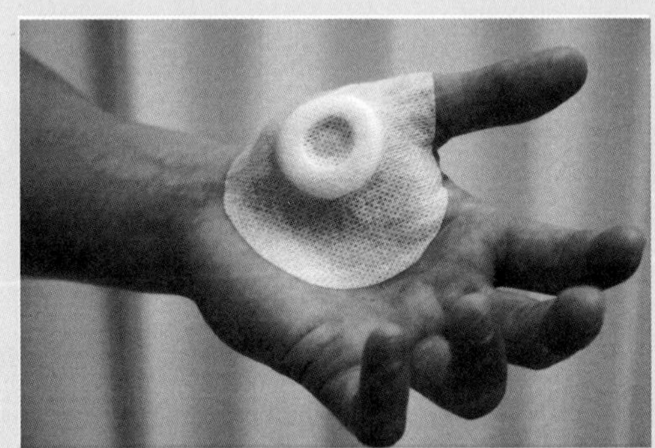

그림 11-3

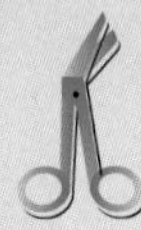

도움말: 가장자리가 옷이나 장비에 닿아서 떨어지는 것을 방지하게 위해 사방을 둥글려 주는 것이 가장 좋다.

탄력 재료 기술 2 (Elastic material technique two)

- **재료:**
  - 점착 거즈, 1인치 또는 $1^{1}/_{2}$인치 비탄력 테이프, 테이핑 가위

  옵션:
  - 2인치 또는 3인치 경량 또는 중량 탄력 테이프
- **환자의 자세:** 테이핑 테이블이나 벤치에 앉아서 손과 손가락은 중립 자세를 취한다.
- **준비:** 소독제, 도넛 패드, 또는 마찰 저감 윤활제를 손바닥에 바른다. 기술 2를 피부에 바로 쓴다.
- **적용:**

1단계: 점착 거즈를 12-16인치 자락으로 자른다.

옵션: *점착 거즈가 없으면 2인치 또는 3인치 경량 또는 중량 탄력 테이프를 쓴다.*

(2단계:) 거즈를 접어서 손가락보다 약간 작은 구멍을 가운데에 낸다(그림 11-4A).

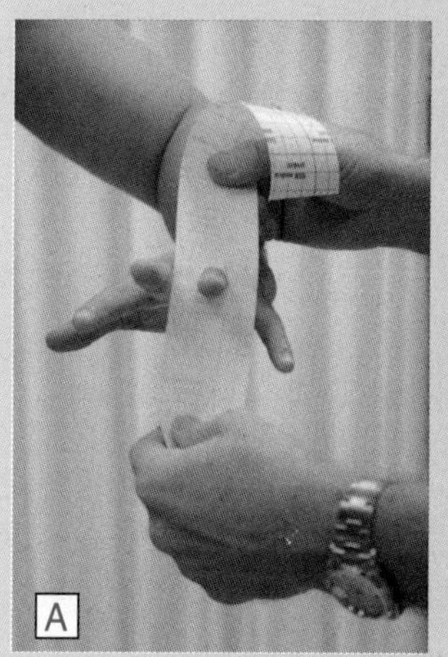

(3단계:) 거즈에 난 구멍을 손가락 끝에 맞춘다. 거즈를 손 쪽으로 꽉 당겨 손가락 사이에 닿게 한다(그림 11-4B). 필요한 경우 거즈를 다듬어서 손가락 사이 피부에 자극이 가지 않도록 한다.

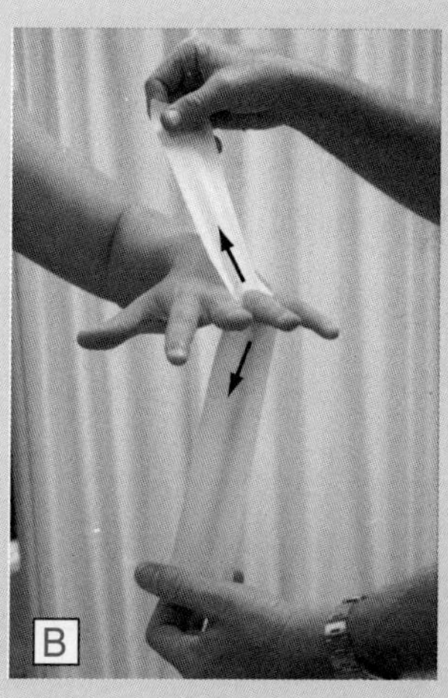

(4단계:) 점착 거즈를 손바닥과 손등에 쫙 펴 준다(그림 11-4C).

(5단계:) 거즈 자락을 손목에서 끝내고 남는 부분은 테이핑 가위로 잘라 낸다.

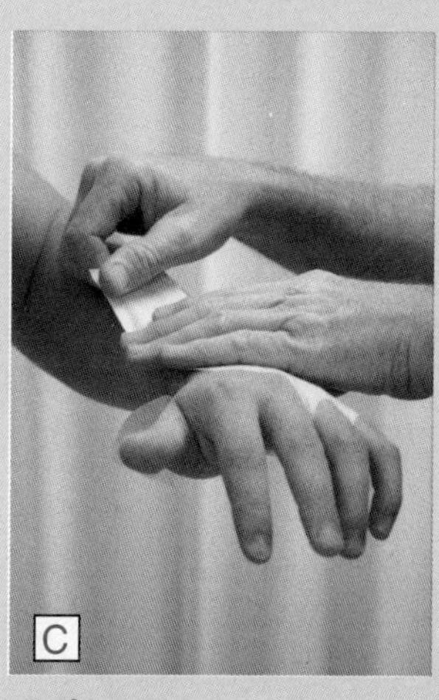

그림 11-4

6단계: 1인치 또는 $1^1/_2$인치 비탄력 테이프를 가지고 손목 주위를 원형으로 감아서 거즈를 고정시킨다. 당기는 강도는 보통 정도로 한다 (그림 11-4D).

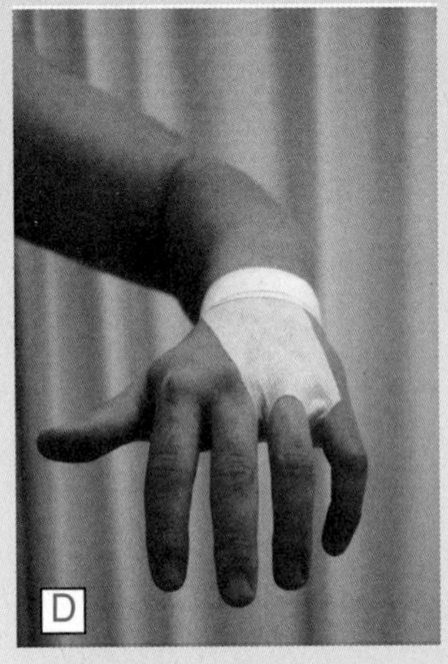

그림 11-4 *(계속)*

탄력 재료 기술 3 (Elastic material technique three)

> **세부사항**
>
> 점착 거즈나 경량 탄력 테이프는 손가락과 손가락 끝 부상 및 수포를 다루는 데도 쓴다. 핑거팁 밴드는 너무 커서 남는 밴드가 손가락 사용이나 감각에 영향을 미치게 되는 경우가 많다.

재료:
- 점착 거즈, 테이핑 가위

옵션:
- 2인치 또는 3인치 경량 탄력 테이프
- $^1/_2$인치 비탄력 테이프

환자의 자세: 테이핑 테이블이나 벤치에 앉아서 손과 손가락을 중립 자세로 한다.

준비: 소독제, 도넛 패드를 쓰거나 마찰 감소 윤활제를 손가락에 바른다. 기술 3을 직접 피부에 사용한다.

적용:

1단계: 손가락 끝에서 DIP 또는 PIP 관절 바로 가까이까지 덮도록 점착 거즈를 자른다.

옵션: *점착 거즈가 없으면 2인치 또는 3인치 경량 탄력 테이프를 사용해도 된다.*

2단계: 손가락 끝을 자른 점착 거즈 조각의 중앙에 놓는다 (그림 11-5A).

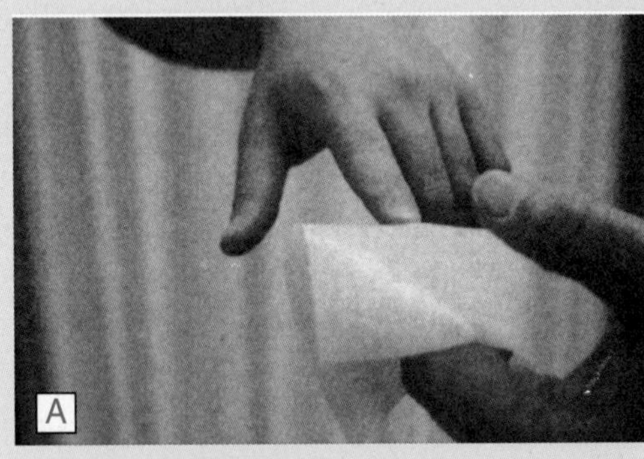

3단계: 손가락을 덮어서 거즈를 접어 주되 주름이 지지 않게 한다(그림 11-5B).

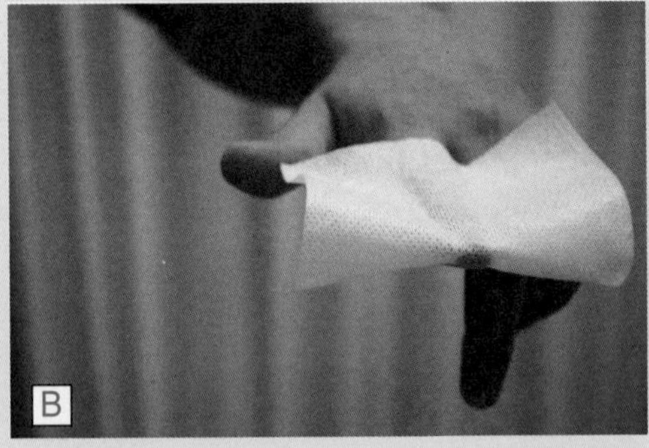

그림 11-5

(4단계:) 손가락에 대고 거즈의 옆 면을 두 겹 함께 꽉 눌러 준다(그림 11-5C).

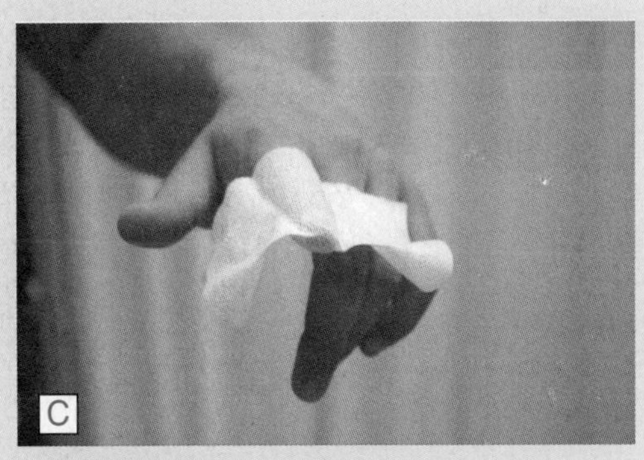

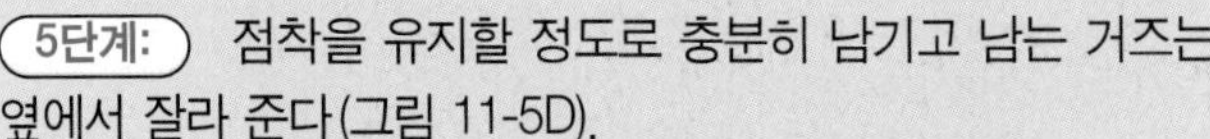

(5단계:) 점착을 유지할 정도로 충분히 남기고 남는 거즈는 옆에서 잘라 준다(그림 11-5D).

옵션: *비탄력 테이프 $^1/_2$인치를 거즈 댄 손가락 근절골, 중절골, 말절골 주변으로 둥글게 감아 붙여서 거즈나 테이프를 고정시켜 준다. 감는 강도는 중간 정도로 한다 ◀▶ (그림 11-5E). 손가락 배측에서 테이프를 끝내서 풀리는 것을 방지한다.*

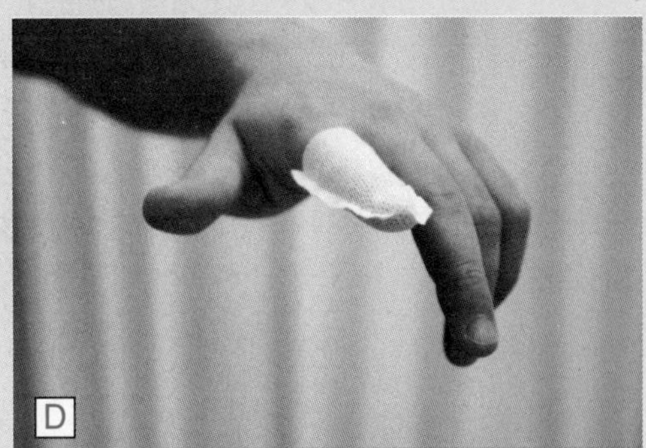

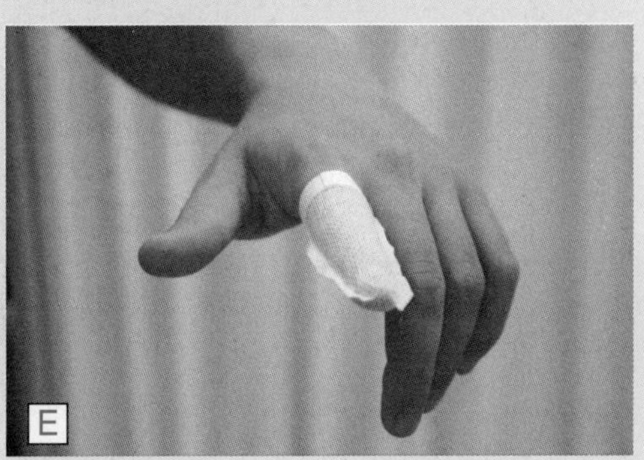

그림 11-5 *(계속)*

엄지 스파이커(Thumb spica) 그림 11-6, 11-7, 11-8, 11-9, 11-10, 11-11

엄지 스파이커 기술은 단순하게 손목과 엄지를 8자형으로 감싸는 것이다. 이 기술은 약한 내지는 보통의 지지를 해 주고 MCP 관절의 과도한 외전과 신전을 제한한다. 엄지 염좌, 탈구후, 골절후 부상을 예방 및 치료할 때 이 기술을 쓴다. 이 스파이커는 지지하는 정도를 다양하게 하여 쓸 수 있고 종목마다 특정한 글러브와 함께 사용할 수 있다. 이 부분에서는 우선 기본 스파이커를 설명하고 난 후에 몇 가지 변형법을 탐구해 보고 최대한의 지지를 해 주기 위해 어떤 다른 재료를 추가할 수 있는지 논해 보기로 하자.

기본 엄지 스파이커 (Basic thumb spica)

- **목적:** 기본 엄지 스파이커는 약한 정도에서 보통 정도의 지지를 해 주고 엄지 염좌, 탈구후, 골절후 부상을 예방 및 치료할 때 MCP 관절의 과도한 동작 범위를 줄여 준다(그림 11-6).
- **재료:**
  - $^1/_2$인치 또는 1인치 비탄력 테이프 또는 1인치 탄력 테이프, $1^1/_2$인치 비탄력 테이프

  옵션:
  - Pre-tape 재료 또는 자가 점착 랩
- **환자의 자세:** 테이블이나 벤치에 앉아 손과 엄지를 중립 자세로 놓는다.

▶ **준비:** 기본 엄지 스파이커를 바로 피부에 댄다.

옵션: *Pre-tape 재료 1~3겹을 손목 주위에 대고 엄지에도 댄 다음 다시 손목으로 돌아와 자극을 줄일 수 있게 한다* ◀▶ *. Pre-tape 재료 대신에 자가 점착 랩을 써도 된다. 자가 점착 랩을 아래 1단계 설명에 나온 것처럼 댄다 (그림 11-6A).*

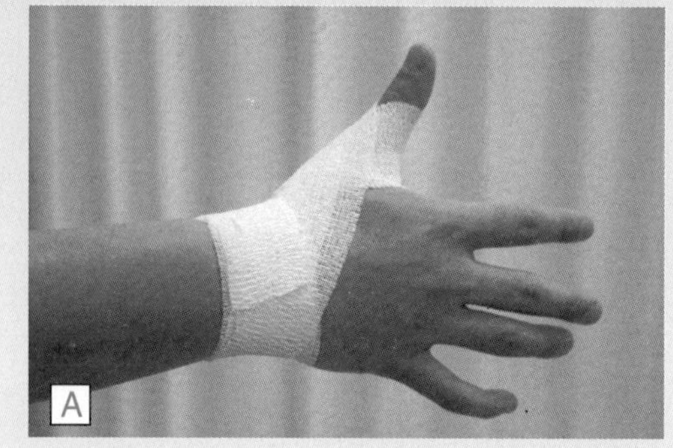

A

▶ **적용:**

1단계: $^1/_2$인치 또는 1인치 비탄력 테이프 또는 1인치 탄력 테이프를 손목의 안쪽 등쪽에 고정시키고 계속해서 안쪽으로부터 가쪽 방향으로 손목을 감아 엄지의 MCP 관절로 나아간다. 감는 강도는 보통 정도로 한다(그림 11-6B).

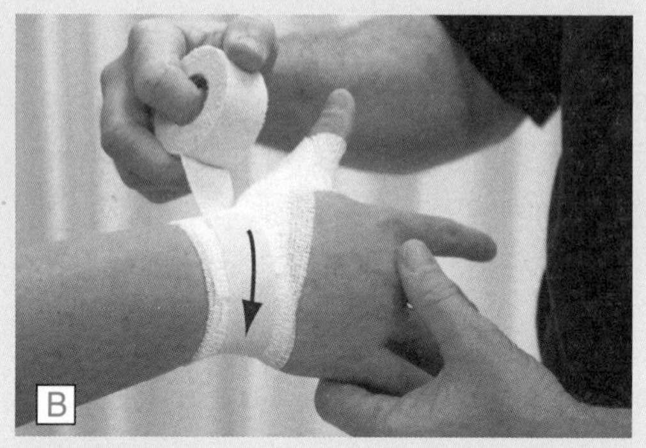

B

2단계: 다음은 MCP 관절을 지나 엄지를 감싸고 손목의 배측면에서 고정한다. 감는 강도는 보통 정도로 한다(그림 11-6C). 배측에서 고정할 때 엄지를 약간 내전했다가 펴본다.

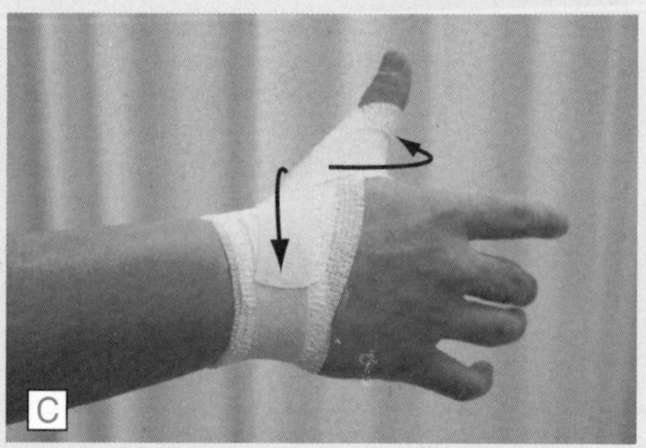

C

3단계: $^1/_2$인치 또는 1인치 비탄력 테이프 또는 1인치 탄력 테이프 둘 내지 세 자락을 안쪽에서 가쪽 방향으로 엄지에 감는다. 감는 강도는 보통 정도로, 각 테이프 자락을 테이프 너비의 $^1/_4$ 내지 $^1/_2$ 겹치게 근위부 쪽으로 감는다(그림 11-6D). 테이프는 **지절관절**(interphalangeal joint, IP)보다 근위부에 머물러야 한다. 테이프는 엄지나 손목 주변에 한조각 한조각씩 붙여도 되고 조각을 내지 않고 이어서 8자형으로 붙여도 된다.

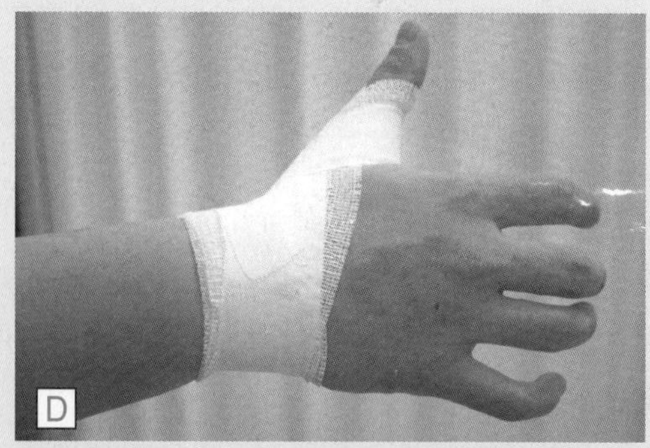

D

그림 11-6

4단계: 손목 주변에 1인치 또는 $1^1/_2$인치 비탄력 테이프를 둥글게 돌려 감아 앞서 처치한 것을 고정시킨다. 감는 강도는 보통 정도로 한다 ◀▶ (그림 11-6E).

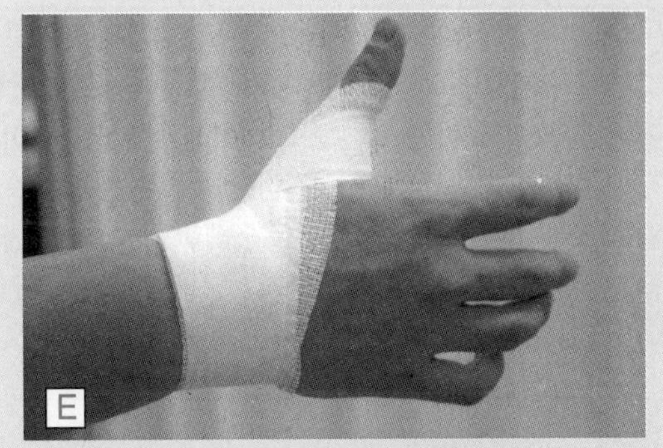

그림 11-6 *(계속)*

변형 1 (Variation one)

- **목적:** 기본 엄지 스파이커 기술의 이 변형법은 약한 내지는 보통 정도의 지지를 해 주며, 손목 동작을 제한하지 않으면서 MCP 관절의 동작 범위를 제한한다(그림 11-7).
- **재료:**
  - 1인치 비탄력 테이프 또는 탄력 테이프
- **환자의 자세:** 테이핑 테이블 또는 벤치에 앉아 손과 엄지를 중립 자세로 한다.
- **준비:** 변형 1 기술을 바로 피부 위에 시행하거나 pre-tape 재료 또는 자가 점착 랩 위에 시행한다.
- **적용:**

1단계: 1인치 비탄력 테이프 또는 탄력 테이프를 써서 손의 안쪽 등쪽에 고정한다. 계속해서 안쪽에서 가쪽 패턴으로 손 주위를 감는데, 강도는 보통 정도로 한다. 척골경상돌기보다 원위부에 머무르게 한다(그림 11-7A).

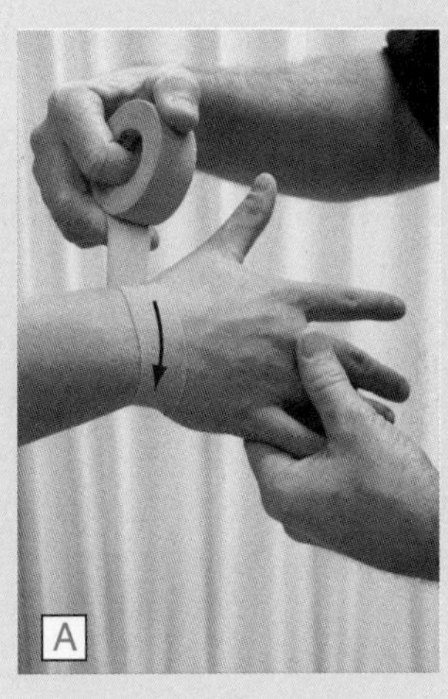

2단계: MCP 관절에서 엄지를 둘러 싸서 손등에서 마무리한다. 감는 강도는 보통 정도로 한다(그림 11-7B).

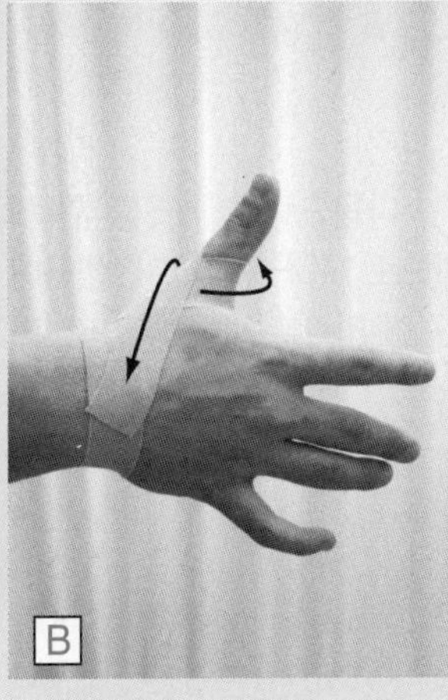

그림 11-7

(3단계:) 1인치 비탄력 테이프 또는 탄력 테이프를 가지고 스파이커 자락 둘 내지 셋을 더 처치하는데, 조각조각 따로 하거나 안쪽에서 가쪽 패턴으로 이어지게 한다. 테이프 너비의 $^1/_4$ 내지 $^1/_2$이 겹치게 하고, 엄지의 근위부 방향으로 향하며 손등에서 고정한다(그림 11-7C). 테이프는 척골경상돌기보다 원위부에 머물러야 하며 엄지의 IP 관절보다는 근위부에 있어야 한다. 고정 테이프를 손목 주변에 붙이지 않는다.

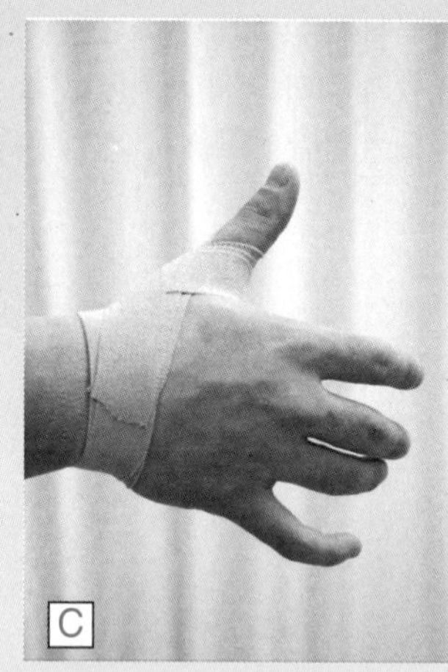

그림 11-7 *(계속)*

만약/그렇다면...

만약 농구 선수가 염좌 후에 MCP 관절에 엄지 스파이커 기술이 **필요하다면,** 변형 1 기술을 쓰는 것을 고려해 보자. 변형 1 기술은 손목을 지지해 주면서도 슈팅을 할 때 손목 굴절과 신전에 최소한의 영향을 미치면서 손목의 완전한 동작 범위를 허락한다.

변형 2 (Variation two)

- **목적:** 약한 내지는 보통 정도의 지지를 해 주면서 MCP 관절의 동작 범위를 제한하는 또 다른 변형 기술로, 관절 주위로 각 테이프 자락을 느슨하게 감아 주는 기술이다(그림 11-8).
- **재료:**
  - 1인치 비탄력 테이프 또는 탄력 테이프, $1^1/_2$인치 비탄력 테이프
- **환자의 자세:** 테이핑 테이블 또는 벤치에 앉아 손과 엄지를 중립 자세에 놓는다.
- **준비:** 변형 2 기술을 피부에 직접 실시하거나 pre-tape 재료 또는 자기 점착 랩 위에 실시한다.
- **적용:**

(1단계:) 1인치 비탄력 테이프 또는 탄력 테이프를 써서 손목의 안쪽 장측면에 테이프 자락을 고정시키고, 계속해서 가쪽 방향으로 MCP 관절 위로 진행한다. 엄지를 감싸고 첫 번째 수근중수관절 바로 가까이에서 마친다. 감는 강도는 보통 정도로 한다 (그림 11-8A).

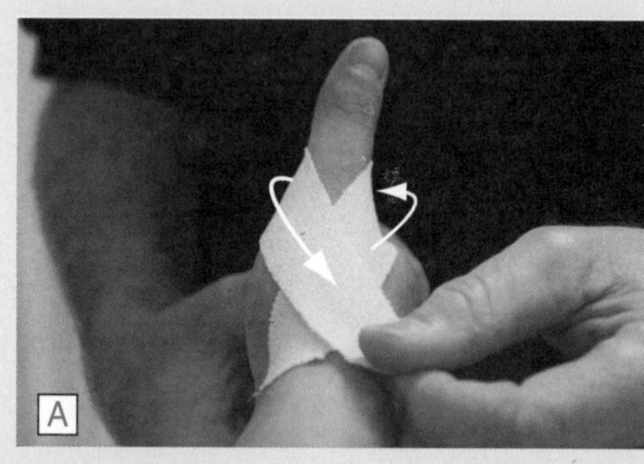

(2단계:) 다음으로, 테이프를 손목의 안쪽 배측면에 대고서 안쪽 방향으로 MCP 관절로 진행하여 엄지를 감싸서 첫 번째 수근중수관절 바로 가까이에서 마친다. 감는 강도는 보통 정도로 한다(그림 11-8B).

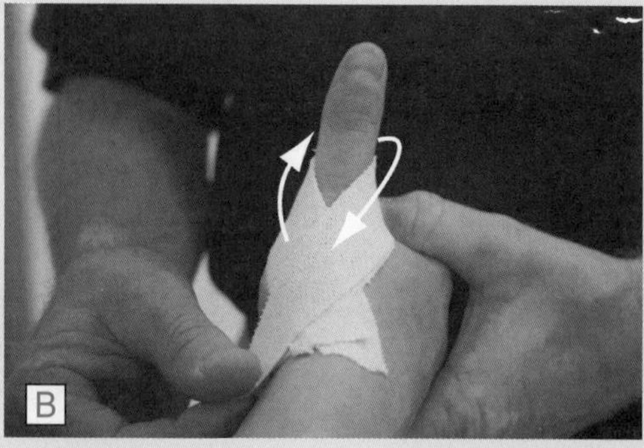

그림 11-8

3단계: 엄지에서 근위부를 겹치게 하는 패턴으로 테이프 두 자락을 2-3회 반복한다(그림 11-8C, 11-8D). 계속 엄지의 IP 관절에 가깝게 테이핑 해야 한다.

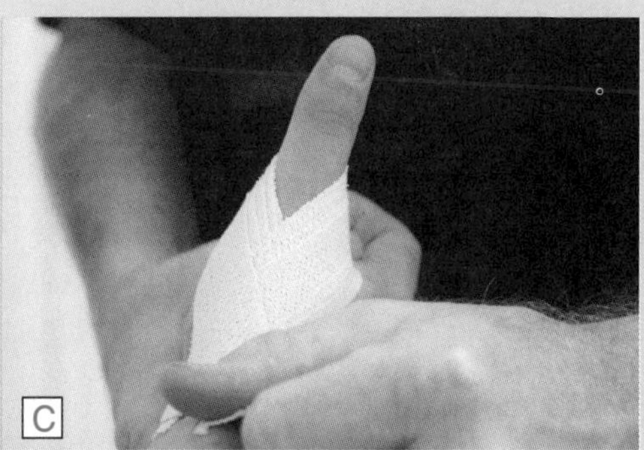

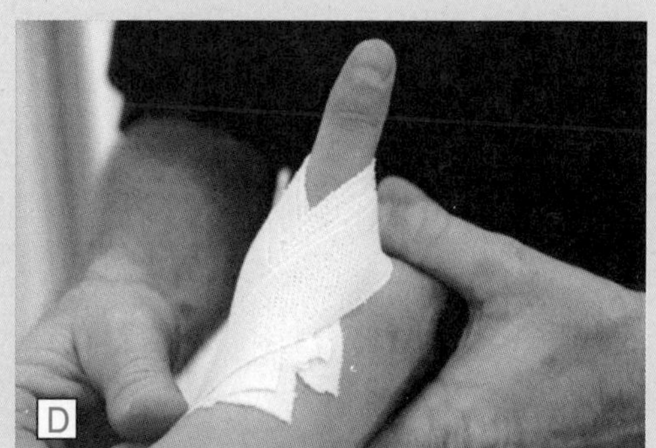

4단계: 1인치 또는 $1^{1}/_{2}$인치 비탄력 테이프를 가지고 손목을 둥글게 감아서 스파이커를 고정시킨다. 감는 강도는 보통 정도로 한다 (그림 11-8E).

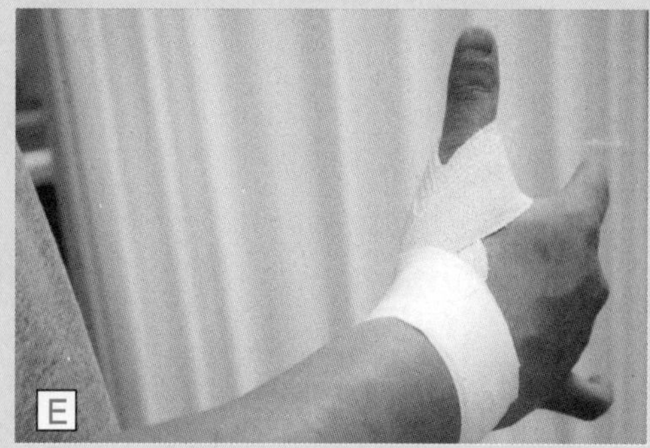

그림 11-8 *(계속)*

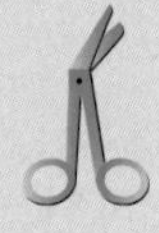

도움말: 테이프로 엄지를 두를 때 필요한 경우에는 테이프의 주름을 잡거나 집어서 엄지의 장측면에 매끈하게 닿을 수 있게 한다.

변형 3 (Variation three)

- **목적:** 부상의 성격상 더 많이 지지해 주고 MCP 관절의 동작 범위를 더 많이 제한해야 할 필요가 있을 때는 원형 손목 테이핑 기술 1(그림 10-1 참조) 또는 2(그림 10-2 참조)를 쓰거나, 엄지 스파이커 테이핑과 더불어 다음의 다른 재료를 추가 사용한다(그림 11-9).
- **재료:**
  - 1인치 비탄력 테이프 또는 탄력 테이프, $1^{1}/_{2}$인치 비탄력 테이프, pre-tape 재료 또는 자가 점착 랩, 2인치 또는 3인치 테이프의 버리는 심, 테이핑 가위
- **환자의 자세:** 테이핑 테이블이나 벤치에 앉아 손과 엄지를 중립 자세로 놓는다.
- **준비:** Pre-tape 재료 두세 겹 또는 자가 점착 랩을 기본 스파이커 기술에서와 같이 댄다. 버리는 테이프 심을 잘라 MCP 관절보다 약간 크게 티어드롭 모양을 만든다(그림 11-9A). 코너를 둥글려 끝이 날카롭지 않게 하고 피부에 자극이 가지 않게 한다.

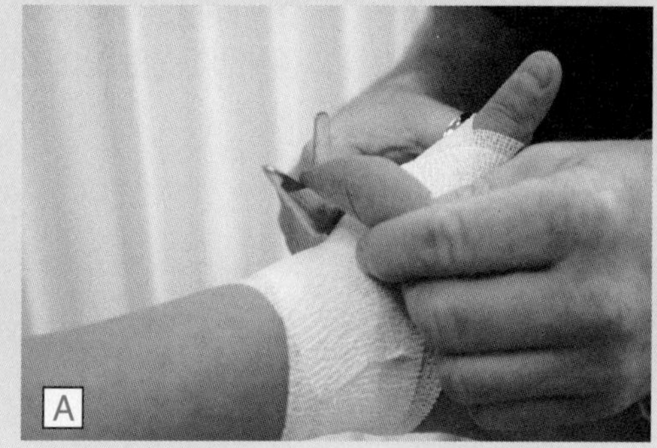

그림 11-9

적용:

1단계: 1인치 탄력 테이프 기본 스파이커 둘 또는 세 자락을 각각 또는 이어지는 패턴으로 감는다. 감는 강도는 보통으로 한다(그림 11-9B).

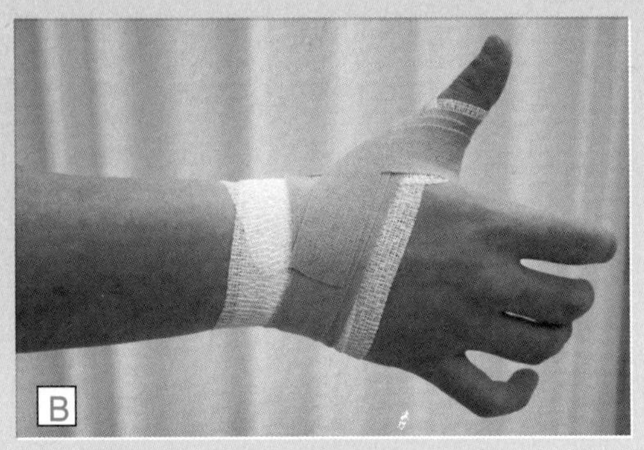

2단계: 테이프 심을 MCP 관절에 놓고(그림 11-9C), 1인치 탄력 테이프 기본 스파이커 3~5 자락을 더 감아 준다. 보통 정도의 강도로 서로 겹치게 감아준다(그림 11-9D). 테이프는 엄지의 IP 관절 근위부에 머물러야 한다.

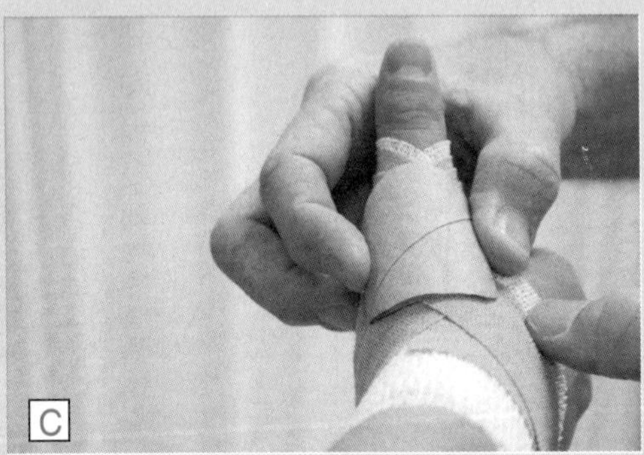

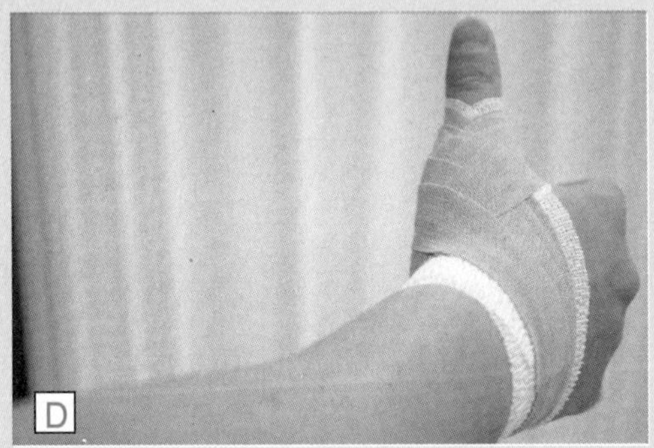

3단계: 1인치 비탄력 테이프 기본 스파이커 한 두 자락을 보통 강도로 감아 손목에서 고정시킨다(그림 11-9E).

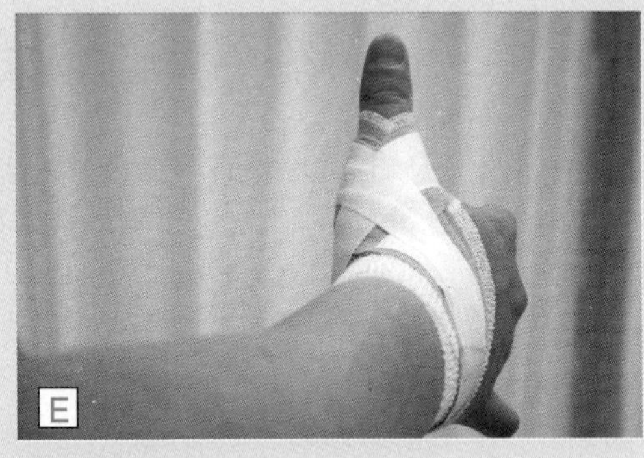

4단계: 1인치 또는 $1^1/_2$인치 비탄력 테이프로 손목을 둥글게 감아 테이핑한 것을 고정시킨다. 감는 강도는 보통 정도로 한다 ⇄ (그림 11-9F).

5단계: 원형 손목 테이핑 기술을 1-2회 더 실시하여 더 지지해 주도록 한다.

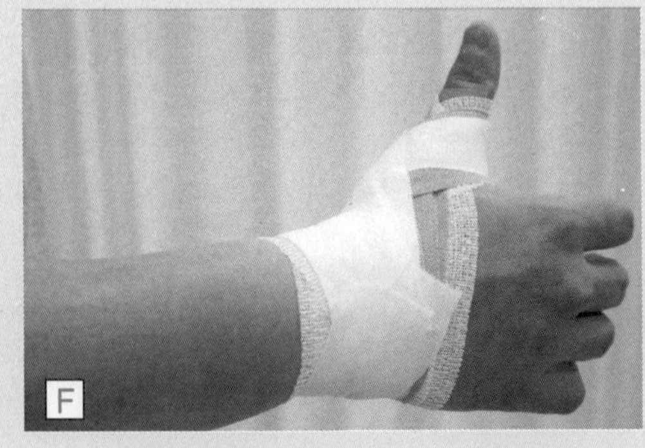

그림 11-9 *(계속)*

변형 4 (Variation four)

- **목적:** 열가소성 물질을 몰딩해 대어 주어 MCP 관절을 더 지지해 준다. 열가소성 물질의 사이즈와 모양은 얼마나 지지해 주어야 하느냐에 달렸다. 작은 티어드롭 모양을 써서 MCP 관절을 덮고 보통 정도의 지지를 해주거나, 전체 엄지에 씌우는 주문 제작 브레이스를 써서 보통 정도로 지지하고 못 움직이게 한다(그림 11-10).

- **재료:**
  - 종이, 펠트 팁 펜, 열가소성 물질, 열원, 1인치 비탄력 테이프 및 탄력 테이프, $1^{1}/_{2}$인치 비탄력 테이프, pre-tape 재료 또는 자가 점착 랩, 2인치 너비 몰스킨, 테이핑 가위

- **환자의 자세:** 테이핑 테이블이나 벤치에 앉아 손과 엄지를 중립 자세로 놓는다.

- **준비:** Pre-tape 재료 두세 겹 또는 자가 점착 랩을 기본 스파이커 기술에 나온 것처럼 처치한다. 종이 패턴으로 티어드롭 모양을 디자인한다(그림 1-14 참조). 열가소성 물질을 MCP 관절에 맞게 잘라서 몰딩하여 모양을 잡는다(그림 11-10A). 2인치 몰스킨을 열가소성 물질 안쪽 면에 발라서 피부 자극을 방지한다.

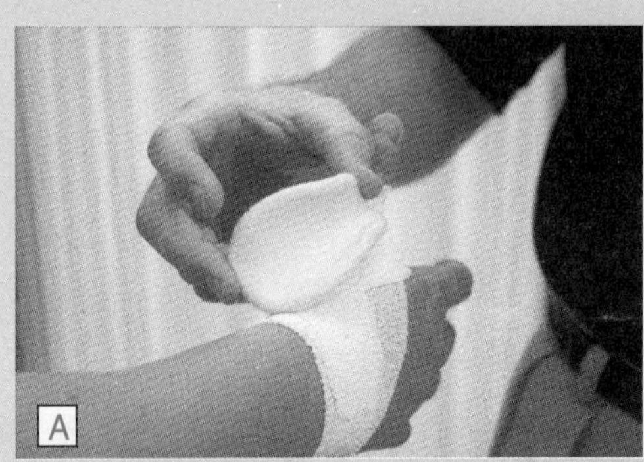

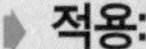

- **적용:**

(1단계:) 1인치 탄력 테이프 기본 스파이커 두 세 자락을 보통 강도로 감는다(그림 11-10B). 각 자락을 따로 감거나 이어지는 패턴으로 감는다.

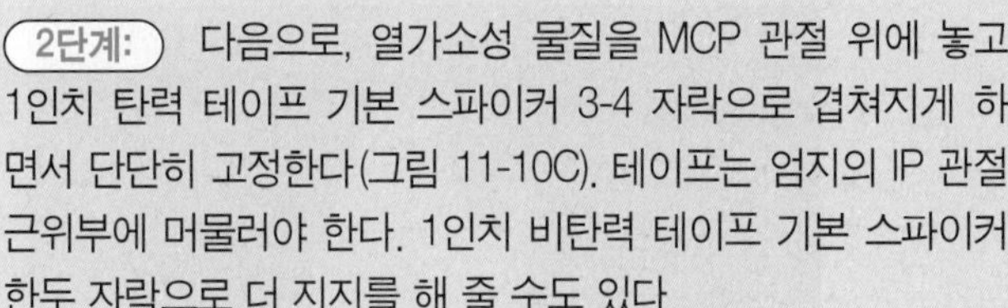

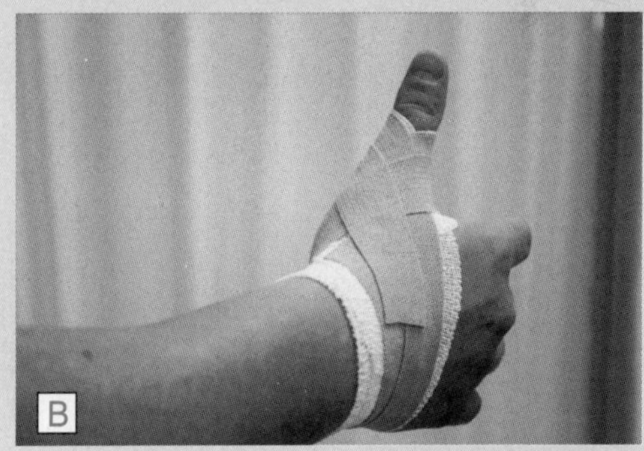

(2단계:) 다음으로, 열가소성 물질을 MCP 관절 위에 놓고 1인치 탄력 테이프 기본 스파이커 3-4 자락으로 겹쳐지게 하면서 단단히 고정한다(그림 11-10C). 테이프는 엄지의 IP 관절 근위부에 머물러야 한다. 1인치 비탄력 테이프 기본 스파이커 한두 자락으로 더 지지를 해 줄 수도 있다.

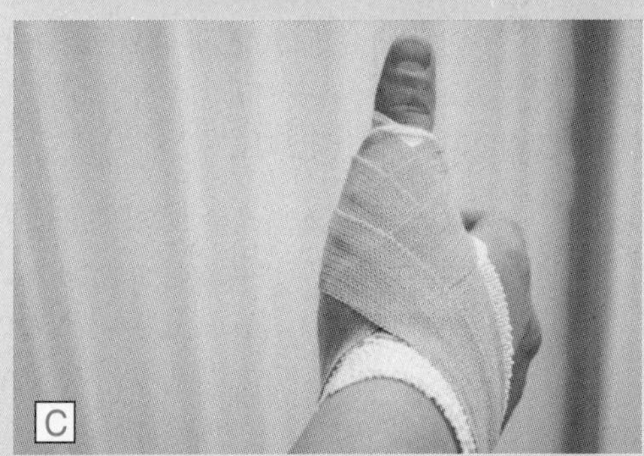

(3단계:) 1인치 또는 $1^{1}/_{2}$인치 비탄력 테이프로 손목을 원형 패턴으로 둘러 고정한다. 감는 강도는 보통으로 한다 ⬅➡ (그림 11-10D).

(4단계:) 원형 손목 테이핑 기술 1 또는 2를 써서 더 지지를 해 줄 수도 있다.

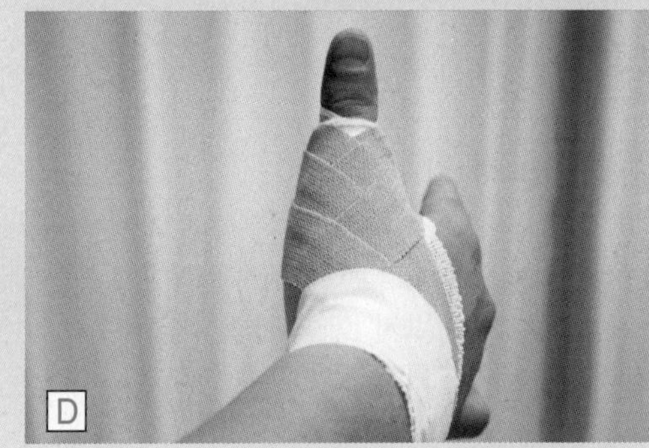

그림 11-10

기본 스파이커 및 스파이커 변형에 대한 앵커 기술(Anchor technique to the basic spica and spica variations)

- **목적:** 기본 스파이커나 스파이커 변형 기술을 쓴 후에 관절 동작 제한에 도움을 주기 위해 MCP 관절 위로 테이프를 수평방향으로 놓는다(그림 11-1A). 이러한 테이핑은 염좌, 탈구 후, 골절 후 부상을 예방 및 치료할 때 MCP 관절을 더 지지해 주기 위해 사용을 고려한다.
- **재료:**
  - $^1/_2$인치 또는 1인치 비탄력 테이프
- **환자의 자세:** 테이핑 테이블이나 벤치에 앉아서 손과 엄지를 중립 자세로 한다.
- **준비:** 기본 엄지 스파이커나 스파이커 변형 기술 중 하나를 시행한다.
- **적용:**

1단계: MCP 관절 근위부에서 시작하여 $^1/_2$인치 또는 1인치 비탄력 테이프 자락 각각을 관절을 향해 안으로 똑같은 장력을 가하여 감아 준다. 각 자락을 엄지의 안쪽과 가쪽에서 고정시킨다. 계속해서 원위부 방향으로 진행하면서 테이프 너비의 $^1/_2$이 겹치게 하고 MCP 관절 바로 원위부에서 끝낸다(그림 11-11A, 11-11B).

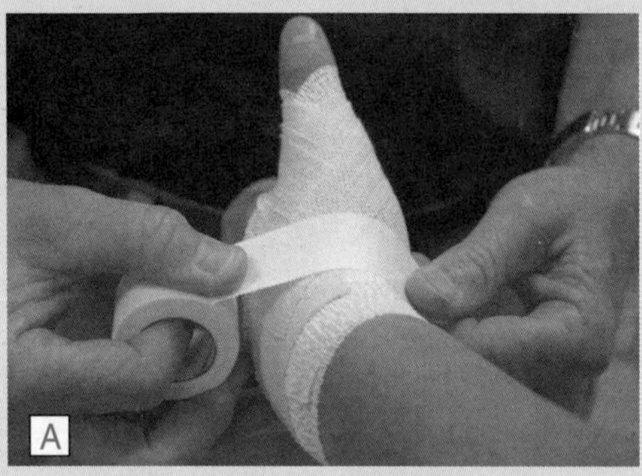

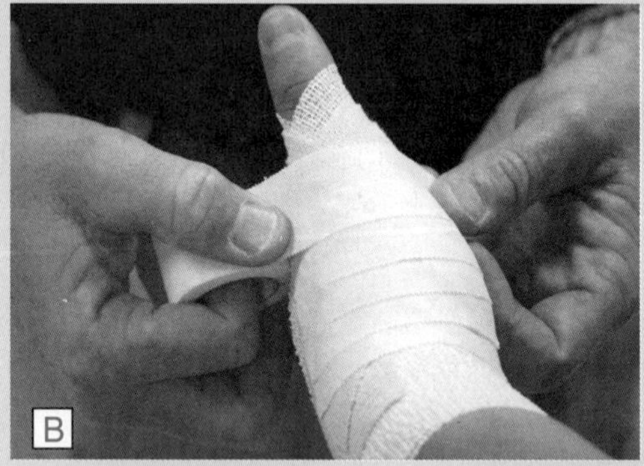

2단계: $^1/_2$인치 비탄력 테이프를 손목으로부터 보통의 강도로 엄지 아래와 주변을 둘러 대서 수평 테이프 자락을 고정시킨다. 그리고 손목에서 끝낸다(그림 11-11C).

3단계: 1인치 비탄력 테이프를 보통의 강도로 손목 주변에 원형으로 돌려 고정시킨다.

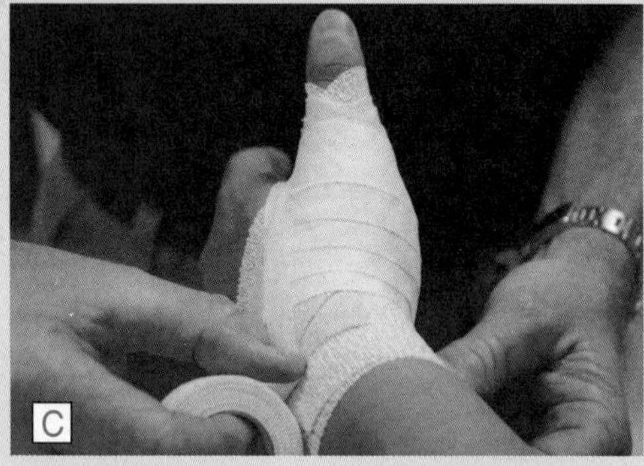

그림 11-11

> **만약/그렇다면...**
>
> **만약** 엄지 스파이커 테이핑 기술을 풋볼 라인맨에게 써서 MCP 부상을 예방 및 **치료하고자 한다면,** 변형 3, 4 또는 앵커 기술을 쓰는 것을 고려해 보자. 이 기술들은 해당 부위를 더 지지해 주면서 장갑 밑이나 위에도 적용할 수 있다.

엄지 스파이커 반강체 캐스트(Thumb spica semirigid cast) 그림 11-12

- **목적:** 반강체 캐스트는 지지 및 MCP 관절과 손목 동작 범위 제한에 있어 최대이다(그림 11-12). 이 캐스트는 자격을 갖춘 의료 전문가만이 시행해야 한다. 염좌, 탈구 후, 골절 후 부상을 치료하여 활동에 복귀하고자 할 때 엄지 스파이커 캐스트를 쓴다. 이 캐스트는 운동 또는 작업 후에 조심해서 탈착한다면 착용했다가 재사용할 수 있다.

- **재료:**
  - 2인치 또는 3인치 반강체 캐스트 테이프, 글러브, 물, 자가 점착 랩, 1/8인치 폼 또는 펠트, 2인치 탄력 테이프, 테이핑 가위

  옵션:
  - 열가소성 물질, 열원

- **환자의 자세:** 테이핑 테이블 또는 벤치에 앉아서 손, 엄지, 손목은 못 움직이게 자세로 놓고 (의사가 지시한 대로) 손가락은 외전한다.

- **준비:** 뼈가 돌출된 부위에다 1/8인치 폼이나 펠트로 패딩을 대어 자극 발생을 최소화한다.

- **적용:**

(1단계:) 자가 점착 랩 두세 겹을 손, 엄지, 손목에 약하게 내지는 보통 정도의 강도로 기본 엄지 스파이커와 8자형 패턴으로 감는다(그림 10-3, 11-12A 참조).

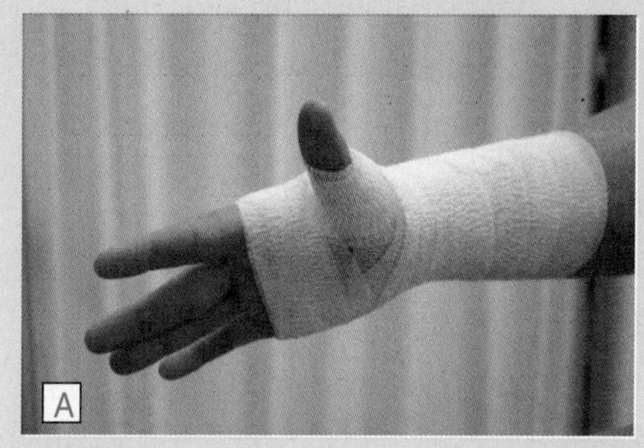

(2단계:) 2인치 또는 3인치 반강체 캐스트 테이프를 써서 손목의 안쪽 배측면에 고정하고 계속 손목과 엄지로 진행, 기본 엄지 스파이커 패턴에 보통 정도의 강도를 적용한다(그림 11-12B).

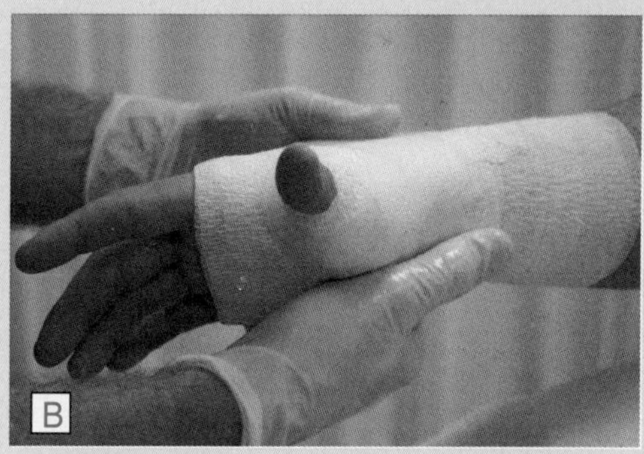

(3단계:) 엄지를 감쌀 때 개인별 사이즈에 따라 캐스트 테이프를 일부 잘라야 할 수도 있다(그림 11-12C).

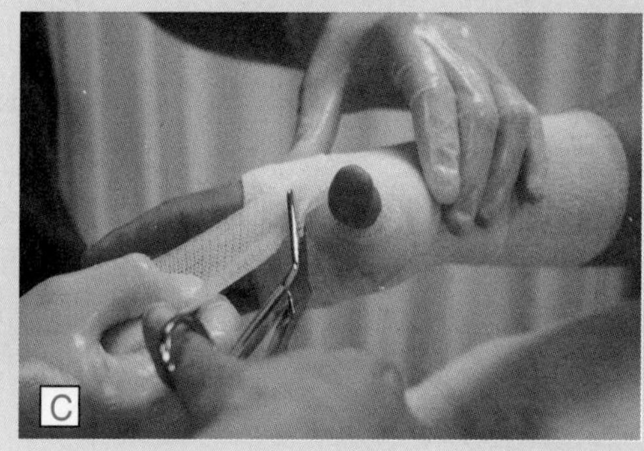

그림 11-12

(4단계:) 엄지손가락과 손목을 보통 강도로 감싸면서 기본 엄지 스파이커 패턴과 8자형 패턴을 번갈아 시행한다. 페이트 너비의 $^1/_3$ 내지 $^1/_2$는 겹치게 한다(그림 11-12D). 캐스트 테이프는 2지에서 5지까지 MCP 관절 근위부에, 그리고 엄지의 IP 관절 근위부에 머물러야 한다.

옵션: *열가소성 물질을 MCP 관절 위로 놓아 더 지지를 해준다 (그림 11-12E, 11-21F).*

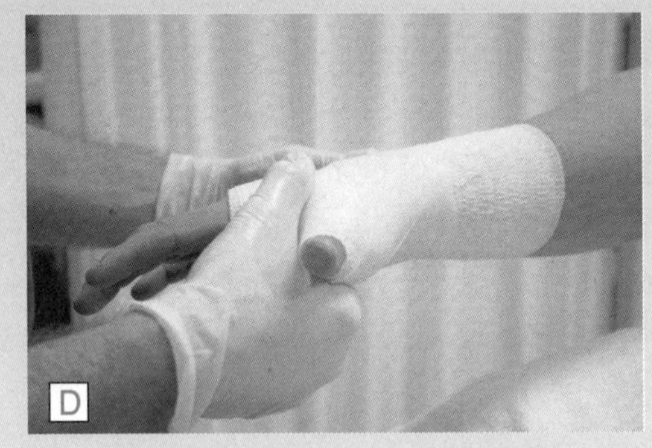

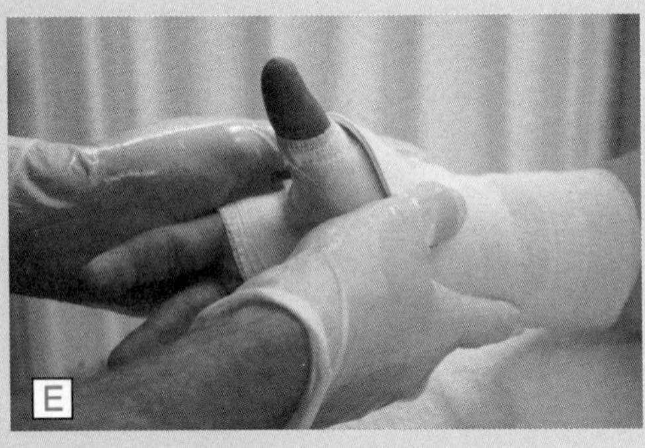

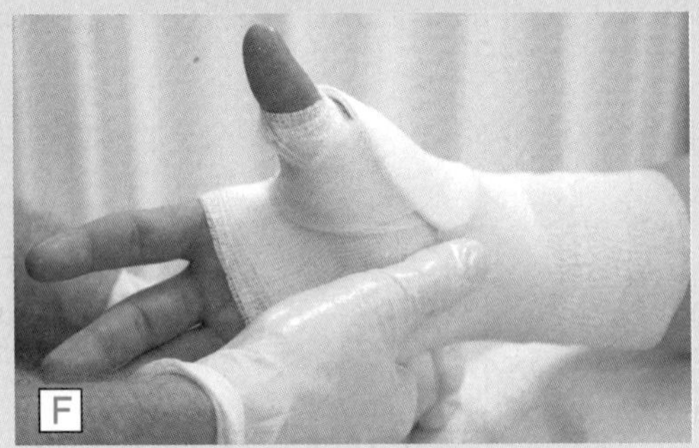

(5단계:) 테이프를 손목 배측에서 끝내고 손으로 캐스트를 잘 펴서 몰딩해 준다(그림 11-12G).

(6단계:) 연습이나 경기에 앞서 반강체 캐스트를 고밀도 클로즈드 셀 폼으로, 적어도 $^1/_2$인치 두께로 싸준다(그림 11-21A, 11-21B).

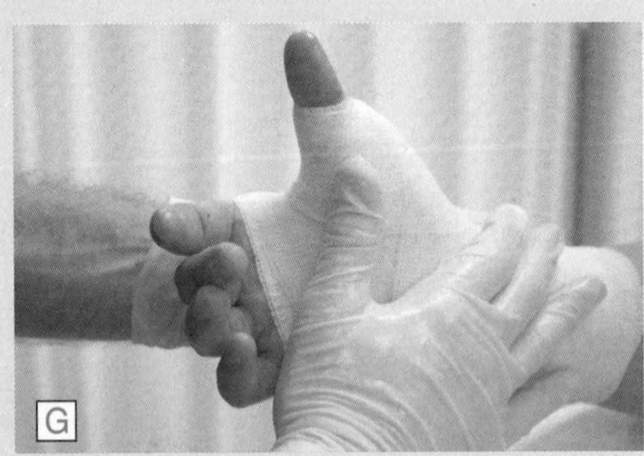

(7단계:) 운동이나 작업 후에 캐스트의 척골면을 따라서 테이핑 가위로 캐스트를 잘라낸다(그림 11-12H). 자가 점착 랩을 떼어내고 캐스트 내부가 마르도록 환기가 잘 되는 곳에 캐스트를 밤새 놓아 둔다.

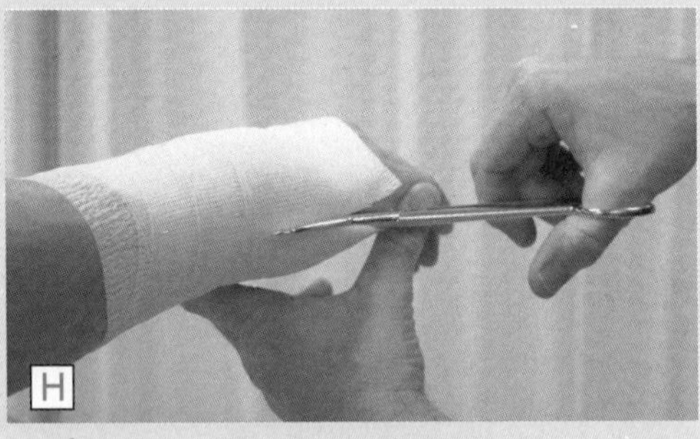

(8단계:) 재사용 시에는 자가 점착 랩을 기본 엄지 스파이커 및 8자형 패턴으로 손, 엄지, 손목에 두세 겹 감는다. 감는 강도는 보통으로 한다. 캐스트를 손, 엄지, 손목에 다시 놓고 2인치 탄력 테이프 또는 자가 점착 랩으로 고정한다. 원형 패턴으로 하고 감는 강도는 보통으로 한다 (그림 11-12I).

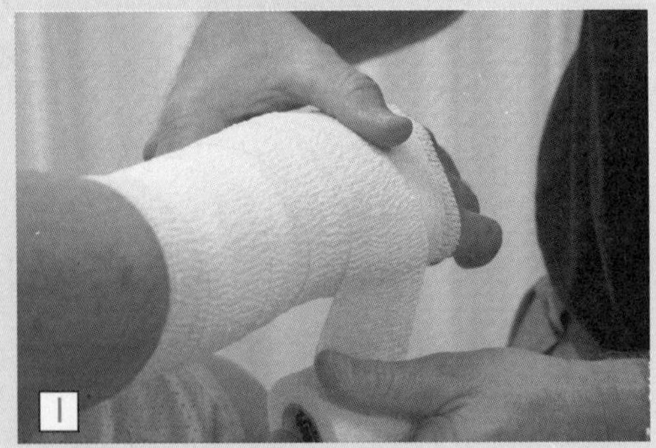

그림 11-12 *(계속)*

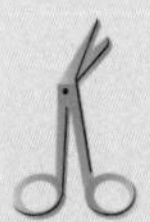

도움말: 캐스트 내부에 압설자(tongue depressor)를 넣어 가장자리를 벌려 놓아 마르는 데 문제가 없게 한다.

8자형 테이프(Figure-of-eight tape)

목적: 8자형 테이프 기술은 손의 부상과 증상을 예방 및 치료할 때 패딩을 고정시키는 데 쓴다.

- 타박상을 예방 및 치료할 때 8자형 테이프 기술(그림 10-3 참조)을 써서 보호 패딩을 붙인다.

창의성이 있는 질문 2

시즌 한창일 때 연습 도중 풋볼 선수가 과격한 태클을 당해서 3급 우측 엄지 척골측부인대 염좌 부상을 입었다. 수술 후에 이 선수는 딱딱한 엄지 스파이커 캐스트를 하여 못 움직이게 한 상태로 3주를 보냈다. 재활이 시작되고, 그 때부터 이 선수와 의사는 운동에 복귀하는 것에 대해 의논했다. 의사는 다음 가이드라인에 기초하여 활동에 복귀하라고 허락했다:

수술 후 3~6주: 수술 후 4주에 해당 부위를 최대한 지지해 주고 연습과 경기에 복귀한다. 운동을 하지 않는 동안에는 오른쪽 엄지에 스프린트를 한다.

수술 후 6~8주: 보통 정도로 지지하고 운동에 계속 참여한다. 운동을 하지 않을 때 스프린팅하는 것은 중지한다.

질문 : 이 상황에서 어떤 기술을 사용할 수 있을까?

랩핑 기법

랩핑 기술은 손, 손가락 부상 및 증상을 치료할 때 압박 및 지지를 해 주는 역할을 한다. 탄력 랩, 테이프, 슬리브, 자기 점착 랩, 컨포밍 거즈를 써서 부상 후에 오는 부기를 다스린다. 랩은 연조직과 뼈 부상 이후의 보호 패딩을 고정하는데 쓸 수도 있다.

압박 랩(Compression wrap) 그림 11-13

목적: 손, 손가락에 하는 압박 랩은 타박상, 염좌, 탈구, 건 파열을 치료할 때 기계적인 압력을 가함으로써 경미하거나 보통, 또는 심한 부기와 염증을 완화시켜 준다(그림 11-13).

재료:

- 2인치, 3인치, 또는 4인치 너비에 5야드 길이 탄력 랩, 금속 클립, $1^1/_2$인치 비탄력 또는 2인치 탄력 테이프, $^1/_8$인치 또는 $^1/_4$인치 폼 또는 펠트, 테이핑 가위
- 손가락을 위한 1인치 탄력 테이프 또는 자가 점착 랩

옵션:

- 자가 점착 랩
- $^1/_4$인치 또는 $^1/_2$인치 오픈셀 폼

환자의 자세: 테이핑 테이블이나 벤치에 앉아 손목과 손은 통증이 없는 자세로 하고 손가락을 외전한다.

준비: $^1/_8$인치 또는 $^1/_4$인치 폼 또는 펠트를 염증 부위 피부에 직접 놓는다.

▶ **적용:**

1단계: 손에는 탄력 랩을 손등에 고정하는데 원형 패턴으로, 2지에서 5지까지 MCP 관절의 바로 원위부에 하며 손 압박 랩 기술을 적용한다(그림 10-11, 11-13A 참조).

옵션: 탄력 랩이 없으면 자가 점착 랩을 써도 된다. $^1/_4$인치 또는 $^1/_2$인치 오픈셀 폼 패드를 손등에 놓아 정맥 순환을 도와주도록 더 압박해 준다(그림 11-22A). 패드를 피부에 바로 대고 손 압박 랩으로 싸준다.

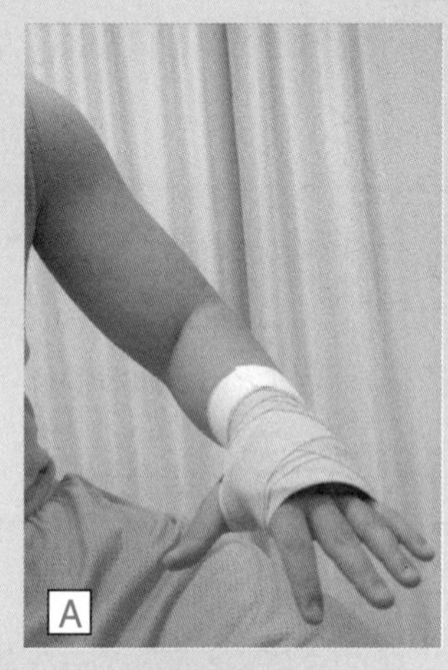

2단계: 손가락에는 1인치 탄력 테이프 또는 자가 점착 랩을 원위부에서 근위부 방향, 원형 패턴으로 손가락 위로 감아준다 (그림 11-13B). 원위부 끝에서 가장 크게 압력을 가하고 근위부 끝으로 갈수록 압력을 줄인다. 손가락 끝은 노출되게 해서 혈액 순환을 모니터해야 한다. 더 이상의 고정은 필요치 않다.

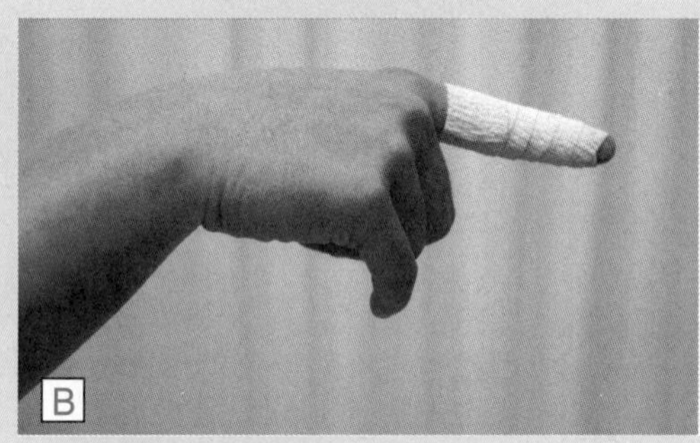

그림 11-13

핑거 슬리브(Finger sleeves) 그림 11-14

▶ **목적:** PIP 관절에 약하게 내지는 보통 정도의 지지와 압박을 주어 염좌를 치료할 때 경미하거나 보통 또는 심한 부기를 완화시키기 위해 핑거 슬리브를 쓴다(그림 11-14). 이 기술의 이점은 어떻게 하는지 설명을 따라서 도움없이도 개인이 슬리브 기술을 적용할 수 있다는 점이다.

▶ **설계:**

- 슬리브는 손가락 너비 치수를 기준으로 하여 미리 정해진 사이즈로 기성제품이 나와 있다.
- 대부분의 슬리브는 나일론과 탄력 물질로 구성되어 있으며 싱글 또는 더블 핑거 디자인으로 되어 있다.
- 슬리브의 디자인은 DIP 관절에서 정상적인 동작 범위를 허락하도록 되어 있다.

▶ **재료:**

- 기성제품 싱글 또는 더블 핑거 슬리브

▶ **환자의 자세:** 핑거 슬리브를 피부에 바로 댄다.

▶ **적용:**

1단계: 핑거 슬리브 착용을 위해서, 슬리브를 근위부 방향으로 손가락에 씌워 당긴다(그림 11-14A). 고정은 필요치 않다. 핑거 슬리브는 세탁이 가능하고 다시 사용할 수 있다.

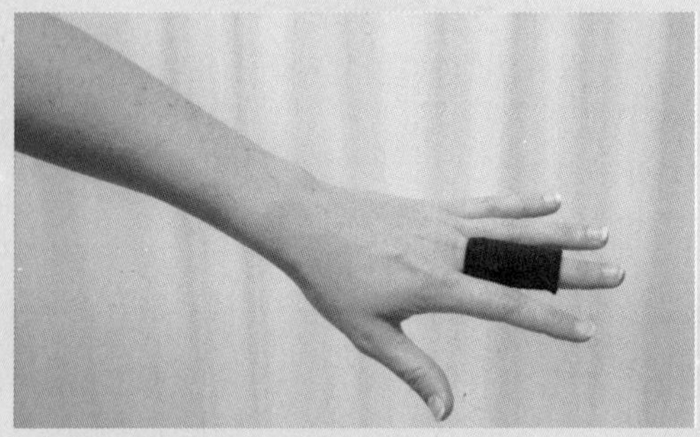

그림 11-14

복서 랩(Boxer's wrap) 그림 11-15

▶ **목적:** 복서 랩은 손을 패딩해 주기 위해 복싱 글로브 아래에다 쓰는 기술과 유사하지만, 타박상 후에 경미하거나 보통 또는 심한 부기를 완화시키기 위해 손에 압박 랩으로 사용이 가능하다(그림 11-15). 복서 랩 패딩 기술은 이 장 나중에 살펴보겠다.

▶ **재료:**

- $1^1/_2$인치, 2인치, 3인치 컨포밍 거즈 또는 자가 점착 랩, $1^1/_2$인치 비탄력 테이프, $^1/_8$인치 또는 $^1/_4$인치 폼 또는 펠트, 테이핑 가위

옵션:

- $^1/_4$인치 또는 $^1/_2$인치 오픈셀 폼

▶ **환자의 자세:** 테이핑 테이블 또는 벤치에 앉아 손, 손가락은 통증이 없는 자세로 하고 손가락을 구부린다.

▶ **준비:** 복서 랩을 피부에 바로 처치한다. 정맥 순환을 돕기 위해 $^1/_8$인치 또는 $^1/_4$인치 폼 또는 펠트를 염증 발생 부위에 댈 수도 있다.

▶ **적용:**

(1단계:) $1^1/_2$인치, 2인치, 3인치 컨포밍 거즈 또는 자가 점착 랩을 손목의 안쪽 등쪽에 고정하고 계속해서 안쪽에서 가쪽 방향으로 손목 둘레를 감아 준다. 강도는 보통 정도로 한다(그림 11-15A).

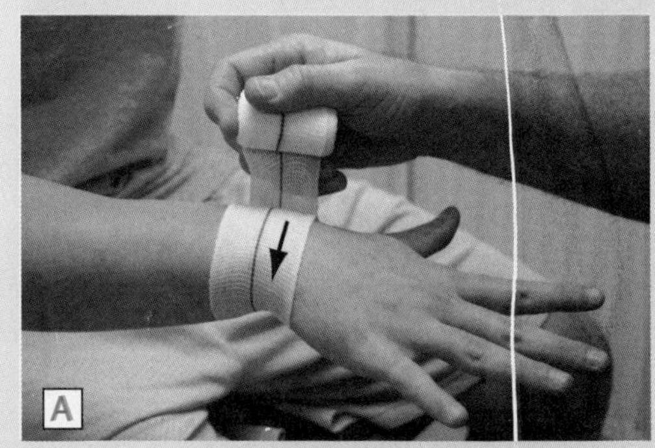

(2단계:) 손목으로부터 계속해서 컨포밍 거즈 또는 랩을 손등을 지나 2지 MCP 관절을 둘러준다. 강도는 약하게 내지는 보통 정도로 하고, 다시 돌아와서 손목 주변을 안쪽에서 가쪽 방향으로 둘러 고정시킨다(그림 11-15B).

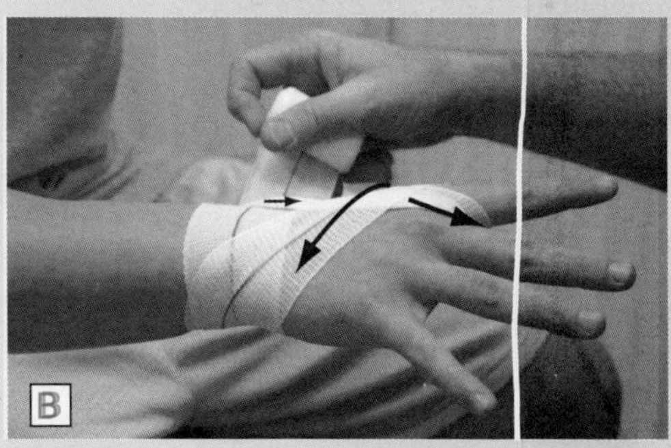

(3단계:) 이 패턴을 계속하여 3지, 4지, 5지 MCP 관절을 둘러준다(그림 11-15C). MCP 관절 주위를 두르면서 지날 때 적극적으로 손가락을 구부리고 주먹을 쥐도록 지시한다.

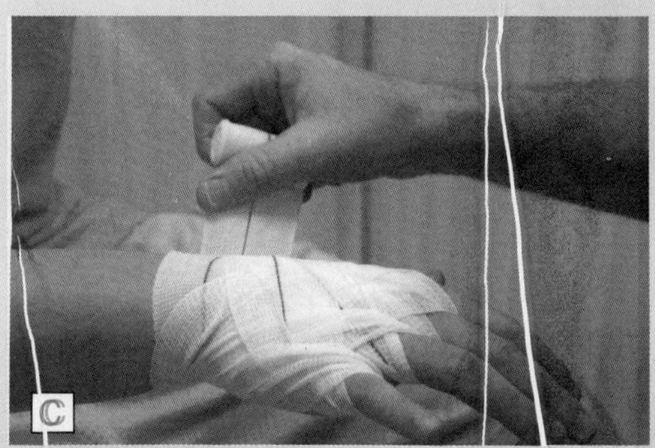

그림 11-15

4단계: 다음으로, 거즈나 랩을 가지고 기본 엄지 스파이커 2회 내지 3회를 시행한다. 강도는 보통으로 한다(그림 11-15D).

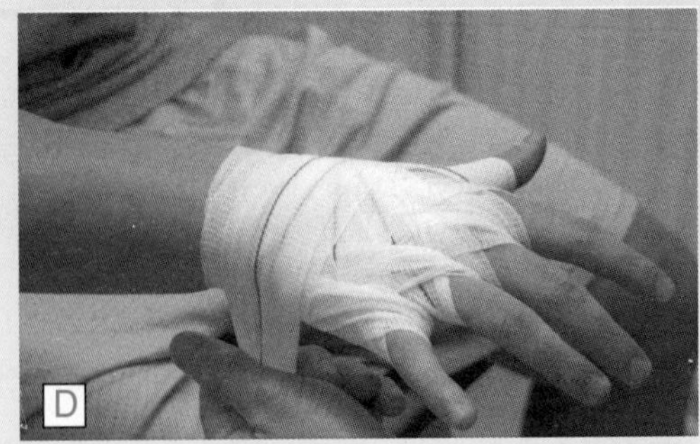

5단계: 손의 나머지를 8자형이 겹치는 패턴으로 덮어준다(그림 10-3 참조) 강도는 보통으로 하고, 손목 둘레로 느슨하게 고정시킨다(그림 11-15E).

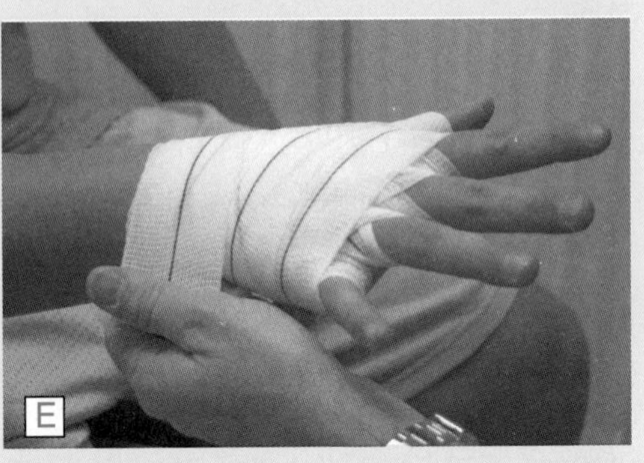

6단계: $1^1/_2$인치 비탄력 테이프로 손목 주변에다 느슨하게 고정시킨다 (그림 11-15F).

옵션: *$^1/_4$인치 또는 $^1/_2$인치 오픈셀 폼 패드를 손등에 써서 더 압박해 주는 방법을 고려해 본다. 패드는 피부에 바로 대고 복서 랩으로 감싸준다.*

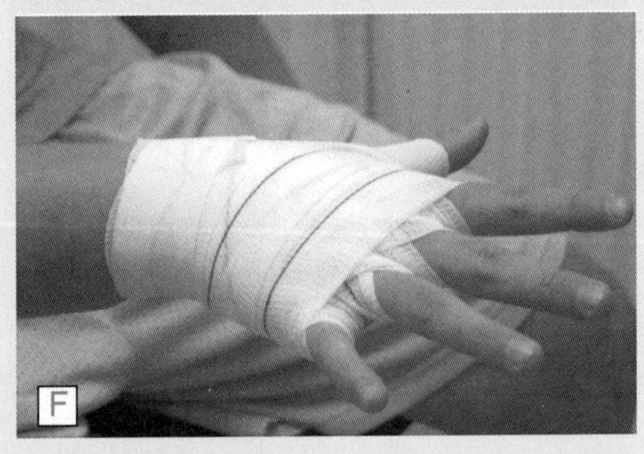

그림 11-15 *(계속)*

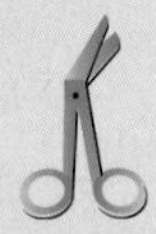

도움말: 이 기술을 처치하는 동안 손가락을 적극적으로 구부려 보게 하면, 컨포밍 거즈나 자가 점착 랩이 손가락 사이 공간을 죄고 벗겨지게 하는 것을 방지할 수 있다.

8자형 랩(Figure-of-eight wrap)

- **목적:** 8자형 랩 기술은 손 부상과 증상을 예방 및 치료할 때 보호 패딩을 고정시키는 역할을 한다.
  - 타박상을 예방, 치료할 때 이 기술을 10장(그림 10-12 참조)에서 설명한 대로 사용하여 패드를 부착시킨다.

만약/그렇다면...

만약 손가락이나 엄지 브레이스를 사용하는데 부기나 염증이 **존재한다면,** 압박 랩 기술을 브레이스 밑에 써서 부기와 삼출을 다스린다. 잘 맞으면서 손가락을 지지하고 못 움직이게 하기 위해서 더 큰 사이즈의 브레이스가 필요할 수도 있다는 점을 알아두자.

브레이싱 기법

브레이싱 기술은 급성 및 만성 손가락 부상과 증상을 예방 치료하는데 쓴다. 압박, 지지, 못 움직이게 고정하거나 동작 범위를 제한하는 기성제품과 주문 제작 디자인이 있다. 손과 엄지 부상, 증상에 쓰이는 다른 브레이스가 몇 가지에 대해서는 10정에서 살펴보았다.

핑거 브레이스(Finger Braces) 그림 11-16

- **목적:** 염좌, 골절, 건 파열을 치료할 때 기성제품 및 주문 제작 핑거 브레이스를 써서 해당 부위를 지지하고 못 움직이게 하며 동작 범위를 제한한다. 이 기술을 쓰는 방법 세 가지를 설명하였다. 개인의 선호와 구할 수 있는 재료에 따라 기술을 선택한다.

기성제품 (Off-the -Shelf)

- **목적:** 지신근건 파열 또는 말절골 골절을 치료하는 데 쓸 수 있는 기성제품 브레이싱 기술이 몇 가지 있다. 이들 브레이스를 써서 보통 정도로 지지해 주고 DIP 관절을 완전히 못 움직이게 한다. 어떤 디자인을 쓰느냐에 상관없이, 브레이스를 손가락의 배측에서 장측으로 많이 돌려 바꿔서 피부가 불지 않게 방지한다. 브레이스를 바꾸는 동안 DIP 관절을 펴고 있는다.

> **세부사항**
>
> 활동 중에 손가락과 손이 얼마나 관련되느냐에 따라 이들 브레이스는 야구, 농구, 팬싱, 필드하키, 풋볼, 체조, 아이스하키, 라크로스, 사커, 스키, 소프트볼, 육상 경기, 발리볼, 레슬링과 같은 종목에서 선수의 손과 손가락을 지지해 주는데 많이 쓰이지만, 작업이나 일상 생활에도 유용하게 쓰일 수 있다. '

- **설계:**
  - 기성제품 브레이스는 손가락 길이나 둘레를 기준으로 하여 미리 정해진 사이즈로, 통합형 핏으로 나와 있다.
  - 일부 디자인은 플라스틱 재질로 되어 있고 프리 몰딩된 사이즈의 브레이스 몇 종류가 들어 있는 키트로 구매할 수 있다.
  - 이러한 브레이스들은 핏을 맞추기 위한 조정 필요성을 최소한으로 하였으며 비탄력 테이프 또는 탄력 테이프로 손가락에 붙인다.
  - 다른 브레이스들은 오픈셀 폼 패드 라이닝이 되어 있는 성형 가능한 알루미늄 재질로 되어 있다.
  - 이러한 디자인들은 부상과 증상에 따라 핏을 조정할 수 있게 되어 있다.
  - 런 브레이스는 비탄력 테이프 또는 탄력 테이프를 가지고 손가락에 붙인다.

- **재료:**
  - $^1/_2$인치 비탄력 테이프 또는 1인치 비탄력 테이프나 탄력 테이프, 테이핑 가위
- **환자의 자세:** 테이핑 테이블이나 벤치에 앉아서 손, 손가락을 중립 자세로 놓는다. 해당되는 손가락의 DIP 관절을 펴고 있는다.
- **준비:** 기성제품 브레이스를 피부에 직접 닿게 한다.

- **적용:**

(1단계:) 일부 디자인은 브레이스를 손가락 끝 위로 놓으면서 댄다. 계속해서 브레이스를 손가락 끝이 브레이스 원위부 끝에 닿을 때까지 원위부로부터 근위부 방향으로 착용한다. 손가락이 브레이스에 꼭 맞아야 한다(그림 11-16A).

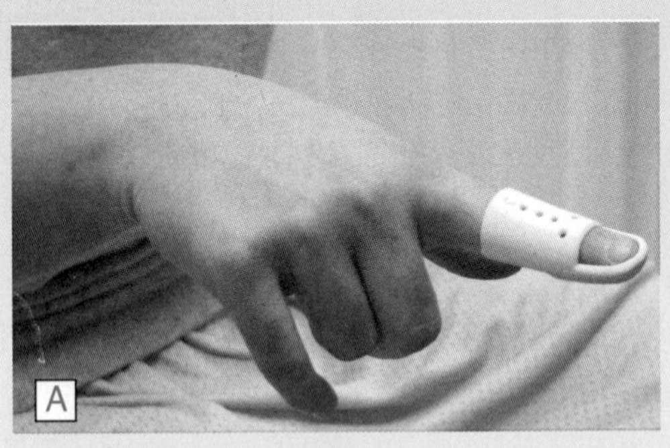

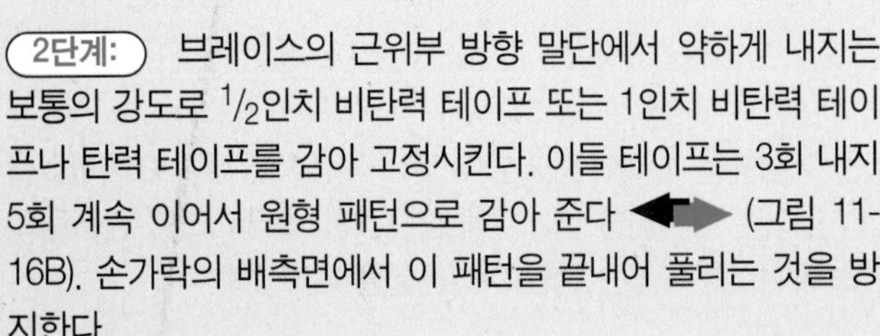

(2단계:) 브레이스의 근위부 방향 말단에서 약하게 내지는 보통의 강도로 $^{1}/_{2}$인치 비탄력 테이프 또는 1인치 비탄력 테이프나 탄력 테이프를 감아 고정시킨다. 이들 테이프는 3회 내지 5회 계속 이어서 원형 패턴으로 감아 준다 ◀▶ (그림 11-16B). 손가락의 배측면에서 이 패턴을 끝내어 풀리는 것을 방지한다.

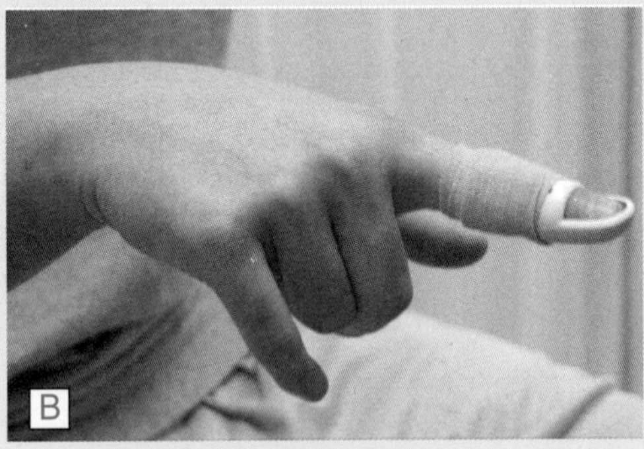

(3단계:) 다른 디자인은 잘라서 손가락에 맞게 몰딩하는 것이 필요하다. DIP 관절 근위부로부터 손가락 원위부 말단까지 길이에 맞게 알루미늄 재질을 잘라낸다(그림 11-16C).

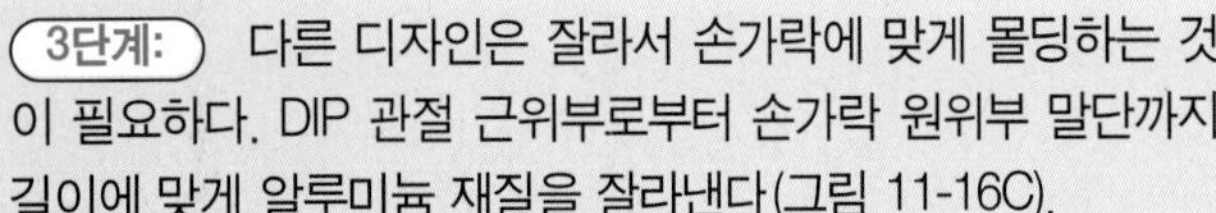

(4단계:) 알루미늄 조각에 날카로운 가장자리가 있으면 다듬어서 부상을 방지하고 브레이스의 원위부 끝을 살짝 구부려서 DIP 관절이 완전히 펴지게 한다.

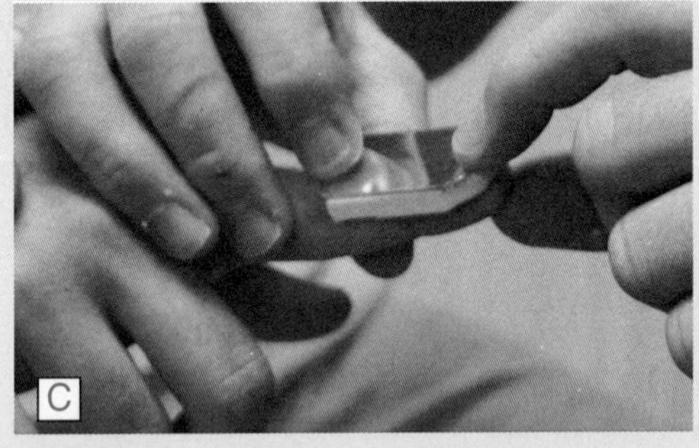

(5단계:) 브레이스를 손가락의 등쪽 또는 손바닥쪽에 댄다. $^{1}/_{2}$인치 또는 1인치 비탄력 테이프를 브레이스 상단에 대고 고정시킨 후 계속해서 3회 내지 5회 원형 패턴으로 브레이스의 원위부 및 근위부 말단 주위를 감아 준다. 감는 강도는 보통으로 하고, DIP 관절이 완전히 펴지게 한다 ◀▶ (그림 11-16D). 이 패턴을 손가락의 배측면에서 끝낸다.

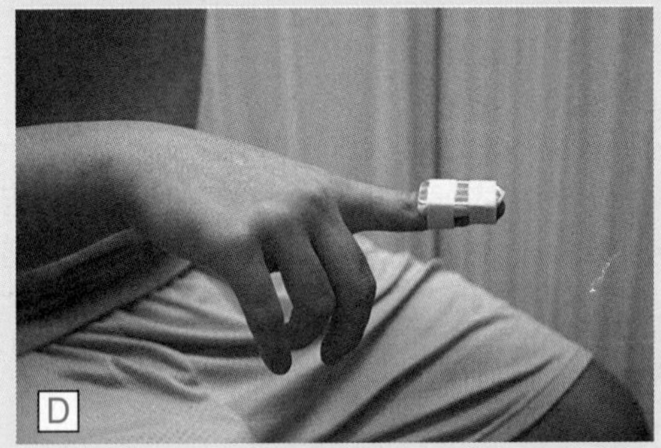

그림 11-16

주문 제작형 (Custom-made)

- **목적:** 기성제품 디자인을 구할 수 없을 때는 브레이스가 손가락에 딱 맞도록 열가소성 물질을 쓴다. 이 기술은 지신근 건 파열 또는 말절골 골절을 치료할 때 보통 정도의 지지를 해 주고 DIP 관절을 못 움직이게 한다. 이 브레이스를 손가락의 등에서 바닥으쪽 면으로(dorsal to palmar) 회전해 주어 피부가 불지 않도록 방지한다. 브레이스를 바꿀 때는 DIP 관절은 펴고 있는다. 주문 제작 손가락 디자인은 운동, 작업, 일상 활동에 쓸 수 있으며 다시 사용할 수 있다.

- **재료:**
  - 종이, 펠트 팁 펜, 열가소성 물질, 1/8인치 폼 또는 2인치 너비 몰스킨, 열원, 1/2인치 또는 1인치 비탄력 테이프, 테이핑 가위
- **환자의 자세:** 엄지와 손가락들, 손을 중립 자세로 하여 벤치 또는 테이블 위에 앉는다. 손가락과 관련된 DIP 관절은 신전하시오.
- **준비:** 종이 패턴으로 브레이스를 디자인하거나 근위부에서 DIP 관절까지 그리고 손가락 원위부 말단까지 너비와 길이를 어림한다. 열가소성 물질을 가열한다. 이 기술은 피부에 직접 처치한다.

적용:

1단계: 손가락의 등쪽 또는 손바닥쪽에 열가소성 물질을 맞추어 몰딩한다(그림 11-16E). 손가락에 맞추는 동안 DIP 관절을 완전히 펴고 있는 것을 잊지 않도록 한다. 열가소성 물질의 가장자리를 다듬어서 부상을 방지하고 안쪽 표면은 1/8인치 폼 또는 2인치 몰스킨으로 싸서 편안하게 한다.

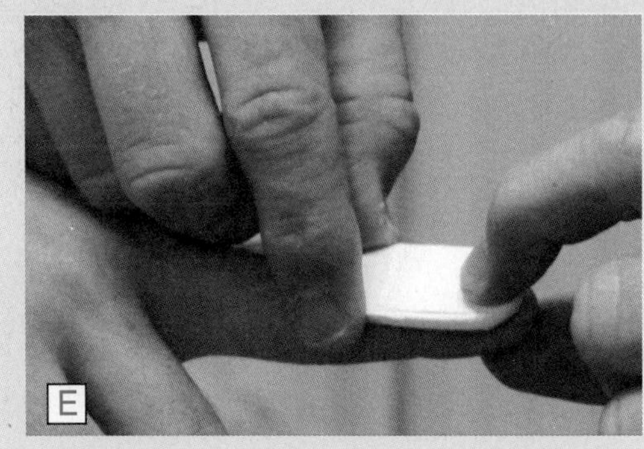

2단계: 브레이스를 손가락의 등쪽 또는 손바닥쪽에 댄다. 1/2인치 또는 1인치 비탄력 테이프를 브레이스 상단에 대고, 3 내지 5회 이어서 원형 패턴으로 브레이스의 원위부와 근위부 말단을 돌려 준다. 감는 강도는 보통으로 한다 ◀▶ (그림 11-6F). DIP 관절은 완전히 펴고 있는다. 이 패턴을 손가락의 등쪽에서 끝낸다.

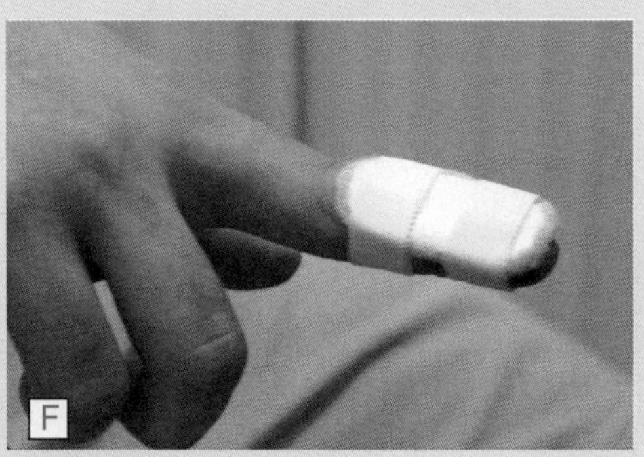

그림 11-16 *(계속)*

세부사항

기성제품 또는 주문 제작 브레이스를 손가락의 등쪽과 바닥쪽 중 어디에 착용하느냐는 개개인의 활동에 따라 다르다. 스포츠나 작업 활동을 하지 않을 때는 브레이스를 손바닥쪽에 착용한다. 스포츠나 작업 중에는 손가락의 **촉각**(tactile) 감각이 요구되는 경우가 많다. 이러한 경우에는 브레이스를 손가락의 등쪽에 착용한다.

스팬서 스프린트 (Spencer splint)

- **목적:** MCP 관절 염좌를 치료할 때 약한 내지는 보통 정도로 지지하고 MCP 관절의 외전, 굴곡, 신전을 제한하기 위해 스팬서 스프린트를 쓴다.[3] 이 브레이스는 농구에서 슈팅을 하는 등, 쥐거나 운동 기술을 발휘하기 위해 손가락의 원위부를 사용해야 하는 사람에게 쓸 수 있다.
- **재료:**
  - 종이, 펠트 팁 펜, 열가소성 물질, 열원, 테이핑 가위

  옵션:
  - 1/2인치 비탄력 또는 1인치 탄력 테이프

- **환자의 자세:** 테이핑 테이블 또는 벤치에 앉아서 손, 손가락은 중립 자세로 한다.
- **준비:** 종이 패턴으로 브레이스를 디자인한다.
- **적용:**

(1단계:) 종이를 사용하여 2지의 손바닥쪽으로부터, 계속해서 안쪽에서 가쪽 방향으로 2지의 등쪽으로 진행하면서(그림 11-16G), 다시 손가락 사이 공간을 지나 3지의 손바닥쪽으로 가면서 패턴을 뜬다(그림 11-16H). 가쪽에서 안쪽 방향으로 3지 등쪽을 돌아 S자 모양의 패턴을 만들게 된다(그림 11-16I). 패턴의 너비이 MCP 또는 PIP 관절 굴곡을 과도하게 제한해서는 안 된다. 3지와 4지 또는 4지와 5지용 패턴도 만들 수 있다.

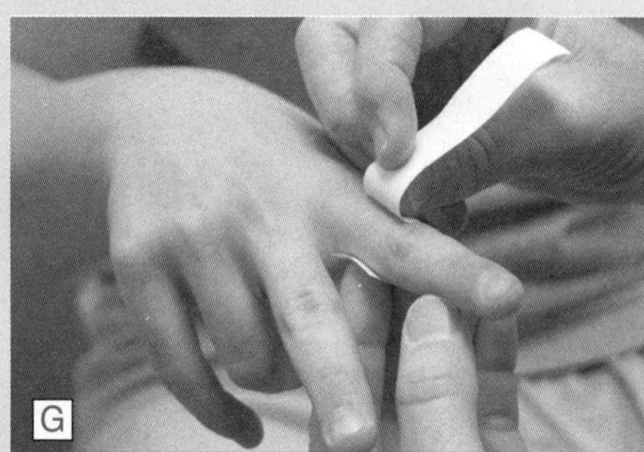

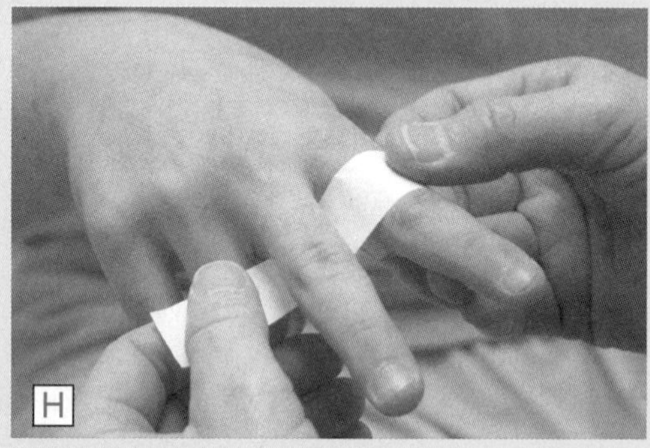

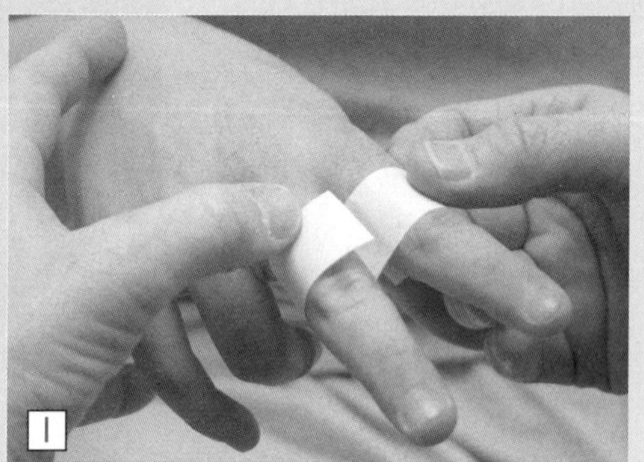

(2단계:) 이 패턴을 써서 가소성 물질을 자른 다음 가열한다. 가소성 물질을 몰딩하면서 손가락과 손을 통증이 없는, **기능적 자세**로 만들도록 할 수 있다(그림 11-16J). 필요한 경우 브레이스를 다듬어서 MCP와 PIP 관절의 동작 범위를 과도하게 제한하지 않도록 예방한다.

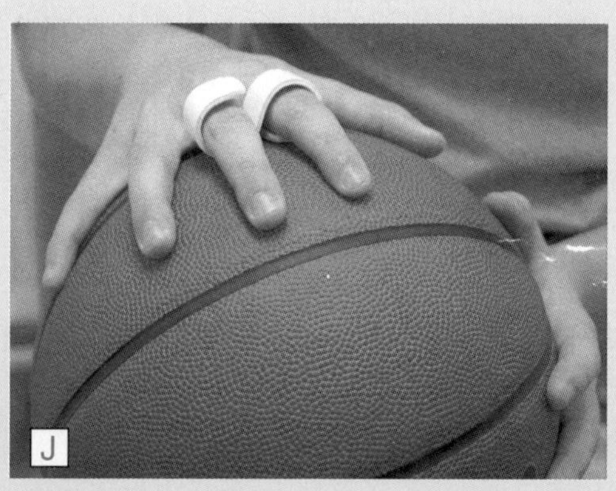

그림 11-16 *(계속)*

3단계: 브레이스를 손가락 끝 위에 대고 브레이스가 손가락 근위부에 올 때까지 근위부 방향으로 당긴다(그림 11-16K). 이 브레이스는 다시 사용한다. 매일 사용하는 사람 스스로 착용할 수 있다.

옵션: *$^1/_2$인치 비탄력 또는 1인치 탄력 테이프를 브레이스 위에 약한 강도로 둘러 안정성을 높인다 ◀▶ (그림 11-16L).*

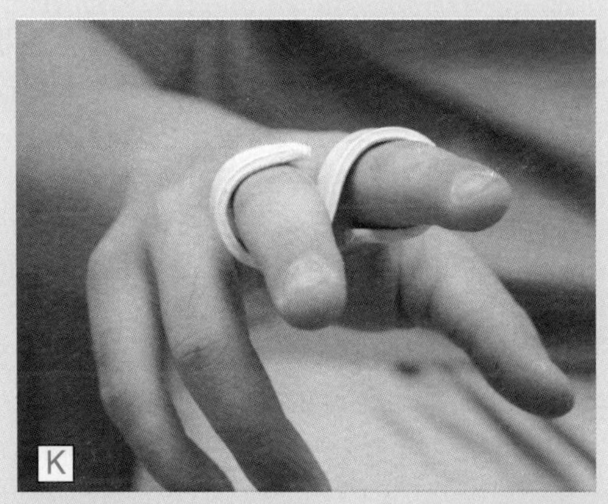

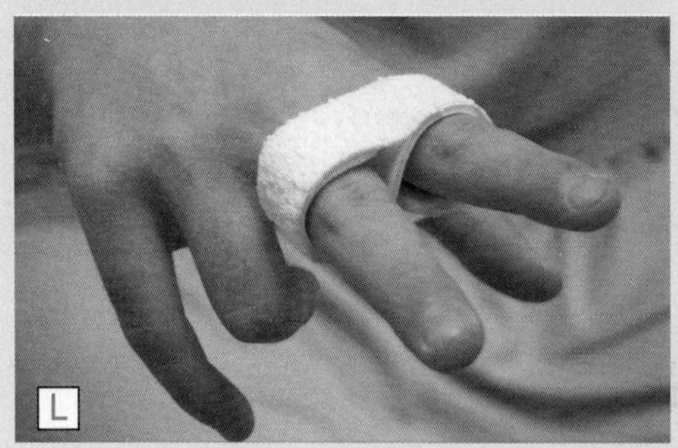

그림 11-16 *(계속)*

엄지 브레이스(Thumb braces) 그림 11-17

- **목적:** 기성제품 및 주문 제작 엄지 브레이스는 압박 및 지지 기능을 하며, 운동이나 작업을 할 때 동작 범위를 제한한다. 이러한 브레이스는 또한 운동, 작업 등 활동을 하지 않을 때도 압박 및 못 움직이게 하는 기능을 한다. 이러한 디자인은 엄지의 염좌, 탈구, 골절 후 부상을 예방 및 치료할 때 쓴다(그림 11-17). 10장에서 논했던 일부 재활 손목 브레이스를 엄지 염좌, 탈구, 골절 후 부상 치료에도 쓸 수 있다. 엄지 브레이싱 기술을 쓰는 방법 두 가지를 설명한다. 개인의 선호나 가지고 있는 재료에 따라 선택한다.

기성제품 (Off-the-Shelf)

- **목적:** 염좌, 탈구, 골절 후 부상을 예방하고 치료할 때 압박, 보통 정도의 지지, 못 움직이게 하는 역할을 하고, 동작 범위를 줄이기 위해 기성제품 엄지 브레이스를 사용한다.

세부사항

엄지 브레이스는 야구, 농구, 팬싱, 필드하키, 풋볼, 아이스하키, 라크로스, 사커, 스키, 소프트볼, 육상 경기, 레슬링과 같은 종목의 선수들이 엄지를 지지하는 데 흔히 쓰지만 작업이나 일상 활동에서도 쓰일 수 있다.

- **설계:**
  - 손목 둘레를 기준으로 하여 미리 정해진 사이즈로 기성제품 통합형 핏 또는 좌측형 디자인이 나와 있다. 일부 디자인은 프리사이즈로 나와 있다.

- 대부분의 브레이스는 외피는 네오프렌 또는 나일론 재질로, 라이닝은 라이크라나 면 재질로 되어 있다.
- 일부 디자인은 외피 등쪽에 열가소성 바가 달려 있어 MCP 관절의 과도학 외전과 신전을 예방한다.
- 다른 브레이스는 라이닝에 점탄성 폴리머 패드가 들어가 있어 충격을 흡수하고 스트레스를 완화한다.
- 브레이스는 엄지와 손목에 벨크로나 D 링 여밈이 달려 있고 핏을 조정할 수 있는 폴리에틸렌 또는 네오프렌 스트랩(strap)으로 부착된다.
- 대부분의 디자인은 손목을 덮어 주지만, 손과 2지에서 5지까지의 손가락 움직임은 제한하지 않는다.

▶ **환자의 자세:** 테이핑 테이블 또는 벤치에 앉아 손과 엄지를 중립 자세로 한다.

▶ **준비:** 브레이스를 피부에 바로 대거나 해당 종목에서 쓰는 글러브 위에 한다.
브레이스를 착용할 제조회사의 설명서를 따른다. 다음 가이드라인은 대부분의 디자인에 적용된다.

▶ **적용:**

(1단계:) 스트랩(strap)을 풀고 브레이스를 펼친다.

(2단계:) 브레이스를 해당 엄지에 댄다(그림 11-17A). 엄지 또는 손목 주변을 외피로 싸준다. 바가 달려 있다면 바를 엄지 등쪽과 줄을 맞추어 댄다.

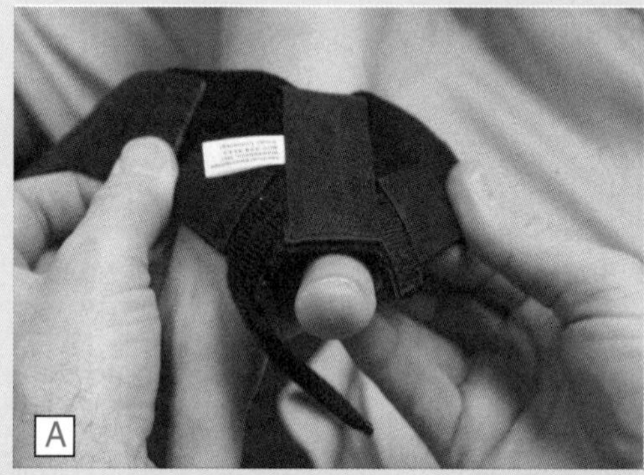

(3단계:) 스트랩을 채우는 법은 특정 브레이스 디자인에 따라 다르다. 대부분은 스트랩을 손목에서 꽉 당기고 벨크로를 붙이는 것으로 채운다(그림 11-17B). 다른 디자인을 쓸 때는 스트랩을 엄지 또는 손목 둘레로 감싸서 고정한다.

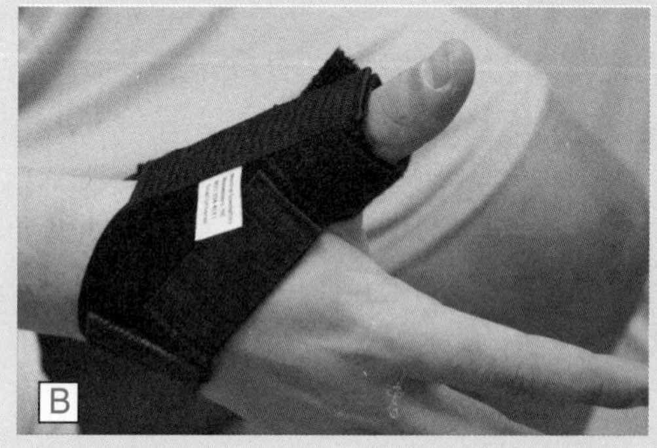

그림 11-17

주문 제작형 (Custom-made)

▶ **목적:** 열가소성 물질로 주문 제작 디자인을 만들어 염좌, 탈구, 골절 후 부상을 예방 및 치료하기 위해 보통 정도의 지지를 해 주고 못 움직이게 하며 동작 범위를 제한한다. 이러한 브레이스는 흔히 기성제품 디자인을 구할 수 없을 때 그리고 운동이나 작업을 하지 않을 때 쓰이지만, 일상 생활에서뿐만 아니라 운동, 작업 중에도 쓸 수 있다.

▶ **재료:**

- 종이, 펠트팁 펜, 열가소성 재료, $^1/_8$인치 폼 또는 2인치 너비 몰스킨, 열원, 탄력 랩, 테이핑 가위

- **환자의 자세:** 테이핑 테이블이나 벤치에 앉아 손과 엄지는 중립 자세를 취한다.
- **준비:** IP 관절의 바로 원위부부터 MCP 관절을 지나, 손목을 부분적으로 포함하면서 종이 패턴으로 브레이스를 디자인한다. 열가소성 물질을 엄지와 손목에 대고 몰딩하여 모양을 잡는다. $^1/_8$인치 폼 또는 2인치 몰스킨을 브레이스 안쪽면에 대어 자극을 예방한다. 브레이스를 피부에 직접 대거나 pre-tape 재료 또는 자가 점착 랩 위에 댄다(그림 11-6A 참조). 이들 브레이스는 해당 종목에서 쓰는 글러브 위에 할 수도 있다.
- **적용:**

(1단계:) 브레이스를 엄지 위에 맞게 놓는다(그림 11-17C).

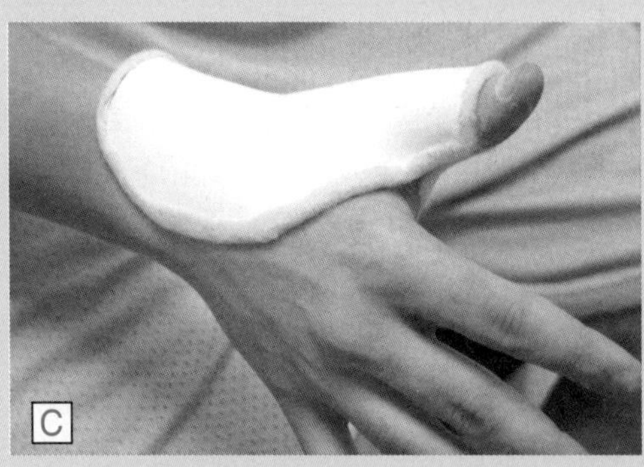

(2단계:) 브레이스를 2인치 또는 3인치 너비에 5야드 길이 탄력 랩이나 자가 점착 랩을 써서 기본 엄지 스파이커 패턴으로 고정시킨다. 또는 pre-tape 재료와 1인치 탄력 테이프를 쓴다. 감는 강도는 약하게 내지는 보통 정도로 한다(그림 11-17D).

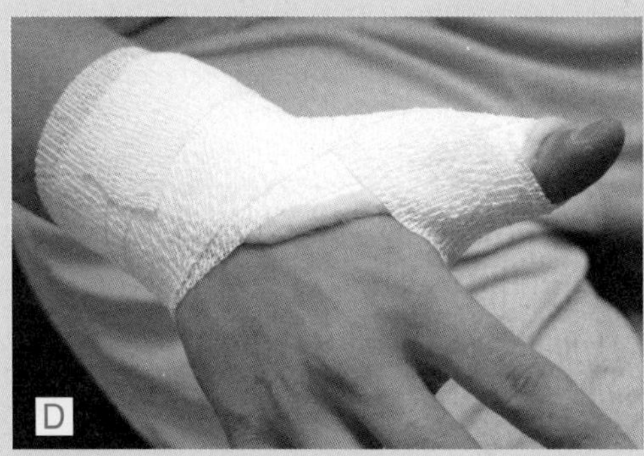

그림 11-17 *(계속)*

창의성이 있는 질문 3

야구팀의 센터 필더가 2루로 슬라이딩 하다가 1급 좌측 엄지 척골측부인대 염좌 부상을 입었다. 팀 닥터는 진단 후, 더 부상을 입지 않도록 보호하기만 한다면 이 센터 필더가 경기에 복귀해도 좋다고 허락했다. 이 선수는 오른손 잡이이고 팀에서 도루를 잘하는 선수이다.

 **질문 : 연습과 경기를 위해 어떤 기술이 적당한가?**

만약/그렇다면...

만약 운동 또는 작업 활동을 위해 지지를 해 줘야 하는 사람에게 손가락 브레이스가 **필요하다면,** 주문 제작 디자인을 만드는 것을 고려해 보자. 이러한 디자인은 그다지 눈에 띄지 않고 등쪽에 대면 촉각에도 지장이 없을 것이다.

패딩 기법

다양한 재질이 손과 손가락 부상 및 증상을 위한 충격 흡수, 보호, 압박 및 스트레스 완화 기능을 제공한다. 펠트, 폼, 점탄성 폴리머는 타박상, 염좌, 수포를 예방하고 치료할 수 있을 것이다. 수술 후 활동에 복귀하거나 염좌, 탈구, 골절을 치료하는 동안 열가소성 물질과 폼을 써서 딱딱하거나 반강체인 캐스트를 덮어 준다.

복서 랩(Boxer's wrap) 그림 11-18

목적: 앞서 기술했듯이, 패딩은 전통적으로 복서 랩을 사용한다. 랩은 충격을 흡수하고 타박상을 예방하며 패딩을 요하는 손의 부상을 치료하는 데 효과적이다(그림 11-18). 랩은 야구, 필드하키, 풋볼, 체조, 아이스하키, 라크로스, 소프트볼, 권투 등 종목의 선수들에게 유용하며 종목마다 특정적인 글러브와 함께 쓰일 수도 있다.

재료:

- $1^1/_2$인치, 2인치 또는 3인치 컨포밍 거즈 또는 자가 점착 랩, $1^1/_2$인치 비탄력 테이프, 2인치 탄력 테이프, 1인치 비탄력 또는 탄력 테이프, $^1/_8$인치 또는 $^1/_4$인치 폼 또는 펠트, 테이핑 가위

환자의 자세: 테이핑 테이블이나 벤치에 앉아 손과 손가락을 중립 자세로 하고 손가락은 외전한다.

준비: $^1/_8$인치 또는 $^1/_4$인치 폼 또는 펠트를 잘라 손등을 덮는다. 패드는 손가락의 MCP 관절을 덮을 정도까지 크게 해도 된다. 복서 랩을 피부에 직접 또는 해당 종목 글러브 위에 댄다.

적용:

1단계: 패드를 손등 피부에 바로 댄다(그림 11-18A). $1^1/_2$인치나 2인치 또는 3인치 컨포밍 거즈 또는 자가 점착 랩을 손목의 안쪽 등쪽에 붙이고, 그림 11-15에서 설명한 대로 복서 랩을 보통 강도로 시행한다.

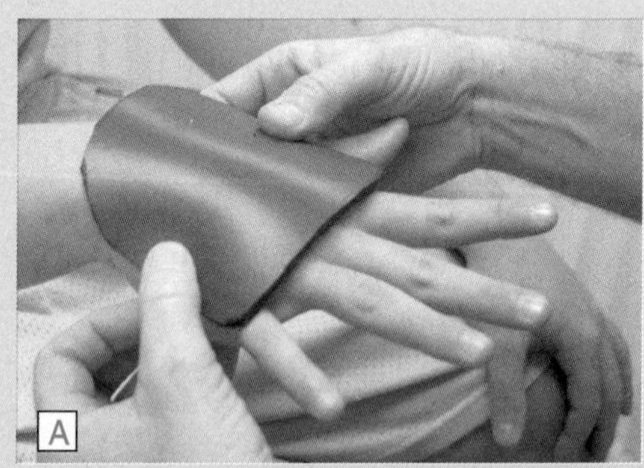

2단계: 2인치 탄력 테이프 또는 자가 점착 랩을 써서 복서 랩을 2회 내지 4회 8자형 패턴(그림 10-3 참조)으로 더 감싸준다. 감는 강도는 보통으로 한다(그림 11-18B).

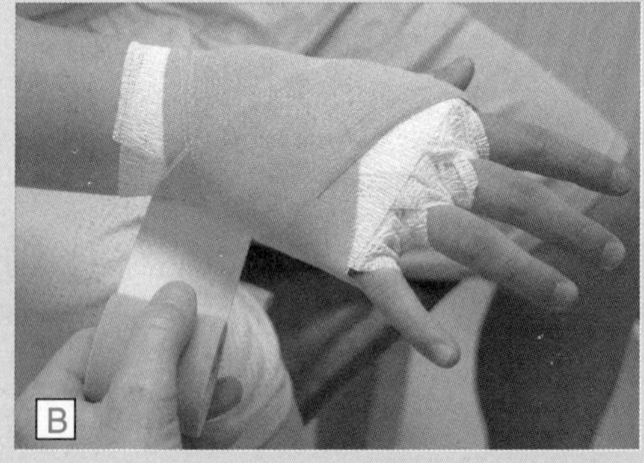

그림 11-18

3단계: 1인치 비탄력 테이프 또는 탄력 테이프를 가지고 기본 엄지 스파이커를 2 또는 3회 시행한다. 감는 강도는 보통으로 해서 더 지지해 주는 것이다(그림 11-18C).

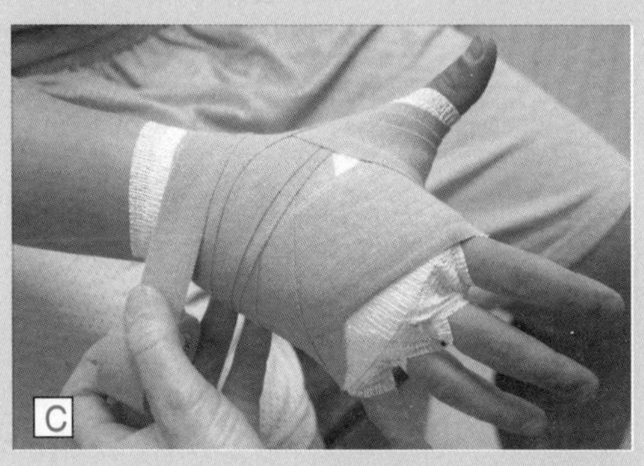

4단계: 8자형 또는 기본 엄지 스파이커를 손목 등쪽에서 마치고 $1^1/_2$인치 비탄력 테이프로 고정한다. 원형 패턴에 감는 강도는 보통으로 한다 (그림 11-18D). 원형 손목 테이핑 기술 1(그림 10-1 참조) 또는 2(그림 10-2 참조)를 써서 더 지지를 해 줄 수도 있다는 것을 알아두자.

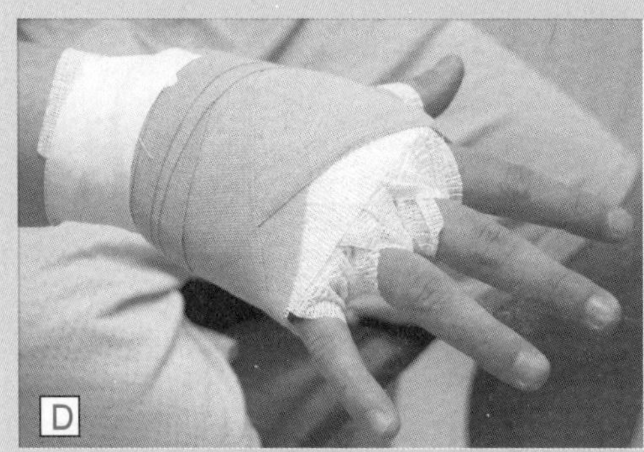

그림 11-18 *(계속)*

점탄성 폴리머(Viscoelastic polymers) 그림 11-19

- **목적:** 점탄성 폴리머는 손과 손가락의 타박상, 수포를 예방 및 치료할 때 충격을 흡수하고, 마찰과 압력을 완화하는 데 사용한다(그림 11-19).
- **재료:**
  - 완전히 패딩으로 라이닝된 기성제품 탄력 핑거 슬리브와 엄지 슬리브, 패딩 라이닝된 탄력 핑거 캡과 엄지 캡, 패딩 라이닝된 탄력 핸드 슬리브, 패드(그림 11-19A), 점착 거즈
- **환자의 자세:** 테이핑 테이블 또는 벤치에 앉아 손과 손가락은 중립 자세를 취한다.
- **준비:** 거즈를 잘라 적당한 사이즈를 맞추어 손, 손가락의 부상 부위를 덮어 준다.
- **적용:**

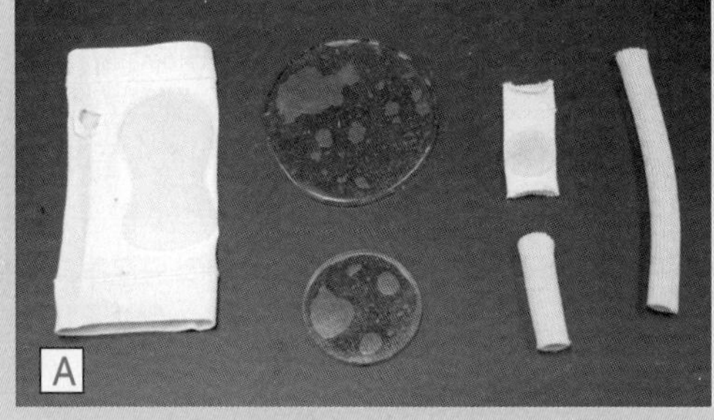

그림 11-19A 점탄성 폴리머. (좌) 손과 손목 슬리브. (가운데) 패드. (우) 손가락 슬리브와 캡.

1단계: 슬리브와 캡 디자인을 손, 손가락에 씌워서 원위부에서 근위부 방향으로 당긴다. 피부에 직접 댄다(그림 11-19B). 점착 테이프 스프레이도 필요없고 고정해 주기 위해 테이프를 붙일 필요도 없다.

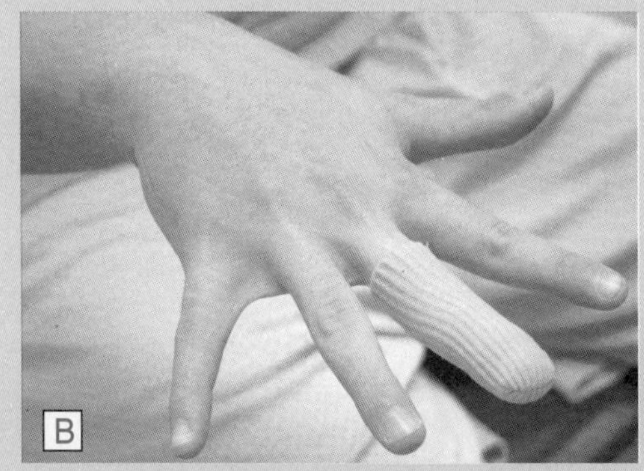

그림 11-19

2단계: 패드를 곧바로 피부에 대고 탄력 재료로 붙이거나 8자형 테이핑 또는 랩핑(그림 10-12 참조) 기술을 써서 고정한다(그림 11-19C). 슬리브, 캡, 패드는 깨끗이 씻어서 다시 사용한다.

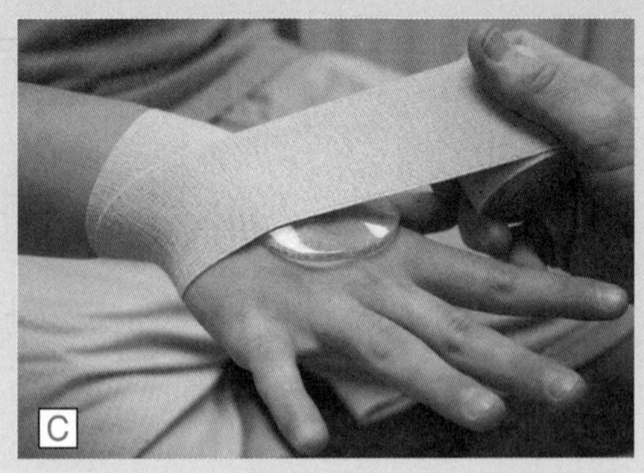

그림 11-19 *(계속)*

폼(스펀지와 유사함) 패드(Foam pads) 그림 11-20

- **목적:** 몇 가지 패딩 디자인은 손가락 타박상과 수포를 예방 및 치료할 때 충격을 흡수하고, 마찰과 압력을 완화하는 폼으로 되어 있다(그림 11-20).
- **재료:**
  - 손가락 둘레를 기준으로 미리 정해진 사이즈로 나오는 기성제품 손가락 및 엄지 슬리브
  - 기성제품 폼 도넛 또는 $^{1}/_{4}$인치 또는 $^{1}/_{2}$인치 클로즈드셀 폼, 테이핑 가위
- **환자의 자세:** 테이핑 테이블 또는 벤치에 앉아 손과 손가락을 중립 자세로 한다.
- **준비:** 슬리브를 적당하게 맞는 사이즈로 잘라 손가락의 부상을 입은 부위에 댄다. $^{1}/_{4}$인치 또는 $^{1}/_{2}$인치 클로즈드셀 폼을 적당한 사이즈의 도넛으로 잘라도 된다. 손가락의 해당 부위가 적당하다면, 패드를 아픈 부위보다 사방 $^{1}/_{2}$인치에서 1인치까지 더 크게 자른다. 이 폼에 아픈 부위만큼 표시하고 테이핑 가위로 잘라내어 구멍을 만든다(그림 11-20A). 이 구멍은 아픈 부위를 스트레스나 충격으로부터 보호한다.

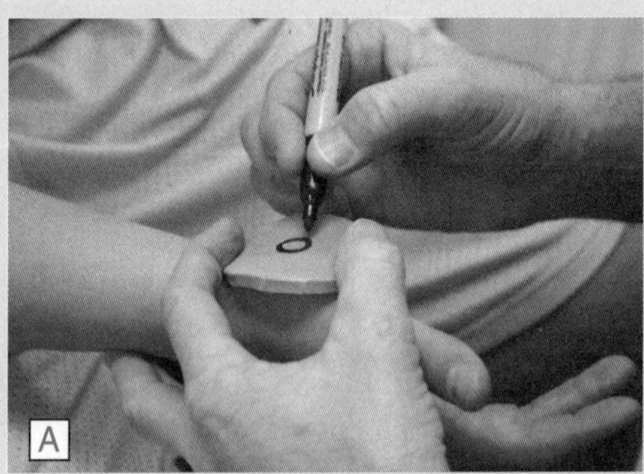

- **적용:**

1단계: 슬리브를 손가락에 씌워 원위부에서 근위부로 향하는 패턴으로 당긴다. 피부에 직접 댄다(그림 11-20B). 접착 테이프 스프레이나 고정 테이프는 필요치 않다. 슬리브를 세탁하여 다시 사용한다.

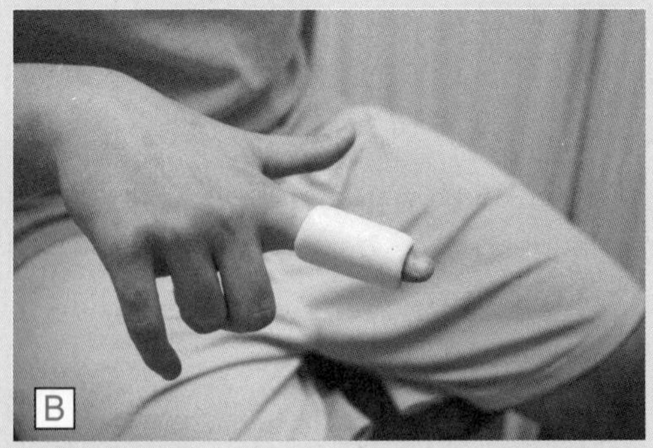

그림 11-20

2단계: 기성제품 또는 주문 제작 클로즈드셀 폼 도넛을 사용하여 스포츠에서 배트 사용과 관련된 엄지 및 손바닥 타박상을 예방, 치료한다. 도넛을 엄지 위로 댄다. 그 종목에서 쓰는 글러브 밑 피부 위에 직접 대거나 글러브 위에 사용한다(그림 111-20C). 이 도넛은 고정이 필요없고 재사용할 수 있다.

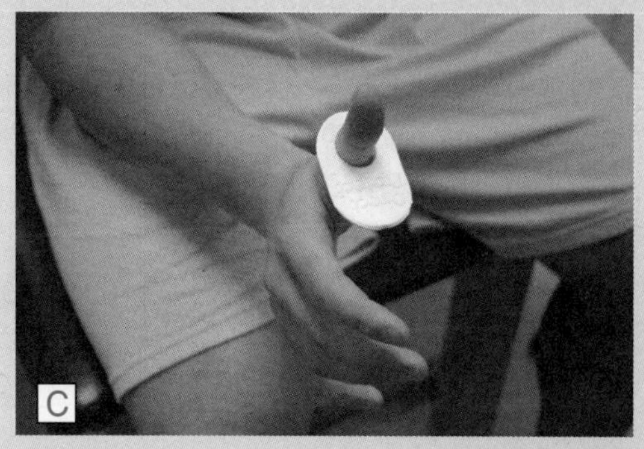

3단계: 기성제품 또는 주문 제작 패드는 개본 엄지 스파이커 기술을 써서 엄지에 부착할 수 있다. 1인치 탄력 테이프 또는 자가 점착 랩을 쓰고 감는 강도는 보통으로 한다(그림 11-20D).

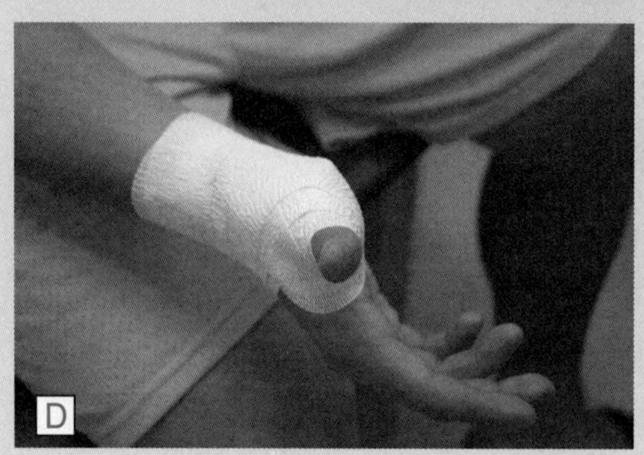

그림 11-20 *(계속)*

캐스트 패딩(Cast padding) 그림 11-21

- **목적:** 캐스트 패딩 기술은 부상을 입은 운동 선수와 그 상대 선수를 부상으로부터 보호하며 NCAA[6]와 NFHS[7] 규정을 만족한다. 이 기술을 써서 선수가 골절, 탈구 또는 수술 후 활동에 복귀할 때 딱딱한 또는 반강체 캐스트를 덮어 준다.
- **재료:**
  - 종이, 펠트 팁 펜, 고밀도 클로즈드셀 폼 또는 최소 $^1/_2$인치 두께의 유사한 재료, 2인치 또는 3인치 너비에 5야드 길이 탄력 랩, 2인치 또는 3인치 탄력 테이프와 pre-tape 재료, 또는 자가 점착 랩, 테이핑 가위

  옵션:
  - 열가소성 물질, 열원
- **환자의 자세:** 테이핑 테이블 또는 벤치에 앉아 손, 손가락은 캐스팅된 자세로 놓아둔다.
- **준비:** 패딩할 캐스트 부위에 종이 패턴을 만드는 것으로 시작한다. 고밀도 클로즈드폼 또는 유사한 재료에다 패턴의 본을 뜨고 패드를 테이핑 가위로 잘라낸다.
- **적용:**

1단계: 폼을 캐스트 위에 대고 2인치 또는 3인치 탄력 랩으로 고정한다. 2인치 또는 3인치 탄력 테이프나 자가 점착 랩을 써도 되며 감는 강도는 보통으로 한다 (그림 11-21A). 탄력 테이프를 쓴다면 우선 pre-tape 재료로 패딩을 싸서 폼을 테이프의 점착물질로부터 보호한다. 폼은 다시 사용해도 된다.

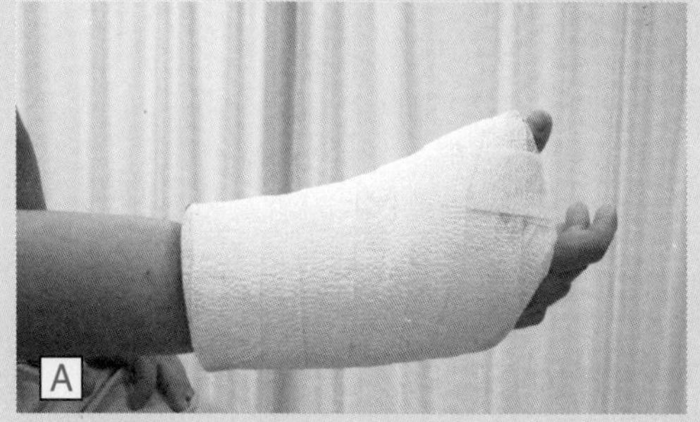

그림 11-21

옵션: 더 보호해 주기 위해서 손가락을 감싸 주느냐의 결정은 개인의 활동과 스포츠에서의 포지션에 달려 있다. 예를 들어, 풋볼 라인맨의 손가락을 부상으로부터 보호하기 위해 반강체 패딩된 열가소성 물질 후드를 만들 수 있다(그림 11-21B). 라인배커 또는 디펜시브 백이 손가락을 써야 한다면, 후드는 필요하지 않을 수 있기 때문이다. 후드를 NCAA[6] 및 NFHS[7] 규정을 만족하는 적합한 물질로 패딩해 준다.

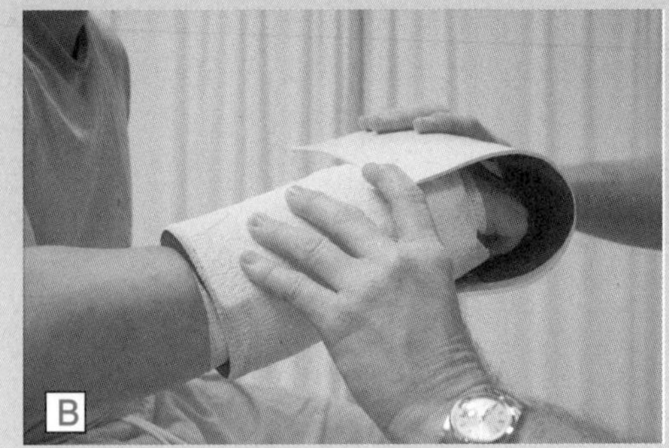

그림 11-21 *(계속)*

압박 랩 패드(Compression wrap pad) 그림 11-22

- **목적:** 압박 랩 패드는 손 타박상과 염좌를 치료할 때 경미하거나 보통, 또는 심한 부기를 완화하는 데 도움을 준다(그림 11-22).
- **재료:**
  - $^{1}/_{4}$인치 또는 $^{1}/_{2}$인치 오픈셀 폼, 테이핑 가위
- **환자의 자세:** 테이핑 테이블 또는 벤치에 앉아 손목과 손을 통증이 없는 자세로 하고 손가락을 외전한다.
- **준비:** 패드를 바로 피부에 댄다.
- **적용:**

1단계: 패드를 손등에 걸쳐 댄다. 첫 MCP 관절로부터 5지 MCP 관절까지, 그리고 MCP 관절부터 손목까지 댄다(그림 11-22A).

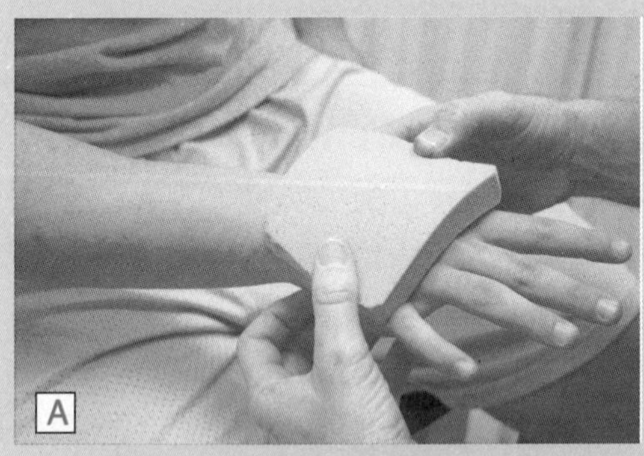

2단계: 패드를 손등 위에 대고 압박 랩 기술(그림 10-11 참조) 또는 복서 랩 기술(그림 11-15 참조)을 쓴다(그림 11-22B).

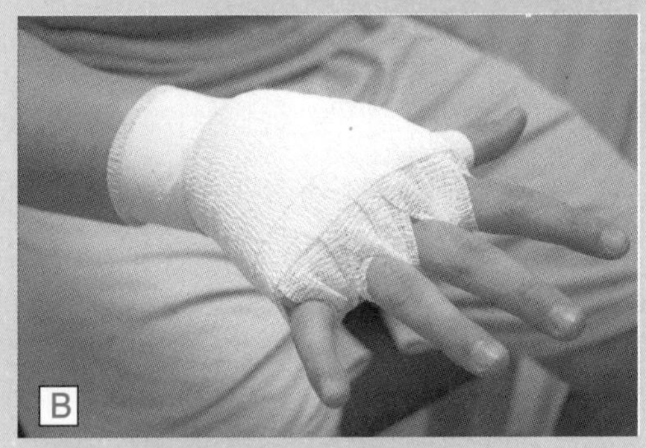

그림 11-22

창의성이 있는 질문 4

회사 야유회에서 정보입력부가 말굽던지기 대회의 승자가 되었다. 그런데, 몇몇 멤버가 손가락 끝의 손바닥쪽에 물집이 생겼다. 월요일에 이들은 수포와 관련된 통증과 압력 때문에 키보드를 사용할 수 없었다.

 **질문 : 이 상황을 어떻게 타개해 나갈 것인가?**

의무 착용 패딩(Mandatory padding)

몇몇 고교 및 대학 스포츠에서 손, 손가락 패딩 장비가 요구된다. NCAA와 NFHS는 펜싱, 필드하키, 아이스하키, 라크로스 종목에 참가하는 선수들은 모든 연습 및 경기에서 보호 패딩을 착용하도록 요구하고 있다. 이러한 패드 대부분은 기성제품으로 살 수 있다. 디자인은 해당 스포츠와 포지션에 맞게 되어 있다. 13장에서 이러한 패딩 기술에 대해 더 자세하게 논하도록 하겠다.

만약/그렇다면...

만약 필드하키나 라크로스 선수가 부상 후에 손등의 패딩과 제1MCP 관절 지지가 **필요하다면,** 폼 또는 펠트를 손등에 대고, 테이프 심지나 열가소성 물질을 제1MCP 관절 위로 대어 복서 랩을 하는 것을 보려해 본다. 각각 패딩을 더 해 주거나 지지를 해 주는 역할이다.

임상사례

버클리대 신입 수비수 라인맨인 데니스 매키니는 8월에 첫 풋볼 연습을 며칠 한 후에 손과 손가락에 통증과 부기를 호소하며 선수 트레이닝룸으로 들어섰다. 운동트레이너 스콧 가로는 데니스의 전력을 살펴보고는 몇 가지 흥미로운 사실을 발견하였다. 연습 드릴과 그 드릴에 쓰인 장비가 데니스가 고교에서 쓰던 것과는 다르다는 사실이었다. 한 드릴은 각 라인맨이 패스 러시 기술을 흉내내면서 슬레드를 치고 그 주변으로 움직여야 하는 훈련이었다. 데니스는 매 연습마다 이 드릴을 15회 정도씩 했다. 이 슬레드는 적절한 패딩이 되어 있지만, 데니스는 연습 중 손과 손가락에 장갑이나 아무런 보호 장비를 착용하지 않았다. 데니스는 연습이나 훈련을 빠지고 싶지 않았기 때문에 계속 여기에 참가했다. 진단을 마치고 스콧 가로는 데니스가 슬레드를 친 결과로 손등과 2지, 3지, 4지 PIP 관절 위로 타박상을 입었다고 판정했다. 등쪽에 보통 정도의 부기가 있었고, 염발음이나 기형은 없었으며, 인대 이완(ligamentous laxity), 신경학적 증상도 보이지 않았고, 좌우 양쪽 힘, 동작 범위도 갖추었지만 손가락을 구부리고 펼 때 보통 정도의 통증이 있었다. 그날 저녁, 팀 닥터가 선수 트레이닝룸에 들려 데니스를 진찰했다. 의사는 데니스가 손등과 손가락 PIP 관절에 타박상을 입었다는 스콧의 견해에 동의하고 부기가 가라앉을 때까지 연습에 복귀하라고 허가했다. 팀 닥터와 스콧은 해당 부위를 패딩하는 것을 비롯, 적당한 치료 계획에 대해 의논하였다.

이 사례를 다루는 데 있어 데니스는 항염 효과를 위해 냉동요법(cryotheraph)과 전기근육자극(EMS, electrical musclestimulation)을 받았다. 이 선수의 손과 손가락 부기 완화를 돕기 위해 어떤 압박 랩 기술을 쓸 수 있겠는가? 데니스는 치료받는 동안을 제외하고는 계속해서 랩을 착용할 것이다. 연습에 복귀할 때는 어떤 예방 패딩 기술을 손과 손가락에 적용할 수 있을까? 데니스는 동작 범위를 제한하지 않고 계속해서 손과 손가락의 기능을 완전히 사용할 수 있기를 원한다. 데니스는 또한 패딩된 글러브를 끼고 싶어하지 않는다. 태클을 걸 때 방해가 될 것이라고 보기 때문이다.

랩업(Wrap Up)

- 전단력, 압축력, 회전력, 극단적인 동작 범위는 손, 손가락에 부상을 초래할 수 있다.
- 버디 테이핑 기술과 X자 테이핑 기술은 손가락의 측부인대를 지지한다.
- 탄력 재료와 테이프는 손, 손가락 부상을 치료할 때 보호하는 기능을 한다.
- 엄지 스파이커 테이핑 기술과 그 변형 기술, 엄지 스파이커 반강체 캐스트 기술은 염좌, 탈구 후, 골절 후 부상을 예방 및 치료할 때 MCP 관절을 지지해 준다.
- 8자형 테이핑과 랩핑 기술은 손에 보호 패딩을 부착하는 데 쓴다.

- 핸드, 손가락 슬리브, 복서 랩 압박 기술은 부상 후 부기와 염증을 완화시킨다.
- 기성제품 및 주문 제작 브레이스 디자인은 염좌, 탈구, 골절, 건 파열 후에 손가락을 지지해 주고 동작 범위를 제한하며, 못 움직이게 한다.
- 복서 랩, 점탄성 폴리머, 폼, 압박 랩 패딩 기술은 충격 흡수, 보호, 압박 기능을 한다.
- 캐스트 패딩 기술은 부상당한 선수와 상대 선수 모두를 보호하며, NCAA와 NFHS 규정에서 요구하는 사항이다.
- NCAA와 NFHS는 몇몇 종목에서 손, 손가락에 보호 장비를 쓸 것을 요구한다.

■ 웹사이트 참고

American Society for Surgery of the Hand

http://www.assh.org/

- This site allows you to search for information on hand injuries and conditions.

HandUniversity

http://www.handuniversity.com/index.html

- This Web site allows access to information regarding the prevention, treatment, and rehabilitation of hand, fingers, and thumb injuries and conditions.

Medline plus Health Information

http://www.nlm.nih.gov/medlineplus/handinjuriesanddisorders.html

- This site provides general hand, finger, and thumb information on a variety of injuries and treatments.

■ 참고문헌

1. Anderson, MK, Hall, SJ, and Martin, M: Sports Injury Management, ed 2. Lippincott Williams & Wilkins, Philadelphia, 2000.
2. Cahalan, TD, and Cooney, WP: Biomechanics. In Jobe, FW, Pink, MM, Glousman, RE, Kvitne, RS, and Zemel, NP (eds): Operative Techniques in Upper Extremity Sports Injuries. Mosby, St. Louis, 1996.
3. Conway, DP, and Decker, AS: "Spencer splint" for metacarpophalangeal joint sprains. J Athl Train 28: 268–269, 1993.
4. Houglum, PA: Therapeutic Exercise for Athletic Injuries. Human Kinetics, Champaign, 2001.
5. Laimore, JR, and Enger, WD: Serious, often subtle finger injuries. Phys Sportsmed 26:57, 1997.
6. National Collegiate Athletic Association, http://www.ncaa.org/library/sports_sciences/sports_med_handbook/2003-04/2003-04_sports_med_handbook.pdf, Sports medicine handbook, 2003–2004.
7. National Federation of State High School Associations. 2004 Field Hockey Rules Book. Indianapolis, IN: National Federation of State High School Associations, 2004.
8. Prentice, WE: Arnheim's Principles of Athletic Training, ed 11. McGraw-Hill, Boston, 2003.
9. Prentice, WE: Rehabilitation Techniques, ed 3. McGraw-Hill, Boston, 1999.
10. Wilson, RL, and Hazen, J: Management of joint injuries and intraarticular fractures of the hand. In Hunter, JM, Mackin, EJ, and Callahan, AD (eds): Rehabilitation of the Hand: Surgery and Therapy, ed 4. Mosby, St. Louis, 1995.

흉부, 복부, 척추 (Thorax, Abdomen, and Spine)

제 12 장

학습목표

1. 흉부, 복부, 척추에 흔히 발생하는 부상과 증상에 대해 살펴본다.
2. 부상을 예방, 치료, 재활할 때 흉부, 복부, 척추에 쓰는 테이핑, 랩핑, 브레이싱, 패딩 기술의 시범을 보인다.
3. 치료적 운동 프로그램에서 흉부, 복부, 척추에 쓰는 테이핑, 랩핑, 브레이싱, 패딩 기술을 설명하고 시범을 보인다.

손상과 상태 (Injuries and Conditions)

손과 손가락은 농구공을 잡는다든지 타이핑, 정원 일 흉부, 복부, 척추 부상은 급성 또는 만성의 힘, 스트레스, 동작의 결과로 운동이나 작업 중에 발생할 수 있다. 직접적 또는 간접적 힘으로 인해 타박상, 골절, 늑연골 부상이 생길 수 있다. 과격한 근육 움직임과 과부하로 인한 과도한 동작 범위와 좌상으로부터 염좌가 초래될 수 있다. 충돌하거나 접촉하는 스포츠를 하는 선수는 상완신경총과 척추의 과용 부상 및 증상이 나타나기 쉬운데, 이 모두가 과도한 동작 범위, 압박, 반복적인 스트레스가 불러오는 결과이다. 흉부, 복부, 척추에 흔한 부상으로는 다음과 같은 것들이 있다:

- 타박상
- 염좌
- 좌상
- 골절
- 늑연골 부상
- 상완신경총 부상
- 과사용으로 인한 손상과 상태

타박상 (Contusions)

흉부, 복부, 척추의 타박상은 압축력의 결과이며 연조직 또는 뼈 구조를 포함하기도 한다. 흉부에 직접적인 타격이 가해지면 늑골, 가슴, 늑간부 근육조직의 타박상이 나타날 수 있다(도해 12-1, 12-2). 스포츠에서 흔하지는 않지만, 바닥에 심하게 넘어지거나 딱딱한 스포츠 장비가 **폐좌상**(pulmonary contusion)을 유발할 수 있다. 예를 들어, 풋볼 와이드 리시버가 사이드라인에서 두 명의 디펜시브 백에게 강하게 태클을 당하여 벤치 근처에 내버려둔 헬멧 위로 착지하게 되면, 폐좌상이 발생할 수 있다. 복벽과 신장의 타박상은 충돌하는 스포츠 및 고속의 발사체를 다루는 스포츠나 작업이라면 발생 가능성이 더 높다.[24] 남성 생식기는 외부로 노출되어 있기 때문에 직접적인 힘에 의해 부상을 입을 수 있다. 이러한 부상은 발로 차이거나 장비로 맞는 등으로 운동 중에 흔하게 발생한다. 복부 또는 요부는 이들 부위에 보호 패딩을 요구하지 않는 농구, 풋볼, 축구 등의 스포츠에서 타박상을 입기 쉬운 부위이다. 예를 들면, 오른손잡이 풋볼 쿼터백이 다운 필드로 패스를 위해 볼을 던질 때 상대팀 숄더 패드에 맞으면, 우측 요부 근육 조직에 타박상이 발생할 수 있다(도해 12-3). 높은 곳에서 떨어지거나 직접 타격을 받으면, 미골 타박상으로 이어질 수 있다(도해 12-4).

염좌 (Sprains)

염좌는 일반적으로 과신전이나 내반 또는 외반력의 결과흉부, 경부, 요부 염좌는 과도한 동작 범위와 반복적인 스트레스에 의해 초래된다. 적당하게 지지해 주지 않아서 운동을 하는 중에 여성의 가슴이 반복적으로 움직이게 되면 **쿠퍼 인대**(Cooper's ligament) 부상을 초래할 수 있다. 강한 목의 굴곡, 신전 또는 회전, 근육 조직의 갑작스런 수축은 경추후관절 염좌로 이어질 수 있다. 예를 들어, 레슬러의 머리와 목이 상대 선수의 헤드락에 잡혀 있을 때 테이크다운을 하면, 목의 굴곡과 회전을 초래하여 경부 염좌가 일어날 수 있는 것이다. 머

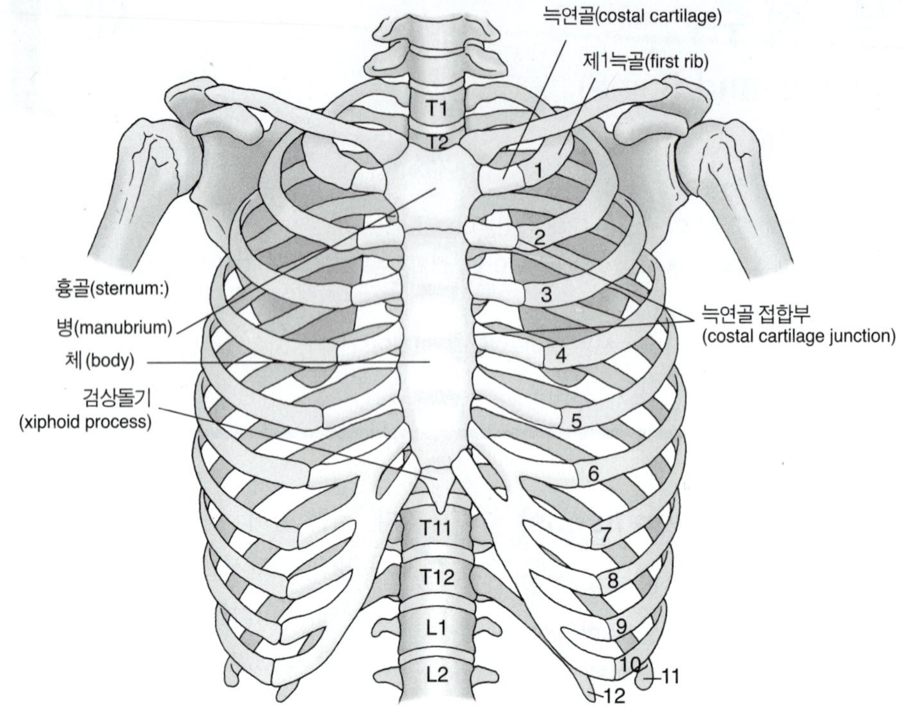

도해 12-1 전흉부의 뼈.

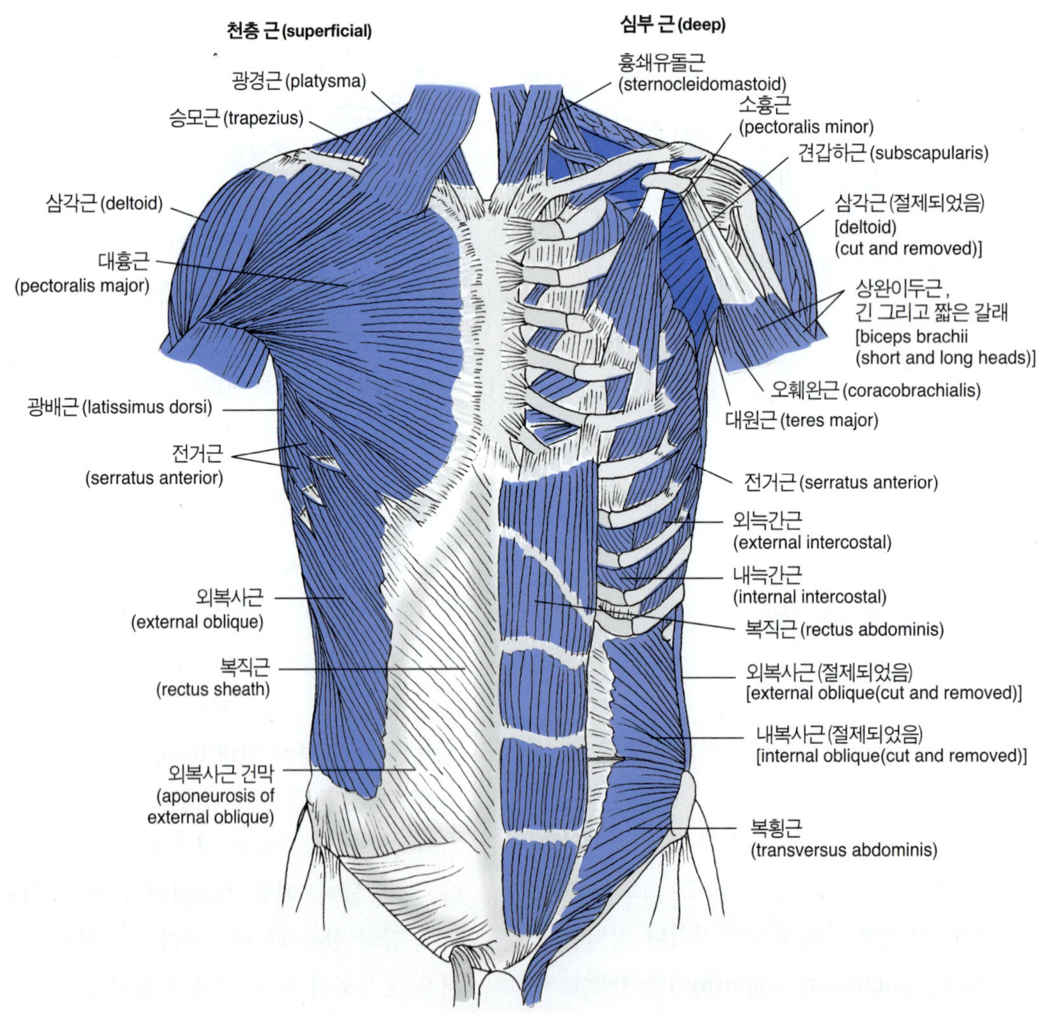

도해 12-2 전흉부와 복부 천층 근 및 심부 근.

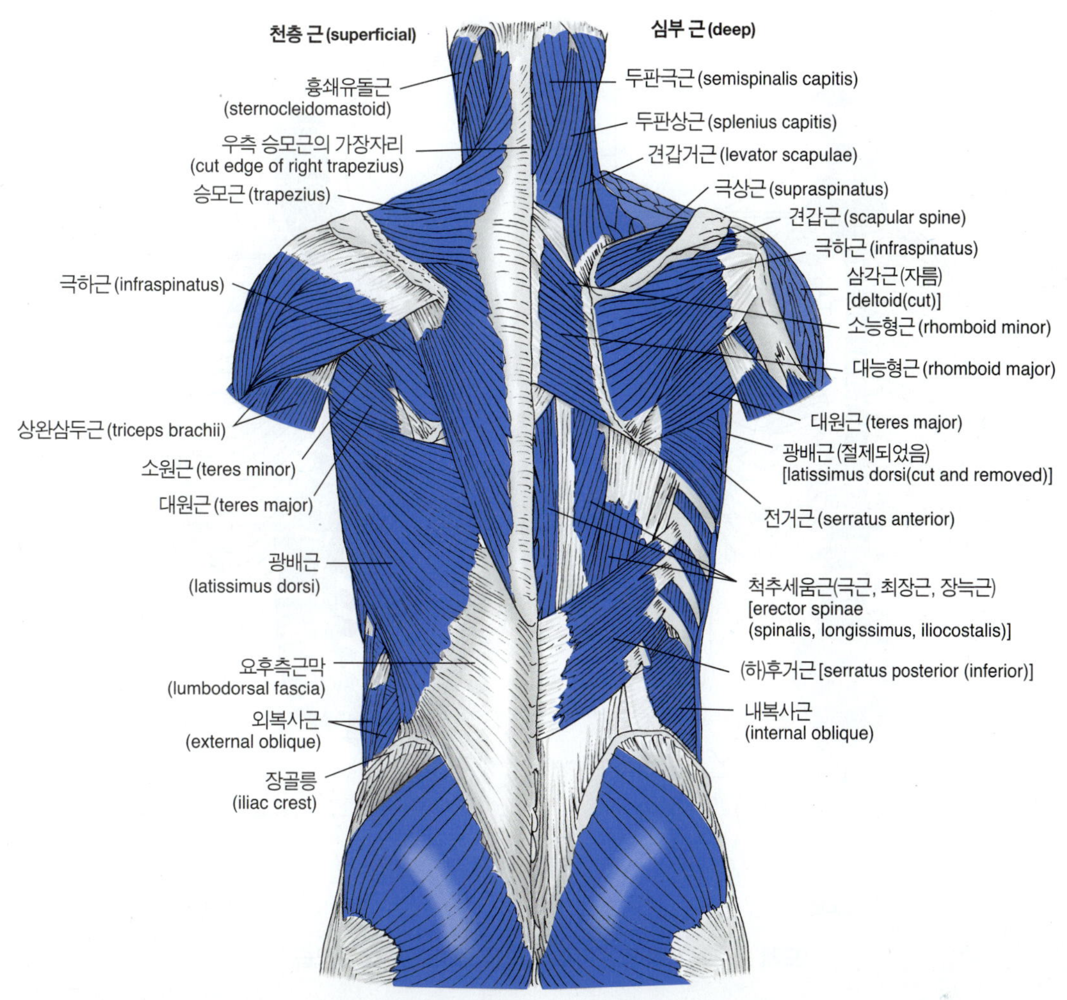

도해 12-3 후흉부와 척추의 천층 근 및 심부 근.

리와 목을 장시간 비정상적인 자세로 두어도 염좌 또는 급성 **사경**(torticollos, wryneck)을 초래할 수 있다. 너무 작은 배게 또는 너무 큰 배게를 베고 자거나, 머리와 목을 받치지 않고 책상에 엎드린 자세로 앉아 책을 읽으면 염좌 또는 급성 사경으로 이어질 수 있다.

회전과 함께 최대한의 몸통 굴신 또는 신전을 요하는 활동은 요추후관절 부상을 불러올 수 있다. 부상은 급성으로 발생할 수도 있고, 반복적인 스트레스를 통해서 발생하기도 한다. 근력 운동 중에 파워 클린이나 데드리프트를 하면서 잘못된 리프팅 또는 스포팅 기술을 구사하면 요부 염좌를 초래할 수 있다. 천장관절 염좌는 몸통 굽히기, 비틀기, 들어 올리기와 연관된 급성 또는 만성 스트레스의 결과이다. 반복적인 내리막길 달리기나 펀팅(punting), 허들링과 같은 일방향 움직임, 골프채 스윙 역시 천장관절 염좌에 일조한다.

좌상 (Strains)

과부하 및 갑작스럽고 과격한 동작은 흉부, 복부, 척추 근육 조직에 좌상을 초래할 수 있다. 적극적인 수축과 과격한 감속 동작 중 과부하가 걸리면, 대흉근 좌상을 초래할 수 있다. 아마추어 역도 선수가 벤치 프레스 중 RM(최대 반복, repetition maximum)을 시도하면서 바에 중량을 늘려나가다가 근육 조직에 과부하를 초래하여 좌상이 생길 수 있다. 몸통을 갑자기 돌리면 늑간근에 부상이 생길 수 있다. 복직근 부상은 비틀기나 신전과 같은 갑작스럽고 과격한 몸통 움직임에서 올 수 있다. 예를 들어, 테니스 선수가 경기 중 오버핸드로 볼을 서브하게 되면 흉부가 과도하게 신전되고, 비틀려서

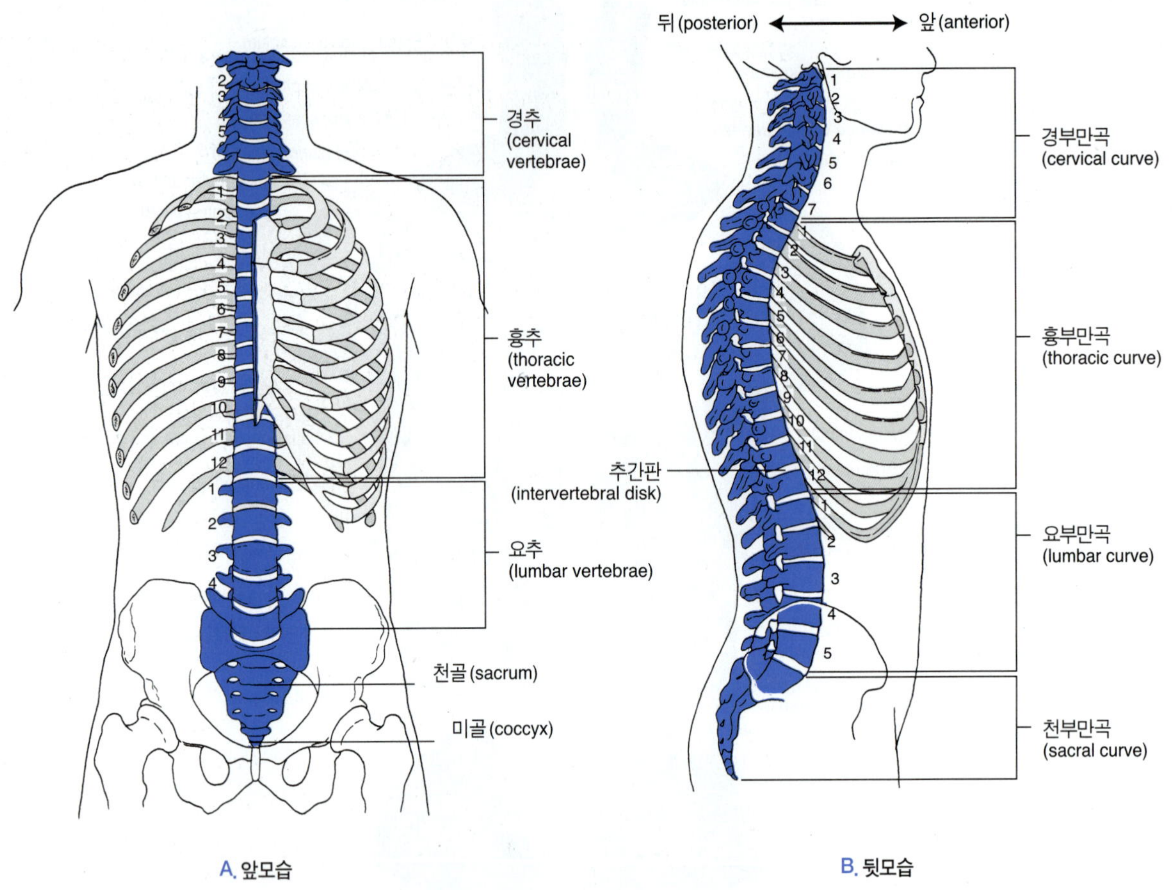

도해 12-4 정상적인 척추 커브를 보여주는 척주 모습.

좌상이 발생할 수 있다. 경부 좌상은 염좌와 같은 식으로 발생한다. 강한 힘이 가해진 동작 범위와 갑작스런 근육 수축에서 오는 것이다. 두 가지 부상이 동시에 발생할 수 있다.[1] 몸통의 신전이 척추의 과부하 스트레스 및 구조적 비정상위와 맞물리면 요부 염좌라는 결과를 낳을 수 있다. 반복적인 리프팅, **척추측만증**(scoliosis), **요추전만증**(lumbar lordosis)도 요부 좌상에 일조할 수 있다.

골절 (Fractures)

흉부, 복부, 척추 골절에는 늑골, 척추, 미골 등이 포함될 수 있다. 늑골 골절은 직접 또는 간접적인 힘에 의해 유발될 수 있다. 흉부 앞면 또는 후면에 골절을 유발할 정도로 강하게 직접적인 힘이 가해지면 흔히 제5에서 제9늑골의 가쪽 및 전방 부분에 부상을 입게 된다.[22,33] 예를 들어, 제6 및 제7늑골의 가쪽/전방 골절은 야구에서 주자가 투수의 견제를 피하면서 홈으로 들어가려고 시도하다가 투수의 헬멧, 페이스 가드에 충돌할 때 일어날 수 있다. 급성 및 스트레스 골절은 또한 과격한 근육 수축, 반복적인 스트레스, 훈련 에러 등과 같은 간접적인 힘의 결과로 올 수 있다. 스트레스 골절은 크루, 골프, 발리볼, 테니스, 체조, 야구 등 종목의 선수들 가운데 보고되어 왔다.[9,10] 잘못된 스포츠 동작과 적절한 회복을 거치지 않은 과도한 훈련은 비정상적인 근육 수축과 과부하를 초래하여 이 또한 늑골 골절로 이어질 수 있다. 머리와 목의 강제적인 과굴곡, 과신전, 축성 부하는 경추 골절을 가져올 수 있다. 예를 들어, 머리와 헬멧을 앞으로 하여 돌진(스피어링)하는 풋볼 수비수가 볼을 가진 선수에게 태클을 하다가 머리나 목의 과굴곡이나 과신전, 축성 부하를 유발하면 골절이 일어날 수 있다. 미저골 골절은 높은 데서 떨어지는 데서 받은 직접적인 힘을 통해 발생할 수 있다. 골절은 체조 선수가 앉은 자세에서 바가 고르지 않아 균형을 잃고 떨어져서 매트에 과격하게 착지할 때도 초래될 수 있다.

늑연골 부상 (Costochondral Injury)

늑연골 접합부가 흉골이나 늑골로부터 분리되는 것을 흔히 탈구 또는 염좌(도해 12-1 참조)라고 한다. 부상의 메커니즘에는 직접적인 압박, 과격한 몸통 회전, 팔의 강제적인 굴곡 및 수평 외전이 포함된다. 예를 들어, 농구 가드가 흘러나온 볼을 향해 뛰어 들다가 상대팀 선수에게 부딪혀 왼쪽으로 돌게 되면, 몸통 회전과 코트에 접촉함으로 인한 직접적인 압박을 초래하여 탈구 또는 염좌가 발생할 수 있다.

상완신경총 부상 (Brachial plexus Injury)

신전/견인 또는 압박 상완신경총 부상〔**버너 또는 스팅어**(burner or stinger)〕은 축구 선수들 사이에 가장 흔하다.[15,27,28,31,36] 신전/견인 부상은 어깨와 쇄골이 눌리고 목이 관련된 상완신경총과 반대 방향 가쪽으로 힘을 받아 구부러질 때 발생할 수 있다. 좌측 상완신경총의 신전/견인 부상은 축구 풀백이 태클을 받아 왼쪽 어깨 위로 직접 넘어지면서 목은 힘을 받아 오른쪽으로 가쪽 굴곡이 되었을 때 일어날 수 있다. 팔의 과격한 가쪽 회전, 외전, 신전 또한 신전/견인 부상으로 이저질 수 있다. 상완신경총의 압박 부상은 같은 쪽 목의 신전과 회전의 결과로 일어나거나 전방 가쪽 목의 **에르브 점**(Erb's point)에서 풋볼 어깨 패드와 견갑골 사이에서 상완신경총의 충돌의 결과일 수 있다. 이 지점에서 상완신경총이 가장 체표에 근접해 있다. 예를 들면, 풋볼 라인배커가 오른쪽 어깨를 써서 타이트 엔드를 태클하면서 견갑골과 어깨 패드 사이에 상완신경총의 충돌을 초래할 때 우측 상완신경총의 압박 부상이 일어날 수 있다.

과사용 (Overuse)

과용 부상과 증상은 척추에 가해지는 과도하고 반복적인 스트레스로 인해 초래된다. 반복적인 축상 부하와 압박은 충돌하고 서로 접촉하는 스포츠에서 흔한데, 경추추간판 탈출증이 될 수 있다(도해 12-4 참조). 풋볼에서 오랜 시간에 걸쳐 반복적인 다이빙, 태클링, 블로킹, 그리고 축구에서의 볼 헤딩은 경추추간판의 퇴행성 변화에 기여할 수 있다. 선천적인 약함과 체조, 역도, 풋볼의 블로킹, 발리볼의 스파이킹과 관련하여 몸통의 과신전은 협부의 결함을 초래할 수 있다.[8,16,30] 이러한 결함은 척추분리증이라고 부르는데, 일반적으로 일방향의 스트레스 골절로 이어진다.

스트레스가 계속되면, 이러한 결함이 양방향으로 진행될 수 있다. 이로 인하여 생기는 증상이 척추전방전위증인데, 상방척추가 밑에 있는 척추에서 전위된다. 척추분리증과 척추전방전위증은 척추를 따라 어느 지점에서나 생길 수 있지만, L4-L5 또는 L5-S1에서 가장 흔하다.[19,23]

테이핑 기법

테이핑 기술은 흉부, 복부, 척추의 상처, 타박상, 골절을 예방하고 치료할 때 상처의 드레싱을 고정하고, 기성제품 및 주문 제작의 보호 패딩을 고정하는 데 쓰인다. 패딩 기술은 패딩 섹션에서 설명하였다.

탄력 재료(Elastic material) 그림 12-1

- **목적:** 탄력 재료는 상처와 타박상을 치료할 때 흉부, 복부, 척추 상처의 드레싱을 덮어 주고 기성제품 및 주문 제작 패드를 부착하는 데 쓰인다(그림 12-1). 재료 특성상 눈에 크게 뜨이지 않고 점착력이 우수하여 드레싱과 패드가 움직일 우려가 적고 동작 범위에 제한을 받지 않게 한다.
- **재료:**
  - 점착 거즈, 테이핑 가위
- **환자의 자세:** 테이핑 테이블 또는 벤치에 앉거나 서서 팔은 몸통 옆으로 한다.
- **준비:** 점착 거즈를 바로 피부에 댄다. 점착 테이프 스프레이 없이 쓴다. 소독 상처 드레싱이나 패드를 댄다.
- **적용:**

1단계: 점착 거즈를 드레싱이나 패드 위로 $^{1}/_{2}$인치에서 1인치 더 크게 덮이도록 자른다. 모든 코너를 둥글려서 가장자리가 옷에 닿아서 말려 올라가는 것을 방지한다.

2단계: 거즈를 드레싱이나 패드 위에 대고 손으로 잘 펴서 피부에 붙인다(그림 12-1).

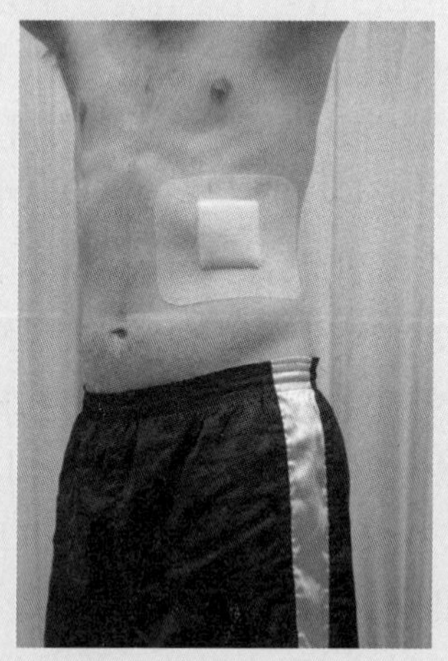

그림 12-1

타박상/골절 테이프(Contusion/fracture tape) 그림 12-2

- **목적:** 타박상/골절 테이핑 기술은 기성제품 및 주문 제작 패드를 흉부, 복부, 척추에 부착하여 타박상과 골절을 예방, 치료하면서 충격을 흡수하기 위해 사용한다.
- **재료:**
  - 2인치 또는 3인치 중량 탄력 테이프, 점착 테이프 스프레이, 테이핑 가위
- **환자의 자세:** 테이핑 테이블이나 벤치에 앉거나 서서 팔은 몸통 옆으로 한다.
- **준비:** 타박상/골절 기술을 바로 피부에 적용한다.

▶ **적용:**

1단계: 점착 테이프 스프레이를 패드 부위와 흉부, 복부 또는 척추 4-6인치 위로 도포한다. 스프레이가 마르도록 둔다.

2단계: 2인치 또는 3인치 중량 탄력 테이프 몇 가닥을 패드를 덮고 양쪽으로 4-6인치 더 남는 길이로 자른다. 패드를 부상 부위에 덮는다.

3단계: 다음으로, 테이프를 8장에서 설명한 풀어서 당겼다가 다시 풀어주는(release-stretch-release) 순서로 붙인다. (그림 8-2) ◀▶ . 테이프 폭의 1/2이 겹치게 하고, 패드 대부분을 충분히 덮어 줄 만큼 붙인다(그림 12-2).

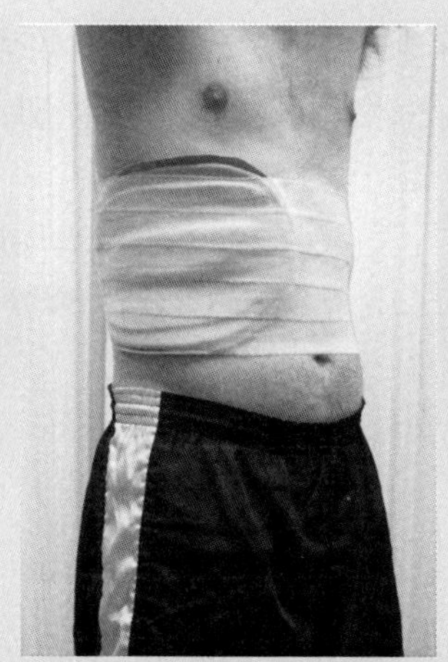
그림 12-2

랩핑 기법

연조직과 뼈 부상을 예방, 치료할 때 랩핑 기술을 써서 압박하고 지지하며 못 움직이게 하고, 흉부, 복부, 척추에 보호 패딩을 고정시킨다. 탄력 랩과 테이프는 타박상, 염좌, 골절 이후에 부기를 완화하거나 늑골 골절 이후에 못 움직이게 하는 데 쓰인다. 이러한 재료들은 타박상, 염좌, 골절, 늑연골 부상을 예방, 치료하기 위한 보호 패딩을 고정시키는 데도 쓰일 수 있다.

세부사항

탄력 랩을 흉부, 복부, 척추에 쓸 때 조심하도록 하자. 처치 방법 설명을 따르고 가슴의 움직임을 제한하지 않으며 정상적인 호흡 패턴을 방해하지 않도록 처치 중에 환자가 숨을 들이마시고 있게 시킨다. 환자가 숨이 가쁘다고 느끼거나 통증이 증가하거나, 맥박이 빨라지고 약해지거나, 혈압이 낮아지면,[1] 심각한 흉부 부상/증상을 의심하고 즉시 의사에게 보낸다.

압박 랩 기법 1(Compression wrap technique one) 그림 12-3

▶ **목적:** 이 압박 랩 기술은 흉부, 복부, 척추 타박상, 염좌, 골절을 치료할 때 경미한 내지는 보통 정도의 부기를 다스리는 데 쓰인다(그림 12-3).

▶ **재료:**

- 6인치 폭 5야드 길이 탄력 랩, 금속 클립, 2인치 또는 3인치 탄력 테이프, 테이핑 가위

옵션:

- $1^1/_4$인치 또는 $^1/_2$인치 폼 또는 펠트

▶ **환자의 자세:** 바닥에 서서 팔은 힘을 빼고 엉덩이 가쪽에 놓는다.

▶ **준비:** 움직이는 것을 방지하기 위해서 점착 테이프 스프레이 또는 테이프를 쓰거나, 피부에 바로 고정한다(그림 1-7 참조).

옵션: $^1/_4$인치 또는 $^1/_2$인치 폼 또는 펠트 패드를 염증 부위 피부에 바로 대어 더 압박해 주고 부기를 다스리는 것을 돕는다.

▶ **적용:**

1단계: 랩의 끝을 부상입은 부위 바로 밑에서 피부에 직접 고정하고 고정 부위를 둘러 싼다 ⬅➡ (그림 12-3A).

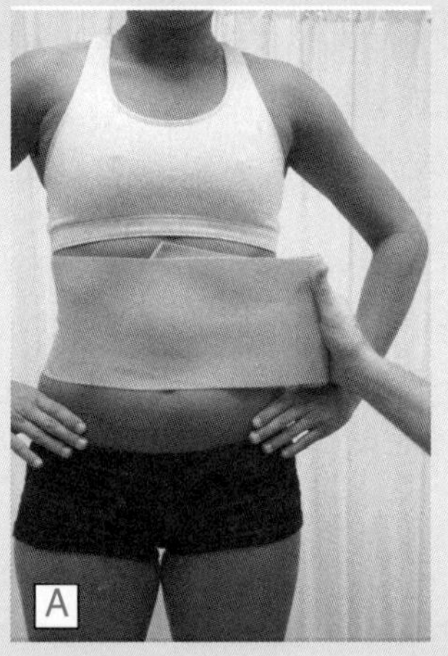

2단계: 랩을 원위부에서 근위부 방향으로, 나선형 패턴이 되게 쭉 이어서 두른다. 랩 너비의 $^1/_3$에서 $^1/_2$이 겹치게 한다(그림 12-3B). 원위부 쪽에서는 최대 강도로 당겨 감다가 근위부 쪽으로 진행함에 따라 강도를 줄여 준다.

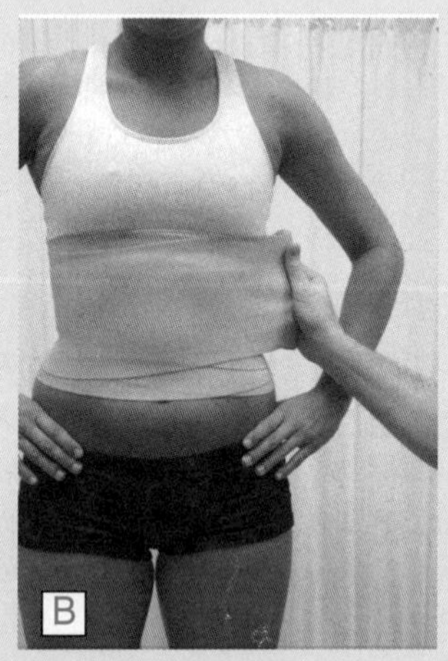

3단계: 랩을 벨크로 또는 금속 클립으로 고정하거나 2인치 또는 3인치 탄력 테이프를 느슨하게 감아 고정한다 ⬅➡ (그림 12-3C). 흉부 또는 복부 전방에서 원형 테이프 패턴 위에 가서 테이프를 마치고 고정시켜 풀리거나 자극이 없이 잘 붙어 있을 수 있게 한다.

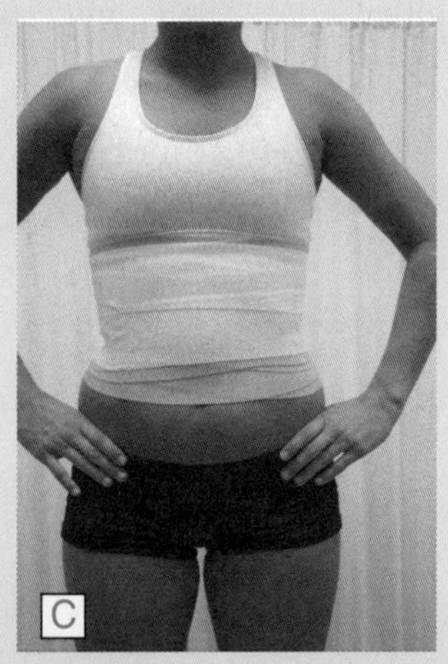

그림 12-3

압박 랩 기법 2(Compression wrap technique two) 그림 12-4

- **목적:** 흉부, 복부, 척추 타박상, 염좌, 골절을 치료할 때 이 압박 랩 기술을 써서 보통 내지 심한 부기를 완화시킨다(그림 12-4). 이 기술은 랩의 길이 때문에 체격이 큰 환자의 부기를 치료할 때 특히 효과적이다.

- **재료:**
  - 4인치 또는 6인치 너비 10야드 길이 탄력 랩, 금속 클립, 2인치 또는 3인치 탄력 테이프, 테이핑 가위

  옵션: *1/4인치 또는 1/2인치 폼 또는 펠트*

- **환자의 자세:** 바닥에 서서 팔은 힘을 빼고 엉덩이 가쪽에 놓는다.

- **준비:** 움직이지 않도록 점착 테이프 스프레이 또는 테이프를 쓰거나, 피부에 직접 고정한다.

  옵션: *1/4인치 또는 1/2인치 폼 또는 펠트 패드를 염증 부위 피부에 바로 대어 정맥 순환을 돕는다.*

- **적용:**

1단계: 랩의 끝을 염증 부위 바로 밑 피부에 직접 고정하고 이 고정부를 둘러싼다.

2단계: 원위부에서 근위부 방향으로, 나선형 패턴이 되게 랩을 감아 준다. 원위부 쪽과 염증 부위 위에서는 최대의 강도로 감다가 근위부 쪽으로 진행함에 따라 강도를 줄여 준다(그림 12-4A). 테이프 폭의 1/4 내지 1/2은 겹치게 한다.

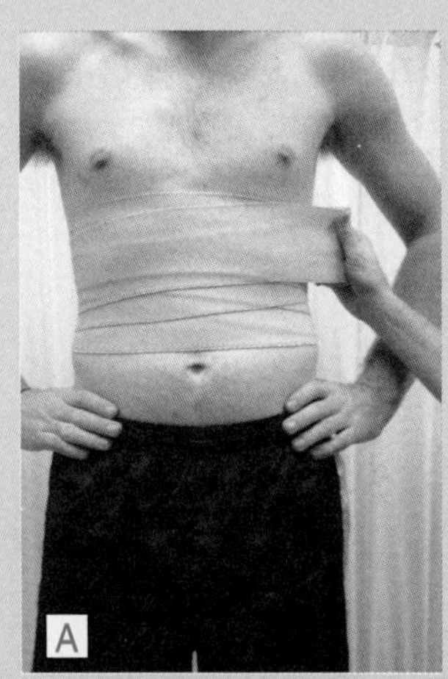

3단계: 랩을 벨크로 또는 금속 클립으로 고정하거나 2인치 또는 3인치 탄력 테이프로 고정한다 (그림 12-4B).

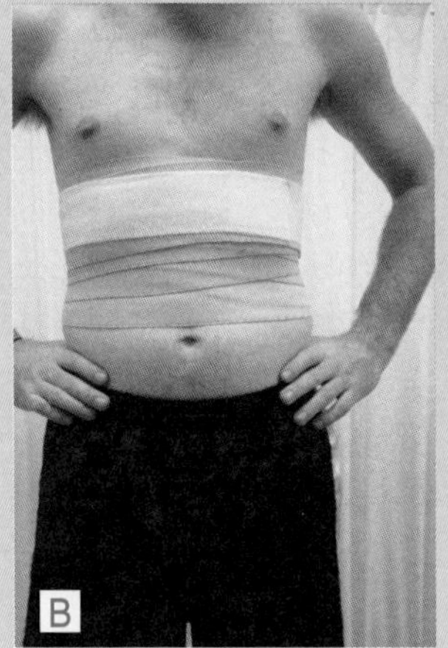

그림 12-4

원형 랩(Circular wrap) 그림 12-5

- **목적:** 원형 랩 기술은 타박상, 염좌, 골절, 늑연골 부상을 예방, 치료할 때 흉부, 복부, 척추에 기성제품 및 주문 제작 패드를 고정하고 압박과 약한 정도의 지지를 해 주는 데 쓴다(그림 12-5).
- **재료:**
  - 6인치 너비 5야드 길이 또는 4인치 또는 6인치 너비에 10야드 길이 탄력 랩, 2인치 또는 3인치 탄력 테이프, 테이핑 가위
- **환자의 자세:** 바닥에 서서 팔은 힘을 빼고 엉덩이 가쪽에 놓는다.
- **준비:** 움직이는 것을 줄이기 위해서 점착 테이프 스프레이 또는 테이프를 쓰거나, 피부에 직접 고정한다.
- **적용:**

1단계: 지지해 주기 위해서, 랩 끝을 피부에 직접 고정하고 이 고정부위를 둘러 감는다 ◀▶ (그림 12-5A).

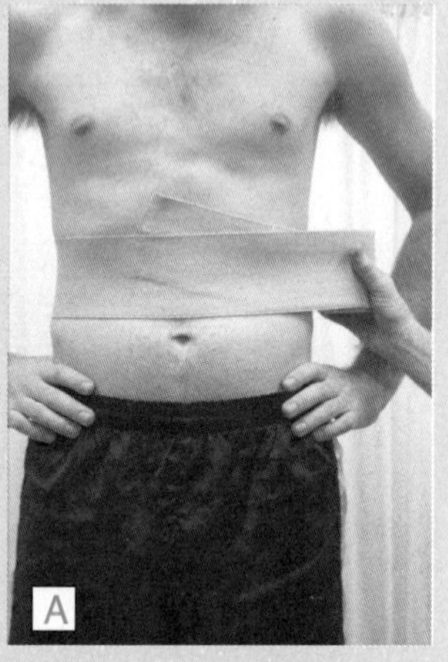

2단계: 랩을 원형 패턴으로 계속 감아준다. 랩 너비의 $^1/_3$ 내지 $^1/_2$은 겹치게 하고 감는 강도는 보통 정도, 원위부에서 근위부 방향 또는 근위부에서 원위부 방향으로 한다(그림 12-5B).

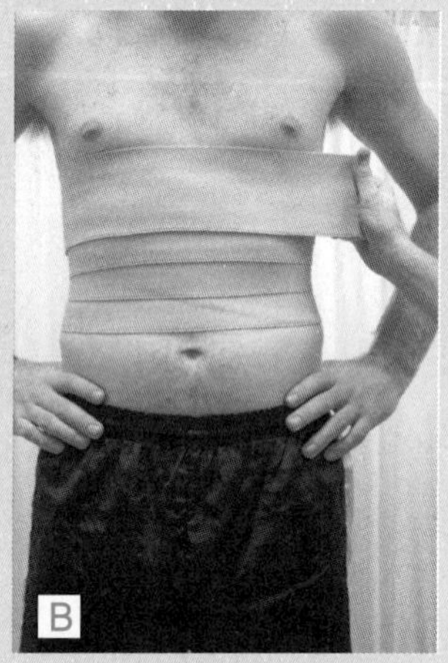

3단계: 패드를 붙이기 위해, 패드를 부상하나 부위 피부에 바로 댄다(그림 12-5C). 원형 랩 기술을 적용하면서 패드 가운데 공간을 조금 남겨 노출시킨다(그림 12-5D).

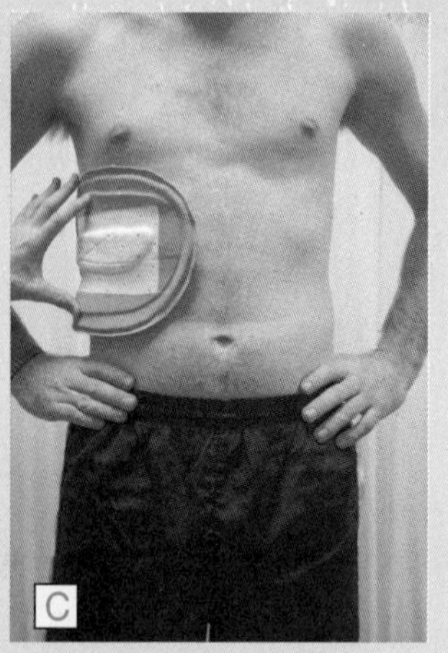

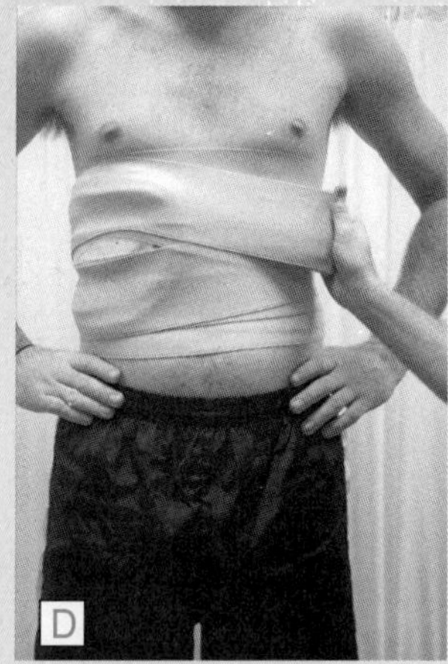

그림 12-5

(4단계:) 지지 랩을 벨크로로 고정하거나 2인치 또는 3인치 탄력 테이프를 2내지 3회 연속으로 원형 패턴이 되게 감아 고정한다. 감는 강도는 보통으로 한다 ◀▶. 이 테이프를 흉부 전방 또는 복부 위헤서, 원형 테이프 패턴 위에서 끝내어 풀리는 것을 방지한다.

(5단계:) 패드를 사용할 때, 2인치 또는 3인치 탄력 테이프를 패드의 노출된 부위에 직접 대고 고정한다(그림 12-5E). 계속해서 랩과 패드 위로 원형 패턴이 되게 테이프를 1 내지 2회 감아 주는데, 보통 강도로 한다 ◀▶ (그림 12-5F). 테이프를 흉부 전방 또는 복부에서 원형 테이프 패턴으로 고정한다. 처치한 것이 움직이지 않도록 탄력 테이프의 원위부 자락을 원위부에서 근위부로 향하는 강도로 감아 줄 수 있다. 느슨한 끝을 원형 테이프 패턴 위에서 고정시킨다. 더 이상 고정 부위를 추가할 필요는 없다.

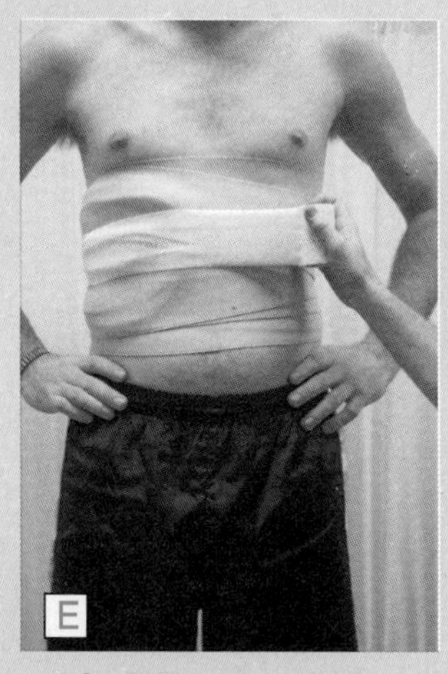
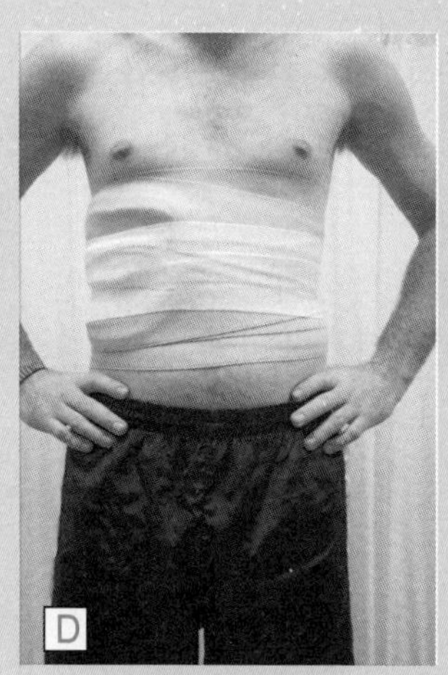

그림 12-5 *(계속)*

스와드 늑골 랩(Swathe rib wrap) 그림 12-6

- **목적:** 스와드 늑골 랩 기술은 팔을 흉부의 해당되는 쪽에 고정시키고 어깨를 못 움직이게 함으로써 약한 내지는 보통의 지지를 해 주고 늑골을 못 움직이게 하는, 늑골 골절의 즉각적인 치료법으로 사용한다(그림 12-6)
- **재료:**
  - 4인치 또는 6인치 너비에 10야드 길이 탄력 랩, 금속 클립, 2인치 또는 3인치 탄력 테이프, 테이핑 가위
- **환자의 자세:** 앉거나 서서 팔꿈치를 90° 굽히고 **동측**(ipsilateral) 팔(부상을 입은 늑골과 같은 쪽에 있는 팔)을 복부에 가로질러 놓는다.
- **준비:** 스와드 랩을 피부에 직접 또는 셔츠 위에 댄다.
- **적용:**

(1단계:) 랩의 끝을 동측 팔의 손 위에서 고정한다(그림 12-6A).

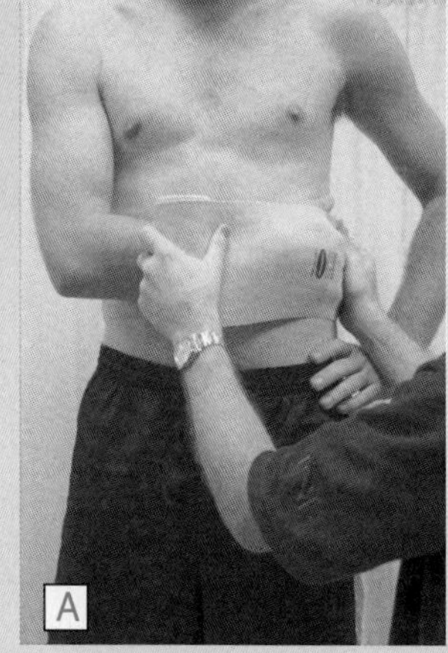

그림 12-6

2단계: 계속해서 랩을 가쪽에서 안쪽 방향으로 손목, 상완, 팔꿈치를 지나 몸통을 둘러 싸게 감아서 손으로 돌아온다(그림 12-6B). 랩을 보통 정도의 강도로 감는다.

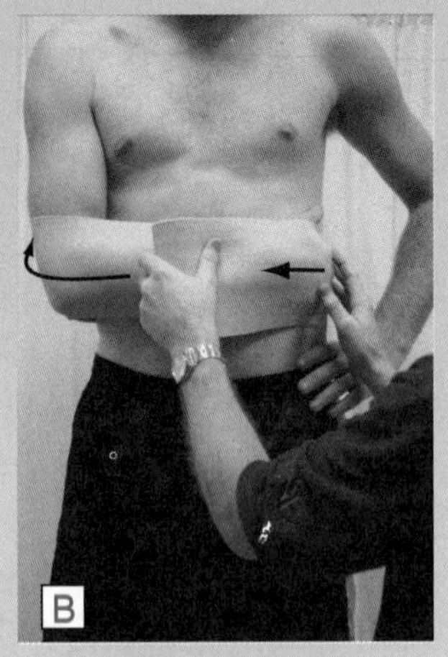

3단계: 계속해서 팔과 몸통을 원형 패턴으로 감는다. 근위부 방향으로 랩이 아주 약간 겹쳐지게 한다(그림 12-6C). 혈액순환을 살펴보기 위해서 엄지가 노출되게 한다.

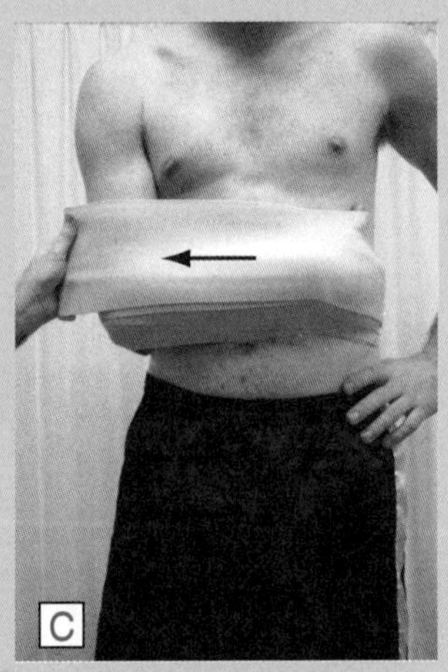

4단계: 벨크로나 금속 클립으로 고정하거나, 2인치 또는 3인치 탄력 테이프를 가쪽에서 안쪽, 원형 패턴으로 감아서 고정한다. 감는 강도는 보통으로 한다(그림 12-6D). 이 테이프를 동측 손 위로 하여 테이프 패턴 위에서 고정한다.

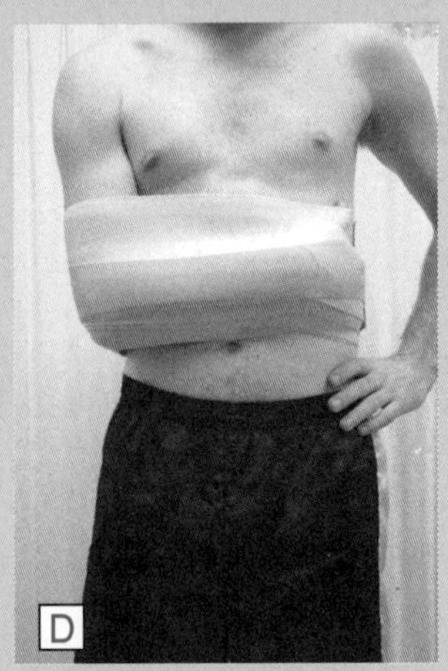

그림 12-6 *(계속)*

브레이싱 기법

흉부, 복부, 척추 브레이싱 기술은 압박과 지지 기능을 하며, 동작 범위를 줄여 주고, 구조적 비정상을 교정해 준다. 브레이스는 기성제품 디자인으로 나와 있고 다양한 부상 및 증상에 사용할 수 있다.

립 벨트(Rib belts) 그림 12-7

- **목적:** 립 벨트는 부상 후에 압박 기능을 하고 흉부를 약하게 내지는 보통 정도로 지지해 준다(그림 12-7). 이러한 브레이스를 써서 늑골 타박상과 골절, 늑간부 좌상, 늑연골 부상을 치료한다.

세부사항

립 벨트는 야구, 농구, 펜싱, 필드하키, 풋볼, 체조, 아이스하키, 라크로스, 축구, 스키, 소프트볼, 육상경기, 발리볼, 레슬링과 같은 종목의 선수들에게 압박과 지지 기능이 필요할 때 흔히 쓰인다. 브레이스는 또한 작업과 일상 활동에도 쓰일 수 있고 재사용이 가능하다.

- **설계:**
  - 기성제품 브레이스는 통합형 핏, 남성용과 여성용 디자인으로 나와 있고 가슴 둘레를 기준으로 미리 정해진 사이즈로 나온다. 일부 디자인은 프리 사이즈로 나오기도 한다.
  - 대부분의 디자인은 폼/플란넬, 소프트 라미네이티드 폼 또는 면 편물의 내부 라이닝이 딸린 탄성 재질로 만들어져 있다.
  - 브레이스는 폭이 4인치 내지 6인치 사이이다. 대부분의 여성용 디자인은 편안하고 잘 맞게 하기 위해 윤곽이 잡혀 있다.
  - 일부 디자인은 탄력 또는 팔라스틱 삽입물이 들어가 있거나 벨트가 장착되어 있어 더 많이 지지를 하게 되어 있다.
  - 브레이스는 벨크로 여밈으로 흉부에 고정한다.
- **환자의 자세:** 바닥에 서서 팔은 힘을 빼고 엉덩이 가쪽에 놓는다.
- **준비:** 브레이스를 피부에 직접 대거나 꼭 맞는 셔츠 위로 댄다. 브레이스를 착용할 때는 제조사가 제공한 설명서를 따른다. 다음의 가이드라인은 대부분의 디자인에 들어 맞는다.
- **적용:**

(1단계:) 여밈을 풀고 벨트를 흉부 주위로 두른다.
폼 이너 라이닝을 부상 부위 위에 놓는다(그림 12-7A).

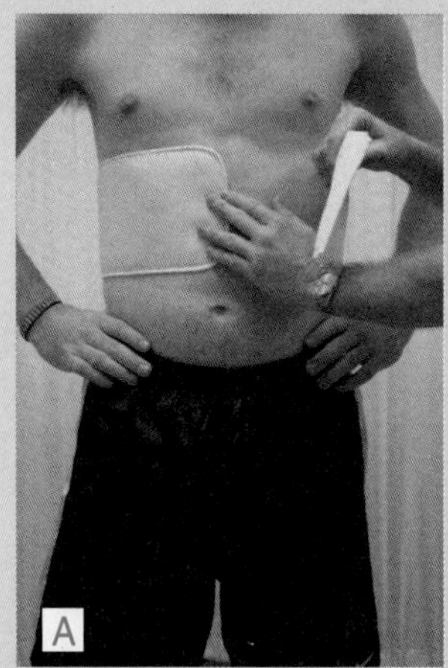

그림 12-7

2단계: 환자가 숨을 들이마실 때, 벨트를 보통의 강도로 당겨 벨크로 여밈으로 복부나 등 위에서 고정한다(그림 12-7B). 흉부 움직임이나 호흡 패턴을 제한하지 않도록, 필요한 경우 벨트를 다시 조정한다.

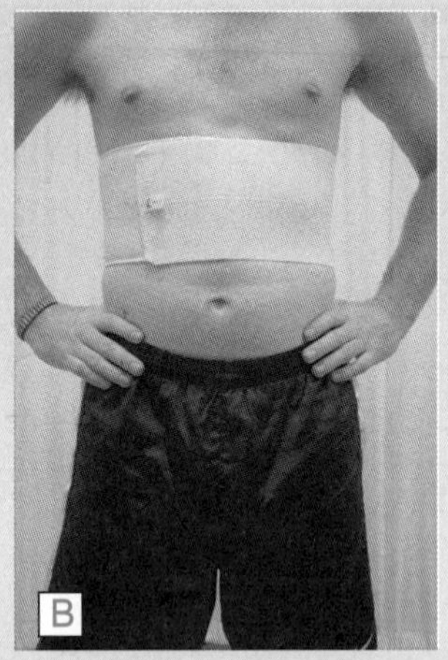

그림 12-7 (계속)

연구 요약

늑골 골절을 치료할 때, 압박 및 지지 기능을 활용하는 것에 의문이 제기되어 왔다. 일부 환자의 경우에는, 압박 및 지지 랩 또는 벨트가 통증 수준을 상당히 완화시켜 줄 수 있다.[22,35] 또 다른 환자의 경우에는, 압박 및 지지가 이미 제한을 받고 있는 숨을 들이쉬는 능력을 더 제한할 수가 있다. 기계적인 제한은 또한 통증을 더 심하게 할 수 있고 **침강성폐렴**(hypostatic pneumonia)에 걸리기 쉽게 하기도 한다. 침강성폐렴은 통증과 기계적인 제한으로 인한 저환기증으로부터 발생할 수 있다.[22,24]

창의성이 있는 질문 1

한 유치원 교사가 다가오는 철인 3종경기를 위한 훈련 중에 체육관에서 메디신볼 운동을 하다가 늑연골 분리증을 겪게 되었다. 의사가 그녀를 진찰하고는 며칠 쉰 후에 기성제품 립 벨트를 쓰면서 훈련을 계속해도 좋다고 허락했다. 그녀는 다시 훈련에 복귀하였고 부상 전의 훈련 강도에 이를 때까지 별다른 증상이 없었다. 하지만 이 훈련 강도에 이르자, 정상적인 호흡 패턴을 유지하기가 힘들었고 벨트를 착용한 결과로 통증이 더 심해지는 경험을 하였다.

질문 : 이 상황을 어떻게 다룰 수 있을까?

만약/그렇다면...

만약 어떤 선수가 늑연골 부상을 치료받으면서 활동에 복귀할 때 흉부에 압박과 지지를 요한다면, 탄력 랩보다는 기성제품 립 벨트를 쓰는 쪽을 고려해 본다. 몸통 굴신과 신전이 반복되고 땀을 흘리게 되면 탄력 랩과 테이프는 원위부가 말리거나 뭉쳐서 불편하게 될 수 있다.

요천추 브레이스(Lumbar sacral brace) 그림 12-8

목적: 요천추 브레이스는 요추 염좌, 복직근 및 요추 좌상, 척추분리증, 척추전방전위증을 예방, 치료할 때 쓴다(그림 12-8). 이러한 브레이스는 압박 및 보통 정도의 지지 기능을 하고, 동작 범위를 줄여 주며, 구조적 비정상을 교정한다.

세부사항

요천추 브레이스는 야구, 농구, 펜싱, 필드하키, 풋볼, 체조, 아이스하키, 라크로스, 축구, 스키, 소프트볼, 육상, 발리볼, 역도, 레슬링 등 종목의 선수들을 위해 압박 및 지지 기능을 제공하고, 동작 범위를 줄이며 구조적 비정상을 교정하는 데 쓴다. 요천추 브레이스는 또한 작업 및 일상 활동에도 쓰일 수 있다.

설계:

- 요천추 브레이스는 통합형 핏 디자인으로, 손목 둘레를 기준으로 한 사이즈 별로 기성제품이 나온다. 일부 브레이스는 프리사이즈로 나오기도 한다.
- 이러한 브레이스는 면/폴리에스터, 천공 탄력 또는 비닐, 폴리에스터/나일론, 또는 네오프렌 재질 외피에 소프트폼 또는 네오프렌 라이닝으로 되어 있다.
- 대부분의 디자인은 외피에 달린 나일론, 탄력 또는 네오프렌 스트랩(strap)으로 조정할 수 있게 되어 있어 압박 및 지지 기능을 더 제공할 수 있다. 일부 브레이스에서는 쓰지 않을 때는 이러한 스트랩을 뗄 수 있다.
- 브레이스는 4 내지 11인치 정도 너비이다. 일부 여성용 디자인은 편안하고 잘 맞도록 윤곽이 잡혀있다.
- 많은 디자인이 요추, 천추 또는 복부 위로 딱딱하거나 반강체 네오프렌, 플라스틱, 열가소성 물질, 폼, 에어 또는 젤 블래더, 실리콘, 또는 스틸 스프링 스테이나 인서트를 써서 더 압박하고 지지해 준다.
- 대부분의 스테이/인서트는 개인에게 맞게 몰딩 또는 조정할 수 있고, 또 다른 것들은 안 쓸 때는 떼어 낼 수 있다.
- 몇몇 디자인은 브레이스를 나일론/스판덱스 쇼트 안에 넣어 활동 중에 브레이스가 덜 움직이도록 하고 있다.
- 역도에 흔히 쓰는 일부 디자인은 가죽 재질로 만들어져 있고 폼 라이닝이 있다.
- 브레이스가 덜 움직이도록 탈부착 가능한 어깨 스트랩이 달려 있는 디자인도 있다.
- 브레이스는 벨크로 또는 D링 여밈 장치나 버클로 몸통에 부착하며 잘 맞게 조정할 수 있다.

환자의 자세: 바닥에 서서 팔은 이완된 자세로 엉덩이 가쪽에 놓는다.

준비: 브레이스를 피부에 바로 착용하거나 꼭 맞는 셔츠와 팬츠 위에 착용한다. 각 디자인마다 사용 설명서가 들어 있다. 잘 맞게 착용하고 잘 지지되도록 하기 위해서 순서대로 절차를 따른다. 다음 착용 가이드라인은 대부분의 브레이스에 들어맞는다.

적용:

1단계: 스트랩을 푸는 것으로 시작한다. 브레이스를 요추/천추 부위 위로 놓고 끝을 허리 주변으로돌려 감는다(그림 12-8A).

2단계: 일부 브레이스를 사용할 때는 스테이/인서트를 요추/천추 또는 복부에 놓아 이 기술의 목적을 달성한다.

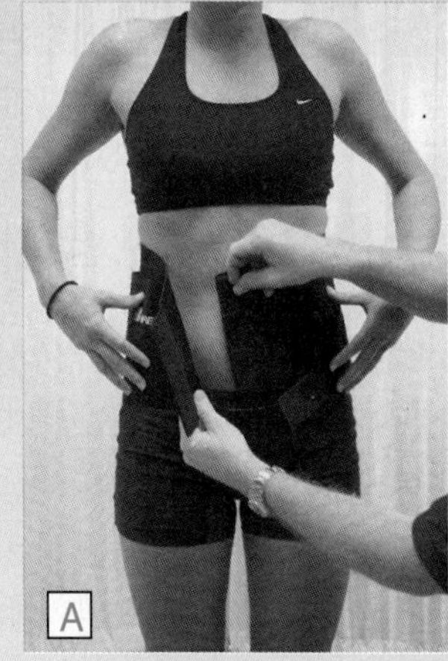

그림 12-8

3단계: 대부분의 디자인은 사용할 때 착용자가 숨을 들이마실 때 끝을 보통의 강도로 당겨 복부 위로 벨크로 또는 D링 여밈을 가지고 고정한다(그림 12-8B).

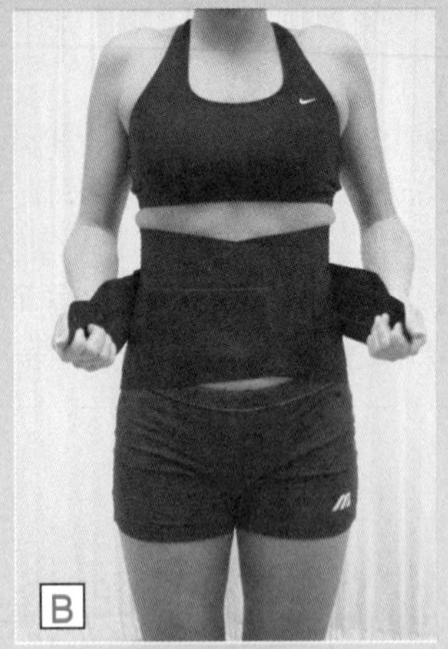

4단계: 스트랩(strap)을 걸고 조정하는 것은 특정의 브레이스 디자인에 따라 다르다. 많은 디자인이 사용시에 허리 둘레 외피에 장착되어 있는 스트랩을 복부를 향해 당기고 벨크로 여밈으로 고정한다(그림 12-8C). 필요한 경우 편안하게 잘 맞도록 브레이스 또는 스트랩을 조정한다.

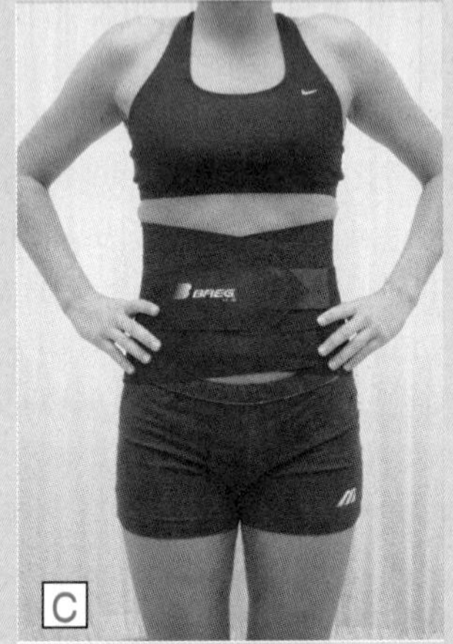

그림 12-8 *(계속)*

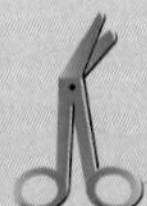

도움말: 플라스틱 또는 금속 스테이/인서트가 립 벨트 또는 요천추 브레이스에 들어가 있으면 사용 중인 스테이/인서트의 위치를 모니터한다. 스테이/인서트는 외피로부터 위로 또는 밑으로 움직여서 연조직을 다치게 할 수 있다.

연구 요약

요천추 브레이스는 다양한 부상과 증상을 예방, 치료하는 데 쓰이지만, 이러한 브레이스의 효과가 문헌에서 충분히 조사된 것은 아니다. 작업 환경에서 이러한 디자인의 예방적 효과를 살펴봤을 때, 학자들은 허리 에듀케이션 프로그램과 함께 이러한 브레이싱이 작업에서 시간 낭비를 줄여 준다는 것을 보여주었다.[37] 또 다른 연구자들은 브레이스를 작업장에서 썼을 허리 부상을 예방하지 못했음을 보였다.[40] 이러한 브레이스를 사용하는 것은 역동적인 리프팅 능력이나 요천추 생물역학에 거의 효과가 없는 것으로 보여, 정확한 리프팅 기술만으로도 브레이스보다 더 큰 보호 기능을 얻을 수 있지않나 시사한다.[26,34,35] 일부 학자들은 브레이스 디자인이 들어 올리고 굽히는 동작을 할 때 적절한 척추 생물역학을 쓰도록 상기시켜주는 자기수용적인 상징물 역할을 한다고 믿고 이다.[14]

대부분의 연구자들은 부상 후에 브레이싱이 포괄적인 치료 프로그램 내에서 사용될 경우 이로울 수 있다고 동의한다. 그러나, 언제 그리고 얼마나 오래 브레이스를 사용해야 하는지는 여전히 의문으로 남아 있다. 일부 학자들은 브레이스를 치료 프로그램에서 즉각적으로 사용하라고 제안해 왔다.[3,5,18] 다른 학자들은 치료 중 증상이 심해지면 사용하라고 권해 왔다 [17] 또 다른 학자들은 증상을 악화시키는 운동 활동을 중단했는 데도 불구하고, 통증이 계속될 때 브레이스를 쓰라고 권해 왔다.[20] 브레이스가 정확한 자세를 유지하라고 상기시켜주는 도구 역할만을 한다면, 증상에 따른 치료를 위한 판에 박힌 브레이싱은 아마도 필요하지 않을 것이다. 운동 선수의 조기 복귀에 있어 요천추 브레이스의 효과는 문헌에서 다루고 있지 않았다. 의료 전문가는 브레이스 사용에 관한 결정의 근거를 개인에 따라, 그리고 해당 기술의 용도에 따라 달리해야 할 것이다.[32]

천장 벨트(Sacroiliac belts) 그림 12-9

- **목적:** 천장 벨트는 염좌를 치료할 때 보통 정도의 지지와 압박 기능을 제공하는 데 쓰인다(그림 12-9). 천장 브레이스는 재활, 운동, 작업, 일상 활동에서 쓰일 수 있다.
- **설계:**
  - 기성제품 브레이스는 통합형 핏 디자인에 장골릉 바로 밑 또는 대전자 바로 위 골반 둘레를 기준으로 해서 미리 정해진 사이즈 별로 나온다.
  - 브레이스는 나일론이나 반탄성 재질 외피에 폼이나 네오프렌의 라이닝으로 구성된다.
  - 일부 브레이스는 원형 디자인인 반면에 다른 것들은 편안하게 잘 맞도록 하기 위해 윤곽이 잡혀 있다.
  - 몇몇 디자인은 턴골 부위 위로 탈부착 가능한 반강체 폼 패드를 써서 더 압박을 해 준다.
  - 다른 디자인은 외피에 포함되어 있는 조정이 가능한 나일론 벨트가 있어 압박 기능을 더한다.
  - 대부분의 디자인은 벨크로 또는 D 링 여밈으로 천장골 부분에 고정되며 몸에 맞도록 조정할 수 있다.
- **환자의 자세:** 바닥에 서서 팔은 힘을 빼고 엉덩이 가쪽에 놓는다.
- **준비:** 천장 브레이스를 속옷이나 다른 꼭 맞는 옷 위에 댄다. 브레이스를 착용할 때는 제조회사의 설명서를 따른다. 다음 가이드라인은 대부분의 디자인에 적용된다.
- **적용:**

(1단계:) 브레이스를 착용하기 위해 스트랩(strap)을 풀고 제조회사가 권한 높이에서 골반 주위에 두른다(그림 12-9A). 일부 디자인은 사용시에 패드를 천골 부위 위에 댄다.

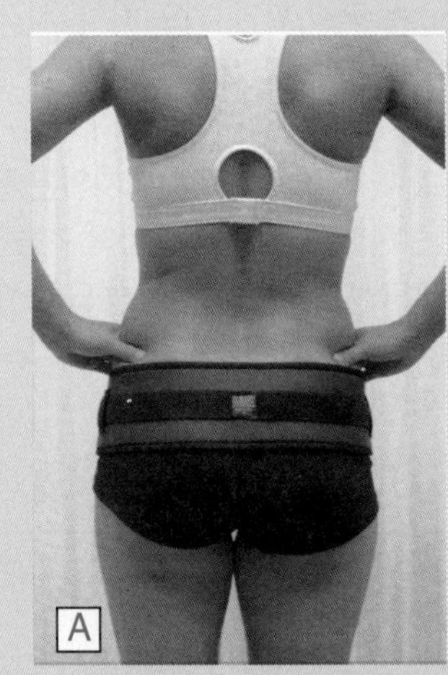

(2단계:) 보통 정도의 강도로 스트랩을 함께 당겨서 벨크로 또는 D링 여밈으로 고정한다(그림 12-9B). 필요한 경우 브레이스의 자리를 다시 잡아준다.

(3단계:) 다른 디자인을 쓸 때는 보통 강도로 외피 벨트를 당겨서 고정한다. 필요한 경우 브레이스, 스트랩 또는 벨트를 다시 조정해서 편안하게 맞게 한다.

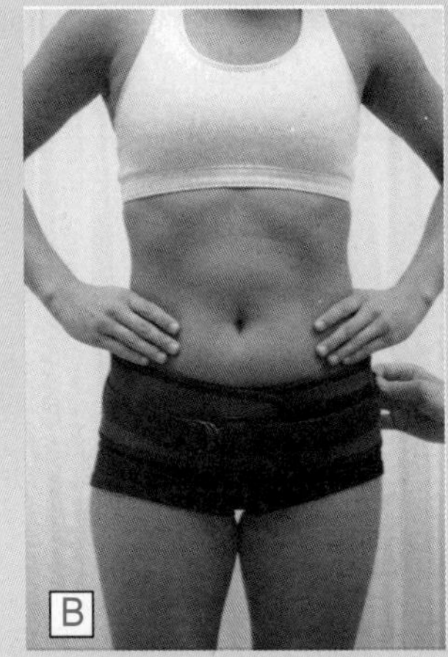

그림 12-9

경추 칼라(Cervical collar) 그림 12-10, 12-11

▶ **목적:** 경추 칼라는 염좌, 급성 사경, 좌상, 안정성 골절, 경추 추간판탈출증, 상완신경총 부상을 예방, 치료할 때 지지를 해 주고 못 움직이게 하며 동작 범위를 제한하는 데 쓴다. 아래에서 경추 칼라 디자인 두 가지를 설명한다.

재활 브레이스 기술 (Rehabilitative technology)

▶ **목적:** 재활 브레이스 기술은 부상과 수술 후에 경추에 보통 내지는 최대한의 지지를 해 주고 완전히 못 움직이게 하도록 디자인 되었다(그림 12-10).

▶ **설계:**

- 재활 브레이스는 두 가지 기본 디자인이 있다. 딱딱한 칼라와 반강체 칼라가 그것이다.
- 기성제품 브레이스는 목 둘레를 기준으로 한 사이즈별로, 통합형 핏 디자인이 나와 있다. 일부 디자인은 프리 사이즈로 나온다.
- 딱딱한 디자인은 폴리에틸렌 또는 열가소성 재질의 외피와 폼 라이닝으로 되어 있다.
- 딱딱한 디자인의 일부는 부상 후 경추의 급성 고정에 사용되는 반면 (경추 고정대, extrication collar), 다른 디자인은 장기간 완전한 고정이 요구될 때 사용된다.
- 대부분의 급성 디자인은 착용할 때 목 둘레와 길이를 조정할 수 있다.
- 이러한 브레이스는 일반적으로 단일 피스로 된 디자인이다. 일부는 다양한 목 길이로 구매할 수 있다.
- 브레이스는 맥박 확인, 기도 처치, 시각적인 검사를 할 수 있도록 열리게 제작되어 있다.
- 급성 브레이스는 벨크로 여밈을 통해 경추에 부착되며 대부분의 급성 부상 상황에서 쓸 수 있다. 대부분의 디자인은 재사용이 가능하다.
- 대부분의 딱딱한 장기간용 디자인은 투 피스로 되어 있으며 편안함을 위해 이너 패딩을 더 갖추고 있다. 이러한 브레이스는 또한 편안하게 잘 맞도록 조정이 가능하며 벨크로 여밈으로 부착된다.
- 반강체 칼라 디자인은 스타키넷으로 싸인 소프트, 중밀도 폼으로 만들어져 있다.
- 브레이스는 원 피스 디자인에 잘 맞도록 윤곽이 잡혀 있고 조정이 가능하며, 다양한 목 길이로 나와 있다. 이러한 브레이스는 벨크로 여밈으로 고정한다.

세부사항

딱딱한, 장기간용 브레이스는 재활하는 동안, 그리고 강도가 심하지 않은 작업 및 일상 활동에 쓸 수 있다. 반강체 디자인은 재활 및 강도가 보통인 작업과 일상 활동에 쓸 수 있고, 세탁 가능하며 다시 사용할 수 있다.

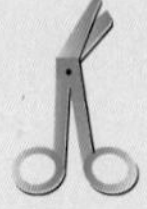

도움말: 오염과 과도한 착용을 줄이기 위해서 반강체 브레이스를 스타키넷으로 싸 준다. 스타키넷은 필요에 따라 교체할 수 있고 세탁할 수 있다.

▶ **자세:** 바닥에 눕거나, 앉거나, 서서 목은 통증이 없는 자세를 취한다.

▶ **준비:** 재활 브레이스를 직접 피부에 착용한다.

각 디자인마다 브레이스 착용법 설명서가 들어 있다. 적절한 착용을 위해서 순서대로 절차를 따른다. 다음의 일반적인 착용 가이드라인은 대부분의 딱딱한 그리고 반강체의 디자인에 적용된다.

적용:

(1단계:) 딱딱한 급성 디자인을 쓸 때는 착용할 사람의 어깨부터 턱 끝까지 길이를 재고 브레이스를 이 길이에 맞춘다(그림 12-10A). 사람에게 착용하고 나서 브레이스를 맞추지 않는다.

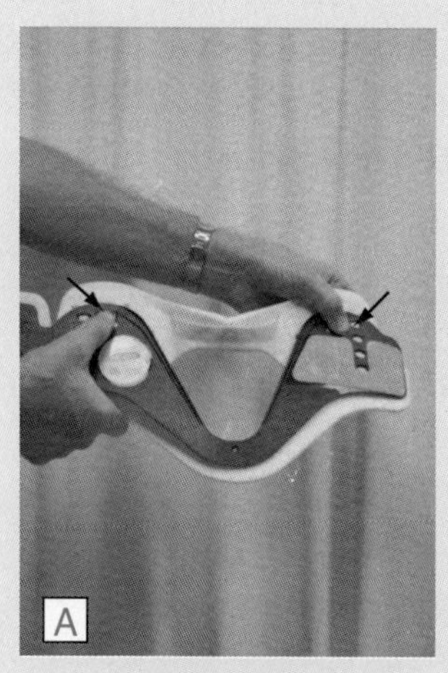

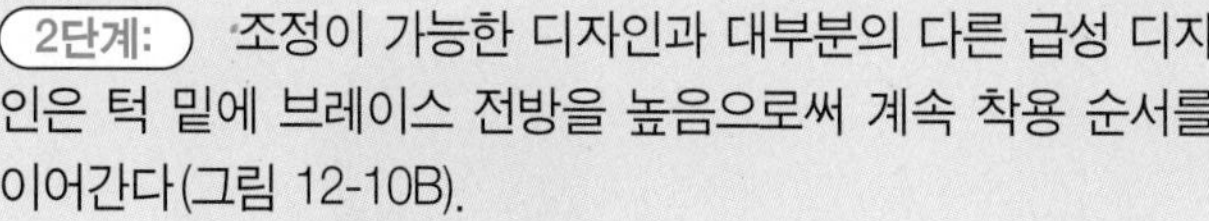

(2단계:) 조정이 가능한 디자인과 대부분의 다른 급성 디자인은 턱 밑에 브레이스 전방을 높음으로써 계속 착용 순서를 이어간다(그림 12-10B).

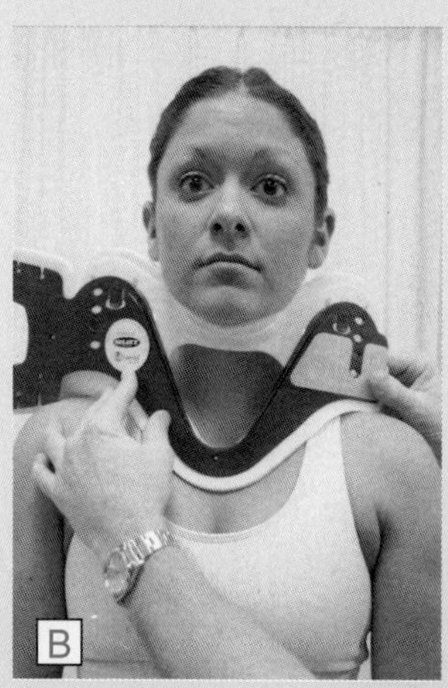

(3단계:) 다음으로, 브레이스를 목 둘레에 놓고 감는다(그림 12-10C 참조). 브레이스를 벨크로 여밈으로 고정한다. 보통 강도로 한다(그림 12-10D).

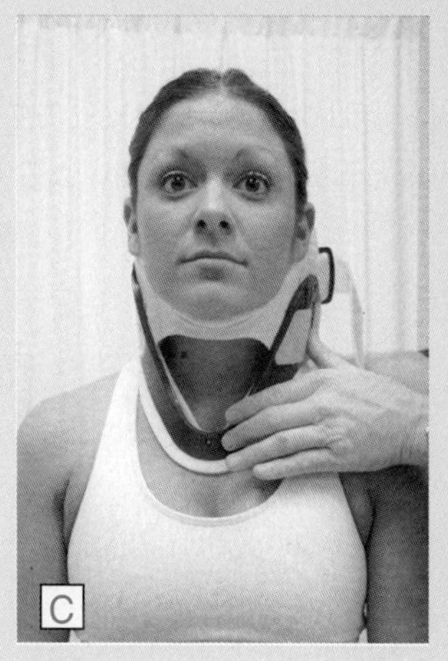

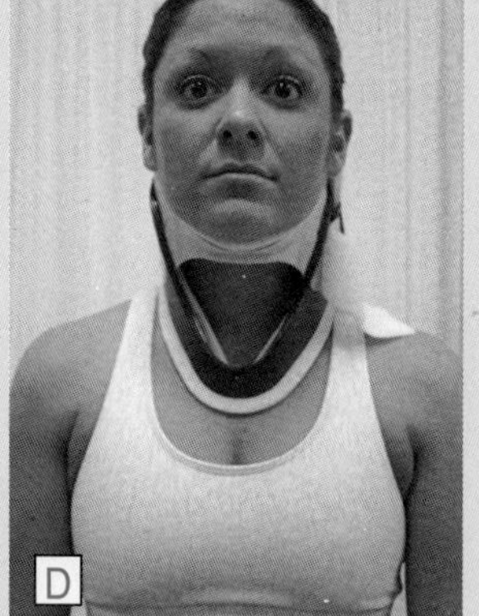

그림 12-10

세부사항

위의 설명은 일반적인 적용법 안내라는 것을 기억하자. 경추 부상이 의심될 때는 더 이상의 외상을 방지하기 위해적절한 주의가 필수적이다. 보다 완전한 정보를 위해서는 웹사이트 참고를 참조한다.

4단계: 딱딱한 장기간용 디자인은 브레이스 전방을 턱 밑에 갖다 대는 것으로 착용을 시작한다(그림 12-10E). 일부 디자인은 사용할 때 탄력 스트랩(strap)을 목 주변에 감고 브레이스 전방에서 고정한다.

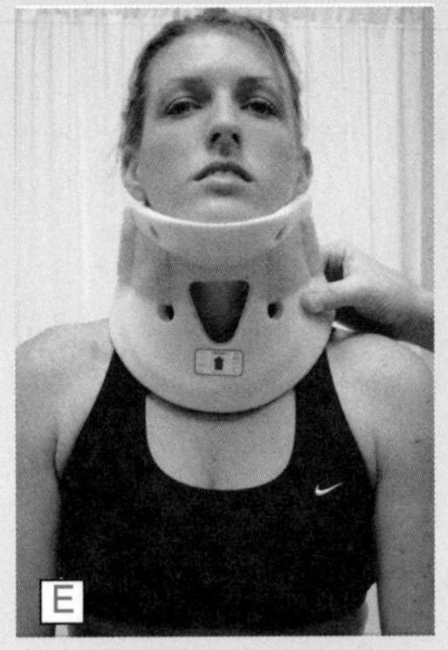

5단계: 다음으로, 브레이스 후방 피스를 뒷목에 갖다 댄다(그림 12-10F).

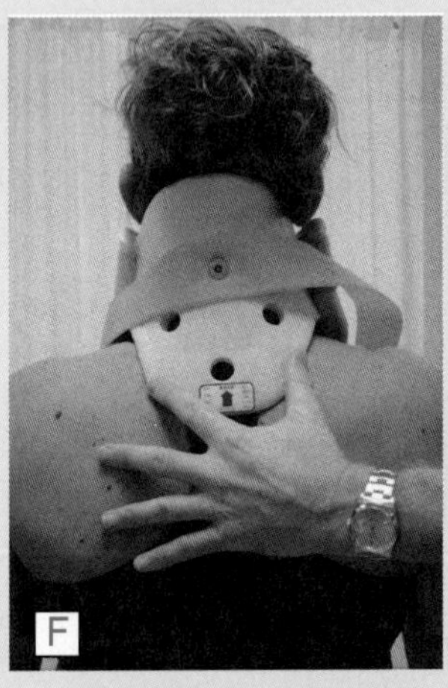

6단계: 벨크로 여밈을 써서 브레이스를 고정한다. 강도는 보통 정도로 한다(그림 12-10G). 필요한 경우 브레이스를 다시 조정한다.

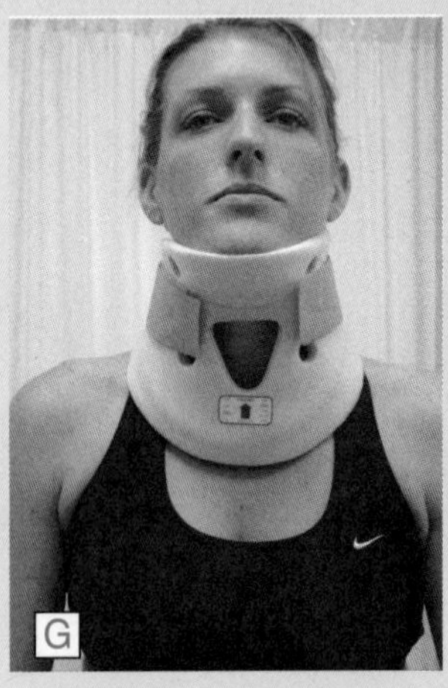

그림 12-10 *(계속)*

(7단계:) 반강체 디자인을 쓸 때는 목 형태를 따라 윤곽이 잡힌 브레이스 부분을 턱 밑에 놓고 보통 정도의 강도로 목을 둘러 끝을 감싼다(그림 12-10H). 벨크로 여밈으로 고정한다. 필요한 경우 브레이스를 다시 조정한다.

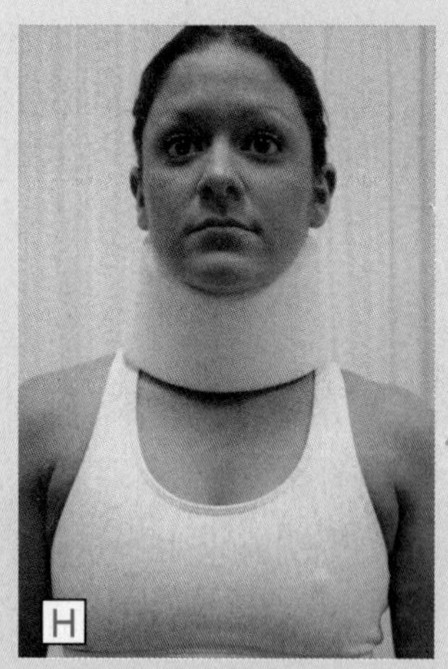

그림 12-10 *(계속)*

기능적 브레이스 기술 (Functional technique)

- **목적:** 기능적 브레이스 기술은 경추 염좌, 좌상, 추간판탈출증, 상완신경총 부상을 예방, 치료할 때 보통 정도의 지지를 해 주고 충격을 흡수하며 동작 범위를 제한하도록 디자인되었다(그림 12-11). 이러한 디자인은 과도한 경부 신전과 가쪽 굴곡을 줄여 주지만, 보통의 굴곡을 할 수 있게 해준다. 이러한 기능적 브레이스를 풋볼 숄더 패드와 함께 쓴다.
- **설계:**
  - 기능적 브레이스는 목 둘레에 따른 사이즈별로 또는 개인 체중 별로 통합형 핏 디자인이 기성제품으로 나와 있다. 일부 디자인은 프리 사이즈로 나온다.
  - 일부 디자인은 이미 성형된 클로즈드셀 폴리에틸렌 폼 칼라가 패딩된 폼 베스트(조끼형)에 들어가 있는 형태로 구성된다.
  - 일부 베스트 디자인의 칼라는 특정 범위의 동작을 줄여 주도록 조정할 수 있다.
  - 칼라에 바로 붙여서 더 지지를 하도록 딱딱한 플라스틱 재질로 만든 선택 사양의 플래이트를 쓴 베스트 디자인도 있다.
  - 베스트 디자인은 풋볼의 숄더 패드 밑에 착용하며 패드에 끈 또는 스트랩(strap)으로 부착하거나 스트랩으로 몸통에 부착한다.
  - 풋볼 숄더 패드 밑에 착용하는 또 다른 디자인은 몰딩된 폼 칼라가 조정이 가능한 나일론 스트랩을 포함하고 있다. 이 스트랩은 브레이스를 어깨와 몸통에 고정시킨다.
  - 다른 기능적 브레이스는 딱딱한 재질로 만들어지며 풋볼 숄더 패드에 직접 고정된다.

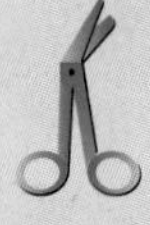

도움말: 일부 기능적 칼라 디자인은 숄더 패드에 직접 고정되기 때문에 패드가 잘 맞고 정확하게 착용되어야 한다. 접촉에 의해서 숄더 패드의 상단에 붙인 브레이스가 목 부위로부터 떨어져 움직여서 과도한 동작 범위를 허락하거나 과도한 압박을 줄 수도 있다.[2] 숄더 패드를 어깨와 상체에 고정시키는 벨트 또는 버클은 항상 태워야 하고 꼭 맞아서 패드와 칼라가 움직이는 것을 방지해야 한다.

  - 일부 기능적 디자인은 오픈 및 클로즈드 셀 폼 모두로 구성되어 있으며 풋볼 숄더 패드에 끈 또는 볼트로 부착된다.
  - 이러한 폼 브레이스는 평평한 디자인과 롤 디자인이 모두 나와 있으며 부상과 원하는 동작 범위에 따라 다양한 두께로 나와 있다.
- **환자의 자세:** 팔을 몸 옆으로 하고 선다.
- **준비:** 기능적 브레이스를 숄더 패드에 댄다. 곧바로 피부 위에 대거나, 꼭 맞는 셔츠 위에 댄다. 숄더 패드를 피부 위에 바로 또는 셔츠 위에 댄다.

각 디자인마다 들어있는 사용 설명서의 순서를 따른다. 다음의 일반적인 적용법 가이드라인은 대부분의 기능적 브레이스에 들어맞는다.

적용:

1단계: 베스트 디자인을 쓸 때는 숄더 패드의 목 오프닝을 통해 칼라의 자리를 잡는다(그림 12-11A). 브레이스를 디자인에 따라 패드에 고정한다. 대부분의 디자인을 사용할 때는 베스트를 끈으로 고정한다(그림 12-11B).

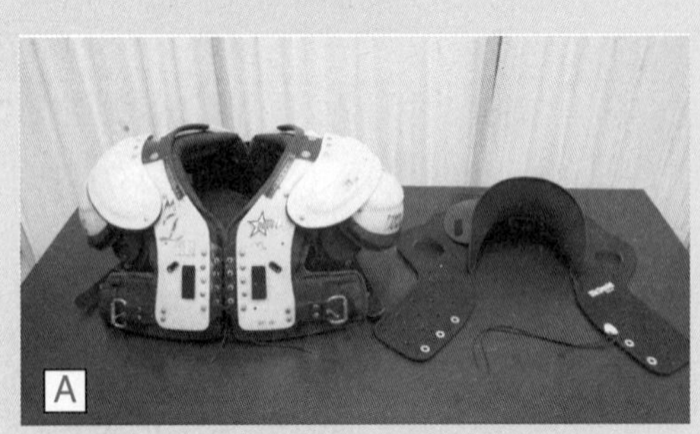

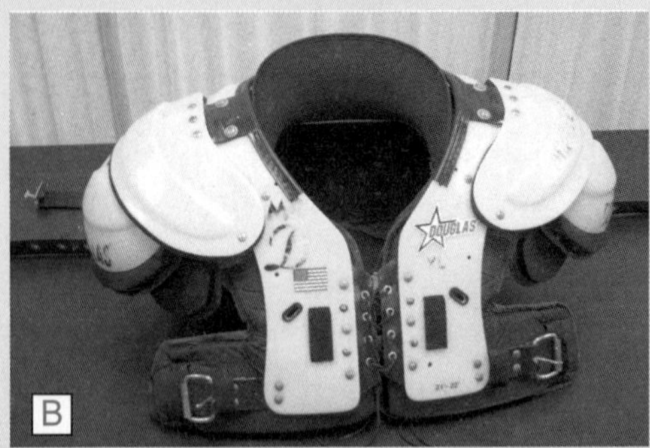

그림 12-11 A 기능적 경추 칼라 (좌) 풋볼 숄더 캐드 (우) 베스트 디자인,
B 풋볼 숄더 패드에 부착된 베스트 디자인.

2단계: 조정이 가능한 디자인을 사용한다면 원하는 동작 범위에서 칼라를 고정시킨다.

3단계: 스트랩(strap)형 디자인을 쓸 때는 칼라를 바로 피부 위에 놓거나 셔츠 위에, 뒷목에 대고 흉부 전방을 가로질러 스트랩을 놓는다. 스트랩을 겨드랑이 밑부분에 놓고 버클을 등을 가로질러 고정시킨다(그림 12-11C).

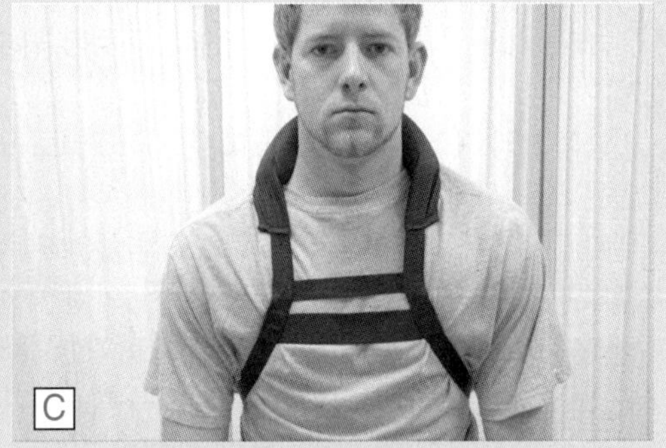

4단계: 다른 디자인은 숄더 패드에 직접 볼투 또는 끈으로 부착한다(그림 12-11D).

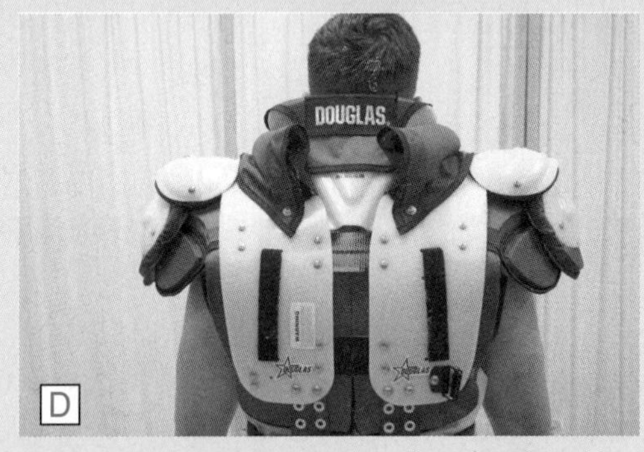

그림 12-11

만약/그렇다면...

만약 기능적 경추 칼라 기술이 압박 상완신경총을 **치료한다고 보이면** 패딩된 폼 베스트 디자인을 쓰는 것을 고려해 보자. 이 브레이스는 동작 범위를 제한하고 폼 베스트는 에르브 점 위의 압박/자극을 완화시킬 수 있다.

연구 요약

상완신경총 부상에 대해 얘기할 때는 대부분 기능적 경추 칼라에 대한 언급이 포함된다. 상완신경총 부상을 예방하고자 하는 시도에서 경추 과신전과 가쪽 굴곡을 줄여 주기 위한 다양한 디자인이 나와 있다. 풋볼에서는 경추 칼라의 사용이 흔한 반면에, 그 효과를 조사한 객관적인 데이터는 거의 없는 실정이다.[7]

기능적 경추 칼라의 사용을 지지하는 조사 두 건을 문헌에서 찾을 수 있었다. 조건을 통제한 상황에서 베스트, 나일론 스트랩(strap), 폼 롤 디자인을 풋볼 선수들에게 사용한 결과, 학자들은[7] 숄더 패드만 사용했을 때에 비하여 능동적인 경추 과신전이 상당히 감소했음을 발견하였다. 베스트 브레이스가 폼 롤보다 과신전을 상당히 적게 허용하기는 했지만, 세 가지 디자인 모두 수동적인 과부하가 가해졌을 때 추가적인 과신전을 허용하였다. 베스트, 폼 롤, 주문 제작 디자인을 풋볼 선수에게 사용했을 때 숄더 패드만을 썼을 때에 비하여 경추 과신전을 상당히 제한했음을 보인 다른 연구자들도 있다.[12] 두 가지 연구 모두 수동적 가쪽 굴곡에 제한을 주었음을 보이지는 못했다.

상완신경총 부상의 예방과 기능적 경추 칼라의 사용에 관련한 권고가 몇 가지 있어 왔다. 일부 연구자들은 부상이 계속 재발하거나, 독립적으로 심한 부상을 경험했거나 위험도가 높은 포지션에서 단일한 부상을 경험한 선수들에게 부상의 빈도수를 줄여 주기 위해 브레이스가 의무화되어야 한다고 주장한다.[12] 부상의 메커니즘과 제한적인 연구로부터 나온 데이터에 근거할 때, 부상의 예방은 단지 기능적 브레이스 기술 이상의 것을 포함할 것이다. 일부 학자들은 목과 견갑대를 위한 근력 운동, 유연성 운동, 신경근 운동으로 구성된 포괄적인 재활 프로그램을 추천한다.

창의성이 있는 질문 2

대학 리그 풋볼 팀의 새내기 디펜시브 백이 프리시즌 태클 훈련에서 1급 상완신경총 부상을 입었다. 이 선수의 병력을 보면 고교에서도 이 부상을 만성적으로 겪었다. 고교에서 폼 롤 기능적 브레이스를 사용하였으며 현재 유사한 디자인을 착용하고 있다. 팀닥터는 진단 후 예방 브레이싱 기술을 얘기하였다.

 **질문 : 이 선수의 활동 복귀를 위해 어떤 브레이싱 기술이 적당할까?**

슬링(Slings)

- **목적:** 슬링은 흉부와 척추 부상 및 증상을 치료할 때 이 부위를 지지해 주고 움직이지 못하게 고정한다.
  - 대흉근 좌상 및 상완신경총 부상을 치료할 때 슬링 기술 1(그림 8-11 참조)을 사용한다.

패딩 기법

흉부, 복부, 척추의 부상과 증상을 예방, 치료하기 위해 다양한 기성제품 패딩 기술이 사용될 수 있다. 기성제품 패드는 열가소성 물질 및 폼으로 만들어질 수도 있다. 흉부, 복부, 척추 패딩은 주니어 및 대학 스포츠의 몇몇 종목에서 요구된다. 이러한 패딩 기술은 13장에서 더 자세히 논할 것이다.

기성제품(Off-the-shelf) 그림 12-12, 12-13

- **목적:** 기성제품 패딩 기술은 충격 흡수와 보호를 위해 다양한 디자인으로 나와 있다. 늑골, 복부, 신전, 폐, 생식기, 가슴, 미저골 타박상, 쿠퍼 인대 염좌, 늑골, 미저골, 안정적 경추 골절, 늑연골 및 상완신경총 부상을 예방, 치료할 때 이러한 기술을 사용한다. 다음은 두 가지 기본 디자인에 대한 설명이다.

소프트, 저밀도 (Soft, low-density)

세부사항

소프트, 저밀도 패드는 야구, 농구, 펜싱, 필드하키, 풋볼, 아이스하키, 라크로스, 축구, 스키, 소프트볼, 발리볼, 레슬링과 같은 종목 선수들의 흉부, 복부, 척추에 가해지는 충격을 흡수하는 데 흔히 쓰인다. 패드는 다른 스포츠 사이에서는 의무적인 보호장비와 같이, 또는 단독으로 쓸 수 있다. 패드를 작업 및 일상 활동에서도 쓴다. 이러한 패드는 세탁해서 다시 쓸 수 있다.

설계:

- 이러한 통합형 핏 디자인은 흉부 또는 허리 둘레를 기준으로, 또는 연령을 기준으로 정해진 사이즈별로 나온다.
- 셔츠 디자인은 폴리에스터/스탄덱스 재질에 열 폼패드가 늑골, 신장, 척추 위로 라이닝에 들어가 있어 충격 흡수 기능을 한다.
- 패딩된 쇼트는 나일론/스탄덱스 재질에 메시 커버링이 되어 있다.
- 이러한 디자인은 EVA 폼이 미골과 척추 부위 위로 라이닝에 들어가 있다.
- 쇼츠는 허벅지 중간에서부터 허리까지 닿는다. 대부분은 탄력의 허리 밴드가 있다.
- 브라와 탑 디자인은 나일론/스판덱스 재질에 폼이 더 들어가 있어 가슴을 지지하고 보호하는 역할을 한다.
- 개별 패드 디자인은 다양한 두께의 저밀도 오픈 및 클로즈드셀 폼으로 구성되어 있다. 비스코탄력 폴리머 또는 젤 물질이 다양한 사이즈로 나와 있어 흉부, 복부, 척추, 미골의 충격 흡수 기능을 한다.

환자의 자세: 팔을 몸 옆으로 하고 선다.

준비: 셔츠, 쇼트, 브라, 탑, 개별 패드를 각각 피부 위로 직접 착용한다. 개별 패드는 꼭 맞는 옷이나 운동복 아래 착용할 수도 있다.

적용:

(1단계:) 패딩된 셔츠를 착용하기 위해서는 셔츠를 머리에 뒤집어 쓰고 팔을 소매에 꿴다. 셔츠와 패드를 흉부, 복부, 척추 위로 당긴다(그림 12-12A). 필요한 경우 패드를 조정한다.

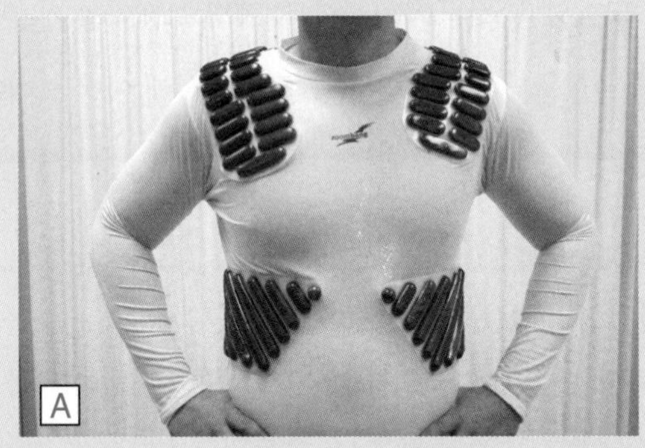

(2단계:) 쇼트 디자인을 쓸 경우, 발을 쇼트에 집어 넣고 허리에 올 때까지 몸통 쪽으로 끌어 당긴다(그림 12-12B). 패드를 미골과 척추 위로 조정한다.

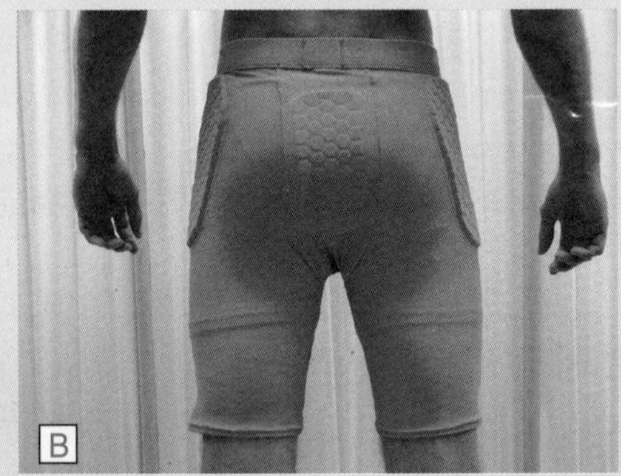

그림 12-12

(3단계:) 브라와 탑 디자인은 머리와 팔 위로 써서 입는다(그림 12-12C). 패드를 가슴 위에 오게 한다.

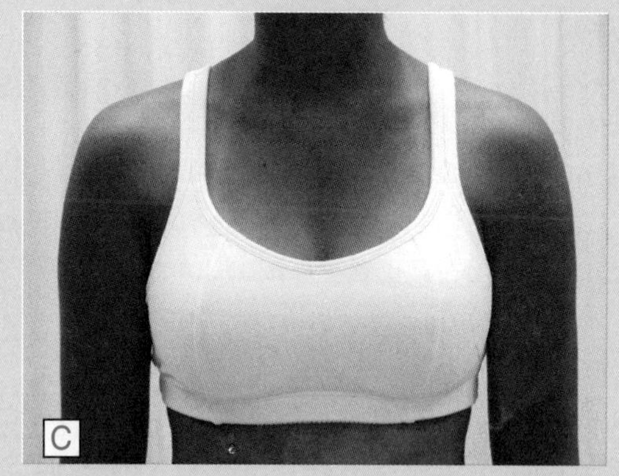

그림 12-12 *(계속)*

(4단계:) 클로즈드셀 폼의 개별 패드를 꼭 맞는 옷 또는 운동복 아래 넣어 척추 또는 미골에 착용한다(그림 7-18F 참조).

(5단계:) 다른 클로즈드셀 폼 디자인은 머리와 어깨 위로 착용하고 탄력 스트랩(strap)으로 겨드랑이 밑에서 고정하거나 벨크로 스트랩으로 흉부에서 고정한다(그림 8-18G 참조).

(6단계:) 비스코탄력 폴리머 또는 젤 재질의 패드를 풋볼 숄더 패드 라이닝에 부탁한다(그림 8-18F 참조). 패드를 탄력 재질로 고정하거나 타박상/골절 테이핑 기술 또는 원형 랩핑 기술을 써서 고정할 수도 있다.

연구 요약

소프트, 저밀도 패딩은 상완신경총 부상 예방에 쓰여왔다. 풋볼 숄더 패드 밑에 부착된 골격 패드, 비스코탄력 폴리머 패드, 또는 젤 패드는 부상 발생을 줄여줄 수 있을 것이다.[6,15] 이러한 패드를 써서 숄더 패드의 핏을 개선하고 경추에 가해지는 압력을 완화하며 충격 흡수 기능을 더해 준다.[38,39]

하드, 고밀도 (Hard, High-Density)

세부사항

하드, 고밀도 패드는 야구, 농구, 펜싱, 필드하키, 풋볼, 아이스하키, 라크로스, 스키, 축구, 소프트볼, 발리볼, 레슬링과 같은 종목에서 선수들의 흉부, 복부, 척추의 충격을 흡수하는 데 흔히 사용된다. 패드를 의무 장비와 함께 사용하거나 패드 단독으로 착용한다. 패드는 작업 및 일상 활동에도 쓸 수 있으며, 다시 사용할 수 있다.

세부사항

풋볼 숄더 패드는 흉추 상부 및 경추 전후방 부위를 보호하는 기능을 할 수 있다. 그러나, 이들 패드는 흉곽 하부와 복부를 부상으로부터 보호하지는 못한다.[1,13]

▶ **설계:**

- 가슴 둘레 또는 연령을 기준으로 한 사이즈별 통합형 핏 디자인이 나와 있다(그림 12-13).
- 립 베스트 또는 자켓(플락 자켓)은 흉부와 복부의 윤곽을 따라 미리 몰딩된 고밀도 플라스틱 재질 외피로 되어 있다. 외피는 오픈셀 폼으로 라이닝이 되어 있다.

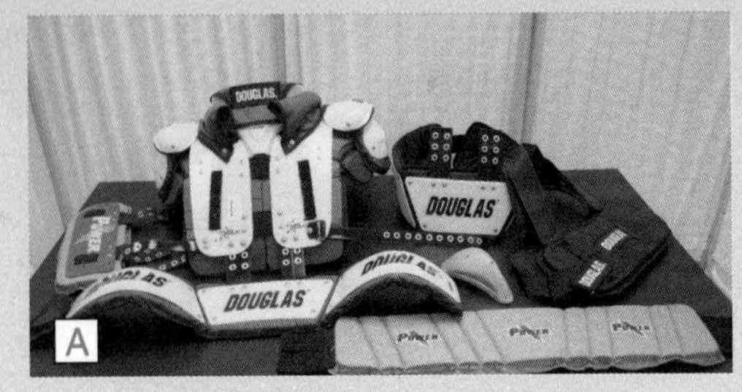

그림 12-13 다양한 하드, 고밀도 패드.

> **세부사항**
>
> "플락(flak)"이라는 말은 Flugzeugabwehrkanone – aircraft attack gun – 의 약자로, 2차대전 당시 독일 대공 화기를 일컫던 말이다.[11] 플락 자켓이라는 이름은 연합군과 항공 승무원들이 총알과 탄피로부터 보호하기 착용한 무장 자켓에서 유래된 이름이다.

- 패드는 착용자와 보호 부위의 사이즈에 따라 다양한 길이와 폭으로 나와 있다.
- 일부 디자인은 지퍼, 볼트, 또는 나일론 스트랩(strap)으로 풋볼 숄더 패드에 직접 부착되어 있다.
- 다른 패드들은 조정이 가능한 탄력 서스펜더를 가지고 흉부와 복부에 들어가 있다.
- 대부분의 립 베스트/자켓 디자인은 끈이나 벨크로 여밈으로 흉부 전방/복부 위에서 고정한다.

> **세부사항**
>
> 어떤 종목의 의무 장비로서 디자인된 베스트/자켓은 다른 종목에서 쓸 수도 있다. 예를 들어, 라크로스 립 패드를 야구나 농구 선수가 쓰기도 한다.

- 또 다른 패드 디자인은 고밀도 플라스틱 플래이트에 오픈셀 폼이 라이닝되어 있다.
- 이러한 플래이트는 지퍼, 볼트 또는 나일론 스트랩으로 전후방 흉부, 복부, 척추 위로 풋볼 숄더 패드에 직접 부착되어 있다.
- 스포츠 컵은 생식기 부위 윤곽을 따라 미리 몰딩되어 있는 고밀도의 플랙서블 플라스틱 재질로 되어 있다. 이러한 디자인의 가장자리는 클로즈드셀 폼으로 싸여 있어 자극을 방지한다.
- 여성용과 남성용 디자인이 있으며 일반적으로 탄력의 서포터와 함께 쓴다.
- 또 다른 컵 디자인은 저밀도 폴리에틸렌 플라스틱 재질로 되어 있다. 이 컵은 여성의 가슴을 위해 디자인되었으며 브라 및 탑과 함께 쓴다.

▶ **환자의 자세:** 팔을 몸 옆으로 하고 선다.

▶ **준비:** 이러한 디자인은 피부 위에 바로 착용하거나 꼭 맞는 옷 위나 밑에, 또는 운동복 안에 착용한다.

적용:

1단계: 일부 립 베스트/자켓과 플래이트는 풋볼 숄더 패드에 부착시키는 것으로 착용을 시작한다(그림 12-13B). 숄더 패드를 착용하고 고정한다.

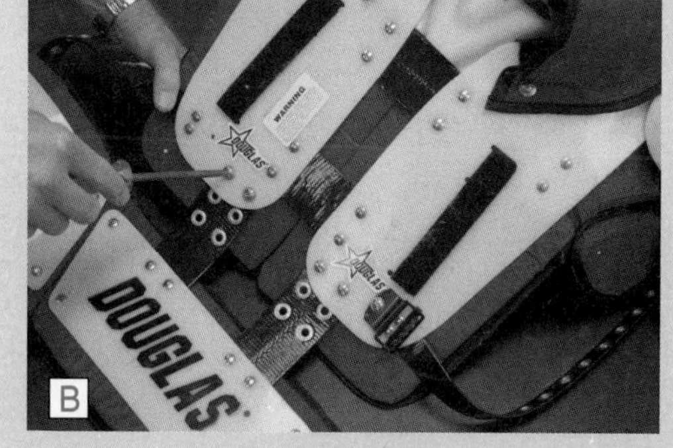

2단계: 다음으로, 베스트/자켓 또는 플래이트를 흉부, 복부 또는 척추 위에 놓는다. 대부분의 디자인에서는 끈이나 벨크로 여밈을 가지고 패드를 흉부 전방/복부 위로 꼭 맞게 고정한다(그림 12-13C). 흉부 움직임이나 호흡 패턴을 방해하지 않도록 필요하다면 끈이나 여밈을 조정한다.

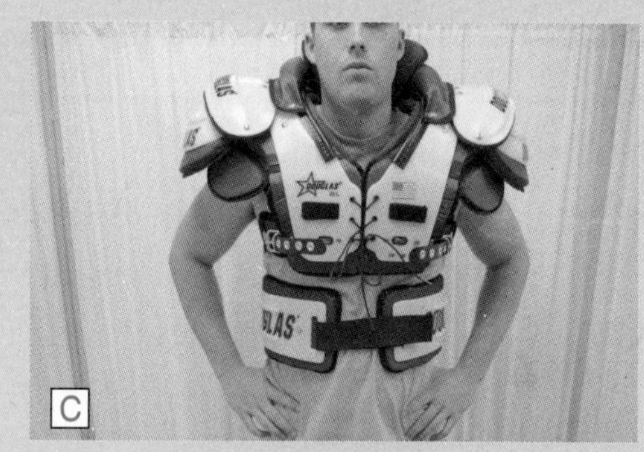

3단계: 다른 베스트/자켓은 서스펜더를 어깨를 지나 걸쳐서 착용한다. 패드를 흉부, 복부 또는 척추에 놓고 고정시킨다(그림 12-13D).

4단계: 스포츠 컵 디자인을 쓸 때는 발을 스포츠 서포터 안으로 넣고, 서포터가 허리 둘레에 놓일 때까지 몸통 쪽으로 당긴다. 머리와 팔을 브라 또는 탑 안으로 넣어 가슴 위로 잘 입는다.

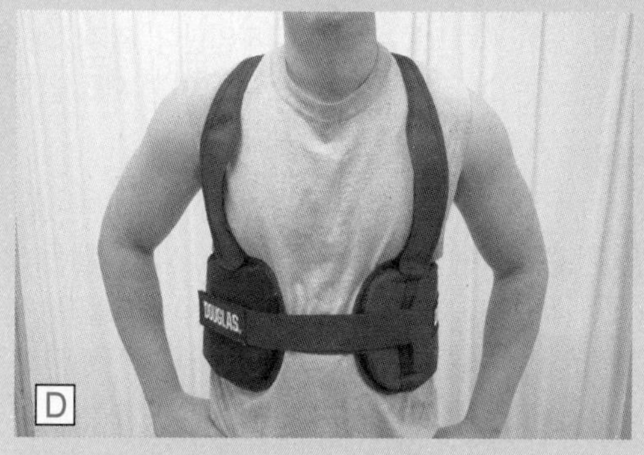

5단계: 대부분의 컵은 서포터 또는 브라/탑 안에 있는 주머니에 넣는다(그림 12-13E). 컵은 또한 꼭 맞는 옷 밑에 입을 수도 있다.

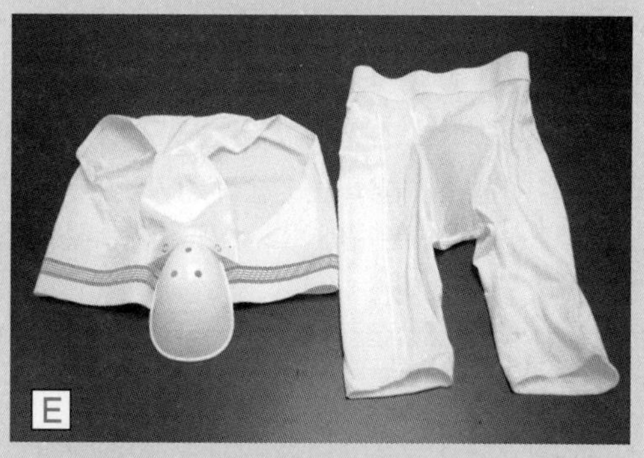

그림 12-13 *(계속)*

창의성이 있는 질문 3

축구 경기가 끝나갈 때 여덟 살짜리 골키퍼가 등 중하부에서 허리에 이르는 지점을 골을 슈팅하는 상대팀 선수의 팔꿈치에 맞았다. 이 선수의 팀은 시외로 나가 주 단위 주니어 토너먼트를 치르는 중이었다. 이 선수는 경기를 계속할 수 없었고 진단을 받기 위해 그 지역 외래 병원으로 보내졌다. 의사는 이 골키퍼를 진단하고 1급 신장 타박상을 의심했다. 의사는 해당 부위를 패딩으로 보호한다면 경기에 복귀해도 좋다고 허락했다. 팀은 토너먼트에 세 경기를 남겨두고 있었다. 이 골키퍼의 부모는 계속 경기하는 것을 허락할 것이다. 몇몇 부모들이 그 지역 스포츠 용품점에 가서 패딩 립/흉부 베스트와 자켓을 찾아 보았지만 모든 디자인이 이 선수에게는 너무 컸다. 이들 부모 중 한 사람은 주니어 풋볼팀 코치였고 보통 자기 밴에다 보호 장비 몇 가지를 싣고 다녔다.

 **질문 : 이 상황에서 어떤 패딩 기술을 적용할 수 있을까?**

주문 제작형(Custom-made)

- **목적:** 늑골, 복부, 신장, 폐, 생식기, 가슴, 미저골 타박상, 늑골 및 미저골 골절, 늑연골 부상을 열가소성 재료와 폼으로 예방, 치료할 때 충격 흡수 및 보호 기능을 한다. 기성제품 디자인을 구할 수 없을 때 이러한 패드를 사용한다.
- **재료:**
  - 종이, 펠트팁 펜, 열가소성 물질, $^1/_8$인치 또는 $^1/_4$인치 폼 또는 펠트, 열원, 2인치 또는 3인치 탄력 테이프, 탄력 랩, 소프트 저밀도 폼, 러버시멘트, 테이핑 가위
- **환자의 자세:** 팔을 몸 옆으로 하고 선다.
- **준비:** 종이 패턴으로 패드를 디자인한다. 열가소성 물질을 흉부, 복부, 또는 척추에서 부상 부위 위에 놓고 자르고 몰딩하여 모양을 잡는다. 소프트 저밀도 폼을 사용하는 재료 안쪽 면에 부착한다.
- **적용:**

  (1단계:) 패드를 부상 부위 위에 놓고 탄력 물질로 고정하거나 타박상/골절 테이핑 기술 또는 원형 랩핑 기술을 써서 고정한다. 휘어지지 않는 재질은 모두 NCAA[20]와 NFHS[21] 규정을 만족하도록 패딩한다.

  (2단계:) 또 다른 옵션은 기성제품 패드를 꼭 맞는 옷이나 운동복 밑으로 흉부, 복부, 또는 척추에 부착하는 것이다.

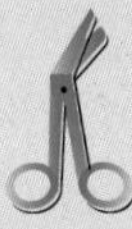

도움말: 기성제품 또는 주문 제작형 패딩 기술이 유두를 자극한다면 피부 윤활제를 해당 부위에 바르고 상처 드레싱 또는 점착 거즈로 덮어 준다.

의무 착용 패딩(Mandatory padding)

몇 가지 고교 및 대학 스포츠에서는 보호 장비가 요구된다. NCAA 및 NFHS는 야구, 펜싱, 필드하키, 풋볼, 아이스하키, 라크로스, 소프트볼을 하는 선수는 모든 연습과 경기에서 흉부, 복부 또는 척추에 보호 패딩을 착용하도록 요구하고 있다. 이러한 패드는 일반적으로 기성제품으로 구매한다. 스포츠마다 특정적인 디자인이 많이 나와 있다. 이러한 패딩 기술에 대한 더 상세한 논의는 13장에서 하게 될 것이다.

창의성이 있는 질문 4

크리켓 타자가 오프사이드로 강하게 쳐낸 볼에 한 선수가 좌측 전방 늑골을 맞았다. 이 선수는 고통에 즉시 그라운드로 나동그라져 실려 나왔다. 의사는 방사선 검사를 비롯, 진단을 하고 제6 및 제7늑골에 전방 골절을 입었음을 밝혀냈다. 몇 주 동안 운동을 하지 않다가 이제 복귀하도록 허락을 받았다.

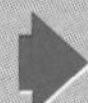 **질문 : 운동을 하는 동안 해당 부위를 보호하기 위해 어떤 패딩 기술을 쓸 수 있는가?**

임상사례

시즌 오프닝 게임의 두 번째 쿼터에서 라우드탑 대학의 주니어 와이드 리시버인 존 마리아니는 패스를 잡으려고 점프를 하였다. 공이 오면서 세이프티가 존과 충돌하여 존은 거의 수평 자세가 되었다. 존은 공을 놓지 않고 우측 흉부에 대고 잡은 채로 바닥에 넘어졌다. 착지하면서 존의 오른쪽 어깨가 땅에 부딪쳤고 흉부가 공의 상단에, 그리고 나서 하체가 부딪쳤다. 세이프티는 동시에 존에게 넘어져 왔으며 그래서 존의 머리와 목이 좌로 꺾였다. 존은 필드에 계속 넘어져 있었다. 운동트레이너 버나데트 챔버린은 즉시 필드로 뛰어 나왔다. 존은 타는 듯한 통증과 저림이 오른쪽 팔에서 손 끝으로 퍼져나간다고 호소했으며, 우측 흉부 가쪽에 통증을 느낀다고 했다. 버나데트는 팀닥터가 도착할 때 최초 진단을 시작했다. 이 진단에 이어서, 버나데트와 팀닥터는 존을 사이드라인으로 부축해 나가고, 여기서 더 검사를 했다. 진단 결과 우측 어깨와 팔에 통증 및 이상감각(paresthesia), 우측 회선건판에 근육 약화, 제6늑골에서 제9늑골까지 가쪽으로 압통, 숨을 깊게 들이마실 때와 기침할 때 통증 등이 드러났다. 존은 라커룸으로 보내져서 방사선 검사를 받았다. 방사선 검사는 부정적이었다. 팀 닥터는 존이 보통 정도의 늑골 타박상과 더불어 2급 우측 상완신경총 부상을 입었다고 믿었다. 팀 닥터는 어깨 늑골에 지지, 압박, 고정을 해야 한다고 요구했다. 이런 경우에 즉각적인 처치로 지지, 고정 기능을 할 수 있는 랩핑 또는 브레이싱 기술이 뭐가 있을까?

존은 다음 날 트레이닝 룸에서 팀닥터의 진료를 받았다. 근력, 동작 범위, 신경근(nerve root), 근절 등을 비롯하여 특별 검사를 거쳐 원래 진단을 확인했다. 존은 버나데트와 함께 치료 운동 프로그램에 들어갔으며 팀닥터로 곧 합류하였다. 몇주간의 치료와 재활 후에 존은 부상 전의 근력과 동작 범위를 회복했고 신경학적 증상도 없어졌다. 팀닥터는 다시 풋볼을 시작해도 좋다고 허락했고 버나데트와 경추 및 흉부를 위한 보호 방안이 뭐가 있을지 의논했다. 이 사례에서 경추의 동작 범위를 제한하고 흉부 위로 가해지는 충격을 흡수하기 위해 어떤 테이핑, 랩핑, 브레이싱, 패딩 기술을 쓸 수 있는가?

풋볼 연습으로의 복귀는 잘 진행되었고 존은 부상 이후에 처음 참가하는 훈련에서 풀 스피드로 임했다. 존은 기능적 경추 브레이스와 하드 고밀도 립 패드를 착용하였다. 딥 루트를 뛰면서 존은 머리를 완전히 오른쪽 또는 왼쪽으로 돌려 볼을 볼 수 없다는 사실을 알아차렸고, 그래서 몇 개 패스를 놓쳤다. 존은 단거리 턴인 패턴을 몇 번 뛰고 볼을 쉽게 잡았지만, 달릴 때 공을 가슴에 대고 단단히 잡고 갈 수가 없었다. 존은 낙담하여 버나데트에게 브레이스와 패드를 벗으면 어떨지 의논하였다. 존이 시야와 제구력을 개선하면서 필요한 보호 기능을 활용하고 계속 풋볼을 할 수 있게 할 만한 적당한 브레이싱이나 패딩 기술이 무엇이 있는가?

랩업 (Wrap Up)

- 흉부, 복부, 척추의 급성 및 만성 부상과 증상은 압축 및 반복적인 힘, 과도한 동작 범위, 과부하, 과격한 근육 수축의 결과일 수 있다.
- 탄력 재료와 타박상/골절 테이핑 및 원형 랩핑 기술은 흉부, 복부, 척추에 보호 패딩을 고정시킨다.
- 압박 랩 기술은 부상 후 경미하거나 보통 내지는 심한 부상을 다스리는 데 사용된다.
- 스와드 랩핑과 슬링 브레이싱 기술은 지지 기능과 고정 기능을 한다.
- 늑골 및 천장 벨트, 요천추 브레이싱 기술은 압박 및 지지 기능 하고 동작 범위를 줄이며 구조적 비정상을 교정한다.
- 재활 및 기능적 경추 칼라 브레이싱 기술은 부상 및 수술 후에 지지 및 고정 기능에 충격을 흡수하고 동작 범위를 제한한다.
- 기성제품 및 주문 제작 패딩 기술은 소프트 저밀도 및 하드 고밀도 재질로 구성되어 부상과 증상을 예방, 치료할 때 충격을 흡수하고 보호 기능을 제공한다.
- NCAA와 NFHS는 몇몇 스포츠에서 흉부, 복부, 또는 척추에 의무 착용 보호 패딩을 요구한다.

■ 웹사이트 참고

National Athletic Trainers' Association

- Inter-Association Task Force for the Appropriate Care of the Spine-Injured Athlete

http://www.nata.org/spineinjuredathlete/main.htm

- This Web site allows access to the Prehospital Care of the Spine-Injured Athlete, which provides guidelines and recommendations for appropriate care of the injured individual.

The Miami Project to Cure Paralysis

http://www.miamiproject.miami.edu/

- This Web site allows access to the research center for information about spinal cord injury and ongoing research to find more effective treatments.

Trauma.Org

http://www.trauma.org/index.html

- This site provides access to an extensive amount of information about the field of trauma, including educational materials, manuscripts, and photographs.

■ 참고문헌

1. Anderson, MK, Hall, SJ, and Martin, M: Foundations of Athletic Training: Prevention, Assessment, and Management, ed 3. Lippincott Williams & Wilkins, Philadelphia, 2005.
2. Archambault, JL: Brachial plexus stretch injury. J Am Coll Health 31:256–260, 1983.
3. Congeni, J, McCulloch, J, and Swanson, K: Lumbar spondylolysis: A study of natural progression in athletes. Am J Sports Med 25:248–253, 1997.
4. Cramer, CR: A reconditioning program to lower the recurrence rate of brachial plexus neurapraxia in collegiate football players. J Athl Train 34:390–396, 1999.
5. Daniel, JN, Polly, DW, Jr, and Van Dam, BE: A study of the efficacy of nonoperative treatment of presumed traumatic spondylolysis in a young patient population. Mil Med 160:553–555, 1995.
6. Di Benedetto, M, and Markey, K: Electrodiagnostic localization of traumatic upper trunk brachial plexopathy. Arch Phys Med Rehabil 65:15–17, 1984.
7. Gorden, JA, Straub, SJ, Swanik, CB, and Swanik, KA: Effects of football collars on cervical hyperextension and lateral flexion. J Athl Train 38:209–215, 2003.
8. Granhed, H, and Morelli, B: Low back pain among retired wrestlers and heavyweight lifters. Am J Sports Med 16:530–533, 1988.
9. Grod, JP: Diagnosis and evaluation of rib fracture. Topics in Clinical Chiropractic 6:49–61, 1999.
10. Gurtler, R, Pavlov, H, and Torg, JS: Stress fracture of the ipsilateral first rib in a pitcher. Am J Sports Med 13:277–279, 1985.
11. HighBeam Research, http://www.highbeam.com/ref/doc0.asp?DOCID=1P1:100096406&num=1&ctrlInfo=Round18%3AMode18c%3AREFSR%3AResult
12. Hovis, WD, and Limbird, TJ: An evaluation of cervical orthoses in limiting hyperextension and lateral flexion in football. Med Sci Sports Exerc 26:872–876, 1994.
13. Levy, AS, Bassett, F, Lintner, S, and Speer, K: Pulmonary barotraumas: Diagnosis in American football players. Am J Sports Med 24:227–228, 1996.
14. Malanga, GA, and Nadler, SF: Nonoperative treatment of low back pain. Mayo Clinic Proceedings 74:1135–1148, 1999.
15. Markey, KL, Di Benedetto, M, and Curl, WW: Upper trunk brachial plexopathy: The stinger syndrome. Am J Sports Med 21:650–655, 1993.
16. Micheli, LJ: Back injuries in gymnastics. Clin Sports Med 4:85–93, 1985.
17. Moeller, JL, and Rifat, SF: Spondylolysis in active adolescents: Expediting return to play. Physician Sportsmed 29:27–32, 2001.
18. Morita, T, Ikata, T, Katoh, S, and Miyake, R: Lumbar spondylolysis in children and adolescents. J Bone Joint Surg Br 77:620–625, 1995.
19. Motley, G, Nyland, J, Jacobs, J, and Caborn, D: The pars interarticularis stress reaction, spondylolysis, and spondylolisthesis progression. J Athl Train 33:351–358, 1998.
20. National Collegiate Athletic Association, http://www.ncaa.org/ library/sports_sciences/sports_med_handbook/2003-04/ 2003-04_sports_med_handbook.pdf, Sports medicine handbook, 2003–2004.
21. National Federation of State High School Associations. 2004 Football Rules Book. Indianapolis, IN: National Federation of State High School Associations, 2004.
22. O'Kane, J, O'Kane, E, and Marquet, J: Delayed complication of a rib fracture. Physician Sportsmed 26:69–77, 1998.
23. Pezzullo, DJ: Spondylolisthesis and spondylolysis in athletes. Athletic Therapy Today 4:36–40, 1999.
24. Prentice, WE: Arnheim's Principles of Athletic Training, ed 11. McGraw-Hill, Boston, 2003.
25. Quick, G: A randomized clinical trial of rib belts for simple fractures. Am J Emerg Med 8:277–281, 1990.
26. Reyna, JR, Jr, Leggett, SH, Kenny, K, Holmes, B, and Mooney, V: The effect of lumbar belts on isolated lumbar muscle: Strength and dynamic capacity. Spine 20:68–73, 1995.
27. Robertson, WC, Jr, Eichman, PL, and Clancy, WG: Upper trunk brachial plexopathy in football players. JAMA 241:1480–1482, 1979.
28. Sallis, RE, Jones, K, and Knopp, W: Burners: Offensive strategy for an underreported injury. Physician Sportsmed 20:47–55, 1992.
29. Smith, JA, and Hu, SS: Management of spondylolysis and spondylolisthesis in the pediatric and adolescent population. Orthop Clin North Am 30:487–499, ix, 1999.
30. Soler, T, and Calderon, C: The prevalence of spondylolysis in the Spanish elite athlete. Am J Sports Med 28:57–62, 2000.
31. Speer, KP, and Bassett, FH, III: The prolonged burner syndrome. Am J Sports Med 18:591–594, 1990.
32. Standaert, CJ, and Herring, SA: Spondylolysis: A critical review. Br J Sports Med 34:415–422, 2000.
33. Starkey, C, and Ryan, JL: Evaluation of Orthopedic and Athletic Injuries, ed 2. FA Davis, Philadelphia, 2002.
34. van Poppel, MN, Koes, BW, Smid, T, and Bouter, LM: A systematic review of controlled clinical trials on the prevention of back pain in industry. Occup Environ Med 54:841–847, 1997.
35. van Poppel, MN, Koes, BW, van der Ploeg, T, Smid, T, and Bouter, LM: Lumbar supports and education for the

prevention of low back pain in industry: A randomized controlled trial. JAMA 279:1789–1794, 1998.
36. Vegso, JJ, Torg, E, and Torg, JS: Rehabilitation of cervical spine, brachial plexus, and peripheral nerve injuries. Clin Sports Med 6:135–158, 1987.
37. Walsh, NE, and Schwartz, RK: The influence of prophylactic orthoses on abdominal strength and low back injury in the workplace. Am J Phys Med Rehabil 69:245–250, 1990.
38. Watkins, RG: Neck injuries in football players. Clin Sports Med 5:215–246, 1986.
39. Watkins, RG, and Dillin, WM: Cervical spine and spinal cord injuries. In Fu, FH, and Stone, DA (eds): Sports Injuries: Mechanisms, Prevention, Treatment. Williams & Wilkins, Baltimore, 1994, pp 854–859.
40. Woodhouse, ML, McCoy, RW, Redondo, DR, and Shall, LM: Effects of back support on intra-abdominal pressure and lumbar kinetics during heavy lifting. Hum Factors 37:582–590, 1995.

보호 장비 및 패딩

(Protective Equipment and Padding)

제 13 장

학습목표

1. 보호 장비와 패딩의 법적인 문제, 제조 기준, 검사 절차를 설명한다.
2. 주니어 및 대학 스포츠와 여가 활동에서 부상을 예방, 치료하고 재활 프로그램을 시행하는 데 쓰는 보호 장비와 패딩의 유형이 어떤 차이점을 갖는지 논한다.
3. 부상의 예방, 치료, 재활을 위한 보호 장비와 패딩 적용법을 보인다.
4. 다양한 부상의 예방, 치료, 재활을 위한 적절한 보호 장비와 패딩을 선택하는 법을 설명하고 시범을 보인다.

보호 장비를 둘러 싼 책임 문제 (Liability Issues Surrounding Protective Equipment)

법적인 문제는 보호 장비와 패딩의 디자인, 제조, 핏, 착용, 사용을 괴롭히는 문제이다. 적절한 디자인과 사용을 보장해야 할 책임은 장비와 패딩을 제조하는 사람, 구매하는 사람, 착용시키는 사람, 맞추는 사람, 사용하는 사람이 공유한다. 예를 들어, 어떤 사람이 제품을 사용하다가 부상을 입는다든지, 제품이 결함이 있다든지 설계된 용도에 맞지 않았다든지 하면 제조한 사람이 책임이 있을 것이다. **예견할 수 있거나** 예상할 수 있는, 해당 제품의 사용과 연관된 위험을 완화 또는 제거하지 않았다면 역시 제조한 사람에게 책임이 있을 것이다.[46]

의료 전문가는 보호 장비를 제조자의 사용설명과 의도된 용도에 따라 맞추고 적용할 의무가 있다. 장비와 패딩의 개조 또는 의도한 용도 외의 사용은 그 책임을 의료 전문가 또는 장비, 패딩을 사용하는 개인에게 돌아가게 할 수 있다. 사용자의 부상으로 이어진 개조는 이를 시행한 의료 전문가의 책임으로 이어질 수 있다.

보호 장비와 패딩에 관련된 의료 전문가 및 다른 관련자들은 책임 문제에 대한 노출 위험을 축소하기 위해 다음과 같은 권고를 따를 수 있을 것이다:

- 고품질의 장비와 패딩만을 선택하여 평판이 좋은 제조자로부터 구입한다.
- 장비와 패딩을 개인에게 맞추어 줄 때 제조자의 사용 설명서를 읽고 이를 따른다.
- 어떤 장비나 패딩도 개조 또는 변경하려하지 않는다.
- 장비와 패딩을 사용, 착용, 관리할 시에 해당 개인에게 주의점을 가르쳐 준다.
- 착용자가 경고 라벨을 읽고 해당 장비 또는 패딩의 사용법과 관리법을 이해하도록 확실히 조치한다. 경고 라벨과 해당 스포츠, 활동과 관련된 위험을 이해하였음을 기술하는 양식에 서명하게 한다.
- 계속해서 장비와 패딩의 사용을 모니터하고 장비, 패딩 상태를 점검한다.
- 장비와 패딩에 대해 제조사가 권하는 대로 정기적인 유지 보수 활동을 시행한다.

창의성이 있는 질문 1

대학간 주말 야구 시리즈를 앞둔 배팅 연습에서 센터 필더가 자신의 타자용 헬멧을 집다가 오픈/클로즈드 폼 라이닝이 부분적으로 떨어져 나간 것을 알아차렸다. 이 선수는 헬멧을 가져와서 패딩을 교체해 줄 수 있는지를 물었다. 이 팀은 그 주말에 홈에서 원정을 와 있었고, 팀의 누구도 똑같은 사이즈 헬멧을 착용하지 않는다.

 **질문 : 이런 상황에서 센터 필더를 보호하면서 법적인 문제를 피하려면 무엇을 할 수 있을까?**

보호 장비를 둘러싼 법적인 문제는 의료 전문가들에게 의문의 여지를 남긴다. 장비를 정기적으로 모니터하지 않았다면, 또는 정기적인 재점검과 조정 일정을 잡지 않았다면 의료 전문가에게 책임이 있는 걸까? 사용하는 개인에게 해당 장비의 사용에 대해 완전히 설명하고 가르치지 않았다면 책임이 있는가? 이러한 책임 문제에 관한 더 깊은 논의는 다른 곳에서 하기로 한다. 보다 상세한 정보는 웹 레퍼런스를 참조하자.

기준과 검사 (Standards and Testing)

비효율적으로 그리고 부실하게 디자인되고 구성된 보호 장비 및 패딩으로부터 사람들을 보호하기 위해 많은 국내 및 국제 조직 및 단체가 설립되어 왔다.[2] 스포츠, 여가 활동, 작업장 등에서의 다양한 급성 부상 발생율이 높은 데 대응하여, 이러한 조직과 단체들은 장비와 패딩의 제조, 유지 관리, 사용을 위한 기준과 검사 절차를 개발하였다. NOCSAE(National Operating Committee on Standards for Athletic Equipment, 미국스포츠장비기준운영위원회), HECC(Hockey Equipment Certification Council, 하키장비 인증위원회), ASTM 인터내셔널(ASTM International), CSA(Canadian Standards Association, 캐나다 표준협회), PECC (Protective Eyewear Certification Council, 보호안경류 인증위원회), ANSI(American National Standards Institute, 미국표준협회), CPSC(U.S. Consumer Product Safety Commission, 미국 소비자 제품 안전 위원회)가 현재 보호 장비와 패딩에 대한 기준을 설정하고 검사와 연구를 시행하고 있다.

NOCSAE는 "스포츠 보호장비에 대한 연구를 수행하고, 실행할 수 있는 경우에는 기준을 수립 할" 목적으로 1969년에 설립되었다.[42] 미국대학스포츠의학회(American College of Sports Medicine), 미국대학보건협회(American College Health Association), 미국스포츠의학정형외과협회(American Orthopaedic Society for Spoirts Association), 스포츠장비관리자협회(Athletic Equipment Managers' Association), 미국스포츠트레이너협회(National Athletic Trainers' Association), 미국스포츠장비정비사협회(National Athletic Equipment Reconditioners' Association), 미국세컨더리스쿨(중등학교)교장협회(National Association of Secondary School Principals), 스포츠용품제조회사협회(Sporting Goods Manufacturers' Association), 대학풋볼협회(College Football Association)의 대표들로 구성되어 있는 NOCSAE는 보호 장비의 품질을 개선하고, 자발적인 검사 표준의 개발을 통해서 스포츠 활동 참가와 연관된 부상의 발생을 줄이기 위해 노력한다.

HECC는 1978년에 미국 하키의 요청으로 설립되었다. HECC는 현재 보호 장비 및 안전과 관련하여 아마추어 하키 관리기구의 필요와 권고를 평가하고 있다.[51] HECC는 아이스하키와 관련한 부상의 예방과 억제에 초점을 맞춘 연구를 장려하고 후원한다. 장비 인증 검사는 제조사의 증명서를 검증하는 역할을 하며 ASTM이나 CSA와 같은 다른 단체가 개발한 표준에 근거하고 있다.

원래는 미국 검사 및 재료 협회로 알려진 **ASTM 인터내셔널**은 정부, 학계, 소비자, 제조사 멤버로 구성된 자발적인 표준 개발 조직이다.[4] 1898년에 설립된 ASTM 인터내셔널은 더 안전하고 보다 효율적이며 비용 효율적인 제품과 서비스 생산을 이끌기 위한 표준을 개발하고자 노력하고 있다. 이 단체는 보호 장비, 구체적으로는 아이스하키 장비와 스포츠 마우스 및 아이 가드와 직접적으로 관련된 표준을 개발해 왔다.

CSA는 업계, 제조업계, 정부, 소비자의 필요를 다루는 표준을 개발한다.[10] 이 단체는 안전과 예방을 포함한 표준 개발을 위한 구조와 포럼을 제공하는 중립의 제삼자로서 기능하고 있다. CSA는 아이스하키 헬멧, 페이스 가드, 바이저의 디자인과 제조에 관한 기준을 개발해 왔다.

PECC는 ASTM 기준에 부합하는 아이 가드 인증서 개발을 통해 눈 부상을 줄이는 노력을 해왔다.[52] 가드 제조회사가 이 기준을 지켰는지 검증하는 데는 제삼자 실험실을 활용했다. PECC 씰은 인증 요건을 만족하는 모든 가드에 부착된다.

현재는 몇 가지 유형의 장비에 대해 NOCSAE, HECC, ASTM, CSA 기준이 발표되어 있다. 풋볼, 야구, 소프트볼 타자와 투수의 장비, 라크로스, 아이스하키, 폴로 헬멧과 적절한 페이스 가드, 아이스하키 페이스 프로텍터와 바이저, 마우스와 아이 가드 등이 그것이다. 다음은 요구되는 헬멧과 페이스 가드 디자인의 샘플을 검사하는 방법을 살펴보겠다.

풋볼 헬멧 (Football helmets)

풋볼 헬멧은 페이스 가드와 페이스 가드 하드웨어를 제외하고 NOCSAE 드롭 테스트법으로 검사를 받는다.[42] 이 테스트는 헬멧 제조사가 사내에서 시행하며, 원래 인증을 받은 중고 헬멧은 정비사가 시행한다. 드롭 테스트에서 헬멧은 헤드폼(모델 헤드) 위에 씌워서 원통형 고무 패드 위로 떨어뜨린다. 이 테스트는 합격/불합격을 판정하며 충격 지수(severity index, SI)를 매기게 되는데, SI는 "충돌할 때 헤드폼에 의해 경험되는 즉각적인 가속에 관한 충격의 정도를 측정"한 지수이다.[42]

헬멧은 주위 온도에 노출되며 36인치와 48인치 높이에서 정면과 측면으로 한 번 떨어뜨린다. 이 테스트는 헬멧의 전면, 측면, 전면/측면, 후면/측면, 후면, 상단 부분으로 60인치 높이에서 연속으로 두 번 계속 떨어뜨린다. 추가 두 번의 낙하는 헬멧의 무작위 부분으로 60인치 높이에서 시행한다. 다음으로, 헬멧을 고온에 노출시키고 헬멧 측면으로 60인치 높이에서 두 번 떨어뜨린다. SI는 각 낙하마다 계산한다. 1200 SI 한계를 넘지 않고 구조 및 재질 요건을 만족시키는 헬멧은 합격한다.

NOCSAE 기준을 만족시키는 풋볼 헬멧은 제조자 이름, 모델, 사이즈를 영구적으로 그리고 알아볼 수 있게 표시해야 한다. 외피 겉면에는 경고 라벨과 NOCSAE 씰이 쉽게 읽을 수 있게 붙어 있어야 한다.[42] 경고 라벨은 다음과 같은 내용이다:

경고

어떤 헬멧도 풋볼을 하는 동안 선수가 받게 될 모든 머리 부상 또는 목 부상을 예방할 수는 없습니다.

이 헬멧을 상대 팀 선수에게 부딪치거나, 가격하거나, 스피어(몸을 날려 공격하는) 용도로 사용하지 마십시오. 이는 풋볼 규정에 어긋나며 그러한 용도로 사용하는 것은 당신의 심각한 머리 또는 목 부상, 마비 또는 사망, 그리고 상대 팀 선수의 부상 가능성으로 이어질 수 있습니다.

NOCSAE는 풋볼 헬멧 기준을 준수하는지를 판정하는 감독을 실시하지 않는다. 헬멧의 상태를 확실히 확인하는 책임은 구매자와 착용자에게 돌아간다. NOCSAE는 제조되었을 때 원래 인증받은 모든 헬멧에 대해서 정비 및 재인증 프로그램을 실행하도록 권고하지는 않는다. 헬멧 정비 및 재인증의 빈도는 사용량과 강도에 근거해야 한다.[42] 정비와 재인증에는 헬멧의 보수, 청소, 재검사가 포함된다. 예를 들어 대학 및 프로 풋볼과 같은 고도의 경쟁이 이루어지는 수준에서는 매 시즌을 마감할 때 헬멧을 정비하고 재인증한다. NOCSAE 기준은 부상과 그로 인한 책임에 대한 보증이 아니지만, 대부분의 헬멧 제조사는 헬멧 외피에 각각 3년 내지 5년 보증을 제공한다.

세부사항

NOCSAE 기준은 풋볼 부상에 대응하여 시작되었다. 1970년에 NOCSAE는 헬멧 기준을 만들었는데, 이 기준은 1973년 공표되었고 1974년 헬멧 신모델과 함께 시행되었다. 이 기준은 외피 사이즈 변경, 더 부드러운 구성 재질, 1972년 85 모델로부터 1992년 25 모델로의 제조 모델 수 감소, 생산 시 품질 관리 개선 등의 결과를 가져왔다.[42]

야구와 소프트볼 타자의 헬멧 (Baseball and Softball Batter's Helmets)

새로이 제작된 아이스하키 헬멧은 NOCSAE 기준을 만족시키는지 발사 충격 테스트를 거친다.[42] 충격 테스트는 SI를 산출해 내며 합격/불합격을 가른다. 헬멧은 경사진 테이블 위에 부착한 헤드폼에 씌워 놓는다. 이 테스트에는 24인치 거리에서 헬멧에 (메이저 리그 야구에서 사용되는) 야구공을 발사하는 에어 캐논 발사대가 포함된다.

헬멧을 주위 온도에 노출시킨 후 야구공을 시속 60마일 속도(mph)로 발사하여 헬멧의 전면, 우측 전면/측면, 우측, 우측 후면/측면, 후면 부위에서 헬멧을 친다. 무작위 부위도 한 군데 검사한다. 그 다음 헬멧을 고온에 노출시키고 우측에서 한번 충격을 가한다. 각 테스트 조건에서의 충격에서 SI를 계산한다. 1200 SI 한계를 넘지 않고 구성 및 재질 요건을 만족한 헬멧은 합격이다.

NCSAE 기준을 만족하는 야구와 소프트볼 타자의 헬멧은 제조자 이름, 모델, 사이즈가 영구적으로, 알아볼 수 있게 표시되어야 한다. NOCSAE 씰, 그리고 풋볼 헬멧 라벨과 유사한 경고 라벨[42]을 외피에 붙여야 한다. NOCSAE 인증 야구 및 소프트볼 타자의 헬멧에 대해서도 제조자가 권고한 대로 정비 및 재인증 프로그램을 사용한다.

페이스 가드가 달린 야구와 소프트볼 포수의 헬멧 (Baseball and Softball Catcher's Helmets with Face Guards)

페이스 가드가 부착된 새 야구 및 소프트볼 포수 헬멧에 대한 NOCSAE 기준은 드롭 테스트법과 발사 충격 테스트로 구성된다.[42] 페이스 가드는 모든 테스트를 하는 동안 헬멧에 부착되어 있어야 한다.

헬멧과 페이스 가드를 주위 온도에 노출시키고 36인치 높이에서 헬멧의 우측, 우측 후방/측면, 후면 쪽으로 스틸 앤빌(anvil)에 떨어뜨린다. 무작위 방향으로 두 번을 더 떨어뜨린다. 헬멧과 페이스 가드를 고온에 노출시키고 나서 36인치 높이에서 헬멧 우측으로 두 번을 떨어뜨린다. SI를 계산한다. 1200 SI 한도를 넘지 않는 헬멧은 합격이다.

60 mph에서 야구공을 발사하는 충격 테스트는 헬멧의 우측, 우측 후방/측면, 후면에 시행하고 그 다음에 헬멧을 주위 온도에 노출시킨 후 무작위 충격 테스트를 한다. 헬멧을 고온에 노출시킨 후에 우측면에 1회 충격을 가한다. 1200 SI 한도를 넘지 않는 헬멧은 합격이다.

페이스 가드는 제조자의 사용 안내를 따라 포수 헬멧에 부착되고, 70 mph로 발사된 야구공을 가지고 발사 충격 테스트를 받아야 한다.[42] 페이스 가드를 주위 온도에 노출시키고, 가드의 전면, 측면, 눈 부위, 무작위 부위에 충격 테스트를 시행한다. 페이스 가드를 고온에 노출시킨 후에 전면과 측면에 대한 충격 테스트를 실시한다. 헤드폼에 연고를 발라서 테스트 중에 볼이나 가드가 접촉했는지를 검증한다.

기준을 만족하는 야구와 소프트볼 포수의 헬멧은 타자 헬멧과 같은 방식으로 NOCSAE 씰과 경고 라벨[42]을 표시해야 한다. 제조사가 페이스 가드 없이 판매한 포수 헬멧도 회피에 영구적으로 경구 문구를 표시해야 한다.

독립형 패딩이 되어 있는 페이스 가드는 어떤 헬멧을 이 가드와 함께 사용해야 하는지에 관한 제조사의 설명과 함께 판매해야 한다. 경고 문구[42]도 마스크에 찍혀야 한다.

페이스 가드가 달린 라크로스 헬멧 (Lacrosse Helmets with Face Guards)

맞는 페이스 가드가 달린 새 라크로스 헬멧에 관한 테스트 기준에는 헬멧 안정성과 인장강도(retention), 드롭법, 발사 충격 테스트가 포함된다.[42] 모든 테스트 중에는 NOCSAE가 인증한 페이스 가드가 헬멧에 부착되어 있어야 한다.

안정성과 인장강도 테스트에서는 헬멧을 주위 온도에 노출시킨 후 인장강도 시스템을 조여주고, 안정성 스탠드에 연결된 헤드폼에 헬멧을 씌운다. 헬멧의 후방 가장자리를 스탠드의 후크에 부착하고, 후크에 연결된 웨이트를 2.78피트 높이에서 떨어뜨린다. 테스트 중에 헤드폼을 아래 쪽으로 던진다. 합격을 위해서는 헬멧이 테스트 내내 헤드폼에 그대로 남아 있어야 한다.

원통형 고무 패드 위에서 발생하는 충격을 가지고 낙하 테스트를 시행한다. 헬멧을 주위 온도에 노출시킨 후, 24인치 높이에서 일곱 군데 다른 부위로 1회 떨어뜨리고, 48인치에서 일곱 군데 부위로, 60인치에서 일곱 군데 부위로 떨어뜨린다. 그리고 나서 3회 무작위 부위로 떨어뜨린다.[42] 그 다음, 이전에 테스트하지 않은 헬멧을 고온에 노출시킨 후 60인치 높이에서 두 부분으로 떨어뜨린다.

충격 테스트는 75 mph로 발사된 NCAA 승인의 라크로스 볼을 사용하여 실시한다. 충격은 헬멧을 주위 온도에 노출시킨 후에 네 군데 부위에, 고온에 노출시킨 후에 한 군데에 가한다.

NOCSAE 기준을 만족시키는 페이스 가드 달린 라크로스 헬멧은 제조자 정보를 영구적으로 표시해야 한다. NOCSAE 씰과 경고 문구[42]는 외피에 붙여야 한다.

라크로스 헬멧 페이스 가드 (Lacrosse Helmets Face Guards)

NOCSAE 인증 헬멧과 같이 사용하기 위해 제조된 라크로스 헬멧 페이스 가드는 발사 충격 테스트와 침투 테스트(penetration test)를 거친다.[42] 각 충격 테스트에 다른 가드를 사용한다.

충격 테스트는 헬멧과 페이스 가드를 주위 온도에 노출시킨 후에 헤드폼을 다른 위치로 하여 코, 한쪽 눈, 무작위 부위를 겨냥한 에어 캐논으로 실시한다. 헬멧과 가드를 조언에 노출시킨 후에 코와 눈 부위에 충격을 가한다. 에어 캐논은 모든 테스트에서 70 mph에서 라크로스 볼을 발사한다 연고를 써서 볼이나 가드 접촉을 검증한다.

침투 테스트는 헬멧을 헤드폼에 얹고서 실시한다. 딱딱한 반원 블레이드를 가드 틈에 넣고 얼굴에 날이 닿게 해 본다. 접촉이 있으면 안된다.

NOCSAE 기준[42]을 만족하는 라크로스 페이스 가드는 제조자 정보를 영구적으로 라벨링해야 하며 이 가드와 더불어 어떤 헬멧을 사용해야 하는지, 가드 부착 방법은 어떠한지에 대한 설명을 포함해야 한다.

아이스하키 헬멧 (Ice Hockey Helmets)

새로이 제조된 아이스하키 헬멧은 인장강도 테스트, 안정성 테스트, 드롭 테스트, 발사 충격 테스트를 거쳐

NOCSAE 기준에 따라 인증 여부를 결정해야 한다. 모든 테스트 중에는 헬멧 페이스 가드와 페이스 가드 하드웨어를 탈착해야 한다.

인장강도 테스트는 턱 스트랩(strap)의 동적 강도(dynamic strength)를 평가하며 처음에 헬멧을 고온에 노출시켰다가 스트랭스 앤드 익스텐션 기구에 부착된 머리 모양 플랫폼에 놓는다. 인장강도 시스템을 헬멧 위에서 조이고 기구의 금속 고정대 밑에 놓는다. 1.5피트에서 웨이트를 떨어뜨려 인장강도 시스템을 늘린다. 이 시스템은 1.25인치 이상 늘리지 않고 조여진 채로 있어야 한다.[42] 다음으로, 웨이트를 3피트에서 떨어뜨린다. 인장강도 시스템을 풀어서 헬멧을 놓게 한다. 헬멧을 저온에 노출시킨 후에 이러한 같은 테스트를 반복한다.

아이스하키 헬멧에 대한 안정성 테스트, 드롭법, 발사 충격 테스트는 라크로스 헬멧 테스트와 유사하다. 아이스하키헬멧에 대한 안정성 테스트는 라크로스 헬멧을 가지고 실시했던 절차와 동일하며, 단 떨어뜨리는 높이는 2피트이다. 이 두 헬멧에 대한 드롭 테스트도 역시 유사하다. 헬멧을 주위 온도에 노출시킨 후에 떨어뜨리는 높이와 반복이 동일하다. 고온과 저온에 대해 두 번의 드롭 테스트를 더 실시한다. 국제 아이스하키 연맹 표준 하키 퍽을 가지고 63 mph에서 충격 테스트를 실시한다. 주위 온도에서의 충격 부위는 라크로스 헬멧에 썼던 부위와 동일하다. 고온 테스트를 위해서는 다른 부위를 쓴다. NOCSAE 기준을 만족하는 아이스하키 헬멧은 제조자 정보, NOCSAE 씰, 경고 라벨을 영구적으로 표시해야 한다.[42]

HECC 또한 ASTM F1045 기준을 써서 새 아이스하키 헬멧을 평가한다. 헬멧은 헤드폼에 씌우고 주위 온도, 고온, 저온 상태에서 인장강도 시스템, 드롭법, 침투 테스트를 거친다.[51] 기준을 만족하는 헬멧은 외피에 HECC 라벨을 표시해야 한다.

CSA 기준 CAN/CSA-Z262.1 역시 아이스하키용 헬멧에 적용된다.[10] 헬멧에 충격, 침투, 강도 및 내구성, 어셈블리 테스트를 실시한다. 기준을 만족하는 헬멧은 CSA 씰을 붙인다.

페이스 가드가 달린 아이스하키 헬멧 (Ice Hockey Helmets with Face Guards)

새로 제조된 페이스 가드 달린 아이스하키 골키퍼 헬멧은 HECC가 ASTM F1587 기준에 맞는지 평가한다.[51] 헬멧을 헤드폼에 씌우고 침투 테스트와 인장강도 시스템 테스트를 실시한다. 헬멧과 페이스 가드를 저온에 노출시킨 후 80 mph에서 아이스하키 퍽을 발사하여 발사 충격 테스트를 실시한다. 드롭 테스트는 헬멧과 가드를 주위 온도, 고온, 저온에 노출시킨 후 실시한다. 기준을 만족하는 헬멧은 HECC 라벨을 표시해야 한다.

아이스하키 헬멧 페이스 가드와 바이저 (Ice Hockey Helmet Face Guards and Visors)

NOCSAE 승인 헬멧과 함께 쓰도록 만들어진 아이스하키 헬멧 페이스 가드는 발사 충격 테스트와 침투 테스트를 받아야 한다.[42] 헬멧을 주위 온도에 노출시키고 라크로스 헬멧 페이스 가드 기준과 같은 테스트 절차를 사용하여 충격을 준다. 단, 하키 퍽은 63 mph에서 발사한다. 헬멧과 가드를 저온에 노출시킨 후 코와 눈에 충

격을 가한다. 각 충격 테스트에는 다른 가드를 사용한다. 가드의 입구가 더 작기 때문에 사용하는 블레이드 사이즈가 다르기는 하지만, 침투 테스트 절차는 라크로스 헬멧 페이스 가드 기준과 동일하다. NOCSAE 기준을 만족하는 아이스하키 페이스 가드는 라크로스 페이스 가드 기준과 동일한 방식으로 표시해야 한다.

풀 페이스 가드(골키퍼 것만 제외)는 ASTM F513 기준을 써서 침투 및 발사 충격 테스트를 받아 HECC 인증 여부를 판정한다.[51] 페이스 가드는 인증받은 헬멧에 장착하고나서 헤드폼에 씌운다. 충격 테스트를 위한 하키 퍽의 발사 속도는 다양한데, 주니어용 가드에는 32 mph, 다른 모든 가드는 74 mph이다(골키퍼 것 제외). 충격 테스트는 주위 온도 및 저온에서 실시한다. 기준을 만족하는 풀 페이스 가드는 HECC 씰을 표시한다.

인증받은 헬멧과 사용하도록 새로이 제조된 아이스하키 바이저는 HECC에 의해 CSA 기준 CAN/CSA-Z262.2를 가지고 침투 테스트 및 발사 충격 테스트를 받아야 한다.[51] 바이저를 인증받은 헬멧에 장착하고 헤드폼에 씌운다. 충격 테스트는 풀 페이스 가드에 썼던 절차와 유사하며, 다른 점은 충격 위치와 속도이다. 하키 퍽은 22 mph와 63 mph에서 발사된다. 이 테스트는 주위 온도 및 저온 조건에서 실시한다. 기준을 만족하는 바이저는 HECC 라벨을 표시한다.

CSA 기준 CAN/CSA/Z262.2는 아이스하키용으로 제작된 페이스 가드와 바이저에 적용된다.[10] 보호하는 부위, 최적의 요건, 안정성, 충격, 침투, 어셈블리 테스트를 실시한다. 기준을 만족하는 페이스 가드 및 바이저는 CSA 씰을 표시한다.

세부사항

주니어, 대학, 아마추어 스포츠를 관리 감독하는 기구는 연습과 경기에 쓰이는 보호 장비의 승인을 위한 테스트 기준을 달리 요구할 수 있다. 예를 들어, NCAA와 NFHS는 NOCSAE가 아이스하키 헬멧에 관한 테스트를 실시하지만, 아이스하키 헬멧과 페이스 마스크에 HECC 또는 ASTM 기준을 요구한다. 확실하게 요건을 준수하기 위해서 보호 장비를 구매하기에 앞서 관리 기구의 규정을 읽고 따르도록 한다.

만약/그렇다면...

만약 헬멧을 바르지 않게 착용했거나 원래 의도했던 또는 설계됐던 용도와는 다르게 **사용했다면**, 제조자 또는 의료 전문가는 그 헬멧을 착용한 동안 입은 부상에 대해 책임을 지지 않을 것이다.

보호 장비와 패딩 (Protective Equipment and Padding)

보호 장비와 패딩은 종목에 따라, 포지션, 활동, 착용하는 개인 또는 그 기술의 용도에 따라 많은 디자인으로 나와 있다. 디자인은 다양한 재질로 구성이 되어 있다. 어떤 패드는 오픈 및 클로즈드셀 폼처럼 소프트 저밀도 재질로 제작되는 반면에, 다른 패드는 하드 고밀도 폴리카보네이트, 케블라 또는 ABS 플라스틱 재질로 만들어진다. 몇몇 디자인은 소프트 저밀도 재질과 하드 고밀도 재질 모두로 만들어진다. 예를 들면, 풋볼 숄더 패드는 오픈 및 클로즈드셀 폼으로 라이닝을 댄 고밀도 외피로 되어 있다. 장비와 패딩을 잘 맞게 착용하고 사용하는 것은 필수적이다. 착용하는 사람의 부상을 예방하고 책임을 피하기 위해 제조회사의 설명서를 주의깊

창의성이 있는 질문 2

당신은 병원에서 지역의 시니어 리그 아이스하키 팀에 왕진 서비스를 나와 있다. 연습 중에 코치는 당신에게 빙판위의 팀을 계속 돌볼 수 있게 한 헬멧의 페이스 가드를 교체해 줄 수 있느냐고 물었다. 코치는 헬멧과 새 페이스 가드, 도구를 제공하였다.

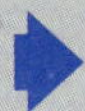 **질문 : NOCSAE 또는 HECC 인증에 아무 해를 끼치지 않고 페이스 가드를 교체할 수 있는가?**

게 따르도록 한다. 다음의 일반적인 핏가이드라인은 대부분의 디자인에 적용된다.

- 야구, 소프트볼, 축구 정강이 가드와 필드하키 정강이와 다리 가드, 키커는 개인별 핏 디자인과 통합형 핏 디자인으로, 정강이 길이 또는 연령을 기준으로 한 사이즈 별로 제조된다.
- 아이스하키와 라크로스 숄더 패드는 개인별 핏 디자인으로, 가슴 둘레를 기준으로 한 사이즈로 나와 있다.
- 야구, 필드하키, 풋볼, 소프트볼 글러브 디자인은 개인별 핏으로, 오른손잡이용 및 왼손잡이용 디자인으로 나온다. 3지 끝에서 손목까지 길이를 기준으로 하여 미리 정해진 사이즈로 나온다.
- 야구, 필드하키, 소프트볼 가슴 보호대는 가슴 둘레와 길이를 기준으로하여 정해진 사이즈로 제조된다.
- 야구와 소프트볼 타자와 포수, 필드하키, 풋볼, 아이스하키, 라크로스 헬멧, 레슬링의 이어 가드는 개인별 핏 디자인으로 나온다. 머리 둘레를 기준으로 미리 정해진 사이즈 별로 나온다. 대부분의 디자인은 눈썹에서 1인치 위에서 둘레를 잰다.
- 야구, 필드하키, 라크로스, 소프트볼 목 가드는 미리 정해진 사이즈로 통합형 핏 디자인으로 나와 있다.

주니어, 대학, 아마추어 스포츠 관리 기구는 의무 착용 장비와 패딩을 규율하는 규정을 수립해 놓았다. NCAA(National Collegiate Athletic Association, 미국대학스포츠연맹), NAIA(National Association of Intercollegiate Athletics, 미국대학간스포츠연맹), NFHS(National Federation of State High School Associations, 미국고교스포츠연맹), USOC(United States Olympic Committee, 미국올림픽위원회), 각 주의 고교스포츠연맹은 몇몇 종목에서 보호 장비/패딩을 요구하고 있다. 우리의 의도에 비추어 NCAA[33]와 NFHS[34-41,55]가 요구하는 보호 장비 및 패딩에 초점을 맞추도록 하겠다.

요건이 어떻든지간에, 많은 선수들이 규정에서 요구하고 있지 않은 장비와 패딩을 착용한다. 예를 들어, NCAA는 야구 포수가 가슴 보호대나 정강이 가드를 착용하도록 요구하지 않는다. 그러나 포수들은 자발적으로 이 장비를 착용하는데, 패딩없이 운동을 하게 되면 부상 위험이 증가하기 때문이다. 본 장에서는 의무 착용 보호 장비와 선수들이 연습이나 경기를 할 때 흔히 착용하는 다른 표준 장비에 대해서 알아볼 것이다. 아이 및 마우스 가드는 본 장 말미에서 살펴보겠다.

야구 (Baseball)

의무착용 장비 (Mandatory equipment)

다음 타자, 배팅할 때, 베이스 러닝시에(NCAA NFHS) 물러난 주자, 코치 박스의 선수/학생, 미성년 볼보이(NFHS)

- 더블 이어플랩 디자인의 헬멧, NOCSAE 기준

포수 (Catcher)

- 헬멧, NOCSAE 기준 (NCAA)
- 헬멧과 듀얼 이얼플랩 디자인의 페이스 마스크, NOCSAE 기준(NFHS)
- 목 가드(NCAA, NFHS)
- 바디 프로텍터, 정강이 가드, 보호 컵(NFHS)

표준 장비 (Standard Equipment)

배팅 (Batting)

- 글러브

타자의 헬멧은 프리몰딩된 ABS, 폴리카보네이트 또는 폴리에틸렌 플라스틱 재질의 외피에 앞 챙과 더블 이어플랩이 있고 오픈, 클로즈드셀 폼 라이닝이 되어

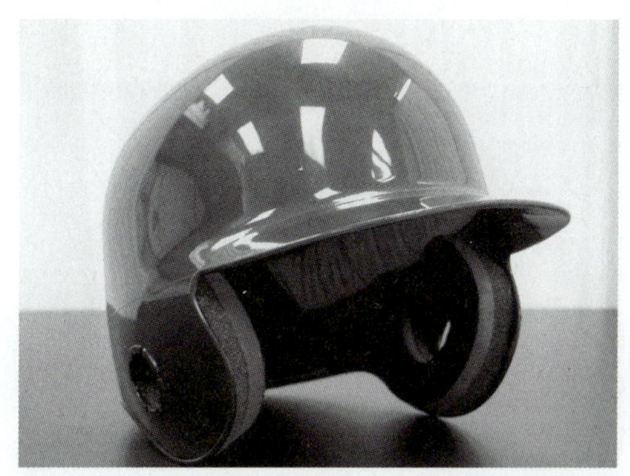

그림 13-1 더블 이어플랩이 있는 타자 헬멧.

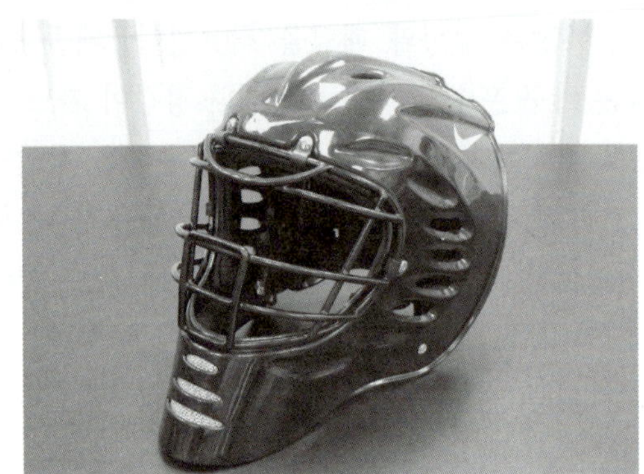

그림 13-2 원피스로 된 포수 헬멧.

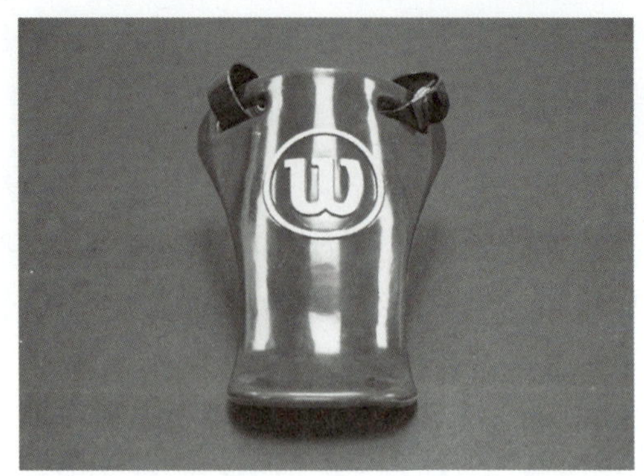

그림 13-4 목 가드.

있는 디자인으로 만들어진다. 핏을 조정할 수 있게 나와 있는 디자인이 몇 가지 있다. 다른 디자인은 턱 스트랩(strap)이나 컵 또는 금속의 페이스 가드를 부착하는 하드웨어를 포함하도록 생산된다(그림 13-1).

포수 헬멧과 페이스 가드는 원피스나 투피스 스타일로 나와 있다. 원피스 디자인은 프리몰딩된 섬유유리 수지, 폴리머 나일론, 케블라 또는 ABS 플라스틱 재질 외피에 오픈, 클로즈드셀 폼으로 라이닝되어 있다. 페이스 가드는 외피에 부착되어 있다. 대부분의 페이스 가드는 금속 또는 스틸 합성 물질로 만들어진다(그림 13-2). 조정이 가능한 후방 플레이트와 턱 스트랩으로 핏을 조정할 수 있는 디자인이 몇 가지 나와 있다. 투피스 디자인은 개인 헬멧과 페이스 가드로 구성되는데, 서로 조합해서 사용한다. 헬멧은 타자 헬멧과 유사하게 만들어지며, 챙이나 이어플랩이 있을 수도 있고 없을 수도 있다. 페이스 가드는 튜블라 스틸 또는 속이 빈 와이어 프레임으로 만들어진다. 폴리우레탄, 가죽 또는 합성가죽으로 싼 뗄 수 있는 소프트 패딩이 금속 스탭이나 벨크로 여밈으로 와이어 프레임에 부착되어 있다. 대부분의 페이스 가드는 삼방향의 조정할 수 있는 탄력 하니스로 헬멧에 고정된다(그림 13-3).

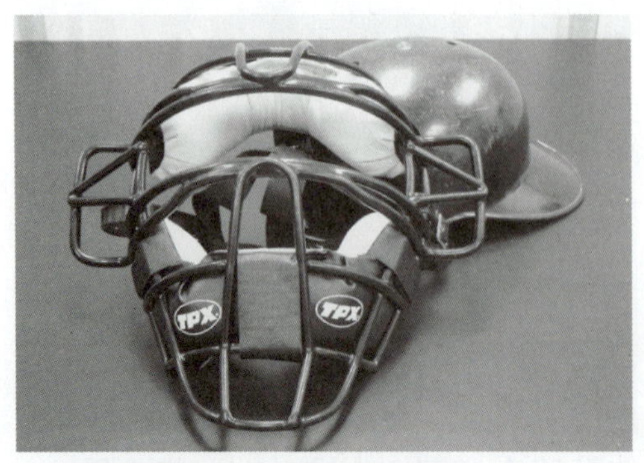

그림 13-3 투피스로 된 포수 헬멧.

목 가드는 딱딱한 플라스틱 재질로 만든다. 대부분의 목 가드는 끈이나 줄로 페이스 가드 원위부에 부착한다(그림 13-4). 많은 원피스 포수 헬멧/페이스 가드와 개별적인 페이스 가드가 인후와 목 위를 덮는 부분을 가지고 있다.

가슴 보호대는 개인별 핏, 오른손잡이와 왼손잡이 디자인으로 구성되며 오픈, 클로즈드셀 폼으로 만들어지고 나일론 메시 재질의 외부 라이닝으로 덮여 있다. 일부 디자인은 상완과 생식기를 보호하는 윙이나 익스텐션이 달려 나와 있다. 이 프로텍터는 어깨를 압박하지 않고 팔의 동작 범위를 제한하지 않도록 윤곽이 잡혀 있고 조정이 가능한 하니스와 스트랩이 벨크로 또는 D링 여밈으로 부착되어 있다(그림 13-5).

정강이 가드는 폴리카보네이트 또는 다른 딱딱한 재

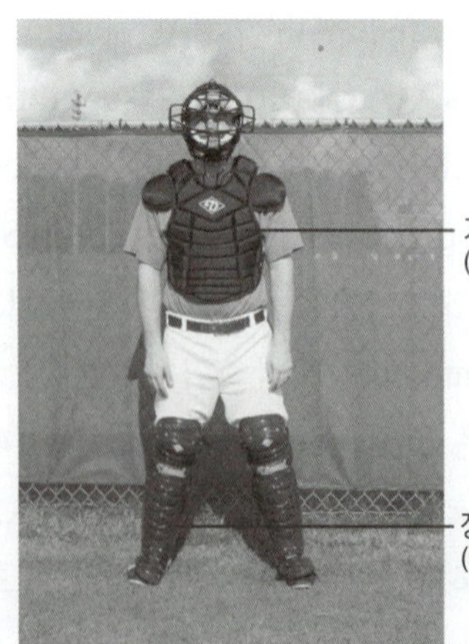

그림 13-5 보호 장비를 착용한 포수, 가슴 보호대와 정강이 가드

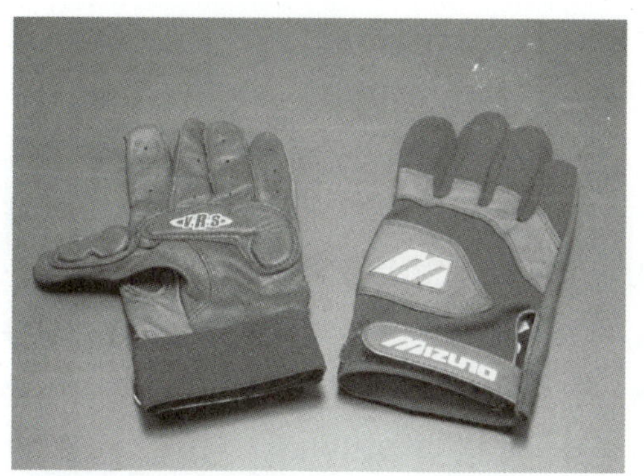

그림 13-6 타자 글러브.

질 여러 층으로 된 외피에 합성 가죽 또는 나일론을 오픈, 클로즈드셀 또는 EVA 폼, 에어 블래더, 고무 패딩 재질로 안을 라이닝한 내피로 구성된다. 정강이 가드는 금속 여밈이 달려 있고 조정할 수 있는 나일론 스트랩(strap)으로 부착된다(그림 13-5 참조).

야구와 소프트볼에서 쓰이는 **보호 스포츠컵**은 12장의 패딩 부분에서 다루었다(그림 12-13 참조).

타자용 글러브는 가죽 재질로 되어 있다. 대부분의 타자 글러브는 스판덱스, 라이크라 또는 네오프렌 재질의 손가락, 관절부 덧댐천이 붙어 있다. 대부분의 디자인은 손등을 스판덱스, 라이크라, 또는 네오프렌 재질로 덮어 편안하게 한다. 일부 글러브는 충격을 흡수하기 위해 이 부위에 폼 또는 젤 패딩이 들어가 있다. 타자 글러브는 벨크로 여밈과 탄력 나일론 스트랩으로 고정한다(그림 13-6).

필드하키 (Field hockey)

의무 착용 장비 (Mandatory equipment)

골키퍼 (Goalkeeper)

- 풀 페이스 디자인의 헬멧(NCAA, NFHS), 돌출된 바이저는 안됨 (NFHS)
- 목 가드 (NCAA, NFHS)
- 가슴 보호대 (NFHS)
- 엘보우 패드 (NCAA)
- 글러브 (NCAA, NFHS)
- 다리 가드 (NFHS)
- 키커 (NFHS)

키킹 백 (NCAA)

- 헬멧
- 목 가드
- 가슴 보호대

필드 선수(NFHS)

- 정강이 가드

모든 선수(NCAA, NFHS)

- 마우스 가드

표준 장비 (Standard equipment)

골키퍼 (Goalkeeper)

- 팬츠

헬멧은 프리몰딩된 섬유유리 수지, 폴리에틸렌 또는 폴리카보네이트 플라스틱 재질 외피에 오픈, 클로즈드셀 폼의 이너 라이닝이 되어 있다. 많은 디자인이 목까지 내려오게 되어 있다. 탄소강 와이어 페이스 가드가 외피에 부착되어 있다. 헬멧은 조정할 수 있는 스트랩(strap)으로 고정한다(그림 13-7).

목 가드는 딱딱한 플라스틱 재질의 이너 라이닝에 면 또는 나일론으로 싼 프리몰딩된 폼 외피로 되어 있다. 이러한 가드는 목 주변을 감싸주고 벨크로 여밈으로 고정한다(그림 13-7 참조).

가슴 보호대는 개별 팻으로 또 통합형 핏 디자인으로 생산되며 나일론 메시로 겉에 라이닝을 댄 오픈, 클로즈드셀 폼 또는 EVA 폼으로 구성된다. 대부분의 목을

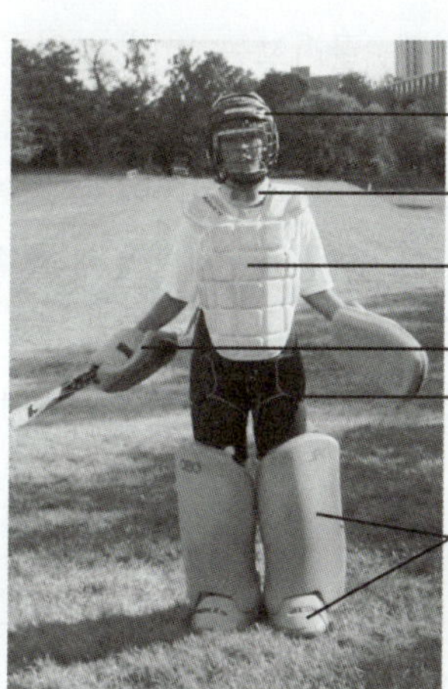

그림 13-7 보호 장비를 착용한 골키퍼. 헬멧, 목 가드, 가슴 보호대, 글러브, 다리 가드, 키커, 팬츠.

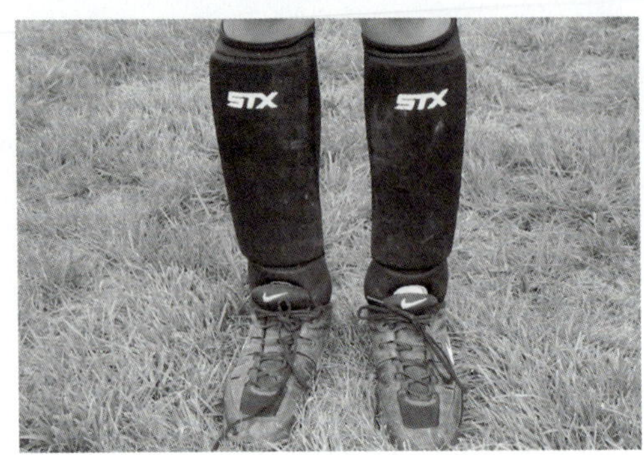

그림 13-8 정강이 가드.

감싸는 랩어라운드 디자인은 뒤를 나일론 메시로 댄다. 일부 디자인은 흉부 위로 패딩이 더 되어 있다. 많은 디자인이 어깨 주변에 탈부착 가능한 패드가 달려 있다. 가슴 보호대는 조정할 수 있는 하니스와 스트랩(strap), 벨크로 또는 D링 여밈으로 고정한다(그림 13-7 참조).

암 앤 엘보우 패드는 개인별 핏 디자인으로 되어 있고 상완 가운데로부터 팔뚝 가운데까지 길이를 기준으로 한 사이즈별로 나와 있다. 이러한 패드는 스판덱스 또는 나일론 재질 외피에 네오프렌 또는 EVA 폼 이너 라이닝이 되어 있다. 팔꿈치와 팔뚝 위로 프리몰딩된 폴리카보네이트 또는 딱딱한 플라스틱 재질이 외피에 들어가 있다. 암앤 엘보우 패드는 조정할 수 있는 나일론 스트랩과 벨크로 여밈으로 고정한다.

글러브는 스판덱스 또는 라이크라 재질의 손가락과 관절 덧댐천이 덧대어 있는 가죽 재질로 만들어진다. 폼이나 젤 패딩이 글러브 전체에 들어가 있다. 몇몇 디자인은 골키퍼 이외의 선수들을 위해서 주로 스틱을 쓰는 손이 아닌 다른 손을 보호할 목적으로 폼 또는 젤 패딩이 손등에 들어가 있다. 글러브는 탄력 나일론 스트랩에 벨크로 여밈으로 고정한다(그림 13-7 참조).

다리 가드와 키커는 프리몰딩된 라미네이트 폼으로 되어 있고 나일론 스트랩과 플라스틱 여밈으로 부착되어 있다(그림 13-7 참조).

마우스 가드는 이 장의 끝에서 다루겠다(그림 13-29, 13-30, 13-31 참조).

골키퍼 팬츠는 나일론/라이크라 재질에 고밀도, 저밀도 폼 패딩이 허벅지, 엉덩이, 골반, 생식기, 복부, 허리에 들어가 있다. 대부분의 디자인은 조정할 수 있는 벨트가 딸려 있다(그림 13-7 참조).

정강이 가드는 프리몰딩된 딱딱한 플라스틱 재질 외피에 소프트 폼의 이너 라이닝이 되어 있다. 일부 디자인은 열가소성 물질 또는 섬유유리 재질로 되어 있어 주문 제작 피팅이 가능하다. 다른 가드는 외과와 내과 위로 덮여서 보호 기능을 추가하고 있다. 대부분의 정강이 가드는 벨크로 스트랩(strap)으로 부착된다(그림 13-8). 일부 가드는 나일론 스터럽(stirrup)이 달려 있어 운동하는 중에 덜 움직인다.

풋볼 (Field hockey)

의무 착용 장비 (Mandatory equipment)

모든 선수 (All athletes)

- 헬멧, NOCSAE 기준, 부상 위험 경고 라벨, 페이스 마스크 부착 (NCAA, NFHS), 4 포인트 또는 6 포인트 턱 스트랩(strap)(NCAA), 턱 스트랩을 조일 것 (NFHS)
- 숄더 패드 (NCAA, NFHS)
- 엉덩이, 허벅지, 미골 패드 (NCAA, NFHS), 허벅지 패드는 밖으로는 $^1/_4$인치 이상 두께, 안으로는 $^3/_8$인치 이상 두께여야 함 (NFHS)
- 무릎 패드 (MCAA, NFHS), 적어도 $^1/_2$인치 (NCAA, NFHS) 또는 $^3/_8$인치 두께(NFHS)
- 마우스 가드, 구강내 디자인으로 윗니를 모두 덮어주어야 함(NCSS < NFHS), FDA 승인의 기본 물질로 되어 있고(FDCS), 즉각 눈에 뜨이는 색상 (흰색이나 투명하지 않음) (NCAA)

표준 장비 (Standard equipment)

모든 선수 (All athletes)

- 글러브

헬멧은 폴리카보네이트 합금 또는 ABS 플라스틱 재질의 외피로 만든다. 일부 디자인은 크라운이 1~2개인 에어 블래더가 있고 이중밀도 폼으로 라이닝을 댔다. 다른 디자인은 에어 블래더와 이중 밀도 폼으로 구성된 여러 겹의 개별 패드를 쓰기도 한다. 인플레이션 포트가 외피에 자리해 있어 블래더 내의 공기압을 조정할 수 있다. 폼의 두께와 딱딱한 정도는 다양해서 핏을 조정할 수 있다. 대부분 디자인의 에어 블래더 또는 폼 패딩은 교체와 유지 보수를 위해 움직일 수 있게 되어 있다.

헬멧은 다양한 디자인의 턱 스트랩(strap)으로 고정한다. 턱 스트랩은 2, 4, 6 포인트 또는 스냅 디자인으로 나와 있다. 스트랩은 면 재질에 비닐 코팅이 되어 있고 플라스틱이나 금속 스냅으로 헬멧에 고정된다. 일부 디자인은 소프트 턱 컵으로 구성되어 있는 반면에 다른 디자인들은 폴리카보네이트 컵으로 되어 있다. 많은 디자인이 폼 이너 라이닝을 포함하고 있다.

페이스 가드는 포지션과 원하는 보호 수준에 따라 다양한 디자인, 다양한 사이즈로 나와 있다. 페이스 가드는 탄소강 또는 티타늄에 비닐 코팅이 되어 있거나 열가소성 재질로 되어 있다. 가드는 플라스틱 고리와 나사를 써서 헬멧에 직접 부착되어 있다.

숄더 패드는 개인별 핏 디자인으로 되어 있고, 가슴둘레, AC관절에서 AC관절까지, 또는 가쪽 어깨에서 가쪽 어깨 길이를 기준으로 한 사이즈 별로 나온다. 패드는 포지션 별로 두 가지 기본 디자인, 캔틸레버와 플랫형이 나온다. 두 가지 디자인 모두 투피스로 되어 있고 고밀도 플라스틱 재질 아치 또는 외피로 만들어진다. 흉부 윤곽을 따라 프리몰딩되어 있다. 프리폼 고밀도 플라스틱 견장, 캡 또는 컵이 어깨와 상완을 덮고 있으며 외피에 부착되어 있다. 캔틸레버 디자인은 AC관절 위로 외피 밑에 위치한 고밀도 플라스틱 아치 또는 브리지를 가지고 있다. 캔틸레버는 충격을 주는 힘을 어깨와 AC 관절로부터 패드의 흉부 표면으로 분산시키는 데 쓰인다.

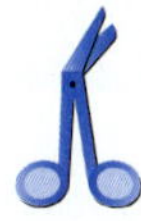

도움말: 풋볼 헬멧의 페이스 가드 하드웨어가 환경 조건의 결과로, 또는 땀에 의해서 녹이 슬면 하드웨어를 원래 제조사 규격을 만족 또는 초과하는 부품으로 교체한다. 정기적으로 유지 보수함으로써 보호 기능을 배가시키고, 응급 상황에서 페잉스 가드를 제거할 수가 있게 된다.

세부사항

일반적인 풋볼 헬멧 피팅 가이드라인[16]

- 선수에게 선 자세를 취하게 하고 머리 길이는 시즌 중 유지하는 길이로 한다. 땀이 난 상황을 비슷하게 연출하기 위해 머리카락을 적신다.
- 헬멧 제조회사의 캘리퍼를 쓰거나 줄자를 써서 귀 위에서 머리 둘레를 재어 헬멧 쉘 사이즈를 정한다(그림 13-9A).
- 적절한 헬멧 쉘 사이즈를 선택한다. 턱 패드(jaw pad)를 떼고 모든 에어 블래더의 바람을 뺀다.
- 선수가 헬멧을 머리에 쓰게 한다.
- 턱 부분을 검사하여 어떤 사이즈의 패드가 필요한지 알아본다. 적당한 턱 패드를 선택하여 피팅한다(그림 13-9B 참조). 패드가 얼굴에 단단하게 맞는 느낌이 들어야 한다. 일부 디자인을 쓸 때는 턱 패드에 공기를 넣어 부풀린다.
- 외피 쉘의 구멍을 통해 크라운 에어 블래더에 바람을 넣어 헬멧이 눈썹 위로 손가락 하나 내지 두 개 너비 정도 떨어지게 올라와 적당히 자리를 잡도록 만든다(그림 13-9C 참조).
- 턱(chin) 스트랩(strap) 컵을 아래 턱의 가운데에 오게 한다. 턱 스트랩을 헬멧 측면에서 맞추어 각 스트랩에 고루 힘이 가게 하고 고정한다(그림 13-9D 참조).
- 에어 블래더가 있으면 사이드와 백 에어 블래더를 부풀린다.
- 피팅이 맞게 되었는지 확인한다. 헬맷은 정수리, 앞, 뒤, 측면이 편안하거나 너무 조이지 않고 꼭 맞아야 한다.
- 헬멧은 두개골의 기부를 덮어야 하지만, 목 신전의 정상 범위를 방해하지 말아야 한다.
- 헬멧 이어홀은 귀에 맞게 와야 한다.
- 페이스 가드는 코와 이마로부터 둘 내지 세 손가락 너비 정도 떨어지게 자리잡아 시야를 가리지 말아야 한다(그림 13-9E 참조).
- 선수에게 머리와 목을 똑바로 가누게 함으로써 피팅이 적당한지 계속 확인한다.
- 헬멧 정수리를 손으로 눌러 본다(그림 13-9F 참조). 헬멧이 움직이면 안된다.
- 페이스 마스크를 잡고 아래로 당겨 본다(그림 13-9G 참조). 헬멧이 움직이면 안된다.
- 손을 헬멧의 측면에, 다음에는 앞과 뒤에 놓고 헬맷을 돌려 본다(그림 13-9H 참조). 헬멧이 회전하면 안된다.
- 헬멧을 벗고 숄더 패드를 착용한 후 헬멧을 다시 쓴다. 선수에게 포지션마다 특정적인 동작을 하게 하여 피팅이 적당한지 확인한다. 헬멧은 어느 때든 움직이면 안되며 상체의 동작 범위를 허락해야 한다.

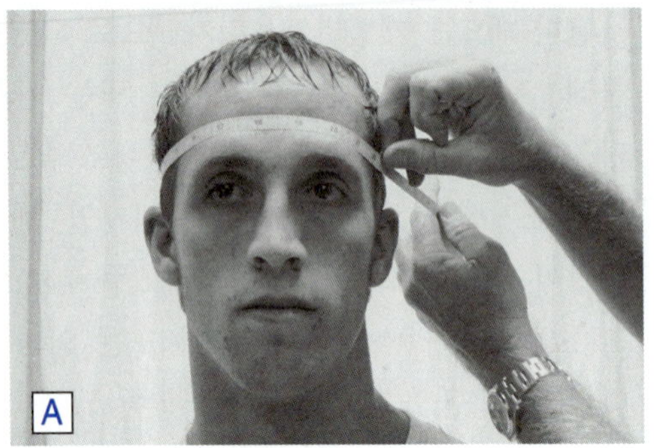

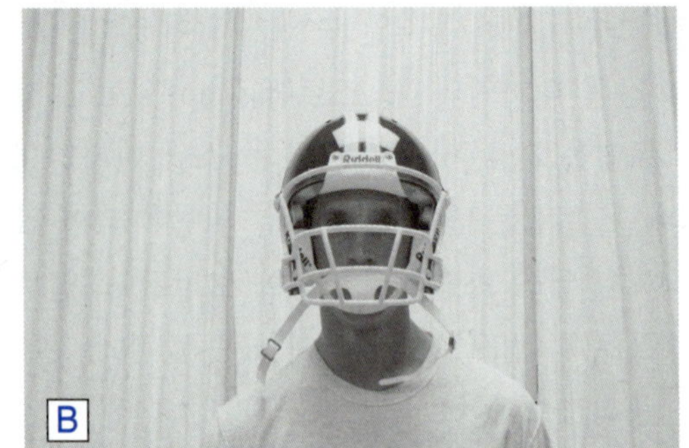

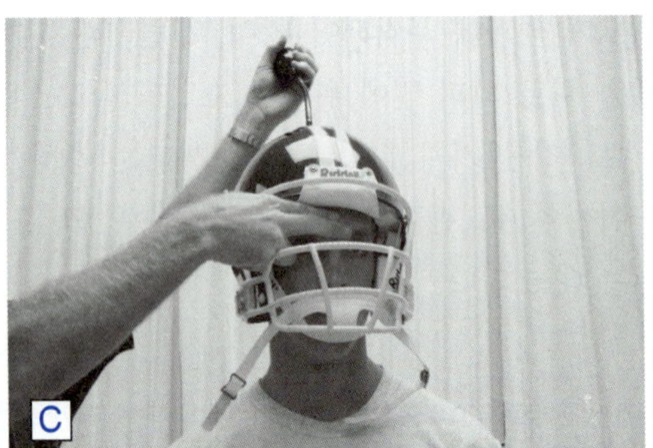

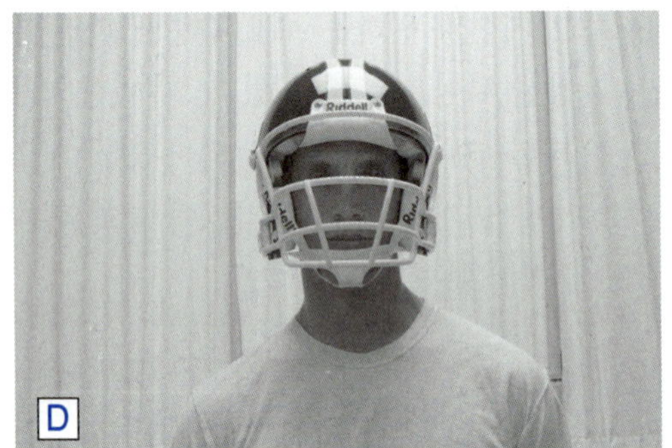

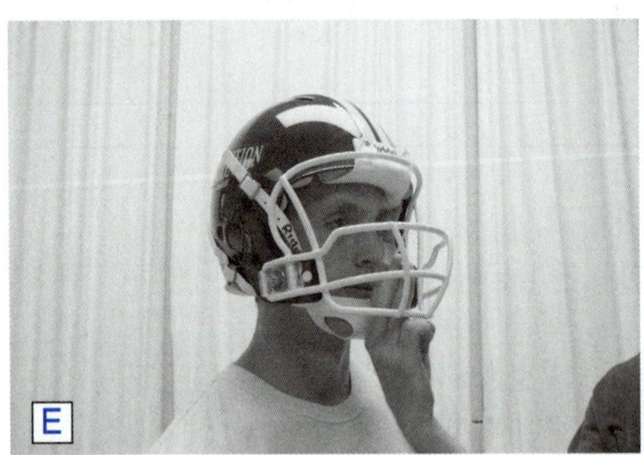

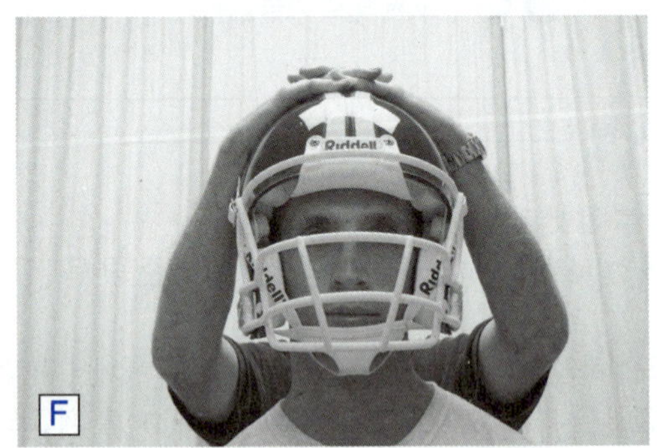

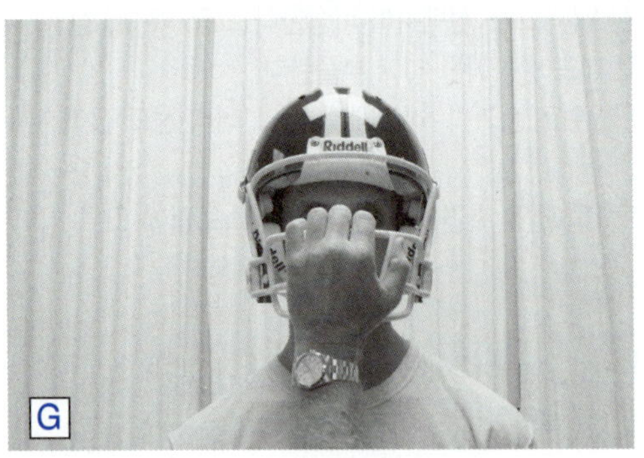

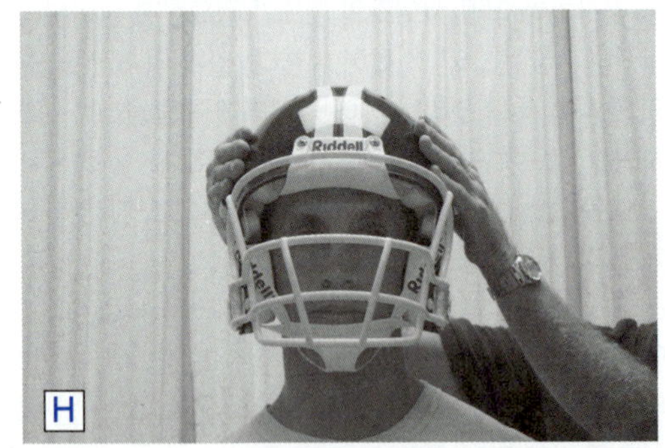

그림 13-9

연구 요약

헬멧은 몇몇 NCAA 및 NFHS 종목에서 의무 착용 품목이다. 이러한 디자인은 NOCSAE, HECC, ASTM 또는 CSA 기준에 따라 인증을 받는다. 이들 헬멧이 부상을 줄이는 데 효과가 있기는 하지만,[22,31] 현재의 검사법을 더욱 다듬고 검증하는 노력이 계속되고 있다. 몇몇 연구자들은 실험실 환경에서 실시한 검사가 실제 사용할 때 필드에서 경험되는 조건을 그대로 복제한다고는 거의 볼 수 없다고 말하고 있다.[21,22] 습도, 외부 온도와 같은 변화하는 기후 조건, 플레이하는 경기장 표면 밀도와 장비, 필드에서 일반적으로 보게 되는 힘의 방향과 속도, 양 등은 기존의 검사 절차에서는 존재하지 않는다. 그와는 상관없이, 인증받은 헬멧의 사용은 선수를 부상으로부터 보호하기 위해 강제되어야 한다.

인증받은 헬멧은 선수를 위해 어떤 유형의 보호 기능을 제공하는가? 헬멧은 일차적으로 두개골 골절과 두개 내혈종과 같은 심각한 부상을 예방하기 위해 디자인되었다. 헬멧은 뇌진탕과 심각한 경추 부상의 예방에는 거의 효과가 없는 것으로 보인다.[21-23] 풋볼 선수들을 조사한 결과, 연구자들은 헬멧 기준을 도입하고 스피어링을 없애도록 룰을 변경하며 선수 교육과 인식을 강화하고 연습 중 선수 간 몸 접촉을 제한하는 한편, 부상 후 평가와 치료 기술을 개선한 이후 사망 사고 및 심각한 부상의 발생 건수가 감소했다는 것을 알았다.[11,32] 아이스하키를 하는 선수들을 관찰한 결과 연구자들이 알아낸 것은 풀 페이스 쉴드가 달린 헬멧의 사용이 하프 페이스 쉴드가 달린 헬멧을 사용한 것보다 뇌진탕 후 연습 및 게임에 결석한 시간이 현저히 줄어드는 결과로 이어졌다는 것이다.[5,6] 연구자들은 풀 페이스 쉴드 헬멧이 큰 힘을 분산시키고 흡수할 수 있고, 턱 스트랩(strap) 덕분에 더 효율적으로 머리에 머물러 있는 것이라고 제안하고 있다. 축구 선수를 위한 헤드밴드는 공이나 경기중 상대팀과의 접촉으로 머리에 가해지는 반복적인 충격에 대비하여 개발되었다. 현재 연구 결과들은 헤드밴드의 사용이 축구 헤딩 시뮬레이션에서 충격을 감소시킨다는 설을 지지하고 있지 않다.[21,43] 일부 연구자들은 헤드밴드의 사용이 보호를 받고 있다는 잘못된 느낌을 주어 더 호전적인 플레이를 하게 만듦으로써 부상 발생을 더 늘릴지도 모른다고 말한다.[21] 연구자들은 현재 그리고 재래의 라크로스 헬멧의 충격을 완화하는 능력을 조사하고 디자인간에 차이가 있음을 알았다.[12] 전반적으로, 기존 디자인은 앞면으로 떨어졌을 때 힘을 더 완화시키는 것으로 보였고, 당대의 디자인은 정후면 튀어 나온 부분으로 떨어졌을 때 더욱 효과적이었다. 두 가지 헬멧 디자인 모두 10번 넘게 떨어뜨릴 경우 힘을 분산시키는 능력이 감소하였다.

머리에 가해지는 충격은 몇 가지 메커니즘을 통해 발생할 수 있다. 두 가지 기본 유형은 선형 그리고 회전형 가속이다. 선형 가속은 선을 따라서 가속되는 것으로,[22] 표준 검사법에서 사용된다. 인증받은 헬멧은 이미 수립되어 있는 값을 만족한다. 회전형 가속 즉, 각도가 있는 가속 또는 비선형 가속에 대한 기준과 테스트 값은 수립되어 있지 않다. 일부 연구자들은 헬멧이 이러한 힘으로부터의 부상을 예방해주지 않을 것이라고 말한다. 접촉이 요구되지 않기 때문이다.[22] 다른 연구자들은 치명적인 경추 부상으로 이어지는 축상 부하가 표준 장비로는 초래될 수도 없고 예방될 수도 없다고 기술하였다.[9,23,53,54,59]

NOCSAE, HECC, ASTM, 또는 CSA 인증 헬멧은 모든 머리 부상을 예방하도록 디자인되지는 않았지만, 적절한 경우에는 선수들에게 권장해야 한다. 헬멧은 원래의 형태로 유지되어야 하며 계속해서 착용을 모니터해야 한다. 승인받은 정비사에게 정기적으로 헬멧을 평가하고 보수하도록 하며 제조회사의 권고를 준수한다. 마지막으로, 선수들은 헬멧의 적절한 사용에 관해 교육을 받아야 하며 블로킹이나 태클링과 같은 안전한 운동 기술, 머리와 목에 대한 급성 및 만성 외상의 징후와 증상에 대해 교육받아야 한다.

캔틸레버 패드는 가장 크게 보호 기능을 제공하지만, 부피가 부담스럽고 관절와상완 동작범위를 제한한다. 이러한 디자인은 라인맨, 라인배커, 러닝백이 흔히 사용한다. 플랫 패드는 캔틸레버를 사용하지 않고 부피가 덜 크며 보다 윤곽이 잡힌 핏을 제공하고 관절와상완 동작범위를 더 크게 허용한다. 그러나 보호 기능은 더 약하다. 이러한 디자인은 흔히 쿼터백, 리시버, 디펜시브백이 착용하지만, 어느 포지션이든 사용할 수 있다.

이너 라이닝의 구성은 특정 패드 디자인에 따라 다르다. 대부분의 디자인은 방습 나일론 재질로 싼 오픈, 클로즈드셀 폼을 조합하여 사용하는데, 다양한 개별 패턴과 사이즈로 나온다. 개별 이너 라이닝 패드는 벨크로나 지퍼로 외피에 부착된다. 대부분의 디자인은 핏을 조절할 수 있다. 이너 라이닝은 힘을 흉부 패딩으로 분산시키는 어깨와 AC 관절의 통로를 형성한다. 어떤 디자인은 플라스틱 튜브가 이너 라이닝에 들어가 있어 시원하고 압축된 공기를 흉부로 내보내 몸통의 체온을 떨어뜨린다. 숄더 패드는 조정이 가능한 전방 또는 후방 끈, T후크가 달린 탄력 스트랩(strap), 또는 버클이 달린 폴리우레탄 벨트로 고정한다.

세부사항

일반적인 풋볼 숄더 패드 피팅 가이드라인[17]

- 선수가 선 자세를 취하게 하고 셔츠없이 티셔츠만 입게 한다. 체중과 신장, 병력, 포지션, 가슴 둘레 또는 어깨 길이 등을 포함하여 선수에 대해 조사한다.
- 신체 유형, 과거 부상 염려(AC 관절 염좌, 상완 타박상 등), 포지션, 숄더 패드 디자인에 맞게 가슴 둘레나 어깨 길이를 맞춘다. 제조사의 사이즈표를 참조한다.
- 숄더 패드를 선수의 몸에 놓고 끈, 스트랩(strap) 또는 벨트를 고정하여 꼭 맞게 한다.
- 다음으로, 앞, 뒤, 옆에서 시각적으로 살펴 본다.
- 전방: 패드가 쇄골, AC 관절, 흉근, 승모근을 다 덮고 삼각근 위로 $^1/_2$인치 내려와야 한다. 칼라는 목의 편안한 동작 범위를 방해하지 않아야 하고 팔을 머리 위로 올렸을 때 목이 꼬집히지 않아야 한다. 캡/컵은 삼각근 위로 꼭 맞아야 한다. 외피는 서로 겹치지 않고 평탄하게 만나야 하며 끈은 팽팽해야 하고, 흉부 전방 위로 중심이 맞아야 한다(그림 13-10A).
- 가쪽: 이너 라이닝은 AC 관절 위로 통로를 형성해야 하며 AC 관절과 접해서는 안된다. 캡/컵은 삼각근을 덮어야 한다(그림 13-10B 참조).
- 후방: 외피는 견갑골의 아래 각 밑으로 뻗어 견갑골, 승모근, 능형근, 광배근을 덮어야 한다. 끈이 이다면 팽팽해야 하고 흉부 후방 위에서 중심이 잡혀야 한다. 칼라는 목을 꼬집지 않아야 한다(그림 13-10C 참조).
- 마지막 평가는 헬멧과 운동복의 착용 후에 실시한다. 선수가 자기 포지션에서 요구되는 상체 및 하체 동작 몇 가지를 해 보게 한다.
- 올바로 피팅된 숄더 패드는 전체 흉부와 어깨 위로 꼭 맞아야 하지만, 여전히 상체의 동작 범위를 허용해야 한다.
- 패드는 동작 후에 흉부와 어깨로 돌아와야 한다.
- 올바로 착용한 운동복과 소매는 패드를 어깨, 흉부, 상완에 고정시키는 것을 도와 주어야 한다.

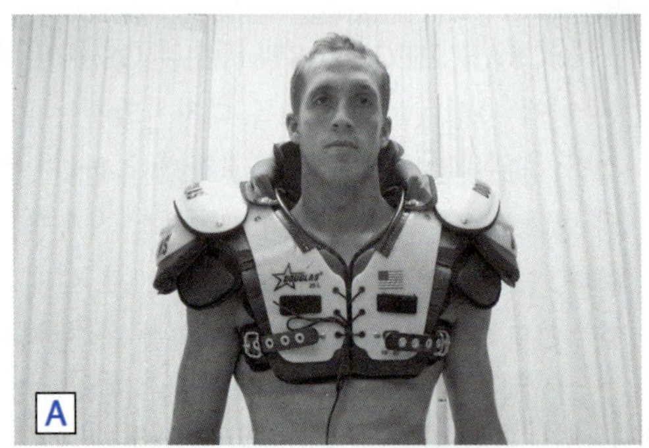

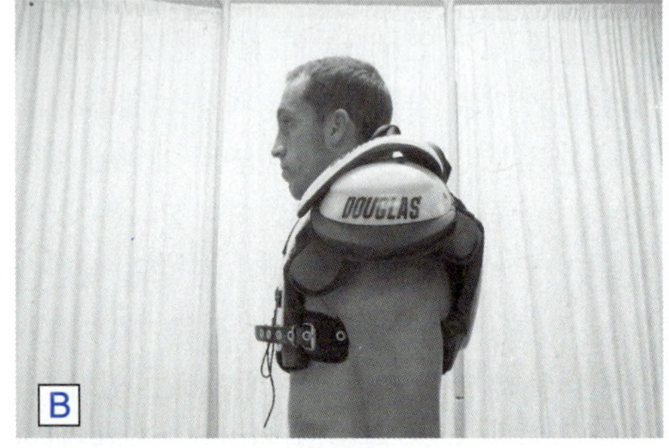

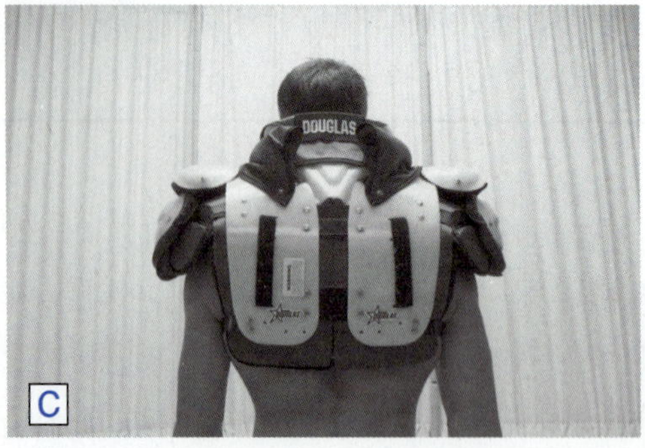

그림 13-10

무릎, 엉덩이, 허벅지와 **미골 패드**는 개인별 핏과 통합형 핏 디자인으로, 허벅지나 허리 둘레, 연령을 기준으로 정해진 사이즈별로 제작된다. 통합형 핏 패드는 다양한 두께의 고충격 또는 고밀도, 오픈 및 클로즈드셀 폼으로 구성된다(그림 7-18A). 일부 디자인은 비닐로 코팅된다. 대부분의 허벅지 패드는 딱딱한 플라스틱 삽입물이 들어가 있다. 개인별 핏 엉덩이 및 허벅지 패드는 의무 착용 디자인보다 패딩을 더 넣어 사이즈가 더 크고 보통 부상 후에 더 보호를 해 주기 위해 쓴다(그림 7-18B-C 참조). 의무 착용 무릎, 엉덩이, 허벅지, 미골 패드는 대부분의 제조사에서 완전한 세트로 내놓고 있다. 이러한 패드는 나일론/폴리에스터/라이크라 거들의 패드 포켓에 부착된다(그림 7-18F 참조). 일부 패드는 풋볼 팬츠의 패드 포켓에 넣는다.

풋볼에서 쓰는 **마우스 가드** 디자인은 그림 13-29, 13-30, 13-31에 실었다.

글러브는 특정 포지션 용으로 가죽, 합성 가죽 또는 비닐 재질로 구성된다. 리시버, 타이트엔드, 러닝백, 라인배커, 디펜시브백 글러브는 경량 디자인에 스판덱스, 라이크라 또는 네오프렌 재질의 손가락, 관절 덧댐천이 붙어 있다. 대부분 디자인에서 손가락과 손의 장면을 덮고 있는 가죽 또는 합성 가죽은 스포츠 장비를 위해 표면이 잘 미끄러지지 않도록 처리되어 있다. 일부 글러브는 폼 패딩이 되어 있다. 이러한 글러브는 탄력 나일론 스트랩(strap)에 벨크로 여밈으로 고정된다(그림 13-11A). 일부 디자인은 스트랩이나 여밈 장치가 없게 나와 있다. 라인맨 글러브는 중량 디자인이며 강화 가죽, 합성 가죽 또는 비닐 재질이고 폼, 젤이나 비스코탄력 폴리머 패딩이 되어 있다. 몇몇 디자인은 스판덱스, 라이크라 또는 네오프렌 손가락 덧댐천이 붙어 있다. 대부분의 라인맨 글러브는 장면이 잘 미끄러지지 않는 표면으로 만들어진다. 글러브는 넓은 탄력 나일론 스트랩에 벨크로 여밈으로 고정한다(그림 13-11B).

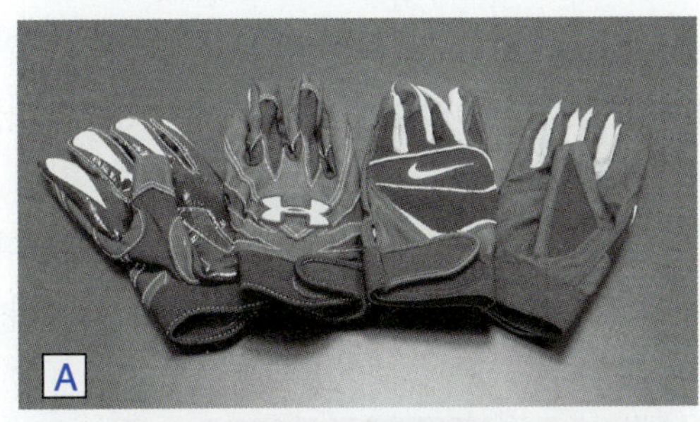

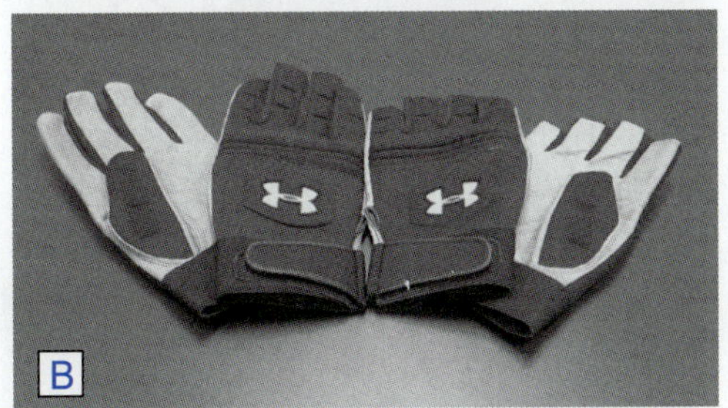

그림 13-11 **A** 리시버, 타이트엔드, 러닝백, 라인베커, 디펜시브 백 글러브, **B** 라인맨 글러브

아이스하키 (Ice Hockey)

의무 착용 장비 (Mandatory equipment)

모든 선수 (All athletes)

- 턱 스트랩(strap)이 달린 헬멧, HECC 기준(NCAA), HECC-ASTM 기준 (NFHS)
- 페이스 마스크, HECC-ASTM F 513-95 하키선수 기준을 위한 아이 앤드 페이스 보호 장비 (NCAA, NFHS)
- 마우스 가드, 구강내 디자인 (NCAA, NFHS), 윗니를 모두 덮어줌(NCAA), 턱의 치아를 모두 덮어줌, 유색, 불투명 재질, 페이스 가드에 부착됨 (NFHS)
- 글러브(NFHS)

골키퍼 (Goalkeepers)

- 다리 가드, 너비가 12인치를 넘지 않을 것(NCAA, NFHS)
- 글러브, 너비가 8인치를 넘지 않고 길이가 16인치를 넘지 않을 것 (NFHS)
- 목 가드, 분리형, 상업적으로 생산된 것 (NFHS)

표준 장비 (Standard equipment)

골키퍼를 제외한 모든 선수
(All athletes except goalkeepers)

- 엘보우 패드
- 정강이 가드
- 팬츠
- 숄더 패드

골키퍼 (Goalkeepers)

- 체스트 패드

헬멧은 프리몰딩된 폴리카보네이트 또는 폴리에틸렌 플라스틱 재질 외피에 이중 밀도 또는 EVA 폼 또는 에어 블래더 이너 라이닝으로 생산된다. 많은 디자인이 투피스 외피로 되어 있어 핏을 조정할 수 있다. 헬멧은 페이스 가드가 있거나 또는 없다. 대부분의 페이스 가드는 턱 위까지 덮이는 탄소강 또는 티타늄 와이어 패턴으로 만들어지고 위의 외피에 영구적으로 부착되어 있다. 이러한 헬멧은 조정이 가능한 2 포인트 또는 4 포인트 면 또는 나일론 턱 스트랩(strap)으로 고정된다(그림 13-12 참조). 많은 디자인이 소프트 턱 컵을 가지고 있다.

골키퍼 헬멧과 **페이스 가드**는 투피스 스타일에 프리몰딩된 케블라, 섬유유리 수지 또는 폴리머 나일론 재질 외피로 구성되어 있다. 후방 외피에 들어가 있는 조정이 가능한 플래이트로 피팅을 조정할 수 있다. 이중밀도 폼과 젤로 이너 라이닝을 댄다. 탄소강 와이어로 구성된 페이스 가드는 외피에 부착되어 있다. 골키퍼의 헬멧은 조정할 수 있는 탄력 또는 나일론 턱 스트랩(strap) 또는 턱 컵이 달려 있다(그림 13-13).

골키퍼용 다리 가드 또는 **패드**는 개인별 핏 디자인으로, 발등에서 무릎까지 길이, 슬개골에서 허벅지 원위부 길이, 스케이트 사이즈를 다 합친 값을 기준으로 한 사이즈별로 나온다. 구성은 두꺼운 라미네이트 폼 외피를 합성 가죽과 나일론으로 싸서 이루어져 있다. 무릎, 무릎 아래, 발목, 발까지 덮이는 수직의 롤과 윙으로 이루어진 라미네이트 폼 이너 라이닝이 외피에 들어가 있다. 대부분의 디자인은 가죽 또는 나일론 스트랩(strap)에 플라스틱 또는 금속 여밈으로 고정한다(그림 13-14).

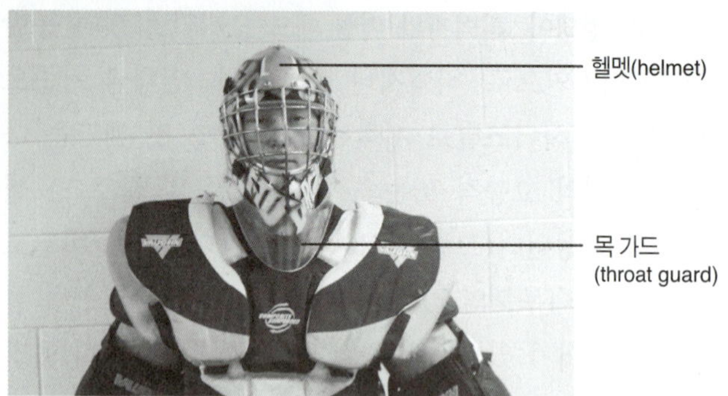

그림 13-13 목 가드가 부착된 골키퍼 헬멧.

플레이어 글러브는 개인별 핏과 오른손잡이용 왼손잡이용 디자인으로 나온다. 손가락끝에서 팔뚝 가운데까지 길이, 또는 손가락끝에서 팔꿈치의 원위부 가장자리까지의 길이를 기준으로 하여 정해진 사이즈별로 구할 수 있다. 글러브는 여러 층의 가죽 또는 합성 가죽 외피에 나일론 메시로 바깥 라이닝을 댔다. 대부분의 디자인은 손바닥, 손가락 덧댐천에 가죽이 들어가 있다. 다밀도 폼 또는 에어 블래더 패딩과 폴리에틸렌 또는 케블라 인서트가 손가락과 손 배면 전체 및 손목 주변에 들어가 있어 충격을 흡수하고 보호 기능을 제공한다. 이러한 글러브는 투피스 또는 쓰리피스 플레어 또는 윙의 커프스가 있어 더 한층 보호 역할을 한다. 대부분의 글러브는 가죽 스트랩(strap)에 벨크로 여밈으로 고정한다(그림 13-15).

골키퍼 글러브는 캐처와 블로커 디자인으로 구성된다. 캐처와 블로커는 개인별 핏, 오른손잡이와 왼손잡이 디자인으로 나와 있고 사이즈는 플레이어 글러브와 동일한 기준으로 생산한다. 캐처는 스틱을 쥐지 않는 손에 착용하며 여러 층의 가죽, 합성 가죽 또는 나일론 외피에 방습 메시의 이너 라이닝이 각 손가락마다 들어

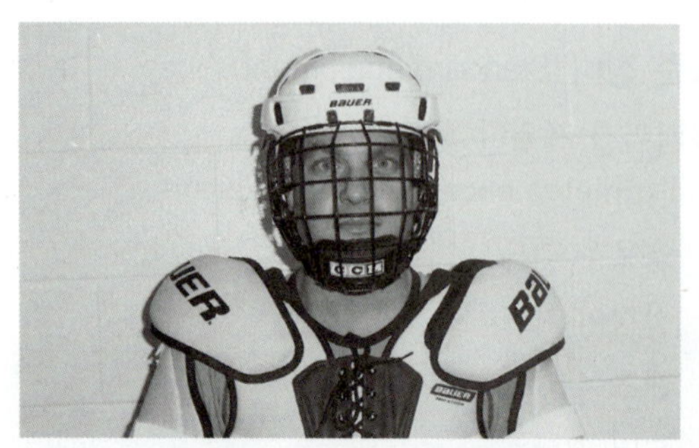

그림 13-12 페이스 가드가 부착된 헬멧.

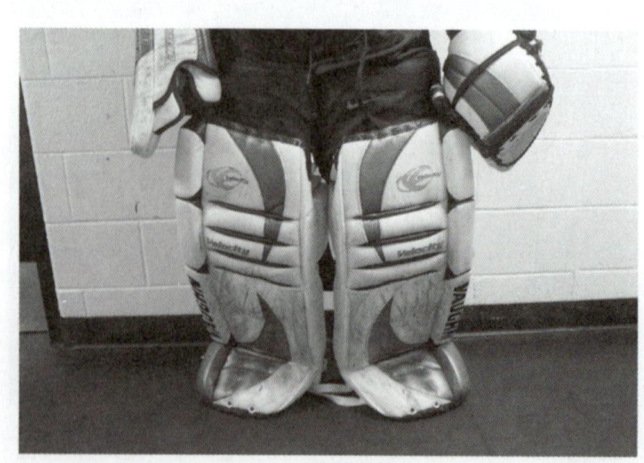
그림 13-14 골키퍼의 다리 가드.

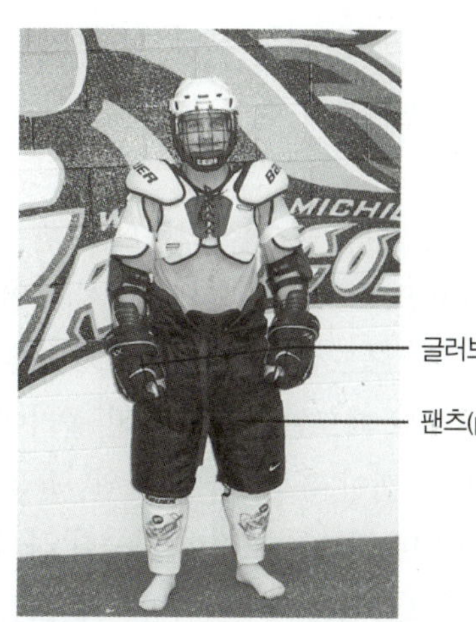

그림 13-15 플레이어 글러브와 팬츠.

가 있다. 가죽 또는 합성 가죽 메시 포켓이 외피에 들어가 있다. 윤곽이 잡혀 있는 고밀도 폼 또는 에어와 폴리에틸렌 인서트가 글러브 전체에 들어가 있어 보호 기능을 하고 핏을 더 좋게 한다. 캐처는 여러 개의 벨크로 스트랩(strap)으로 고정한다(그림 13-16). 블로커는 스틱을 잡은 손에 착용하며 이중밀도 폼에 가죽, 합성 가죽 또는 나일론 외피로 되어 있다. 폼 패딩된 글러브가 블로커의 안쪽 면에 결합되어 있다.

프리몰딩된 고밀도 폼과 폴리에틸렌 인서트는 1지, 엄지, 손목을 보호한다. 대부분의 디자인은 손가락, 손바닥 덧댐천이 붙어 있고 글러브를 고정할 스트랩이 달려 있다. 블로커는 가죽끈이나 끈 여밈이 달린 다양한 스트랩으로 부착한다.

목 가드는 목 둘레를 기준으로 한 사이즈별로 개인별 핏 디자인으로 나와 있다. 대부분의 가드는 프리몰딩된

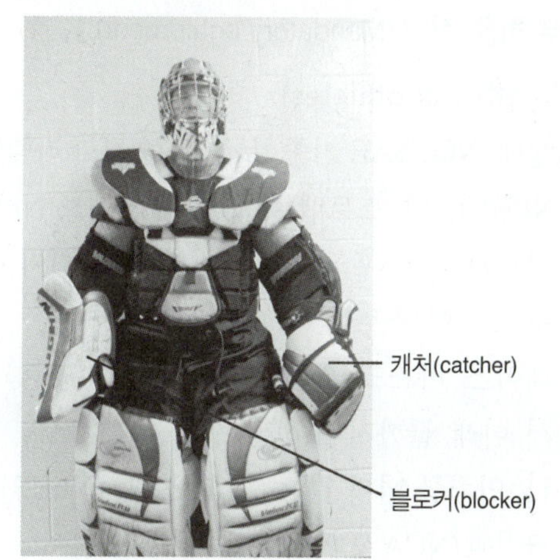

그림 13-16 골키퍼 글러브. 블로커와 캐처.

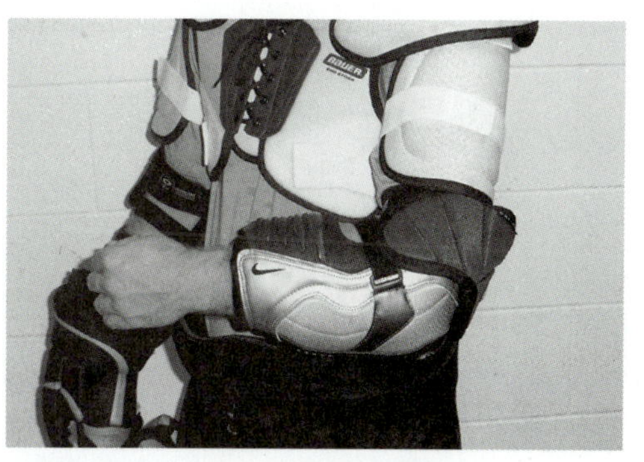

그림 13-17 왼쪽 팔과 엘보우 패드.

고밀도 폼 재질 칼라와 턱받이로 구성되고 볼리스틱 나일론으로 겉을 쌌다. 이러한 목 가드는 조정이 가능한 탄력 스트랩(strap)에 벨크로 여밈으로 고정한다. 다른 목 가드들은 딱딱한 플라스틱 재질로 만들어져 헬멧 원위부와 페이스 가드에 끈이나 줄로 부착되어 있다(그림 13-13 참조).

마우스 가드는 그림 13-29, 13-30, 13-31에 설명하였다.

암앤 엘보우 패드는 상완 가운데로부터 팔뚝 가운데까지 길이, 또는 어깨 패드의 원위부 가장자리로부터 글러브 근위부까지 길이를 기준으로 한 사이즈별로 통합형 핏, 오른손잡이와 왼손잡이 스타일로 나와 있다. 대부분의 패드는 폴리카보네이트 또는 플라스틱 외피와 비닐, 나일론, 직물 내피가 결합되어 있고 오픈, 클로즈드셀 폼 패딩이 들어가 있다. 패드는 조정이 가능한 나일론 스트랩에 벨크로 또는 버클 여밈으로 고정한다(그림 13-17).

정강이 가드는 슬개골 위에서 스케이트 상단까지의 길이를 기준으로 한 사이즈별로 개인별 핏과 통합형 핏 디자인이 나온다. 폴리카보네이트 또는 다른 딱딱한 재질의 외피에 다양한 폼으로 구성된 내피가 결합되어 있

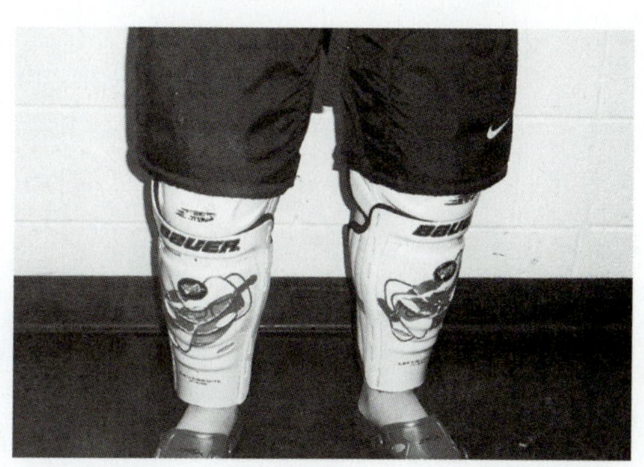

그림 13-18 정강이 가드.

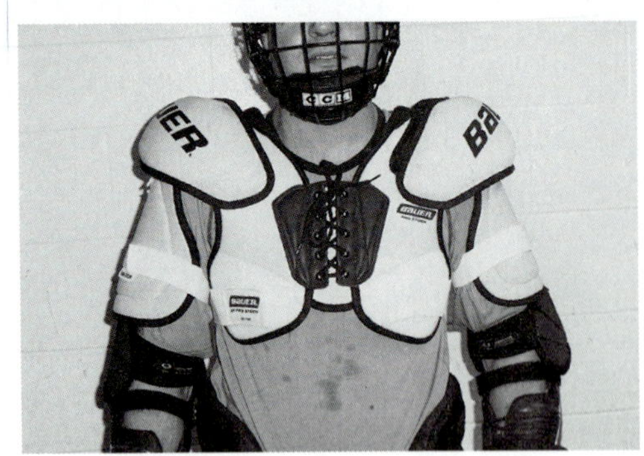

그림 13-19 숄더 패드.

다. 외피와 내피는 폴리에스트 메시, 나일론 또는 체온 조절기능 재질로 덮여 있다. 일부 디자인의 내피와 패딩은 더 큰 보호 기능을 위해, 그리고 개인별 주문 제작 피팅을 할 수 있도록 떼어 내거나 조정할 수 있다. 대부분의 디자인은 조정이 가능한 나일론 스트랩(strap)에 벨크로 여밈으로 고정된다(그림 13-18).

팬츠는 방습 나일론/스판덱스 재질에 고밀도, 저밀도 폼 또는 에어 블래더 패딩이 허벅지, 엉덩이, 골반, 복부, 등 위로 이너 라이닝 또는 아우터 라이닝으로 들어가 있다. 일부 디자인은 개인별 핏을 위해 패딩을 조정하거나 탈착할 수 있다. 대부분의 팬츠는 윤곽을 잡은 허리밴드와 조정이 가능한 벨트를 가지고 있다(그림 13-15 참조).

숄더 패드는 다양한 두께의 오픈, 클로즈드셀 폼, EVA 폼 외피가 나일론/폴리에스트 재질로 덮여있다. 대부분의 디자인은 방습 이너 라이닝이 대어져 있다. 이러한 패드는 딱딱한 폴리에틸렌 플라스틱 플래이트를 가지고 있고 둥글게 한 캡이 척추, 흉부, 어깨, 상완 위로 외피에 들어가 있다. 일부 디자인은 폴리에틸렌 플래이트가 쇄골 위로 들어가 있다. 또 다른 디자인은

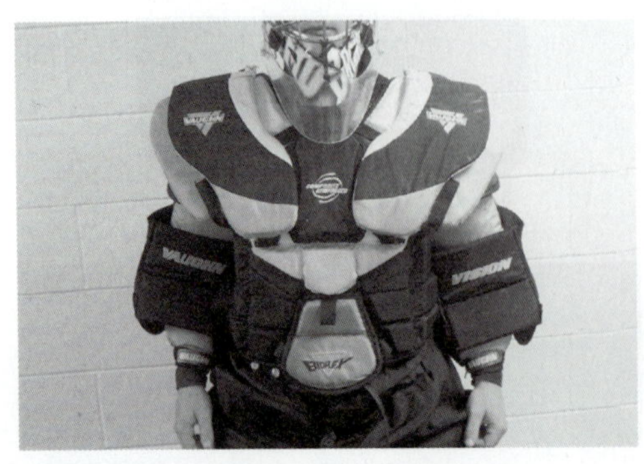

그림 13-20 골키퍼의 체스트 패드.

탈착이 가능한 복부 패드가 있다. 숄더 패드는 조정이 가능한 나일론 스트랩에 벨크로 여밈으로 고정한다(그림 13-19).

체스트 패드는 가슴 둘레를 기준으로 한 사이즈별로 개인별 핏 디자인으로 나와 있다. 이 디자인은 다양한 패턴의 오픈, 클로즈드셀 블록 폼 패드가 나일론 재질로 싸여 있다. 체스트 패드는 프리몰딩된 폴리에틸렌 플라스틱 플래이트와 캡이 흉부, 어깨, 상완, 팔꿈치 위로 들어가 있다. 체스트 패드는 조정이 가능한 하니스와 스트랩(strap)에 벨크로 또는 D링 여밈으로 고정한다(그림 13-20).

라크로스 (Lacrosse)

여자 라크로스 및 여학생 라크로스 (Woman's and girls' lacrosse)

의무 착용 장비 (Mandatory equipment)

모든 선수 (All athletes)

- 아이 가드, ASTM F803-03 기준, PECC 인증(NCAA, NFHS)
- 마우스 가드(NCAA, NFHS), 윗니를 모두 덮는 구강내 디자인(NCAA)

골키퍼 (Goalkeepers)

- 페이스 마스크가 부착된 헬멧 (NCAA, NFHS)
- 가슴 보호대(NCAA, NFHS)
- 목 보호대(NCAA, NFHS)

남자 라크로스 및 남학생 라크로스 (Man's and boys' lacrosse)

의무 착용 장비 (Mandatory equipment)

모든 선수 (All athletes)

- 헬멧, NOCSAE 기준, 부상 위험 경고 라벨(NCAA, NFHS), 턱 스트랩(strap)과 턱 패드(NFHS), 포인트가 높은 후크 잠금장치가 달린 컵이 부착된 4 포인트 턱 스트랩, 턱 패드(NCAA)
- 페이스 마스크, NOCSAE 기준(NCAA), 상단에서 아래 끝까지 고정된 센터 바(NCAA, NFHS), 1½인치를 넘지 않는 수평 오프닝(NFHS)
- 글러브(NCAA, NFHS)
- 마우스 가드, 윗니를 모두 덮는 구강내 디자인

(NCAA, NFHS), 노랑 또는 다른 눈에 잘 띄는 색상, 수석 코치가 의학적인 이유로 투명해야 한다고 승인하는 경우에는 투명을 쓸 수 있다(NCAA).

- 숄더 패드, 골키퍼 제외(NCAA), 골키퍼에게는 선택 사항(NFHS)
- 암 패드, 골키퍼 제외(NCAA), 골키퍼에게는 선택사항(NFHS)

골키퍼 (Goalkeepers)

- 가슴 보호대(NCAA)
- 목 보호대, 라크로스 디자인(NCAA)

헬멧 디자인은 폴리에틸렌 또는 폴리카보네이트 플라스틱 재질 외피에 이중밀도 폼의 이너 라이닝으로 구성된다. 바이저는 외피에 결합되어 있다. 페이스 가드는 탄소강으로 만들어지며 외피에 고정된다. 딱딱한 플라스틱 턱 가드는 페이스 가드 원위부에 부착되어 아래로 덮인다. 대부분의 헬멧과 페이스 가드는 4포인트의 조정이 가능한 턱 스트랩(strap)에 턱 컵으로 고정된다(그림 13-21)

숄더 패드는 가슴 보호대로서 기능할 수 있으며 오픈, 클로즈드셀 폼과 EVA 폼 또는 비스코탄력 젤 재질 외피가 메시의 라이닝으로 덮여 있다. 대부분의 패드는 방습 재질의 이너 라이닝을 가지고 있다. 대부분의 디자인에는 폴리에틸렌 플라스틱 플레이트와 캡이 흉부, 어깨, 상완 위로 외피에 결합되어 있다. 일부 디자인은 어깨 위로 와이어 메시 재질을 외피에 결합시켜 보호 기능을 추가한다. 숄더 패드는 조정이 가능한 나일론 스트랩(strap)에 벨크로 여밈으로 부착한다(그림 13-21, 13-22)

암앤 엘보우 패드는 아이스하키 디자인과 피팅이나 생산 방식, 부착법이 같다(그림 13-21 참조).

글러브는 개인별 핏, 오른손잡이, 왼손잡이 디자인에 다양한 길이로 나오며 사이즈 기준은 아이스하키 디자인과 동일하다. 여러 피스 디자인은 윤곽을 잡은 가죽, 합성 가죽 또는 비닐 외피, 방습 이너 라이닝, 손가락 덧댐천, 손바닥에 가죽 또는 메시 표면, 플레어 또는 윙 손목 커프스로 구성된다. 글러브는 다밀도 폼과 폴리에틸렌 인서트가 손가락과 손의 배면에 걸쳐 들어가 있어 보호와 안정성 기능을 한다. 대부분의 글러브는 끈으로 부착한다(그림 13-21 참조).

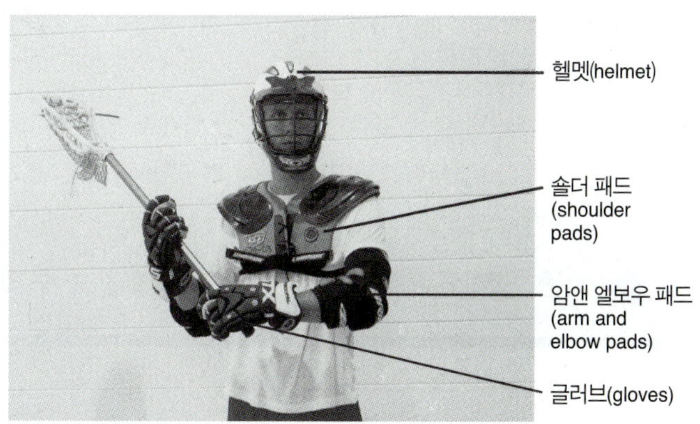

그림 13-21 보호 장비를 착용한 필드 플레이어. 헬멧, 숄더 패드, 암앤 엘보우 패드, 글러브.

목 가드는 딱딱한 플라스틱 재질 또는 고밀도 폼으로 구성된다. 가드는 페이스 가드 원위부에 끈 또는 나일론 스트랩, 금속 스냅으로 부착한다(그림 13-22 참조).

라크로스에서 쓰는 **아이 가드**는 본장 말미에서 다루겠다(그림 13-28 참조).

라크로스 **마우스 가드** 디자인은 그림 13-29, 13-30, 13-31에 실었다.

축구 (Soccer)

의무 착용 장비 (Mandatory equipment)

모든 선수 (All athletes)

- 정강이 가드, 전문적으로 생산된 제품, 연령과 사이즈가 맞을 것, 개조나 변형을 하지 않은 것(NCAA, NFHS), 아래쪽 가장자리는 발목 위로 2인치 이상 떨어져 있지 않을 것(NFHS).

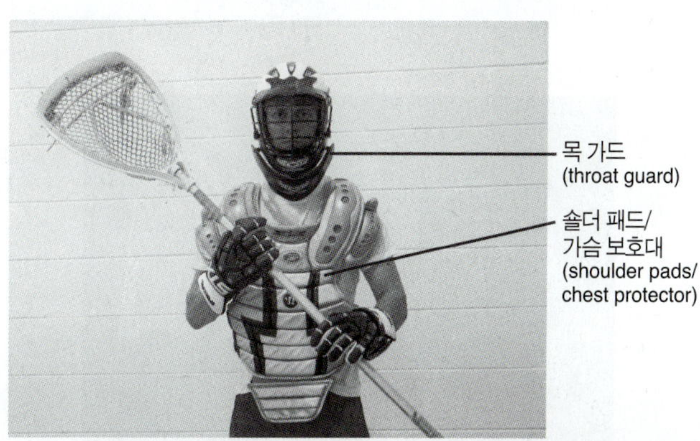

그림 13-22 보호 장비를 착용한 골키퍼. 숄더 패드/가슴 보호대와 목 가드.

창의성이 있는 질문 3

축구 경기 후반전 중에 포워드가 태클을 당해서 왼쪽 후방 팔꿈치 위로 그라운드에 넘어졌다. 이 선수는 보통 정도의 타박상을 입었다. 팀닥터가 진단한 후에 며칠간 치료를 받고서 그녀는 적당한 보호 조치만 취한다면, 플레이에 복귀해도 좋다고 허락을 받았다.

질문 : 적절한 보호를 위해 어떤 패딩 기술을 쓸 수 있는가?

표준 장비 (Standard equipment)

골키퍼 (Goalkeepers)

- 글러브

정강이 가드는 프리몰딩된 딱딱한 또는 반강체의 플라스틱 재질 외피로 만든다. 일부 디자인은 개인 주문 제작 핏을 위해 열가소성 물질을 쓴다. 가드의 외피는 소프트, EVA 또는 클로즈드셀 폼으로 라이닝한다. 많은 디자인은 내과와 외과 위로 패딩을 대서 만든다. 일부 가드는 나일론 메시 재질로 덮여 있고 또 다른 디자인들은 면양말이나 탄력 슬리브로 싸 놓았다. 대부분의 정강이 가드는 조정이 가능한 나일론 스트랩(strap)에 벨크로 여밈으로 부착한다(그림 13-23). 일부는 나일론 스터럽(stirrup)이 있는 디자인이다.

만약/그렇다면...

만약 축구 정강이 가드가 무릎 아래 전방을 적절하게 보호해 주지 **못한다면** 더 큰 사이즈를 구매하거나 열가소성 디자인을 구매하는 것을 고려해 본다. 더 큰 사이즈는 감싸주는 부위가 확대될 것이고, 열가소성 디자인은 개인별 주문 제작 피팅이 가능하다.

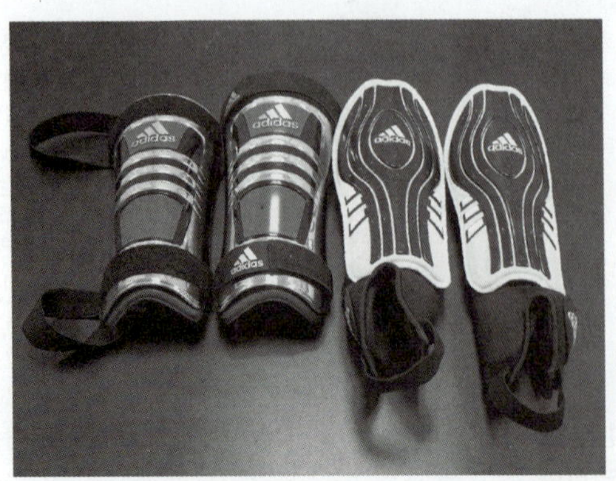

그림 13-23 정강이 가드.

글러브는 개인별 핏, 오른손잡이, 왼손잡이 디자인으로 나오며 엄지를 제외한 손 둘레를 기준으로 해서 사이즈별로 나온다. 손의 장면은 라텍스, 콘텍트 폼 또는 EVA 폼의 외피로 만들어 진다. 일부 디자인에서는 와플형이나 딤플 패턴 등 독특한 표면감을 주어서 그립을 개선한다. 일부 글러브는 나일론 메시 재질이 손등을 덮게 되어 있다. 다른 디자인은 금속 플레이트나 프리몰딩된 금속 와이어가 손가락 배면에 들어가 과신전을 방지한다. 대부분의 글러브는 손가락 덧댐천이 있고 탄력 스트랩(strap)과 벨크로 여밈으로 고정한다(그림 13-24).

소프트볼 (Softball)

의무 착용 장비 (Mandatory equipment)

다음 타자, 배팅과 주루시(NCAA, NFHS), 물러나온 주자, 코치 박스의 플레이어/학생, 미성년 볼보이/배트보이(NFHS)

- 이중 이어플랩 디자인의 헬멧, NOCASE 기준 (NCAA, NFHS), 부상 위험 경고 라벨 (NFHS)

포수 (Catcher)

- 헬멧, NOCSAE 기준 (NCAA, NFHS)
- 페이스 마스크, NOCSAE 기준 (NCAA, NFHS)
- 목 가드 (NCAA, NFHS)

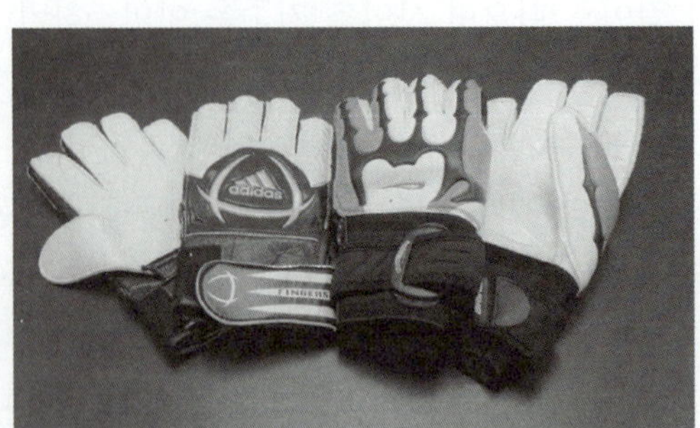

그림 13-24 골키퍼 장갑.

연구 요약

축구를 하다가 입는 부상의 대다수는 다리에 발생하고,[13,30,47] 부상 중에는 타박상같은 경미한 외상과 골절과 같은 고도의 외상이 있다.[19] 그간 무릎 아래 부분 외상을 줄이는 데 정강이 가드가 얼마나 효과가 있는지를 살펴본 조사가 있었다.

일부 연구자들은 정강이 가드가 경미한 외상의 발생을 줄일 수 있을 것이라고 말하는 반면에,[28,50] 다른 연구자들은 가드가 무릎 아래 부분을 골절로부터 보호할 수 있다고 보이기도 했다. 아마추어 축구 선수와 대학 축구 선수 사이에서 정강이 가드의 사용이 무릎 아래 부분 골절을 예방한다는 결과가 나왔다.[8,13] 섬유유리[18]와 금속봉[7] 무릎 아래 모델을 썼을 때 조건을 통제한 충격 테스트에서 모델의 근위 및 원위 말단에서의 최고 힘(peak force)이 현저히 감소되었음을 보인 연구자들도 있다. 50 cm 높이에서 떨어뜨렸을 때, 가드를 착용하지 않은 모델에 비해 가드를 착용한 모델에서 6%에서 21%,[18] 40%에서 77%[7] 감소를 보였다. 감소율의 차이는 다리 모델이 다른 이유에서 온 것일 수 있다.[18] 그렇게 현저하지는 않지만, 가드를 댄 모델에서 20, 30, 40 cm에서 떨어뜨렸을 때에도 최고 힘이 감소하였다.[18]

이러한 제한된 연구의 결과들은 정강이 가드 사용이 무릎 아래 부위 부상을 예방한다는 것을 지지하는 것으로 보인다. 그러나, 보호의 수준은 가드의 사이즈와 구성에 따라 다를 수 있다. 더 무겁고, 더 두껍고, 더 긴 가드가 더 크게 보호해 줄 가능성이 높기는 하지만, 축구를 하는 사람들은 피팅과 편안함을 위해 눈에 크게 띄지 않으며 가벼운 디자인을 선호한다.[18] 최대한의 보호 기능과 편안함을 제공하는 최적의 정강이 가드를 디자인하기 위해 앞으로 더 연구가 필요하다.

- 가슴 보호대 (NCAA)
- 정강이 가드, 발에서 무릎까지 (NCAA)
- 몸 보호대, 정강이 가드, 보호 컵(남성 포수), 워밍업하는 투수(NFHS)

표준 장비 (Standard equipment)

타자 (Batting)

- 글러브

헬멧, 페이스 마스크, 목 가드, 가슴 및 몸 보호대, 정강이 가드, 보호 컵, 글러브 디자인은 야구 장비와 동일하다(그림 13-1, 13-2, 13-3, 13-4, 13-5, 13-6 참조).

레슬링 (Wrestling)

의무 착용 장비 (Mandatory equipment)

모든 선수 (All athletes)

- 이어 가드(NCAA, NFHS), 항상 착용(NCAA)

이어 가드는 다양한 나일론 또는 네오프렌 스트랩(strap)에 폴리프로필렌 또는 에어 블래더 가드가 귀 위로 스트랩에 들어가 있는 디자인으로 나와 있다. 대부분의 이어 가드는 EVA 폼 또는 네오프렌 재질로 라이닝이 되어 있다. 일부 디자인은 이마를 보호하기 위해 외피에 부착된 패딩된 나일론 가드를 쓴다. 이어 가드는 조정이 가능한 나일론 또는 네오프렌 스트랩에 벨크로 여밈으로 고정한다(그림 13-25). 일부 디자인은 턱 컵이 달려 있다.

아이 가드 (Eye guards)

아이 가드는 머리 둘레를 기준으로 한 사이즈별로 개인별 핏 디자인으로 나오며 헬멧과 페이스 가드 스타일로 나온다. 가드는 세 가지 디자인 즉, 안경, 쉴드, 고글형으로 만들어 진다. 아이 가드는 NCAA와 NFHS 한 종목에서만 의무 착용인데, 여자 라크로스와 여학생 라크로스이다. 하지만 야구, 농구, 펜싱, 필드하키, 풋볼,

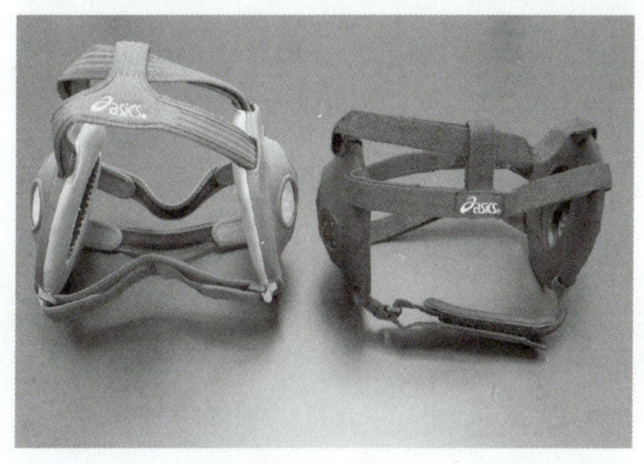

그림 13-25 이어 가드.

아이스하키, 라이플, 스키, 소프트볼, 수영, 발리볼, 워터폴로 선수들에게도 보호 기능을 줄 수 있다. 야구, 펜싱, 필드하키, 풋볼, 아이스하키, 라크로스, 소프트볼 헬멧, 페이스 가드, 마스크는 그 디자인상 눈도 어느 정도 보호해 준다.

안경은 야구, 농구, 필드하키, 풋볼, 아이스하키, 라크로스, 소프트볼에서 보호를 위해 쓰인다. 대부분의 디자인은 폴리카보네이트 플라스틱 재질 렌즈로 만들어지며 처방 시력 교정뿐 아니라, 자외선 보호, 김서림 방지, 눈부심 방지, 스크래치 방지 코팅 등으로 나와 있다. 렌즈는 눈과 얼굴 가쪽까지 확장되는 원피스 또는 쓰리피스 폴리카보네이트나 다른 플라스틱 소재 프레임과 결합된다. 노우즈 피스는 폼이나 비스코탄력으로 패딩한다. 보호 기능을 추가하기 위해 프레임을 이러한 재질로 라이닝하기도 한다. 안경은 귀 뒤 관자놀이에 걸거나 조정할 수 있는 탄력 나일론 스트랩(strap)으로 부착한다(그림 13-26) 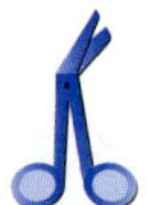.

쉴드는 야구 및 소프트볼 포수 헬멧과 페이스 가드, 필드하키, 풋볼, 아이스하키, 라크로스 헬멧과 페이스 가드와 함께 써서 보호 기능을 하도록 디자인되었다. 이러한 쉴드는 폴리카보네이트 또는 다른 플라스틱 재질로 만들며 자외선과 긁힘으로부터 보호되고 김서림이나 눈부심이 방지되도록 코팅되어 있다. 쉴드는 페이스 가드 너비 만큼이 된다. 대부분의 쉴드는 플라스틱 고리나 와이어 또는 플라스틱 줄로 페이스 가드의 안쪽 표면에 부착되어 있다(그림 13-27).

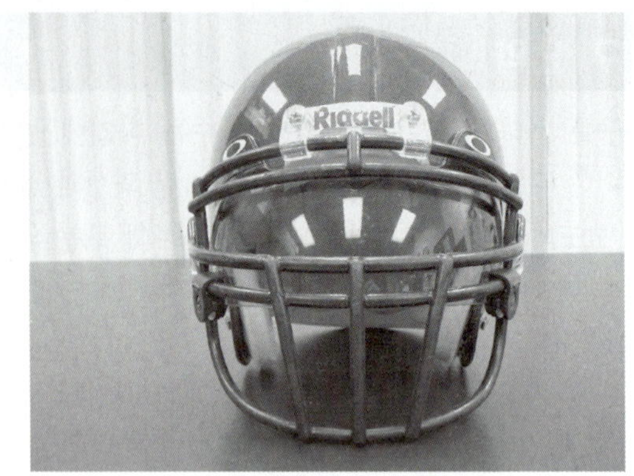

그림 13-27 풋볼 헬멧에 부착된 쉴드.

고글은 라크로스, 스키, 수영, 워터폴로에서 보호 기능을 하도록 사용된다(그림 13-28). 대부분의 디자인은 자외선 차단, 긁힘 방지, 김서림 방지, 눈부심 방지 등의 기능이 있는 폴리카보네이트 렌즈로 구성된다. 일부 라크로스 디자인은 폼 라이닝의 경량 와이어 프레임에 조정이 가능한 탄력 스트랩이 달려 있다. 스키 고글은 헬멧과 같이 쓰며 조정할 수 있는 나일론 스트랩(strap)으로 헬멧 위에 부착된다. 수영과 워터폴로 디자인은 방수 실리콘, 네오프렌 또는 클로즈드셀폼 개스킷과 플랙서블 노우즈 브리지가 달려 있고 안와 위로 꼭 맞는 컵 스타일로 만들어져 있다. 대부분의 디자인은 조정이 가능한 실리콘 스트랩(strap)으로 고정한다.

도움말: 보호용 아이 가드는 꼭 맞아야 한다. 적당히 맞는지 확인하려면 아이 가드의 바깥 주변부를 따라 손가락을 굴려 본다. 손가락이 눈을 가볍게 만질 수 있을 정도로 큰 간격이 존재해서는 안 된다.[52]

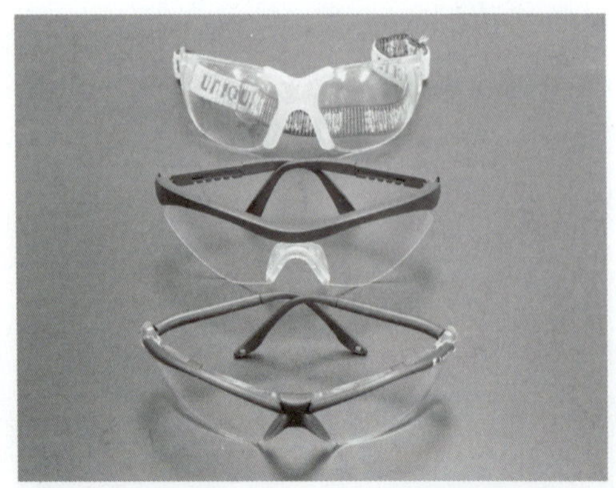

그림 13-26 안경.

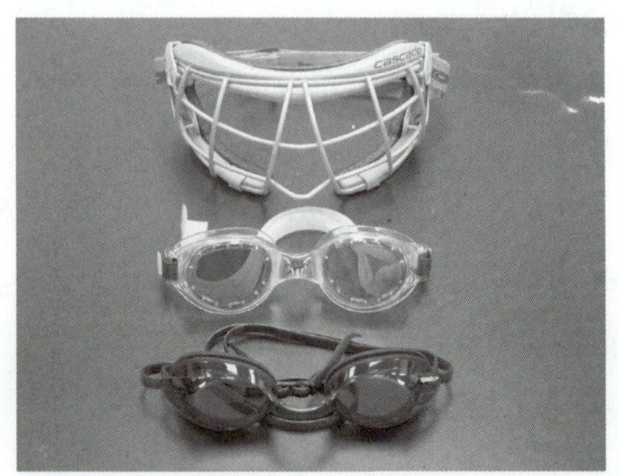

그림 13-28 고글.

연구 요약

눈에 부상을 입을 위험은 스틱이나 라켓, 공이나 다른 발사물, 신체 접촉을 포함하는 어느 스포츠에서나 존재한다. 눈 부상의 위험은 충돌, 접촉, 비접촉 스포츠의 일반적인 분류와는 연관이 없다. 이러한 일반적인 분류에서는 충돌과 접촉 스포츠가 일반적으로 가장 큰 부상 위험을 갖고 있다. 눈 부상에 관하여는 그 위험이 부상으로 이어질 정도로 강한 타격을 받을 가능성에 비례한다.[56] 눈 부상 위험이 높은 스포츠에는 야구, 농구, 복싱, 펜싱, 필드하키, 아이스하키, 라크로스, 무술, 페인트볼, 라켓볼, 소프트볼, 스쿼시, 스트리트 하키 등이 있다. 그러나, 적어도 90%의 눈 부상은 기성제품 아이 가드를 씀으로써 예방할 수 있다.[26,29,49]

몇 건의 연구에서는 스포츠 활동에서 눈 부상의 발생률이 높다는 결과가 나왔다. 대학 야구 선수들 사이에서는 매 시즌 5.5%가 부상을 입는 것으로 집계되었다.[44] 이와 마찬가지로, 6,229명의 대학 풋볼 선수들 사이에서 연습과 게임 세션 1,000회당 0.03건 부상 발생률이 나타났다.[64] 이러한 데이터로부터, 연구자들은 평균 대학 풋볼 선수들은 매 62주간 운동하면서 심각한 부상을 한 번 입는다고 말한다. 여성 라크로스 선수들 사이에 얼굴, 눈, 치아 부상 발생률이 6.2%에서 9.9%임을 보인 연구자들도 있다.[57]

부상 위험을 줄이기 위해 정확한 아이 가드를 선택하는 것은 3단계를 포함한다.[56] 첫째, 눈의 병력과 시야 검사를 하여 잠재적으로 염려할 사항이 있는지 파악한다. 둘째, ASTM, ANSI, NOCSAE, PECC 기준을 만족시키는 아이 가드만을 선택하여 사용한다. ASTM F803 기준을 만족시키는 아이 가드를 착용한 선수는 몇백만 플레이어-이어(player-year)를 사용하는 동안 눈 부상이 없는 것으로 보고되었다.[56] 또한, 1978년 이래로 HECC 또는 CSA가 인증한 풀 하키 페이스 쉴드를 착용한 백만 명 이상의 선수는 부상을 입지 않았다. 마지막으로, 경험이 많은 안과의사, 검안사, 그 외 다른 의료 전문가를 선택하여 가드를 피팅한다. 안경은 폴리카보네이트 렌즈와 고충격 플라스틱 프레임으로 된 것이어야 한다.[58] 콘텍트 렌즈만으로는 선수를 보호하지 못한다. 착용자는 보호를 위해 안경, 쉴드, 고글을 써야 한다.[56]

스포츠에서 눈 부상의 위험이 높고 아이 가드를 사용했을 때 부상 방지 성공률은 높다는 것은 선수 협회나 조직에서 위험도가 높은 종목에는 인증받은 아이 가드 사용을 의무화할 것을 고려해야 한다는 것을 시사한다.

창의성이 있는 질문 4

풋볼팀 풀백은 연습과 경기 때 콘택트 렌즈를 끼도록 요구된다. 프리시즌 연습 중에 몇 번은 먼지와 풀이 페이스 가드를 통해 눈으로 들어가서 렌즈를 상하게 했지만 다행히 눈은 다치지 않았다. 보호를 위해 이 선수의 헬멧과 페이스 가드에 폴리카보네이트 쉴드를 부착했다. 쉴드가 페이스 가드 틈으로 들어오는 큰 물체로부터는 보호해 주지만, 작은 부스러기는 계속해서 콘텍트 렌즈와 눈에 도달했다.

질문 : 페이스 가드와 눈으로 부스러기가 들어오는 것을 막기 위해 어떤 기술을 쓸 수 있는가?

마우스 가드 (Mouth guards)

ASTM은 피팅 절차와 얼마나 편안한지, 보호 기능은 어떤지에 근거하여 마우스 가드를 분류하였다. 이 분류는 I타입 스톡, II타입 마우스 형태, III타입 주문 제작 등이다. 스톡, 마우스 형태, 주문 제작 마우스 가드는 NCAA, NFHS 필드하키, 풋볼, 아이스하키, 라크로스에서 의무 착용이지만 어떤 종목에서나 쓸 수 있다.

스톡 마우스 가드는 입 둘레를 기준으로한 사이즈 별로 나와 있다(그림 13-29). 이러한 가드는 프리몰딩된 고무 또는 폴리비닐 재질로 만들며, 구매 즉시 사용할 수 있고, 개인적으로 개조하는 것이 허용되지 않는다. 스톡 마우스 가드는 이를 꽉 다무는 것으로 고정되며 흔히 말하거나 숨쉬는 데 방해가 되기는 한다. 일부 디자인은 루프 스트랩(strap)이 달려 있어 마우스 가드를

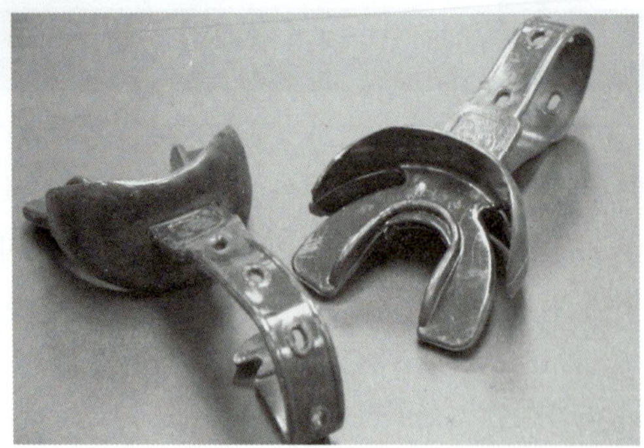

그림 13-29 루프 스트랩이 달린 스톡 마우스 가드.

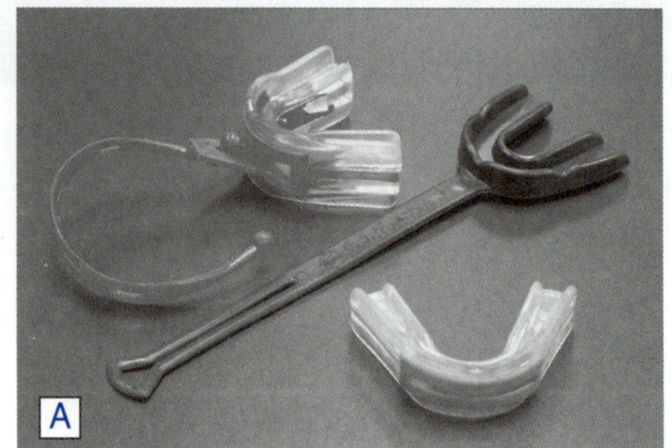

그림 13-30A 마우스 형태 마우스 가드 (좌측과 중앙) 루프 스트랩이 달린 형 (우측) 루프 스트랩이 없는 형.

세부사항

마우스 형태 피팅 프로세스

- 마우스 가드를 페이스 가드 스트랩(strap)으로 걸어서 가드가 물렁해 질 때까지 끓는 물에 넣는다(그림 13-30B). 대부분의 디자인에서는 20내지 30초가 권장된다.
- 가드를 물에서 꺼내어 물이 빠지게 약 5초간 놓아 둔다.
- 가드를 입에 직접 넣는다. 대부분의 디자인에서는 가드를 입천장 아치에 댄다(그림 13-30C). 스트랩을 가이드삼아 이에 대고 가드의 가운데를 잘 맞춘다.[2]
- 입술을 꼭 다물고 입천장 아치 쪽으로 가드를 강하게 빨아 들여 주어 윤곽을 따라 피팅이 나올 수 있게 한다(그림 13-30D 참조). 대부분의 디자인에서는 15내지 30초가 권장된다.
- 형태를 잡는 과정에서 윗턱과 아래턱을 앙 다물거나 가드를 물지 않는다.
- 가드를 입에서 빼고 찬 물에 헹군다.
- 후방 끝을 잘라내거나 잇몸 옆 가장자리를 다듬어 내면 보호 기능이 떨어지고 부상 위험이 증가한다(그림 13-30E 참조).[48]
- 가드가 재성형을 요하면 새 가드를 가지고 피팅 절차를 다시 시작한다.

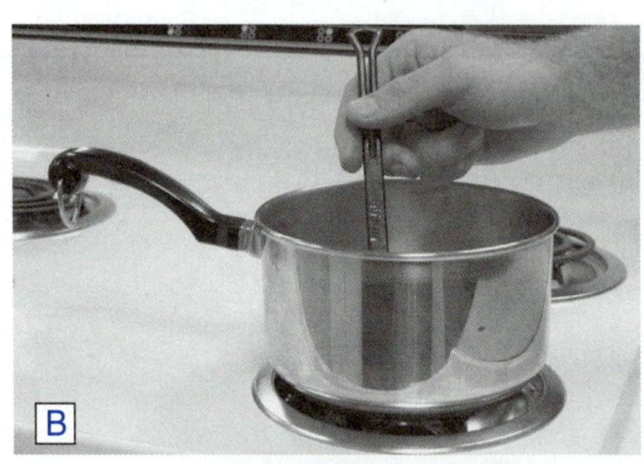

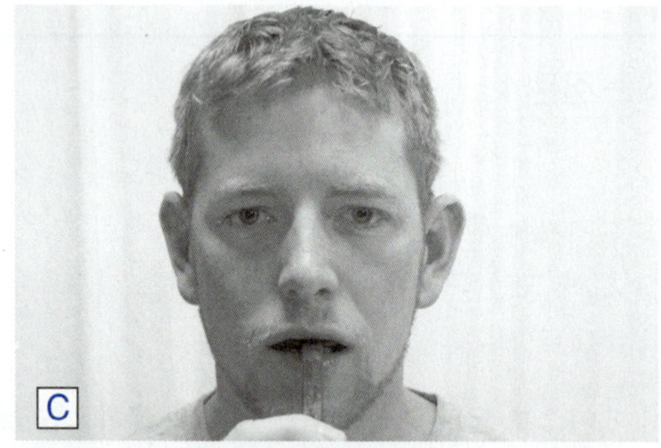

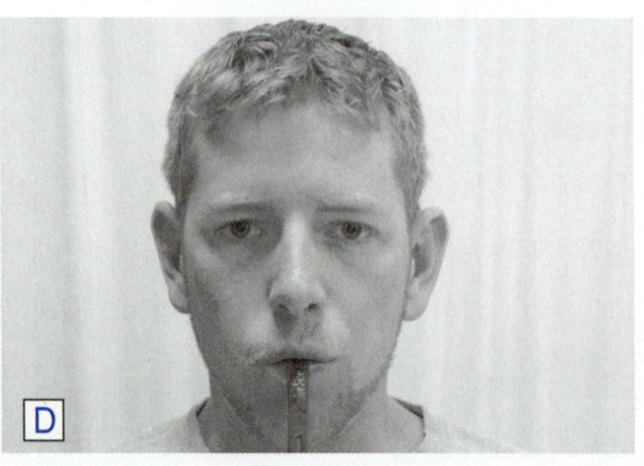

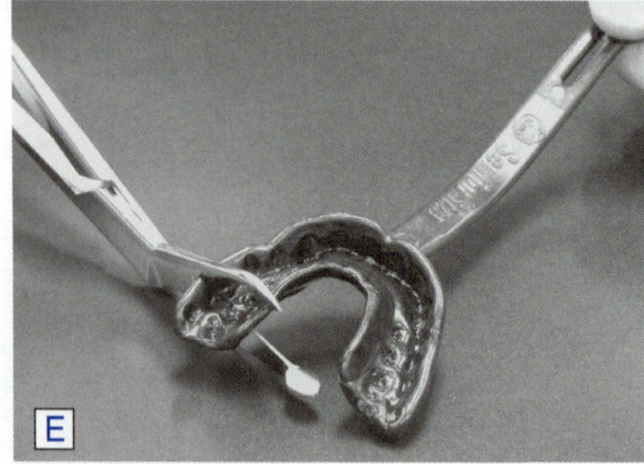

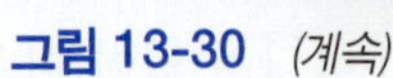

그림 13-30 *(계속)*

페이스 가드에 부착시키게 되어 있다.

마우스 형태 디자인은 입 둘레를 기준으로 한 사이즈별로 제작된다(그림 13-30A). 이 디자인은 가장 흔하게 사용되는 가드이다. 어떤 디자인은 보일앤 바이트(boil and bite) 가드라고 부르는데, 다른 디자인이 딱딱한 재질의 외피와 에틸 메타크릴레이트의 라이닝으로 되어 있는 반면에, 열가소성 재질의 외피로 되어 있다. 이러한 가드는 끓는 물에 가열하여 입과 치아의 윤곽에 따라 구강 내에서 모양을 잡는다. 치과의사가 시행하는 것이 좋다. 마우스 형태 가드는 올바로 피팅한다면 이에 고정된다. 대부분은 페이스 가드 스트랩(strap)이 달려 나와 있다.

주문 제작 가드는 입천장 아치 또는 바닥 아치 모델로 개인별 핏 디자인으로 제작된다(그림 13-31A). 일부 가드는 진공 공절을 써서 열가소성 물질로 만든다. 또 다른 디자인은 열가소성 또는 압력성형 라미네이션 공절을 써서 라미네이트 수지 재질로 만들어진다. 이러한 가드는 일반적으로 치과 또는 연구실에서 제작되지만, 집에서 만들 수도 있다. 개인별 주문 제작 피팅이기 때문에 거의 필요하지 않긴 하지만, 페이스 가스 스트랩(strap)이 이런 디자인에 들어가기도 한다.

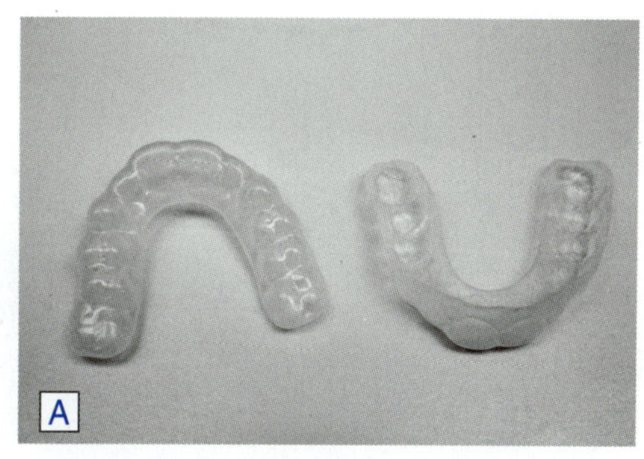

그림 13-31A 주문 제작 제작 마우스 가드.

세부사항

주문 제작 제작 양압(positive pressure) 공정

- 본을 성형하기 위해서 알지네이트를 트레이에 놓는다(그림 13-31B). 이 물질은 래귤러 또는 페스트(fast) 셋 믹스로 나와 있다.
- 트레이를 입에 넣고 아치 안으로 누른다(그림 13-31C 참조). 입천장 아치 또는 바닥 아치 본을 만들 수 있다. 트레이는 약 90초 정도 또는 단단하게 굳을 때까지 입에 물고 있는다.
- 트레이를 빼내고 젖은 종이 타월로 싸서 다이 스톤 믹스를 본에 부을 준비가 될 때까지 둔다.
- 모델의 성형을 위해서 다이 스톤 파우더를 물과 섞는다(그림 13-31D 참조). 종이 타월을 풀어 본을 빼내고 계면활성제를 본에 뿌린다.
- 본을 강력 바이브레이터에 놓고 다이 스톤 믹스를 본에다 조심스럽게 붓는다(그림 13-31E 참조). 시간은 20내지 30초 정도 걸린다. 진동으로 인해 믹스가 본을 통해 서서히 흘러서 믹스에 에어포켓의 형성이 줄게 된다.
- 본을 바이브레이터에서 내려 놓는다. 믹스 나머지를 가지고 패티를 만들어 모델을 그 패티에 모델을 거꾸로 넣어 모델의 베이스를 성형한다(그림 13-31F). 양생이 되도록 한 시간정도 치워 둔다.
- 본을 다이 스톤 모델에서 조심스럽게 떼어낸다(그림 13-31G 참조).
- 모델 트리머를 써서 고쳐야 할 부분이나 에어 버블을 다듬어서 완성 모델을 만든다(그림 13-31H 참조).
- 모델을 분리제로 칠해 마우스 가드 재료가 모델에 붙지 않도록 한다. 모델을 5분에서 10분 정도 200°F(93°C)로 가열하여 말린다.
- 마우스 가드를 만들기 위해 모델을 양압 성형 기계의 금속판 중앙에 놓는다(그림 13-31I 참조).
- 프리컷 3 mm 두께 실리콘 열가소성 가드 재료를 플립 톱의 바닥에 놓고 고정한다(그림 13-31J 참조). 성형 기계를 작동시킨다. 플립 톱의 상부에 있는 발열체가 가열을 시작한다.
- 발열체 가열이 준비되면 보통 불이 들어와서 표시가 되는데, 플립 톱을 내려 발열체를 열가소성 물질 위에 오게 한다(그림 13-31K 참조). 일반적으로, 대략 105초 정도로 가열 시간을 미리 설정해 둔다.

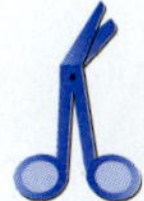

도움말: 열가소성 물질과 라미네이트 수지 마우스 가드 재료 가열 시간은 다양하다. 재료를 구매할 때 제조사가 넣어 둔 가열 시간 설명서가 있다. 재료의 과열을 방지하기 위해 이 안내를 주의깊게 따르고 가압 과정에서 가드의 두께를 줄이지 않도록 한다.

- 재료가 가열되면 플립 톱을 열어 발열체를 시작 위치로 돌려 놓는다(그림 13-31L 참조). 플립 톱의 바닥을 뒤집어 열가소성 물질이 모델 위에 올라가도록 한다(그림 13-31M 참조).

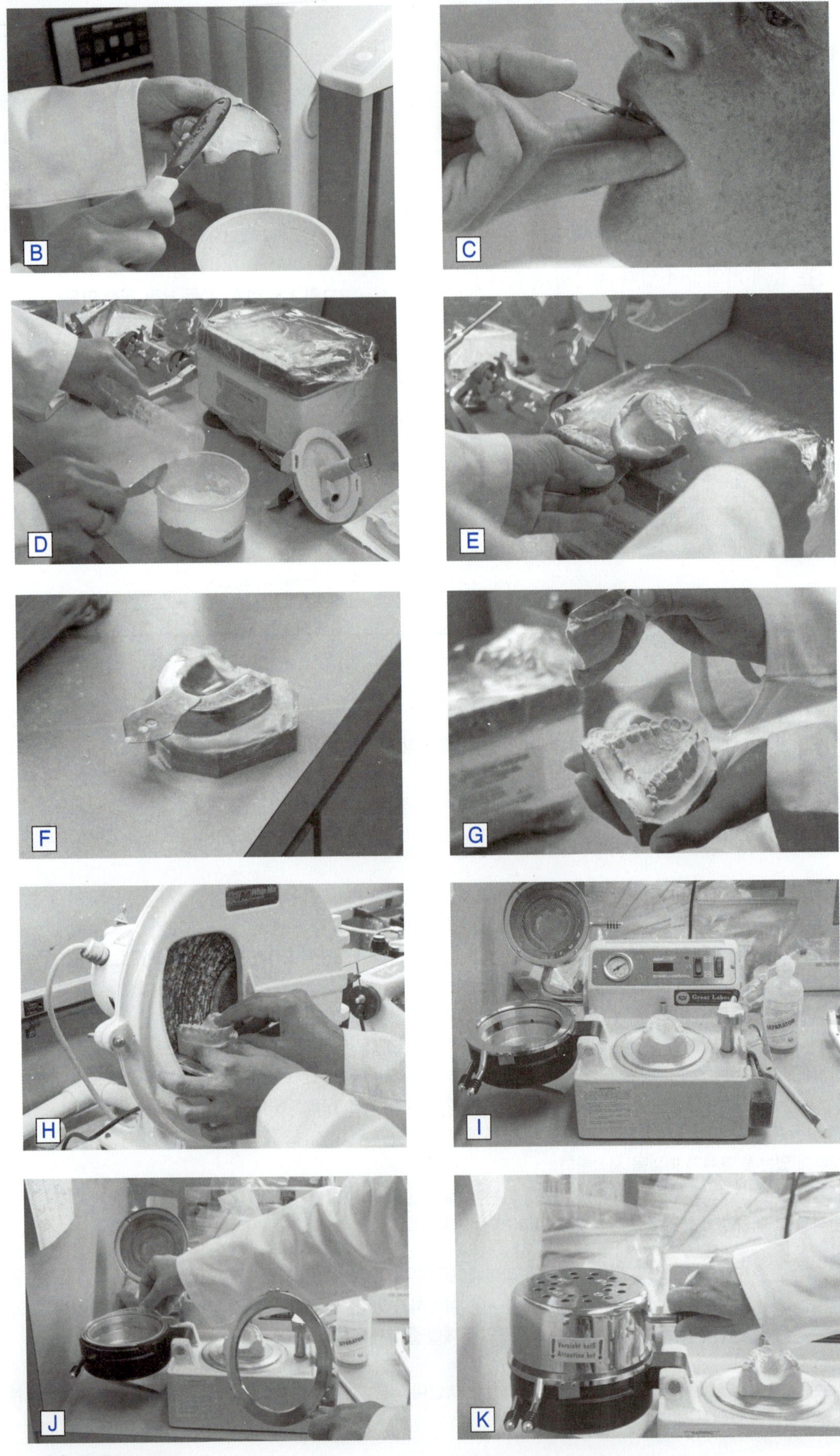

그림 13-31 *(계속)*

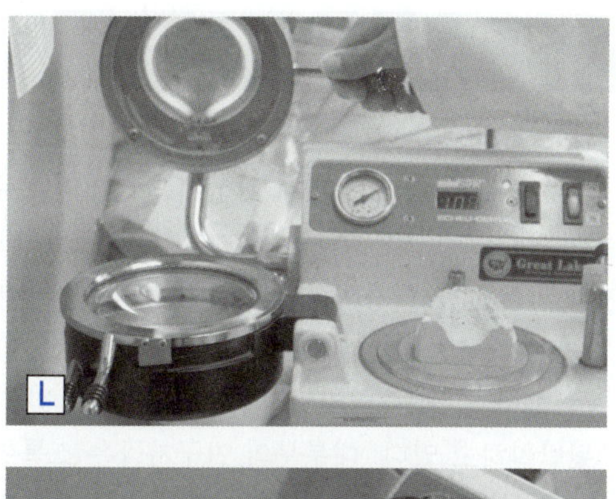

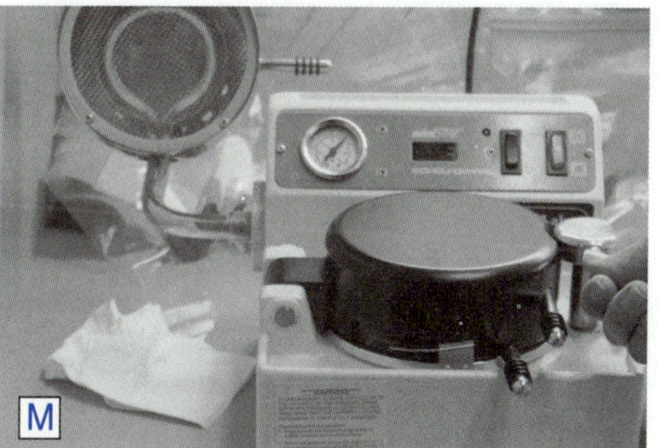

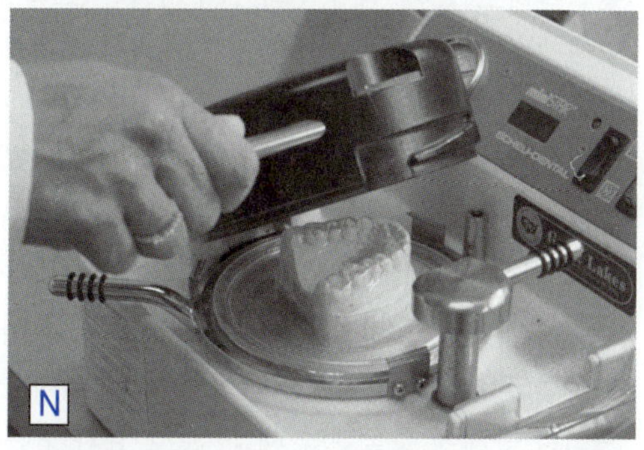

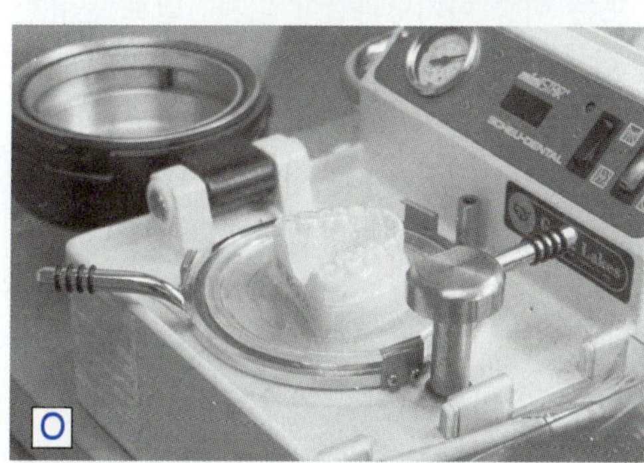

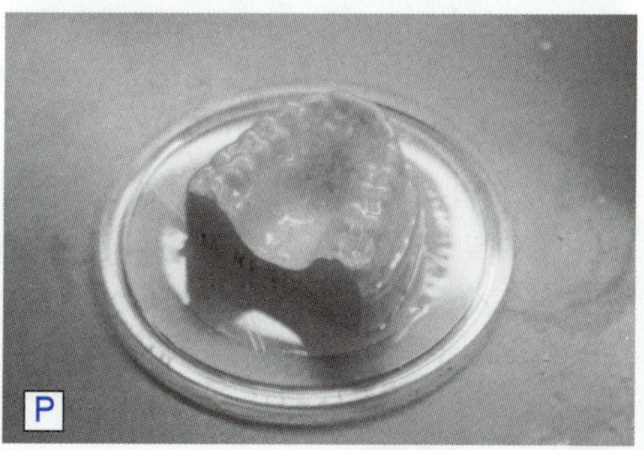

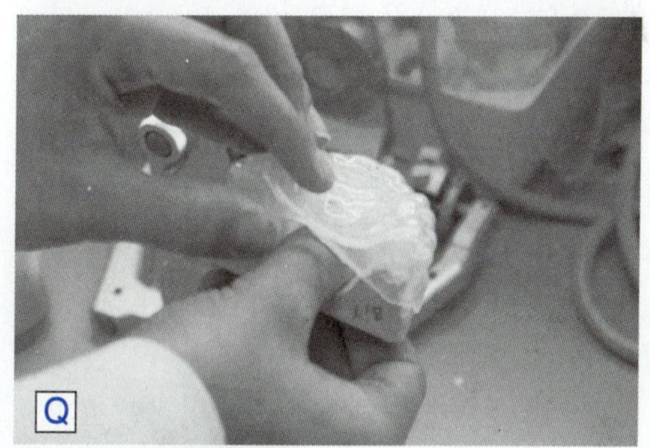

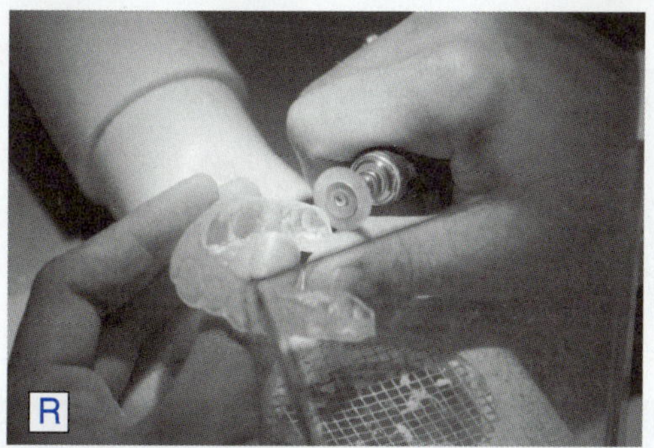

그림 13-31 *(계속)*

- 가열된 열가소성 가드 재료는 양압 공정을 통해 몰딩대로 성형된다(그림 13-31N 참조). 시간은 대략 2분 정도 걸린다.
- 이 과정이 끝나면 플립 톱의 바닥을 시작 위치로 되돌려 놓는다(그림 13-31O 참조).
- 모델과 열가소성 가드 재료를 플립 톱 바닥에서 꺼내어 윗부분이 위로 가도록 카운터에 놓고 2분정도 식힌다(그림 13-31P 참조).
- 가위를 가지고 남는 부분을 모델에서 잘라내고 가드를 모델에서 조심스럽게 분리한다(그림 13-31Q 참조).
- 가드를 작은 그라인더로 다듬어서 날카로운 가장자리를 없애준다(그림 13-31R 참조).
- 가드를 잘 씻고 플라스틱 용기에 담는다.

T. Russ, R. Salko, personal communication, 2004.10. 8

연구 요약

몇몇 종목에서는 운동할 때 마우스 가드 착용이 의무적이지만, 사용하는 디자인의 유형은 종종 그 팀이나 선수의 선택이다. 마우스 가드라는 용어는 프리 사이즈부터 주문 제작에 이르기까지 많은 다양한 형태의 디자인을 포괄한다. 이러한 가드는 일반적으로 스톡형, 마우스 형태형, 주문 제작형을 비롯한 제작 공정별로 분류하거나 싱글 아치형 또는 이중 아치형과같이 디자인별로 분류한다.[1,63] 싱글 아치 디자인은 윗니나 아랫니 중 한쪽 아치, 보통은 상악 쪽으로만 덮어 준다. 이중 아치형은 상악과 하악쪽을 모두 덮는 디자인이다.[20] 적절한 디자인을 선택하고 사용하는 것이 가드가 얼마나 보호를 해주느냐를 결정한다.

문헌에는 마우스 가드 사용이 부상 위험을 줄여 줄 수 있다고 실려 있다.[3] 가드는 치아 가장자리로 인한 혀나 입술, 뺨 열상을 줄여 주고,[14] 아래턱에 받은 충격으로 인한 턱 골절을 줄여 주며,[27] 하악 전변에서 또는 아래쪽에서 가해지는 충격으로 인해 발생하는 타박상을 줄여준다.[14,24,27] 올바로 피팅한 마우스 가드는 탄성이 있어야 하며, 찢기지 않아야 하고, 맛이 느껴지지 않아야 하며, 보호 기능을 해야 한다.[48] 가드는 또한 편안해야 하며, 말하거나 숨을 쉬는 데 미치는 영향이 최소여야 하고, 보유성과 피팅을 유지해야 한다.

마우스 가드 디자인의 선택과 사용은 임상적인 효과보다는 일반적인 믿음과 인식에 근거하는 것으로 보인다.[61] 90% 이상의 가드가 현재 기성제품 디자인으로 사용되고 있고 나머지 10%가 주문 제작인 것으로 보고되어 왔다.[48] 오늘날 사용되고 있는 대부분의 기성제품 가드는 부피가 크고 불편하며 말할 때나 숨쉴 때 영향을 끼치면서 아마도 모든 디자인이 마찬가지라는 믿음과 인식을 뒷받침하고 있다. 대부분의 연구자들은 스톡형과 마우스 형태 가드가 불만족스러우며 주의해서 사용해야 한다는 데 동의한다.[45,48,60]

마우스 가드의 효과는 제작 과정에서 사용되는 재료와 그 두께에 달려 있다. 일부 학자들은 입술 부위 두께[15]와 후방 폐색 두께[62]가 가드의 보호 기능에 있어 중요 요소이며, 최적의 두께는 3 mm라고 말했다.[25] 아주 뻣뻣한 특성을 지닌 재료로 만든 가드는 하중을 재분배하여 부드러운 물체에 충돌했을 때 더 보호 효과가 큰 것으로 보인다. 경도가 떨어지는 재료는 스트레스를 받으면 변형되어 딱딱한 물체와 충돌했을 때 충격을 흡수한다.[15]

기성제품 디자인보다 더 비싸기는 하지만, 주문 제작된 진공 가압 라미네이트 가드가 보호 기능이 더 크고 편안한 것으로 보인다. 몇 가지 이중 아치 턱관절 보호대가 최근 도입되었으며 계속해서 최적의 마우스 가드 개발을 위해 노력하는 데 도움이 되어야 할 것이다.

만약/그렇다면...

만약 어떤 선수가 사용 중에 보일앤 바이트 마우스 가드를 계속 **물게 된다면,** 가드를 딱딱한 외피의 마우스 형태 디자인이나 주문 제작 제작 디자인으로 바꿀 것을 고려해 본다.

임상사례

다가오는 시즌을 위한 연습 시작을 3주 앞두고, 동네 청소년 야구팀인 라이온스는 후원자를 잃게 되었다. 그리고 2주 후, 5년 째 이들을 맡고 있는 코치는 스카우트 제의를 받고 다른 도시로 옮겨 갔다. 빌 먼치는 아들이 이 팀에 소속되어 있고 라이온스의 코치를 맡기로 동의했다. 빌은 재고 조사를 위해 즉시 장비를 분류하기 시작했다. 빌은 타자 몇 명의 헬멧이 이어플랩에 금이 가 있고 포수 페이스 가드의 스틸/와이어 프레임이 휘어져 있는 것을 발견했다. 후원자를 잃었기 때문에 라이온스는 이 시점에 새 장비를 살 수가 없었다. 빌은 집수리용품 전문점에서 일하고 있었고 섬유유리 테이프와 에폭시를 이어플랩에 써서 금 간 것을 보수할 수 있다고 생각했다. 그는 또한 바이스를 써서 페이스 가드의 와이어/스틸 프레임을 펼 계획도 세웠다. 보호 장비를 개조하거나 보수하는 데 어떤 관련되는 것은 없을까? 이 사례를 다루는 데 있어 라이온스에 보호 장비를 제공하기 위한 가능한 다른 해결책은 무엇이 있을까?

두번째 공격 시즌에서 맥캘럼 고교 풋볼팀의 풀백 마이크 쇼트는 세번째 다운 플레이에서 볼을 넘겨받았다. 마이크는 스크리미지 라인을 넘어가자마자 미들 라인배커에게 좌측 흉부를 받쳐서 뒤로 넘어졌다. 마이크가 그라운드에 넘어질 때, 디펜시브 백에게 흉부 전방과 목을 다시 부딪쳐서 목이 신전되었다. 머리의 움직임과 이 일격의 힘으로 인해 마이크의 턱이 찢어졌다. 마이크는 일어서서 필드에서 걸어나가려고 했다. 운동트레이너 린 메리는 필드로 달려와 직접 누르면서 벤치로 마이크를 부축했다. 팀닥터는 사이드라인에서 마이크를 진단하고나서 치료를 위해 그를 라커룸으로 데려갔다. 라커룸에서 팀닥터는 상처를 깨끗이 닦고 봉합하였다. 하프타임에 린이 라커룸으로 돌아갔을 때 마이크는 게임에 복귀해도 되는지 물었다. 팀닥터는 마이크가 턱을 적절하게 패딩하고 헬멧을 단단히 고정한다면 복귀해도 좋다고 허락을 할 것이다. 마이크가 게임에 복귀할 수 있게 보호해 줄 수 있으려면 어떤 패딩 기술을 쓸 수 있는가?

랩업 (Wrap Up)

- 보호 장비와 패딩을 디자인하고, 생산하고, 구매하고, 피팅하고, 사용하는 개인은 안전을 보장하기 위해 법적 책임을 공유한다.
- 고품질의 장비와 패딩만을 구매하며, 제조사의 사용설명을 따르고, 개조하지 않으며, 정기적으로 유지 보수하고 모니터한다.
- NOCSAE, HECC, ASTM, CSA, PECC는 보호 장비와 패딩을 생산, 유지 보수, 사용하기 위한 안전 기준과 검사 절차를 수립해 왔다.
- NOCSAE, HECC, ASTM 또는 CSA 검사 기준을 만족하는 야구, 풋볼, 라크로스, 아이스하키, 소프트볼 헬멧과 페이스 가드는 씰이나 라벨을 영구적으로 새기거나 찍어야 한다.
- NCAA와 NFHS는 많은 종목에서 선수들이 의무적으로 보호 장비와 패딩을 착용할 것을 요구한다.
- 선수들은 연습과 경기 중에 요구되지 않는 많은 보호 장비와 패딩 디자인을 자발적으로 착용한다.
- 기성제품 장비와 패딩 기술은 다양한 통합형 핏과 주문 제작형 디자인으로 나와서 충격을 흡수하고 보호 기능을 제공한다.
- 보호 장비와 패딩이 모든 부상을 예방하도록 디자인되지는 않았지만, 적절한 경우에는 그러한 보호 장비와 패딩을 사용하는 것이 권장된다.

■ 웹사이트 참고

American Association of Oral and Maxillofacial Surgeons
http://www.aaoms.org/
- This Web site allows you access to information about the prevention and treatment of oral sport injuries.

Canadian Standards Association
http://www.csa.ca/Default.asp?language=english
- This Web site allows you to search and purchase standards developed for protective athletic equipment.

Cornell Law School Legal Information Institute
http://www.law.cornell.edu/
- This Web site allows access to information about sports law and product liability.

Douglas
http://www.douglaspads.com/pc/about.asp
- This Web site is an online catalog for the manufacturer and provides sizing and ordering information for football, baseball, and ice hockey equipment.

Great Lakes Orthodontics, Ltd.
http://www.greatlakesortho.com/index.php
- This Web site provides information about equipment for the custom-fabrication of mouth guards.

MegaLaw.com
http://www.megalaw.com/index.php
- This site provides access to sport law topics, including sports law federal decisions and sports law statutes and regulations.

National Collegiate Athletic Association
http://www2.ncaa.org/
- This Web site allows access to online rules and guidelines for each sponsored sport in regard to mandatory and recommended protective equipment.

National Federation of State High School Associations
www.nfhs.org/ScriptContent/Index.cfm
- This site provides you information about ordering sponsored sport rules and guidelines, which include mandatory and recommended protective equipment.

National Operating Committee on Standards for Athletic Equipment
http://www.nocsae.org
- This site provides access to standards, certifications, and testing procedures for protective equipment.

Riddell
http://www.riddell.com/
- This site is an online catalog for the protective equipment manufacturer and provides technical, fitting, and ordering information.

Schutt Sports

http://www.schutt-sports.com

- This site provides access to sport-specific catalogs containing protective equipment.

The Hockey Equipment Certification Council Inc.

http://www.hecc.net/home.html

- This Web site provides information about the testing and certification of ice hockey equipment.

The Protective Eyewear Certification Council

http://www.protecteyes.org/

- This site provides you recommendations about appropriate eye guards to prevent sport-related eye injuries.

Williams Sports Group

http://www.footballshoulderpads.com/football-shoulder-pads.asp

- This site allows access to information about the Temperature Management System (TMS) used in the construction of football shoulder pads.

■ 참고문헌

1. American Society for Testing and Materials: Standard Practice for Care and Use of Mouthguards. Designation: F 697-80 (Reapproved 1992). American Society of Testing and Materials. Vol. 15.07: 418, 1999.
2. Anderson, MK, Hall, SJ, and Martin, M: Foundations of Athletic Training: Prevention, Assessment, and Management, ed 3. Williams & Wilkins, Philadelphia, 2005.
3. Andreasen, JO: Traumatic Injuries of the Teeth, ed 2. Munksgaard, Copenhagen, 1981.
4. ASTM Internal, Inc, http://www.astm.org/cgi-bin/SoftCart.exe/ index.shtml?E+mystore, 2005.
5. Benson, BW, Mohtadi, NGH, Rose, MS, and Meeuwisse, WH: Head and neck injuries among ice hockey players wearing full face shields vs half face shields. JAMA 282:2328–2332, 1999.
6. Benson, BW, Rose, MS, Meeuwisse, WH, Kissick, J, and Roberts, WO: The impact of face shield use on concussions in ice hockey: A multivariate analysis/commentary. Brit J Sports Med 36:27–32, 2002.
7. Bir, CA, Cassatta, SJ, and Janda, DH: An analysis and comparison of soccer shin guards. Clin J Sport Med 5:95–99, 1995.
8. Boden, BP, and Garrett, WE: Tibia and fibula fractures in soccer players. Knee Surg Sports Traumatol Arthrosc 7:262–266, 1999.
9. Burstein, AH, Otis, JC, and Torg, JS: Mechanisms and pathomechanics of athletic injuries to the cervical spine. In Torg, JS (ed): Athletic Injuries to the Head, Neck, and Face. Lea & Febiger, Philadelphia, 1982, pp 139–154.
10. Canadian Standards Association, http://www.csa.ca/Default.asp?language=english, 2004.
11. Cantu, RC, and Cantu, RI: Neurologic Athletic Head and Spine Injuries. WB Saunders, Philadelphia, 2000, p 243.
12. Caswell, SV, and Deivert, RG: Lacrosse helmet designs and the effects of impact forces. J Athl Train 37:164–171, 2002.
13. Cattermole, HR, Hardy, JRW, and Gregg, PJ: The footballer's fracture. Br J Sports Med 30:171–175, 1996.
14. Chapman, PJ: Mouthguards and the role of sporting team dentists. Aust Dent 34:36–43, 1989.
15. Cummins, NK, and Spears, IR: The effect of mouthguard design on stresses in the tooth-bone complex. Med Sci Sports Exerc 34:942–947, 2002.
16. Davidson, M: Helmets. Annual Athletic Equipment Managers Association Convention, Kansas City, MO, June 9, 2004.
17. Davidson, M: Shoulder pads. Annual Athletic Equipment Managers Association Convention, Kansas City, MO, June 9, 2004.
18. Francisco, AC, Nightingale, RW, Guilak, F, Glisson, RR, and Garrett, WE, Jr: Comparison of soccer shin guards in preventing tibia fracture. Am J Sports Med 28:227–233, 2000.
19. Gainor, BJ, Piotrowski, G, Puhl, JJ, and Allen, WC: The kick: Biomechanics and collision injury. Am J Sports Med 6:185–193, 1978.
20. Gusenbauer, A, http://www.wipss.com/Med_dentistry-Today.htm, Brain injury in sports related to trauma to the lower jaw, 2002.
21. Guskiewicz, KM, Bruce, SL, Cantu, RC, Ferrara, MS, Kelly, JP, McCrea, M, Putukian, M, and McLeod, TC: National Athletic Trainers' Association position statement: Management of sport-related concussion. J Athl Train 39:280–297, 2004.
22. Halstead, PD: Performance testing updates in head, face, and eye protection. J Athl Train 36:322–327, 2001.
23. Heck, JF, Clarke, KS, Peterson TR, Torg, JS, and Weis, MP: National Athletic Trainers' Association position statement: Head-down contact and spearing in tackle football. J Athl Train 39:101–111, 2004.
24. Hickey, JC, Morris, AL, Carlson, LD, and Seward, TE: The relation of mouth protectors to cranial pressure and deformation. JADA 74:735–740, 1967.
25. Hoffmann, J, Alfter, G, Rudolph, NK, and Göz, G: Experimental comparative study of various mouthguards. Endod Dent Traumatol 15:157–163, 1999.
26. Jeffers, JB: An ongoing tragedy: Pediatric sports-related eye injuries. Semin Ophthalmol 5:216–223, 1990.
27. Johnsen, DC, and Jackson, EW: Prevention of intraoral trauma in sports. Dent Clin North Am 35:657–666, 1991.
28. Kujala, UM, Taimela, S, Antti-Poika, I, Orava, S, Tuominen, R, and Myllynen, P: Acute injuries in soccer, ice hockey, volleyball, basketball, judo, and karate: Analysis of national registry data. BMJ 311:1465–1468, 1995.
29. Larrison, WI, Hersh, PS, Kunzweiler, T, and Shingleton, BJ: Sport-related ocular trauma. Ophthalmology 97:1265–1269, 1990.
30. Lindenfield, TN, Schmitt, DJ, Hendy, MP, Mangine, RE, and Noyes, FR: Incidence of injury in indoor soccer. Am J

Sports Med 22:364–371, 1994.

31. Mueller, FO, and Blyth, CS: An update on football deaths and catastrophic injuries. Phys Sportsmed 14:134–142, 1986.
32. Mueller, FO, and Cantu, RC: Nineteenth Annual Report of the National Center for Catastrophic Sports Injury Research: Fall 1982-Spring 2001. National Center for Catastrophic Sports Injury Research, Chapel Hill, 2002.
33. National Collegiate Athletic Association, http://www.ncaa.org/library/sports_sciences/sports_med_handbook/2003-04/2003-04_sports_med_handbook.pdf, Sports medicine handbook, 2003–2004.
34. National Federation of State High School Associations: 2004 Baseball Rules Book. National Federation of State High School Associations, Indianapolis, 2004.
35. National Federation of State High School Associations: 2004–05 Field Hockey Rules Book. National Federation of State High School Associations, Indianapolis, 2004.
36. National Federation of State High School Associations: 2004 Football Rules Book. National Federation of State High School Associations, Indianapolis, 2004.
37. National Federation of State High School Associations: 2004–05 Ice Hockey Rules Book. National Federation of State High School Associations, Indianapolis, 2004.
38. National Federation of State High School Associations: 2004 Boys Lacrosse Rules Book. National Federation of State High School Associations, Indianapolis, 2004.
39. National Federation of State High School Associations: 2004–05 Soccer Rules Book. National Federation of State High School Associations, Indianapolis, 2004.
40. National Federation of State High School Associations: 2004 Softball Rules Book. National Federation of State High School Associations, Indianapolis, 2004.
41. National Federation of State High School Associations: 2004–05 Wrestling Rules Book. National Federation of State High School Associations, Indianapolis, 2004.
42. National Operating Committee on Standards for Athletic Equipment, http://www.nocsae.org, 2005.
43. Naunheim, RS, Ryden, A, Standeven, J, Genin, G, Lewis, L, Thompson, P, and Bayly, P: Does soccer headgear attenuate the impact when heading a soccer ball? Acad Emerg Med 10:85–90, 2003.
44. Powell, JW: National Athletic Injury/Illness Reporting System: Eye injuries in college wrestling. Int Ophthalmol Clin 21:47–58, 1981.
45. Ranalli, DN: Prevention of craniofacial injuries in football. Dent Clin North Am 35:627–645, 1991.
46. Ray, R: Management Strategies in Athletic Training, ed 2. Human Kinetics, Champaign, 2000.
47. Sadat-Ali, M, and Sankaran-Kutty, M: Soccer injuries in Saudi Arabia. Am J Sports Med 15:500–502, 1987.
48. Sports Dentistry, http://www.sportsdentistry.com/mouthguards. html, Types of athletic mouthguards, 2002.
49. Strahlman, E, and Sommer, A: The epidemiology of sports-related ocular trauma. Int Ophthalmol Clin 28:199–202, 1988.
50. Tenvergert, EM, Ton Duis, HJ, and Klasen, HJ : Trends in sports injuries, 1982–1988: An in-depth study on four types of sport. J Sports Med Phys Fitness 32:214–220, 1992.
51. The Hockey Equipment Certification Council, Inc, http://www. hecc. net/home.html, 2005.
52. The Protective Eyewear Certification Council, http://www.protecteyes.org/PECC%20Injuries%20prevention.pdf, The mechanisms and prevention of sports eye injuries, 2004.
53. Torg, JS, Truex, Jr, R, Quedenfeld, TC, Burstein, A, Spealman, A, and Nichols, III, CE: The National Football Head and Neck Injury Registry: Report and conclusions, 1978. JAMA 241:1477–1479, 1979.
54. Torg, JS, Vegso, JJ, O'Neill, MJ, and Sennett, B: The epidemiologic, pathologic, biomechanical, and cinematographic analysis of football-induced cervical spine trauma. Am J Sports Med 18:50–57, 1990.
55. United States Lacrosse, http://www.uslacrosse.org/the_sport/womens_rules.phtml, Women's condensed lacrosse rules, 2005.
56. Vinger, PF: A practical guide for sports eye protection. Phys Sportsmed 28:49–50,55–56,59,63–66,69, 2000.
57. Vinger, PF: The eye and sports medicine. In Tasman, W, Jaeger, EA (eds): Duane's Clinical Ophthalmology. JB Lippincott, Philadelphia, 1994, pp 1–103.
58. Vinger, PF, Parver, L, Alfaro, III, DV, Woods, T, and Abrams, BS: Shatter resistance of spectacle lenses. JAMA 277:142–144, 1997.
59. Watkins, RG: Neck injuries in football players. Clin Sports Med 5:215–246, 1986.
60. Welburry, RR, and Murray, JJ: Prevention of trauma to teeth. Dent Update 17:117–121, 1990.
61. Westerman, B, Stringfellow, PM, and Eccleston, JA: Forces transmitted through EVA mouthguard materials of different types and thickness. Aust Dent J 40:389–391, 1995.
62. Winters, JE: Commentary: Role of properly fitted mouthguards in prevention of sport-related concussion. J Athl Train 36:339–341, 2001.
63. Woodmansey, KF: Athletic mouthguards prevent orofacial injuries: A review. Gen Dent Jan–Feb:64–69, 1999.
64. Zemper, ED: Injury rates in a national sample of college football teams: A 2-year prospective study. Phys Sportsmed 17:100–105, 1989.

1장 해답

사례 연구 해답

배달 서비스 운전사가 발목 내번염좌 부상을 입었다. 비탄력 테이프 또는 탄력 테이프, 탄력 또는 천으로 된 랩, 기능적 발목 브레이스로 지지를 해 주고 더 이상의 부상을 예방할 수 있다.

풋볼 러닝백이 허벅지 전방 타박상을 입었다. 플라스틱이나 열가소성 재질의 딱딱한 고밀도 패드를 써서 활동에 복귀할 더 이상의 부상으로부터 보호할 수 있다. 탄력 또는 자가 점착 랩 또는 탄력 또는 네오프렌 슬리브가 활동 이후에 압박 및 지지 기능을 해 줄 것이다.

비판적으로 사고하기 해답

1. 피부 자극을 줄이기 위해서 자리를 정확하게 잡아주고 처치에 앞서 피부를 깨끗이 닦고 건조시킨다. 점착 테이프 스트레이, pre-tape 재료, 얇은 폼패드를 써서 자극을 줄일 수 있다. 테이프를 댈 때는 몸의 자연스러운 곡선을 따르도록 주의하고, 각 자락을 겹치게 하며 틈이 벌어지거나 주름이 생기지 않도록 하고 잡아당기는 강도를 일정하게 한다. 또한 기술을 적용하는 순서를 따른다.
2. 압박을 위해 3인치 또는 4인치 너비 탄력 랩 또는 1½, 2, 2¾, 또는 3인치 너비 자가 점착 랩을 쓴다. 탄력 슬리브를 쓸 수도 있다.
3. 첫째, 브레이스를 떼어 내고 피부를 깨끗하게 닦고 말린다. 그리고 나서 단계별 순서를 따르면서 브레이스를 다시 댄다. 브레이스의 피팅이 허락하면, 브레이스 밑에 네오프렌 슬리브를 쓸 수도 있다. 점착 테이프 스트레이를 쓰면 자극을 줄일 수도 있다. 필요한 경우 브레이스 제조사에 문의한다.
4. NCAA 및 NFHS 규정을 만족시키도록 적어도 ½인치 두께의 고밀도, 클로즈드셀 폼 또는 유사한 재질로 반강체 캐스트를 싼다. 현장 심판 또는 감독관이 경기에 앞서 패딩을 승인해야 한다. 승인을 얻기 위해서는 의사에게서 부상과 캐스트에 대한 확인서가 필요할 수도 있다.

2장 해답

사례 연구 해답

한 물리치료사이며 운동트레이너가 지역 고등학교에 파견 서비스를 나갔다. 그녀는 리노베이션의 일환으로 선수 트레이닝룸의 처치 공간을 디자인해 달라는 요청을 받았다. 그녀는 우선 현재 매일 처치를 받아야 하는 선수의 숫자와 처치에 쓸 수 있는 시간을 고려해야만 한다. 앞으로 추가적인 시설 리노베이션이나 직원의 증원, 스포츠 팀 확대를 필요로 할 수도 있을 것이다. 처치 공간의 디자인은 머리 윗쪽 환기관, 금이 간 타일 바닥, 수직의 지지 들보, 전체 면적 문제를 다루어야 한다. 테이핑 테이블을 환기관으로부터 떨어진 곳으로 옮겨 걸리적거리는 것이 없는 높이를 어느 정도 허락하도록 한다. 금이 간 타일 조각을 교체하거나 전체 바닥을 교체한다. 금이 간 타일은 그라우트나 시멘트로 메우고 논슬립 플라스틱, 고무 또는 카펫 러너나 매트로 덮는다. 주문 제작 테이핑 테이블이나 벤치를 수직 지지 들보 주위나 코너로 짜 넣어 한정된 공간을 활용한다. 주어진 면적 내에서 처치 공간을 디자인한다.

비판적으로 사고하기 해답

1. 30에서 40인치 사이 다양한 높이의 테이블을 구매 또는 제작하여 당신과 직원들의 필요에 응하게 한다. 테이블에 적당한 수납 및 카운터 공간이 들어가도록 디자인하여 처치 중에 재료에 쉽게 손이 가도록 한다.
2. 모든 비탄력 테이프, 탄력 테이프, 캐스트 테이프, 자가 점착 랩, 브레이스, 그리고 딱딱한 패드, 고밀도 패드를 환기가 잘 되는 공간에 수납한다. 탄력 랩과 소프트, 저밀도 패드는 테이핑 테이블과 벤치에 수납할 수 있다.
3. 우선, 시설 안에서 처치 공간의 위치를 살펴본다. 처치 공간은 접근이 용이하도록 출입구 근처에 위치해 있어야 한다. 둘째, 가능하다면 처치 시간에 적당한 의료 전문가, 테이블, 벤치를 쓸 수 있도록 갖춘다. 셋째, 대기 공간을 갖추면 혼잡을 덜 수 있다.

3장 해답

사례 연구 해답

한 농구 선수가 양쪽 발에 족저근막염 부상이 생겼다. X자, 루프, 또는 위브 아치, 로우다이, 또는 족저건막 스트랩(strap) 테이핑 기법을 쓰면 종아치를 지지해 줄 것이며 연습과 경기를 하는 중에 통증을 완화시켜 줄 것이다. 나이트 스트린트는 선수가 자는 동안 족저건막을 정적으로 스트레칭해 줄 것이며 아침에 최초로 체중을 실을 때 통증을 완화시켜 주어야 한다. 힐컵이나 풀랭스 네오프렌, 실리콘, 또는 비스코탄력 폴리머 깔창과 같은 소프트 보조기 디자인을 써서 운동이나 일상 활동 중 충격을 흡수하고 후족을 지지할 수 있다. 이러한 보조기 디자인은 운동하는 동안 단독으로 쓸 수도 있고 X자, 루프, 또는 위브 아치, 로우 다이나 족저건막 스트랩 테이핑 기법과 함께 쓸 수도 있다. 운동 또는 일상 활동을 하는 동안 열가소성 물질, 코르크, 가죽, 또는 폼 재질의 기성제품 또는 주문 제작 반강체 보조기를 쓰면 날마다 테이프를 쓸 필요없이 전족 또는 후족을 지지하고 충격을 흡수할 수 있다. 운동이나 일상 활동에서 종아치 패딩 기법을 쓰면 종아치를 지지할 수 있다. 힐컵이 없으면 힐 패드 기법을 써서 운동 또는 일상 활동 중 종골 밑 지방 패드를 압박함으로써 충격을 흡수하고 통증을 완화한다.

비판적으로 사고하기 해답

1. 비탄력 테이프만을 쓴 원형, X자, 루프, 또는 위브 아치 기법은 종아치를 지지하고 통증을 완화해야 한다.
2. 점착 거즈를 벗겨진 부위에 대주거나 발가락을 완전히 싸서 찰과상을 치료한다. 피부 윤활제를 테이프 위로 그리고 인접 발가락에 발라 피부 자극을 방지한다.
3. 풀랭스 네오프렌, 실리콘 또는 비스코탄력 폴리머 깔창과 같은 소프트 보조기 디자인을 각 신발 안 쪽에 넣어 충격을 흡수한다.
4. 워킹 부츠 또는 캐스트 부츠는 지지를 해 주면서 보통의 걸음걸이로 걸을 수 있게 해준다.
5. 소프트 힐컵을 각 신발에 넣거나 도넛, 힐 또는 비스코탄력 폴리머 패드를 각 힐에 넣어서 부상을 입은 부위에 가해지는 스트레스를 덜어 준다.

4장 해답

사례 연구 해답

한 발리볼/소프트볼 선수가 발목에 중급의 내번염좌 부상을 입었다. 후방 스프린트 또는 워킹 부츠를 쓰면 못 움직이게 고정하면서 발목을 지지해 주게 된다. 딱딱한 캐스트 테이프를 사용하면 매일매일 떼어내서 치료를 할 수가 없다. 오픈 베스킷위브, 압박랩, 탄력 슬리브 또는 소프트 캐스트 기술은 스프린트나 부츠 아래로 처치하여 부기와 삼출을 다스리는 데 도움을 줄 수 있다. 발리볼을 하는 중에는 클로즈드 베스킷위브, 스파르탄 슬리퍼, 거골하 슬링 테이핑 기법과 레이스 업, 반강체, 에어/젤, 랩 브레이싱 디자인이 지지 기능을 제공할 것이다. 테이핑과 브레이싱 기법을 함께 쓸 수도 있다. 테이핑과 레이스 업, 랩 브레이싱 기법으로 족저굴곡과 족배굴곡을 제한하는 것은 선수의 수직 점프 높이를 제한할 수 있고 주의깊게 진단을 해야 한다. 소프트볼을 위해서는 클로즈드 배스킷위브, 스파르탄 슬리퍼, 거골하 슬링을 쓰면 지지가 되면서 족배굴곡을 제한하게 될 것이다. 레이스 업, 반강체, 에어/젤, 랩 브레이스 기법을 쓸 수 있지만, 레이스 업과 랩 디자인만이 족배굴곡을 제한할 것이다. 테이핑과 브레이싱 기법을 함께 쓰는 것 또한 최대한의 지지를 해 주고 족배굴곡을 제한할 수 있다.

비판적으로 사고하기 해답

1. 배스킷위브 변형 기법을 가지고 발목을 더 지지해 준다. 몰스킨 또는 열가소성 스터럽(stirrup)을 쓰면 거골하 관절에서 내번과 외번을 줄여주고 거퇴관절의 족저굴곡과 족배굴곡이 가능하게 해줄 것이다. 족저굴곡을 제한하면 수직 점프 높이가 감소할 수 있다. 탄력 또는 반강체 캐스트 테이프 힐록은 지지 기능을 추가해 주지만 족저굴곡을 더 감소시킬 수 있다.
2. 탄력 또는 반강체 캐스트 테이프 힐록, 몰스킨 또는 열가소성 스터럽(stirrup), 또는 거골하 슬링 또는 스

파르탄 슬리퍼 기법을 가지고 클로즈드 배스킷위브 기법을 적용하여 거골하 관절과 거퇴관절을 지지할 수 있다.

3. 탄력 랩, 탄력 슬리브 자가 점착 랩, 탄력 테이프 압박랩 또는 소프트 캐스트 기법은 압박 기능을 더해 주어 부기와 삼출을 다스리는 데 도움이 된다.
4. 브레이싱 기법이 아마도 최선의 해결책일 것이다. 의료 전문가가 테이핑 기법을 적용하는 능력과 관련 테이핑 재료의 비용은 꼭 고려해야 할 두 가지 문제이다. 사정이 허락되면 선수는 브레이스를 착용할 수 있고, 여름 동안 사용에 대해서 설명을 들을 수 있다. 레이스 업, 반강체, 에어/젤 블래더 브레이스를 사용할 수도 있다. 그러나, 테이핑 기법으로 인한 동작 범위 제한을 줄이려면, 반강체 브레이스가 더 효과적이다. 브레이스는 내번, 외번, 회전을 제한하고 정상적인 족저굴곡과 족배굴곡을 허용한다.
5. 브레이스에서 힐의 자리를 단단하게 잡았는지, 아이릿이 2인치 이하로 떨어져 있는지, 스트랩(strap)이 정확하게 채워졌는지 확인함으로써 적절한 피팅이 되었는지 판정한다. 브레이스 디자인에 스터럽(stirrup)이 포함되어 있다면, 플라스틱 또는 열가소성 스티럽을 사용함으로써 지지 기능을 추가할 수 있다. 몇 가지 테이핑 기법과 브레이스를 함께 사용할 수도 있다.
6. 비스코탄력 폴리머 또는 폼 또는 펠트 도넛 패드를 외과 위로 브레이스 밑에 대어 전단력을 완화할 수 있다.

5장 해답

사례 연구 해답

마라톤 연습을 하던 한 여성 투자은행가가 안쪽경골 스트레스 증후군이 생겼다. 원형, X자, 루프, 위브, 로우다이 테이핑 기법을 쓰면 종아치와 전족을 지지하고 과도한 회내를 교정하게 될 것이다. 나선형 하지 기법으로는 압박을 할 수 있다. 필요하다면, 딱딱한 캐스트 테이프 또는 워킹 부츠가 해당 부위를 지지하고 완전히 못 움직이게 고정해 줄 것이다. 힐컵과 풀랭스 네오프렌, 실리콘, 비스코탄력 폴리머 깔창과 같은 소프트 보조기 디자인을 써서 충격을 흡수한다. 반강체 및 딱딱한 보조기 디자인은 지지 및 과도한 회내의 교정 기능을 할 것이다. 네오프렌 슬리브를 써서 압박 및 지지를 할 수 있다. 힐패드 기법을 쓰면 충격을 흡수하여 무릎 아래 미치는 반복적인 스트레스를 완화하게 된다. 안쪽 웨지 패드를 써서 과도한 외내를 교정하거나 종아치 패드를 써서 아치를 지지해 준다.

비판적으로 사고하기 해답

1. 기법 적용에 앞서 통증이 오는 족배굴곡의 범위를 신중하게 결정한다. 발을 통증이 없는 범위에 놓고 이 자세를 모니터하여 기법을 적용하는 동안 족배굴곡으로 가지 않도록 방지한다. 이리저리 움직이는 것을 방지하기 위하여 점착 테이프 스프레이를 도포하거나, 피부에 직접 이 기법을 적용하거나, 또는 무릎 아래에서 고정한다.
2. 압박랩 기술 1을 적용하여 발, 발목, 무릎 아래를 압박한다. 폼 또는 펠트 패드를 근위부 타박상 위에 랩 밑으로 적용하여 정맥 순환을 돕는다. 외과 또는 내과 위로 부기가 있으면 말발굽 패드를 써서 압박을 더할 수 있다.
3. 나선형 하지 테이핑 기술 또는 탄력 슬리브 압박랩 기술을 써서 압박 및 지지를 해 준다. 처치 후 통증이 증가하는지 살핀다.
4. 발과 발목을 일시적으로 못 움직이게 고정하려면 후방 스프린트를 쓴다. 부상을 입은 사람을 며칠 내로 의사에게 보일 거라면 이 기법을 쓴다. 팀닥터는 딱딱한 캐스트 테이프를 가지고 쇼트레그 캐스트를 쓸지도 모른다. 워킹 부츠 또한 발과 발목을 못 움직이게 고정해 줄 것이다. 기술을 뭘 썼느냐에 관계없이 비체중부하보행법(non-weight-bearing ambulation)에는 목발이 필요하다.
5. 기성제품 정강이 가드를 쓰고 이 디자인을 안쪽 표면에 부착하는 오픈셀 폼으로 보충한다. 폼에 구멍을 내어 어떤 충격을 주는 힘이 가해지면 이를 분산시킨다. 열가소성 물질을 써서 무릎 아래를 몰딩, 성형한 주문 제작 디자인을 만든다. 두 가지 디자인 모두 2인치 또는 3인치 탄력 테이프 또는 자가 점착 랩으로 부착하거나 무릎 높이 양말을 위에 신는다.

6장 해답

사례 연구 해답

사이클 클럽의 한 멤버가 슬개대퇴관절 스트레스 증후군이 생겨서 전방 또는 무릎 관절을 겪어 왔다. 정적 또는 동적 슬개골 오리엔테이션을 판단한 후에 맬코넬 테이핑 기법을 쓰면 통증을 완화하고, 슬개대퇴관절 부정렬을 교정할 수 있다. 슬개건 스트랩(strap) 테이핑과 브레이싱 기법은 슬개골 하극 또는 경골 결절에서 슬개건의 긴장을 완화시킬 수 있어서 통증을 완화시킬 수 있다. 로우다이 테이핑 기법은 지지 기능을 제공하고 과도한 족부 회내를 교정할 수 있다. 슬개골 오픈형 네오프렌 슬리브를 쓰면 압박과 약간의 지지 기능을 할 수 있다. 버트리스 브레이싱 기법과 함께 네오프렌 슬리브를 쓰면 마찰과 스트레스를 완화하고 압박, 지지 기능을 하며 슬개대퇴관절 부정렬을 교정한다. 반강체 및 딱딱한 보조기 디자인은 지지 및 과도한 족부 회내 교정 기능을 할 수 있다.

비판적으로 사고하기 문제

1. 슬개건 스트랩(strap) 테이핑 기술 1은 이 상황에서 효율성을 입증해야만 한다. 중량 탄력 테이프는 더 두껍고 다른 테이프보다 더 인장 강도가 큰 데, 슬개건 위로 최대의 긴장을 주는 데 쓰인다. ½인치 비탄력 테이프를 써도 긴장을 조정할 수 있다. 검사 중 긴장이 감소하면 ½인치 비탄성 탄력 테이프를 다시 처치한다.
2. 압박랩 패드 기법으로 압박랩을 써서 부기를 완화시킨다. 103lb(47kg)급이기 때문에 선수가 외배엽형(마르고 키 큰형)일 가능성이 높다. 오픈셀 폼 패드가 전슬개 부위에 잘 맞고 5야드나 10야드 길이 탄력 랩 밑에 놓았을 때 균일한 압력을 유지해 줄 것이다. 압박 패드를 가지고 탄력 슬리브를 쓸 수도 있다.
3. 브레이싱 기술을 써서 무릎에 안정성과 보호 기능을 준다. 예방 브레이스를 써서 무릎을 보호할 수도 있지만 외반력 및 과신전력으로부터만 보호해 준다. MCL은 안쪽 관절낭, 안쪽 반월판과 연결되어 있고 MCL 이완은 외반 및 회전력으로부터 이러한 구조의 손상으로 이어질 수 있다. 기능상 브레이스는 더 큰 안정성을 제공하고 외반, 내반, 과신전, 회전 스트레스로부터 보호해 준다. 이러한 상황에서는 기능적 브레이스가 기능적인 역할과 예방적 역할을 모두 해 준다.
4. 콜래트럴 X 테이핑 기법 또는 경첩 바가 달린 네오프렌 슬리브 브레이싱 기법은 활동 중 LCL에 지지 및 보호 기능을 제공해 줄 것이다. 콜래트럴 X 기법을 적용하기 위해서는 점착 테이프 스프레이, 3인치 중량 탄력 테이프, 그리고 아마도 pre-tape 재료가 필요할 것이다. 평균적으로, 점착 테이프 스프레이(4oz 캔)은 3.8달러, pre-tape 재료(롤)는 0.60달러, 중량 3인치 탄력 테이프(롤)은 3.73달러에 구할 수 있다. 이 2주 기간 동안 (연습 10회와 경기 2회) 처치할 때마다 탄력 테이프 세 롤을 쓰면 점착 테이프 스프레이($3.80), pre-tape 재료 다섯 롤, 탄력 테이프 36롤($134.28)을 포함하여 총 141.08달러가 들 것이다. 경첩 바가 달린 기성제품 네오프렌 슬리브 브레이스는 52달러 내지는 132달러 정도로 살 수 있다. 테이핑 기법은 1회만 사용하지만 브레이싱 기법은 세탁 후에 다시 쓸 수 있다. 브레이스의 피팅은 조정할 수 있지만 테이핑 기술을 조정하기가 쉽지 않다.
5. 압박랩 기술은 부기와 삼출을 완화시킬 것이다. 압박 랩 기술 2는 발, 발목, 무릎 아래, 무릎을 포함하는 기술인데, ACL 부상에 대해 메커니즘상 가장 효과적인 압력을 줄 것이다. 조정이 가능한 경첩이 달린 재활 브레이스를 써서 지지해 주고 동작 범위를 통제한다. 경첩으로 인해 착용자가 받아들일 수 있는 수준까지 동작 범위를 변경할 수 있다.
6. 도넛 패드를 염증 부위, 가장 가능성이 높기로는 비골두 아래에 대어 비골신경에 가해지는 압박을 완화한다. 패드를 기성제품 무릎 패드 아래로 넣어 점착 거즈 또는 탄력 테이프로 무릎에 붙인다.

7장 해답

사례 연구 해답

한 하키 선수가 3급 대퇴골 타박상을 입었다. 응급처

치에서 압박랩 기술 2를 써서 부기를 다스린다. 3급 타박상은 심하게 부을 수 있다. 압박 랩은 근위부 발가락에서 근위부 허벅지까지 덮어주며 부기가 원위부로 이동해 나가는 것을 방지해 줄 것이다. 폼이나 펠트 패드를 압박 랩 밑으로 염증 부위 위에 처치하는 것을 고려해 본다. 활동에 복귀하기 위해서는 기성제품 또는 주문 제작 패딩 기술을 써서 보호해 주고 재부상을 예방한다. 허벅지 패드가 들어가 있는 기성제품 아이스하키 팬츠가 나와 있지만, 이들 패드는 이 상황에서는 충분하지 않다. 고밀도 셀이 있는 패드가 요구된다. 개인별 핏, 통합형 핏, 또는 부상후 디자인 기성제품을 사거나 주문 제작 디자인을 만든다. 탄력 테이프, 탄력 랩, 네오프렌 스트랩(strap)을 써서, 또는 꼭 맞는 옷 밑에 착용하여 패드를 허벅지에 부착한다.

팀닥터의 조언을 지키기 위해서 압박 랩 기술 1, 2, 3 또는 네오프렌 슬리브를 쓰거나 쇼츠를 입어 압박을 가하여 부기를 다스린다. 폼 또는 펠트 패드를 잘라 랩이나 탄력 슬리브 또는 네오프렌 슬리브 밑으로 염증 부위에 대주어 더 압박해 준다. 이러한 압박 기술은 기술 2를 제외하고는 운동할 때나 일상 활동 중에도 쓸 수 있다. 패딩을 더 해주기 위해서 쓸 수 있는 기술이 몇 가지 있다. 큰 패드를 쓰거나 부상 후에 쓸 용도로 나와 있는 디자인을 구매하는 것을 고려해 보자. 열가소성 물질을 몰딩하여 기존 패드 위에 붙여 보호 기능을 추가한다. 또한 오픈셀 폼을 기존 패드 안에 붙이는 것도 고려해 보자. 이 때 부상 부위 위로 폼에 구멍을 뚫어 충격을 주는 힘이 가해지면 분산시키도록 한다.

비판적으로 사고하기 해답

1. 아쿠아 테라피 중에 네오프렌 슬리브 또는 네오프렌 쇼츠를 써서 지지를 해 준다. 네오프렌은 물을 거의 흡수하지 않아 흠뻑 젖지 않는다. 탄력 랩과 테이프는 물에 흠뻑 젖을 것이다. 이렇게 되면 다리에 하중을 더하게 되고, 압박 및 지지 기능을 잃게 되며 피부에 자극을 줄 수 있다. 대부분 테이프의 점착 성질 또한 물에서는 소실된다.
2. 이 상황에서 몇 가지 기술을 고려해 보자. 첫째, 탄력 랩 위로 탄력 테이프를 원형 패턴이 되게 더 붙인다. 감는 강도는 보통으로 한다. 둘째, 대퇴근 스트레인 기술 2를 쓴다. 허리를 탄력 랩으로 감고 압박 및 지지 기능을 유지하도록 돕기 위해 테이프를 붙인다. 셋째, 네오프렌 슬리브, 네오프렌 쇼츠, 또는 허벅지, 엉덩이, 골반 콤비네이션 브레이스를 쓰면 작업 중에 효율성을 유지하기 위해 브레이스를 조정해 가며 할 수 있다.
3. 경기의 남은 시간이 얼마 안 되기 때문에 기성제품 패딩 기술을 써야 할 것이다. 벤치에서, 선수가 꼭 맞는 쇼츠를 입었다면 패드를 밑에 넣거나 스트랩(strap) 디자인을 쓰고 네오프렌 스트랩(strap)을 벨크로로 고정시킨다. 벤치에서 또는 라커룸에서 원형 허벅지 테이핑 기술 또는 대퇴근 스트레인 랩핑 기술 1 또는 2를 써서 패드를 부착한다.

8장 해답

사례 연구 해답

레이싱팀의 타이어 캐리어가 GH 관절이 탈구되었다. 스와드가 달린 슬링 기술 1을 쓰거나 스와드 랩핑 기술을 쓰거나, 4S 랩핑 기술을 쓰면 GH 탈구를 즉각적으로 처치할 때 지지 및 못 움직이게 고정하는 역할을 할 것이다. 장기간의 고정을 위해서는 스와드가 달린 슬링 기술 1 또는 작은 패드나 작게 부풀린 필로우가 달린 슬링 기술 2를 쓸 수 있다. 활동 복귀를 위해서는 원하는 동작 범위에서 외전과 외회전을 제한해 줄 숄더 스태빌라이저를 고른다. 토르소 베스트 디자인이 몇 가지 나와 있으며 팀 유니폼 밑에 입을 수 있다. 레이싱 데이에 입을 유니폼은 염증 억제 재질로 만든다. 브레이스를 포함시킬 필요가 있을지 고려해 보자. 덥고 습한 환경에서는 캔버스 및 가죽으로 만든 토르소 베스트가 탈수증 우려를 불러 올 수 있다. 그러나, 디자인이 동작 범위를 제한하는 효과가 브레이스 선택에서 가장 우선으로 고려되어 야 한다. 시즌 나머지 기간에는 기존 브레이스의 효과와 편안함을 모니터한다. 느슨해져서 동작 범위를 과하게 허용하거나 피부에 자극이 발생하면 다른 디자인을 구매할 수도 있다.

비판적으로 사고하기 해답

1. 피부 자극을 줄이기 위해서 기존 패드를 피부 위에

바로 대거나 네오프렌 슬리브 위로 대고 숄더 스파이커 랩핑 기술로 고정한다. 또한, 의무 착용 보호장비와 같이 쓸 수 있게 디자인된 비스코탄력 폴리머, 젤, 골격형 또는 클로즈드셀 폼 패드 등과 같은 다른 기성제품 디자인 구매도 고려한다.

2. 슬링 기술 1과 스와드가 달린 슬링 또는 스와드 랩핑 기술을 써서 연습하는 중에 어깨와 팔을 지지하고 못 움직이게 한다. 슬링, 스와드, 탄력 랩은 매일 빨아서 다시 쓸 수 있다. 이렇게 하면 수술후 슬링과 스와드의 오염 및 과도한 착용을 줄여줄 것이다.
3. 스트랩(strap)을 상완 둘레에 고정한 후에 이리저리 움직이지 않게 탄력 랩 또는 자가 점착 랩 또는 탄력 테이프를 보통 정도의 강도로 당겨 원형 패턴으로 패드 위로 감아 준다. 또한, 선수가 입는 운동복을 검사한다. 해당 어깨나 상완에서 슬리브를 자르게 하지 않는다. 슬리브는 패드를 덮어서 상완 주변에서 묶어 패드가 움직이는 것을 막도록 도와 줄 수 있다.
4. 대부분의 기성제품 AC 관절 패드는 네오프렌 스트랩(strap)으로 어깨에 고정한다. 이러한 스트랩은 보통의 동작 범위와 던지는 동작을 제한한다. 주문 제작 열가소성 재질 패드를 만들어서 보호를 해 주고, 동작 범위를 제한하지 않게 한다. 패드를 숄더 포인터/AC 관절 스트레인 테이핑 기술로 피부에 직접 붙인다. 패드를 매일 착용한다면 해당 부위에 자극이 없는지 살펴본다.

9장 해답

사례 연구 해답

한 로데오 선수가 후가쪽 팔꿈치 탈구 부상을 입었다. 선수의 좌측 팔꿈치를 후방 스프린트 기술 1 또는 2, 또는 재활 브레이스 기술을 써서 90도 굴절 상태에서 고정하고 지지한다. 스프린트나 브레이스로 슬링 기술 1을 사용하는 것을 고려해 보자. 압박 랩핑 기술 1, 4, 또는 5를 써서 부기와 삼출을 다스린다.

재활 브레이스 또는 기성제품 기능적 브레이스 기술을 쓰면 재활하는 동안 지지 및 고정 기능에 외반 및 과신전 스트레스로 인한 추가 부상을 예방해 줄 것이다. 상완과 팔뚝 위축증이 나타날 수 있으므로 기성제품 기능적 디자인은 이 시기에 알맞지 않다. 압박 랩 기술 1, 4, 또는 5를 써서 계속되는 부기와 삼출을 다스린다.

로데오 운동으로 복귀하면서 기성제품 또는 주문 제작 기능적 브레이스 기술을 써서 팔꿈치를 안정시킨다. 왼쪽 팔은 로데오에서 사용하지 않는 팔이고, 팔꿈치에 과격한 굴곡 및 신전을 받게 된다. 적당한 브레이스 처치와 피팅이 중요하다.

압박랩 패딩 기술을 가지고 압박랩 기술 1, 2, 4, 또는 5를 써서 주두 활액낭염과 관련된 부기와 삼출을 완화시킨다. 기성제품 또는 주문 제작 패딩 기술을 가지고 주두 활액낭을 보호한다. 이 상황에는 딱딱한 고밀도 패드가 필요하며 기능적 브레이스와 함께 쓸 수 있다. 패드를 8자형 엘보우 테이핑 기술, 원형 엘보우 랩핑 기술 또는 나일론 스트랩(strap)을 써서 브레이스 위에서 고정한다.

비판적으로 사고하기 해답

1. 몇 가지 중에서 선택할 수가 있다. 과신전 테이핑 기술 1 또는 2를 써서 X자의 가장자리 또는 세로 자락을 주름잡거나 집어 주어서 찢겨지지 않도록 한다. 고저항 엑서사이즈 밴드를 가지고 과신전 테이핑 기술 3을 쓰는 것을 고려해 본다. 기성제품 과신전 브레이스 디자인 또한 동작 범위를 제한할 수 있는 조정 가능한 경첩이 달려 나와있다..
2. 훈련 중에 오픈셀 폼 패드를 가지고 팔꿈치 후방 위로 압박랩 기술 4를 써서 더 압박해 주고, 부기가 원위부로 이동해 가는 것을 예방한다. 랩 위로 딱딱한 고밀도 기성제품 패드 또는 주문 제작 패드를 사용하여 충격을 흡수한다. 운동을 하지 않을 때는 오픈셀 폼 패드를 가지고 팔꿈치 후방 위로 압박랩 기술 1 또는 5를 써서 압박을 해 준다.
3. 기성제품 또는 주문 제작 기능적 디자인 또는 경첩바가 달린 브레이스의 네오프렌 슬리브를 써서 팔꿈치를 지지해 준다. 그의 직업상 필요와 재부상 위험 때문에 주문 제작 디자인을 쓰는 것이 가장 적절하다.
4. 땀과 통상적인 착용으로 인해서 시간이 지나면서 네오프렌이나 폼의 구성 물질이 늘어나게 된다. 손빨

래와 공기 건조를 하면 브레이스가 원래 사이즈로 돌아가기도 한다. 스몰 사이즈의 기성제품을 구매하는 것을 고려한다. 브레이스가 낡고 느슨해졌기 때문에 더 꼭 맞는 작은 사이즈 브레이스를 쓰면 적당한 긴장을 줄 수 있다.

5. 롤러블레이딩에는 딱딱한 고밀도 패드 사용이 권장된다. 상완, 팔뚝, 팔꿈치 관절 둘레나 나이를 가지고 패드의 피팅을 확인하고 스트랩(strap)을 착용할 때는 제조회사의 사용 설명을 확인한다. 상완 또는 팔뚝 주위로 탄력 테이프를 둘러서 추가로 고정시키는 것을 고려한다. 패드를 고정시키기 위해 8자형 테이핑 기술 또는 원형 엘보우 랩핑 기술을 쓰는 것도 가능하다. 마지막으로 소프트, 저밀도 패딩을 잘라서 패드 안쪽에 대어 피팅이 적당하게 만든다.

10장 해답

사례 연구 해답

인라인 스케이터가 2급 손목 염좌 부상을 입었다. 손목에 후방 스프린트 테이핑 또는 재활 브레이스 또는 주문 제작 브레이스 기술로 지지 및 고정을 해 준다. 브레이스로 고정하거나 8자형 테이핑 기술을 쓰거나 8자형 랩핑 기술을 써서 주문 제작 브레이스를 고정한다. 압박랩 기술을 써서 압박을 해 주고 부기를 완화시킨다. 필요한 경우 슬링 기술 1을 써서 지지해 주고 못 움직이게 한다.

재활 또는 주문 제작 브레이싱 기술을 쓰면 2주 동안 지지 및 고정 기능을 하고 동작 범위를 제한할 것이다. 필요하다면 압박랩 기술을 써서 압박을 할 수도 있다. 후방 스프린트 테이핑 기술을 쓸 수도 있지만 브레이싱 기술이 더 착용감이 편할 것이다. 필요하다면 이 기간 동안에 계속 슬링 기법을 쓴다.

재활 또는 주문 제작 브레이싱 기법을 써서 나이트 스프린팅을 할 수 있다. 주문 제작 디자인을 쓸 때는 브레이스 고정 테이핑 또는 8자형 테이핑 기술 또는 랩핑 기술을 써서 브레이스를 고정한다. 인라인 스케이팅과 축구를 할 때는 팬형 테이핑, 스트립(strip) 테이핑, X자 테이핑을 쓰거나 기능적 브레이스 기술을 써서 손목을 지지해 준다. 테이핑기술 중 어느 하나를 기능적 브레이스와 함께 써서 더 지지를 해 줄 수도 있다. 근력과 유연성이 부상 전 수준으로 회복되면 원형 손목 테이핑 또는 8자형 손목 테이핑 기술을 써서 지지해 줄 수 있다. 인라인 스케이팅과 축구를 하는 동안 예방 브레이스 기술을 써서 추가 부상을 예방하는 것을 고려해 본다.

비판적으로 사고하기 해답

1. 이전의 염좌 때문에 기성제품 브레이스와 함께 테이핑 기술을 써서 안정시켜준다. 팬 기법, 스트립(strip) 기법, 또는 X자 기법을 쓰면 보통 정도의 지지를 해줄 것이고 이 상황에서 사용해야 한다. 원형 및 8자형 테이핑 기술은 혼자 쓰면 이 상황에서 필요한 지지를 해 주고 더 이상의 부상으로부터 보호하지 못할 수 있다.
2. 알러지 반응이 일어날 수도 있다. 다음 기술을 사용하여 해결해 보자. 증상이 계속되면 의사에게 진료를 받는다. 브레이스 밑으로 엄지, 손, 손목에 논알러직 스타키넷을 잘라 붙이거나 자가 점착 랩을 한 겹 붙인다. 브레이스는 세탁하거나 다른 브랜드 또는 다른 스타일의 브레이스를 구매해도 된다. 의사가 허락한다면 며칠 동안 기존 브레이스 사용을 중단하고 테이핑을 하여 엄지, 손, 손목을 못 움직이게 한다.
3. 우선 작업이나 일상 활동 중에서 어떤 변화가 증상의 재발을 초래하지 않았는지 판단한다. 다음으로 브레이스가 지나치게 낡았는지, 피팅은 적당한지 검사한다. 여행 중 브레이스의 배면 또는 장면의 스태빌라이징 바에 손상이 가서 손목을 과도한 굴곡 또는 신전 상태가 되게 할 수 있다. 대부분의 브레이스 디자인에서는 단순히 바를 원하는 동작 범위로 다시 몰딩한다. 마지막으로, 재몰딩을 잘 할 수 없었다면, 다른 브레이스를 구매하는 것을 고려해 본다.
4. 비스코탄력 폴리머 슬리브 또는 폼, 펠트 또는 비스코탄력 폴리머 도넛 패드를 써서 충격을 흡수하고 낭종 위로 가해지는 압박을 완화시킨다. 결절종양을 일으키는 정확한 원인은 알려져 있지 않지만, 블로킹과 역도 들기 중의 반복적인 손목 신전이 연관이

있을 수 있고 이 문제를 다루어야 한다. 기능적 손목 브레이싱 기술 또는 팬 테이핑, 스트립(strip) 테이핑 또는 X 자 테이핑 기법을 쓰면 안정성을 주고 과도한 손목 신전을 줄여준다.

11장 해답

사례 연구 해답

풋볼 디펜시브 라인맨인 한 선수가 손등과 2지, 3지, 4지 PIP 관절에 타박상을 입었다. 핸드 랩 압박 기술이나 복서 랩 압박 기술을 쓰면, 손등의 염증을 완화시키는 데 도움이 될 것이다. 손등이 평평하지 않으므로 압박랩 패드를 써서 더 압박해 주는 게 어떨지 고려해 본다. 탄력 테이프, 자가 점착 랩 또는 핑거 슬리브를 써서 PIP 관절 위로 붓는 것을 조절해 본다. 이러한 기술들은 낮 동안 하고 있다가 치료를 위해 뗄 수 있다.

활동에 복귀할 때 손에다 복서 랩 기술을 비스코탄력 폴리머 또는 폼 패딩 기술과 같이 써서 해당 부위에 다시 부상을 입을 위험을 줄일 수도 있다. 2지, 3자, 4지의 PIP 관절 위로 비스코탄력 또는 폼 슬리브를 써서 충격을 흡수하고 과도한 압력을 제한한다. 복서 랩과 베스코탄력 또는 폼 슬리브는 손과 손가락 동작 범위에 거의 영향을 미치지 않으면서 착용할 수 있다. 이러한 기술이 효과가 없다면 기성제품 패딩된 글러브를 쓰는 것을 고려해 본다.

비판적으로 사고하기 해답

1. 손가락 사이의 폼이나 펠트 너비와 길이를 확인하여 해부학적으로 잘 배열되게 한다. 비탄력 테이프를 쓴다면 탄력 테이프를 가지고 원형 스트립(strip)을 적용하는 것을 고려해보자. 버디 기술은 X자 테이핑이나 핑거 슬리브 랩핑 기술로 대체해도 된다.
2. 수술 후 3주에서 6주 동안 모든 연습과 경기에서 반강체 엄지 스파이커 캐스트를 써서 지지를 해 준다. 열가소성 후드를 만들어 씌워서 손가락과 원위부 엄지를 보호한다. 캐스트와 후드를 고밀도 클로즈드셀 폼 또는 적어도 두께 $^1/_2$인치 이상인 유사한 재질로 씌운다. 활동을 한 이후에는 캐스트를 잘라서 벗겨내어 치료하고 재활한다. 캐스트를 다시 쓸 수 있다. 기성제품 또는 주문 제작 열가소성 엄지 브레이스를 써서 운동 이외의 활동에서 해당 부위를 지지한다. 수술 후 6주에서 8주 동안은 기본 엄지 스파이커와 변형 3, 4를 쓰거나 앵커 테이핑 기술을 써서 MCP 관절을 보호한다. 이러한 기술들은 라인맨이 흔히 착용하는 글러브 위로 또는 그 밑에 쓸 수 있다. 기성제품 브레이스를 쓸 수도 있다. 이 시기에는 또한 반강체 캐스트를 자르거나 크기를 줄여서 쓸 수도 있다.
3. 1급 척골측부인대 염좌 부상 부위를 적절하게 지지해 주기 위해서 쓸 수 있는 방법이 몇 가지 있다. 기본 엄지 스파이커 또는 그 변형 기술 중 하나를 쓴다. 피부에 직접 처치하거나 pre-tape 재료 위에 또는 자가 점착 랩 위에 시행한다. 이러한 처치를 한 위로 타격 글러브를 끼어도 된다. 타격과 주루를 위해서 테이핑 기술 위로 또는 타격 글러브 위로 기성제품 엄지 브레이스를 해서 더 지지해 준다. 브레이스 위에 벨크로를 달면 이닝 사이에 신속하게 탈착할 수 있다.
4. 점착 거즈 또는 경량 탄력 테이프를 소독한 재료, 도넛 패드 또는 마찰저감 윤활제, 비스코탄력 폴리머 슬리브, 캡, 패드, 또는 폼 슬리브 위에 붙여서 통증을 줄이고 손가락 끝에 가해지는 압력을 완화한다.

12장 해답

사례 연구 해답

이 사례를 즉각적으로 다루는 데 있어서는 슬링 1 기술을 적용하여 우측 어깨를 지지 및 고정한다. 압박 또는 원형 랩핑 또는 립 벨트 브레이싱 기술을 써서 흉부와 늑골을 압박 및 지지한다. 꼭 맞도록 기계적인 제한이 어떠한지 모니터하고, 증상이 악화되면 랩 또는 브레이스를 떼어낸다.

기성제품 기능적 브레이스 기술을 써서 풋볼에 복귀하는 동안 경추를 지지해 주고, 충격을 흡수하며 동작 범위를 제한한다. 베스트 디자인, 스트랩(strap) 디자인, 딱딱한 디자인 또는 폼 디자인은 풋볼 숄더 패드와 함께 쓸 수 있다. 흉부/늑골을 기성제품 또는 주문 제작 패딩 기술을 써서 보호한다. 이 상황에는 딱딱한 고밀도 패드가 알맞다. 기성제품 패드는 숄더 패드에 직접 부착할 수도 있고 그 밑에 착용할 수도 있다. 주문 제작 패드를 탄력 재질로 또는 타박상/골절 테이핑 또는 원형 랩핑 기술을 써서 고정한다. 패드를 꼬고 맞는 셔츠 밑에 착용하여 고정할 수도 있다.

와이드 리시버의 시야나 제구력을 개선하기 위해 브레이스 또는 패딩을 제거하거나 개조하기에 앞서 팀닥터에게 문의한다. 기술의 사용에 관한 어떤 결정은 이 기술의 목적과 부상에 대한 고려에서 나와야 한다. 면허를 소지한 스포츠장비 관리자의 도움을 받아서 우선 헬멧과 숄더 패드의 디자인과 핏을 평가한다. 둘째, 헬멧과 숄더 패드를 착용하고 단단히 고정한다. 다음으로, 조건을 통제한 상황에서 능동 및 수동 동작 범위를 원하는 만큼 제한하는 데 있어 몇 가지 기능적 브레이스의 효과를 평가한다. 마지막으로, 이러한 절차를 반복하여 흉부에 대해 몇 가지 패딩 디자인을 평가한다. 기성제품 브레이스 또는 패딩 기술을 개조할 때는 신중을 기하고 항상 제조회사의 지시를 따른다. 남는 부분을 잘라내거나 디자인의 모양을 다시 잡는 것은 와이드 라시버를 더 큰 부상 위험에 빠뜨릴 수 있다.

비판적으로 생각하기 해답

1. 립 벨트의 피팅이 적절한지 확인하고 다시 피팅한다. 문제가 계속되면 그 벨트의 사용을 중단한다. 흉부의 둘레를 잰 후에 다른 기성제품 브레이스를 구매할 것을 고려한다. 여성용으로 윤곽이 잡혀 있는 디자인이 많이 있다. 브레이스 대신에 원형 랩 기술을 쓰고, 필요하다면 탄력 테이프를 원형 패턴으로 추가하여 지지를 해 준다. 브레이스나 랩을 처치할 때 환자에게 숨을 들이쉬고 있도록 시킨다. 본 장에서 이미 언급했듯이 흉부를 기계적으로 제한하면 어떤 사람들은 증상이 악화될 수 있다. 의사에게 찾아가 차후 진료를 받는 것이 필요할 수도 있다.
2. 기능적 경추 브레이스는 풋볼 숄더 패드와 함께 쓰인다. 패드의 피팅이 적당한 것이 매우 중요하다. 첫째, 자격증을 소지한 스포츠 장비 매니저에게 선수 측정을 맡기고 적절한 쉘과 패드 디자인을 가지고 피팅하게 하며 처치 및 착용 설명을 하게 한다. 다음으로, 베스트나 스트랩 디자인, 딱딱한 디자인 또는 다른 폼 롤 디자인을 사용하여 동작 범위를 제한한다. 조정할 수 있는 딱딱한 플라스틱 재료나 다양한 두께의 디자인 사용을 고려해 본다. 마지막으로, 적절한 태클링 기술과 포괄적인 치료 운동 프로그램의 설명으로 부상 위험을 줄여야 한다.
3. 기성제품 늑골/흉부 베스트와 자켓이 너무 크기 때문에 이를 사용하려고 하다가는 보호가 되기보다는 부상 위험을 더 초래할 수 있다. 부모의 밴을 뒤져서 풋볼 허벅지 패드가 있는지 본다. 이러한 패드는 딱딱한 플라스틱 삽입물이 다양한 두께의 폼으로 싸여 구성되어 있다. 탄력 재료 또는 타박상/골절 테이핑이나 원형 래칭 기술을 써서 이 패드를 부상 부위에 맞추고 처치한다. 풋볼 무릎 패드는 오픈, 클로즈드 셀 폼으로 구성되어 있고 이 상황에 적절하지가 않다. 재료를 구할 수 있다면 주문 제작 패드를 만들 수도 있다.
4. 몇 가지 패딩 중에서 개인에 맞게 선택할 수 있다. 기성제품 늑골 베스트/자켓 또는 서스펜더 디자인은 해당 부위가 더 부상을 입지 않도록 보호해 줄 것이다. 적절한 길이와 너비의 패드를 선택하는 것이 타격과 필드에서의 동작을 제한하지 않도록 예방하는 데 중요하다. 주문 제작 열가소성 패드 또한 해당 부위를 보호해 줄 것이다. 패드를 탄력 재료 또는 타박상/골절 테이핑 또는 원형 랩핑 기술로 고정한다. 더 편안하고 보호 기능도 추가되도록 소프트 저밀도 패딩된 셔츠나 개별 패드를 베스트/자켓의 고밀도 외피 밑에 넣어 사용할 수 있다.

13장 해답

사례 연구 해답

동네 어린이 야구팀 코치가 보호 장비 몇 가지를 보수할 계획을 세우고 있다. 헬멧과 페이스 가드 보수까지 나아가지는 않도록 하자. 제조 회사에 문의하여 해당 장비가 여전히 보증 기간에 들어 있는지 확인한다. NOCSAE 인증을 받은 보수 회사에 문의할 수도 있다. 해당 장비를 원래 유명 제조업체로부터 구입했다면 헬멧과 페이스 가드는 대개 NOCSAE 기준에 의해 인증을 받았을 것이다. 장비에 개조 또는 수선을 가하면 이 보증의 효력이 상실되고, 보호 기능이 떨어져 부상 위험이 더 커질 수 있다. 코치는 해당 장비를 경기 또는 훈련에 쓴다면 그 개조로 인하여 초래된 부상이나 그 수선에 대해 책임이 있을 수 있다. 이전에 언급한 바대로 장비를 교체하거나 보수할 수 없다면 새 헬멧과 페이스 가드를 구매해야 한다. 새 보호 장비를 위해 필요한 자금에 대해서는 새 후원자를 찾던가, 선수 부모들로부터 재정적인 참여를 받는다든지, 기부 또는 기금 모금과 같은 몇 가지 전략을 제시할 수 있을 것이다.

한 풋볼팀 풀백이 턱 열상을 입고 봉합 처치를 받았다. 운동에 복귀할 때 척을 보호하기 위해서 열상을 소독 상처 드레싱으로 덮고 점착 거즈를 붙여 이 드레싱을 고정하는 방법을 고려한다. 소프트 또는 폴리카보네이트 턱 컵이 달린 4포인트 또는 6포인트 턱 스트랩(strap)을 쓴다. 일부 디자인은 쓸 때 폼이나 비스코탄력 폴리머를 라이닝으로 안에 대서 더 보호를 해 준다. 이러한 재질로 도넛 패드를 만들어 열상으로부터 스트레스를 분산시킬 수 있을 것이다. 마지막으로, 헬멧을 씌우고 턱 컵을 아랫턱에 중심을 맞추어 착용한다. 헬멧의 스트랩(strap)을 잘 맞추어 고정하여 스트랩을 당기는 힘이 골고루 가게 한다. 풋볼 헬멧 피팅의 일반적 가이드라인에서 사용한 동작 테스트를 반복하여 헬멧의 핏이 적당한지 확인한다.

비판적으로 사고하기 해답

1. 이너 라이닝의 교체가 헬멧이 주는 보호 기능을 감소시켜 선수가 부상을 입을 위험을 크게 할 수 있어 법적 책임에 노출될 수 있다. 타자의 헬멧은 제조사로부터 원래 조건에서 인증을 받았다. 라이닝의 교체는 인증 테스트에서의 결과에 영향을 미칠 수 있을 것이다. 홈팀에 헬멧을 요청하는 방법을 고려해 보고, 하나를 구할 수 있다면 사용하기에 앞서 승인을 위해 심판에게 통지한다. 홈에 돌아오면 이너 라이닝의 수선을 위해 헬멧을 제조회사나 면허가 있는 보수 회사에 보낸다.
2. NOCSAE 또는 HECC를 통해 인증받은 페이스 가드는 인증된 헬멧에 장착되고 테스트를 받게 된다. 원래의 인증에 부합하기 위해서 교체 가드는 해당 제조회사가 인증하고, 그 헬멧 디자인과 사용된다고 목록에 올린 것이어야 한다. 가드는 인증된 헬멧에 장착되어야 한다. 가드를 부착할 때는 제조회사의 사용 설명을 따른다.
3. 필드하키, 아이스하키 또는 라크로스 엘보우 패드 디자인을 써서 보호하고 기능적인 동작 범위를 허락한다. 이러한 패드는 프리몰딩된 폴리카보네이트 외피와 오픈, 클로즈드셀 폼 또는 EVA 폼 이너 라이닝을 가지고 후방, 안쪽, 가쪽 또는 전방 팔꿈치를 보호하도록 디자인되어 있다. 소프트, 저밀도 패드는 적절한 보호 기능을 하지 못할 것이다. 경기 시작 전에 심판에게 사용 승인을 받도록 한다. 부상에 관한 의사의 확인서가 요구될 수도 있다.
4. 콘텍트 렌즈는 단독으로 사용될 때는 눈을 보호하지 못한다. 쉴드를 사용하는 것은 보호는 되지만 페이스 가드 틈으로 들어온 손가락 등과 같이 큰 물체에 대해서만 보호할 뿐이다. 먼지나 풀 같은 작은 물체는 쉴드의 원위부 가장자리 밑으로 들어와서 부상을 일으킬 수 있다. 눈 주위로 꼭 맞아서 큰 물체나 작은 물체 모두로부터의 부상 위험을 감소시키는 폴리카보네이트 안경 사용을 고려해 보자. 안경은 단독으로 사용할 수도 있고 쉴드와 함께 사용할 수도 있다.

용어정리

가

가쪽(lateral): 신체 정중선에서 멀어져 측면에 관련된 쪽.

거골하 관절(subtalar joint): 거골과 종골 사이에 형성된 관절. 내번, 외번, 회내, 외전이 일어남.

거퇴관절(talocrural joint): 원위 경골과 거골, 내과와 거골, 외과와 연골륜 사이에 형성된 관절. 족저굴곡과 족배굴곡이 일어남.

건막류[bunion(hallux valgus)]: 엄지의 중족지골 관절이 염증의 결과로 비대해지고 점액낭이 두꺼워짐. 보통 엄지가두번째 발가락을 향해 굽는다.

견봉쇄골관절(acromioclavicular joint, AC): 쇄골 원위부와 견봉 돌기 사이의 활주 관절.

견열골절(avulsion fracture): 힘에 의해 뼈 조각이 더 큰 뼈로부터 찢겨져 나옴.

결절종양(ganglion cyst): 낭종성 종양 덩어리.

경직성(nonpliable): 쉽게 휘어지거나 모양이 잡히지 않음. 가변성이 아님.

골막(periosteum): 혈관과 뼈를 싸고 있는 결합조직 세포의 바깥 막.

골연골 골절(osteochondral fracture): 뼈와 관절 연골의 골절.

과굴곡(hyperflexion): 신체 부위가 정상적인 굴곡 한계를 넘어서 굴곡하는 것.

과신전(heperextension): 신체 부위가 정상적인 신전 한계를 넘어서 신전하는 것.

과용(overuse): 과도한, 반복적인 동작, 스트레스, 충격 또는 해부학적으로 올바르지 않은 자세로 인한 부상 및 증상의 원인.

굴곡(flexion): 원위부와 근위부가 함께 오도록 관절을 굽히는 것.

근위(proximal): 신체 중심에 가까움.

근위에서 원위 방향(proximal-to-distal): 신체 중심에서 시작해서 중심에서 먼 방향으로 진행하는 테이핑 및 래핑 기술.

근위지관절(proximal interphalangeal joint, PIP): 기절골두와 중절골 기부 사이의 윤활 관절.

기능적인 자세(functional position): 환자나 운동선수가 위치나 기술과 관련된 스포츠 동작이나 기타 운동관련 동작을 해낼 수 있는 자세.

나

내과(경골)[medial(tibial) malleolus]: 경골의 원위 말단.

내반(varus): 관절의 원위부가 안으로 굽는 것으로 가쪽이 벌어지게 된다.

내반슬(genu varus): 무릎 아래가 허벅지 선에서 비정상적으로 내전된 것. O형 다리.

내번 염좌(inversion sprain): 발목의 외상으로 외과와 거골 사이가 열리게 된다. 가장 흔한 유형의 발목 염좌.

내번(inversion): 발이 안으로 움직이는 것.

내상과염[**골퍼 엘보우**, medial epicondylitis (golfer' s elbow)]: 상완골 내과의 염증으로 내과에 가쪽과 근위 방향으로 통증을 유발하며 손목 굴곡과 회내에 저항이 온다.

내외전(internal rotation): 신체 부위를 축상에서 안으로 돌림.

내전(adduct): 신체 부위가 신체의 정중선을 향하여 움직이는 것.

내측 반월상연골(medial meniscus): 경골면의 안쪽에 붙어있는 C자형의 섬유연골. 안쪽 반월상연골은 가쪽 반월상연골에 비해 운동성이 적다.

내측경골스트레스증후군(medial tibial stress syndrome MTSS): 경골 후방 안쪽의 원위부로부터 1/3 지점의 염증과 통증. 과부하 및 구조적 비정상, 근육 조직상의 비정상으로부터 초래된다.

내측측부인대(medial collateral ligament, MCL): 대퇴골 내과로부터 안쪽 경골까지 부착됨. 경골이 대퇴골에서 밖으로 움직이는 것(외반 스트레스)과 경골이 대퇴골에서 회전하는 것을 방지한다.

노력성구획 증후군(exertional compartment syndrome): 과격한 운동에 의해 무릎 아래 구획에 통증이 오고 붓는 것. 쉬면 증상이 완화된다.

누전차단기(ground fault interrupter, GFI): 5밀리암페어 이상의 전력이 폭주할 때 전기 회로의 전력 흐름을 차단하는 장치.

다

다방향성 불안정성(multidirectional instability): 두 면 이상에서 발생한 인대의 이완 및 근육 약화.

다방향성 힘(multidirectional forces): 두 면 이상에서 발생하여 부상을 일으키는 힘.

단일방향 힘(unidirectional forces): 한 면에 발생하는 힘. 부상을 일으킴.

대전자 활액낭염(greater trochanteric bursitis): 대전자 활액낭의 염증으로 걸을 때 대전자에 통증을 가져 옴.

대퇴사두근각(Q angle): 대퇴사두근의 작용선과 슬개근이 이루는 각도로 슬개골 견인을 판정하기 위해 쓰임.

동측성(ipsilateral): 신체의 같은 쪽에 속함.

드퀘르뱅씨병(협착성건초염)(de Quervain's tenosynovitis): 장무지외전근과 단무지신근의 건초염.

마

마서레이션(maceration): 피부를 수분으로 부드럽게 함.

무릎뼈 건염[patellar tendinitis(jumper's knee)]: 슬개골 건, 일반적으로 슬개골 하극 또는 경골 결절에서 원위 착점에서 발생하는 염증.

무릎뼈 고위(patella alta): 슬개골이 높게 정렬.

무월경(amenorrhea): 월경이 없음.

무지구 합곡부(thenar web space): 손에서 엄지와 첫번째 손가락 사이 부위.

바

반막양근활액낭[semimembranosus bursa(Baker's cyst)]: 반막양근건 밑의 슬와부 와에 위치한 무릎의 활액낭.

배면(dorsal): 등 또는 신체 부위의 후면.

배측굴곡(dorsiflexion): 신체 부위가 배면 또는 후면으로 움직이는 것.

밴카트 병변(bankart lesion): 관절순의 전방 가장자리에 영구적인 손상이 감으로써 초래된 견열 부상. 상완와관절의 불안정성 또는 전방 탈구와 관련되는 일이 많다.

버너(burner): 상완신경총 외상으로 보통 저린 느낌과 함께 타는 듯하거나 따끔따끔한 느낌을 주게 된다.

비골건염(peroneal tendinitis): 비골건의 염증. 발의 볼록한 살 부분(ball)에 체중이 실리는 동작을 하면 외과 후방에 통증이 유발될 수 있다.

비골근지대(peroneal retinaculum): 외과의 후면에 위치해 있는 섬유성 띠. 홈 안에 비골근건을 고정하고 있다.

사

사경(wryneck): 경추 근육 조직의 경련과 연관된 통증, 뻣뻣한 증상.

사냥터지기 엄지병(gamekeeper's thumb): 기절골의 강제적인 외전과 과신전으로 인해 첫번째 중수지관절에 생기는 척골측부인대 염좌.

살균제(disinfectant): 박테리아 살균을 위해서 장비와 처치대 등에 바르는 약.

삼각근 인대(deltoid ligament): 내과로부터 안쪽 거골, 종골, 주상골로 부착하는 인대로 외번과 회전에 저항함. 네 개의 안쪽 인대의 집합적인 이름.

삼각섬유연골복합체(triangular fibrocartilage complex, TFCC): 원위 척골두와 월상골, 삼각골 사이에 위치한 복합체. 삼각 섬유연골 포함.

상부관절와순 병변(superior labrum anteroposterior lesion, SLAP): 어깨의 상부 관절와순의 결함. 후방에서 시작하여 전방으로 확장됨. 이두근 건 장구의 부착에 손상을 줌.

상완와관절(glenohumeral joint, GH): 상완골두와 견갑골 관절강 사이의 활막성 관절.

세로의(longitudinal): 신체 또는 신체 부위의 세로 방향.

소건막류(bunionette): 다섯번째 발가락의 중족지골 관절이 염증의 결과로 비대해지고 점액낭이 두꺼워짐. 보통 새끼 발가락이 네번째 발가락을 향해 굽는다.

쇄골원위타박상(shoulder pointer): 쇄골 원위와 주변 연조직의 타박상.

수근관 증후군(carpal tunnel syndrome): 수근관의 정중신경 압박으로 인해 손에 분포된 신경에 통증과 따끔거리는 느낌이 있음.

스트레스 골절(stress fracture): 잠행성의 골절.

스팅어(Stinger): 버너(Burner) 참조.

슬개대퇴골 스트레스 증후군(patellofemoral stress syndrome, PESS): 대퇴골구에서 슬개골 가쪽 견인으로 무릎 전방의 통증을 유발한다.

슬개연골 연화증(chondromalacia patella): 관절 연골의 연화. 압박 및 전단력에 의한 것일 수 있다.

슬개하지방체(infrapatellar fat pad): 활액막과 슬개건 사이 전방에 위치한 무릎의 지방 조직.

신딩-라센-요한슨 증후군(Sinding-Larsen Johansson disease, SLJ): 슬개골 건의 기시부에서 슬개골 하극의 염증과 통증.

신전(extension): 관절의 원위부가 축을 따라 근위부와 나란한 자세.

심슬개하낭(deep infrapatellar bursa): 경골 결절과 슬개건 사이에 위치한 무릎의 활액낭.

아

아래(inferior): 더 낮은 또는 밑에.

아킬레스건염(achilles tendinitis): 아킬레스건의 염증. 건초도 관련되어 있을 수 있다. 수동 배측굴곡으로 발뒤꿈치에 통증이 유발될 수 있다.

아탈구(inferior dislocation/subluxation): 상완골 전부 또는 일부가 관절와로부터 아래 방향으로 분리됨.

아탈구(subluxation): 부분적인 탈구.

안족건 건염(pes anserinus tendinitis): 근위 안쪽 경골의 원위 착점에서 봉공근, 박근, 반건양근에 생기는 염증.

안족건(거위발모양 건) 활액낭(pes anserinus bursa): 안족건 밑에 위치한 무릎의 활액낭(봉공근, 박근, 반건양근).

안쪽(medial): 신체의 중앙 또는 정중선과 관련됨.

액와(axilla): 겨드랑이.

양과골절(bimalleolar fracture): 내과 및 외과 골절.

에르브 점(Erb's point): 쇄골에서 2~3 cm 위, 제6경부 척수 횡돌기 앞 부분.

역 힐-삭스 병변(reverse Hill-Sachs lesion): 전방 상완골두 연골의 작은 결함. 대개 후방 상완와관절 탈구와 연관된다.

연골골절(chondral fracture): 관절 연골의 골절.

연성(malleable): 몰딩하여성형 또는 압력에 의해 성형할 수 있는 성질을 가짐.

예방적(prophylactic): 부상으로부터 지키거나 보호하는 조치.

예측(foreseeable): 살펴 보거나 예상함.

오스굿 슐라터병(Osgood-Schlatter disease, OSD): 슬개건의 착점에서 경골 결절의 염증 및 퇴행성 증상.

오픈셀 폼(open-cell foam): 셀에서 셀로 기포가 옮겨갈 수 있는 재질로 스트레스에 재빠르게 형체가 변형되며 충격 흡수 정도가 낮다.

외골증(exostosis): 뼈의 표면에서 뼈가 자라나오는 병.

외골증(tackler's exostosis): 상완골 전측면에서 뼈가 자라 나오는 증상. 흔히 풋볼 라인맨에게서 볼 수 있음.

외과(비골)[lateral (fibular) malleolus]: 비골의 원위 말단

외반(valgus): 관절의 원위부가 밖으로 굽는 것으로 안쪽이 벌어지게 된다.

외반슬(genu valgum): 무릎 아래가 무릎 선에서 비정상적으로 외전된 것. X자 다리.

외번(eversion): 발을 밖으로 뒤집어 움직이는 것.

외번염좌(eversion sprain): 발목의 외상으로 내과와 거골 사이가 열리게 된다.

외상과염[lateral epicondylitis(tennis elbow)]: 상완골 외상과의 염증으로 손목을 신전할 때 저항이 오면서 외상과에 통증을 유발한다.

외전(supinate): 팔뚝을 밖으로 돌리고서 손바닥을 위로 함.

외측 반월상연골(lateral meniscus): 경골면의 가쪽에 붙어 있는 O자형의 섬유연골.

외측측부인대(lateral collateral ligament, LCL): 무릎의 두 측부 인대 중 하나. 대퇴골 외상과로부터 비골두

로 부착됨. 대퇴골에서 경골이 안으로 움직이는 것(내반 스트레스)과 대퇴골에서 경골이 외회전하는 것을 방지한다.

외회전(external rotation): 몸을 축에서 밖으로 돌리는 것.

요수근관절(radiocarpal joint): 원위 요골과 주상골, 월상골, 삼각골 상이에 형성된 관절.

요족(pes cavus): 종골이 비정상적으로 높음.

요척관절(radioulnar joint): 요골과 척골의 원위 말단 사이에 형성된 관절.

요추전만증(lumbar lordosis): 요추의 비정상적으로 볼록하게 굽음.

요측측부인대(radial collateral ligament): 상완골의 외과로부터 윤상인대까지 부착됨. 척골과 요골이 상완골에서 안으로 움직이는 것(내반 스트레스)을 방지한다.

원위(distal): 몸의 중심에서 먼 부위, 먼 방향.

원위부에서 근위부 방향(distal-to-proximal): 몸의 중심에서 먼 쪽에서 시작하여 중심 쪽으로 진행하는 테이핑, 래핑 기법 순서.

원위지관절(distal interphalangeal joint, DIP): 중절골두와 말절골 기부 사이의 윤활관절.

위(superior): 위 또는 더 높은 위치.

윤상인대(annular ligament): 요골두와 목을 둘러싸고 요척관절과 함께 요골두를 안정시킴.

인대결합 좌상(syndesmosis sprain): 발목의 외상으로 원위 경비관절이 벌어지게 된다.

자

장경인대증(iliotibial band syndrome): 장경인대에 생기는 염증으로 외대퇴과에 통증을 유발하고 경골 착점에도 통증이 올 수 있다.

장골릉 좌상[hip pointer(iliac crests contusion)]: 장골릉과 주변 조직의 타박상.

장면(palmar): 손바닥과 관련됨.

전거비인대(anterior talofibular ligament): 가쪽 거골로부터 비골 복사뼈로 부착되어 있으며 거골의 전방 움직임에 저항한다. 발목에서 가장 흔히 부상을 입는 부위.

전경골근 건염(anterior tibialis tendinitis): 경골근 전방의 염증. 수동적인 족저굴곡으로 레이스 부위에 통증이 유발될 수 있다.

전경비인대(anterior tibiofibular ligament): 비골 원위부 전방으로부터 경골에 부착되어 뼈와 합류한다.

전방 불안정성(anterior instability): 견관절의 인대 이완과 근육 약화로 상완골두가 전방으로 옮겨질 수 있다.

전방 탈구/아탈구(anterior dislocation/subluxation): 상완골이 관절와로부터 몸 앞쪽을 향해 완전히 또는 부분적으로 분리되는 것.

전방(anterior): 신체 부위의 앞면.

전방십자인대(anterior cruciate ligament, ACL): 무릎에 있는 두 십자 인대 중 하나. 경골 전면으로부터 가쪽 대퇴과로 부탁되어 있으며 경골이 대퇴골에서 앞으로 움직이는 것, 경골이 대퇴골에서 외부, 내부로 회전하는 것, 경골의 과신전을 방지한다.

전슬개골 활액낭(prepatellar bursa): 슬개골 전면과 피부 상이에 위치한 무릎의 활액낭.

족저(plantar): 발바닥과 관련된.

족저굴곡(plantar flexion): 아래 방향으로의 발의 움직임 또는 발바닥 굽힘.

족저근막염(plantar fasciitis): 족저건막의 통증과 염증. 흔히 안쪽 발꿈치에 생긴다.

종비인대(calcaneofibular ligament): 외과로부터 종골에 부착되어 거골 내번에 저항한다.

종아치(longitudinal arch): 종골에서 중족골두까지 발의 전후방향 아치.

종자골염(sesamoiditis): 첫번째 중족골두 아래 종자골의 염증.

주두 활액낭(olecranon bursa): 주두와 피부 사이에 위치한 팔꿈치의 활액낭.

주두(olecranon): 팔꿈치에서 후방으로 뻗어있는 척골의 근위 말단.

중립(neutral): 의식하지 않은 자세, 해부학적으로 이완된 자세.

중수지관절(metacarpophalangeal joint, MCP): 중수골두와 기절골 기부 사이의 윤활 관절.

중족골 아치(metatarsal arch): 첫번째에서 다섯번째 중족골두까지 전족의 안쪽에서 가쪽 방향 아치.

중족골 통증(metatarsalgia): 중족골두 주변의 통증.

중족지관절(metatarsophalangeal joint, MTP): 중족골두와 기절골 기부 사이의 윤활 관절.

지간신경종(interdigital neuroma): 보통 제3중족골과 제4중족골 사이의 지간신경의 충돌로, 발가락 사이막 공간에 통증을 유발한다.

지관절(interphalangeal joint, IP): 두 지골 사이의 활액 관절.

차

찰리호스(허벅지 타박상)〔Charleyhorse(thigh contusion)〕: 대퇴사두근에 영향을 미치는 허벅지 전방의 타박상.

처치 구역(application area): 의료 시설에서 테이핑, 래핑, 브래이싱, 패딩 전용으로 마련된 공간.

척골경상돌기(ulnar styloid process): 척골두의 내후면에 작게 튀어나온 뼈 돌기.

척골측부인대 엄지〔ulnar collateral ligament (UCL) thumb〕: 제1중수골 배면에서 제1기절골 장면까지 부착. 지골이 제1중수골에서 안으로 움직이는 것(내반 스트레스)과 밖으로 움직이는 것(외반 스트레스)을 방지.

척골측부인대 엘보우〔ulnar collateral ligament(UCL) Elbow〕: 세 띠로 구성된 UCL은 팔꿈치의 안쪽 개방 또는 외반 스트레스를 방지한다. 상완골 내과로부터 척골 구상돌기까지 부착. 척골과 요골이 상완골에서 밖으로 움직이는 것(외반 스트레스)을 방지.

척추측만증(scoliosis): 척추가 가쪽으로 휨.

촉각의(tactile): 만지는 감각을 일컬음.

추벽(plica): 윤활 막이 접히거나 두꺼워져서 관절강까지 뻗치는 것.

추지(mallet finger, 망치손가락): 말절골의 강제적인 굴곡에 의해 말절골의 지신근건이 파열된 것.

치골염(osteitis pubis): 치골결합의 만성적인 염증.

침강성 폐렴(hypostatic pneumonia): 한 자세로 오랫동안 머물러 있어 폐포 허탈이 일어나고 박테리아 성장을 부추겨 발병하는 폐렴. 보통 병상에 누운 환자에게 나타난다.

카

콕업 자세(cock-up position): 손목을 약간 위로 편 것 자세.

쿠퍼인대(Cooper' s ligament): 흉벽에서 가슴을 지지하는 조직.

클로즈드셀 폼(closed-cell foam): 셀에서 셀로 공기가 옮겨가는 것을 허락하지 않는 재질. 원래 형태를 쉽게 회복하며 충격 수준이 낮을 때 아주 약한 정도의 보호를 해 준다.

타

털프번(turf burn): 인조 잔디, 나무, 고무 재질 경기장 바닥 등과 접촉하여 생긴 후방 팔꿈치 또는 팔뚝의 척골면의 찰과상.

테이핑 구역(taping area): 처치 구역(application area) 참조.

파

팔뚝 스프린트(forearm splint): 외상 또는 과용으로 인한 염증에 의해 팔뚝 구획 내에 압력이 늘고 통증이 옴.

편평족(pes planus): 평발, 아치가 없음.

폐좌상(pulmonary contusion): 가슴에 타박상을 입어 흉통, 가쁜 숨, 급속한 호흡을 유발함.

하

하방 불안정성(inferior instability): 상완와관절의 인대 이완 및 근육 약화로 상완골두가 아래로 옮겨가게 된다.

혈중병원균(bloodborne pathogens): 질병으로 인해 생긴 미생물이 혈액과 체액을 통해 운반되는 것.

화골성 근염(myositis ossificans): 뼈가 형성되면서 근육 조직에 염증이 생기는 증상.

활액낭염(bursitis): 활액낭의 염증.

회내(pronate): 팔뚝을 안으로 돌리고 손바닥을 아래로 향함.

회선건판(rotator cuff): 어깨의 극상근, 극하근, 소원근,

견갑하근 그룹을 일컫는 용어.

회전(rotation): 축상에서 신체를 트는 것.

회전력(rotary forces): 부상을 일으키는 비트는 힘.

횡아치(transverse arch): 안쪽에서 가쪽 방향으로 중족의 아치. 안쪽 설상골에서 입방골까지.

후거비인대(posterior talofibular ligament): 후방 거골과 후외측 종골에서 외과로 부착되며 배측굴곡과 내번에 저항함.

후경골건염(posterior tibialis tendinitis): 후방 경골건의 염증. 능동적 저항 족저굴곡과 내번시에 후방 내과에 통증이 유발될 수 있다.

후경비인대(posterior tibiofibular ligament): 원위 후비골에서 경골로 부착되어 뼈로 이어짐.

후면(posterior): 신체 부위의 뒷면.

후방 불안정성(posterior instability): 인대 이완과 근육 약화로 상완골두가 후방으로 이동할 수 있는 상태.

후방십자인대(posterior cruciate ligament, PCL): 경골 후면에서 대퇴골 가쪽 내과로 부착됨. 경골이 대퇴골에서 후방으로 움직이는 것, 경골이 대퇴골에서 안으로 회전하는 것, 경골의 과신전을 방지한다.

후방탈구/아탈구(posterior dislocation/subluxation): 상완골이 몸의 뒤를 향하여 관절와에서 완전히 또는 부분적으로 분리됨.

후종골활액낭염(retrocalcaneal bursitis): 아킬레스건과 종골 사이 후종골의 염증.

흉쇄골 관절(sternoclavicular joint, SC): 흉골의 병과 근위 쇄골 사이에 형성된 관절.

희발월경(oligomenorrhea): 혈액 흐름이 제한적임 또는 월경 간격이 김.

힐-삭스 병변(hill-Sachs lesion): 상완골두 연골 후외방부에 생긴 작은 결손. 대개 전방 상완와관절 탈구와 연관된다.

찾아보기